现代神经疾病诊疗精要

（上）

李建军等◎主编

吉林科学技术出版社

图书在版编目（CIP）数据

现代神经疾病诊疗精要 / 李建军，尚丽丽，郭秀凤
主编. -- 长春：吉林科学技术出版社，2016.4
ISBN 978-7-5578-0331-5

Ⅰ. ①现… Ⅱ. ①李…②尚…③郭…Ⅲ. ①神经系
统疾病—诊疗 Ⅳ. ①R741

中国版本图书馆CIP数据核字(2016)第068538号

现代神经疾病诊疗精要
XIANDAI SHENJING JIBING ZHENLIAO JINGYAO

主　　编　李建军　　尚丽丽　　郭秀凤
出 版 人　李　梁
责任编辑　孟　波　　陈绘新
封面设计　长春创意广告图文制作有限责任公司
制　　版　长春创意广告图文制作有限责任公司
开　　本　787mm×1092mm　1/16
字　　数　776千字
印　　张　32
版　　次　2016年4月第1版
印　　次　2017年6月第1版第2次印刷

出　　版　吉林科学技术出版社
发　　行　吉林科学技术出版社
地　　址　长春市人民大街4646号
邮　　编　130021
发行部电话/传真　0431-85635177　85651759　85651628
　　　　　　　　　85652585　85635176
储运部电话　0431-86059116
编辑部电话　0431-86037565
网　　址　www.jlstp.net
印　　刷　虎彩印艺股份有限公司

书　　号　ISBN 978-7-5578-0331-5
定　　价　125.00元

编 委 会

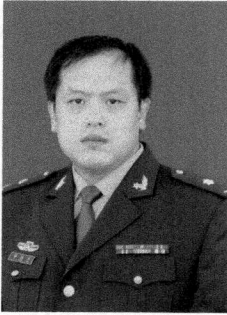

李建军(1976 年 3 月——)汉族,河北人,第四军医大学医学医学硕士。解放军第三二三医院神经内科主任,副主任医师。中国老年保健预防研究会老年认知及心理疾病分会青年委员,中华医学会陕西省神经病学分会委员。主要从事脑血管病的血管介入诊疗;在老年性认知功能障碍诊断及治疗多年,积累了丰富的临床经验及看护者培训经验。同时在前庭周围/中枢性眩晕的诊断及治疗上积累了丰富的经验。在周围神经、肌肉系统疾病、神经免疫性疾病、运动神经元病等领域均有较丰富的经验。

承担全军及陕西省课题各一项,发表核心期刊论文 10 余篇,SCI 论文 1 篇。

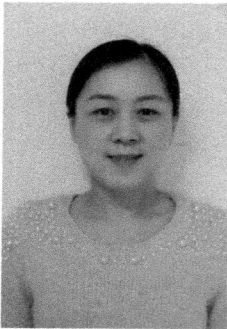

尚丽丽,女,1978 年生人,主管护师,本科学历,泰安市内科护理学会会员,病区护士长。参加工作 17 年来,一直从事临床护理工作,有丰富的临床经验,连续多年被评为县优秀护士及操作能手,并参加泰安市技能考核获一等奖。发表省级论文 5 篇,国家实用新型 5 项,其中实用新型引流袋装置在临床中广泛应用,受到病人的一致好评。获县科技进步三等奖两个。

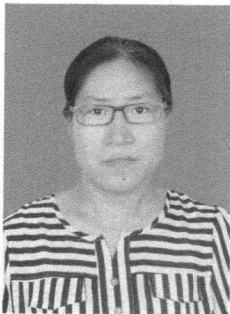

郭秀凤,女,1971 年出生,山东省莱芜钢铁集团有限公司医院神经内科,副主任医师,1996 年毕业于青岛医学院,毕业后一直从事神经内科临床工作近 20 年,积累了丰富的临床经验,现主要从事神经内科临床医疗及带教工作。擅长于神经内科各种急、危重症及疑难病例诊断、治疗;主攻研究方向是脑梗塞、脑出血等脑血管病的临床治疗及研究以及癫痫、头晕、头痛、肢体麻木等发作性疾病的诊治。在《精神卫生疾病》、《中华老年人心脑血管病杂志》、《中国临床神经病学》等发表论文 10 余篇,参与完成课题 6 项;参编著作 2 部。

前　言

神经系统主要分为中枢神经系统及周围神经系统,在机体内起着主导作用。由于人体结构功能极其复杂,神经系统直接或间接的对体内各器官、系统的功能及生理过程进行调节控制,以实现和维持人体正常的生命活动,并且随时迅速完善地根据外部环境变化进行各功能调整。神经系统对人体正常的生命活动而言,起着至关重要的作用。一旦神经系统出现问题,会给人体带来严重的后果。

伴随医学科技的发展,神经疾病相关临床医学的进步,在神经系统疾病的诊断及治疗技术方面都有着巨大的提升,科学先进的诊治仪器与方法的出现,更加帮助我们进一步了解疾病、帮助患者。鉴于对神经疾病相关认识的逐渐加深,本编委会组织相关人员认真编写了此书,以更好地实现广大神经科临床医务人员的诊治水平。

本书共分为两篇,内容涵盖了神经内外科常见疾病的诊断与治疗方法。第一篇神经内科疾病共六章,内容包括:脑血管疾病、脱髓鞘疾病、周围神经疾病、神经系统变性疾病、肌肉疾病以及神经内科疾病护理。

第二篇神经外科疾病共九章,内容包括:神经外科常用诊疗技术、脑血管病、颅脑外伤、颅脑肿瘤、脊柱脊髓疾病、先天性疾病、功能神经外科疾病、颅内感染以及神经外科疾病护理。

书中对疾病的叙述涵盖了病因病理、症状表现、检查诊断方法、鉴别诊断、内外科治疗方法以及预后等内容,强调本书的临床实用价值。

本书在编写过程中,参考了许多神经学相关专业内容的书籍文献,在此表示衷心的感谢。由于编委会人员均身担神经科一线临床诊治工作,故时间及精力有限,虽然尽到最大努力,但难免出现诸多错误及不足之处,还望各位读者朋友给予谅解并提出意见及建议,以起到共同进步、提高神经内外科综合水平的目的。

《现代神经疾病诊疗精要》编委会

2016 年 4 月

目　　录

第一篇　神经内科疾病

第一章　脑血管疾病

第一节　短暂性脑缺血发作(TIA)

一、概述

1. 概念　历时短暂并经常反复发作的脑局部供血障碍,导致供血区局限性神经功能缺失症状称为短暂性脑缺血发作。每次发作持续数分钟,通常在 30min 内完全恢复,但常反复发作。

2. 传统的 TIA 定义时限　神经症状 24h 内恢复。TIA 为缺血性卒中最重要的危险因素。近期发作频繁的 TIA 是脑梗死的特级警报,4%～8%完全性卒中发生于 TIA 之后。

二、病因及发病机制

病因尚不完全清楚。发病与多种病因有关。

1. 微栓塞　微栓子阻塞小动脉后出现缺血症状,当栓子溶解或破碎移向远端时,则血流恢复,症状消失。微栓子来源于动脉粥样硬化斑块的脱落、颈内动脉系统动脉狭窄处的附壁血栓及胆固醇结晶等。

2. 脑血管痉挛　脑动脉硬化后的狭窄形成血流漩涡,刺激血管壁发生血管痉挛;用钙拮抗剂治疗 TIA 有效支持血管痉挛学说。

3. 血液成分、血流动力学改变　血小板增多症、真性红细胞增多症、异常蛋白血症、贫血和白血病等,低血压和心律失常所致的高凝状态或血流动力学改变可引起 TIA。

4. 其他　脑实质内的血管炎或小灶出血、脑外盗血综合征和颈椎病的椎动脉受压等。

三、临床表现

(一)共同临床症状

1. 年龄和性别　好发于中老年人(50～70 岁),男性多于女性。

2. 既往史　常有高血压、糖尿病、心脏病和高脂血症病史。

3. 发病特点　发病突然,持续时间短,恢复快,不留后遗症状。发病时迅速出现局限性神经功能或视网膜功能障碍,多于 5min 左右达到高峰,可反复发作,每次发作的症状相对较恒定。

4. 注意　一般不表现为症状仅持续数秒钟即消失的闪击样发作。

(二)颈内动脉系统 TIA 的表现

1. 常见症状　对侧单肢无力或轻偏瘫,可伴有对侧面部轻瘫,系大脑中动脉供血区或大脑中动脉与大脑前动脉皮层支的分水岭区缺血的表现。

2.特征性症状

(1)眼动脉交叉瘫:病变侧单眼一过性黑矇或失明、对侧偏瘫及感觉障碍。

(2)Horner 征交叉瘫:病变侧 Horner 征、对侧偏瘫。

(3)失语症:主侧半球受累可出现。

3.可能出现的症状

(1)对侧单肢或半身感觉异常:如偏身麻木或感觉减退,为大脑中动脉供血区缺血的表现。

(2)对侧同向性偏盲:较少见;大脑中动脉与大脑后动脉皮层支或大脑前动脉、中动脉、后动脉皮层支分水岭区缺血,使顶、枕、颞交界区受累所致。

(三)椎—基底动脉系统 TIA 的表现

1.常见症状　眩晕、平衡失调,多不伴有耳鸣,为脑干前庭系统缺血表现;少数可伴耳鸣,系内听动脉缺血致内耳受累。

2.特征性症状

(1)跌倒发作:转头或仰头时,下肢突然失去张力而跌倒,无意识丧失,很快自行站起,系脑干网状结构缺血所致。

(2)短暂性全面性遗忘症(transient global amnesia,TGA):出现短时间记忆丧失。患者对此有自知力,持续数分钟至数十分钟;发作时伴时间、地点定向障碍,但书写、谈话和计算能力保持;系大脑后动脉颞支缺血累及边缘系统的颞叶海马、海马旁回和穹隆所致。

(3)双眼视力障碍发作:双侧大脑后动脉距状支缺血致枕叶视皮质受累,引起暂时性皮质盲。

3.可能出现的症状

(1)吞咽障碍、构音不清:脑干缺血所致球麻痹或假性球麻痹的表现。

(2)意识障碍伴或不伴瞳孔缩小:高位脑干网状结构缺血累及网状激活系统及交感神经下行纤维(由下丘脑交感神经区到脊髓睫状中枢的联系纤维)所致。

(3)一侧或双侧面、口周麻木或交叉性感觉障碍:三叉神经脊束核及同侧脊髓丘脑束缺血的表现。

(4)眼外肌麻痹和复视:中脑或脑桥缺血的表现。

(5)共济失调:因椎动脉及基底动脉小脑分支缺血导致小脑功能障碍。

(6)交叉性瘫痪:典型的一侧脑干缺血表现,因脑干缺血的部位不同出现 Weber、Foville 综合征等。

四、辅助检查

1.EEG、CT 或 MRI 检查　大多正常,部分病例脑内有小的梗死灶或缺血灶。弥散加权 MRI 可见片状缺血区。

2.DSA/MRA 或 TCD　可见血管狭窄、动脉粥样硬化斑块,TCD 微栓子监测适合发作频繁的 TIA 患者。

五、诊断及鉴别诊断

(一)诊断

1.诊断　诊断主要依靠病史(绝大多数 TIA 患者就诊时症状已消失)。有典型临床表现者诊断不难。进行某些辅助检查对确定病因,有助于选择适当的治疗方法。

2.以下症状不属于 TIA 的特征性症状

(1)不伴有后循环(椎－基底动脉系统)障碍其他体征的意识丧失。

(2)躯体多处持续进展性症状。

(3)强直性及/或阵挛性痉挛发作。

(4)闪光暗点。

(二)需与以下疾病鉴别

1.单纯部分性发作癫痫

(1)肢体抽搐:从躯体的一处开始,并向周围扩展,持续数秒至数分钟。

(2)脑电图:多有异常。

(3)CT/MRI:发现脑内局灶性病变。

2.梅尼埃病

(1)发作性眩晕、恶心、呕吐:与椎－基底动脉 TIA 相似,每次发作持续时间多超过 24h,发病年龄多在 50 岁以下。

(2)伴有症状:耳鸣、耳阻塞感、听力减退等。

(3)定位体征:只有眼球震颤。

3.心脏疾病

(1)多种疾病:阿－斯(Adams－Stokes)综合征,严重心律失常如室上性心动过速、多源性室性早搏、室性心动过速、心房扑动、病态窦房结综合征等引起阵发性全脑供血不足,出现头昏、晕倒和意识丧失。

(2)常无神经系统局灶性症状和体征。

(3)心电图、超声心动图和 X 线检查:常有异常发现。

4.其他

(1)脑内寄生虫、颅内肿瘤、脓肿、慢性硬膜下血肿:可出现类似 TIA 发作症状。

(2)原发或继发性自主神经功能不全:可因血压或心律的急剧变化引起短暂性全脑供血不足,出现发作性意识障碍。

六、治疗

治疗目的为消除病因、减少及预防复发、保护脑功能。

(一)病因治疗

1.针对病因治疗　对有明确病因者,如高血压患者应控制高血压,使 Bp<18.7/12.0kPa(140/90mmHg),糖尿病患者伴高血压者血压宜控制在更低水平[Bp<17.3/11.3kPa(130/85mmHg)]。

2.有效地控制危险因素　治疗糖尿病、高脂血症(使胆固醇<6.0mmol/L,LDL<2.6mmol/L)、血液系统疾病、心律失常等。

3.颈动脉内膜剥离术、血栓内膜切除术、颅内外动脉吻合术或血管内介入治疗　对颈动脉有明显动脉粥样硬化斑块、狭窄(>70%)或血栓形成,影响脑内供血并有反复发作 TIA 者可试行。

（二）预防性药物治疗

1. 抗血小板聚集剂　宜长期服用,治疗期间应监测临床疗效和不良反应,减少微栓子发生,减少 TIA 复发。

（1）阿司匹林:50～100mg/d,晚餐后服用。

（2）噻氯匹定:125～250mg,1～2 次/d;副作用如皮炎和腹泻,引起白细胞减少,在治疗的前 3 个月定期检查白细胞计数。

（3）氯吡格雷:75mg/d,单独应用或与双嘧达莫联合应用。

2. 抗凝药物　对频繁发作的 TIA,特别是颈内动脉系统 TIA 较抗血小板药物效果好;对渐进性、反复发作和一过性黑矇的 TIA 可起预防卒中的作用。

（1）肝素:100mg 加入 5%葡萄糖或 0.9%生理盐水 500ml 内,以 20～30 滴/min 的滴速静脉滴注;若情况紧急可用肝素 50mg 静脉推注,再用 50mg 静脉滴注维持;或选用低分子肝素 4000U,2 次/d,腹壁皮下注射,较安全。

（2）华法林(苄丙酮香豆素钠):2～6mg/d,口服。

（三）脑保护治疗

钙拮抗剂(如尼莫地平、西比灵、奥力保克)具有脑保护作用,可用于频繁发作的 TIA,影像学显示有缺血或脑梗死病灶者。

（四）其他

1. 中医　中药丹参、川芎、红花、水蛭、葛根等单方或复方制剂。

2. 血管扩张药　如脉栓通或烟酸占替诺静脉滴注,罂粟碱口服、扩容药物(如低分子右旋糖苷)。

七、预后

未经治疗或治疗无效的病例,约 1/3 发展为脑梗死,1/3 继续发作,1/3 可自行缓解。

（李建军）

第二节　脑动脉硬化症

脑动脉硬化症是指在全身动脉硬化的基础上,脑部血管的弥漫性硬化、管腔狭窄及小动脉闭塞,供应脑实质的血流减少,神经细胞变性而引起的一系列神经与精神症状。本病发病年龄大多在 50 岁以上。脑动脉硬化的好发部位多位于颈动脉分叉水平,而颈总动脉的起始部很少发生。

一、病因及发病机制

该病病因尚未完全明了,大多数学者认为与下列因素有关。

1. 脂质代谢障碍和内膜损伤　脂质代谢障碍和内膜损伤是导致动脉粥样硬化最早和最主要的原因。早期病变发生于内膜,大量中性脂肪、胆固醇由浆中移出而沉积于血管壁的内膜上形成粥样硬化斑块。

2. 血流动力学因素的作用　脂质进入和移出内膜的速度经常处于动态的平衡。但在动脉分叉处、弯曲处、动脉成角、转向处或内膜表面不规则时,可影响血液的流层,使血液汹涌而形成旋涡流、湍流,由于高切应力和湍流的机械性损伤,致使内膜进一步损伤。血浆中的脂质向损伤的内膜移动占优势,致使高浓度的乳糜微粒及脂蛋白多聚在这一区域,加速动脉粥样硬化的发生及发展。

3.血小板聚集作用　近年来应用扫描电子显微镜的研究发现,血小板易在动脉分叉处聚集,血小板与内皮细胞的相互作用而使内膜发生损伤,血小板在内皮细胞损伤处容易黏附,继而聚集,其结果是血小板血栓形成。

4.高密度脂蛋白与动脉粥样硬化　高密度脂蛋白(HDL)与乳糜微粒(CM)及极低密度脂蛋白(VLDL)的代谢途径有密切关系。现已发现动脉粥样硬化患者血清高密度脂蛋白降低,故认为高密度脂蛋白降低可导致动脉粥样硬化。

5.高血压与动脉粥样硬化　高血压是动脉粥样硬化的重要因素,患有高血压时,由于血流冲击,使动脉壁承受很强的机械压力,可促进动脉粥样硬化的发生和发展。

二、病理生理

动脉硬化早期,在动脉的内膜上出现数毫米大小的黄色脂点或出现数厘米长的黄色脂肪条。病变进一步发展则形成纤维斑块,斑块表面可破溃形成溃疡出血,亦可形成附壁血栓,可使动脉管腔变细甚至闭塞。

三、临床表现

1.早期　脑动脉粥样硬化发展缓慢,呈进行性加重,早期表现类似神经衰弱,患者有头痛、头胀、头部压紧感,还可有耳鸣、眼花、心悸、失眠、记忆力减退、烦躁以及易疲倦等症状,头晕、头昏、嗜睡以及精神状态的改变。逐渐出现对各种刺激的感觉过敏,情绪易波动,有时激动、焦虑、紧张、恐惧、多疑,有时又出现对周围事物无兴趣、淡漠及颓丧、伤感,对任何事情感到无能为力、不果断。并常伴有自主神经功能障碍,如手足发冷、局部出汗,皮肤划纹征阳性。脑动脉粥样硬化时可引起脑出血,临床上可发生眩晕、昏厥等症状,并可有短暂性脑缺血发作。

2.进展期　随着病情的进展,患者可出现许多严重的神经精神症状及体征,其临床表现有以下几类。

(1)动脉硬化性帕金森病:患者面部缺乏表情,发音低而急促,直立时身体向前弯,四肢强直而肘关节略屈曲,手指震颤而呈搓丸样,步伐小而身体向前冲,称为"慌张步态"。其他症状尚有出汗多,皮脂溢出多,言语障碍、流口水多、吞咽费力等。少数患者晚期可出现痴呆。

(2)脑动脉硬化痴呆:患者缓慢起病,呈阶梯性智能减退,早期患者可出现神经衰弱综合征,逐渐出现近记忆力明显减退,而人格、远记忆力、判断、计算力尚能在一段时间内保持完整。患者情绪不稳,易激惹、喜怒无常、夜间可出现谵妄或失眠,有时出现强哭、强笑或情绪淡漠,最后发展为痴呆。

(3)假性延髓性麻痹:其临床特征为构音障碍、吞咽困难,饮水呛咳,面无表情,轻度情绪刺激表现为反应过敏以及不能控制的强哭、强笑或哭笑相似而不易分清,这种情感障碍系病变侵犯皮质丘脑阻塞所致。

(4)脑神经损害:脑动脉硬化后僵硬的动脉可压迫脑底部的脑神经而使其功能发生障碍,如双鼻侧偏盲、三叉神经痛性抽搐、双侧展或面神经瘫痪,或引起一侧面肌痉挛等症状。

(5)脑动脉硬化:神经系统所出现的体征临床上可出现一些原始反射,如强握反射、口舌动作等。同时可伴有皮质高级功能的障碍,如语言障碍、吐词困难,对词的短暂记忆丧失,命名不能、失用,亦出现体像障碍、皮质感觉障碍,锥体束损害以及脑干、脊髓损害的症状。另外,还可出现括约肌功能障碍,如尿潴留或失禁,大便失禁等。脑动脉硬化症还可引起癫痫发作,其发作形式可为杰克森(Jackson)发作、钩回发作或全身性大发作。

四、辅助检查

1. 血生化测定 患者血胆固醇增高,低密度脂蛋白增高,高密度脂蛋白降低,血甘油三酯增高,血 β一脂蛋白增高,约 90％以上的患者表现为 Ⅱ 或Ⅳ 型高脂血症。

2. 数字减影 动脉造影可显示脑动脉粥样硬化所造成的动脉管腔狭窄或动脉瘤病变。脑动脉造影显示动脉异常弯曲和伸长。动脉内膜存在有动脉粥样硬化斑,使动脉管腔变得不规则,呈锯齿状,最常见于颈内动脉虹吸部,亦可见于大脑中、前、后动脉。

3. 经颅多普勒检查 根据所测颅内血管的血流速度、峰值、频宽、流向,判断出血管有无狭窄和闭塞。

4. CT 扫描及 MRI 检查 CT 及 MRI 可显示脑萎缩及多发性腔隙性梗死。

5. 眼底检查 40％左右的患者有视网膜动脉硬化症,表现为动脉迂曲,动脉直径变细不均,动脉反光增强,呈银丝样改变以及动静脉交叉压迹等。

五、诊断

1. 年龄在 45 岁以上。

2. 初发高级神经活动不稳定的症状或脑弥漫性损害症状。

3. 有全身动脉硬化,如眼底动脉硬化Ⅱ级以上或主动脉弓增宽及颞动脉或桡动脉较硬以及冠心病等。

4. 神经系统阳性体征如腱反射不对称,掌颌反射阳性及吸吮反射阳性等。

5. 血清胆固醇增高。

6. 排除其他脑病。

上述 6 项为诊断脑动脉硬化的最低标准。可根据身体任何部位的动脉硬化症状,如头部动脉的硬化,精神、神经症状呈缓慢进展,伴以短暂性脑卒中样发作,或有轻重不等的较广泛的神经系统异常。有脑神经、锥体束和锥体外系损害,并除外颅内占位性病变,结合实验室检查可以作出临床诊断。

六、鉴别诊断

本病应与以下疾病相鉴别。

1. 神经衰弱综合征 脑动脉硬化发病多在 50 岁以后,没有明显的精神因素,临床表现以情感脆弱、近记忆减退为突出症状。此外,表现为思维活动迟钝,工作能力下降,眼底动脉硬化及血脂明显增高均可与神经衰弱鉴别。

2. 老年性痴呆 脑动脉硬化症晚期可出现痴呆,故应与老年性痴呆相鉴别(表 1－1－1)。

表 1—1—1 脑动脉硬化性痴呆与老年性痴呆的鉴别

项目	脑动脉硬化性痴呆	老年性痴呆
发病年龄	50～75 岁	70～75 岁
病理改变	多发性脑微梗死灶	脑组织中老年斑与神经纤维缠结
高血压动脉硬化	常有,病起决定性作用	或无,不起决定性作用
情感障碍	脆弱,哭笑无常	淡漠,反应迟钝
人格改变	有,相对较完整	迅速衰退
记忆力	有,近事遗忘	十分突出,远近事记忆均障碍
定向力	有	时间、地点、人物定向均差
智能障碍	选择性或镶嵌性衰退	全面衰退
自知力	保持较久	早期丧失
定位特征	常有,明显	无特异性
进展情况	阶梯或进展	迅速加重而死亡

3.颅内占位性病变 颅内占位性病变如脑瘤、转移瘤、硬脑膜下血肿。颅内占位性病变常缺乏血管硬化的体征,多伴有进行性颅内压增高及脑脊液蛋白高的表现。CT 扫描或 MRI 检查可加以鉴别。

4.躯体性疾病 躯体性疾病如营养障碍、严重贫血、内分泌疾病、心肺疾病伴缺氧和二氧化碳潴留、肾脏疾病伴尿毒症、慢性充血性心力衰竭、低血糖、脑积水等,均应加以鉴别。以上各种疾病可根据临床特征、辅助检查加以鉴别。

七、治疗

1.一般防治措施

(1)合理饮食:食用低胆固醇、低动物性脂肪食物,如瘦肉、鱼类、低脂奶类。提倡饮食清淡,多食富含维生素 C(新鲜蔬菜、瓜果)和植物蛋白(豆类及其制品)的食物。

(2)适当的体力劳动和体育锻炼:对预防肥胖,改善循环系统的功能和调整血脂的代谢有一定的帮助,是预防本病的一项积极措施。

(3)生活要有规律:合理安排工作和生活,保持乐观,避免情绪激动和过度劳累,要有充分的休息和睡眠,在生活中不吸烟、不饮酒。

(4)积极治疗有关疾病如高血压、糖尿病、高脂血症、肝肾及内分泌疾病等。

2.降低血脂 高脂血症经用体育疗法、饮食疗法仍不降低者,可选用降脂药物治疗。

(1)氯贝丁酯(安妥明)0.25～0.5g,3 次/d,口服。病情稳定后应酌情减量维持。其能降低甘油三酯,升高高密度脂蛋白。少数患者可出现荨麻疹或肝、肾功能变化,需定期检查肝肾功能。

(2)二甲苯氧庚酸(吉非罗齐,诺衡)300mg,3 次/d,口服。其效果优于氯贝丁酯,有降低甘油三酯、胆固醇,升高高密度脂蛋白的作用。不良反应同氯贝丁酯。

(3)普鲁脂芬(非诺贝特)0.1g,3 次/d,口服。它是氯贝丁酯的衍生物,血尿半衰期较长,作用较氯贝丁酯强,能显著降低甘油三酯和血浆胆固醇,显著升高血浆高密度脂蛋白。不良反应较轻,少数病例出现血清谷丙转氨酶及血尿素氮暂时性轻度增高,停药后即恢复正常。原有肝肾功能减退者慎用,孕妇禁用。

(4)普罗布考(内丁酚)500mg,3 次/d,口服。能阻止肝脏中胆固醇的乙酰乙酸生物合成,降低血胆固醇。

(5)亚油酸 300mg,3 次/d,口服,或亚油酸乙酯 1.5～2g,3 次/d,口服。其为不饱和脂肪酸,能抑制脂质在小肠的吸收与合成,影响血浆胆固醇的分布,使其较多地向血管壁外的组织中沉积,降低血管中胆固醇的含量。

(6)考来烯胺(消胆胺)4～5g,3 次/d,口服。因其是阴离子交换树脂,服后与胆汁酸结合,断绝胆酸与肠—肝循环,促使肝中胆固醇分解成胆酸,与肠内胆酸一同排出体外,使血胆固醇下降。

(7)胰肽酶(弹性酶):每片 150～200U,1～2 片,3 次/d,口服。服 1 周后见效,8 周达高峰。它能水解弹性蛋白及糖蛋白等,能阻止胆固醇沉积在动脉壁上,并能提高脂蛋白脂酶活性,能分解乳糜微粒,降低血浆胆固醇。无不良反应。

(8)脑心舒(冠心舒)20mg,3 次/d,口服。其是从猪十二指肠提取的糖胺多糖类药物,能显著地降低血浆胆固醇和甘油三酯,促进纤维蛋白溶解,抗血栓形成。对一过性脑缺血发作、脑血栓、椎—基底动脉供血不足等有明显疗效。

(9)血脉宁(安吉宁,吡醇氨酯)250～500mg,3 次/d,口服。6 个月为 1 疗程。能减少血管壁上胆固醇的沉积,减少血管内皮损伤,防止血小板聚集。不良反应较大,有胃肠道反应,少数病例有肝功能损害。

(10)月见草油 1.2～2g,3 次/d,口服。是含亚油酸的新药,为前列腺素前体,具有降血脂、降胆固醇、抗血栓作用。不良反应小,偶见胃肠道反应。

(11)多烯康胶丸:每丸 0.3g 或 0.45g,每次 1.2～1.5g,3 次/d,口服。为我国首创的富含二十碳五烯酸(EPA)和二十二碳六烯酸(DAH)的浓缩鱼油。其含 EPA 和 DAH 达 70%以上,降低血甘油三酯总有效率为 86.5%,降低血胆固醇总有效率为 68.6%,并能显著抑制血小板聚集和阻止血栓形成,长期服用无毒副反应,而且疗效显著。

(12)甘露醇烟酸酯片 400mg,3 次/d,口服,是我国生产的降血脂、降血压的新药,降血甘油三酯的有效率达 75%,降舒张压的有效率达 93%,使头痛、头晕、烦躁等症状得到改善。

(13)其他:维生素 C、维生素 B、维生素 E、烟酸等药物。

3.扩血管药物　扩血管药物可解除血管运动障碍,改善血循环,主要作用于血管平滑肌。

(1)盐酸罂粟碱:可改善脑血流,60～90mg,加入 5%葡萄糖液或低分子右旋糖酐 500ml 中静滴,1 次/d,7～10d 为 1 疗程。或 30～60mg,1～2 次/d,肌注。

(2)己酮可可碱:0.1g,3 次/d,口服。除扩张毛细血管外,还增进纤溶活性,降低红细胞上的脂类及黏度,改善红细胞的变形性。

(3)盐酸培他啶、烟酸、山莨菪碱、舒血管素等均属常用扩血管药物。

4.钙通道阻滞剂　其作用机制有:①扩张血管,增加脑血流量,阻滞 Ca^{2+} 跨膜内流;②抗动脉粥样硬化,降低胆固醇;③抗血小板聚集,减低血黏度,改善微循环;④保护细胞,避免脑缺血后神经元细胞膜发生去极化;⑤维持红细胞变形能力,是影响微循环中血黏度的重要因素。

(1)尼莫地平 30mg,2～3 次/d,口服。

(2)尼卡地平 20mg,3 次/d,口服,3d 后渐增到每日 60～120mg,不良反应为少数人思睡、头晕、倦怠、恶心、腹胀等,减量后即可消失,一般不影响用药。而肝肾功能差和低血压者慎用,颅内出血急性期、妊娠、哺乳期患者禁用。

(3)地尔硫䓬(硫氮䓬酮)30mg,3 次/d,口服。不良反应为面红、头痛、心动过速、恶心、便秘,个别患者有转氨酶暂时升高。孕妇慎用,房颤、心房扑动者禁用。注意不可嚼碎药片。

(4)氟桂嗪 5～10mg 或 6～12mg,1 次/d,顿服。不良反应为乏力、头晕、嗜睡、脑脊液压力增高,故颅内压增高者禁用。

(5)桂利嗪(脑益嗪)25mg,3 次/d,口服。

5.抗血小板聚集药物　因为血小板在动脉粥样硬化者体内活性增高,并释放平滑肌增生因子使血管内膜增生。升高血中半胱氨酸,导致血管内皮损伤,脂质易侵入内膜,吞噬大量的低密度脂蛋白的单核巨噬细胞,在血管壁内转化为泡沫细胞,而形成动脉粥样硬化病变,因此抗血小板治疗是防治脑血管病的重要措施。

(1)肠溶阿司匹林(乙酰水杨酸):50～300mg,1 次/d,口服,是花生四烯酸代谢中环氧化酶抑制剂,能减少环内过氧化物,降低血栓素 Az 合成。

(2)二十碳五烯酸:1.4～1.8g,3 次/d,口服。它在海鱼中含量较高,是一种多烯脂肪酸。在代谢中可与花生四烯酸竞争环氧化酶,减少血栓烷 A 的合成。

(3)银杏叶胶囊(或银杏口服液):能扩张脑膜动脉和冠状动脉,使脑血流量和冠脉流量增加,并能抗血小板聚集,降血脂及降低血浆黏稠度,达到改善心脑血循环的功能。银杏叶胶囊 2 丸,3 次/d,口服。银杏口服液 10ml,3 次/d,口服。

(4)双嘧达莫(潘生丁):50mg,3 次/d,口服。能使血小板环磷腺苷增高,延长血小板的寿命,抑制血小板聚集,扩张心脑血管等。

(5)藻酸双酯钠:0.1g,3 次/d,口服。也可 0.1～0.2g,静滴。具有显著的抗凝血、降血脂、降低血黏度及改善微循环的作用。

6.脑细胞活化剂　脑动脉硬化时,可引起脑代谢障碍,导致脑功能低下,为了恢复脑功能和改善临床症状,常用以下药物。

(1)胞二磷胆碱:0.2～0.5g,静注或加用 5%～10%葡萄糖后静滴,5～10d 为 1 疗程。或 0.1～0.3g/d,分 1～2 次肌注。它能增强与意识有关的脑干网状结构功能,兴奋锥体束,促进受伤的运动功能的恢复,还能增强脑血管的张力及增加脑血流量,增强细胞膜的功能,改善脑代谢。

(2)甲磺双氢麦角胺(舒脑宁)1 支(0.3mg),1 次/d,肌注,或 1 片(2.5mg),2 次/d,口服。其为最新脑细胞代谢功能改善剂。它能作用于血管运动中枢,抑制血管紧张,促进循环功能,能使脑神经细胞的功能再恢复,促使星状细胞摄取充足的营养素,使氧、葡萄糖等能量输送到脑神经细胞,从而改善脑神经细胞新陈代谢。

(3)素高捷疗:0.2～0.4g,1 次/d,静注,或加入 5%葡萄糖中静滴,15d 为 1 疗程。可激发及加快修复过程。在供氧不足的状态下,改善氧的利用率,并促进养分穿透入细胞。提高与能量调节有关的代谢率。

(4)艾地苯醌(维伴):30mg,3 次/d,口服。能改善脑缺血的脑能量代谢(包括激活脑线粒体、呼吸活性、改善脑内葡萄糖利用率),改善脑功能障碍。

(李建军)

第三节　脑梗死

一、脑血栓形成

脑血栓形成(CI)又称缺血性卒中(CIS),是指在脑动脉本身病变基础上,继发血液有形成分凝集于血管腔内,造成管腔狭窄或闭塞,在无足够侧支循环供血的情况下,该动脉所供应的脑组织发生缺血变性坏死,出现相应的神经系统受损表现或影像学上显示出软化灶,称为脑血栓形成。90%的脑血栓形成是在脑动脉粥样硬化的基础上发生的。脑梗死约占全部脑卒中的80%。脑梗死包括:①大面积脑梗死:通常是颈内动脉主干、大脑中动脉主干或皮质支的完全性卒中,患者表现为病灶对侧完全性偏瘫、偏身感觉障碍及向病灶对侧的凝视麻痹,可有头痛和意识障碍,并呈进行性加重。②分水岭性脑梗死(CWSI):是指相邻血管供血区之间分水岭区或边缘带的局部缺血。多由于血流动力学障碍所致。结合CT可分为皮质前型,为大脑前与大脑中动脉供血区的分水岭脑梗死;皮质后型,为大脑中动脉与大脑后动脉,或大脑前、中、后动脉皮质支间的分水岭区;皮质下型,为大脑前、中、后动脉皮质支与深穿支间或大脑前动脉回返支与大脑中动脉的豆纹动脉间的分水岭区梗死。③出血性脑梗死:是由于脑梗死供血区内动脉坏死后血液漏出继发出血,常见于大面积脑梗死后。④多发性脑梗死:是指两个或两个以上不同的供血系统脑管闭塞引起的梗死,多为反复发生脑梗死的后果。

(一)临床表现

本病好发于中年以后,60岁以后动脉硬化性脑梗死发病率增高。男性较女性为多。起病前多有前驱症状,表现为头痛、眩晕、短暂性肢体麻木、无力,约25%的患者有短暂性脑缺血发作史。起病较缓慢。患者多在安静和睡眠中起病。

动脉硬化性脑梗死发病后意识常清醒,如果大脑半球较大面积梗死、缺血、水肿可影响间脑和脑干的功能,起病后不久出现意识障碍。如果发病后即有意识不清,要考虑椎—基底动脉系统梗死。动脉硬化性脑梗死可发生于脑动脉的任何一分支,不同的分支可有不同的临床特征,常见的有如下几种。

(1)颈内动脉闭塞:临床主要表现病灶侧单眼失明(一过性黑矇,偶可为永久性视力障碍),或病灶侧Horner征,对侧肢体运动或感觉障碍及对侧同向偏盲,主侧半球受累可有运动性失语。颈内动脉闭塞也可不出现局灶症状,这取决于前、后交通动脉,眼动脉,脑浅表动脉等侧支循环的代偿功能。

(2)大脑中动脉闭塞:大脑中动脉是颈内动脉的延续,是最容易发生闭塞的血管。①主干闭塞时引起对侧偏瘫、偏身感觉障碍和偏盲,主侧半球主干闭塞可有失语、失写、失读症状;②大脑中动脉深支或豆纹动脉闭塞可引起对侧偏瘫,一般无感觉障碍或同向偏盲;③大脑中动脉各皮质支闭塞可分别引起运动性失语,感觉性失语、失读、失写、失用,偏瘫以面部及上肢为重。

(3)大脑前动脉闭塞:①皮质支闭塞时产生对侧下肢的感觉及运动障碍,伴有尿潴留;②深穿支闭塞可致对侧中枢性面瘫、舌瘫及上肢瘫痪,亦可发生情感淡漠、欣快等精神障碍及强握反射。

(4)大脑后动脉闭塞:大脑后动脉大多由基底动脉的终末支分出,但有5%~30%的人,其中一侧起源于颈内动脉。①皮质支闭塞：主要为视觉通路缺血引起的视觉障碍，对侧同向偏盲或上象限盲；②深穿支闭塞，出现典型的丘脑综合征，对侧半身感觉减退伴丘脑性疼痛，对侧肢体舞蹈样徐动症等。

（5）基底动脉闭塞：该动脉发生闭塞的临床症状较复杂，亦较少见。常见症状为眩晕、眼球震颤、复视、交叉性瘫痪或交叉性感觉障碍，肢体共济失调，若主干闭塞则出现四肢瘫痪、眼肌麻痹、瞳孔缩小，常伴有面神经、展神经、三叉神经、迷走神经及舌下神经的麻痹及小脑症状等，严重者可迅速昏迷，发热达 41℃～42℃，以至死亡。基底动脉因部分阻塞引起脑桥腹侧广泛软化，则临床上可产生闭锁综合征，患者四肢瘫痪，不能讲话，但神志清楚，面无表情，缄默无声，仅能以眼球垂直活动示意。

在椎—基底动脉系统血栓形成中，小脑后下动脉血栓形成是最常见的，称延髓外侧部综合征（Wallen—berg 综合征），表现为眩晕、恶心、呕吐、眼震、同侧面部感觉缺失、同侧霍纳综合征、吞咽困难、声音嘶哑、同侧肢体共济失调及对侧面部以下痛、温觉缺失。

小脑后下动脉的变异性较大，故小脑后下动脉闭塞所引起的临床症状较为复杂和多变，但必须具备两条基本症状即一侧后组脑神经麻痹，对侧痛、温觉消失或减退，才可诊断。

根据缺血性卒中病程分为：①进展型。指缺血发作 6h 后，病情仍在进行性加重。此类患者约占 40% 以上，造成进展的原因很多，如血栓的扩展，其他血管或侧支血管阻塞、脑水肿、高血糖、高温、感染、心肺功能不全，多数是由于前两种原因引起的。据报道，进展型颈内动脉系统占 28%，椎—基底动脉系统占 54%。②稳定型。发病后病情无明显变化者，倾向于稳定型卒中，一般认为颈内动脉系统缺血发作 24h 以上，椎—基底动脉系统缺血发作 72h 以上者，病情稳定，可考虑稳定型卒中。此类型卒中，CT 所见与临床表现相符的梗死灶机会多，提示脑组织已经有了不可逆的病损。③完全性卒中。指发病后神经功能缺失症状较重较完全，常于数小时内（<6h）达到高峰。④可逆性缺血性神经功能缺损（RIND）。指缺血性局灶性神经障碍在 3 周之内完全恢复者。

（二）辅助检查

1. CT 扫描　发病 24～48h 后可见相应部位的低密度灶，边界欠清晰，并有一定的占位效应。早期 CT 扫描阴性不能排除本病。

2. MRI　可较早期发现脑梗死，特别是脑干和小脑的病灶。T_1 和 T_2 弛像时间延长，加权图像上 T_1 在病灶区呈低信号强度，T_2 呈高信号强度，也可发现脑移位受压。与 CT 相比，MRI 显示病灶早，能早期发现大面积脑梗死，清晰显示小病灶及颅后窝的梗死灶，病灶检出率达 95%，功能性 MRI 如弥散加权 MRI 可于缺血早期发现病变，发病半小时即可显示长 T_1、长 T_2 梗死灶。

3. 血管造影　DSA 或 MRA 可发现血管狭窄和闭塞的部位，可显示动脉炎、Moyamoya 病、动脉瘤和血管畸形等。

4. 脑脊液检查　通常脑脊液压力、常规及生化检查正常，大面积脑梗死者脑脊液压力可增高，出血性脑梗死脑脊液中可见红细胞。

5. 其他　彩色多普勒超声检查（TCD）可发现颈动脉及颈内动脉的狭窄、动脉粥样硬化斑或血栓形成。超声心动图检查有助于发现心脏附壁血栓、心房黏液瘤和二尖瓣脱垂。PET 能显示脑梗死灶的局部脑血流、氧代谢及葡萄糖代谢，并监测缺血半暗带及对远隔部位代谢的影响。

（三）诊断与鉴别诊断

1. 脑血栓形成的诊断　主要有以下几点：

（1）多发生于中老年人。

（2）静态下发病多见，不少患者在睡眠中发病。

（3）病后几小时或几天内病情达高峰。

（4）出现面、舌及肢体瘫痪，共济失调，感觉障碍等定位症状和体征。

（5）脑 CT 提示症状相应的部位有低密度影或脑 MRI 显示长 T_1 和长 T_2 异常信号。

（6）多数患者腰椎穿刺检查提示颅内压、脑脊液常规和生化检查正常。

（7）有高血压、糖尿病、高血脂、心脏病及脑卒中史。

（8）病前有过短暂性脑缺血发作者。

2. 鉴别诊断　脑血栓形成应注意与下列疾病相鉴别：

（1）脑出血：有 10%～20% 脑出血患者由于出血量不多，在发病时意识清楚及脑脊液正常，不易与脑血栓形成区别。必须行脑 CT 扫描才能鉴别。

（2）脑肿瘤：有部分脑血栓形成患者由于发展至高峰的时间较慢，单从临床表现方面不易与脑肿瘤区别。脑肿瘤患者腰椎穿刺发现颅内压高，脑脊液中蛋白增高。脑 CT 或 MRI 提示脑肿瘤周围水肿显著，瘤体有增强效应，严重者有明显的占位效应。但是，有时做了脑 CT 和 MRI 也仍无法鉴别。此时，可做脑活检或按脑血栓进行治疗，定期复查 CT 或 MRI 以便区别。

（3）颅内硬膜下血肿：可以表现为进行性肢体偏瘫、感觉障碍、失语等，而没有明确的外伤史。主要鉴别依靠脑 CT 扫描发现颅骨旁有月牙状的高、低或等密度影，伴占位效应如脑室受压和中线移位，增强扫描后可见硬脑膜强化影。

（4）炎性占位性病变：细菌性脑脓肿、阿米巴性脑脓肿等炎性占位性病变可表现在短时间内逐渐出现肢体瘫痪、感觉障碍、失语、意识障碍等临床表现，尤其在无明显的炎症性表现时，难与脑血栓形成区别。但是，腰椎穿刺检查、脑 CT 和 MRI 检查有助于鉴别。

（5）癔症：对于以单个症状出现的脑血栓形成如突然失语、单肢瘫痪、意识障碍等，需要与癔症相鉴别。癔症可询问出明显的诱因，检查无定位体征及脑影像学检查正常。

（6）脑栓塞：临床表现与脑血栓形成相类似，但脑栓塞在动态下突然发病，有明确的栓子来源。

（7）偏侧性帕金森病：有的帕金森病患者表现为单侧肢体肌张力增高，而无震颤时，往往被误认为脑血栓形成。通过体格检查可发现该侧肢体有明显的强直性肌张力增高，无锥体束征及影像学上的异常，即可区别。

（8）颅脑外伤：临床表现可与脑血栓形成相似，但通过询问出外伤史，则可鉴别。但部分外伤患者可合并或并发脑血栓形成。

（9）高血压脑病：椎—基底动脉系统的血栓形成表现为眩晕、恶心、呕吐，甚至意识障碍时，在原有高血压的基础上，血压又急剧升高，此时应注意与高血压脑病鉴别。高血压脑病可以表现为突然头痛、眩晕、恶心、呕吐，严重者意识障碍。后者的舒张压均在 16kPa（120mmHg）以上，脑 CT 或 MRI 检查呈阴性时，则不易区别。有效鉴别方法是先进行降血压治疗，如血压下降后病情迅速好转者为高血压脑病，如无明显改善者，则为椎—基动脉血栓形成。复查 CT 或 MRI 有助于两者的鉴别。脑血栓形成的治疗原则是尽量解除血栓及增加侧支循环,改善缺血梗死区的血液循环;积极消除脑水肿,减轻脑组织损伤;尽早进行神经功能锻炼,促进康复,防止复发。

（四）治疗

治疗脑血栓形成的药物和方法有上百种,各家医院的用法大同小异。但是,至今为止,仍无特殊有效的治疗方法。脑血栓形成的恢复程度取决于梗死的部位及大小、侧支循环代偿能力和神经功能障碍的康复效果。一般来讲,在进行性卒中即脑血栓形成在不断地加重时,应尽早进行抗凝治疗;在脑血栓形成的早期,有条件时,应尽早进行溶栓治疗;如果丧失上述机会或病情不允许,则进行一般性治疗。在药物治疗中,如果病情已经稳定,应尽早进行早期康复治疗。不论是完全恢复正常或留有后遗症者,应长期进行综合性预防,以防止脑血栓的复发。

急性期的治疗原则:①超早期治疗。提高全民的急救意识,为获得最佳疗效力争超早期溶栓治疗。②针对脑梗死后的缺血瀑布及再灌注损伤进行综合保护治疗。③采取个性化治疗原则。④整体化观念:脑部病变是整体的一部分,要考虑脑与心脏及其他器官功能的相互影响,如脑心综合征、多脏器功能衰竭,积极预防并发症,采取对症支持疗法,并进行早期康复治疗。⑤对卒中的危险因素及时给予预防性干预措施。最终达到挽救生命、降低病残及预防复发的目的。

1. 超早期溶栓治疗

(1)溶栓治疗急性脑梗死的目的:在缺血脑组织出现坏死之前,溶解血栓、再通闭塞的脑血管,及时恢复供血,从而挽救缺血脑组织,避免缺血脑组织发生坏死。在缺血脑组织出现坏死之前进行溶栓治疗,这是溶栓治疗的前提。只有在缺血脑组织出现坏死之前进行溶栓治疗,溶栓治疗才有意义。

(2)溶栓治疗时间窗:脑组织对缺血耐受性特别差。脑供血一旦发生障碍,很快就会出现神经功能异常;缺血达一定程度后,脑细胞就不可避免地发生缺血坏死。脑组织对局部缺血较全脑缺血的耐受时间要长。实际上,局部脑缺血中心缺血区很快发生坏死,只是缺血周边半暗带区对缺血的耐受时间较长。溶栓治疗的主要目的是挽救那些尚没有坏死的缺血周边半暗带脑组织。缺血性脑卒中可进行有效治疗的时间称为治疗时间窗。不同个体的溶栓治疗时间窗存在较大的个体差异。根据现有的研究资料,总的来看,急性脑梗死发病 3h 内绝大多数患者采用溶栓治疗是有效的;发病 3～6h 大部分溶栓治疗可能有效;发病 6～12h 小部分溶栓治疗可能有效,但急性脑梗死溶栓治疗时间窗的最后确定有待于目前正在进行的大规模、多中心、随机、双盲、安慰剂对照临床试验结果。

(3)影响溶栓治疗时间窗的因素:①种属:不同种属存在较大的差异。如小鼠局部脑梗死的治疗时间窗<2～3h,而猴和人一般认为至少为 6h。②临床病情:当脑梗死患者出现昏睡、昏迷等严重意识障碍,眼球凝视麻痹,肢体近端和远端均完全瘫痪,以及脑 CT 已显示低密度改变时,均表明有较短的治疗时间窗,临床上几乎无机会可溶栓。而肢体瘫痪等临床病情较轻时,一般溶栓治疗的治疗时间窗较长。③脑梗死类型:房颤所致的心源性脑栓塞患者,栓子常较大,多堵塞颈内动脉和大脑中动脉主干,迅速造成严重的脑缺血,若此时患者上下肢体瘫痪均较完全,治疗时间窗通常在 3～4h 之内。而对于血管闭塞不全的脑血栓形成患者,由于局部脑缺血相对较轻,溶栓治疗时间窗常较长。④侧支循环状态:如大脑中动脉深穿支堵塞,因为是终末动脉,故发生缺血时侧支循环很差,其供血区脑组织的治疗时间窗常在 3h 之内;

而大脑中动脉 M_2 或 M_3 段堵塞时,由于大脑皮质有较好的侧支循环,因而不少患者的治疗时间窗可以超过 6h。⑤体温和脑组织的代谢率:低温和降低脑组织的代谢可提高脑组织对缺血的耐受性,可延长治疗时间窗,而高温可增加脑组织的代谢,治疗时间窗缩短。⑥神经保护药应用:许多神经保护药可以明显地延长试验动物缺血治疗的时间窗,并可减少短暂性局部缺血造成的脑梗死体积。因而,溶栓治疗联合神经保护药治疗有广阔的应用前景,但目前缺少有效的神经保护药。⑦脑细胞内外环境:脑细胞内外环境状态与脑组织对缺血的耐受性密切相关,当患者有水、电解质及酸碱代谢紊乱等表现时,治疗时间窗明显缩短。

(4)临床上常用的溶栓药物:尿激酶(UK)、链激酶(SK)、重组的组织型纤溶酶原激活药(rt-PA)。尿激酶在我国应用最多,常用量 25 万～100 万 U,加入 5％葡萄糖溶液或生理盐水中静脉滴注,30min～2h 滴完,剂量应根据患者的具体情况来确定,也可采用 DSA 监测下选择性介入动脉溶栓;rt-PA 是选择纤维蛋白溶解药,与血栓中纤维蛋白形成复合体后增强了与纤溶酶原的亲和力,使纤溶作用局限于血栓形成的部位,每次用量为 0.9mg/kg 体重,总量＜90mg;有较高的安全性和有效性,rt-PA 溶栓治疗宜在发病后 3h 进行。

(5)适应证:凡年龄＜70 岁;无意识障碍;发病在 6h 内,进展性卒中可延迟到 12h;治疗前收缩压＜26.7kPa(200mmHg)或舒张压＜16kPa(120mmHg);CT 排除颅内出血;排除 TIA;无出血性疾病及出血素质;患者或家属同意,都可进行溶栓治疗。

(6)溶栓方法:上述溶栓药的给药途径有 2 种:①静脉滴注。应用静脉滴注 UK 和 SK 治疗诊断非常明确的早期或超早期的缺血性脑血管病,也获得一定的疗效。②选择性动脉注射。属血管介入性治疗,用于治疗缺血性脑血管病,并获得较好的疗效。选择性动脉注射有 2 种途径:a. 选择性脑动脉注射法,即经股动脉或肘动脉穿刺后,先进行脑血管造影,明确血栓所在的部位,再将导管插至颈动脉或椎-基底动脉的分支,直接将溶栓药注入血栓所在的动脉或直接注入血栓处,达到较准确的选择性溶栓作用。且在注入溶栓药后,还可立即再进行血管造影了解溶栓的效果。b. 颈动脉注射法,适用于治疗颈动脉系统的血栓形成。用常规注射器穿刺后,将溶栓药物注入发生血栓侧的颈动脉,达到溶栓作用。但是,动脉内溶栓有一定的出血并发症,因此,动脉内溶栓的条件是:明确为较大的动脉闭塞;脑 CT 扫描呈阴性,无出血的证据;允许有小范围的轻度脑沟回改变,但无明显的大片低密度梗死灶;血管造影证实有与症状和体征相一致的动脉闭塞改变;收缩压在 24kPa(180mmHg)以下,舒张压在 14.6kPa(110mmHg)以下;无意识障碍,提示病情尚未发展至高峰者。值得注意的是,在进行动脉溶栓之前一定要明确是椎-基底动脉系统还是颈动脉系统的血栓形成,否则,误做溶栓,延误治疗。

局部动脉灌注溶栓剂较全身静脉用药剂量小,血栓局部药物浓度高,并可根据 DSA 观察血栓溶解情况以决定是否继续用药。但 DSA 及选择性插管,治疗时间将延迟 45min～3h。目前文献报道的局部动脉内溶栓治疗脑梗死血管再通率为 58％～100％,临床好转率为 53％～94％,均高于静脉内用药(36％～89％,26％～85％)。但因患者入选标准、溶栓剂种类、剂量、观察时间不一,比较缺乏可比性,故哪种用药途径疗效较好仍不清楚。故有人建议,先尽早静脉应用溶栓剂,短期无效者再进行局部动脉内溶栓。

应用溶栓药物治疗目前尚无统一标准,由于个体差异,剂量波动范围也大。不同的溶栓药物和不同的给药途径,用药的剂量也不同。①尿激酶:静脉注射的剂量分为 2 种:a. 大剂量,100 万～200 万 U 溶于生理盐水 500～1000ml 中,静脉滴注,仅用 1 次。b. 小剂量,20 万

～50 万 U 溶于生理盐水 500ml 中,静脉滴注,1 次/d,可连用 3～5 次。动脉内注射的剂量为 10 万～30 万 U。②rt－PA:美国国立卫生院的试验结果认为,rt－PA 治疗剂量<0.85mg/kg 体重、总剂量<90mg 是安全的。其中 10% 可静脉推注,剩余 90% 的剂量在 24h 内静脉滴注。

(7)溶栓并发症:脑梗死病灶继发出血,致命的再灌流损伤及脑组织水肿是溶栓治疗的潜在危险;再闭塞率可达 10%～20%。

所有溶栓药在临床应用中均有可能产生颅内出血的并发症,包括脑内和脑外出血。影响溶栓药物疗效与安全性的主要并发症是脑内出血。脑内出血分脑出血及梗死性出血。前者指 CT 检查显示在非梗死区出现高密度的血肿,多数伴有相应的临床症状和体征,少数可以没有任何临床表现;后者指梗死区的脑血管在阻塞后再通,血液外渗所致,CT 扫描显示出梗死灶周围有单独或融合的斑片状出血,一般不形成血肿。出血并发症可导致病情加重,但有的可能没有任何表现。溶栓后的脑内出血在尸检的发现率为 17%～65%,远低于临床上的表现率。溶栓导致脑内出血的原因可能系:①缺血后血管壁受损,易破裂;②继发性纤溶及凝血障碍;③动脉再通后灌注压增高;④软化脑组织对血管的支持作用减弱。脑外出血主要见于胃肠道及泌尿系。

迄今为止,仍无大宗随机双盲对比性的临床应用研究结果,大多为个案病例或开放性临床应用研究,尤其是对选择病例方面,有较多的差别,因此,溶栓治疗的确切效果各家报道不一样,差别较大。但较为肯定的是溶栓后的出血并发症较高。Grond 等、Chiu 等、Trouillas 等及 Tanne 等分别对 60、30、100 及 75 例动脉血栓形成的患者行 rt－PA 静脉溶栓治疗,症状性脑出血的发生率为 6.6%、7%、7% 和 7%。rt－PA 静脉溶栓会增加脑出血的危险和脑出血死亡的机会。如果其他条件确实完全相同,治疗组的病死率只可能高于对照组。目前,溶栓治疗还只能作为研究课题,不能常规应用。因此,溶栓治疗的有效性和安全性必须依靠临床对照试验来进行回答。

2.抗凝治疗

(1)抗凝治疗的目的:目的在于防止血栓扩展和新血栓形成。高凝状态是缺血性脑血管病发生和发展的重要环节,主要与凝血因子,尤其是第 VI 因子和纤维蛋白原增多及其活性增高有关。所以,抗凝治疗主要通过抗凝血,阻止血栓发展和防止血栓形成,达到治疗或预防脑血栓形成的目的。

(2)常用药物有肝素、低分子肝素及华法林等。低分子肝素与内皮细胞和血浆蛋白的亲和力低,其经肾排泄时更多的是不饱和机制起作用,所以,低分子肝素的清除与剂量无关,而其半衰期比普通肝素长 2～4 倍。用药时不必行试验室监测,低分子肝素对患者的血小板减少和肝素诱导的抗血小板抗体发生率下降。硫酸鱼精蛋白可 100% 中和低分子肝素的抗凝血因子活性,可以中和 60%～70% 的抗凝血因子活性。急性缺血性脑卒中的治疗,可用低分子肝素钙 4100U(单位)皮下注射,2 次/d,共 10d。口服抗凝药物:①双香豆素及其衍生物:能阻碍血液中凝血酶原的形成,使其含量降低,其抗凝作用显效较慢(用药后 24～48h,甚至 72h),持续时间长,单独应用仅适用于发展较缓慢的患者或用于心房颤动患者脑卒中的预防。口服抗凝剂中,华法林和新抗凝片的开始剂量分别为 4～6mg 和 1～2mg,开始治疗的 10d 内测定凝血酶原时间和活动度应每日 1 次,以后每周 3 次,待凝血酶原活动度稳定于治疗所需的指标时,则 7～10d 测定 1 次,同时应检测国际规格化比值(INF)。②藻酸双酯钠:又称多糖硫酸酯(多糖硫酸盐,PSS)。系从海洋生长的褐藻中提取的一种类肝素药物。但作用强度是肝素的 1/3,而抗凝时间与肝素相同。主要作用是抗凝血、降低血液黏稠度、降低血脂及改善脑微循环。用法:按 2~4mg/kg 体重加入 5%葡萄糖溶液 500ml,静脉滴注,30 滴/min,1 次/d,10d 为 1 个疗程。或口服,每次 0.1g,1 次/d,可长期使用。个别患者可能出现皮疹、头痛、恶心、皮下出血点。

(3)抗凝治疗的适应证:①短暂性脑缺血发作;②进行性缺血性脑卒中;③椎一基底动脉系统血栓形成;④反复发作的脑栓塞;⑤应用于心房颤动患者的卒中预防。

(4)抗凝治疗的禁忌证:①有消化道溃疡病史者;②有出血倾向者、血液病患者;③高血压[血压 24/13.3kPa(180/100mmHg)以上];④有严重肝、肾疾病者;⑤临床不能除外颅内出血者。

(5)抗凝治疗的注意事项:①抗凝治疗前应进行脑部 CT 检查,以除外脑出血病变,高龄、较重的脑动脉硬化和高血压患者采用抗凝治疗应慎重;②抗凝治疗对凝血酶原活动度应维持在 15%~25%,部分凝血活酶时间应维持在 1.5 倍之内;③肝素抗凝治疗维持在 7~10d,口服抗凝剂维持 2~6 个月,也可维持在 1 年以上;④口服抗凝药的用量较国外文献所报道的剂量为小,其 1/3~1/2 的剂量就可以达到有效的凝血酶原活动度的指标;⑤抗凝治疗过程中应经常注意皮肤、黏膜是否有出血点,小便检查是否有红细胞,大便潜血试验是否阳性,若发现异常应及时停用抗凝药物;⑥抗凝治疗过程中应避免针灸、外科小手术等,以免引起出血。

3. 降纤治疗 可以降解血栓蛋白质、增加纤溶系统活性、抑制血栓形成或促进血栓溶解。此类药物亦应早期应用(发病 6h 以内),特别适用于合并高纤维蛋白原血症者。降纤酶、东菱克栓酶、安克洛酶和蚓激酶均属这一类药物。但降纤至何种程度,如何减少出血并发症等问题尚待解决。有报道,发病后 3h 给予 Ancrod 可改善患者的预后。

4. 扩容治疗 主要是通过增加血容量,降低血液黏稠度,起到改善脑微循环作用。

(1)右旋糖酐-40:主要作用为阻止红细胞和血小板聚集,降低血液黏稠度,以改善循环。用法:10%右旋糖酐-40,500ml,静脉滴注,1 次/d,10d 为 1 个疗程。可在间隔 10~20d 后,再重复使用 1 个疗程。有过敏体质者,应做过敏皮试阴性后方可使用。心功能不全者应使用半量,并慢滴。患有糖尿病者,应同时加用相应胰岛素治疗。高血压患者慎用。有意识障碍或提示脑水肿明显者禁用。无论有无高血压,均需要观察血压情况。

(2)706 代血浆(6%轻乙基淀粉):作用和用法与右旋糖酐-40 相同,只是不需要做过敏试验。

5. 扩血管治疗 血管扩张药过去曾被广泛应用,此法在脑梗死急性期不宜使用。原因为缺血区的血管因缺血、缺氧及组织中的乳酸聚集已造成病理性的血管扩张,此时应用血管扩张药,则造成脑内正常血管扩张,也波及全身血管,以至于使病变区的血管局部血流下降,加重脑水肿,即所谓"盗血"现象。如有出血性梗死时可能会加重出血,因此,只在病变轻、无水肿的小梗死灶或脑梗死发病 3 周后无脑水肿者可酌情使用,且应注意有无低血压。

(1)罂粟碱:具有非特异性血管平滑肌的松弛作用,直接扩张脑血管,降低脑血管阻力,增加脑局部血流量。用法:60mg 加入 5%葡萄糖液 500ml 中,静脉滴注,1 次/d,可连用 3~5d;或 20~30mg,肌肉注射,1 次/d,可连用 5~7d;或每次 30~60mg 口服,3 次/d,连用 7~10d。注意本药每日用量不应超过 300mg,不宜长期使用,以免成瘾。在用药时可能因血管明显扩张导致明显头痛。

(2)己酮可可碱:直接抑制血管平滑肌的磷酸二酯酶,达到扩张血管的作用;还能抑制血小板和红细胞的聚集。用法:100～200mg加入5％葡萄糖液500ml中,静脉滴注,1次/d,连用7～10d。或口服每次100～300mg,3次/d,连用7～10d。本药禁用于刚患心肌梗死、严重冠状动脉硬化、高血压者及孕妇。输液过快者可出现呕吐及腹泻。

(3)环扁桃酯:又名三甲基环己扁桃酸或抗栓丸。能持续性松弛血管平滑肌,增加脑血流量,但作用较罂粟碱弱。用法:每次0.2～0.4g口服,3次/d,连用10～15d。也可长期应用。

(4)氢化麦角碱:又称喜得镇或海得琴,系麦角碱的衍生物。其直接激活多巴胺和5-HT受体,也阻断去甲肾上腺素对血管受体的作用,使脑血管扩张,改善脑微循环,增加脑血流量。用法:每次口服1～2mg,3次/d,1～3个月为1个疗程,或长期使用。本药易引起直立性低血压,因此,低血压患者禁用。

6.钙离子拮抗药 其通过阻断钙离子的跨膜内流而起作用,从而缓解平滑肌的收缩、保护脑细胞、抗动脉粥样硬化、维持红细胞变形能力及抑制血小板聚集。

(1)尼莫地平:又称硝苯甲氧乙基异丙啶。为选择性地作用于脑血管平滑肌的钙离子拮抗药,对脑以外的血管作用较小,因此,不起降血压作用。主要缓解血管痉挛,抑制肾上腺素能介导的血管收缩,增加脑组织葡萄糖利用率,重新分布缺血区血流量。用法:每次口服20～40mg,3次/d,可经常使用。

(2)尼莫通:为尼莫地平的同类药物,只是水溶性较高? 每次口服30～60mg,3次/d,可经常使用。

(3)尼卡地平:又称硝苯苄胺啶。系作用较强的钙离子通道拮抗药。选择性作用于脑动脉、冠状动脉及外周血管,增加心脑血流量和改善循环,同时有明显的降血压作用。用法:每次口服20～40mg,3次/d,可经常使用。

(4)桂利嗪(脑益嗪、肉桂苯哌嗪、桂益嗪):为哌嗪类钙离子拮抗药,扩张血管平滑肌,能改善心脑循环。还有防止血管脆化作用。用法:每次口服25～50mg,3次/d,可经常使用。

(5)盐酸氟桂利嗪:与脑益嗪为同一类药物。用法:每次口服5～10mg,1次/d,连用10～15d。因本药可增加脑脊液,故颅内压增高者不用。

7.抗血小板药 主要通过失活脂肪酸环化酶,阻止血小板合成TXA$_2$,并抑制血小板释放ADP、5-HT、肾上腺素、组胺等活性物质,以抑制血小板聚集,达到改善微循环及抗凝作用。

(1)阿司匹林(阿斯匹林):阿司匹林也称乙酰水杨酸,有抑制环氧化酶,使血小板膜蛋白乙酰化,并能抑制血小板膜上的胶原糖基转移酶的作用。由于环氧化酶受到抑制,使血小板膜上的花生四烯酸不能被合成内过氧化物PGG$_2$和TXA$_2$,因而能阻止血小板的聚集和释放反应。在体外,阿司匹林可抑制肾上腺素、胶原、抗原—抗体复合物、低浓度凝血酶所引起的血小板释放反应。具有较强而持久的抗血小板聚集作用。成人口服0.1～0.3g即可抑制TXA$_2$的形成,其作用可持续7～10d之久,这一作用在阻止血栓形成,特别在防治心脑血管血栓性疾病中具有重要意义。

由于血管壁的内皮细胞存在前列环素合成酶,能促进前列环素(PGI$_2$)的合成,PGI$_2$为一种强大的抗血小板聚集物质。试验证明,不同剂量的阿司匹林对血小板TXA$_2$与血管壁内皮细胞PGI$_2$形成有不同的影响。小剂量(2mg/kg体重)即可完全抑制人的血小板TXA$_2$的合成,但不抑制血管壁内皮细胞PGI$_2$的合成,产生较强的抗血小板聚集作用,但大剂量(100～

200mg/kg 体重)时血小板 TXA_2 和血管壁内皮细胞 PGI_2 的合成均被抑制,故抗血小板聚集作用减弱,有促进血栓形成的可能性。但大剂量长期服用阿司匹林的临床试验表明无血栓形成的增加。小剂量(3~6mg/kg 体重)或大剂量(25~80mg/kg 体重)都能延长出血时间,说明阿司匹林对血小板环氧化酶的作用较对血管壁内皮细胞前列环素合成酶作用占优势。因此,一般认为小剂量(160~325mg/d)对多数人有抗血栓作用,中剂量(500~1500mg/d)对某些人有效,大剂量(1500mg/d 以上)才可促进血栓形成。1994 年抗血小板治疗协作组统计了 145 个研究中心 20000 例症状性动脉硬化病变的高危人群,服用阿司匹林后的预防效果,与安慰剂比较,阿司匹林可降低非致命或致命血管事件发生率 27%,降低心血管病死率 18%。不同剂量的阿司匹林预防作用相同。国际卒中试验(1997 年)在 36 个国家 467 所医院的 19435 例急性缺血性卒中患者中应用或不应用阿司匹林和皮下注射肝素的随机对照研究,患者入组后给予治疗持续 14d 或直到出院,统计 2 周病死率、6 个月病死率及生活自理情况。研究结果表明,急性缺血性卒中采用肝素治疗未显示任何临床疗效,而应用阿司匹林,病死率及非致命性卒中复发率明显降低。认为如无明确的禁忌证,急性缺血性卒中后应立即给予阿司匹林,初始剂量为 300mg/d,小剂量长期应用有助于改善预后,1998 年 5 月在英国爱丁堡举行的第七届欧洲卒中年会认为,阿司匹林在缺血性卒中的急性期使用和二级预防疗效肯定,只要无禁忌证在卒中发生后尽快使用。急性发病者可首次口服 300mg,而后每日 1 次口服 100mg;1 周后,改为每日晚饭后口服 50mg 或每次 25mg,1 次/d,可以达到长期预防脑血栓复发的效果。至今认为本药是较好的预防性药物,且较经济、安全、方便。阿司匹林的应用剂量一直是阿司匹林疗法的争论点之一,山东大学齐鲁医院神经内科通过观察不同剂量(25~100mg/d)对血小板积聚率、TXA_2 和血管内皮细胞 PGI_2 合成的影响,认为 50mg/d 为国人最佳剂量,并在多中心长期随访研究中证实了它的疗效。但长期使用即使小剂量阿司匹林也有一定的不良反应,长期服用对消化道有刺激性,发生食欲缺乏、恶心,严重时可致消化道出血。据统计,大约 17.5% 的患者有恶心等消化道反应,2.6% 的患者有消化道出血,3.4% 的患者有变态反应,因此,对有溃疡病者应注意慎用。

(2)噻氯匹定:噻氯匹定商品名 Ticlid,也称力抗栓,能抑制纤维蛋白原与血小板受体之间的附着,致使纤维蛋白原在血小板相互集中不能发挥桥联作用;刺激血小板腺苷酸环化酶,使血小板内 cAMP 增高,抑制血小板聚集;减少 TXA_2 的合成;稳定血小板膜,抑制 ADP、胶原诱导的血小板聚集。因此,噻氯匹定药理作用是对血小板聚集的各个阶段都有抑制作用,即减少血小板的黏附,抑制血小板的聚集,增强血小板的解聚作用,以上特性表现为出血时间延长,对凝血试验无影响。服药后 24~48h 才开始起抗血小板作用,3~5d 后作用达高峰,停药后其作用仍可维持 3d。口服每次 125~250mg,每日 1 或 2 次,进餐时服用。可随患者具体情况而调整剂量。噻氯匹定对椎-底动脉系统缺血性卒中的预防作用优于颈内动脉系统,并且效果优于阿司匹林,它同样可以预防卒中的复发。

噻氯匹定的不良反应有粒细胞减少,发生率约为 0.8%,常发生在服药后最初 3 周,其他尚有腹泻、皮疹(约 2%)等,停药后不良反应一般可消失。极个别患者有胆汁淤积性黄疸和(或)转氨酶升高。不宜与阿司匹林、非类固醇抗炎药和口服抗凝药合用。由于可产生粒细胞减少,服药后前 3 个月内每 2 周做白细胞数监测。由于延长出血时间,对有出血倾向的器质性病变如活动性溃疡或急性出血性卒中、白细胞减少症、血小板减少症等患者禁用。

(3)氯吡格雷:氯吡格雷的化学结构与噻氯匹定相近。活性高于噻氯匹定。氯吡格雷通过选择性不可逆地和血小板 ADP 受体结合,抑制血小板聚集防止血栓形成和减轻动脉粥样硬化。氯吡格雷 75mg/d 与噻氯匹定 250mg 2 次/d 抑制效率相同。不良反应有皮疹、腹泻、消化不良,消化道出血等。

(4)双嘧达莫:又名潘生丁、双嘧哌胺醇。通过抑制血小板中磷酸二酯酶的活性,也有可能刺激腺苷酸环化酶,使血小板内环磷酸腺苷(cAMP)增高。从而抑制 ADP 所诱导的初发和次发血小板聚集反应。在高浓度下可抑制血小板对胶原、肾上腺素和凝血酶的释放反应。双嘧达莫可能还有增强动脉壁合成前列环素、抑制血小板生成 TXA_2 的作用。口服每次 50～100mg,3 次/d,可长期服用。合用阿司匹林更有效。不良反应有恶心、头痛、眩晕、面部潮红等。

8.防治脑水肿 一旦发生脑血栓形成,很快出现缺血性脑水肿,其包括细胞毒性水肿和血管源性水肿。脑水肿进一步加剧神经细胞的坏死,严重大块梗死者,还可引起颅内压增高,发生脑疝致死。所以,缺血性脑水肿不仅加重脑梗死的病理生理过程,影响神经功能障碍的恢复,还可导致死亡。因此,脑血栓形成后,尤其梗死面积大、病情重或进展型卒中、意识障碍的患者应及时积极治疗脑水肿。防治脑水肿的方法包括使用高渗脱水药、利尿药和白蛋白,控制入水量等。

(1)高渗性脱水治疗:通过提高血浆渗透压,造成血液与脑之间的渗透压梯度加大,脑组织内水分向血液移动,达到脑组织脱水作用;高渗性血液通过反射机制抑制脉络从分泌脑脊液,使脑脊液生成减少;由于高渗性脱水最终通过增加排尿量的同时,也加速排泄梗死区代谢产物。最后减轻梗死区及半暗带水肿,挽救神经细胞,防止脑疝发生危及生命。

缺血性脑水肿的发生和发展尽管是一个严重的并发症,但也是一个自然过程。在脑血栓形成后的 10d 以内脑水肿最重,只要在此期间在药物的协助下,加强脱水,经过一段时间后,缺血性脑水肿会自然消退。

甘露醇:是一种己六醇。至今仍为最好、最强的脱水药。其主要有以下作用:快速注入静脉后,因它不易从毛细血管外渗入组织,而迅速提高血浆渗透压,使组织间液水分向血管内转移,产生脱水作用;同时增加尿量及尿 Na^+、K^+ 的排出;还有清除各种自由基、减轻组织损害的作用。静脉应用后在 10min 开始发生作用,2～3h 达高峰。用法:根据脑梗死的大小和心。肾功能状态决定用量和次数。一般认为最佳有效量是每次 0.5～1g/kg 体重,即每次 20% 甘露醇 125～250ml 静脉快速滴注,每日 2～4 次,直至脑水肿减轻。但是,小灶梗死者,可每日 1 次;或心功能不全者,每次 125ml,每日 2 或 3 次。肾功能不好者尽量减少用量,并配合其他利尿药治疗。

甘油:甘油为丙三醇,其相对分子质量为 92,有人认为甘油优于甘露醇,由于甘油可提供热量,仅 10%～20% 无变化地从尿中排出,可减少导致水、电解质紊乱与反跳现象,可溶于水和乙醇中,为正常人的代谢产物,大部分在肝脏内代谢,转变为葡萄糖、糖原和其他糖类,小部分构成其他酯类。甘油无毒性,是目前最常用的口服脱水药。其治疗脑水肿的机制可能是通过提高血浆渗透压,使组织水分(尤其是含水多的组织)转移到血浆内,因而引起脑组织脱水。最初曾用于静脉注射以降低颅压。现认为口服同样有效。用药后 30～60min 起作用,治疗作用时间较甘露醇稍晚,维持时间短,疗效不如前者。因此,有时插在上述脱水药 2 次用药之间给予,以防止"反跳现象"。口服甘油无毒,在体内能产生比等量葡萄糖稍高的热量,因此,尚有补充热量的作用,且无"反跳现象"。Contoce 认为,甘油比其他高渗药更为理想,其优点有:

迅速而显著地降低颅内压;长期重复用药无反跳现象;无毒性。甘油的不良反应轻微,可有头痛、头晕、咽部不适、口渴、恶心、呕吐、上腹部不适及血压轻度下降等。由于甘油可引起高血糖和糖尿,故糖尿病患者不宜使用。甘油过大剂量应用或浓度>10%时,可产生注射部位的静脉炎,或引起溶血、血红蛋白尿,甚至急性肾衰竭等不良反应。甘油自胃肠道吸收,临床上多口服,昏迷患者则用鼻饲,配制时将甘油溶于生理盐水内稀释成50%溶液,剂量每次 0.5～2g/kg 体重,每日总量可达 5g/kg 体重以上。一般开始剂量 1.5g/kg 体重,以后每 3h 0.5～0.7g/kg 体重,一连数天。静脉注射为 10%甘油溶液 500ml,成人每日 10%甘油 500ml,共使用 5～6 次。

(2)利尿药:主要通过增加肾小球滤过,减少肾小管再吸收和抑制。肾小管的分泌,增加尿量,造成机体脱水,最后使脑组织脱水。同时还可控制钠离子进入脑组织减轻水肿,控制钠离子进入脑脊液,以降低脑脊液生成率的 50%左右。但是,上述作用必须以肾功能正常为前提。

呋塞米:又称利尿磺酸、呋喃苯胺酸、呋塞米灵、利尿灵等。是作用快、时间短和最强的利尿药,主要通过抑制髓襻升支 Cl^- 的主动再吸收而起作用。注射后 5min 起效,1h 达高峰,并维持达 3h。对合并有高血压、心功能不全者疗效更佳。如患者有肾功能障碍或用较大剂量甘露醇治疗后效果仍不佳时,可单独或与甘露醇交替应用本药。用法:每次 20～80mg,肌内注射或静脉推注,4 次/d。口服者每次 20～80mg,每日 2 或 3 次。其不良反应为电解质紊乱、过度脱水、血压下降、血小板减少、粒细胞减少、贫血、皮疹等。

依他尼酸:又称利尿酸、Edecrin。作用类似于呋塞米。应用指征同呋塞米。用法:每次 25～50mg 加入 5%葡萄糖溶液或生理盐水 100ml 中,缓慢滴注。3～5d 为 1 个疗程。所配溶液在 24h 内用完。可出现血栓性静脉炎、电解质紊乱、过度脱水、神经性耳聋、高尿酸血症、高血糖、出血倾向、肝肾功能损害等不良反应。

白蛋白:对于严重的大面积脑梗死引起的脑水肿,加用白蛋白,有明显的脱水效果。用法:每次 10～15g,静脉滴注,每日或隔日 1 次,连用 5～7d。本药价格较贵,个别患者有变态反应,或造成医源性肝炎。

9.神经细胞活化药 至今有不少这类药物试验报道有一定的营养神经细胞和促进神经细胞活化的作用,主要对于不完全受损的细胞起作用,个别报道甚至认为有极佳效果。但是,在临床实践中,并没有明显效果,而且价格较贵。

(1)脑活素:主要成分为动物脑(猪脑)水解后精制的必需和非必需氨基酸、单胺类神经介质、肽类激素和酶前体。据认为该药能通过血脑屏障,直接进入神经细胞,影响细胞呼吸链,调节细胞神经递质,激活腺苷酸环化酶,参与细胞内蛋白质合成等。用法:20～50ml 加入生理盐水 500ml 中,静脉滴注,1 次/d,10～15d 为 1 个疗程。

(2)胞磷胆碱:在生物学上,胞磷胆碱是合成磷脂胆碱的前体,胆碱在磷脂酰胆碱的生物合成中具有重要作用,而磷脂酰胆碱是神经细胞膜的重要组成部分。胞磷胆碱还参与细胞核酸、蛋白质和糖的代谢,促使葡萄糖合成乙酰胆碱,防止脑水肿。用法:500～1000mg 加入 5%葡萄糖液 500ml 中,静脉滴注,1 次/d,10～15d 为 1 个疗程。250mg,肌肉注射,1 次/d,每个疗程为 2～4 周。少数患者用药后出现兴奋性症状,诱发癫痫或精神症状。

(3)丁咯地尔(活脑灵):主要成分为 Buflomedil hydrochloride。主要作用:①阻断 α—肾上腺素能受体;②抑制血小板聚集;③提高及改善红细胞变形能力;④有较弱的非特异性钙拮抗作用。用法:200mg 加入生理盐水或 5%葡萄糖液 500ml 中,静脉缓慢滴注,1 次/d,10d 为 1 个疗程。也可肌肉注射,每次 50ml,2 次/d,10d 为 1 个疗程。但是,产妇和正在发生出血性疾病的患者禁用。少数患者可有肠胃不适、头痛、眩晕及肢体烧灼痛感。

10. 其他内科治疗 由于脑血栓形成的主要原因系高血压、高血脂、糖尿病、心脏病等内科疾病,或发生脑血栓形成时,大多合并许多内科疾病。但是,并发严重的内科疾病多见于脑干梗死和较大范围的大脑半球梗死。有时,患者由于严重的内科合并证如心功能衰竭、肺水肿及感染、肾衰竭等致死。因此,除针对性治疗脑血栓形成外,还应治疗合并的内科疾病。

(1)调整血压:急性脑梗死患者一过性血压增高常见,因此,降血压药应慎用。国外平均血压[MBP,(收缩压+舒张压×2)+3]>17.3kPa(130mmHg)或收缩压(SBP)>29.3kPa(220mmHg),可谨慎应用降压药。一般不主张使用降压药以免减少脑血流灌注,加重脑梗死。如血压低,应查明原因是否为血容量减少,补液纠正血容量,必要时应用升压药。对分水岭梗死,则应对其病因进行治疗,如纠正低血压、治疗休克、补充血容量、对心脏病进行治疗等。

(2)控制血糖:临床和实验病理研究证实,高血糖加重急性脑梗死及局灶性缺血再灌注损伤,故急性缺血性脑血管病在发病 24h 内不宜输入高糖,以免加重酸中毒。有高血糖者要纠正,低血糖亦要注意,一旦出现要控制。

(3)心脏疾病的预防:积极治疗原发心脏疾病。但严重的脑血栓形成可合并心肌缺血或心律失常,严重者出现心力衰竭者,除了积极治疗外,补液应限制速度和量,甘露醇应半量应用,加用利尿药。

(4)保证营养与防治水、电解质及酸碱平衡紊乱:出现球麻痹或意识障碍的患者主要靠静脉输液和胃管鼻饲或经皮胃管补充营养。应该保证每日的水、电解质和能量的补给。在应用葡萄糖的问题上,尽管国内外的动物试验研究认为高血糖和低血糖对脑梗死有加重作用,但是,也应保证每日的需要量,如有糖尿病或反应性高血糖者,在应用相应剂量的胰岛素下补给葡萄糖。对于不能进食和长期大量使用脱水药者,每天检测血生化,如有异常,及时纠正。

(5)防治感染:对于严重瘫痪、球麻痹、意识障碍者,容易合并肺部感染,可常规使用青霉素 320 万 U 加入生理盐水 100ml 中,静脉滴注,2 次/d。如果效果不理想,应根据痰培养结果及时改换抗生素。对于严重的球麻痹和意识障碍者,由于自己不能咳嗽排痰,应尽早做气管切开,以利于吸痰,这是防治肺部感染的最好办法。

(6)加强护理:由于脑血栓形成患者在急性期大多数不能自理生活,应每 2h 翻身 1 次,加拍背部协助排痰,防止褥疮和肺部感染的发生。

11. 外科治疗 颈内动脉和大脑中动脉血栓形成者,可出现大片脑梗死,且在发病后 3~7d 期间,可因缺血性脑水肿,导致脑室受压、中线移位及脑疝发生,危及生命。此时,应积极进行颞下减压和清除梗死组织,以挽救生命。

12. 康复治疗 主张早期进行康复治疗,即使在急性期也应注意到瘫痪肢体的位置。病情稳定者,可以尽早开始肢体功能锻炼和语言训练。这既可明显地降低脑血栓形成患者的致残率,也可减少并发症和后遗症如肩周炎、肢体挛缩、失用性肌萎缩、痴呆等的发生。

二、分水岭脑梗死

分水岭脑梗死(CWSI)是指脑内相邻血管供血区之间分水岭区或边缘带的局部缺血。一般认为,CWSI多由于血流动力学障碍所致;典型者发生于颈内动脉严重狭窄或闭塞伴全身血压降低时,亦可由心源性或动脉源性栓塞引起。约占脑梗死的10%。临床常呈卒中样发病,多无意识障碍,症状较轻,恢复较快。根据梗死部位的不同,重要的分水岭区包括:①大脑前动脉和大脑中动脉皮质支的边缘区,梗死位于大脑凸面旁矢状带,称为前分水岭区梗死;②大脑中动脉和大脑后动脉皮质支的边缘区,梗死位于侧脑室体后端的扇形区,称为后上分水岭梗死;③大脑前、中、后动脉共同供血的顶、颞、枕叶三角区,梗死位于侧脑室三角部外缘,称为后下分水岭梗死;④大脑中动脉皮质支与深穿支交界的弯曲地带,称为皮质下分水岭脑梗死;⑤大脑主要动脉末端的边缘区,称为幕下性分水岭梗死。这种分型准确地表达了CWSI在脑部的空间位置。

（一）临床表现

分水岭梗死临床表现较复杂,因其梗死部位不同而各异,最终确诊仍需要影像学证实。根据临床和CT表现,各型临床特征如下。

1. 皮质前型　该病变主要位于大脑前、中动脉交界处,相当于额中回前部,相当于Brodmann8、9、10、45、46区,向上向后累及4区上部。主要表现为以上肢为主的中枢性肢体瘫痪,舌面瘫少见,半数伴有感觉异常。病变在优势半球者伴皮质运动性失语。可有情感障碍、强握反射和局灶性癫痫;双侧病变出现四肢瘫、智能减退。

2. 皮质后型　病变位于大脑中、后动脉交界处,即顶枕颞交界区。此部位梗死常表现为偏盲,多以下象限盲为主,伴黄斑回避现象,此外,常见皮质性感觉障碍,偏瘫较轻或无,约1/2的患者有情感淡漠,可有记忆力减退和Gerstmann综合征(角回受损),优势半球受累表现为皮质型感觉性失语,偶见失用症,非主侧偶见体象障碍。

3. 皮质下型　病变位于大脑中动脉皮质支与穿通支的分水岭区。梗死位于侧脑室旁及基底节区的白质,基底节区的纤维走行较集中,此处梗死常出现偏瘫和偏身感觉障碍。

除前型有对侧轻瘫,或有类帕金森综合征外,其余各型之间在临床症状及体征上无明显特征性,诊断需要依靠影像学检查。

分水岭梗死以老年人多见,其特点为呈多灶型者多,常见单侧多灶或双侧梗死。合并其他缺血病变者多,如腔隙梗死、皮质或深部梗死、皮质下动脉硬化性脑病等,合并痴呆多见,复发性脑血管病多见,发病时血压偏低者多见。

（二）辅助检查

1. CT扫描　脑分水岭梗死的CT征象与一般脑梗死相同,位于大脑主要动脉的边缘交界区,呈楔形,宽边向外、尖角向内的低密度灶。

2. MRI表现　对病灶显示较CT清晰,新一代MRI可显示血管及血液流动情况,可部分代替脑血管造影。病灶区呈长T_1与长T_2。

（三）诊断与鉴别诊断

诊断主要依靠临床表现及影像学检查。头颅CT或MRI可发现典型的梗死病灶。

（四）治疗

1. 病因治疗　对可能引起脑血栓形成病因的处理,积极治疗颈动脉疾病和心脏病,注意医源性低血压的纠正,注意水与电解质紊乱的调整等。

2. CWSI的治疗与脑血栓形成相同　可应用扩血管、改善脑微循环、抗血小板凝聚的药物和钙拮抗药。对于严重颈动脉狭窄、闭塞的患者可考虑做颈动脉内膜切除术或颈动脉成形术。

3.注意防止医源性的分水岭脑梗死,如过度的降压治疗、脱水治疗等。尤其是卒中的患者,急性期血压的管理特别重要。现在有很多卒中以后血压管理的指南。尽管这些指南各异,但是基本的观点是相同的,主要的内容有:①卒中后血压的增高常常是一种脑血管供血调节性的,是一种保护性的调节,不可盲目地进行干预;②除非收缩压>29.3~30.1kPa(220~230mmHg),或舒张压>16~17.3kPa(120~130mmHg),或者患者的平均动脉压>17.3kPa(130mmHg),才考虑降压治疗,降压治疗通常不选用长效的、快速的降压制剂;③降压治疗过程中要密切观测患者神经系统的症状及体征变化。

三、腔隙性脑梗死

腔隙性脑梗死占所有卒中病例的 15%~20%,是指发生在大脑半球深部白质及脑干的缺血性微梗死,多因动脉的深穿支闭塞致脑组织缺血、坏死、液化并由吞噬细胞移走而形成腔隙,其形状与大小不等,直径多在 0.05~1.5cm。腔隙主要位于基底节,特别是壳核、丘脑、内囊及脑桥,偶尔也可位于脑回的白质。病灶极少见于脑表面灰质、胼胝体、视辐射、大脑半球的半卵圆中心、延髓、小脑及脊髓。大多数腔隙梗死发生在大脑前、中动脉的豆纹动脉分支、大脑后动脉的丘脑穿通动脉及基底动脉的旁正中分支的支配区。是最常见的一种高血压性脑血管病变。病变血管可见透明变性、玻璃样脂肪变、玻璃样小动脉坏死、血管壁坏死和小动脉硬化。

(一)临床表现

本病起病突然,也可渐进性亚急性起病,出现偏身感觉或运动障碍等局限症状,多数无意识障碍,症状在 12h~3d 发展至高峰,少数临床无局灶体征或仅表现有头痛、头晕、呃逆、不自主运动或心情不稳定。1/5~1/3 的患者病前有 TIA 表现,说明本病与 TIA 有一定关系,临床表现呈多种多样,但总的来说,相对的单一性和不累及大脑的高级功能例如语言、行为,非优势半球控制的动作、记忆和视觉。症状轻而局限,预后也佳。

1.腔隙综合征 腔隙性脑梗死的临床表现取决于腔隙的独特位置,Fisher 等将它分为 21种综合征。①纯运动性轻偏瘫(PMH);②纯感觉卒中或 TIA;③共济失调性轻偏瘫;④构音障碍手笨拙综合征;⑤伴运动性失语的 PMH;⑥无面瘫型 PMH;⑦中脑丘脑综合征;⑧丘脑性痴呆;⑨伴水平凝视麻痹的 PMH;⑩伴动眼神经瘫的交叉 PMH;⑪伴展神经麻痹的 PMH;⑫伴精神紊乱的 PMH;⑬伴动眼神经麻痹的交叉小脑共济失调;⑭感觉运动性卒中;⑮半身投掷症;⑯基底动脉下部分支综合征;⑰延髓外侧综合征;⑱脑桥外侧综合征;⑲记忆丧失综合征;⑳闭锁综合征(双侧 PMH);其他包括下肢无力易于跌倒、纯构音障碍、急性丘脑肌张力障碍。临床上以 1~(5、10)较多,占腔隙性梗死的 80%。

其中较常见的有以下几种。

(1)纯运动性轻偏瘫(PMH):病变损伤皮质脊髓束脑中任何一处,即病灶可位于放射冠、内囊、脑桥或延髓。本型最常见,约占 61%。其主要表现为轻偏瘫,对侧面、上下肢同等程度的轻偏瘫,有的则表现为脸、臂无力,有的仅有小腿乏力。可有主观感觉异常,但无客观感觉障碍。

(2)纯感觉卒中或 TIA:病变多位于丘脑腹后外侧核,感觉障碍严格按正中线分开两半。主要表现是仅有偏身感觉障碍,如对侧面部及肢体有麻木、发热、烧灼、针刺与沉重等感觉,检查时多为主观感觉体验,极少客观感觉缺失,无运动、偏盲或失语等症状。一般可数周内恢复,但有些症状可持续存在。

(3)共济失调性轻偏瘫:病变在脑桥基底部上、中 1/3 交界处与内囊。主要表现为对侧肢体共济失调与偏轻瘫,下肢重于上肢。

(4)构音障碍手笨拙综合征:脑桥基底部上、中 1/3 交界处与内囊膝部病灶均可引起本征。表现为严重的构音障碍,可伴吞咽困难、对侧偏身共济失调,上肢重于下肢,无力与笨拙,可伴中枢性面瘫与舌瘫与锥体束征。

(5)运动性失语的 PMH:系豆纹动脉血栓形成而引起。病灶位于内囊膝部和前肢及邻近的放射冠白质。表现对侧偏轻瘫伴运动性失语。

(6)感觉运动性卒中:病变在丘脑腹后外侧核与内囊后肢。主要临床表现对侧肢体感觉障碍及偏轻瘫,无意识障碍、记忆力障碍、失语、失用及失认。除以上所述之外,近年来有学者发现 11%～70%属于无症状脑梗死,因病灶位于脑部的"静区"或病灶极小,因而症状不明显。CT 或 MRI 发现多是腔隙性梗死。MRI 扫描:MRI 对腔隙梗死检出率优于 CT,特别是早期,脑干、小脑部位的腔隙,早期 CT 显示不清的病灶 MRI 可分辨出长 T_1 与 T_2 的腔隙灶,T_2 加权像尤为敏感。

2.腔隙状态 多发性腔隙脑梗死可广泛损害中枢神经,累及双侧锥体束,出现严重的精神障碍、痴呆、假性球麻痹、双侧锥体束征、类帕金森综合征和尿、便失禁等,病情呈阶梯状恶化,最终表现如下结果:

(1)多发梗死性痴呆。

(2)假性球麻痹。

(3)不自主舞蹈样动作。

(4)步态异常。

(5)腔隙预警综合征,即多次反复发作的 TIA 是发生腔隙性梗死的警号。

(二)辅助检查

1.CT 扫描 CT 诊断阳性率介于 49%～92%。CT 扫描诊断腔隙的最佳时期是在发病后的 1～2 周内。CT 扫描腔隙灶多为低密度,边界清晰,形态为圆形、椭圆形或楔形,直径平均 3～13mm。由于体积小,脑干部位不易检出。卒中后首次 CT 扫描的阳性率为 39%,复查 CT 有助于提高阳性率。绝大多数病灶位于内囊后肢和放射冠区。纯运动、感觉运动综合征病灶大于共济失调轻偏瘫、构音障碍—手笨拙综合征及纯感觉性腔隙性梗死。对于纯运动性卒中,病灶在内囊的越低下部分则瘫痪越重,与病灶大小无关。增强 CT 对提高阳性率似乎作用不大。

2.MRI 扫描 对新、旧梗死的鉴别有意义。增强后能提高阳性率。MRI 对腔隙梗死检出率优于 CT,特别是早期,脑干、小脑部位的腔隙,早期 CT 显示不清的病灶 MRI 可分辨出长 T_1 与 T_2 的腔隙灶,T_2 加权像尤为敏感。

3.血管造影 因为引起腔梗的血管分支口径极小,普通造影意义不大,有可能检出一些血管畸形或动脉瘤。

4.EEG 腔梗对大脑功能的影响小,故 EEG 异常的发生率低,资料表明 CT 阳性的患者 EEG 无明显异常,对诊断或判断预后无价值。

5.诱发电位 取决于梗死的部位,一般情况下只有 CT 显示梗死灶较大伴有运动障碍时才可能有异常。

6.血液流变学　多为高凝状态。

（三）治疗

20％的腔隙性梗死患者发病前出现短暂性脑缺血发作,30％起病后病情缓慢进展。对于小的深部梗死的坏死组织无特殊治疗。主要还应从病因及危险因素着手。动脉粥样硬化是最主要的病因。目前治疗的方向为纠正脑血管病的危险因素,如高血压、糖尿病和吸烟。抗血小板药如阿司匹林、噻氯匹定可以应用,但尚未证实有效,抗凝治疗也未被证实有效。颅外颈动脉狭窄只能被认为是无症状性的,除非它是唯一病因。

高血压的处理同其他类型的脑梗死,在急性期的头几天,收缩压＞25.3～26.6kPa(190～200mmHg),舒张压＞14.6～15.3kPa(110～115mmHg)才需要处理,急性期过后血压须很好控制。心脏疾病(缺血性心脏病、房颤、瓣膜病)和糖尿病作为危险因素必须得到诊断和治疗。当动脉炎是腔隙性脑梗死病因时,不同的动脉炎分别用青霉素、吡喹酮、抗结核药、糖皮质激素治疗。不同症状的腔梗有其特殊的治疗方法,有运动损害的所有患者,用低分子肝素预防深静脉血栓是其原则。运动康复尽可能愈早愈好。感觉性卒中出现痛觉过敏时,可用阿米替林、卡马西平、氯硝西泮治疗。有偏侧舞蹈征或肌张力不全时予氟哌啶醇1～5mg,3 次/d,可以减轻症状,但不是都有效。总之,重在预防。

（四）预后

该病预后良好,病死率及致残率较低,但易复发。

四、无症状脑梗死

无症状脑梗死是脑梗死的一种特殊类型,一般认为高龄患者既往无脑卒中病史,临床上无自觉症状,无神经系统局灶体征,通过 CT、MRI 检查发现了梗死灶,称无症状脑梗死。

（一）发生率

无症状脑梗死的发生率与检测设置种类及敏感度明显相关,确切发生率不详,文献报道在 11％～70％,公认的发生率为 10％～21％。

（二）病因及发病机制

无症状脑梗死确有脑血管病发病的危险因素如高血压、糖尿病、高脂血症、房颤、TIA、颈动脉狭窄、吸烟等。可以说大部分无症状脑梗死都可找到卒中的危险因素。无症状脑梗死的发病机制与动脉硬化性脑梗死相同。之所以无症状,是因为梗死灶位于脑的静区或非优势半球,梗死造成的损伤缓慢发展,而产生了侧支循环代偿机制。此外,症状可能在患者睡眠时发生,而在患者清醒后又缓解或梗死灶小,为腔隙性梗死。

（三）辅助检查

CT 发现率为 10％～38％,MRI 发现率可高达 47％。无症状脑梗死首次 CT 或 MRI 检查发现有腔隙性梗死或脑室周围白质病变。主要病变部位在皮质下,而且在基底节附近,一般范围较小,在 0.5～1.5cm,大多数无症状脑梗死是单个病灶(80％)。

电生理方面揭示了无症状脑梗死患者事件相关电位 P_{300} 潜伏期延长。

（四）鉴别诊断

1.血管周围腔隙与无症状脑梗死在 MRI 上的脑鉴别

（1）大小:前者一般直径在 1mm 左右,≤3mm。

（2）形态：前者为圆形或者线形，后者多为条状、片状或不规则形。

（3）小灶性脑梗死在 T_1 加权为低信号；T_2 加权为高信号，而血管周围腔隙在 T_1 加权常无变化，T_2 加权为高信号。

（4）部位：血管周围腔隙多分布于大脑凸面及侧脑室后角周围，小灶死以基底节、丘脑、半卵圆为中心等。

2.多发性硬化　多发生于中壮年，病程中缓解与复发交替进行，CT 扫描在脑的白质、视神经、脑干、小脑及脑室周围可见多处低密度斑，除急性期外，增强时无强化。而无症状梗死多见于老年人，有高血压病史，CT 发现脑血管的深穿支分布区的小梗死，增强时有强化反应。

（五）防治

无症状脑梗死是有症状卒中的先兆，需要引起重视，治疗的重点是预防。

1.针对危险因素进行干预

（1）高血压患者，积极控制血压，治疗动脉硬化。

（2）常规进行心脏方面的检查并予以纠正。

（3）积极治疗糖尿病。

（4）尽量戒酒、烟。

（5）高黏滞血症者，应定期输入右旋糖酐－40。

2.药物预防　阿司匹林 50mg 每晚服用。如合并溃疡病，则可服用噻氯匹定每日 250mg。

五、出血性脑梗死

在脑梗死特别是脑栓塞引起的缺血区内常伴有自发性出血性改变（HT），表现为出血性梗死（HI）或脑实质内血肿（PH），PH 进一步又可分为梗死区内的 PH 和远离梗死区的 PH。临床上 CT 检出 HI 的频率为 7.5%～43%，MRI 的检出率为 69%。尸检中证实的为 71%，多为脑栓塞，尤其是心源性栓塞。近年来，由于抗凝与溶栓治疗的广泛应用，HI 引起了临床上的重视。

出血性梗死与缺血性梗死相比，在坏死组织中可发现许多红细胞。在一些病例中，红细胞浓度足够高，以至于在 CT 或 MRI 扫描上出现与出血相一致的高密度表现。同时，尸检标本显示出血灶的范围从散布于梗死之中的淤斑到几乎与血肿有相同表现的一个由许多淤斑融合而成片的大的病灶。出血性梗死发生的时间变化很大，早至动脉闭塞后几小时，迟至 2 周或更晚。

出血性梗死的解释长期以来被认为是由于闭塞缓解后梗死血管床再灌注所致。例如可能发生于栓子破碎或向远处移行后或在已经形成的大面积梗死的背景下闭塞大血管早期再通所致。这可能是动脉血进入毛细血管重新形成的血压导致红细胞从缺氧的血管壁渗出。再灌注越强烈，毛细血管壁损伤越严重，出血性梗死融合得越多。假设缺血性梗死反映了可恢复的未闭腔隙，那么它可能是栓塞性闭塞后自发性或机化所致的结果，而血栓形成所造成的闭塞很难缓解。在心源性栓塞所致的梗死中有很小的出血发生率支持这个假说。

最近，这个关于出血性梗死的解释受到第三代 CT 和 MRI 扫描所见的挑战。这些研究发现出血性梗死常常在位于动脉床处的持续梗死的远端发展，这些动脉床只暴露于逆行的侧支循环处。出血性病灶的严重程度由于所观察到的大动脉再通所造成的血肿扩展的大小而不同。在那些以前的病例,淤斑及散在性的出血性梗死的发生可能与动脉血压的急剧上升和梗死的突发程度、严重程度及大小有关。推测血肿最初可能围绕在大的梗死周围并压迫软膜血管,当血肿消退时,逆流的血液通过软膜的侧支循环再灌注并导致淤斑性出血性梗死。

（一）临床表现

1.按 HI 的发生时间分为

（1）早发型:即缺血性卒中后 3d 内发生的。缺血性卒中后早期发生 HI 常与栓子迁移有关,早发型 HI 常有临床症状突然加重而持续不缓解,甚至出现意识障碍、瞳孔改变。多为重型。CT 以血肿型多,预后差,病死率高。

（2）晚发型:多在缺血性卒中 8d 后发生,此型发病常与梗死区侧支循环的建立有关,晚发型的 HI 临床症状加重不明显,甚至好转。多为轻、中型。预后好,CT 多为非血肿型。在临床上易被忽视漏诊。

2.根据临床症状演变将 HI 分 3 型

（1）轻型:HI 发病时间晚,多在卒中多于 1 周后发生,甚至在神经症状好转时发生,发病后原有症状、体征不加重,预后好。

（2）中型:HI 发病时间多在卒中 4～7d,发病后原有的神经症状、体征不缓解或加重,表现为头痛、肢瘫加重,但无瞳孔改变及意识障碍,预后较好。

（3）重型:HI 发病多在卒中少于 3d 内,表现原有神经症状、体征突然加重,有瞳孔改变及意识障碍,预后差。

脑梗死的患者在病情稳定或好转中,突然出现新的症状和体征,要考虑到有 HI 的可能。HI 有诊断价值的临床表现有头痛、呕吐、意识障碍、脑膜刺激征、偏瘫、失语、瞳孔改变、眼底视盘水肿等。有条件者尽快做 CT 扫描以确诊。

（二）辅助检查

1.腰椎穿刺及脑脊液检查

脑脊液压力常增高,镜检可查到红细胞,蛋白含量也升高。

2.脑血管造影检查

可发现原闭塞血管重新开通及造影剂外渗现象。

3.头颅 CT 扫描

（1）平扫:在原有低密度梗死灶内出现点状、斑片状、环状、条索状混杂密度影或团块状的高密度影。出血量大时,在低密度区内有高密度血肿图像,且常有占位效应,病灶周围呈明显水肿。此时若无出血前的 CT 对比,有时很难与原发性脑出血鉴别。HI 的急性期及亚急性期 CT 呈高密度影,慢性期则呈等密度或低密度影,且可被增强 CT 扫描发现。因脑梗死患者临床上多不行强化 CT 扫描,故易被漏诊。

（2）增强扫描:在低密度区内有脑回状或斑片状或团块状强化影。有人统计,86% 的继发性出血有强化反应。

4.MRI 检查

（1）急性期:T_1 加权像为高信号与正常信号相间;T_2 加权像为轻微低信号改变。

（2）亚急性期:T_1 及 T_2 加权像均为高信号改变。

（3）慢性期:T_2 加权像为低信号改变。

（三）诊断

1.具有典型的临床特点

(1)有脑梗死,特别是心源性、大面积脑梗死的可靠依据;

(2)神经功能障碍一般较重,或呈进行性加重;或在病情稳定、好转后突然恶化;

(3)在应用抗凝剂、溶栓药或进行扩容、扩血管治疗期间,出现症状严重恶化及神经功能障碍加重。

2.腰椎穿刺及脑脊液检测,有颅内压升高;脑脊液中有红细胞发现。

3.影像学检查提示为典型的出血性梗死图像。

4.排除了原发性脑出血、脑瘤性出血及其他颅内出血性疾病。

诊断主要依靠临床表现和影像学检查。HI多发生在梗死后1~2周,如患者症状明显加重,出现意识障碍、颅高压症状等,尤其是在溶栓、抗凝治疗后加重者,应及时复查CT,避免延误诊治。

(四)治疗和预后

发生HI后应按脑出血的治疗原则进行治疗,停溶栓、抗凝、扩容等治疗,给予脱水、降颅压治疗。对于HI则应视具体病情做不同处理。本病不良预后与梗死面积、实质内出血面积有关。不同类型的HT有着不同的临床预后,HT一般对预后无影响,而大面积脑梗死、颅内大血肿、出现脑疝形成征象、高血糖等与预后不良有关。

六、大面积脑梗死

尚无明确定义,有称梗死面积直径>4.0cm,或梗死面波及两个脑叶以上者,也有称梗死范围大于同侧大脑半球1/2或2/3的面积。CT或MRI检查显示梗死灶以大脑中动脉供血区为多见,其他还有MCA(大脑中动脉)+ACA(大脑前动脉),MCA+PCA(大脑后动脉)等。大面积脑梗死是脑梗死中较严重的一类,由于脑梗死的面积大,往往引起脑水肿、颅内高压,患者出现意识障碍,病情凶险,与脑出血难以区别。此病约占脑梗死的10%。

(一)诊断及鉴别诊断

依靠临床表现及影像学检查。头颅CT或MRI检查能早期明确诊断。CT扫描可提供某些大梗死的早期征象:脑实质密度减低、脑回消失、脑沟模糊、脑室受压,MRI较CT优越,常规MRI最早可在发病后5~6h显示异常改变,弥散加权MRI(DWI)在起病后1~2h即可显示出缺血病灶。因其病情严重,易误诊为脑出血,必要时应及时复查头颅CT或MRI。

(二)治疗

1.积极控制脑水肿,降低颅内压　大面积脑梗死后最重要的病理机制是不同程度的脑水肿,早期死亡的原因主要是继发于脑水肿的脑疝形成。发病12h CT有ICA(颈内动脉)远端或MCA近端闭塞所致大片脑梗死征象时,24~72h将发生严重半球水肿,最早在发病后20h即可出现脑疝,故大面积脑梗死时应积极控制脑水肿,降低颅内压。除常规应用脱水降颅压药物以外,如果以提高存活率为治疗目的,应早期考虑外科手术减压,尤其对身体健康的年轻患者。关于手术的最佳时机,一直是悬而未决的问题。以往的减压手术多是在那些被认为不进行手术治疗可能近期将会死亡的患者中进行,现在认为对于药物难以控制的颅高压者应立即手术,尤其是对50岁以下的患者。早期的减压手术对控制梗死灶的扩大、防止继发性脑疝、争取较好的预后至关重要。老年患者由于存在脑萎缩,增加了对脑梗死后脑水肿的代偿,临床上脑疝症状不明显或中线移位不明显,则也可先给予药物降颅压。

2.溶栓与抗凝 Bollaert 应用尿激酶早期局部动脉内溶栓治疗严重大脑中动脉卒中显示有积极的治疗效果,如能部分或完全再通或出现侧支循环则梗死体积明显缩小,预后较好,未再通或无侧支循环者均出现大块梗死灶,预后较差。但 CT 扫描呈现大面积脑梗死的早期征象时则不宜进行溶栓治疗。有报道认为,尼莫地平和肝素联合治疗大面积脑梗死具有良好的协同作用,较单用尼莫地平有更加显著的临床效果。

3.防治并发症 大面积脑梗死急性期并发症多,对神经功能缺损和预后将产生不利影响。因此,早期发现和处理并发症是急性期处理的重要环节。主要有:

(1)癫痫:大面积脑梗死后易发生癫痫,其中,脑栓塞要比脑血栓形成发生率高。发作类型以单纯部分性发作居多,其次为全身性强直-阵挛发作、强直性发作、癫痫持续状态等。对此类患者应尽可能及早控制癫痫发作,对首次发作者应给予抗癫痫治疗 1 个月,频繁抽搐或抽搐时间较长者应按癫痫长期用药。但无论接受抗癫痫治疗与否,仍有可能出现迟发性癫痫发作,故有人提出对首次发作者暂不予抗癫痫治疗,如发作频繁或呈持续状态者才给予抗癫痫治疗。

(2)心脏并发症:可以引起心肌缺血、心律失常、心力衰竭等。心律失常有房颤、心动过速或过缓、Q-T 间期延长等,常为一过性,随着颅内病变的好转和经过抗心律失常治疗后可在短期内消失。

(3)肺部感染:是常见的并发症之一。大面积脑梗死后由于昏迷、卧床、误吸、全身抵抗力低下等综合原因,易并发肺部感染。呼吸道管理是预防肺部感染的关键,如发生感染宜早期、联合、大剂量应用抗生素,根据痰培养调整抗生素种类。

(4)上消化道出血:是卒中严重并发症之一。呕血、黑便是上消化道出血的重要征象,应尽早检查大便隐血或抽取胃液做隐血试验以早期诊断和处理。急性期可给予预防性用药,一旦发生出血应积极予 H_2 受体拮抗药、止血药、输血治疗等。

大面积脑梗死后颅内出血转化多见,尤其是心源性栓塞者,溶栓和抗凝治疗增加继发出血的危险性,出血多发生于脑梗死后 1~2 周内,常使临床症状加重,脑 CT 检查是最常用和可靠的检查手段,病情恶化时应及时复查。治疗上按脑出血处理。

(李建军)

第四节　脑栓塞

脑栓塞系指经血循环流入的栓子引起脑动脉阻塞,临床出现急性脑功能障碍。其主要病理改变为脑梗死,本病又称栓塞性脑梗死。

一、病因病理及发病机制

根据栓子的来源可分为 3 类。

(一)心源性

心源性最多见,占 60%~80%。风湿性心脏病二尖瓣狭窄或伴房颤、细菌性心内膜炎、心肌梗死、心肌病、二尖瓣脱垂、心脏手术等常引起附壁血栓形成(或赘生物),栓子脱落常引起脑栓塞。

(二)非心源性

主动脉弓及其大血管的粥样硬化斑块、动脉炎、动脉瘤、动脉创伤常伴发血栓形成,也是栓子的重要来源。此外,败血症脓栓、长骨骨折的脂肪栓子、癌细胞集团、寄生虫卵、异物栓子、胸腹手术、人工气胸、气腹等,亦常引起脑栓塞。

(三)来源不明

有的脑栓塞栓子来源不明。栓子易进入颈内动脉系,当其不能通过血管时,则阻塞血流或诱发脑动脉痉挛,或继发血栓形成,加重局部缺血,甚至坏死。临床转归取决于病变范围和侧支循环建立的情况,有以下影响因素:①栓子碎裂、溶解而移向远端,原栓塞区血供恢复,脑动脉痉挛缓解,栓塞区范围缩小,症状减轻;②栓子无变化,但侧支循环建立较充分,供血得到不同程度恢复,症状减轻;③较大动脉或多支动脉被栓塞,脑缺血范围较广泛,侧支循环难以迅速建立,引起大块多灶性栓塞,或继发出血和脑水肿,病情多较严重。

二、临床表现

不同部位栓塞症状不一,一般可归纳为以下临床特征。

1. 起病急骤　各类脑血管病中,本病发展最为迅速。常在无任何前驱症状时,在数秒钟之间发病,多数症状迅速达顶峰(稳定型脑卒中),偶有呈阶段性递进(进展型脑卒中)。

2. 年龄、性别视病因而异,风湿性心脏病、亚急性心内膜炎症所致者以年轻女性多见,由心肌梗死和动脉粥样硬化性心脏病所致者以中老年多见。

3. 局灶症状　常有突然偏瘫、失语、偏盲、局限性癫痫发作或偏身感觉障碍等定位症状与体征,轻症者多于数日或数周后逐渐缓解。

4. 全脑症状　一般意识清楚或仅有短暂性的意识障碍。多无颅内高压症。少数大块栓塞或多灶广泛栓塞时,可出现昏迷、高颅压症、高热,甚至脑疝形成。

5. 伴随症状　可能同时伴有皮肤、黏膜、肢体动脉、内脏栓塞症状。

三、辅助检查

1. 血液化验检查　通过血液化验了解有无感染、高血脂、高血糖等。

2. 脑脊液检查　脑栓塞早期脑脊液可完全正常,亦可压力增高。出血性梗死可出现红细胞增加,蛋白质增高。

3. 心电图　心电图可了解有无心肌梗死、心肌缺血、心律失常等改变,列为常规检查项目。

4. 脑电图　脑电图可出现病灶侧局灶性慢波。

5. X线检查　X线检查可了解心脏情况及肺部的感染、癌肿等。

6. 超声心动图　超声心动图有助于检查二尖瓣脱垂、二尖瓣狭窄等。

7. CT脑扫描　发病24～48h后CT脑扫描可见低密度梗死区,如为出血性梗死,按血管分布出现低密度缺血区内高密度出血灶,常有助于明确诊断。

8. 脑血管造影　疑及主动脉弓及颈部血管病变时,必要时可做脑血管造影。可确诊栓塞部位,但阴性者不能排除脑栓塞,特别在发病2～3周后,栓子溶解或碎裂,脑血管造影可以正常。为明确病因诊断,还可做尿液、痰液、骨髓等方面的检查。

四、诊断

1. 多为急骤起病。

2.一般意识清楚或有短暂性意识障碍。

3.多数无任何前驱症状。

4.有颈动脉系和椎—基底动脉系的症状和体征。

5.腰椎穿刺 CSF 一般不含血,若有红细胞可考虑出血性梗死。

6.栓子的来源可为心源性、非心源性或原因不明者,也可同时伴有其他器官、皮肤、黏膜的栓塞症状。

7.CT 扫描按血管分布常能发现梗死及低密度或低密度区内夹有高密度阴影。

五、治疗

脑栓塞的治疗主要在于减少脑缺氧,改善脑循环。应包括脑梗死治疗和原发栓子疾病治疗两个方面。一般治疗原则与脑血栓形成大致相同,但有个体性差异,需酌情采用有关疗法,力争达到合理化治疗。

1.病程急性期,可给予血液稀释疗法,同时用脱水剂处理脑水肿,但必须注意患者的心功能状态,有心力衰竭者及严重心肌梗死者慎用。

2.抗凝治疗及血小板抑制剂治疗,可以预防新的心源性和动脉性栓子的形成,但出血性梗死及感染性梗死、亚急性细菌性心内膜炎、有出血倾向的患者禁用。

3.对感染性栓塞的患者必须给予强有力的抗生素治疗,要治疗足够疗程,以控制感染,防止感染扩散。

4.病因治疗 病因明确时,针对病因治疗。对亚急性心内膜炎患者应予有效的抗感染治疗,减压并进高压氧舱治疗等。病因未明者,应尽早查明病因,并及时治疗。

5.并发症的处理 如患者抽搐发作,应予苯妥英钠 0.1g,3 次/d,并按抗癫痫治疗原则处理,其他并发症出现后应及时处理。

(李建军)

第五节 脑出血

脑出血(ICH)是指原发性非外伤性脑实质和脑室内出血。占全部脑卒中的 20%~30%。从受损破裂的血管可分为动脉、静脉及毛细血管出血,但以深部穿通支小动脉出血为最多见。常见者为高血压伴发的脑小动脉病变在血压骤升时破裂所致,称为高血压性脑出血。

一、临床表现

(一)脑出血共有的临床表现

1.高血压性脑出血多见于 50~70 岁的高血压患者,男性略多见,冬春季发病较多。多有高血压病史。

2.多在动态下发病,如情绪激动、过度兴奋、排便用力过猛时等。

3.发病多突然急骤,一般均无明显的前驱症状表现。常在数分钟或数小时内致使患者病情发展到高峰。

4.发病时常突然感到头痛剧烈,并伴频繁呕吐,重症者呕吐物呈咖啡色。继而表现意识模糊不清,很快出现昏迷。

5. 呼吸不规则或呈潮式呼吸,伴有鼾声,面色潮红、脉搏缓慢有力、血压升高、大汗淋漓、大小便失禁,偶见抽搐发作。

6. 若患者昏迷加深、脉搏快、体温升高、血压下降,则表示病情危重,生命危险。

(二)基底节区出血

约占全部脑出血的 70%,壳核出血最常见。由于出血常累及内囊,并以内囊损害体征为突出表现,又称内囊区出血;壳核出血又称为内囊外侧型,丘脑出血又称内囊内侧型。本征除具有以上脑出血的一般表现外,患者的头和眼转向病灶侧凝视和偏瘫、偏身感觉障碍及偏盲。病损如在主侧半球可有运动性失语。个别患者可有癫痫发作。三偏的体征多见于发病早期或轻型患者,如病情严重意识呈深昏迷状,则无法测得偏盲,仔细检查可能发现偏瘫及偏身感觉障碍。因此,临床一定要结合其他症状与体征,切不可拘泥于三偏的表现。

(三)脑桥出血

约占脑出血的 10%,多由基底动脉脑桥支破裂所致。出血灶多位于脑桥基底与被盖部之间。大量出血(血肿>5ml)累及双侧被盖和基底部,常破入第四脑室。

1. 若开始于一侧脑桥出血,则表现交叉性瘫痪,即病变侧面瘫和对侧偏瘫。头和双眼同向凝视病变对侧。

2. 脑桥出血常迅速波及到双侧,四肢弛缓性瘫痪(休克期)和双侧面瘫。个别病例有去脑强直的表现。

3. 因双侧脑桥出血,头和双眼回到正中位置,双侧瞳孔极度缩小,呈针尖状,是脑桥出血的特征之一。此系脑桥内交感神经纤维受损所致。

4. 脑桥出血因阻断丘脑下部的正常体温调节功能,而使体温明显升高,呈持续高热状态,此是脑桥出血的又一特征。

5. 双侧脑桥出血由于破坏或阻断上行网状结构激活系统,常在数分钟内进入深昏迷。

6. 由于脑干呼吸中枢受到影响,表现呼吸不规则或呼吸困难。

7. 脑桥出血后,如出现两侧瞳孔散大、对光反射消失、脉搏血压失调、体温不断上升或突然下降、呼吸不规则等为病情危重的表现。

(四)小脑出血

小脑出血的临床表现较复杂,临床症状和体征多种多样,因此,常依其出血部位、出血量、出血速度,以及对邻近脑组织的影响来判断。小脑出血的临床特点如下:

1. 患者多有高血压、动脉硬化史,部分患者有卒中史。

2. 起病凶猛,首发症状多为眩晕、头痛、呕吐、步态不稳等小脑共济失调的表现,可有垂直性或水平性眼球震颤。

3. 早期患者四肢常无明显的瘫痪,或有的患者仅感到肢体软弱无力,可有一侧或双侧肢体肌张力低下。

4. 双侧瞳孔缩小或不等大,双侧眼球不同轴,角膜反射早期消失,展神经和面神经麻痹。

5. 脑脊液可为血性,脑膜刺激征较明显。

6. 多数患者发病初期并无明显的意识障碍,随着病情的加重而出现不同程度的意识障碍,甚至迅速昏迷、瞳孔散大、眼一前庭反射消失、呼吸功能障碍、高热、强直性或痉挛性抽搐。

根据小脑出血的临床表现将其分为 3 型。

①暴发型(闪电型或突然死亡型):约占 20%,患者暴发起病,呈闪电样经过,常为小脑蚓

部出血破入第四脑室,并以手抓头或颈部,表示头痛严重剧烈,意识随即丧失而昏迷,亦常出现双侧脑干受压的表现,如出现四肢瘫、肌张力低下、双侧周围性面瘫、发绀、脉细、呼吸节律失调、瞳孔散大、对光反射消失。由于昏迷深,不易发现其他体征。可于数分钟至 1～2h 内死亡,病程最长不超过 24h。

②恶化型(渐进型或逐渐恶化型或昏迷型):此型约占 60%,是发病最多的一型。常以严重头痛、不易控制的呕吐、眩晕等症状开始,一般均不能站立行走,逐渐出现脑干受压三联征:瞳孔明显缩小,时而又呈不等大,对光反射存在;双眼偏向病灶对侧凝视;周期性异常呼吸。更有临床意义的三联征:肢体共济失调;双眼向病灶侧凝视麻痹;周围性面瘫。迅速发生不同程度的意识障碍,直至昏迷。此时患者瞳孔散大、去大脑强直,常在 48h 或数日内死亡。

③良性型(缓慢进展型):此型约占 20%,多数为小脑半球中心部小量出血,病情进展缓慢,早期小脑体征表现突出,如头痛、眩晕、呕吐、共济失调、眼震、角膜反射早期消失,如出血停止,血液可逐渐被吸收,使之完全恢复,或遗留一定程度的后遗症;如继续出血病情发展转化为恶化型。

自从 CT 和 MRI 检查技术问世以来该病的病死率明显下降,尤其以上前二型如能及时就诊并做影像学检查经手术治疗常能挽救生命。

(五)脑室出血

一般为脑实质内的出血灶破入脑室,引起继发性脑室出血。由于脑室内脉络丛血管破裂引起原发性脑室出血非常罕见。较常见的是由内囊、基底节出血破入侧脑室或第三脑室。脑干或小脑出血则可破入第四脑室。出血可限于一侧脑室,但以双侧侧脑室及第三、四脑室即整个脑室系统都充满了血液者多见。脑室出血的临床表现通常是在原发出血的基础上突然昏迷加深,阵发性四肢强直,脑膜刺激征阳性,高热、呕吐、呼吸不规则,或呈潮式呼吸,脉弱且速,眼球固定,四肢瘫,肌张力增高或减低,腱反射亢进或引不出,浅反射消失,双侧病理反射阳性,脑脊液为血性。如仅一侧脑室出血,临床症状缓慢或较轻。

二、辅助检查

(一)腰椎穿刺

如依据临床表现脑出血诊断明确,或疑有小脑出血者,均不宜做腰椎穿刺检查脑脊液,以防因穿刺引发脑疝。如出血与缺血性疾病鉴别难以明确时,应慎重地进行腰椎穿刺(此时如有条件最好做 CT 检查)。多数病例脑压升高 2kPa(200mmH$_2$O)以上,并含有数量不等的红细胞和蛋白质。

(二)颅脑 CT 检查

CT 检查可以直接显示脑内血肿的部位、大小、数量、占位征象,以及破入脑室与否。从而为制定治疗方案、疗效的观察和预后的判断等提供直观的证据。脑出血的不同时期 CT 表现如下。

1.急性期(血肿形成期) 发病后 1 周以内。血液溢出血管外形成血肿,其内含有大量的血红蛋白,血红蛋白对 X 线吸收系数高于脑组织,故 CT 呈现高密度阴影,CT 值达 60～80HU。

2.血肿吸收期 此期从发病第 2 周到 2 个月。自第 2 周血肿周围的血红蛋白逐渐破坏,纤维蛋白溶解,使其周围低密度带逐渐加宽,血肿高密度影像呈向心性缩小,边缘模糊,一般于第4周变为等密度或低密度区。在此期若给予增强检查,约有90%的血肿周围可显示环状强化。此环可直接反映原血肿的大小和形状。

3.囊腔形成期　发病2个月后血肿一般完全吸收,周围水肿消失,不再有占位表现,呈低密度囊腔,其边缘清楚。

关于脑出血病因诊断问题:临床上最多见的病因是动脉硬化、高血压所致,但是应想到除高血压以外的其他一些不太常见引起脑出血的病因。尤其对50岁以下发病的青壮年患者,更应仔细地考虑有无其他病因的可能。如脑实质内小型动静脉畸形或先天性动脉瘤破裂;结节性动脉周围炎、病毒、细菌、立克次体等感染引起动脉炎,导致血管壁坏死、破裂;维生素C和B族维生素缺乏、砷中毒、血液病;颅内肿瘤侵犯脑血管或肿瘤内新生血管破裂;抗凝治疗过程中等病因。

三、诊断与鉴别诊断

(一)诊断要点

典型的脑出血诊断并不困难。一般发病在50岁以上,有高血压、动脉硬化史,在活动状态时急骤发病,病情迅速进展,早期有头痛、呕吐、意识障碍等颅内压增高症状,短时内即出现严重的神经系统症状如偏瘫、失语及脑膜刺激征等,应考虑为脑出血。

如果腰椎穿刺脊液呈血性或经颅脑CT检查即可确诊。当小量脑出血时,特别是出血位置未累及运动与感觉传导束时,症状轻微,常需要进行颅脑CT检查方能明确诊断。

(二)鉴别诊断

对于迅速发展为偏瘫的患者,首先要考虑为脑血管疾病。以昏迷、发热为主要症候者应注意与脑部炎症相鉴别;若无发热而有昏迷等神经症状,应与某些内科系统疾病相鉴别。

1.脑出血与其他脑血管疾病的鉴别

(1)脑血栓形成:本病多在血压降低状态如休息过程中发病。症状出现较迅速但有进展性,常在数小时至2d而达到高峰。意识多保持清晰。如过去有过短暂性脑缺血发作,本次发作又在同一血管供应区,尤应考虑本病。若临床血管定位诊断可局限在一个血管供应范围之内(如大脑中动脉或小脑后下动脉等)或既往有过心肌梗死、高脂血症者也有助于血栓形成的诊断。本症患者脑脊液检查,肉眼观察大多数皆为无色透明,少数患者检有红细胞$(10\sim100)\times10^6$个/L,可能是出血性梗死的结果。脑血管造影可显示血管主干或分支闭塞,脑CT显示受累脑区出现界限清楚的楔形或不规则状的低密度区。

(2)脑栓塞:多见于有风湿性瓣膜病的年轻患者,也可见于有严重全身性动脉粥样硬化的老年人。发病急骤,多无前驱症状即出现偏瘫等神经症状。意识障碍较轻。眼底有时可见栓子,脑脊液正常,脑CT表现和脑血栓形成引起的脑梗死相同。

(3)蛛网膜下腔出血:多见于青壮年因先天性动脉瘤破裂致病。老年人则先有严重的动脉硬化,受损的动脉多系脑实质外面的中等粗细动脉形成动脉瘤,一旦此瘤破裂可导致本病。起病急骤,常在情绪激动或用力时诱发,表现为头部剧痛、喷射性呕吐及颈项强直。意识障碍一般较轻。多数无局限性体征而以脑膜刺激征为主。由于流出的血液直接进入蛛网膜下隙,故皆可引起血性脑脊液。CT显示蛛网膜下隙,尤其外侧沟及环池中出现高密度影可以确诊。

(4)急性硬膜外血肿:本病有头部外伤史,多在伤后24～48h内进行性出现偏瘫,常有典型的昏迷一清醒一再昏迷的所谓中间清醒期。仔细观察,患者在第2次昏迷前,往往有头痛、呕吐及烦躁不安等症状。随偏瘫之发展可有颅内压迅速升高现象,甚至出现脑疝。脑 CT 多在颞部显示周边锐利的梭形致密血肿阴影。脑血管造影在正位片上,可见颅骨内板与大脑皮质间形成一无血管区,并呈月牙状,可确诊。

2. 当脑出血患者合并高热时,应注意和下列脑部炎症相鉴别

(1)急性病毒性脑炎:本病患者先有高热、头痛,以后陷入昏迷。常有抽搐发作。查体可有颈项强直及双侧病理征阳性,腰椎穿刺查脑脊液,多数有白细胞尤其单核白细胞升高。如患者有疱疹性皮肤损害,更应考虑本病的可能。

(2)结核性脑膜炎:少数患者因结核性脑血管内膜炎引起小动脉栓塞或因脑底部蛛网膜炎而导致偏瘫,临床颇似脑出血。但患者多先有发热、头痛,脑脊液白细胞数增多,氯化物及糖含量降低可助鉴别。

3. 当脑出血患者已处于昏迷状态,尤其老年人应与下列疾病相鉴别

(1)糖尿病性昏迷:患者有糖尿病病史,常在饮食不加控制或停止胰岛素注射时发病。临床出现酸中毒表现如恶心、呕吐、呼吸深而速,呼吸有酮体味,血糖升高＞33.6mmol/L,尿糖及酮体呈强阳性,因无典型的偏瘫及血性脑脊液可与脑出血鉴别。

(2)低血糖性昏迷:常因应用胰岛素过量或严重饥饿引起。除昏迷外,尚有面色苍白、脉速而弱、瞳孔散大、血压下降、出汗不止及局部或全身抽搐发作,可伴有陈施呼吸。血糖在 2.8～3.4mmol/L 以下,又无显著的偏瘫及血性脑脊液,可以排除脑出血。

(3)尿毒症:患者有肾脏病史,昏迷多呈渐进性,皮肤黏膜干燥呈慢性病容及失水状态,可有酸中毒表现。眼底动脉痉挛,可在黄斑区见有棉絮状弥散样白色渗出物。血压多升高,呼吸有尿素味,血 BUN 及 CR 明显升高,无显著偏瘫可以鉴别。

(4)肝性昏迷:有严重的肝病史或因药物中毒引起,可伴黄疸、腹水及肝大,可出现病理反射,但偏瘫症状不明显,可有抽搐,多为全身性。根据血黄疸指数增高、肝功异常及血氨增高、脑脊液无色透明不难鉴别。

(5)一氧化碳中毒性昏迷:老年患者常出现轻偏瘫,但有明确的一氧化碳接触史,体温升高,皮肤及黏膜呈樱桃红色,检测血中碳氧血红蛋白明显升高可助鉴别。

四、治疗与预后

在急性期,特别是已昏迷的危重患者应采取积极的抢救措施,其中主要是控制脑水肿,调整血压,防止内脏综合征及考虑是否采取手术消除血肿。采取积极合理的治疗,以挽救患者的生命,减少神经功能残废程度和降低复发率。

(一)稳妥运送

发病后应绝对休息,保持安静,避免频繁搬运。在送往医院途中,可轻搬动,头部适当抬高 15°,有利于缓解脑水肿及保持呼吸道通畅,并利于口腔和呼吸道分泌物的流出。患者可仰卧在担架上,也可视情况使患者头稍偏一侧,使呕吐物及分泌物易于流出,途中避免颠簸,并注意观察患者的一般状态包括呼吸、脉搏、血压及瞳孔等变化,视病情采取应急处理。

(二)控制脑水肿,常为抢救能否成功的主要环节

由于血肿在颅内占一定的空间,其周围脑组织又因受压及缺氧而迅速发生水肿,致颅内压急剧升高,甚至引起脑疝,因此,在治疗上控制脑水肿成为关键。常用的脱水药为甘露醇、呋塞米及皮质激素等。临床上为加强脱水效果,减少药物的不良反应,一般均采取上述药物

联合应用。常用者为甘露醇＋激素、甘露醇＋呋塞米或甘露醇＋呋塞米＋激素等方式,但用量及用药间隔时间均应视病情轻重及全身情况,尤其是心脏功能及有否高血糖等而定。20％甘露醇为高渗脱水药,体内不易代谢且不能进入细胞,其降颅内压作用迅速,一般用量成人为1g/kg 体重,每 6h 静脉快速滴注 1 次。呋塞米有渗透性利尿作用,可减少循环血容量,对心功能不全者可改善后负荷,用量 20～40mg/次,每日静注 1 或 2 次。皮质激素多采用地塞米松,用量 15～20mg 静脉滴注,每日 1 次。有糖尿病史或高血糖反应和严重胃出血者不宜使用激素。激素除能协助脱水外,并可改善血管通透性,防止受压组织在缺氧下自由基的连锁反应,免使细胞膜受到过氧化损害。在发病最初几天脱水过程中,因颅内压力可急速波动上升,密切观察瞳孔变化及昏迷深度非常重要,遇有脑疝前期表现如一侧瞳孔散大或角膜反射突然消失,或因脑干受压症状明显加剧,可及时静脉滴注 1 次甘露醇,一般滴后 20min 左右即可见效,故初期不可拘泥于常规时间用。一般水肿于 3～7d 内达高峰,多持续 2 周～1 个月之久方能完全消散,故脱水药的应用要根据病情逐渐减量,再减少用药次数,最后终止,由于高渗葡萄糖溶液静注的降颅内压时间短,反跳现象重,注入高渗糖对缺血的脑组织有害,故目前已不再使用。

(三)调整血压

脑出血后,常发生血压骤升或降低的表现,这是由于直接或间接损害丘脑下部等处所致。此外,低氧血症也可引起脑血管自动调节障碍,导致脑血流减少,使症状加重。临床上观察血压,常采用平均动脉压,即收缩压加舒张压之和的半数(或舒张压加 1/3 脉压差)来计算。正常人平均动脉压的上限是 20.0～26.9kPa(150～200mmHg),下限为 8.00kPa(60mmHg),只要在这个范围内波动,脑血管的自动调节功能正常,脑血流量基本稳定。如果平均动脉压降到 6.67kPa(50mmHg),脑血流就降至正常时的 60％,出现脑缺血缺氧的症状。对高血压患者来讲,如果平均动脉压降到平常的 30％,就会引起脑血流的减少;如血压太高,上限虽可上移,但同样破坏自动调节,引起血管收缩,出现缺血现象。发病后血压过高或过低,均提示预后不良,故调整血压甚为重要。一般可将发病后的血压控制在发病前血压数值略高一些的水平。如原有高血压,发病后血压又上升至更高水平者,所降低的数值也可按上升数值的 30％左右控制。常用的降压药物如利血平 0.5～1mg/次肌肉注射或 25％硫酸镁 10～20mg/次,肌肉注射。注意不应使血压降得太快和过低。血压过低者可适量用阿拉明或多巴胺静脉滴注,使之缓慢回升。

(四)肾上腺皮质激素的应用

脑出血患者应用激素治疗,其价值除前述可有改善脑水肿作用外,还可增加脑脊液的吸收,减少脑脊液的生成,对细胞内溶酶体有稳定作用,能抑制抗利尿激素的分泌,促进利尿作用,具有抗脂过氧化反应,而减少自由基的生成,此外,尚有改善细胞内外离子通透性的作用,故激素已普遍用于临床治疗脑出血。但也有认为激素不利于破裂血管的修复,可诱发感染,加重消化道出血及引起血糖升高,而这些因素均可促使病情加重或延误恢复时间。故激素应用与否,应视患者具体情况而定。如无显著消化道出血、高血糖及血压过高,可在急性期及早应用。常用的激素有地塞米松静脉滴注 10～20mg,1 次/d;或氢化可的松静脉滴注 100～200mg,1 次/d。一般应用 2 周左右,视病情好转程度而逐渐减量和终止。

(五)关于止血药的应用

由于脑出血是由于血管破裂所致,凝血机制并无障碍,且多种止血药可以诱发心肌梗死,甚至弥漫性血管内凝血。另外,实验室研究发现高血压性脑出血患者凝血、抗凝及纤溶系统的变化与脑梗死患者无差异,均呈高凝状态;再者,高血压性脑出血血管破裂出血一般在 4～6h 内停止,几乎没有超过 24h 者;还有研究发现应用止血药者,血肿吸收比不用者慢,故目前多数学者不同意用止血药。

(六)急性脑出血致内脏综合征的处理

包括脑心综合征、急性消化道出血、中枢性呼吸形式异常、中枢性肺水肿及中枢性呃逆等。这些综合征的出现,常常直接影响预后,严重者导致患者死亡。综合征的发生原因,主要是由于脑干或丘脑下部发生原发性或继发性损害之故。脑出血后急性脑水肿而使颅压迅速增高,压力经小脑幕中央游离所形成的"孔道"而向颅后窝传导,此时,脑干背部被迫向尾椎移,但脑干腹侧,由于基底动脉上端的两侧大脑后动脉和 Willis 动脉环相互联结而难以移动,致使脑干向后呈弯曲状态。如果同时还有颞叶钩回疝存在,则将脑干上部的丘脑下部向对侧推移。继而中脑水管也被挤压变窄,引起脑脊液循环受阻,加重了脑积水,使颅内压进一步增高,这样颅压升高形成恶性循环,脑干也随之扭曲不断加重而受到严重损害。可导致脑干内继发性出血或梗死,引起一系列严重的内脏综合征。

1.脑心综合征 发病后 1 周内做心电图检查,常发现 S－T 段延长或下移,T 波低平倒置,以及 Q－T 间期延长等缺血性变化。此外,也可出现室性期前收缩,窦性心动过缓、过速或心律不齐以及房室传导阻滞等改变。这种异常可以持续数周之久,有人称作"脑源性"心电图变化。其性质是功能性的还是器质性的,尚有不同的认识,临床上最好按器质性病变处理,应根据心电图变化,给予氧气吸入,服用异山梨酯(消心痛)、门冬酸钾镁,甚至毛花苷 C(西地兰)及利多卡因等治疗,同时密切随访观察心电图的变化,以便及时处理。

2.急性消化道出血 经胃镜检查,半数以上出血来自胃部,其次为食管,少数为十二指肠或小肠。胃部病变呈急性溃疡,多发性糜烂及黏膜下点状出血。损害多见于胃窦部、胃底腺区或幽门腺区。临床上出血多见于发病后 1 周之内,重者可在发病后数小时内就发生大量呕血,呈咖啡样液体。为了了解胃内情况,对昏迷患者应在发病后 24～48h 置胃管,每日定时观察胃液酸碱度及有否潜血。若胃液酸碱度在 5 以下,即给予氢氧铝胶凝胶 15～20ml,使酸碱度保持在 6～7,此外,给予西咪替丁(甲氰咪胍)鼻饲或静脉滴注,以减少胃酸分泌。如已发生胃出血,应局部止血,可给予卡巴克洛(安络血)每次 20～30ml 与生理盐水 50～80ml,3 次/d,此外,云南白药也可应用。大量出血者应及时输血或补液,以防发生贫血及休克。

3.中枢性呼吸异常 多见于昏迷患者。呼吸快、浅、弱及呼吸节律不规则,潮式呼吸,中枢性过度换气和呼吸暂停。应及时给予氧气吸入,人工呼吸器进行辅助呼吸。可适量给予呼吸兴奋药如洛贝林或二甲弗林(回苏灵)等,一般从小剂量开始静脉滴注。为观察有否酸碱平衡及电解质紊乱,应及时送检血气分析,若有异常,即应纠正。

4.中枢性肺水肿 多见于严重患者的急性期,在发病后 36h 即可出现,少数发生较晚。肺水肿常随脑部变化加重或减轻,又常为病情轻重的重要标志。应及时吸出呼吸道中的分泌物,甚至行气管切开,以便给氧和保持呼吸通畅。部分患者可酌情给予强心药物。此类患者呼吸道颇易继发感染,故可给予抗生素,并注意呼吸道的雾化和湿化。

5.中枢性呃逆 呃逆可见于病程的急性期或慢性期,轻者偶尔发生几次,并可自行缓解;重者可呈顽固持续性发作,后者干扰患者的呼吸节律,消耗体力,以致影响预后。一般可采用针灸处理,药物可肌内注射哌甲酯(利他林),每次 10～20mg,也可试服奋乃静,氯硝西泮 1～

2mg/次也有一定的作用,但可使睡眠加深或影响对昏迷患者的观察。膈神经刺激常对顽固性呃逆有缓解作用。部分患者可试用中药治疗如柿蒂、丁香及代硝石等。

近来又发现脑出血患者可引起肾脏损害,多表现为血中尿素氮升高等症状,甚至可引起肾衰竭。脑出血患者出现两种以上内脏功能衰竭又称为多器官功能衰竭,常为导致死亡的重要原因。

(七)维持营养

注意酸碱平衡及水、电解质平衡及防治高渗性昏迷。初期脱水治疗时就应考虑这些问题,特别对昏迷患者,发病后24～48h即可置鼻饲以便补充营养及液体。在脱水过程中,每日入量一般控制在1000～2000ml,其中包括从静脉给予的液体。因需要脱水,故每日应是负平衡,一般水分以－800～－500ml为宜,初期每日热量至少为6276kJ(1500kcal),以后逐渐增至每日至少8368kJ(2000kcal)以上,且脂肪、蛋白质及糖等应配比合理,必要时应及时补充复合氨基酸、人血白蛋白及冻干血浆等。对于高热者尚应适当提高入水量。由于初期加强脱水治疗,或同时有呼吸功能障碍,故多数严重患者可出现酸碱平衡紊乱及水、电解质失衡,常见者为酸中毒、低钾及高钠血症等,均应及时纠正。应用大量脱水药和皮质激素,特别是对有糖尿病者应防止诱发高渗性昏迷,表现为意识障碍程度加重、血压下降、有不同程度的脱水症,可出现癫痫发作。高渗性昏迷的确诊还要检查是否有血浆渗透压增高提示血液浓缩。此外,高血糖、尿素氮及血清钠升高、尿比重增加也均提示有高渗性昏迷的可能。另外,低渗液不宜输入过多,过快;有高血糖者应尽早应用胰岛素,避免静注高渗葡萄糖溶液。此外,应经常观察血浆渗透压及水、电解质的变化。

(八)康复治疗

脑出血后生存的患者,多数遗留瘫痪及失语等症状,重者不能起床或站立。如何最大限度地恢复其运动及语言等功能,物理及康复治疗起着重要作用。一般主张只要可能应尽早进行,诸如瘫肢按摩、被动运动、针灸及语言训练等。有一定程度运动功能者,应鼓励其主动锻炼和训练,直到患者功能恢复到最好的状态。失语患者训练语言功能应有计划,由简单词汇开始逐渐进行训练。感觉缺失障碍,似难康复,但仍随全身的康复而逐渐好转。

病程依出血的多少、部位、脑水肿的程度及有否并发内脏综合征而各不相同。发病后生存时间可自数小时至几个月,除非大的动脉瘤破裂引起的脑出血,一般不会发生猝死。丘脑及脑干部位出血,出血量虽少,但容易波及丘脑下部以及生命中枢故生存时间短。脑内出血量、脑室内出血量和发病后格拉斯哥昏迷指数(GCS)是预测脑出血的病死率的重要因素。CT显示出血量≥60cm³,GCS≤8,30d死亡的可能性为91%,而CT显示出血量≤30cm³,GCS≥9的患者,死亡的可能性为19%。平均动脉压对皮质下、小脑、脑桥出血的预后无相关性;但影响壳核、丘脑出血的预后,平均动脉压越高,预后越差,血肿破入脑室有利于丘脑出血的恢复,但不利于脑叶出血的恢复。

(李建军)

第六节　蛛网膜下腔出血

蛛网膜下腔出血(SAH)是指颅内血管破裂后,血液流入蛛网膜下腔而致。颅脑损伤引起的称为外伤性蛛网膜下腔出血。因脑实质出血血液穿破脑组织而进入蛛网膜下腔者,称为继发性蛛网膜下腔出血。本节只介绍原发性蛛网膜下腔出血,简称 SAH。蛛网膜下腔出血的病因依次为颅内动脉瘤、颅内血管畸形和高血压性动脉硬化。少见的病因有肿瘤、血液病、脑动脉炎、结缔组织病、抗凝治疗并发症等。

一、临床表现

部分患者发病前有一定的诱发因素,如体力劳动、咳嗽、排便、奔跑、饮酒、情绪激动、性生活等。

(一)急性起病者

多为急骤起病,主诉剧烈头痛,位于前额、后枕或整个头痛,并可延及颈、肩、背、腰等部位,头痛发生率为 70%～100%。老年人头痛较轻,偶可主诉头昏或眩晕。半数以上患者伴恶心及呕吐,多为喷射性呕吐。33%～81% 的患者有意识障碍,多为起病后立即发生,程度可从轻度意识模糊至昏迷。持续时间可自数分钟至数天。老年人意识障碍较重。可有淡漠、畏光、少动、言语减少等,有的患者出现谵妄、幻觉、妄想躁动等。

部分患者有癫痫发作,可发生在出血时或出血后,表现为全身性或部分性发作。个别患者可以癫痫发作为首发症状。

体格检查时可见颈项强直,Kernig 征和 Brudzinski 征阳性。少数患者在发病早期 Kernig 征可以阴性。

眼底检查可见一侧或双侧玻璃体下出血,在发病数小时内发现,约于 2 周内逐渐吸收和消失。玻璃体下出血的发现有诊断价值。可见到一侧或双侧视乳头水肿。

此外,在体格检查中,可以见到不同程度的局限性神经系统体征。如颅神经麻痹:以一侧动眼神经最多见,可有面神经麻痹、视和听神经麻痹、三叉神经和展神经麻痹。偏瘫和偏身感觉障碍:可出现短暂或持久的肢体单瘫、偏瘫、四肢瘫、偏身感觉障碍等局限性症状和体征。

亦可见到自主神经和内脏功能紊乱,如体温升高、血压升高、心电图 ST 段降低、巨大 θ 波改变以及应激性溃疡、呼吸功能紊乱或急性肺水肿等。

(二)迟发性神经功能缺损

迟发性神经功能缺损或称作后期并发症,包括再出血、脑血管痉挛、急性非交通性脑积水和正常颅压脑积水等。再出血以 5～11d 为高峰,81% 发生在 1 个月内。临床表现为在病情稳定好转的情况下,突然发生剧烈头痛、恶心呕吐,意识障碍加重,原有局灶症状和体征亦可重新出现。血管痉挛通常在出血后 3～5d 发生,持续 1～2 周,表现为病情稳定后又出现神经系统定位体征和意识障碍。脑血管痉挛严重时可导致脑梗死,主要表现为蛛网膜下腔出血症状好转后又出现恶化或进行性加重;意识状态好转后又加重至嗜睡或昏迷;出现偏瘫、偏身感觉障碍、失语等神经系统局灶体征;出现头痛、呕吐等颅内压升高症状;腰椎穿刺无再出血的表现。蛛网膜下腔出血后 1 周左右可见脑室开始扩大,发生急性或亚急性脑室扩大和脑积水。晚期可出现正常颅压脑积水,表现为精神障碍、步态异常和尿失禁。

二、诊断要点

(一)诊断

突然发生的剧烈头痛和呕吐、脑膜刺激征阳性、癫痫发作、颅神经损害特别是动眼神经麻痹,或轻偏瘫等局限性体征,若眼底检查发现玻璃体下出血即可诊断 SAH。

（二）辅助检查

1. 脑脊液检查 均匀血性脑脊液是蛛网膜下腔出血的特征性表现,起病 1d 后红细胞开始破坏,脑脊液逐步变黄,持续 2～3 周,故脑脊液黄变提示蛛网膜下腔陈旧出血可能。脑脊液压力增高,白细胞计数轻度增高。

2. 影像学检查

（1）CT 检查:可以显示蛛网膜下腔、脑池、脑沟内高密度影的蛛网膜下腔出血,以及继发颅内血肿、脑室出血、脑积水、脑水肿、脑梗死等,颅底、鞍上池、侧裂等处可见高密度影,在发病开始后 5d 内阳性率较高。MRI 诊断蛛网膜下腔出血的实用价值没有 CT 高,但磁共振血管造影 MRA 可发现动脉瘤等。CT 和 MRI 也可排除非动脉瘤 SAH 的病因,如肿瘤或血管畸形等。

（2）脑血管造影:数字减影动脉造影（DSA）和磁共振血管造影（MRA）已广为应用,是确定蛛网膜下腔出血病因的重要手段,可确定出血的病因、部位、性质,如动脉瘤、动静脉畸形及血管痉挛等。MRA 可在任何时候进行,DSA 选择出血 3d 内或 3 周后进行为宜。

（三）鉴别诊断

包括脑膜炎、偏头痛急性发作、高血压脑病、脑实质内出血、脑室出血、颅内肿瘤等。

三、治疗方案及原则

治疗原则为尽早明确病因,对因治疗,防止继发性血管痉挛,降低颅内压,减轻脑水肿,防止再出血和并发症等。

（一）一般治疗

绝对卧床休息,避免情绪激动和用力,维持生命体征稳定,维持水、电解质平衡,保持大小便通畅。应尽早请神经外科会诊,完成病因检查和积极早期介入或手术治疗。没有条件的地区和医院应当立即告知病情的危险性,并绝对卧床 3～4 周。

（二）控制血压

血压过高是再出血的危险因素之一,过低可致脑缺血,故应使血压控制在正常偏低（参考脑出血章节）。

（三）控制颅内压

可予 20％甘露醇 125～250ml,静脉滴注,每 6～8h 1 次,注意尿量、血钾及心、肾功能。也可应用甘油果糖 250～500ml 缓慢静脉滴注,每 8～12h 1 次,注意血糖和血钠。也可适量应用呋塞米。

（四）抗纤溶药物

为防止血块溶解引起的再出血,应用较大剂量的抗纤溶药物,常用包括:6－氨基己酸、氨甲苯酸（止血芳酸）、氨甲环酸（止血环酸）等。但抗纤溶药物易引起深静脉血栓形成、肺动脉栓塞和脑积水,以及诱发和加重脑血管痉挛等。近年来,对该类药物的应用尚有争议。

（五）预防和治疗脑血管痉挛

可应用钙通道拮抗剂如尼莫地平缓慢静滴治疗 14d。手术处理动脉瘤后,在保证无再出血的情况下,可在严密观察下进行短期扩容、增高血压和增加心排出量的治疗。

（六）对症处理

止痛,控制烦躁不安,改善睡眠和防止便秘等。

（七）外科处理

动脉瘤应外科处理，包括外科手术或介入治疗，应在发病72h或在2～3周后进行。脑内血肿应手术清除。急性非交通性脑积水严重时，可行脑室穿刺引流术，正常颅压脑积水可行脑室腹腔分流术。

（郭秀凤）

第七节　高血压脑病

高血压脑病是指血压骤然急剧升高引起的一过性急性全脑功能障碍综合征。

一、病因及发病机制

（一）病因

任何原因引起的血压急剧过度升高均可导致本病。

1. 高血压　急进型恶性高血压最常见；其次为急性或慢性肾小球肾炎、肾盂肾炎、子痫、原发性高血压及嗜铬细胞瘤等，少见原发性醛固酮增多症及主动脉缩窄。

2. 抑郁症　个别用单胺氧化酶抑制剂时可发生高血压脑病；食用含酪胺食物（干酪、扁豆、腌鱼、红葡萄酒、啤酒等）可诱发。

3. 急性或慢性脊髓损伤　因膀胱充盈或胃肠潴留等过度刺激自主神经诱发。

（二）发病机制

发病机制尚不十分清楚，可能与下列因素有关：

1. 脑血流自动调节崩溃　当平均动脉压迅速升高到18mmHg（24.0kPa）以上时，脑血流自动调节机制崩溃，血管被动扩张，脑血流量增加，血管内压超过脑间质压，使脑血管床液体外流，迅速出现脑水肿及颅内压增高。

2. 小动脉痉挛　血压迅速升高，自动调节过强而致小动脉痉挛，血流量减少，血管壁缺血坏死，通透性增高，血管内液体外渗，也可使病情加重。

二、病理

高血压脑病的主要病理表现是：

1. 脑水肿　脑重量增加，外观苍白，脑回变平、脑沟变浅、脑室变小。

2. 脑小动脉玻璃样变性　血管内皮增厚，外膜增生，血管腔变小或阻塞，导致纤维蛋白性血栓和脑实质微梗死。

三、临床表现

1. 年龄和性别　发病年龄与病因有关，恶性高血压30～50岁多见，急性肾小球肾炎多见于儿童或青年，慢性肾小球肾炎青少年及成年多见，子痫常见于年轻妇女。

2. 病势特点　起病急骤，病情发展迅速，发病历经12～48h，短则数分钟。主要表现为呕吐、头痛、烦躁、嗜睡、意识模糊、黑蒙、视物模糊和癫痫发作等。及时降血压治疗后症状在数分钟至数日内完全消失，不留后遗症。

3. 血压　舒张压在140mmHg（18.7kPa）以上，儿童、孕妇或产后妇女血压突升至180/

120mmHg(24.0/16.0kPa)即可发病。眼底检查呈Ⅳ级高血压眼底改变,视乳头水肿,视网膜出血。

4.CT、MRI 和脑电图　CT 可见脑水肿所致弥漫性白质密度降低,脑室变小。MRI 显示脑水肿敏感,呈长 T_1 与长 T_2 信号。顶枕叶水肿是高血压脑病的特征。脑电图常见双侧同步的慢波活动。

四、诊断及鉴别诊断

(一)诊断

1.原发或继发性高血压病史。

2.血压骤升(舒张压>18.7kPa)。

3.颅内压增高症状,或有短暂的神经系统局灶体征。

4.眼底高血压视网膜病变。

5.CT 或 MRI 显示特征性顶、枕叶水肿。

6.降压治疗后症状和体征在数小时内消失。

(二)鉴别诊断

本病应与高血压性脑出血、脑梗死、蛛网膜下腔出血鉴别,脑卒中有低密度或高密度病灶;高血压脑病与高血压危象均表现血压急剧升高,鉴别点如表1-1-2。

表1-1-2　高血压脑病与高血压危象的鉴别点

鉴别点	高血压脑病	高血压危象
发病机制	脑血流自动调节机制崩溃	全身小动脉短暂性强烈痉挛
血压升高	以舒张压为主	以收缩压为主
心率	多缓慢	多增快
脑水肿及颅内压增高	为主要症状	不明显,除非伴高血压脑病
心绞痛、心衰、肾衰	少见	多见
抽搐失语及暂时性偏瘫	较多见	少见

五、治疗

治疗原则:尽快降低血压、减轻水肿、降低颅内压和控制抽搐。

(一)降低血压

高血压脑病发作时应在数分钟至 1h 内使血压下降。舒张压应降至 110mmHg(14.7kPa)以下(原有高血压)、80mmHg(10.7kPa)或以下(原血压正常),并维持 1~2 周,使脑血管自动调节恢复适应性;但降压不要过快、过低,以防诱发心肌梗死和脑梗死。常用药物:

1.硝普钠　降压迅速稳定,无不良反应;50mg 加入 5%葡萄糖 500ml 静脉滴注,滴速为 1ml/min,每 2~3min 测一次血压,根据血压值调整滴速和用量,以维持适宜水平;本药理化性质不稳定,配制后须在 2h 内使用。

2.硝苯地平(心痛定)　为钙通道阻滞剂,10~20mg 口含,3 次/d,20~30min 起效,1.5~2h 降压明显。

3.硝酸甘油　作用迅速且监护较硝普钠简单,副作用少,适宜合并冠心病、心肌供血不足和心功能不全者。20mg 加于 5%葡萄糖 500ml 静脉滴注,根据血压调节滴速。

（二）减轻脑水肿,降低颅内压

1.20％甘露醇 250ml 快速静脉滴注,1 次/6～8h,心肾功能不全者慎用。

2.地塞米松 10～20mg 静脉滴注,1～2 次/d,与甘露醇联合使用疗效更好。

3.呋塞米 40mg,静脉注射。

4.10％人体清蛋白 50ml 静脉滴注。

（三）控制抽搐

1.严重抽搐者首选安定 10～20mg 缓慢静脉注射。

2.苯巴比妥 0.2～0.3g 肌注,以后每 6～8h 重复注射 0.1g。

3.10％水合氯醛成人可用 30～40ml 灌肠。

4.控制发作 1～2d 后可改用苯妥英钠或卡马西平口服,维持 2～3 个月以防复发。

六、预后

预后与病因和是否得到及时治疗有关。若能紧急处理,多预后良好。意识障碍加重以至昏迷或频发抽搐,提示预后不良。

（郭秀凤）

第八节　颅内动脉瘤

颅内动脉瘤是引起自发性蛛网膜腔出血最常见的原因。

一、临床表现

（一）发病年龄

多在 40～60 岁,女多于男,约为 3：2。

（二）症状

1.动脉瘤破裂出血　主要表现为蛛网膜下隙出血,但少数出血可发生于脑内或积存于硬脑膜下,分别形成脑内血肿或硬膜下血肿,引起颅内压增高和局灶性脑损害的症状。颅内动脉瘤一旦出血以后将会反复出血,每出一次血,病情也加重一些,死亡率也相应增加。

2.疼痛　常伴有不同程度的眶周疼痛,成为颅内动脉瘤最常见的首发症状;部分患者表现为三叉神经痛,偏头痛并不多见。

3.抽搐　比较少见。

4.下丘脑症状　如尿崩症、体温调节障碍及脂肪代谢紊乱。

（三）体征

1.动眼神经麻痹　是颅内动脉瘤所引起的最常见的症状。可以是不完全的,以眼睑下垂的表现最为突出。

2.三叉神经的部分麻痹　较常见于海绵窦后部及颈内动脉管内的动脉瘤。

3.眼球突出　常见于海绵窦部位的颈内动脉瘤。

4.视野缺损　是由于动脉瘤压迫视觉通路的结果。

5.颅内血管杂音　不多见,一般都限于动脉瘤的同侧,声音很微弱,为收缩期吹风样杂音。

二、辅助检查

（一）腰穿

腰穿用于检查有潜在出血的患者，或临床怀疑出血而 CT 蛛网膜下隙未见高密度影患者。

（二）影像学检查

1.头颅 CT　在急性患者，CT 平扫可诊断 90％以上的出血，并可发现颅内血肿、水肿，脑积水。

2.头颅 MRI 和 MRA　可提供动脉瘤更多的资料。可作为脑血管造影前的无创伤筛选方法。

（三）脑血管造影

脑血管造影在诊断动脉瘤上占据绝对优势，可明确动脉瘤的部位和形状，评价对侧循环情况，发现先天性异常以及诊断和治疗血管痉挛有重要价值。

三、诊断

既往无明确高血压病史，突然出现自发性蛛网膜下隙出血症状时，均应首先怀疑有颅内动脉瘤的可能，如患者还有下列情况时，则更应考虑颅内动脉瘤可能。

1.有一侧动眼神经麻痹症状。

2.有一侧海绵窦或眶上裂综合征（即有一侧Ⅲ、Ⅳ、Ⅵ等颅神经麻痹症状），并有反复大量鼻出血。

3.有明显视野缺损，但又不属于垂体腺瘤中所见的典型的双颞侧偏盲，且蝶鞍的改变不明显者，应考虑颅内动脉瘤的可能，应积极行血管造影检查，以明确诊断。

四、鉴别诊断

（一）颅内动脉瘤与脑动静脉畸形的鉴别（表 1—1—3）

表 1—1—3　颅内动脉瘤与脑动静脉畸形的鉴别

	颅内动脉瘤	脑动静脉畸形
年龄	较大，20 岁以下，70 岁以上少见，发病高峰为 40～60 岁	较小，50 岁以上少见，发病高峰 20～30 岁
性别	女多于男，约 3∶2	男多于女 2∶1
出血症状	蛛网膜下隙出血为主，出血量多，症状较重，昏迷深、持续久，病死率高	蛛网膜下隙出血及脑内出血均较多，脑脊液含血量相对较少，症状稍轻，昏迷较浅而短，病死率稍低
癫痫发作	少见	多见
动眼神经麻痹	多见	少见或无
神经功能障碍	偏瘫、失语较少	偏瘫、失语较多
再出血	相对较多，间隔时间短	较少，间隔时间长
颅内杂音	少见	相对较多
CT 扫描	增强前后阴性者较多，只有在适当层面可见动脉瘤影	未增强时多数可见不规则低密度区，增强后可见不规则高密度区，伴粗大的引流静脉及供血动脉

（二）有动眼神经麻痹的颅内动脉瘤

应与糖尿病、重症肌无力、鼻咽癌、蝶窦炎或蝶窦囊肿、眼肌麻痹性偏头痛、蝶骨嵴内侧或鞍结节脑膜瘤及 Tolosa—Hunt 综合征鉴别。

（三）有视觉及视野缺损的颅内动脉瘤

应与垂体腺瘤、颅咽管瘤、鞍结节脑膜瘤和视神经胶质瘤鉴别。

（四）后循环上的颅内动脉瘤

应与桥、小脑角的肿瘤，小脑肿瘤及脑干肿瘤作鉴别。

五、治疗

（一）手术治疗

首选手术治疗，由于外科手术技术的不断进步，特别是显微神经外科的发展，及各种动脉瘤夹的不断完善，使其手术效果大为提高，手术的病残率与死亡率都降至比其自然病残率及死亡率远为低的程度。因此，只要手术能达到，都可较安全的采用不同的手术治疗。

（二）非手术治疗

颅内动脉瘤的非手术治疗适用于急性蛛网膜下隙出血早期，病情的趋向尚未能明确时；病情严重不允许作开颅手术，或手术需要延迟进行者；动脉瘤位于手术不能达到的部位；拒绝手术治疗或等待手术治疗的病例。

1. 一般治疗　卧床应持续 4 周。

2. 脱水药物　主要选择甘露醇、呋塞米等。

3. 降压治疗　药物降压须谨慎使用。

4. 抗纤溶治疗　可选择 6—氨基己酸（EACA），但对于卧床患者应注意深静脉栓塞的发生。

（郭秀凤）

第九节　脑动静脉畸形

脑动静脉畸形系指一种先天性脑血管发育异常。脑内血管呈集团状的迂回走行，动静脉之间直接沟通或吻合短路，两者之间正常的毛细血管联络结构缺如，又称脑动静脉瘘。

一、病因病理及发病机制

病因为胚胎发育异常的先天性畸形。在胚胎期脑血管胚芽演化过程中即在不同阶段发生病变。由于动脉压力大而静脉压力低，短路血流通畅，其通路日益扩大，畸形血管团的体积范围亦口增，有几条灌注动脉和引流静脉可增粗如索。畸形区的静脉压增高，远端静脉因血液回流不畅而怒张，病变区血管壁菲薄，极易破裂出血。瘘口大小不一，大型者血管畸形成团，通常有核桃大小，甚至拳头大小，可涉及 1～2 个脑叶，呈楔形或三角形。小型者肉眼难见，通常不超过 20～30mm，如米粒大小。绝大部分病变区位于幕上半球浅部，而于中线及深部较少。供血动脉以大脑中动脉为多，而颈外动脉的脑膜支及头皮动脉供血较少。

二、临床表现

1. 头痛　约 60％的患者表现为长期慢性头痛或突发性加重,常呈搏动性,可伴有颅内杂音,低头时更明显。周期性头痛者可能与血管痉挛有关。

2. 癫痫　约 30％的患者表现为癫痫大发作或颞叶性精神运动性发作形成。

3. 定位征　天幕上病变可进行性出现精神异常、偏瘫、失语、失读、失计算等局灶症状;天幕下病变可见眩晕、复视、眼球震颤、步态不稳及构音障碍等症状。

4. 脑水肿　约 25％的患者出现视乳头水肿,多继发于出血后导致的脑水肿。

5. 颅内出血　40％～60％的患者为蛛网膜下腔出血,以 10～40 岁多发,其中约 65％的患者发病于 20 岁以前。后颅凹动静脉畸形以蛛网膜下腔出血为首发症状者占 80％以上。

6. 血管杂音　当病灶伸展于大脑表面时,相应头颅骨或眼眶部、颈部听诊可闻及血管杂音,压迫颈总动脉可使杂音减低或消失。

7. 单侧突眼　单侧突眼常是由于静脉压力增高,眼静脉回流不畅所致。

8. 并发症　常见的并发症有颅内动脉瘤、多囊肾、先天性心脏病、肝脏海绵样血管瘤等。

三、辅助检查

1. 头颅 X 线平片　头颅 X 线平片显示颅骨板障血管影明显,或颅骨内板局限被侵蚀而显示模糊影或骨质菲薄,脑膜中动脉沟迂曲变宽,少数病灶伴有病理性环形钙化影。

2. 脑脊液　血管未破裂前脑脊液正常,出血时脑脊液呈均匀血性。

3. 脑血管造影　依靠脑血管造影可发现畸形血管,扩张迂曲而成簇团,如有血肿则常见血管移位,有时显示来自颈外的供血动脉。

4. 脑电图　脑电图异常率占 61％。

5. CT 脑扫描　CT 脑扫描可显示大脑局限性或半球部位低密度影,必要时增强扫描。凡脑血管造影阴性而被 CT 扫描证实者,则称为隐匿性脑血管畸形。

四、诊断及鉴别诊断

(一)诊断

诊断主要依据:①青年人多发,有蛛网膜下腔出血和(或)脑出血史;②有癫痫发作史,特别是局限性癫痫,或偏头痛发作史;③有局限性神经定位征,头顶部血管杂音,单侧突眼等;④依靠脑血管造影或 CT 证实。

(二)鉴别诊断

本病主要应与偏头痛及其他病因所致的癫痫相鉴别。

五、治疗

(一)控制癫痫

选用镇静剂控制或减轻癫痫发作程度及次数,苯妥英钠 0.1g,3 次/d,或苯巴比妥 0.03g,3 次/d。

(二)出血期

出血期按急性出血性脑血管病内科治疗。

（三）病因治疗

病因治疗主要是手术治疗或血管内栓塞治疗。凡出血形成血肿者，应及时行血肿清除术，并争取同时将畸形血管切除。若仅为蛛网膜下腔出血，经内科治疗待病情稳定后，选择适当时机再施行畸形血管切除术，目的在于防止出血，控制癫痫，改善脑功能。脑动静脉畸形是由动脉与静脉构成，有的包含动脉瘤与静脉瘤，脑动静脉畸形有供血动脉与引流静脉，其大小与形态多种多样。一般部位的脑动静脉畸形，可采用手术切除病灶或微导管血管内栓塞治疗。位于重要功能区、位置特别深的脑内或巨大病灶，可采取在数字减影下动脉内栓塞的方法，以减少畸形血管病灶的血液供应，使病变减小或有利于进一步的手术切除或 γ 刀放射治疗。手术方法是先找到供应动脉，于靠近病变处夹闭切断。切勿远离病变以防阻断供应邻近脑组织的分支，然后分离畸形血管，完全分离后再夹闭引流静脉，将病变切除。对大的高血流病变应分期手术，先行人工栓塞或手术阻断供应动脉，使病变血流减低，改善周围脑血循环，1～2 周后再作病变切除。

（郭秀凤）

第二章　脱髓鞘疾病

第一节　多发性硬化

多发性硬化(MS)是最常见的 CNS 特发性炎性脱髓鞘疾病(IIDD),是导致青壮年非创伤性残疾的主要疾病之一。大多数 MS 患者的预期寿命不会受到疾病的影响,但由于疾病导致持续多年的残疾,对社会和家庭造成严重的负担。MS 是一种古老的疾病,19 世纪中叶,法国的神经病学家 Charcot 首先详细描述了本病的临床特征以及与之相关的病理基础。MS 的主要病理表现是散在分布于中枢神经系统(包括脑、脊髓和视神经)多发的脱髓鞘斑块伴有炎症细胞(巨噬细胞和淋巴细胞)浸润,以及星形胶质细胞增生形成的胶质瘢痕。随着研究的深入,对 MS 的认识不断进步,甚至形成了很多颠覆性的观点,如 MS 轴索损伤以及神经变性等。尽管如此,临床实践中,对 MS 的诊断和治疗仍面临严峻挑战,包括:①MS 迄今病因不明;②临床表现复杂多样,疾病的过程难以预测;③生物标志物缺乏;④目前仍无法治愈。

一、病因及危险因素

MS 迄今病因不明。临床和实验研究表明,任何单独的因素都不能引起 MS 的发病,也不能解释全部的 MS 表型。流行病学数据提示遗传因素和环境因素共同参与了 MS 的发病。

1. 遗传因素　遗传因素是 MS 发病的内因,分子流行病学的数据已经证实了遗传易感性在 MS 发病中的重要作用,评估 MS 先证者不同级别亲属发病风险的家族研究显示,MS 有家族聚集的倾向。先证者一级亲属与一般人群相比,MS 发病风险增高 10~20 倍,近 20% 的 MS 患者至少有 1 个患病的亲属,MS 发病风险不仅与亲属级别有关,还受到父母起源以及性别的影响,MS 的患病风险在姊妹中最高。双生子研究显示单卵双生与双卵双生相比,MS 共患的概率显著升高,分别为 25%~50% 和 1%~2%。这些研究尽管显示 MS 有家族遗传的倾向,但它并不符合简单的孟德尔遗传的方式,因此 MS 不能作为经典的遗传性疾病。分子水平的研究提示遗传相关的因素。

(1)HLA 相关性:人类白细胞抗原亚型在 MS 发病中发挥了很大作用,北欧人群中很早就发现了 HLA-DR2(HLA-DRB1 * 15)的相关性[杂合子风险比(OR)为 2.7,纯合子(OR)为 6.7],其他地区(如撒丁岛)则与 HLA-DRB1 * 0301,HLA-DRB1 * 0405 和 HLA-DRB1 * 1303 呈现相关性。重复的研究发现,在北欧人群中,其他同源型(HLADRB1 * 03,HLA-DRB1 * 01,HLA-DRB1 * 10,HLA-DRB1 * 11,HLA-DRB1 * 14 和 HLA-DRB1 * 08)与疾病的相关性或者呈阳性或者呈阴性,影响程度也不一致,它们可能单独起作用也可能多种亚型联合起作用。不同国家和地区研究,HLA 亚型相关性也存在差异,这可能部分影响 MS 的地域分布特征。

(2)其他相关基因:更广泛的基因组研究以及基因转录研究发现了一些可能与 MS 相关的其他基因,包括白介素-7 受体 α(IL7RA)、白介素-2 受体 α(IL2RA)、C-型凝集素域家族 16A(CLEC16A)、CD58、肿瘤坏死因子受体超家族成员 1A(TNFRSF1A)、干扰素调节因子 8(IRF8)和 CD6 等。

(3)种族起源:种族起源在 MS 的发生中也扮演了重要的作用。一些种族 MS 的发生风险明显高于其他种族。一项消除其他混淆因素的患病率研究显示,非洲裔美国人(比白人患病风险低 40%)、美国土著人、墨西哥人、波多黎各人、日本人以及中国和菲律宾人患病率都比较低,种族效应显然受遗传影响。

(4)家族起源效应:流行病学的资料强烈提示,母系起源在 MS 发病中的作用。母系同胞 MS 的风险比父系同胞高 2 倍(2.35% 和 1.31%,P=0.048)。而与全家系同胞相比,母系同胞风险无显著差异(2.35% 和 3.11%,P=0.1),这提示家长起源是家族聚集的主要因素。母系起源发病风险升高的机制尚不明确,可能与基因的修饰有关。

(5)性别:MS 好发于女性,但是基因组研究没有发现有力的证据支持 MS 相关基因位于 X 染色体,因此 MS 女性好发的原因可能与女性特殊的生理特征和激素有关,而女性发病率逐年增高的趋势更提示环境因素在女性 MS 发病中的作用。

2. 环境因素 尽管基因决定的遗传易感性是 MS 发病的基础,但很多强有力的证据显示环境因素(感染、维生素 D 缺乏、吸烟等)作为外因在 MS 的发病中也扮演着重要的角色。

(1)感染:病原微生物感染导致 MS 发病的观点一直存在争议,尽管一些流行病学的数据提示感染致病的可能,但缺乏直接病原学的证据。一方面,MS 患者尸检或活检的组织标本中,并不能分离出一致的固定的病原微生物;另一方面,MS 患者的血清和脑脊液标本中出现的病原微生物抗体不具备疾病特异性,而且抗体的滴度与发病无明确相关。因此,只能认为某些病原微生物参与了 MS 的发病,而并非直接感染。相关病原微生物如下。

1)EB 病毒(EBV):大量的研究提供了 EBV 与 MS 发病相关的证据:①MS 的发生与 EBV 感染地域分布一致;②几乎所有 MS 患者(>99%)存在 EBV 感染的证据;③EBV 抗体的滴度与 MS 的发生存在相关性;④MS 神经系统症状的发生与 EBV 核抗原 1(EBNA1)血清抗体滴度的升高存在时间上的相关;⑤存在感染性单核细胞增多症的患者发生 MS 的风险增高;⑥在 MS 患者的脑组织中发现了 EBV 感染的 B 细胞和浆细胞,以及 EBV 相关蛋白在 CD8 阳性 T 细胞聚集区的表达。尽管如此,EBV 参与 MS 发病的具体途径尚不明确,而且单纯的 EBV 感染不能解释 MS 所有的流行病学特征,可能与其他环境因素存在着复杂的相互作用。

2)HH 病毒-6(HHV-6):MS 的发病与 HHV-6 感染也存在着相关性,但是多数血清学研究仅仅提示既往 HHV-6 感染以及血脑屏障破坏的证据,而不能证实 HHV-6 直接感染导致 MS 的发病,尽管用 PCR 方法检出脑脊液 HHV-6 DNA 的存在,也很难判断究竟是潜伏病毒的再次复制还是再一次新发的病毒感染。因此只能说 HHV-6 可能是 MS 发病或者疾病复发的启动因素。

3)其他的病原微生物:包括麻疹病毒、犬瘟病毒、流感 C 病毒、腮腺炎病毒甚至肺炎支原体等都可能与 MS 的发病或疾病发作存在部分的相关性,但均缺乏直接证据,也不能制备出相应的动物模型,因此尚无有力依据证实 MS 是一种感染性疾病。

(2)维生素 D 缺乏:MS 发病的"纬度效应"与日照(紫外线暴露)和机体内维生素 D 水平相关。流行病学和动物实验的结果显示,增加紫外线的暴露和维生素 D 的摄入能显著降低 MS 发病的风险。因此,维生素 D 缺乏作为一个重要的危险因素,越来越受到关注,也是现今能有希望作为预防 MS 发病的措施之一。最近研究发现维生素 D 能促进机体的天然免疫,并对后天免疫具有调节作用。活性的维生素 $1,25(OH)_2D_3$ 与维生素 D 受体(VDR)结合介导多层面的免疫调节反应,包括抗原呈递细胞、调节性 T 细胞以及 B 细胞反应等。更进一步的免疫致病通路研究尚需完善。

(3)吸烟:最近的流行病学调查结果显示吸烟是 MS 的重要危险因素之一,能增加 2 倍 MS 发病风险。不仅如此,吸烟还能加速 MS 疾病的进展。被动吸烟同主动吸烟一样增加 MS 发病风险,而且与暴露的时间相关。

二、发病机制

多发性硬化的发病机制尚不清楚。病毒感染与自身免疫学说为其主要理论。近年来,热门于 EB 病毒、疱疹−6 病毒与多发性硬化的关系,但至今没有证据证明 MS 与病毒直接感染有关。分子模拟的自身免疫学说已成为本病发病的主要机制。

1. 自身免疫学说 自身免疫学说的主要核心内容是:①外源因素(病毒,其他病原体)具有与髓鞘成分(MBP)中某些相似的分子结构,这些分子可以作为共同抗原激活免疫反应;②内源性因素(HLA 的遗传易感性),决定免疫耐受,免疫自身活化和免疫记忆 T 细胞的激活;③第二信号系统激活,使休眠状态的 T 细胞再次被激活,增殖和迁移等免疫连锁反应;④活化的自身反应性 T 细胞在趋化因子(chemokines)作用下透过血脑屏障(BBB)进入中枢神经系统组织;⑤进入 CNS 的活化 T 细胞分化为 Th1 和 Th2 细胞,这些细胞又分别分泌 IL−1,IL−2,IL−5,IFN−r,IL−17 和 IL−4,IL−10 等,导致中枢内的局部炎症反应和病灶形成。

CNS 的免疫反应虽然有上述设定的阶段和步骤,但具体通路的认识仍有许多不同,并有不少的实验研究和临床研究予以支持。例如:①格拉默(glatiramer acetate,GA),是由 4 个氨基酸合成的多肽,它能阻断自身抗原的递呈作用,通过免疫旁路调控 CD$^+$ 细胞,减少 MS 的复发率;②疾病修筛药物(disease modifying drugs)IFN−βⅠa,IFN−βⅠb,通过激活抑制性细胞因子,降低 IL−17,抑制 MMP,减轻炎性病灶,控制疾病发展,减少 MS 复发率;③直接抗 CD25 白介素受体 α 链单抗、抗 α 整合素−4 单抗(那他利珠,natulizumab)、抗 CD52T 杀伤细胞的单抗(阿利姆杜珠,alemtuzunab)等均能减少 MS 的活动性病灶和年复发率;④抑制激活淋巴细胞从淋巴结向外周迁移的 fingolimod,能有效减少 MS 年复发率及推迟复发时间;⑤有些药物,包括 IFN−r、TNF−α 制剂、粒细胞集落刺激因(GMSF)等则加重 MS 的炎症过程,增加 MS 复发频率和加重病程;⑥雌三醇在妊娠期间明显增加,实验研究提示它可促进 Th1 细胞向 Th2 细胞转化,改善 EAE 病理,临床试验亦可减少 MS 病者的病灶。上述的临床研究和实验观察均支持 MS 的自身免疫发病机制。

MS 自身免疫学说存在的问题:①特异抗原不明确。这是多数自身免疫疾病的通病。MBP、PLP、MOG 是自身免疫抗原但不是 MS 特异抗原。临床实验研究发现:MOG 的自身抗体与儿童发病的 MS,水通道蛋白−4 抗体阴性的视神经脊髓炎(NMO),儿童的复发性视神经炎及急性播散性脑脊髓炎与部分成人 MS 有关。近年来,脑组织蛋白芯片和蛋白组学技术分析,发现了一组轴索−胶质蛋白(axon−glial)为自身抗原,其中神经束素(neurofascin)抗体直接结合于髓鞘的郎飞(Ranvier)结,Contacting−2 特异性 T 细胞直接结合于 EAE 的大脑灰质。②自身免疫的作用靶点不明确,虽然有人提出多发性硬化是寡突神经胶质细胞病,视神经脊髓炎是星形胶质细胞病的推论,但尚不清楚。③虽在自身免疫反应通路各环节阻断均能改善 MS 的预后,但至今仍不能治愈本病,特别是 MS 的复发机制不清楚。

2. 中枢神经系统慢性静脉回流障碍学说（chronic state of impaired venons drainage from the central nervons system） 意大利学者 Zomboni 等（2009）提出 MS 与慢性脑脊髓静脉供血不足（chronic cerebrospinal venous insufficiency，CCSVI）密切相关的报告，他们强调 CCSVI 与 MS 的病理改变密切有关。他们应用高分辨率的 Doppler 经颅超声检查，并发现下列 5 项参数异常：①颈内静脉、椎静脉回流；②大脑深静脉回流；③颈内静脉狭窄；④颈内静脉或椎静脉测不到血流；⑤大脑主要静脉外流路径逆向姿位控制。他们认为这 5 项异常很少见于健康人群，而 MS 患者有 100％ 的敏感性和 100％ 的特异性。他们还对 65 例 MS 检查，发现 91％ 有颈内静脉狭窄，86％ 有椎静脉狭窄，并作了经皮血管内扩张手术，随访 18 个月，部分患者临床症状改善，但仍有 35 例（54％）在此期间复发。因此，静脉回流障碍学说是否解释 MS 的发病有待进一步观察。

3. 神经变性 神经变性是 MS 尤其是进展型 MS 发病机制的重要组成部分。少突胶质细胞的死亡和前体成熟的失败导致髓鞘再生障碍，广泛的轴索损伤和神经元变性是患者出现不可逆神经残疾和疾病进展的主要因素。

（1）抗原提呈细胞：MS 病灶中存在着很多潜在的抗原提呈细胞（小胶质细胞、树突细胞和 B 细胞），巨噬细胞和小胶质细胞吞噬被破坏的髓鞘，从而诱导 iNOS（NOS_2）的合成，产生过量的一氧化氮。一氧化氮能与烟酰胺腺嘌呤二核苷酸磷酸（即辅酶 Ⅱ）所产生的超氧化自由基结合，从而生成毒性产物过氧化亚硝酸盐。环氧化酶－2（COX－2）也存在于 MS 病灶中，它在合成前列腺素时亦可生成副产物－超氧化自由基，且 iNOS 和 COX－2 能增加谷氨酸的生成，而谷氨酸可潜在地杀死少突胶质细胞和神经元，并损伤轴索。

（2）钠离子通道稳态的破坏：神经变性的过程涉及钠离子通道稳态的破坏。在 EAE 动物模型中发现过量的钠离子除了会导致轴索损伤外，还会激活小胶质细胞。钠离子通道抑制剂苯妥英钠和氟卡尼能保护轴索受损。

（3）神经递质谷氨酸：是 MS 的神经变性过程的另一个重要因素。谷氨酸是 CNS 主要的兴奋性神经递质，能激活一类被称为谷氨酸受体（GluR）的配体门控离子通道受体。过量的谷氨酸对细胞有毒性作用，即兴奋性神经毒性作用。α 氨基羟甲基恶唑丙酸（AMPA，为谷氨酸受体中的一类）抑制剂能改善 EAE，这提示了谷氨酸在脱髓鞘疾病中的致病作用。神经元细胞和少突胶质细胞都能表达 GluR，也都易受谷氨酸兴奋性毒性作用的损伤。EAE 模型中，GluR 拮抗剂的治疗效应可能来自对以上两种细胞的作用。MS 病灶的许多炎症相关成分能影响对谷氨酸介导的兴奋性毒性作用的易感性。炎症相关酶（如 iNOS 和 COX－2）的表达可使神经元和少突胶质细胞受到谷氨酸介导的兴奋性毒性作用的破坏。补体也能增加少突胶质细胞对该毒性作用的易感性。激活髓鞘反应性 T 细胞后，可令星形胶质细胞内谷氨酸转运体的表达减少，导致细胞外谷氨酸水平升高，从而引起更多的破坏。

（4）自由基损伤：也是 MS 神经变性过程中的重要因素。少突胶质细胞和髓鞘包含着相对较多的铁，而当铁从坏死组织中释放出来后可产生高度毒性的羟基自由基。

三、临床表现

1. 一般表现 MS 病变在 CNS 内多发、散在、随机的空间分布特征决定了 MS 患者多样的临床表现。相对于病灶的部位，病灶体积的大小与症状的严重程度并无肯定的相关，位于非功能区的大病灶可以不产生症状，而视神经、脊髓或脑干等部位很小的病灶就能产生明显的症状或体征。随着病程的进展,累积的病变不断增加,也会产生一些弥漫性的症状,如痉挛性瘫痪和认知功能减退等。

回顾性分析复旦大学附属华山医院 226 例 MS 患者的临床特征显示:MS 患者的男女比例为 1：2,起病年龄为 32.51±10.04,男女患者的起病年龄无显著性差异。起病前 2 周内的主要前驱事件包括:不明原因的发热、非特异性上呼吸道感染、腹泻、疫苗接种及过敏性皮疹等。常见的首发症状包括(表 1-2-1):肢体麻木、疼痛或感觉异常、肌无力、视力减退、走路不稳及大小便异常等。此外还有一些少见的症状包括认知功能障碍、意识障碍、癫痫样发作等。患者起病时感觉和运动障碍常限于单个肢体或偏身,仅少数患者双侧同时起病,表现为急性横贯性脊髓炎的特点。视力减退也常常累及单侧,双眼同时出现视力减退的患者,多在 1 年内即出现严重的神经系统残疾。

表 1-2-1　226 例 MS 患者首发症状比较

首发症状	例数	%
肢体的麻木,疼痛或感觉异常	76	33.6
肌无力	66	29.2
视觉症状	31	13.7
走路不稳	24	10.6
大小便异常	18	8.0
认知功能障碍	6	2.7
意识障碍	3	1.3
癫性发作	2	0.9

根据患者入院时神经系统评估记录,MS 患者临床主要功能系统以及解剖结构受累及的情况见表 1-2-2。

表 1-2-2　MS 患者主要功能系统及结构累及的情况

功能系统	例数	%
脊髓	184	81.4
视觉	152	67.2
脊髓+视觉系统	121	53.5
锥体系	136	60.2
脑干	125	55.3
感觉系	102	45.1
小脑	96	42.5
自主神经	73	32.3

2.病程,临床类型　Lublin 等根据疾病病程特点将 MS 分为缓解复发型(RRMS)、继发进展型(SPMS)、原发进展型(PPMS)和进展复发型(RPMS)(图 1-2-1)。这一分型已经被广泛地应用于各种临床试验,作为患者分类入组的标准。Weinshenker 等对 MS 自然病程的研究表明,MS 的病程波动很大,一般均持续 20～30 年,初期约 85% 的 MS 患者表现为缓解复发,即 RRMS,经过 6～10 年的时间有 30%～40%RRMS 转为持续进展,自首次发作至 EDSS6 分的平均时间在 15 年左右,而随访 40 年仍然有 87% 的患者存活。约 10% 左右的患

者首次发作后 5 年内,EDSS 评分仍在 3 分以下,认为是良性 MS,预后很好,而也有患者一次急性发作就出现明显的神经功能的残疾,也可称为恶性或凶险性 MS(图 1-2-2)。

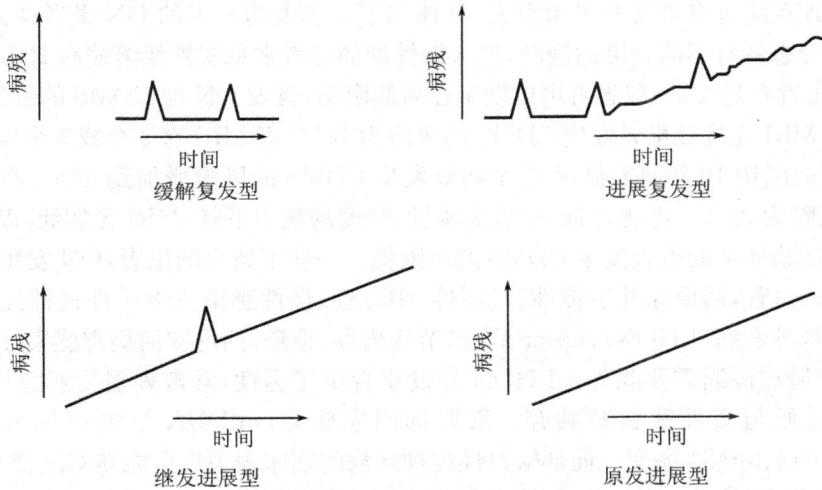

图 1-2-1 多发性硬化临床分型

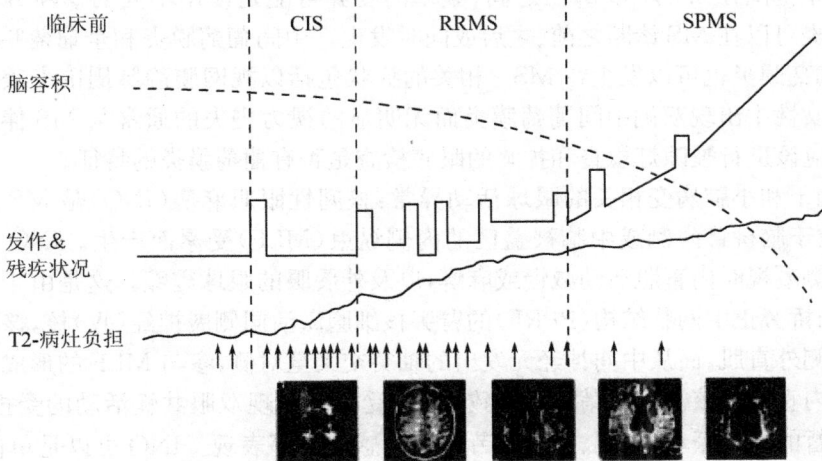

图 1-2-2 多发性硬化临床过程

3. 常见临床症状

(1)视神经炎:特发性视神经炎(ON)是 MS 最常见的临床表现之一,也是青年 MS 患者(20~30 岁)发病最常见的首发症状,占 25% 左右。MS 患者 ON 通常是急性起病,单侧的视力减退,早期有色觉减退,大部分患者活动眼球时有疼痛。症状往往在 7~10d 内进展,通常 2 周内开始缓解,持续数月之久。急性期,眼底检查可以无明显异常,约 1/3 的患者发现轻度视盘水肿(乳头炎),但没有出血和渗出。视野检查可以见到中央或弧形暗点,以及不同程度的视野缺损,瞳孔传人缺陷(APD)也是常见的表现。ON 可以反复发作,交替地累及双眼,也有少数双眼同时受累的患者,但通常双眼受累的程度不一致。随着病程进展,可以出现视神经萎缩,眼底检查见视盘苍白,常伴有瞳孔异常和视野缺损。视神经 MRI 检查可以发现视神经萎缩,另外应用 optical coherence tomography(OCT)可以检出视网膜神经纤维层(RNFL)萎缩。视觉诱发电位(VEP)是一种敏感的诊断视神经受累的工具,临床上对于症状不典型和慢性患者 VEP 检查出现 P_{100} 波潜伏期明显延长,也提示视神经病变的可能,对于鉴别视网膜病变有重要意义。视神经炎治疗研究(ONTT)对非特异性视神经炎和多发性硬化的自然病程、预后以及治疗反应等有重要的提示意义,具体如下。①大约一半的 ON 患者视力完全恢复,剩余的大部分患者有不同程度的缓解,进入慢性期的患者常见视神经萎缩和 RNFL 萎缩。约 1/8 的 ON 患者有复发,一些患者可以发生在对侧眼睛,复发 ON 与 CDMS 的发生显著相关。②随访 5 年 MRI 无病灶患者发生 CDMS 的风险为 16%,而 MRI 有 3 个或 3 个以上病灶的风险为 51%。而随访 10 年研究显示,1 个病灶发生 CDMS 的风险增加到 56%,而无病灶者发生 CDMS 风险为 22%。③无疼痛,视乳头水肿,轻度的视力下降,MRI 无病灶,以及既往无明显神经系统症状体征的患者发生 CDMS 的风险低。一些不典型的患者,ON 发生可以呈现亚急性或慢性的过程,需要除外遗传性、代谢性、中毒性、慢性感染或卡压性视神经病变。Leber's 遗传性视神经病(LHON)、Lyme 病、结节病梅毒、狼疮、西尼罗河病毒感染、维生素 B_{12} 缺乏、中毒以及肿瘤浸润需要除外。LHON 好发于青少年男性,常常表现为亚急性、无痛性视觉丧失,有时候与炎性脱髓鞘共存。需要询问家族史,mtDNA 检测可见 mt11、mt778、mt3460 和 mt14、mt484 突变。前部缺血性视神经病的临床表现也可能与 ON 交叉。

(2)葡萄膜炎:是另一种 MS 患者较为常见的神经眼科并发症。估计葡萄膜炎在 MS 人群的发生频率范围在 0.4% 和 27% 之间,频率的变异可能是使用不同的诊断方法和标准所致。葡萄膜炎可以在 MS 诊断之前、之后或同时发生。中间葡萄膜炎和全葡萄膜炎是最常见的表现,前葡萄膜炎也可以发生在 MS。相关的症状包括以视网膜静脉周围炎表现的视网膜炎症。白人女性中出现双侧中间葡萄膜炎而无明显的视力丧失的通常与 MS 伴发。因此怀疑 MS 患者应该进行裂隙灯检查和扩瞳的眼底检查是否有葡萄膜炎的特征。

(3)与脑干和小脑病变相关的眼球活动异常:核间性眼肌麻痹(INO)是 MS 最常见的脑干体征,是位于脑桥背内侧或中脑被盖区的内侧纵束(MLF)受累而产生。INO 的特征是眼球企图向外侧凝视时内直肌活动减慢或麻痹,以及外展眼的眼球震颤。这是由于双眼水平凝视时,位于脑桥旁正中网状结构(PPRF)的臂旁核细胞激活同侧展神经(Ⅳ)核,该核发出的展神经支配同侧外直肌,而从中间神经元发出的轴突交叉至对侧,参与 MLF 的形成并支配动眼神经核群的内直肌亚核。脱髓鞘病灶导致 MLF 受损时出现双眼共轭活动的受损,临床上可能会出现短暂的视觉振动、复视、阅读疲劳和立体感缺失等表现。INO 可以是单侧的,而 MS 中双侧更加多见。其他类型的眼肌麻痹,与动眼神经、展神经相关的更多见,与滑车神经相关的少见。眼球活动障碍可以单独存在或者伴有传导束性的感觉和运动障碍。在一个方向上的 INO 可能伴发其他方向上的水平凝视麻痹,称为一个半综合征。此外双侧 INO 也可以伴有垂直眼球运动异常、前庭眼反射受损、机动性眼球活动和追物反应的受损。眼球在垂直方向上的位置偏差和眼球扭转的变化也可见于 MS。当眼球位置升高提示同侧脑桥或中脑病变,眼球在较低的位置,通常是同侧延髓病变。PPRF 病变导致单侧和双侧的水平凝视麻痹。凝视诱发眼球震颤也是 MS 的常见表现,眼球震颤的特点是由一个来回快慢相振荡,也经常见于 MS。脱髓鞘造成传导时间增加,齿状核、小脑上脚、红核、中央被盖束、下橄榄核、小脑下脚等组成的 Guillian Mollaret 三角的病变产生摆动性眼球震颤等,它往往是与腭震颤(也称为腭肌阵挛)伴发。

(4)其他脑干症状:MS 患者常见前庭的累及,但很少出现听力减退和失聪。构音障碍、吞咽困难和舌肌运动受限通常发生在疾病的晚期,是核上传导通路上病变引起的假性球麻痹所致。累及皮质脊髓束、脊髓丘脑束和脊髓小脑束等传导通路,患者会出现交流困难,但 MS 患者很少因为高颈髓和延髓病变引起呼吸受累,而视神经脊髓炎患者可以有病灶相关的呼吸衰竭表现。

(5)感觉症状:是 MS 最常见的首发症状之一,包括单肢、偏身或面部的针刺感、麻木、发痒、温度觉减退以及胸背部束带感等,客观检查可以没有感觉减退的体征。患者自觉感觉障碍的症状往往五花八门,临床上也缺乏定量的工具,因此以感觉障碍来定位或确定疾病的发作需要格外谨慎。深感觉异常往往会伴有行走不稳、步态异常、精细动作笨拙及感觉性共济失调等表现。一些患者可以仅仅累及脊髓的后索,常常会出现 Lhermitte's 征,典型的 Lhermitte's 征是指患者屈颈时出现刻板的尖锐的触电样感觉,自上肢沿脊柱向下肢放射。Al-Amji and Oger(2005)发现在 300 例 MS 患者中 41% 的患者有 Lhermitte's 征,而正常对照无此表现。53% 的患者在疾病前 3 年内出现。64% 的患者单独存在 Lhermitte's 征,而 36% 的患者可以有多种感觉症状共存。颈部 MRI 病变与 Lhermitte's 征相关。

(6)疼痛:大约 1/3 的患者认为疼痛是 MS 最严重的症状,约 1/2 的患者在疾病过程中有疼痛的症状。疼痛的形式复杂,包括骨骼肌肉疼痛、痉挛性疼痛、神经痛、中枢性疼痛等。MS 的疼痛可能是病灶直接影响,譬如三叉神经根进入脑干区域段的脱髓鞘导致三叉神经痛,丘脑脱髓鞘引起中枢性疼痛等。还可能由于肌肉痉挛.激素应用以及活动减少引起的继发性疼痛。当然很多疼痛伴发着心因性的因素。

(7)运动症状:脑神经运动核以及传导束的损害可以出现脑神经麻痹的表现(如 Bell 麻痹、眼球运动障碍等),症状可以单独或与其他脑干的症状同时存在。皮质脊髓束的损害可以出现痉挛性瘫痪的表现。根据病变的部位和程度不同,可以出现偏瘫、截瘫和四肢瘫。运动症状往往伴随着肌张力增高和腱反射亢进以及病理反射的出现。长期的痉挛往往会导致疲劳、肌肉萎缩以及关节挛缩,严重影响患者的活动能力和生活质量。

(8)小脑症状:单纯小脑症状在 MS 中相对少见。除了眼球震颤和眼球活动异常外,还包括眩晕、行走不稳、言语改变。随病程进展,患者可出现严重的意向性震颤、协调困难、躯干共济失调、轮替动作不能、过击征和吟诗样言语。Charcot 三联征通常是指眼球震颤、意向性震颤和吟诗样言语,通常见于进展性患者。此外,小脑症状往往与脑干和脑神经的症状伴发,小脑症状不仅仅严重影响患者的残疾程度,而且治疗困难。

(9)脊髓症状(脊髓炎和脊髓病):MS 常见脊髓累及,RRMS 病变累及脊髓常常表现为急性非特异性炎症,患者出现感觉、运动以及括约肌功能障碍等表现。与经典的急性横贯性脊髓炎不同,MS 往往由于病灶累及范围较小,水肿程度轻,而多表现为感觉症状为主,运动受累不明显,双侧不对称,没有尿潴留的部分脊髓受累的表现。与 NMO 相比,NMO 脊髓累及往往出现更严重的纵向延伸的横贯性脊髓炎(LETM)和上升型脊髓炎的表现。PPMS 则表现为慢性进展性的脊髓病,患者呈现隐匿的运动障碍、进行性肌张力增高和痉挛性截瘫的表现。

(10)疲乏:是 MS 患者最常见的主诉之一,可以作为 MS 最早出现的症状,并贯穿于疾病始终。患者对疲乏定义并不一致,也难以确定病变部位。通常原发性疲乏是由于 MS 本身(免疫失调、病变影响、神经内分泌和神经递质的异常)导致的患者身体或精神上能量的匮乏。而继发性疲乏则是由于疾病影响、睡眠剥脱、疼痛、情感障碍、药物等原因造成。而就临床主诉而言难以区分原发性、继发性疲乏,因此疲乏的干预需要多方面考虑。病理性疲乏概念是患者日常生活受到影响,60% 的时间内都有疲乏感。应用疲乏评定量表,可以作为临床试验的指标。

(11)自主神经功能障碍：最常见的是膀胱、直肠功能和性功能障碍，大约 50%的 MS 患者存在自主神经功能障碍。通常伴发于其他损害，病变可以在脑干、基底节、下丘脑、低位自主神经中枢等，与 MS 严重程度无关。

(12)发作性症状：也是 MS 常见的症状，近年来越来越受到关注，可能与异位脉冲发放、可溶性炎症产物的直接效应、离子通道功能异常以及细胞外钾离子聚集等相关。Eriksson 等(2002)估计 MS 发生痫性发作的概率是 8%，脑神经痛 4%，其他发作性症状 4%。痫性发作在进展性患者中更为常见，与皮层和近皮层的病灶相关。痛性肌张力障碍样姿势异常(也叫做阵发性肌张力障碍或痛性痉挛)是 MS 最常见的阵发性症状，其他的包括三叉神经痛、发作性眩晕、耳鸣，偏头痛也较为常见。MS 症状随温度升高而加重也可以视为发作性症状。

(13)认知和情感障碍：神经心理研究显示 45%～65%的患者存在不同程度的认知功能缺陷，包括信息处理、注意力集中和抽象能力、操作能力以及词语记忆能力的减退等，皮层性失语、失用和失认少见，MS 早期常常有言语流畅性和词汇记忆的障碍以及胼胝体失联络引起阅读困难等表现。情感障碍包括焦虑、抑郁、双相情感障碍以及情感失禁等在 MS 人群所占的比例远远高于正常人群，此外 MS 患者自杀的比例较一般人群高 2～3 倍。

四、实验室检查

1.血和脑脊液免疫学　MS 的免疫学异常包括血液和脑脊液异常的自身抗体、细胞因子、化学趋化因子以及淋巴细胞亚群的变化等。但能作为 MS 诊断亚临床证据的指标，目前仅有免疫球蛋白指数(IgGindex)和寡克隆区带(OCB)。多数 MS 患者的脑脊液总蛋白量正常或轻度增加。若在 1g/L 以上应该怀疑 MS 的诊断，IgG 量增加和 IgG 性质的改变是 MS 主要的免疫学特征之一，它反映 MS 患者 CNS 内病理性合成 IgG，不是由周围血进入 CNS。

(1)IgG 指数：脑脊液中 IgG 除了用浓度表示外，尚可以用多种公式来表示，它们代表的是 CNS 内合成 IgG 的情况，最常用的公式是：①脑脊液 IgG 指数＝脑脊液 IgG/血清 IgG：脑脊液清蛋白/血清清蛋白。IgG Inex 正常值为 0.7，超过 0.7 则反映 CNS 内(鞘内)合成 IgG 的量增加，70%～80%的 MS 患者 IgG Index 增加，但 IgG Index 增加也可见于一些特殊的感染和肿瘤的患者。

(2)IgG 性质的改变：CSF 中出现 OCB，而血清中不出现，表明患者 CSF 中 IgG 的组成和血清中的 IgG 组成不同。20 世纪 60 年代初，琼脂糖电泳发现 MS 患者 CSF 电泳谱上阴极端，γ 球蛋白区域形成不连续的几条区带，即多条同源带。这些区带在血清中以及正常人 CSF 和血清电泳中不存在。Laterre 将 CSF 中在 γ 球蛋白区的多条带称为寡克隆区带，并用免疫电泳法证实这些区带是 IgG 构成。西方研究中 85%～95%的 MS 患者 OCB 阳性，而我国以及东南亚国家的研究中 OCB 的阳性率不高，仅 50%～70%左右。目前推荐的 OCB 检测的方法是等电聚焦电泳的方法。OCB 还可以出现在以下疾病中：如神经梅毒、亚急性硬化性全脑炎、CNS 感染、血管炎以及 CNS 肿瘤等。

2.诱发电位　诱发电位检查有助于发现亚临床和隐匿的病灶，也是可用于诊断亚临床 MS 的证据。

(1)视觉诱发电位：棋盘格视觉诱发电位检查发现 P_{100} 波的潜伏期明显延长，但波幅相对正常是 MS 典型的电生理特征，提示视神经受累，通常双侧不对称累及。55%～76%MS 的患者存在 VEP 异常。

（2）脑干听觉诱发电位以及体感诱发电位：它们的异常也常常提示 MS 患者中脑干（中脑、脑桥）以及脊髓传导通路受累。

3.神经影像学　核磁共振（MRI）是最敏感和最特异的 MS 辅助诊断工具。新诊断的 MS中 95％以上存在脑 MRI 异常。RRMS 患者每一次临床发作能检出 5～10 个新的或扩大的 Gd 增强病灶或 T_2 脑病灶；确诊的 MS 患者 75％～90％存在脊髓 MRI 异常。尽管有些患者不需要 MRI 扫描，仅仅依靠临床上存在时间和空间的多发就可以作出诊断，但 MRI 显示时间和空间的证据更具客观性。除此之外，MRI 扫描也推荐用于 MS 病程的监测和随访。MRI典型的 MS 病灶常分布在大脑半球白质、侧脑室角及侧脑室体部周围，病灶圆形或椭圆形增强，可以有环形强化，T_1W 上常会出现"黑洞"（图 1－2－3）。

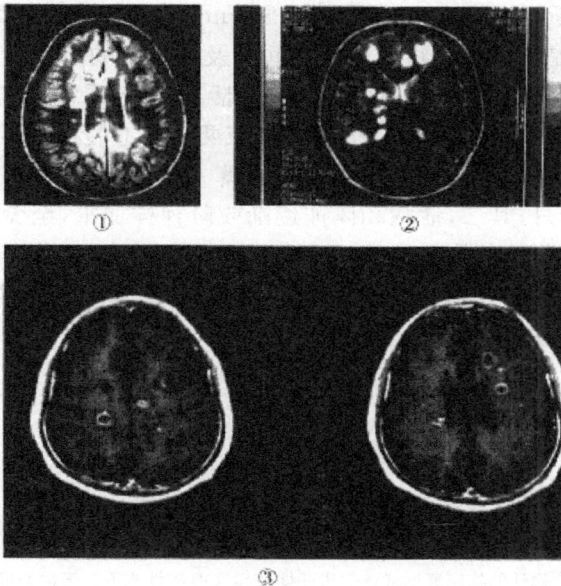

图 1－2－3　MS 患者的 MRI 表现
①病灶在脑室侧角分布；②侧脑室体部分布；③黑洞

常规的 MRI 扫描如 T_2W、Gd－增强 T_1W 扫描广泛地用于确定病灶的空间分布和新旧程度，但并不能确切地反映病变的病理本质，如不能确定是炎症、水肿、脱髓鞘、瓦勒变性，还是轴索的丧失等。MRI 病变的多少及大小等也与患者临床症状的严重程度不相匹配。很多 T_2 病灶的患者临床上可以无明显症状，相反很少病灶的患者可以有严重的残疾。常规的 MRI 扫描难以检出发生在皮层或皮层下灰质的病灶。近年来，一些新兴的 MRI 技术和测量方法为更全面地展示 MS 的病理本质提供了有效的手段，包括 T_1W 病灶密度测定、CNS 萎缩的测定、磁转换成像 MTI、磁共振波谱分析 MRS、弥散张量成像 DWI、高场强 MRI 以及功能 MRI（fMRI）等。这些新兴的 MRI 手段能更有效地反映 MS 神经变性的过程，以及皮层的脱髓鞘，而这与疾病的进展息息相关，因此越来越受到重视。DIR 技术可检出发生在皮层或皮层下灰质的病灶。

五、诊断标准

MS 仍是一个临床诊断，典型 MS 的诊断需要临床上具备空间多发和时间多发的证据，此外神经影像学(特别是 MRI)、血和脑脊液免疫学以及神经电生理(诱发电位)等检查是 MS 亚临床诊断的重要证据。MS 诊断的核心问题是排除其他疾病。

MS 诊断标准的演变反映了 MS 诊断技术的进步和对该疾病认识的提高。最初的诊断标准来源于病例总结以及病理组织学的研究,依赖临床以及病理组织学的发现,以相对特征性的临床表现以及反复发作的临床过程是诊断 MS 的基础。随着实验室检查以及电生理研究的进展,将 IgG 指数以及电生理检查异常应用于 MS 的诊断,逐步建立了 MS 诊断的亚临床证据。随着影像学,特别是 MRI 技术的进步,多数的 MS 病灶可以直观地被检测出来,以影像学为基础的 MS 诊断能更准确地检出 MS,也为 MS 治疗和随访提供了有效的评价工具。随着对 MS 替代标记物的研究,一些新的与免疫相关的指标逐步被认识,对揭示 MS 的病理生理本质有着重要的价值,也将成为将来诊断 MS 的最有力的依据。

1. Schumacher 诊断标准(1965)　1965 年 Schumacher 等建立了第一个 MS 的临床诊断标准,这一标准的核心是 MS 的症状体征在空间以及时间上的多发性,这也是此后各种诊断标准的核心内容,至今仍广泛沿用。主要的内容包括:①神经系统检查发现肯定的 CNS 受累的证据;②神经系统检查或病史提示 CNS 内两个或两个以上的独立部位受累;③CNS 的病变主要累及白质;④CNS 的受累具有两种时间类型:其一,两次以上的复发,每次至少持续 24h,并且时间间隔至少 1 个月;其二,症状和体征逐渐或阶梯样加重,至少持续 6 个月;⑤发病年龄在 10~50 岁之间;⑥除外其他疾病。

2. Poser 诊断标准(1983)　1983 年 Poser,Macdonald 和 Paty 等增加了 MRI、OCB、IgG index 等实验室辅助检查的证据提出了新的诊断标准,如表 1－2－3。

表 1－2－3　Poser MS 诊断标准

1. 临床确诊的 MS(CDMS)
(1)CDMSA1:2 次发作,2 个独立病灶的临床依据
(2)CDMSA2:2 次发作,1 个病灶的临床证据,另一个独立病灶为亚临床证据
2. 实验室支持诊断的 MS(LSDMS)
(1)LSDMSBⅠ:2 次发作,1 个病灶的临床证据或亚临床证据,CSF OB 阳性或 IgG 鞘内合成率增加
(2)LSDMSBⅡ:1 次发作,2 个独立病灶的临床证据,CSF OB 阳性或 IgG 鞘内合成率增加
(3)LSDMSBⅢ:1 次发作,1 个病灶的临床证据,另 1 个独立病灶为亚临床证据,CSF OB 阳性或 IgG 鞘内合成率增加
3. 临床很可能为 MS(CPMS)
(1)CPMSⅠ:2 次发作,1 个病灶的临床证据
(2)CPMSⅡ:1 次发作,2 个独立病灶的临床证据
(3)CPMSⅢ:1 次发作,1 个病灶的临床证据,另 1 个独立病灶亚临床证据
4. 实验室支持很可能为 MS(LSPMS)
LSPMSⅠ:2 次发作,CSF OB 阳性或 IgG 鞘内合成率增加,查体时不一定有神经系统样性体征

这一诊断标准中,首次使用了"亚临床"和"实验室指标"作为支持诊断的证据。亚临床证据是指病灶不产生相应的临床症状或体征,而依靠一些辅助检查的手段如 CT、MRI、诱发电位等可以检出病灶的存在。在这一诊断标准中,实验室支持特指 OCB 和 24h 鞘内 IgG 的合成率。OCB 阳性是指免疫电泳时脑脊液出现不同于血清的免疫球蛋白条带,OCB 阳性还可见于梅毒、SSPE、结节病、胶原病以及淋巴瘤等疾病,需要除外。

3. McDonald MS 诊断标准(2001)　2001 年国际多发性硬化专家委员会制定了 McDo-

nald 标准(表 1—2—4),并分别在 2005 年和 2010 年对这一标准进行了修订。这一标准强调了核磁共振在 MS 诊断中的作用,提出了空间和时间多发的 MRI 标准,这一标准的提出使得 MS 的诊断更具有客观性,而且能更早地作出诊断。

表 1—2—4　McDonald 诊断标准(2001)

临床表现	MS 诊断所需其他数据
两次或两次以上明确的发作	
·临床上有两个或更多的病变的客观证据	不需要其他辅助检查的证据[1]
·临床上有一个病变的客观证据	MRI 显示空间的多发[2],或两个或两个以上与 MS 一致的 MRI 病变加阳性的 CSF 表现[3],或再一次不同部位的发作
一次发作	
·临床上有两个或更多病变的客观证据	MRI 显示时间的多发[4],或第二次临床发作
·临床上有一个病变的客观证据(CIS)	MRI 显示空间的多发[2],或两个或两个以上与 MS 一致的 MRI 病变加阳性的 CSF 表现[3],和 MRI 显示时间的多发[4],或第二次临床发作
没有明显的发作而表现为隐匿的进展性的神经病学表现,提示为多发性硬化	阳性的 CSF 表现[3],空间的多发表现[5],VEP 异常[6]及持续进展 1 年

说明:

(1)如果 MRI、CSF、VEP 检查均无异常,诊断应谨慎,必须排除其他疾病。

(2)MRI 显示空间的多发需符合 Barkhof 等和 Tintore 等 MS 的 MRI 标准:①1 个 Gd 增强的病灶或 9 个 T_2W 高信号病灶;②至少 1 个天幕下病灶;③至少 1 个近皮层病灶;④至少 3 个脑室周围病灶;⑤以上 4 项中具备 3 项;1 个脊髓病灶可代替 1 个脑内病灶;病灶在横断面直径应该在 3mm 以上。

(3)脑脊液寡克隆区带阳性(等电聚焦电泳方法)。

(4)MS 病变时间多发的 MRI 标准:①临床发作后 3 个月或以上 MRI 出现与临床表现不相符的 Gd 增强病灶;如果无增强病灶,需要 MRI 随访,随访时间推荐为 3 个月(不严格),此时出现 T_2W 新病灶或 Gd 增强病灶,符合时间多发;②临床发作后 3 个月或以上与临床发作后 3 个月以内 MRI 比较,出现新 Gd 增强病灶,证实为时间多发;如果第二次扫描无增强病灶,于第一次扫描 3 个月后再次扫描出现 T_2W 新病灶或 Gd 增强病灶,符合时间多发。

(5)a.9 个或 9 个以上脑内 T_2W 病灶;b.2 个或 2 个以上脊髓病灶;c.4～8 个脑内病灶加 1 个脊髓病灶,或异常的 VEP 伴有 MRI 上 4～8 个脑内病灶或 4 个以下脑内病灶加一个脊髓病灶和 MRI 显示时间的多发,或持续进展 1 年。

(6)VEP 异常通常指波形保持完好,而出现明显延迟。

4. McDonald(2005)MS 诊断标准　2005 年改版的 McDonald MS 诊断标准见表 1—2—5。

表 1—2—5　改版的 McDonald 标准(2005)

临床发作次数	病变数量	附加诊断条件
≥2	≥2	不需要,临床可确诊
≥2	1	MRI 显示空间的多发,或两个或两个以上与 MS 临床表现一致的 MRI 病变加阳性的 CSF 表现,或再一次不同部位的发作
1	≥2	磁共振上显示时间的多发,或第二次的临床发作
1(CIS)	1	MRI 显示空间的多发或两个或两个以上与 MS 一致的 MRI 病变加阳性的 CSF 表现和 MRI 显示时间的多发或第二次临床发作
0(隐匿的进展)	1	1 年的疾病进展和以下 3 项中的 2 项:①阳性的脑 MRI 发现;②阳性的脊髓 MRI 发现;③阳性的脑脊液发现

McDonald 标准中空间多发性(DIS)的 MRI 标准虽有较高的敏感性和特异性,但非影像学专业的医师很难始终遵循。为此,欧洲 MS 磁共振成像多中心协作研究网(MAGNIMS)提出了简化版 DIS 诊断标准:①即在 MS 的 4 个典型病灶区域(脑室旁、近皮质、幕下和脊髓)中至少 2 个区域有≥1 个 T_2 病灶;②有脑干或脊髓综合征的患者,要把临床症状对应的责任病灶排除在 MS 病灶总数之外。一项针对 282 例 CIS 患者的研究表明,简化版 DIS 诊断标准与早先的诊断标准相比更为简便,敏感性更高,且未对诊断的特异性和准确性产生影响。因此国际专家组接受了 MAGNIMS DIS 标准作为 2010 修订版中 DIS 的 MRI 标准。专家组指出,与 2005 版相比,新修订的 DISMRI 标准在保持高度的诊断特异性和敏感性的同时,大大简化了 MS 诊断流程。

5. McDonald(2010)MS 诊断标准　2010 年版 McDonald 诊断标准将时间的多发性(DIT)定义为首次临床发作开始至少 30d 后行 MRI 检查发现新的 T_2 病灶。临床实践发现,即使不在临床发作 30d 后再行一次随访 MRI 检查也可确诊 MS,且不影响诊断的特异性。国际专家组在修订 McDonald MS 诊断标准时达成共识,即不论何时行 MRI 检查,与基线 MRI 扫描相比,只要发现新的 T_2 病灶即可确定为 DIT。MAGNIMS 研究证实,若一次 MRI 检查能确定典型 CIS 患者有 DIS,并同时存在无症状的钆增强和非增强病灶,则可预测患者早期进展为临床确诊的 MS(CDMS),并能可靠替代 2005 修订版的 DIT MRI 标准。据此共识,若基线 MRI 钆增强病灶系 MS 病变所致,某些 CIS 患者仅需一次 MRI 检查便可诊断为 MS,既简化了诊断流程,又未降低诊断的准确性。对于基线 MRI 检查无钆增强和非增强病灶共存的患者,还需等待再次临床发作或连续 MRI 检查发现新的 T_2 病灶后才能诊断为 MS。检查发现,同时有钆增强和非增强病灶,便可确定 DIT 而无需再行随访 MRI 检查。

2005 版 McDonald 标准在诊断 PPMS 时突出了 CSF 检查和脊髓 MRI 的特殊作用,实践证明该诊断标准有较好的实用性,被神经病学界广泛接受,并被作为 PPMS 试验的纳入标准。为保持 MRI 标准在诊断所有亚型 MS 中的一致性,并兼顾诊断 PPMS 的特殊需要,国际专家组推荐在诊断 PPMS 的辅助检查标准中保留 CSF 检查,把原先 MRI 标准替换成 MAGNIMS 的 DIS 新标准,即回顾性或前瞻性调查表明疾病进展持续 1 年并具备以下 3 项中的 2 项:①至少 1 个 MS 特征病灶区域(脑室旁、近皮层或幕下)有≥1 个 T_2 病灶;②脊髓内有≥2 个 T_2 病灶;③CSF 阳性结果[等电聚焦电泳证据表明有寡克隆区带和(或)IgG 指数增高]。专家共识的推荐意见是合理的,但该标准诊断 PPMS 患者的敏感性和特异性有待进一步确定(表 1-2-6)。

表 1-2-6　2005 年与 2010 年 McDonald MS 诊断标准比较

2005 修订版	2010 修订版
DIS:具备以下 4 项中的 3 项:	DIS:以下 4 个 CNS 区域至少 2 个区域有≥1 个 T$_2$ 病灶:
(1)至少 1 个钆增强病灶;若无钆增强病灶时要有 9 个 T$_2$ 高信号病灶	(1)侧脑室旁
(2)至少 1 个幕下病灶	(2)近皮质区
(3)至少 1 个近皮质病灶	(3)幕下
(4)至少 3 个侧脑室旁病灶	(4)脊髓
注:1 个脊髓病灶=1 个幕下病灶;1 个脊髓增强病灶=1 个脑部增强病灶;脊髓独立 T$_2$ 病灶数可与脑部 T$_2$ 病灶数相加	注:DIS 诊断标准中不需要钆增强病灶;若患者有脑干或脊髓综合征,其责任病灶不在 MS 病灶数统计之列
DIT:具备以下 2 项中的 1 项:	DIT:具备以下 2 项中的 1 项:
(1)首次临床发作开始至少 3 个月后 MRI 检查发现非首次发作责任病变的钆增强病灶	(1)不管何时行基线扫描,随访 MRI 检查与基线 MRI 相比出现新发 T$_2$ 和(或)钆增强病灶
(2)首次临床发作后至少 30d 后 MRI 检查与参照 MRI 相比,任何时间出现了新发 T$_2$ 病灶	(2)任何时间 MRI 检查发现同时存在无症状的钆增强和非增强病灶

六、鉴别诊断

由于 MS 以及相关中枢神经系统脱髓鞘疾病的病因尚不清楚,加之脱髓鞘病变的异质性,为临床正确诊断带来了很大的困难。单纯依赖 MRI 影像或其他辅助检查往往会引起误诊或过度诊断。目前国内对该类疾病的诊断较为混乱,诊断标准不统一,诊断名称多样,缺乏对患者全面的评估。我们曾回顾研究复旦大学附属华山医院 81 例入院拟诊为脱髓鞘病变的患者,结果发现仅仅 1/3 左右的患者在出院时能明确诊断为 MS、NMO 或 ADEM。

正确诊断颅内多发脱髓鞘病灶需要注意以下问题:①影像学显示的颅内多发脱髓鞘病灶并非对应临床上所指的中枢神经系统炎性脱髓鞘病,不能依靠影像学诊断疾病;②临床病史和对患者全面的评估是疾病诊断的最重要依据,所有的辅助检查结果应以此为基础;③应该遵循"多见多考虑,少见少考虑"的原则,首先应该除外常见疾病如脑血管病、肿瘤、炎症等;④不能仅仅满足于诊断为"中枢神经系统炎性脱髓鞘病"这一笼统的范畴,而应该尽量明确具体的疾病单元,究竟是 MS,还是 NMO,还是 ADEM 等;⑤除了对疾病的定位和定性诊断外,还应该对疾病作出正确的分期和分型,以便于估计患者的预后。

颅内多发脱髓鞘病变的临床表现可谓复杂多变,涉及各个神经功能系统。需要列入鉴别诊断的条目几乎涵盖全部累及神经系统的疾病。但是这并不意味着要进行盲目的、面面俱到的检查,而要求应该做到有的放矢的选择检查项目。首先应该从临床着眼,抓住一些特征性的症状和体征来锁定需要鉴别诊断的对象,譬如颅内多发脱髓鞘病变患者出现脑神经累及应该首先考虑 Lyme 病和结节病可能;出现皮质盲应该首先考虑多发性脑梗死和多灶性白质脑病(PML);出现颅高压应该首先考虑颅内肿瘤;出现闭锁综合征应该首先考虑中央脑桥髓鞘溶解症(CPM)和脑梗死;出现偏头痛应该首先考虑抗磷脂抗体综合征、常染色体显性遗传脑白质脑病(CADASIL)和线粒体脑肌病;出现肌阵挛应该首先考虑副癌综合征和代谢性脑病。其次应该进行一些血清学和脑脊液的常规检查。

建议将 HIV、梅毒血清学检查、ANA、ANCA、风湿病自身抗体、维生素 B$_{12}$ 水平、血清

ACE 以及脑脊液常规、生化、OCB 等列为常规筛查项目。在经过客观细致的评估仍不能明确病因,颅内病灶难以解释患者的临床表现,病情持续恶化,或者治疗无反应的情况下应该争取尽早地进行脑活检,做组织病理学的检查,切忌盲目治疗。

许多疾病易与 MS 混淆,特别是当患者出现不典型的症状和体征的时候,病程呈单相进展时,仅有一个部位病变的表现时,患者有明显的认知损害、精神症状以及其他高级神经功能障碍时。需要与 MS 鉴别的疾病见表 1-2-7。

表 1-2-7　需要与 MS 鉴别的疾病

炎症性疾病
SLE
结节性多动脉炎
Sjogren's 综合征
白塞病
ADEM
PACNS
副肿瘤性脑脊髓炎
血管性疾病
线粒体脑病
CADASIL
血栓前状态
肉芽肿性疾病
结节病
Wegener's 肉芽肿
淋巴瘤样肉芽肿病
感染性疾病
病毒性脑炎
AIDS
HTLV-1
神经梅毒
PML
Whipple's 病
SSPE
遗传性疾病
肾上腺脑白质营养不良
异染性脑白质营养不良
脊髓小脑性共济失调
遗传性痉挛性截瘫
营养缺乏性疾病
亚急性联合变性
叶酸缺乏
非器质性疾病
癔病
抑郁
神经症

七、治疗

MS 因病因及发病机制不明,病理生理过程复杂多样,以及临床症状和病理亚型的异质性,因此迄今尚不能治愈,也没有一种适合于所有的疾病亚型的治疗手段。随着以 β 干扰素为代表的一系列疾病修筛药物(DMD)的广泛应用,MS 的治疗已经有了长足的进步,DMD 有效地延长了疾病的自然病程,延缓了患者发生不可逆性神经系统功能残疾的时间。近几年各种单克隆抗体(McAb)以及新药层出不穷,已经成为神经免疫病治疗中进展最快的领域。

MS 的临床分型繁多,自然病程复杂,疾病的严重程度不一,因此治疗方法也不能千篇一律,应根据不同的疾病类型,患者所处的病程阶段以及严重程度等综合考虑治疗方案。然而,目前国内尚无 MS 的治疗指南,在治疗药物的选择和治疗方案的设计上尚无规范可资遵循。当前,皮质类固醇及免疫抑制剂在国内应用仍然相当广泛,而许多 DMD 因还未进入中国市场或条件所限应用较少,临床应用经验还相当有限。这里重点介绍 MS 不同临床分型的治疗,特别是 RRMS 的药物选择及治疗流程。

1. 缓解－复发型多发性硬化(RRMS)的治疗　　RRMS 是 MS 最常见的临床类型,占 80%～85% 的患者,RRMS 通常也是疾病自然病程中的早期表现。病理生理上,这一阶段主要以炎症性反应和免疫激活为主,同时也伴有轴索和神经元损伤,及时地控制炎症和免疫活动有利于阻止轴索损害和神经变性的过程。因此,RRMS 的治疗原则是:①急性发作期以控制病情,缓解症状,防止疾病进展恶化和最大程度地减少轴索和神经元损伤为主;②缓解期以预防复发,延缓病程,提高治疗有效性和改善患者的生活质量为主。

(1)疾病发作的治疗

1)皮质类固醇(corticosteroids):是治疗 MS 急性发作或 RRMS 复发的首选治疗方案。发作(attack)或复发(relapse)是 RRMS 主要的临床特征,疾病进入到进展期(SPMS),也可以叠加有复发。发作或复发通常呈急性或亚急性,患者通过客观检查发现或主观陈述出现明显的神经功能障碍,持续 24h 以上,确定为 MS 发作后即可开始针对疾病发作的治疗。然而,需要考虑患者发作的严重程度和症状的进展情况,轻度发作(EDSS 在 3 分以下)和(或)就诊时症状已经趋向缓解的可仅给予对症治疗并密切观察病情的变化。如果有视神经受累和脊髓横贯性损害,患者就需要立即开始治疗。皮质类固醇激素治疗能够有效地控制炎症和免疫反应,减轻血脑屏障的破坏,抑制 Th1 免疫应答,抑制 T 细胞迁移和抗原应答,抑制黏附分子表达,保护由细胞因子诱导的少突胶质细胞的死亡。多项随机、安慰剂对照的临床试验已经证实了静脉或口服皮质类固醇激素能显著加速发作的缓解,但对缓解的程度,以后再复发的风险,及对患者神经功能残疾的长期疗效无显著的作用。尽管没有证据显示静脉应用甲泼尼龙(IVMP)比口服甲泼尼龙(MP)有更好的疗效,但临床实践中更倾向于应用 IVMP 治疗。

2)促肾上腺皮质激素(ACTH):通过刺激肾上腺皮质细胞分泌皮质类固醇激素,主要是皮质醇,从而发挥其抗炎和抗免疫的作用。应用 ACTH 治疗 MS 开始于 20 世纪 50 年代,最初仅有几个个案应用 ACTH 的报道,随后的随机、安慰剂对照的临床研究的结果显示,每日 2 次肌内注射 ACTH 持续 3 周,逐渐减量,能显著加速患者发作的缓解,但没有长期有效的证据。由于肾上腺皮质对 ACTH 的反应情况不同,而且肌内注射使用不便,因此临床上更推荐直接应用口服或静脉的皮质类固醇激素治疗。也有研究比较了甲泼尼龙和人工合成的皮质激素地塞米松的疗效,尽管地塞米松的抗炎效果更高,但没有证据显示两者疗效的差异。

值得一提的是临床试验中所使用的皮质激素的剂型、剂量和应用的时间均不完全一致，而且在临床实践中，皮质类固醇激素应用的方案也是五花八门，特别是国内在 MS 治疗药物相对缺乏的情况下，甚至把皮质类固醇激素当做是 MS 的基本药物，这一观念急需纠正。

目前公认的循证医学 A 级推荐方案是：剂量 500mg/d，IVMP 连续应用 5d。若用 1000mg/d，IVMP 连用 3d，虽然不足以达到 A 级推荐，但临床疗效较好；1000mgIVMP 连用 3 天继之以口服减量的方案属于 B 级推荐。对于高度活动性患者亚组（CSF 中高水平 MBP，或核磁共振成像 MRI 多见增强病灶）可以应用 2000mg，IVMP 连续 5d，推荐证据为 C 级。

中国多发性硬化及相关中枢神经系统脱髓鞘疾病的诊断和治疗专家共识（草案，2006）推荐的方案是：对于急性发作，大剂量短疗程的甲泼尼龙治疗是首选方案，糖皮质激素的应用通常应限于 1 个月之内，可先用 IVMP 冲击治疗，然后半量减量直至停药。应该避免长期口服皮质激素维持治疗的方案，大量研究表明，长期的激素治疗并不能改变 MS 的自然病程，而且糖皮质激素的不良反应不能被低估，短期应用可引起食欲改变、面部潮红、暂时的情绪变化、易激惹、头痛、胃肠疼痛和肌痛等。长期应用可以降低骨密度，导致骨质疏松症、股骨头无菌性坏死，并有骨折及感染的风险，需要考虑预防用药。皮质类固醇激素与唇裂和腭裂等先天畸形的发生有关，而怀孕早期是发生此类先天畸形的关键时期，因此怀孕早期应用大剂量皮质类固醇激素时应考虑到对胎儿的影响，认真评估风险效益比。甲基泼尼松龙可以进入乳汁，因此哺乳的女性应尽量避免应用，如果严重发作必须用大剂量甲基泼尼松龙冲击治疗时，应该尽量在静脉用药后 3～4h 哺乳。

3）血浆交换（plasma exchange，PE）：是将患者的血液在体外分离成血浆和血细胞成分，弃去血浆，再把血细胞成分和与弃去血浆等量的置换液一起回输到体内，借以去除患者体内的病理性组分，如自身抗体、免疫复合物和与蛋白结合的毒物等。作为一种血液净化疗法，PE 可以在许多种疾病取得一般疗法无效的疗效。临床观察已显示，在某些体液介导免疫为主的疾病，如重症肌无力、吉兰－巴雷综合征、系统性红斑狼疮的神经系统损害等，PE 是一种重要的治疗手段，而在 MS 中的应用经验尚不充分。近年来，越来越多的研究表明 B 细胞和体液免疫成分在 MS 的发病同样起着重要的作用，在 MS 病灶中特别是灰质病灶中发现了异位的 B 淋巴细胞滤泡，有的甚至有抗体的产生，而且针对 B 细胞以及体液免疫的治疗在临床上显示了较好的疗效。而 PE 可以有效地清除自身抗体、免疫复合物以及补体成分，因此用于 MS 的治疗具备理论基础。

尽管 PE 治疗仅能轻度缩短发作和疾病缓解的时间，但对于某些糖皮质激素治疗无反应的顽固性发作、急性凶险性发作以及激素治疗无效的视神经炎等患者，血浆交换治疗可能会产生戏剧性的效果。

血浆交换量通常为每次 50ml/kg，每周 1～2 次。PE 通常比较安全，但并非绝对无任何反应和无风险。主要的不良反应包括：①低血压，但只要注意其补液量即可减少其发生；②高血容量、充血性心力衰竭；③心律失常，一般为一过性的，可发生心动过速、过缓、早搏、心房纤颤等；④过敏反应；⑤低钙、低镁、低钾血症；⑥感染和发热反应；⑦白细胞、血小板减少，出血倾向等。

免疫吸附疗法（immunoadsorption therapy）用于 MS 的治疗仅仅是来源于一些小样本的病例报道以及个人经验。与血浆交换一样，在某些激素治疗无效的患者中，免疫吸附治疗可能会有较好的疗效，可以作为 MS 的补充治疗。

4)大剂量免疫球蛋白静脉滴注：免疫球蛋白静脉滴注(intravenous immunoglobuline, IVIg)用于治疗 MS 发作的理论基础与 PE 相似，但是否 IVIg 与血浆交换具有相似的临床效果尚缺乏证据。临床上 IVIg 经常与糖皮质激素联合应用治疗某些重症发作的 MS 患者,也常作为激素反应不佳时的补充治疗,部分患者反应良好。目前,应用 IVIg 在 MS 治疗中的应用越来越多,在一项为期 10 年的临床观察中,首先给予 IVIg[0.4g/(kg·d),连用 5d]的负荷量,然后每隔 6 周追加 1 次 IVIg 注射(每日 0.4g/kg)作为维持治疗,无论在负荷期还是维持治疗期均显示了良好的安全性和耐受性,很少有严重的不良反应发生,常见的不良反应是头痛。对于 IVIg 的有效性,目前尚没有足够的循证医学的证据。因此 IVIg 治疗仍然作为 RRMS 的二线治疗,特别是怀孕和分娩后的或者因为其他药物应用的限制,更加推荐 IVIg 治疗。

通常应用 IVIg 的剂量为 0.4g/(kg·d)，静脉滴注,连用 3~5d,作为负荷剂量,然后可以每隔 4~6 周给予 1 次 IVIg 0.2g/kg 或 0.4g/(kg·d)的追加治疗。

(2)疾病修筛药物疗法：疾病修筛疗法(disease—modifying therapies, DMT)是 RRMS 患者进入疾病缓解期后,通常为了预防疾病复发所采取的治疗,对于防止疾病进展和延缓残疾的发生也至关重要。

目前,经美国 FDA 批准应用于 RRMS 的 DMD 包括以下五种：β 干扰素 1a(Avonex),β 干扰素 1a(rebif),β 干扰素 1b(betaferon),醋酸格列默(copaxone)和那他珠单抗(tysabri)等。

1)β 干扰素：是临床应用最早、经验较丰富的 DMD。天然的干扰素(IFN)是由病毒及其他干扰素诱导剂刺激网状内皮系统、巨噬细胞、淋巴细胞以及体细胞所产生的一种糖蛋白,这种蛋白具有多种生物活性,包括抗增殖、免疫调节、抗病毒和诱导分化等作用。IFN 根据蛋白质的氨基酸结构、抗原性和细胞来源可分为：IFNα、IFNβ、IFNγ,其中 IFNα、IFNβ 为 Ⅰ 型干扰素,由白细胞和成纤维细胞产生,具有明显的抗病毒作用,而 IFNγ 为 Ⅱ 型干扰素,由 T 淋巴细胞产生,具有明显的免疫调节功能。重组的 IFNα、IFNβ、IFNγ 均曾被用于 MS 的治疗,但仅有 IFNβ 最有效,并得到广泛的应用。

IFNβ 用于治疗 MS 的机制尚不完全明确。通常认为 IFNβ：①可抑制 T 细胞的增殖和减少 IFNγ 的产生下调主要组织相容性抗原 Ⅱ(MHCⅡ)的表达,从而减少 CNS 内的抗原呈递反应；②抑制基质金属蛋白酶(MMP)的产生以及细胞黏附分子的表达；③诱导产生抗炎症性细胞因子和抑制促炎症性细胞因子产生；④诱导 CD8 调节细胞功能并抑制单核细胞活动。目前批准用于治疗 RRMS 的 β 干扰素有三种。

IFNβ—1b[倍泰龙(betaferon/betaseron)]：是 1980 年通过基因工程利用大肠杆菌克隆合成的重组干扰素,与天然干扰素和 IFNβ—1a 氨基酸有所不同,IFNβ—1b 缺乏 N 位甲基化,17 位半胱氨酸(Cys)被丝氨酸(Ser)所取代,此外 IFNβ—1b 结构还缺乏糖基化链。它保留了天然干扰素的活性,但更稳定。此后进行了 RRMS 治疗的早期临床试验,也是 IFNβ 治疗 MS 最早的临床试验。首先进行的临床试验主要目标是验证不同剂量给药时,betaferon 的安全性和耐受性,以寻找最佳的临床用药剂量。结果显示,250μg 隔日皮下注射,不仅能减少复发率,且有较好的安全性和耐受性,因此将此剂量确定为治疗 RRMS 的标准剂量,随后的临床试验也多沿用这一剂量。

1993 年一项双盲、安慰剂对照的 Ⅲ 期临床试验结果证明了 IFNβ—1b 的有效性和安全性,同年美国 FDA 批准 IFNβ—1b(betaferon)可用于治疗 RRMS。试验有 372 例患者入组,

EDSS 评分在 5.5 以下,在入组前 2 年内至少有 2 次发作。患者随机进入安慰剂组、小剂量治疗组(50μg)或大剂量治疗组(250μg),隔日皮下注射,共 2 年。结果显示,复发率(主要终点指标)在大剂量、小剂量以及安慰剂组之间均有显著性差异,同时治疗组 MRI 的 T_2W 新病灶,以及病灶负荷均较安慰剂组显著减少,与临床状况的改善相一致。在随后持续到 5 年的扩展性研究中,250μg 隔日皮下注射能持续地减少复发(33%)和 MRI 上的病灶负荷,长期的不良反应也较少。

为了进一步评估 IFNβ-1b 治疗 RRMS 长期的安全性和耐受性进行了一项长达 16 年随访的多中心、开放性的观察性研究,被分析患者的数据来源于参加过以往关键性临床试验的患者,收集患者生存率、疾病状况、复发率、EDSS、不良反应和 MRI 资料等,结果显示早期、持续的 IFNβ-1b 治疗对患者更为有利,长期治疗复发率减少与关键性试验一致,EDSS 进展减慢,患者转变为继发进展型 MS 的时间明显延长。

IFNβ-1a(Avonex 和 Rebif):来源于中国仓鼠卵细胞细胞系,通过组织培养技术产生的重组 IFN,它与天然的 IFN 结构相同,并有相同的药理学特性。这两种 IFNβ-1a,即 avonex 和 rebif 的用药方法及频率不同,avonex 为 30μg,每周 1 次,肌内注射;rebif 可用 22μg 或 44μg,每周 3 次,皮下注射。

大量的 Ⅱ 期和 Ⅲ 期临床试验对两种 IFNβ-1a 用于治疗 RRMS 的疗效和安全性进行了验证和比较。其中 EVIDENCE 研究比较了不同剂量和不同给药频率的 IFNβ-1a 疗效和安全性差异,总计 677 例患者随机进入每周 1 次 avonex 治疗组,每周 3 次 22μg rebif 治疗组,以及每周 3 次 44μg rebif 治疗组,结果显示全部临床复发和 MRI 指标的变化均显著地支持大剂量组(每周 3 次 44μg Rebif 治疗组)方案。与 avonex 比较,Rebif 组患者至首次复发的时间延长 1 倍,复发率减少 17%,T_2 病灶活动性减少 36%。部分临床试验也显示 IFNβ-1a 能减轻脑萎缩的进展,但对疾病残疾进展和 MRI 上病灶负荷影响的证据仍然不足。随着干扰素临床应用时间的延长,一些扩展的临床试验也进一步验证了其治疗 RRMS 长期的有效性和安全性。

这三种干扰素进行比较,对疾病复发及 MRI 病灶活动方面的影响相似,不良事件的发生率也无显著不同,在临床应用方面各具优缺点,因此均可以作为 RRMS 治疗的一线药物。

干扰素治疗中的常见问题:①开始治疗时剂量滴定:如果直接应用大剂量和高频率 IFNβ 注射,很多患者会因出现较严重的流感样症状、疼痛、乏力等表现而质疑药物的有效性,甚至被误认为原发病的加重。因此,建议开始治疗时应从小剂量开始,通常在 2~4 周的时间内逐渐达到治疗剂量。②治疗中随访和监测:尽管临床试验显示,IFNβ 具有良好的安全性和耐受性,但鉴于生物制剂本身的特性,仍建议进行安全性的实验室监测,特别是在用药早期。建议开始用药前以及用药 3 个月内,每月监测血常规和肝功能,如无特殊,以后可以改为每 3 个月监测 1 次。用药第 3 个月和第 6 个月需监测甲状腺功能。③常见的不良事件:最常见的是感冒样症状,常在注射后 1~2h 内发生,持续数小时缓解,在开始治疗的早期症状更为明显,可以选择非固醇类药对症治疗。常见的不良反应包括注射部位反应,可以通过改变注射装置和注射方法解决。其他还包括肝酶增加、白细胞减少等,但大部分是可逆性的。④停药和改变治疗指征:当患者出现不可耐受的不良反应,在治疗期间患者的复发率无变化或 EDSS 仍在持续进展都需要考虑停药或改变治疗方法。⑤合并用药:目前已有很多 IFNβ 与其他药物联合应用的临床试验,包括合并应用免疫抑制剂、他汀类药物、醋酸格来默等,但还没有确切的临床证据和经验。

2) 醋酸格列默(Glatiramer acetate,GA):又称为考帕松(copaxone),是按照髓鞘素碱性蛋白(MBP)的组成,由L一丙氨酸(L—alanine)、L一谷氨酸(L—glutamic acid)、L一赖氨酸(L—lysine)和L一酪氨酸(L—tyrosine)等四种氨基酸以 6.0∶1.9∶4.7∶1.0mol/L 的随机浓度合成的氨基酸肽段共聚物。可能的作用机制是促使 T 细胞由 Th1 表型向 Th2 表型转化,从而促进抗炎症性细胞因子的产生。GA 也诱导抗原特异性 T 抑制细胞,这些细胞与中枢神经自身抗原有交叉反应,因此它能抑制抗原递呈。临床已有许多研究证实,GA 可有效地降低 RRMS 患者复发率,以及 MRI 病灶负荷。还有研究显示,GA 可以有效地减少 T_1W 脑内的"黑洞",即脑白质低信号病灶。一些 IFNβ 治疗失败的 RRMS 患者应用 GA,疾病复发率和病灶活动性仍可持续减少,因此 GA 作为一种有效的 DMD 也被列为一线治疗药物。

GA 通常的用法是 20mg,皮下注射,每日 1 次。GA 的不良反应通常较轻微,包括注射局部反应、血管舒张、胸痛、无力、感染、疼痛、恶心、关节痛、焦虑、肌张力过高等。

3) 那他珠单抗(Natalizumab,Tysabri):是针对整合素的 α4 亚单位的人源性 McAb,而 β 亚单位均能与 α4 亚单位结合,其作用机制是阻断 α4β1 整合素或 α4β7 整合素结合到位于内皮细胞上的相应受体,这些分子间的结合在淋巴细胞进入中枢神经(α4β1 和 VCAM—1)和肠道(α4β7 和 MAdCAM—1)的过程中是必需的。这样就有效地阻断了免疫细胞的迁徙,从而达到治疗疾病的作用。

初期临床试验显示那他珠单抗疗效卓越,Natalizumab(Tysabri)无论在复发率、残疾进展,还是 MRI 上新发病灶数,与干扰素相比疗效均更加明显。Tysabri 治疗的患者复发率降低 2/3,残疾进展也减少 50%,MRI 新发病灶数减少更加显著。因此,该药问世不久,在 2004年 11 月就被美国 FDA 核准用于治疗 RRMS,但在随后进行的扩展性临床试验中,少数患者发生了 PML,并有死亡病例的报道,2005 年 2 月 FDA 将那他珠单抗进行的全部临床试验撤销。随后历经长达 1 年多的专家论证和综合性安全评估,认为 2 例 MS 患者和 1 例克隆病(Crohn's disease)患者是在同时应用 Natalizumab(Tysabri)与 Avonex 后发生 PML,对 Tysabri 治疗的患者进行随访未再发现严重不良事件。鉴于 Tysabri 的明显疗效和 PML 病例主要发生于合并用药的患者,FDA 于 2006 年 2 月再次恢复了那他珠单抗的临床试验,但须对患者强制登记、定期跟踪以尽量减少用药风险,也允许 Tysabri 作为 MS 的单药治疗有限制地重返市场。

Tysabri 用法是:300mg 加入 0.9%NaCl 溶液 100ml,静脉滴注,约在 1h 滴完,每 4 周 1次。通常推荐应用 6 次,但须根据患者情况决定疗程。此药用法方便是明显的优越性。

常见的不良反应包括:头痛、疲乏、关节痛、尿路感染、下呼吸道感染、胃肠炎、阴道炎、抑郁、肢体疼痛、腹部不适、腹泻、皮疹等。若用药时出现 PML 表现、过敏反应、感染或感染风险增加以及肝功能严重受损,应立即停药。

4) 芬戈莫德(Fingolimod,FTY—720):是一种新型的免疫抑制剂,从蝉幼虫(冬虫夏草)的子囊菌培养液中提取的抗生素成分 ISP—I 经化学修饰后合成的新型免疫抑制剂,化学名为 2—(4—正辛基苯乙基)—2—氨基丙二醇盐酸盐。Fingolimod 是鞘氨醇—1—磷酸(s1P)受体调节剂,在体内经磷酸化后与淋巴细胞表面的 s1P 受体结合,改变淋巴细胞的迁移,促使细胞进入淋巴组织,阻止其离开淋巴组织进入移植物,从而达到免疫抑制的效果。

Fingolimod(FTY720)Ⅱ期临床试验包含 281 例复发型 MS 患者,历时 2 年。试验组

FTY720 口服,每日 1 次,6 个月时相对于安慰剂对照组可以降低 MRI 上 80％的炎症病灶,至少能够减少 50％的年复发率(ARR)。之后 6 个月继续服用 FTY720 的患者炎症活动和复发率保持在较低的水平,同样的结果也出现在试验后期由服用安慰剂转服 FTY720 的患者中。目前随机双盲的临床Ⅲ期试验正在进行,对两种剂量(1.25mg 和 0.5mg)FTY720 的有效性和安全性进行评估。

5)特立氟胺(Teriflunomide):是嘧啶从头合成的一种抑制剂,具有抗炎和抗增生活性,是来氟米特的主要代谢产物。特立氟胺在一项为期 36 周的双盲研究中,入选 179 例 RRMS 患者,分别进入安慰剂组、7mg/d 治疗组或 14mg/d 治疗组,结果显示与安慰剂组相比,7mg/d 或 14mg/d 治疗组 MRI 病灶活动性均显著降低。目前正在进行更大规模的Ⅲ期临床研究。

6)其他可选择的药物

利妥昔单抗(rituximab):是基因工程产生的针对 B 淋巴细胞表面标志物 CD20+的嵌合型 McAb,它通过联合的细胞免疫与补体依赖性细胞毒效应促发凋亡,从而消减 B 细胞。B 细胞的消减影响抗体产生、细胞因子网络以及 B 细胞介导的抗原提呈和 T 细胞以及巨噬细胞激活,但具体的治疗 MS 机制尚不明确。在应用利妥昔单抗治疗 RRMSEI 期临床试验(HERMES 研究)中,104 例患者入组,69 例患者在第 1 天和第 15 天接受 Rituximab 1000mg,静脉注射,35 例患者接受安慰剂注射,共观察 48 周;结果显示安慰剂组 MRI 新增 Gd 增强病灶数量,以及复发患者比例明显增加,显示了利妥昔单抗的有效性。此外,尽管首次注射后治疗组出现不良反应的比例较高,但多为轻至中度反应,在第 2 次注射时与安慰剂组无差异。愈来愈多的 McAb 药物的证据提示淋巴细胞也涉及 MS 的发病机制,是对 T 细胞介导的自身免疫病的挑战。

免疫抑制剂:特别是硫唑嘌呤、环磷酰胺等被用于 MS 的治疗,但仍无足够的证据证实其有效性,加之该类药物潜在的严重不良反应如致畸、致癌等,不推荐在 RRMS 患者中应用,特别是年轻的患者。一项研究结果显示,硫唑嘌呤与 IFNβ－1a 联合应用较单纯应用 IFN－β 获得更好的临床疗效,因此硫唑嘌呤可以作为 RRMS 的升级治疗的备选药物。另外,超大剂量的环磷酰胺脉冲治疗对一些顽固性 MS 患者也显示了一定的疗效,但潜在的不良反应令人担忧。

他汀类(Statin):是羟甲基戊二酰－辅酶 A 还原酶(HMG－CoA)抑制剂,可降低血清胆固醇水平,广泛用于防治心脑血管疾病。近年来 HMG－CoA 还原酶抑制剂具有的免疫调节作用备受关注。已有多项研究结果表明,他汀类的免疫调节作用可能有益于 MS 的治疗。①体内和体外试验表明,他汀类可有效地减少 EAE 及其他 MS 动物模型的复发;②一项 30 例 RRMS 患者口服他汀类为期 6 个月的研究显示,治疗后 MRI 增强病灶明显减少;③一项随机对照研究显示,口服阿托伐他汀 40mg/d,治疗类风湿关节炎疗效显著。体内及体外研究也表明,阿托伐他汀较其他他汀药物能更有效地抑制 T 细胞活化,并减弱 MHC－Ⅱ类分子的抗原递呈作用。

一项 RRMS 的Ⅱ期开放性临床试验,口服高剂量阿托伐他汀(Atorvastatin),80mg/d,验证他汀类治疗的安全性、耐受性及临床疗效。此研究共筛选 80 例 RRMS 患者,其中 41 例入组,有 16 例患者同时接受 IFNβ 治疗。入组患者筛选 MRI 至少有 1 个增强病灶。研究共进行 12 个月,其中用药时间为 9 个月,研究主要终点指标是用药第 6 个月和第 9 个月时与基线(前 2 个月至当时的)MRI 上增强病灶数量的变化。结果表明大部分患者能耐受大剂量阿托伐他汀80mg口服治疗,不受合用IFNβ的影响。单独应用阿托伐他汀以及合并应用IFNβ均能确切地减少MRI增强病灶的数量和体积。免疫学研究发现,阿托伐他汀并不能抑制T细胞反应,但能上调IL-10的水平。这一研究表明,阿托伐他汀治疗RRMS的安全性和疗效,为进一步开展大规模的Ⅱ/Ⅲ期临床试验提供了依据。

2.慢性进展型多发性硬化的治疗　慢性进展型MS包括继发进展型MS(SPMS)和原发进展型MS(PPMS)。

(1)继发进展型MS(SPMS)的治疗:SPMS代表MS自然病程的后期阶段,患者多已出现不可逆性神经功能残疾的进展,在进展的背景上仍然可以叠加疾病发作。皮质类固醇已证明治疗SPMS患者无益。

1)IFNβ-1b(Betaferon/Betaseron):是唯一被FDA批准用于SPMS治疗的干扰素,在由RRMS向SPMS转变且仍经历复发的患者,IFNβ-1b可减少复发率和残疾;而在SPMS疾病进展不伴复发的患者IFNβ-1b可能无效。

2)免疫抑制剂:是进展型MS主要的治疗药物,米托蒽醌、硫唑嘌呤、环磷酰胺、氨甲蝶呤和环孢霉素A,以及IVIg等都有临床有效性的报道,但所有的药物都只能暂时(1～2年)降低疾病恶化的过程,并非长期持续改变疾病进展,加上不可预知的不良反应,也限制了药物的长期应用。MS最常用的免疫抑制剂包括米托蒽醌、环磷酰胺、硫唑嘌呤和甲氨蝶呤,可单独或与FDA批准的药物合用,有助于终止某些SPMS患者的病情进展。米托蒽醌作为二线药物,适用于应用IFNβ或考帕松治疗仍继续复发和疾病进展的SPMS患者。

(2)原发进展型MS(PPMS)的治疗:PPMS是MS的一个特殊类型,可能是原发性少突胶质细胞凋亡所致。目前对慢性进展型MS,特别是PPMS仍无理想的治疗选择。PPMS尚无FDA批准的治疗药物,应用IFN-β、考帕松和米托蒽醌的试验均未显示有效。PPMS治疗无效可能部分归咎于独立于急性或慢性炎症的轴索损伤。新近的研究应用Rituximab治疗PPMS的结果也没有显示对证实的疾病进展的显著影响,但对年轻患者的自然病程有改善的趋势。

最近的研究提示,进展性残疾是与轴索丧失有关,而不是与炎症或脱髓鞘病变有关。轴索丧失可发生于疾病早期,早期启动疾病-缓和治疗(disorder multify theraphy,DMT)特别重要,但需要采用新的疗法改进治疗机制。

此外,干细胞移植治疗也可作为进展型MS治疗的尝试。

3.症状治疗　MS患者可以出现各种各样的临床症状,影响患者躯体功能和社会功能。症状治疗是MS治疗中相当重要的环节,对改善患者的生活质量,增加特异性治疗的耐受性有重要意义。对症状治疗不仅是药物治疗,还包括物理治疗、心理治疗等。

(1)肌强直(痉挛):锥体系统损害在MS患者中相当常见,往往表现肌强直和痉挛。症状明显者可严重影响患者的运动功能。肌强直以药物治疗为主,常用药物包括巴氯芬、苯二氮草类和丹曲林等。巴氯芬是首选药物,通常自小剂量10mg/d开始,逐渐增加剂量,最大剂量可用到120mg/d,但个体差异较大。常见的不良反应是倦睡、疲乏和意识模糊等。

重症患者还可选择鞘内微泵应用巴氯芬,剂量要比口服剂量明显减少。严重的患者可考虑注射肉毒素A,可使局部痉挛的肌肉快速减轻症状,但易复发。也有报道四氢大麻碱(大麻素)可以抑制脊髓多突触反射,小剂量也可治疗肌强直。在药物治疗的同时可以辅以物理治疗,保持肢体功能位,进行适度的功能锻炼,防止肌肉费用性萎缩。药物治疗无效的重症患者可考虑神经阻滞或外科手术治疗。

(2)发作性综合征：MS患者可出现多种发作性症状.最常见的是痛性痉挛,也包括三叉神经痛,特别是双侧性三叉神经痛。痛性痉挛发作时间短暂,通常数秒钟,可连续发作,机制不明,认为是神经之间"短路"所致。卡马西平是首选治疗药物,卡马西平过敏或不能耐受的患者可选择拉莫三嗪、加巴喷汀、奥卡西平及苯妥英等药物。巴氯芬对痛性痉挛也有疗效。其他发作性症状如发作性无力、发作性感觉异常、发作性言语障碍和发作性眩晕等。

(3)疲乏：是MS患者最常见的症状之一,症状除了源于疾病本身还受社会、心理等诸多因素的影响。因此,疲乏的治疗应注意药物与心理治疗结合,建议患者采取平缓的生活方式,调整心态,劳逸结合,合理安排日常活动。疲乏的对症治疗常用匹莫林20mg,每日1次或金刚烷胺100mg,每日1～2次.但两药均不能长期服用。须注意,许多患者的疲乏症状是因潜在的抑郁症或焦虑症所致,心理治疗和应用抗抑郁药可有明显的疗效。

(4)疼痛综合征：30%以上的MS患者会出现不同形式和不同程度的疼痛。除了疾病本身可引起疼痛,多数患者疼痛源于其他因素,譬如长期肌肉强直、长期应用皮质类固醇和抑郁等,因此对症治疗宜因人而异。对肌强直疼痛可选择非固醇药配合肌松剂如替扎尼定[tizanidine(zanaflex)],长期应用皮质类固醇的患者须排除骨质疏松,可选择降钙素类药物。对于神经痛可以选择卡马西平、加巴喷汀等,对于抑郁症所致疼痛感可以选用选择性5-羟色胺再摄取抑制剂(SSRI),如氟西汀(fluoxetine)、西酞普兰(citalopram)等,三环类如阿米替林等也可应用。

(5)膀胱直肠功能障碍：是MS患者较常见也是最令人困扰的症状,严重的膀胱直肠功能障碍还可能引起其他并发症,如尿路感染、肠梗阻等。药物治疗仅是针对外周效应器官和组织,而对中枢性损害作用甚微。因此,在多数情况下药物治疗需要配合其他措施方能收到较好的效果。

轻度尿频、尿急症状可嘱患者定时饮水,规律排尿,并限制夜间饮水量,对夜尿患者可使用去氧加压素(desmopression)。尿急或尿频(痉挛性膀胱)患者可选用抗胆碱药,如溴丙胺太林(普鲁本辛)、奥昔布宁(oxybutynine)等,可使逼尿肌松弛,宜间断用药。抗胆碱药无效时可以选择三环类抗抑郁药如丙咪嗪等。对抑制性神经元膀胱患者可以选择胆碱能药,如甲酰甲胆碱、溴吡斯地明等。对明显的尿潴留和充溢性尿失禁患者,须留置导尿或膀胱造瘘,定期膀胱冲洗以防尿路感染。直肠功能障碍的治疗包括增加饮水量和补液量(3000～4000ml),改变饮食习惯,以高纤维素和粗粮为主,适当增加运动量,可使用缓泻药物,严重便秘可间断灌肠。

(6)抑郁：MS患者的抑郁发生率很高,有报道可达到70%左右,自杀率也较正常人群高约3倍。此外,抑郁还可引起许多躯体症状表现。SSRI及5-羟色胺去甲肾上腺素再摄取抑制剂(SNRI)能有效地控制抑郁症状及其导致的躯体化症状,常用的药物如舍曲林、西酞普兰、文拉法辛和度洛西汀等。

4.临床孤立综合征的治疗　CIS是指首次发生的单相性脱髓鞘事件,经常累及单侧视神经、脊髓、脑干,也可以累及大脑半球,病灶可以是1个或多个。在同一部位反复发作的脱髓鞘事件不能称为CIS。其急性发作期治疗包括：

(1)皮质类固醇(corticosteroid)：CIS急性发作期治疗与RRMS发作治疗类似,仍首选大剂量、短疗程IVMP。应用大剂量IVMP可能加速单发性视神经炎的视觉恢复,但对视觉功能的远期影响和是否可延缓进展为 MS 尚无定论。

急性视神经炎(optic neuritis,ON)患者需要尽早开始 IVMP 冲击治疗,推荐 1000mg/d,连续 3～5d。然而,应避免给予患者口服泼尼松治疗急性 ON,这不仅不能缓解症状,相反还可能增加新发的 ON 发作。

(2)疾病修饰剂(DMD):关于 CIS 患者是否立即开始 DMD 仍是争议的热点问题。有些学者认为,CIS 并非全部患者都会进展为确诊的 RRMS,有相当比例的患者在以后的随访中并无复发,且有相当一部分患者在以后的随访中可发现其他的能够解释临床症状的原因,譬如干燥综合征、神经白塞病等;加上经济方面的考虑,CIS 可考虑不立即开始 DMD 治疗。

然而,近年来的基础及临床研究,有愈来愈多的证据支持 CIS 患者需要早期开始 DMD 治疗,早期应用 IFN-β 可减少新病灶的积累,延缓进展至 MS,远期疗效尚不明确。早期 DMD 治疗依据包括:①早期治疗可防止轴索损害扩展,阻止表位扩散引起的炎症及免疫应答性级联反应。病理学研究显示,轴索损害可以发生在 MS 病变早期阶段,且与炎症反应相关,阻断炎症反应可以减少轴索病变的累积。此外,CNS 损伤造成多种系统性免疫的抗原成分释放,引起新的免疫攻击,免疫攻击不断扩展导致器官特异性自身免疫病的活动,称之为表位扩散(episodic spreading)。②CIS 患者虽然临床症状相对稳定,但常会有临床下(亚临床)的病变活动,连续的 MRI 检查可发现 CIS 患者中无症状性新发病灶的累积,这些可能是患者持续神经功能残疾进展的隐患。另外,早有研究显示,早期复发影响 CIS 患者神经功能残疾的进展。在首次发作 2 年内,如果复发次数超过 5 次,多数患者的自然病程在 10 年以下,而复发次数少于 1 次的患者,自然病程可达 40 年以上。因此,减少早期复发对整个病程进展非常重要。③许多关键的临床试验为 CIS 的早期治疗提供了证据。CHAMPS 试验中 383 例患者随机进入 avonex 治疗组(30μg,每周 1 次)和安慰剂组,观察 3 年,结果显示 avonex 治疗能显著延长至第 2 次发作的时间。3 年中安慰剂组 50% 的患者转化为 CDMS,而治疗组仅 35% 患者转化成 CDMS(P=0.002)。随后持续随访的 CHAMPIONS 试验显示,延迟治疗组患者 2 年内转化成 CDMS 的比例较及时治疗组显著增高。另一项 ETOMS 试验显示,Rebif 22μg 治疗组 2 年内转化为 CDMS 的比例为 34%,而安慰剂组为 45%(P=0.047),除此之外,进一步随访的结果显示早期治疗组能显著减少脑组织的萎缩。BENEFIT 试验同样表明,早期应用 Betaferon 可有效阻止 CIS 向 MS 转化,同时显著减少 MRI 病灶的活动。

根据目前我国的国情和患者管理的状况,我们对 CIS 的 DMD 治疗提出如下建议:①并非所有的 CIS 患者都要进行 DMD 治疗,但都需要进行密切的 MRI 随访,至少每 3 个月 1 次;②如果 MRI 显示病灶活动,应推荐患者早期 DMD 治疗;③早期治疗可以选择小剂量 IFNβ 治疗方案,也可以减少给药频率,如 Rebif 22μg,每周皮下注射,或用 avonex 30μg,每周皮下注射;④硫唑嘌呤对 ON 和复发性脊髓炎也可能有效。

(李建军)

第二节　视神经脊髓炎

视神经脊髓炎(neuromyelitis optica,NMO)也称为 Devic 病,是一种独特的 CNS 炎性脱髓鞘疾病。病变主要累及视神经和脊髓,引起严重的视力损害和肢体功能残疾,病程可以单相也可以反复发作,发作后多不能完全缓解,预后不佳。长期以来,NMO 被认为是 MS 的一个变异类型。近年来,越来越多的临床和基础研究的结果显示了 NMO 的独特性。

NMO 的确切发病率和患病率均不清楚,原因之一是以往缺乏统一的诊断标准,常常与 MS 混为一谈。在西方白种人中 NMO 占中枢神经系统脱髓鞘疾病的比例不足 1%。而在非白种人群,NMO 明显增多,如日本 NMO 占中枢神经系统脱髓鞘疾病的比例是 20%～30%,香港 36%,新加坡 48%,印度 10%～20%。NMO 平均发病年龄 39 岁左右,不同人种女性患病均明显多于男性。

一、病因病理

NMO 的病因及发病机制还不清楚。在 CNS 脱髓鞘疾病中,西方常见的 MS 患者以大脑、脑干病损为主,而东方常见的 NMO 患者以视神经和脊髓损害为主,这提示疾病的发生与遗传素质及种族差异有关。临床、病理学以及免疫学的特征提示 NMO 的发病可能不同于 MS,抗体和补体介导的免疫损伤可能是导致 NMO 发病的主要因素。

NMO—IgG 是针对水通道蛋白 4(aquaporin—4,AQP4)的抗体。AQP4 是位于星型胶质细胞质膜上的一种整合蛋白,集中分布于血脑屏障星型胶质细胞足突部位,在维持 CNS 内的水平衡过程中起重要作用,与水中毒或局灶脑缺血后脑水肿形成有关。Pittock 等发现部分 NMO 患者脑部 MRI 异常信号主要位于下丘脑,偶尔也会延伸至围绕第三、四脑室旁的脑组织,而这些部位也正是 AQP4 富含区域。NMO—IgG 对 NMO 诊断具有高度特异性,60%～90% 的 NMO 患者可以检出 NMO—IgG(检测体系不同,阳性率不同),而经典的 MS 不存在该抗体的表达。

近年来,围绕 NMO—IgG 和 AQP—4 对 NMO 的免疫病理机制展开了深入的研究,结果集中表现在以下几个方面。

1. NMO—IgG 的免疫病理学作用 越来越多的证据显示,NMO—IgG 抗体介导的自身免疫反应参与 NMO 的发病中,而不参与 MS 以及其他自身免疫病的发病。临床证据提示,血清 NMO—IgG 状况可以预示疾病的临床结果,其滴度水平也与疾病的活动性、疾病所处的阶段以及免疫治疗有关。另外针对 B 细胞以及体液免疫的治疗显示了较好的疗效。组织病理学研究也发现,在 NMO 病灶中 AQP4 完全消失,而 MS 病变中则保留完好,被动转移 AQP4 至 EAE 鼠动物模型,发现炎症病灶的星形胶质细胞丧失和 AQP4 的消减。

2. NMO—IgG 导致免疫损伤的机制 NMO—IgG 不仅仅是一种有效的诊断标志物,很多研究也揭示了其在 NMO 免疫发病机制中的作用。体内和体外的研究显示,NMO—IgG 损伤的靶点是 CNS 内富含 AQP4 区域的星形胶质细胞,主要通过补体依赖的细胞毒性作用造成星形胶质细胞的损伤。具体的损伤路径尚不明确,通常认为 NMO—IgG 与星形胶质细胞内的 AQP4 和兴奋性氨基酸转运体 2(excitatory amino acid transporter 2,EAAT2)形成的大分子复合体结合从而激活补体,进而破坏谷氨酸的稳态,导致细胞损伤,细胞损伤后造成血脑屏障的破坏出现组织水肿。

3. B 细胞以及体液免疫应答的调控与干预 组织病理学显示,与经典 MS 的病灶不同,NMO 病变中坏死更为突出,而且可以发现血管壁免疫球蛋白以及补体的沉积,并有较多的 B 细胞甚至浆细胞的浸润,这些都提示体液免疫的参与,而 NMO—IgG/AQP4 通路与 B 细胞和体液免疫之间的相关性,以及细胞因子的调控机制尚不明确。一些针对 B 细胞的单克隆抗体已经用于 NMO 的治疗,这也间接反映了 B 细胞在发病中的作用。

二、临床表现

NMO 好发于青年,男女均可发病,女性多见(男:女为 1:3~9)。往往呈急性或亚急性起病,病情进展迅速,可有缓解—复发。急性严重的横贯性脊髓炎和双侧同时或相继出现的球后视神经炎是本病特征性的临床表现,可在短时间内连续出现.导致截瘫和失明。除此之外,还有视神经和脊髓以外的症状和体征。

1.视觉症状 首发的视觉障碍常为眼球后疼痛,尤其在转动眼球时明显,随即出现视力减退、视觉模糊,严重者很快失明,双眼可同时发病,也可单眼发病,以后再累及另一侧视神经。检查时可见视野出现中心暗点或中心视野缺损,还可伴有周边视野缺损。眼底改变可表现为视神经炎或球后视神经炎,后期则出现视神经萎缩,对光反射减弱。眼外肌功能正常。

2.脊髓症状 以横贯性脊髓病变首发的患者通常表现为双下肢无力、麻木,由远端开始,数日内逐渐上升至胸段甚至颈段脊髓水平而出现双下肢截瘫或四肢瘫,以胸段受累多见。双下肢瘫痪可为完全性,也可为不完全性。急性期为脊髓休克症状,表现为双下肢软瘫,伴尿潴留,病变水平以下各种感觉缺失。至恢复期则瘫痪肢体的肌张力增高,腱反射亢进,出现病理反射等痉挛性瘫痪的体征。此外,不少患者可伴有痛性痉挛和 Lhermitte 征(屈颈时,自颈部出现一种异常针刺感沿脊柱向下放散至大腿或达足部)。病变水平以下也可伴有自主神经损害的症状,如少汗、皮肤划纹异常等。

3.视神经脊髓以外症状 除了典型的视神经和脊髓受累的症状之外,很多 NMO 患者还会出现胃肠道症状,包括反复恶心呕吐以及顽固性呃逆等;内分泌功能紊乱症状,如闭经、泌乳素增高并异常泌乳,个别甚至发生尿崩症,可有下丘脑功能障碍引起肥胖和贪食、嗜睡、低血钠和低体温等;脑病症状,如缄默、记忆力减退以及幻觉和精神症状等。这些非视神经和脊髓症状与部分 NMO 患者存在的脑内病灶相关。

多数 NMO 患者为单相病程,70%的病例数日内出现截瘫,约半数患者受累眼发生全盲。少数患者为复发型病程,其中约 1/3 发生截瘫,约 1/4 视力受累,临床事件间隔时间为数月至半年,以后的 3 年内可多次复发孤立的 ON 和脊髓炎。

单病程 NMO 和复发型 NMO 临床特征也存在一些差别。Wingerchuk 等报道,单病程 NMO 平均发病年龄 29 岁(1~54 岁),复发型 NMO 39 岁(6~72 岁)。复发型 NMO 女性比例更高,达 80%以上。首次临床事件发展成为双侧视神经炎和脊髓炎的平均时间,单相病程 NMO 是 5d(0~151d),复发型 NMO 是 166d(2~730d)。单相病程 NMO 临床事件表现更为严重,54%的患者受累眼睛经历过视力完全丧失,而复发型 NMO 中只有 28%,单相病程 NMO 中 70%的患者出现过截瘫,复发型 NMO 中仅有 31%。虽然单相病程 NMO 临床事件比复发型 NMO 严重,但绝大多数单相病程 NMO 以后不会复发,并长期保持稳定,没有累积损伤,疾病恢复和神经功能保持会更好,5 年生存率 90%,往往死于其他病因。复发型 NMO 的复发频率个体之间差异很大,有的数月内出现多次发作,也有的缓解期超过 10 年。55%的患者 1 年以内出现视神经炎或脊髓炎复发,3 年内增加至 78%,5 年内达 90%。虽然首次视神经炎和脊髓炎事件后功能恢复比单相病程 NMO 更好,但反复发作的累积效应使得复发型 NMO 的神经功能残疾反而更为严重。病程 5 年的患者,超过半数有单眼盲或需要辅助行走,5 年生存率 68%。严重颈脊髓炎导致呼吸衰竭在复发型 NMO 更常见,几乎 1/3 的患者会出现,也是此类患者死亡的主要原因。

三、实验室检查

1. 血清与脑脊液　大约85%的MS患者脑脊液中可检测到寡克隆带,而在NMO患者中出现率仅15%～35%。IgG合成指数NMO也同样明显低于MS。NMO急性期脑脊液白细胞数可超过$50/mm^3$,可有中性粒细胞,这种脑脊液改变在典型MS非常少见。NMO－IgG作为NMO特异性的生物学标志物,该抗体诊断NMO的敏感性达到50%～80%,特异性是85%～100%左右。

2. MRI　NMO脊髓炎急性发作脊髓MRI会出现明显异常。最显著的特征是大多数病灶超过3个椎体长度,呈长T_1和长T_2信号改变,增强可见斑片状强化,病变主要位于脊髓中央,受累节段可见脊髓肿胀。随着时间推移,脊髓肿胀和强化变为持续髓内T_2异常信号和(或)脊髓萎缩。而典型MS病灶一般不超过1～2个椎体长度,轴位上显示病灶局限,位于脊髓髓内偏外侧。NMO视神经炎急性发作时,头颅MRI可有受累视神经或视交叉肿胀和(或)强化(图1－2－4)。头颅MRI扫描可以发现60%左右的NM患者存在脑内病灶,病灶的分布和形态不同于经典的MS病灶,可以划分为两类:①沿脑室系统分布的病灶。脑室系统周围AQP4集中分布,针对AQP4局灶性的免疫炎症反应导致病灶的形成(图1－2－5);②片状分布的血管源性水肿病灶。病灶形成与丧失了AQP4对水稳态调节的功能有关,可以有云雾状增强。

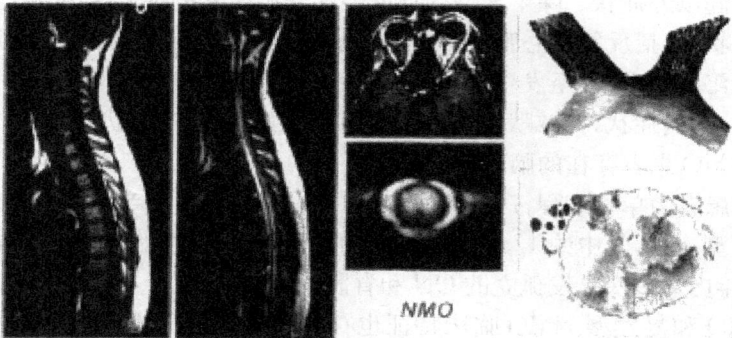

图1－2－4　视神经脊髓炎MRI及病理改变

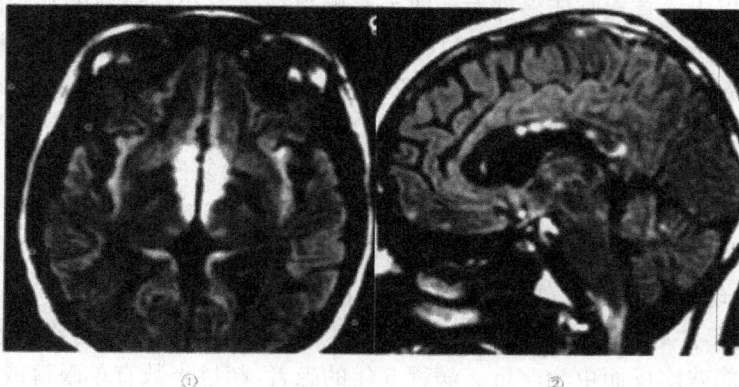

图1－2－5　视神经脊髓炎病灶的脑室旁分布
①丘脑病灶;②室旁及脑干病灶

3.视觉诱发电位　多出现 P_{100} 波形正常,时程明显延长。

四、诊断及鉴别诊断

1.诊断标准

(1)Wingerchuck(1999)诊断标准

1)必要条件:①视神经炎;②急性脊髓炎;③除视神经和脊髓外,无其他中枢神经系统受累的证据。

2)主要支持条件:①发作时头颅 MRI 阴性;②脊髓 MRI 异常延伸 3 个椎体节段以上;③脑脊液中白细胞数>50 个/mm³ 或者中性粒细胞数>5 个/mm³。

3)次要支持条件:①双侧视神经炎;②严重视神经炎伴有视敏度低于 20/200;③严重的,持续的一个以上的肢体肌力<2 级。

近来认为,NMO 也可以出现视神经和脊髓以外的其他中枢神经系统结构的累及,包括脑干、小脑、大脑半球等部位的病变,但不符合 MS 的 MRI 诊断标准。NMO－IgG 是视神经脊髓炎特异的免疫标记物,其特异性甚至高于脊髓内超过 3 个节段的异常信号。基于上述新的认识,2006 年出现了改版的 Wingerchuck NMO 诊断标准。

(2)改版的 Wingerchuck(2006)NMO 诊断标准

1)必要条件:①视神经炎;②急性脊髓炎。

2)支持条件:①脊髓 MRI 异常病灶延伸 3 个椎体节段以上;②头颅 MRI 不符合 MS 诊断标准;③血清 NMO－IgG 阳性。

具备全部必要条件和支持条件的 2 条,即可诊断 NMO。改版的 NMO 诊断标准删除了"除视神经和脊髓外,无其他中枢神经系统受累的证据"的必要条件,增加了 NMO－IgG 血清学检测阳性的支持条件。对相同 NMO 患者,老版诊断标准的敏感性为 85%,特异性仅为 48%;而新版诊断标准的敏感性为 94%,特异性为 96%。

(3)NMO 疾病谱(NMO spectrum disorders):由于 NMO－IgG 诊断 NMO 具有高度特异性,在有视神经和脊髓受累表现的 CNS 脱髓鞘疾病中诊断出 NMO 的敏感性是 99%,特异性 90%。Wingerchuck 等还提出了 NMO 疾病谱的概念,该疾病谱涵盖:①NMO(2006 年定义);②NMO 限定形式(limited forms of neuromyelitis optica):包括原发性单次发作或复发性纵向延伸性脊髓炎(脊髓 MRI 病灶长度≥3 个椎体)及复发性或双侧同时发生的视神经炎;③亚洲视神经脊髓型多发性硬化;④伴有系统性自身免疫性疾病的视神经炎或纵向延伸性脊髓炎;⑤伴有 NMO 特征性脑部病灶(下丘脑、胼胝体、脑室旁或脑干)的视神经炎或脊髓炎。

2.鉴别诊断

(1)多发性硬化:尽管"NMO 不再被看作是 MS 的亚型而是一个独立的疾病单元"的观点已经形成,但临床上 MS 与 NMO 的鉴别并非易事,需要综合考虑临床、影像学以及免疫学等指标,见表 1－2－8。

表 1－2－8　视神经脊髓炎与多发性硬化的鉴别

鉴别项目	NMO	MS
种族	亚洲人群多	高加索人群多
发病年龄	任何年龄,中位数 39 岁	儿童和 50 岁以上少见,中位数 29
性别	女性更多	女性多
病程	单相或缓解复发	缓解复发
病变分布	视神经和脊髓为主	中枢神经系统白质
发作严重程度	较严重	相对较轻
呼吸衰竭	30% 的患者,颈髓受累所致	少见
头颅 MRI	正常或脑室系统周围病灶或血管源性水肿病灶	病灶典型分布,位置多发
CSF 细胞	发作期细胞增加($>50/mm^3$),可以中性白细胞为主	很少超过 $25/mm^3$
CSF OB	20%～30%	>70%～80%
不可逆残疾	常与发作相关	与病程相关
共存的自身免疫性疾病	常见(30%～50%)	少见
病理特征	坏死性病变显著;中性粒细胞、嗜酸性细胞及浆细胞浸润;血管内皮增生和纤维素样变性;脊髓累及常超过 3 个椎体节段	无坏死性病变;不同时期的脱髓鞘斑块;浸润炎细胞以淋巴细胞为主

(2)特发性视神经炎和脊髓炎:特发性视神经炎和脊髓炎可以作为 NMO 和 MS 发病的表现,但大部分(80%～90%)患者并不转化成 NMO 或 MS,需要综合评估头颅和脊髓 MRI、CSF 白细胞、OB、IgG Index,NMO－IgG 以及随访复发的情况进行鉴别诊断。

(3)其他:如 Leber 视神经病、横贯性脊髓炎、亚急性坏死性脊髓病、亚急性联合变性、脊髓硬脊膜动静脉瘘、脊髓小脑性共济失调、遗传性痉挛性截瘫、脊髓肿瘤、脊髓血管病、热带痉挛性瘫痪、肝性脊髓病等,也应与 NMO 相鉴别。

五、治疗与预后

以往由于 NMO 被认为是 MS 的亚型,因此 NMO 的治疗以 MS 作为参照,然而近年来研究发现提示 NMO 与 MS 存在不同的免疫病理致病途径,因此越来越多的临床试验开始针对 NMO 患者以求寻找更为有效的治疗。

1. 急性期治疗

(1)糖皮质激素:采用大剂量甲泼尼龙冲击疗法能加速病情缓解,是首选的急性期治疗方法。而激素的具体用法用量,需要考虑疾病累及的部位、严重程度以及患者的机体状况来综合考量。由于视神经和脊髓的累及都会引起严重的后果(失明或瘫痪),笔者建议最初治疗需要采用大剂量的冲击治疗,具体应用的疗程也应该视疾病进展和治疗反应的情况而定,与典型 MS 发作的治疗相比,NMO 急性发作通常需要更长疗程的激素应用。部分 NMO,特别是伴发其他自身免疫性疾病的患者,对激素有一定依赖性,在减量过程中病情再次加重甚至复发,对激素依赖性患者,激素减量过程要慢,甚至需要长期的小剂量激素维持。

(2)血浆置换:NMO 患者对甲泼尼龙冲击疗法反应不佳时,可以考虑用血浆置换疗法,可能会有意外的疗效,特别是早期应用,在进行 2 次血浆置换后即有明显改善,进一步证实 NMO 体液免疫机制的重要性,去除血浆中抗体、免疫复合物及激活的补体,可能减少了中枢神经系统的炎性反应。有临床试验表明,用激素冲击治疗无效的 NMO 患者,用血浆置换治疗约 50％的患者仍有效,一般建议血浆置换治疗 3～5 个疗程,每个疗程用血浆 2～3L,多数血浆置换 1～2 次后见效。

(3)静脉注射大剂量免疫球蛋白:对甲泼尼龙冲击疗法反应差的患者,可选用 IVIg,从临床经验看,IVIg 治疗 NMO 较治疗 MS 效果好。免疫球蛋白用量是 0.4g/(kg·d),静脉滴注,一般连续用 5d 为 1 个疗程。

(4)激素联合其他免疫抑制剂:在激素冲击治疗收效不佳时,尤其合并其他自身免疫疾病的患者,可选择激素联合其他免疫抑制剂治疗方案。有报告系统性红斑狼疮合并 NMO 女性患者,在口服和静脉使用大剂量激素、免疫球蛋白和麦考酚脂治疗无效后,采用环磷酰胺治疗,终止了病情复发。

2. 缓解期治疗 缓解期治疗的目的为预防复发,对于急性发作后的 NMO、NMO 高危综合征及血清 NMO－IgG 阳性者应作早期预防治疗;对于孤立性横贯性脊髓炎合并 NMO－IgG 阳性的患者,高度预示有复发的可能,应预防治疗。与 MS 不同,干扰素 β 不能预防 NMO 复发。

(1)免疫抑制剂:硫唑嘌呤[2～3mg/(kg·d)]单用或联合口服强的松治疗 NMO,有效超过 18 个月,对于 NMO－IgG 血清阳性患者应长期应用免疫抑制剂,以防复发(B 级推荐)。其他免疫抑制剂还可选用来氟米特、环孢素、环磷酰胺、麦考酚吗乙酯、FK506 等。另有报道每月 1 次静脉滴注米托蒽醌($12mg/m^2$)6 个月,后每 3 个月 1 次再用 3 次,对预防 NMO 复发有效,对于反复发作的 NMO,其他方法治疗效果不佳者可选用(C 级推荐),但应监测米托蒽醌的心脏毒性。

(2)利妥昔单抗(rituximab):是一种针对 B 细胞表面 CD20 的单克隆抗体,国内常用于 B 细胞淋巴瘤的靶向治疗,该药对类风湿关节炎等免疫疾病同样有效。应用利妥昔单抗治疗 MS 和 NMO 的 Ⅱ 期临床试验结果显示 B 细胞消减治疗有显著疗效,现正进行Ⅲ期临床试验。利妥昔单抗静脉滴注 $375mg/m^2$,每周 1 次(B 级推荐)。有报道用利妥昔单抗治疗 25 例 NMO 患者,观察 19 个月,复发率显著降低($P<0.001$),80％的功能障碍有改善或病情稳定,2 例在随访中死亡。应用利妥昔单抗要注意预防感染。

(3)其他:部分 NMO 患者对糖皮质激素有一定依赖性,对于这部分患者激素减量要比 MS 慢,有报道小剂量强的松维持治疗能减少 NMO 复发,也有报道定期激素冲击,如每 3 个月冲击 1 次,能减少 NMO 复发,但尚无大样本多中心随机对照试验结果,目前尚无充分循证医学证据表明糖皮质激素能预防 NMO 复发。间断静脉滴注大剂量免疫球蛋白是否能预防 NMO 复发,仅有小样本报道有效,尚缺乏大样本随机对照研究。我国 NMO 患者较多,绝大多数为复发型 NMO,应进行多中心随机对照研究,以寻找预防 NMO 复发的有效方法。

3. 对症治疗

(1)疼痛及痛性痉挛:可用卡马西平、加巴喷丁、阿米替林、度洛西丁等。

(2)精神症状:可按精神疾病治疗,特别有严重抑郁者应预防自杀,并选择氟西汀、盐酸帕罗西汀等抗抑郁药物治疗。

(3)疲劳症状:鼓励活动,康复训练。药物可用金刚烷胺,每次 0.1g,每日 3 次。

(4)膀胱直肠功能障碍:配合药物的治疗,尿失禁可选用丙咪嗪、奥昔布宁、哌唑嗪等;尿潴留应导尿,便秘可用缓泻药,重者可灌肠。

（5）下肢痉挛：可用巴氯芬口服，重者可椎管内给药，也可用肉毒毒素 A。

六、预后

约 1/3 的视神经炎患者可完全恢复，多数病例包括视力显著减退及视乳头苍白者也可显著改善视力。色觉障碍是常见表现，可持续数个月，发病后 2 周内开始恢复。12%～50% 以上的视神经炎患者终将发生 MS 其他体征，视神经脊髓炎，儿童期初次发作的视神经炎演变为 MS 的危险性较低。NMO 临床表现较典型 MS 严重，MS 发作后常进入缓解期或慢性进展期，NMO 患者多因一连串发作而加剧。单相型病损重于复发型，但长期预后如视力、肌力、感觉功能均较复发型好。亚洲国家与西方国家的视神经炎临床特点不尽相同，视神经炎与 MS 及 NMO 的关系不十分明确，也缺乏视神经炎发展成 MS 或 NMO 的研究。对于脱髓鞘性视神经炎宜采用西方国家成熟的研究方法和 MRI 标准对我国视神经炎患者的临床特点、MRI、免疫学检查和 HIA 等特点与发展成 MS 或 NMO 可能的关系及其治疗方法、复发情况、视力预后等进行更深入的研究，观察尽早治疗的疗效和各种疗法的价值，以指导临床实践。

（郭秀凤）

第三节　急性播散性脑脊髓炎

急性播散性脑脊髓炎（ADEM）是一种少见的与免疫相关的 CNS 炎性脱髓鞘疾病，主要见于儿童和青少年，病程多为单相性，迄今已经被认识 200 余年。近年来也有复发性播散性脑脊髓炎（RDEM）或多相性播散性脑脊髓炎的报道（MDEM）。ADEM 通常继发于发热感染或疫苗接种后等，又称为感染后脑炎或疫苗接种后脑炎，也可以继发于皮疹，甚至蜜蜂蜇后。ADEM 被认为是 IIDD 的一种，同 MS、急性横贯性脊髓炎、NMO 以及 Balo 同心圆硬化，特别是急性 MS（Marburg 型）等临床特征存在交叉，导致鉴别诊断的困难，目前对 ADEM 还没有一个统一的定义和诊断标准。在国内诊断的散发性脑炎、急性脱髓鞘性脑炎或急性脱髓鞘白质脑炎、脑病等名称与 ADEM 代表的临床疾病类似。

一、流行病学

ADEM 全球均有报道，估计的年发病率是 0.8/10 万。儿童和青少年是最常累及的人群，而成人甚至老年患者也有报道，但发病率相当低。与 MS 相比，ADEM 的性别差异不明显。约 46% 至 77% 的患者在疾病发作之前有病毒或细菌感染，大多为非特异性上呼吸道感染。约 0～12% 的 ADEM 患者也继发于疫苗接种。有研究表明中、小学生免疫接种后 ADEM 的患者有增加趋势。尽管 ADEM 是一种比较罕见的疾病，但因为 ADEM 可能导致严重的神经功能残疾，而且近年来免疫接种范围的扩大，需要格外警惕 ADEM 的发生。与预防接种相关的 ADEM 最常见于麻疹、腮腺炎、狂犬病、风疹疫苗接种后，也有继发于脊髓灰质炎和欧洲的森林脑炎疫苗接种后的报道。

二、病因及发病机制

感染和自身免疫是导致 ADEM 的主要因素。两种动物模型酷似 ADEM 的临床和病理。首先，实验性自身免疫性脑脊髓炎（EAE）被广泛用于研究 ADEM 的发病机制。脑组织匀浆或髓鞘蛋白成分加弗氏完全佐剂免疫动物后,可以出现四肢瘫、体重下降、尿失禁等表现且病程单相,组织病理学上可以出现炎症、脱髓鞘病变,免疫动物的大脑和脊髓中检测到相应的抗体成分。其次,Theiler 小鼠脑脊髓炎,是 20 世纪 30 年代建立的动物模型,已被用于专门研究传染病和感染相关机制,可能有助于 ADEM 的发病机制的探讨。直接 Theiler 病毒感染可以导致易感小鼠品系大脑半球广泛脱髓鞘。疾病的启动是主要组织相容性复合体 1 决定的 CD8$^+$T 细胞对病毒抗原表位的反应,而炎症的保持则是主要组织相容性复合体 2 决定的 CD4$^+$T 细胞对髓鞘的反应。

病毒感染产生炎症的级联反应,以及分子模拟学说是导致 ADEM 发病主要免疫病理机制。

三、临床表现

大多数病例为儿童和青壮年,在感染或疫苗接种后 1~2 周急性起病,多为散发,无季节性,病情严重,有些病例病情凶险,疹病后脑脊髓炎常见于皮疹后 2~4d,患者常在疹斑正消退、症状改善时突然出现高热、痫性发作、昏睡和深昏迷等。根据疾病累及的部位、主要临床表现以及严重程度等,笔者推荐将 ADEM 划分为三型。

1. 类脑炎—脑病型　患者往往以弥漫性症状起病,首发症状为头痛、发热及意模糊,严重者迅速昏迷和去脑强直发作,可有痫性发作,脑膜受累出现头痛、呕吐和脑膜刺激征等。类似于脑炎或脑病的表现,但仔细的神经系统检查往往会发现一些局灶的神经系统体征。

2. 类 MS—NMO 型　患者往往以局灶性神经功能缺失症状起病,常见部分或完全性弛缓性截瘫或四肢瘫、传导束型或肢体感觉障碍、病理征和尿潴留等。可见单侧或双侧视力减退以及大脑半球、脑干或小脑受累的神经体征。多灶的症状和体征在短时间内(1~2 周)出现,部分患者存在认知减退、淡漠、意识水平下降等弥漫性症状,临床上与急性多发性硬化难以鉴别。

3. 暴发性　急性坏死性出血性脑脊髓炎又称为急性出血性白质脑炎(acute haemorragic leukoencephalopathy,AHL),认为是 ADEM 暴发型。起病急骤,病情凶险,病死率高。表现高热、意识模糊或昏迷进行性加深、烦躁不安、痫性发作、偏瘫或四肢瘫;CSF 压力增高、细胞数增多,EEG 弥漫慢活动,CT、MRI 见大脑、脑干和小脑白质不规则低密度区。

除了上述的临床类型之外,还有一些新的临床表型的报道,Dale 等报道了 10 例儿童链球菌感染后 ADEM 的患者,基底节累及是主要的临床特征,其中 50% 有肌张力障碍性的运动障碍,70% 的患者有行为紊乱,实验室检查发现抗基底节细胞的自身抗体。与风湿热和 Sydenham's 舞蹈病不同,这种类型的 ADEM 通常发生在急性咽炎、扁桃体炎后的 18d 内发生,80% 的患者 MRI 可以发现基底节病变。

传统的观点认为 ADEM 是单相性的疾病,然而一些病例队列研究提示 25%~33% 的 ADEM 患者存在复发。而在疾病初发病时无法预测哪些患者会反复发作。根据疾病复发的时间及影响复发的因素可以分成两种类型。

1. 多相性播散性脑脊髓炎　往往指疾病最初呈单相性的过程,在接受抗炎或免疫治疗过程中或停药后不久发生疾病病情的加重或出现新的症状和体征。MDEM 并非代表一次新的炎症事件,而是最初的炎症事件尚未平息而发生再燃现象。

2. 复发性播散性脑脊髓炎　是否存在 RDEM 的概念尚存在争议,ADEM 的复发是指一次新的疾病发作,往往存在空间的播散,时间上与前次发作间隔 1 个月以上,可以符合 MS 的诊断标准。因此,很多学者认为 RDEM 其实就是 MS,而最初诊断的 ADEM 实际上就是临床孤立综合征。

四、诊断和鉴别诊断

1. 诊断

(1)血和脑脊液检查:大多数患者最初出现非特异性症状,如头痛、发烧、嗜睡等,腰椎穿刺 CSF 检查通常用于排除急性的病毒、细菌或寄生虫脑膜脑炎。CSF 可能会出现非特异性淋巴细胞增多和清蛋白升高。寡克隆区带在儿童患者较低,约 12%,成人病例较高,约 45%(37.5%~58%)。

(2)MRI:应用最广泛的诊断工具 MRI。AI3EM 在脑 MRI 上表现为广泛的、多灶性的脑白质病变,范围通常>50%总体积,病灶常常累及双侧丘脑、基底节,以及灰白质交界区域(图 1-2-6)。目前还没有确定的 MRI 诊断标准,定期 MRI 随访有利于 ADEM 诊断以及与 MS 的鉴别,随访间隔至少 6 个月。如果 MRI 出现新的病灶,强烈提示 MS 的可能性。

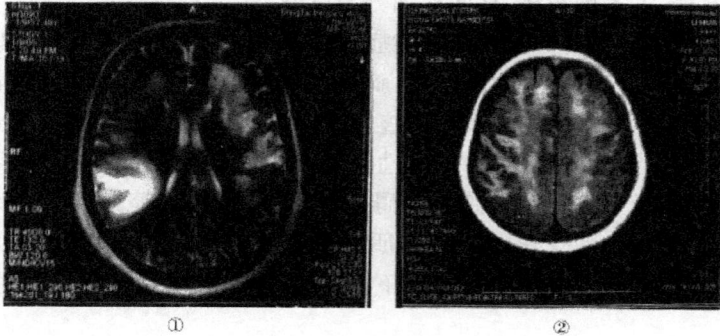

图 1-2-6　急性播散性脑脊髓炎 MRI 表现
①病灶块状或片状分布于灰白质间;②散在病灶分布于灰白质交界处

(3)脑活检:怀疑中枢神经系统恶性肿瘤的病例需要脑活检检查。ADEM 典型的病理特征:①血管周围巨噬细胞和 T 细胞的浸润,在非常早期的阶段,可观察到多形核粒细胞;②与 MS 相比,ADEM 脱髓鞘病变限于血管周围区域,往往没有融合的脱髓鞘斑块;③疾病晚期阶段,存在星形胶质细胞增生和胶质瘢痕的形成。

2. 鉴别诊断

(1)中枢神经系统感染:病毒、细菌或寄生虫感染引起的脑膜脑炎,通常不具有 ADEM 典型的 MRI 表现。可以通过特异性抗体检测、微生物培养技术,或直接通过 PCR 病原体检测来帮助诊断。单纯疱疹病毒性脑炎临床上与 ADEM 类似,患者出现发烧、头痛、意识改变等,需要进一步鉴别诊断,单纯疱疹病毒性脑炎 MRI 可见单侧或双侧颞叶信号改变往往混杂有出血,脑脊液细胞增多早期为中性粒细胞和单核细胞增多,典型的脑电图变化及高滴度疱疹病毒 IgM 抗体有助于单纯疱疹病毒性脑炎诊断。

(2)抗磷脂抗体综合征:患者的临床表现和影像学变化与 ADEM 类似。经常性动脉或静脉血栓形成、流产和特定的抗心磷脂抗体阳性以及出现多种自身抗体提示抗磷脂抗体综合征的诊断。

（3）血管炎：中枢神经系统原发性血管炎患者可以急性发作，出现头痛、意识改变以及多灶的神经系统损害表现，需要与 ADEM 鉴别。血管造影可能有助于鉴别，但阳性率不高，必要时需要做脑膜活检。风湿性疾病如系统性红斑狼疮继发的血管炎可能存在特异性血清抗体和多器官的累及，需要全面评估。

（4）中枢神经系统肿瘤：CNS 肿瘤与 ADEM 相比起病隐匿，一些临床特点包括认知改变、头痛、局灶性神经系统体征与 ADEM 类似。此外 MRI 可能类似于 ADEM，它可能会显示占位效应及灶周水肿的迹象。脑脊液细胞学、血清肿瘤标志物和放射诊断检查、脑活检可以确定诊断。副肿瘤综合征，也可以出现认知的变化、口齿不清、步态不稳以及其他临床症状和体征。副肿瘤综合征的免疫反应针对某些嗜神经癌抗原，这些抗原来源于非 CNS，包括卵巢癌、乳腺癌、小细胞肺癌和霍奇金病等。

（5）神经结节病：也应与 ADEM 鉴别。结节病通常是一种慢性疾病，常有复发—缓解临床表型。此外，有全身器官的累及。神经系统累及可以是 CNS，也可以是 PNS。化验检查血管紧张素转换酶、溶菌酶、血清 IL－2 受体及胸部 X 线摄片检查和支气管肺泡灌洗，可以帮助鉴别。

（6）人类免疫缺陷病毒相关脑病（HIV 脑病）：包括 HIV 脑炎及进行性多灶性白质脑病，也需考虑鉴别，但临床发展速度比 ADEM 慢。HIV 筛查可以帮助鉴别。

（7）MELAS（线粒体脑病，乳酸性酸中毒和卒中样发作性脑病）：会导致反复发作的偏头痛样的头痛、局灶性神经功能缺损、婴儿期有肝性脑病样的表现。影响儿童通常出现发育缺陷和耳聋。MRI 与 ADEM 相似。乳酸水平升高及线粒体 DNA 基因突变可以明确。

（8）肾上腺脑白质营养不良：是极长链脂肪酸氧化能力受损所致，5～10 岁儿童多见，临床上有行为紊乱、局灶性神经系统体征和癫痫发作。在 T_2W 上出现融合的、双侧的白质异常。血清中的长链脂肪酸检查可以明确诊断。

五、治疗与预后

静脉注射高剂量的皮质类固醇激素仍然是急性期的首选治疗。虽然目前尚没有临床对照研究的证据，但已经被广泛认可并应用。通常的剂量对 30kg 以下儿童应用甲泼尼龙按 10～30mg/(kg·d)，30kg 以上用 1000mg/d，静脉滴注连续 3～10d，然后根据病情逐渐减量。也可以用地塞米松 1mg/(kg·d)替代。皮质激素反应不佳的患者，通常选择血浆置换和免疫球蛋白静脉滴注，0.4/(kg·d)连续 5～7d，仍无反应可以考虑免疫抑制剂使用，如米托蒽醌或环磷酰胺等。

随着各种感染早期控制以及大剂量皮质激素的早期应用，ADEM 的发病率与死亡率已经显著降低。ADEM 长期预后与疾病发病的快慢，症状的严重程度和认知功能受损的情况相关，通常突发、重症的患者预后不佳。

（郭秀凤）

第四节　其他中枢神经系统炎性脱髓鞘疾病

在 CNS 特发性炎性脱髓鞘疾病（IIDD）的范畴内，除了典型的 MS、NMO 以及 ADEM 等临床类型之外，还存在着一些特殊类型或称为边缘型（boardline）脱髓鞘病。这些特殊类型具备 IIDD 基本的病理特征,而临床表现、病程特点以及影像学的特征则与典型的 MS、NMO 或 ADEM 不同,包括:肿瘤样脱髓鞘病、Balo 同心圆硬化、弥漫性硬化,甚至一些尚不能命名的脱髓鞘病,这些类型的疾病是否具有独特的免疫病理机制尚不明确。

一、肿瘤样脱髓鞘病

CNS 肿瘤样脱髓鞘病,又称为脱髓鞘假瘤,曾被认为是介于 MS 和 ADEM 之间的一类特殊的 CNS 脱髓鞘性疾病。与典型的 MS 相比,肿瘤样脱髓鞘病病灶较大,常常超过 2cm,病灶周围有明显的肿胀和占位效应,有环状甚至团块状的强化,影像学上常常误诊为脑肿瘤,特别是仅有单个病灶的情况下,多数患者需要脑活检才能明确诊断(图 1—2—7)。

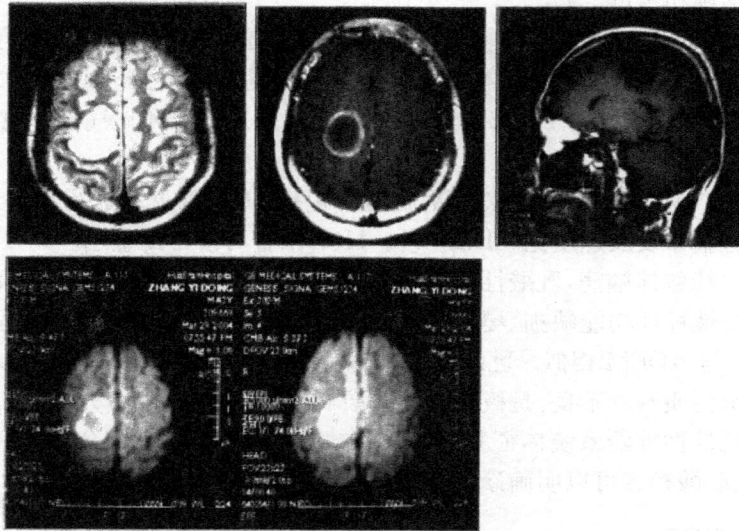

图 1—2—7　肿瘤样脱髓鞘病

Lucchinetti 等(Brain2008)分析了 168 例具有肿瘤特征的脱髓鞘病的临床、影像学和病理特征,结果显示该队列中:男女性别比为 1:1.2,平均发病年龄为 37 岁,从发病到病理活检平均时间 7.1 周。61% 的患者为首次发生神经系统表现,29% 的存在缓解复发的过程,4% 的为进展性。典型的临床表现包括运动缺陷、认知损害和感觉障碍,其他包括失语、失认、癫痫发作和视野缺损等不典型表现也可发生。随访中,70% 的患者发展为临床确诊的 MS,14% 的仍为孤立性的脱髓鞘综合征。MRI 上往往出现多个病灶,但往往存在 1~2 个大病灶,直径 2cm 以上,T_2W 上平均为 4cm,77% 的病灶有水肿,45% 的病灶产生占位效应。活检病理组织学上,肿瘤样脱髓鞘病具备 IIDD 的基本特征,即炎症、脱髓鞘和轴索损伤,然而尚没有更深入的免疫病理研究提示确切病因和发病机制。值得一提的是,活检也存在误判的情况,很多病例被误诊为胶质瘤或脑梗死,需要谨慎的排除。

二、同心圆硬化

同心圆硬化,又称 Balo 病,是 IIDD 的一个特殊类型。1906 年 Marburg 报道一例 30 岁男性,死前 1 个月出现剧烈头痛、呕吐、淡漠、嗜睡,尸检发现大脑白质多个脱髓鞘病灶,病灶分布不连续,呈板层样同心圆改变,当时描述为"轴周硬化性脑脊髓炎"。1928 年 Balo 报道一例 23 岁男性,与前 1 例有相似的临床过程,首次在病理上强调了病灶的同心圆特点,描述了在髓鞘崩解层间插有正常的白质层,即正常脑组织与脱髓鞘病变区呈年轮样交替排列,小静脉周围有淋巴细胞为主的炎细胞浸润,同时在髓鞘破坏后有胶质增生,故命名为"同心圆硬化"。

本病的病因及发病机制尚不明确,可能部分与 MS 存在交叉。病理学检查:大体上可以发现白质内呈同心圆样排列的条纹,类似树木的年轮或洋葱头样改变,病变大小不等,脑内不同区域由于受周围结构的影响,同心圆样的排列可以呈现不同的形状。显微镜下显示髓鞘脱失区与髓鞘保留区相间存在的病变,主要位于大脑的白质区域,而脑干、小脑、脊髓很少受累。脱髓鞘区可见髓鞘严重坏变、脱失和轴索破坏,新近研究还发现有少突胶质细胞逆行性死亡的表现。而髓鞘保存区髓鞘相对完好,事实上在电镜下髓鞘也可以发现病变的存在,轴索完好。某种意义上可以说同心层的构成是脱髓鞘较重的病变区与脱髓鞘较轻的病变区相隔而成。病变区内可见大量吞噬细胞,少突胶质细胞减少,小血管周围可见以淋巴细胞为主的炎细胞浸润。

Balo 同心圆硬化患者发病年龄一般在 20～50 岁,平均 30 岁左右,男性略多。急性或亚急性起病,半数患者有低热、乏力、头痛等前驱症状,1～3 周内症状达顶峰。首发症状多为性格和行为改变,交往困难,表现为情感淡漠,少语,有的有头痛.或伴低热、乏力等,也可以癫痫发作、步态障碍、吞咽困难为首发症状。国内报道的多以言语减少和头痛头晕乏力起病,以后才出现精神症状。本病可以出现各种各样的 CNS 症状和体征,主要以精神异常和人格及行为改变为主,表现为情感淡漠、缄默、反应迟钝、发呆、无故发笑,有的呈去皮质状态,多数有尿便失禁,可有锥体束受累,肌张力增高,共轭性斜视、重复语言或失语等。临床多误诊为病毒性脑炎。大部分病例病程较短,呈进行性进展或恶化,可死于合并支气管肺炎或脑疝。以往认为该病病程为急性、快速进展性致死性过程,近来报道多数患者为非致命性,患者于诊断后数年仍可存活。

血常规检查通常无异常,脑脊液压力及常规生化多数在正常范围。个别报道有脑脊液压力增高或蛋白增高。

MRI 急性期 T_2W 可见病灶中心类圆形高信号和周边较高信号构成似"煎鸡蛋"样的双重结构病灶;T_1W 应呈低和较低信号。而亚急性期(发病后约 1 个月):中央区 T_2W 高信号渐淡化,病灶内高低信号相互交叠,排列成层状,即同心圆病灶,Gd－DTPA 的增强效应也较急性期减弱。随着时间发展,Balo 病 MRI 异常病灶逐渐减小,并且不再强化。其特征性的同心圆表现持续时间不定,从 6.5 周至 1 年不等。立体定向脑组织活检可辅助诊断,除外其他情况。

Balo 病的诊断目前尚无统一标准。1994 年 Sekijima 提出 Balo 病必备条件是:急性发病的进行性发展的严重的大脑损害症状。但近年来,据国内外文献报道:Balo 病临床症状重笃程度并非为诊断关键,而 MRI 的典型改变是大脑白质可见急性期双重构造病变(fried egg－like)及亚急性期的同心圆层状改变,它们是诊断的重要指标。

临床上主要应与病毒性脑炎鉴别,病毒性脑炎多累及皮层灰质,常有癫痫发作,无影像上的同心圆样的改变,临床过程为单时相,病程短,抗病毒治疗有效。同时某些特定的病毒常累及特定的脑叶或脑组织,脑脊液病毒抗体测定有助于诊断。还应注意与脑胶质瘤进行鉴别,胶质瘤患者常有颅压高表现,而这在同心圆硬化患者较少见,胶质瘤病情进行亦较快,通过脑组织活检可资鉴别。

Balo病的治疗尚无统一的认识,急性期治疗仍然首选皮质类固醇激素,因为 Balo 病的病灶通常较大,而且有不同程度的水肿,因此激素应用的时间与 MS 控制急性发作相比往往需要延长,而且需要辅助应用脱水药物。亚急性和慢性期的患者可以选用 IVIG 和免疫抑制剂维持治疗。

三、弥漫性硬化

弥漫性硬化,也被称为"希尔德病"(Schilder disease)或弥散性硬化,以往被认为是 MS 的一种特殊亚型,很多教科书也应用"MS Schilder 型"的概念。最早由 Schilder 报道,但以后的病理检查发现,在报道的弥漫性硬化病例中有 1 例为肾上腺脑白质营养不良,1 例为浸润性淋巴瘤。这限制了对弥漫性硬化或 Schilder 病的病理本质认识,以至于出现概念混淆,多年来 Schilder 病和弥漫性硬化的术语被不加区别地用于多种情况。Poser 分析了 105 例最初定义为弥漫性硬化的患者,其中 33 例患者仅有位于中央半卵圆区的广泛脱髓鞘,这些患者多数是儿童,疾病呈亚急性进展。72 例除大脑白质有较大的病灶外,在其他的 CNS 部位也发现有孤立的髓鞘脱失斑,该组患者发病年龄和临床病程与 RRMS 相仿。由于病变本质不清,目前很多教科书已经不再应用弥漫性硬化或 Schilder 病的概念。

(郭秀凤)

第五节　髓鞘相关疾病

一、髓鞘发育不良性疾病

髓鞘发育不良性疾病,也称为脑白质营养不良,是一组主要累及白质的遗传性疾病。100多年前就有本病的记载,儿童和成人都有发病,患者常常有家族史,早期出现肌痉挛,疾病快速进展,往往导致严重的后果。临床常用的分类和命名主要根据病理形态学发现、染色特性以及疾病累及的器官和部位等,如"球形细胞脑白质营养不良"、"异染性脑白质营养不良"、"肾上腺脑白质营养不良"。而本类疾病的本质则是由于遗传缺陷导致生物化学异常,影响了髓鞘的形成,而以 MS 为代表的脱髓鞘疾病则是已经形成的髓鞘的破坏。随着 MRI 技术的进步,越来越多的患者被检出,脑白质营养不良并非罕见疾病.各种类型总发病率和患病率可能超过 MS。

(一)临床表现

1. 儿童发病的脑白质营养不良　婴儿期起病的患者往往病情严重,常常在进入儿童期之前夭折。儿童期患者,早期的生长发育大多正常,起病隐匿,无法确定具体的起病时间,随着年龄增长,髓鞘发育缺陷造成的功能障碍越来越显著,才出现临床症状和体征。人格改变和精细的认知功能下降是最早期的临床表现,往往先于运动系统功能障碍.随着疾病进展,出现神经系统局灶的症状和体征,包括:下肢痉挛、共济失调、吞咽障碍、enunciation difficulties、运动障碍、视神经萎缩以及癫痫发作等。尽管不同类型临床症状有明显的重叠,一些临床体征可以提示具体的临床类型,如肾上腺功能不全几乎均见于 X 连锁肾上腺脑白质营养不良的患者(Xlinkedadrenoleukodystrophy,X—ALD),合并周围神经损害多见于 Krabbe 病和异染性脑白质营养不良(MLD)，Megalencephaly 见于 Canavan 病和 Alexander 病。

儿童期出现神经系统退行性的改变，需要除外感染、中毒以及免疫相关的脱髓鞘疾病。详细询问患者的家族病史和全面的神经系统检查是诊断脑白质营养不良的基础。MRI 检查发现对称性、融合的白质病灶以及 MRS 波谱异常有助于具体临床类型的判断，而明确诊断需要基因和生化检查的支持。表1-2-9列举了儿童常见的脑白质营养不良以及需要鉴别的疾病。

表1-2-9　儿童常见的脑白质营养不良及鉴别诊断

儿童期发病的遗传性脑白质营养不良	鉴别诊断
儿童 X 连锁肾上腺脑白质营养不良	原发 CNS 炎症(ADEM,MS)
Vanishing white matter disease	原发 CNS 感染(脑炎)
低髓鞘化疾病	CNS 肿瘤(胶质瘤、淋巴瘤)
异染性脑白质营养不良	中毒性白质脑病(放射线、化疗、生物治疗)
球形细胞脑白质营养不良(Krabbe 病)	围产期损伤(缺血缺氧性脑病、脑室周围白质软化)
Canavan 病	
Alexander 病	
未分类的脑白质营养不良	

2. 成人发病的脑白质营养不良　成人发病的脑白质营养不良与儿童的表现大部分相似，都是由于广泛的 CNS 白质累及所致。典型的成人脑白质营养不良表现为进展型认知功能下降和神经心理障碍，常常伴有假性球麻痹或下肢痉挛性瘫痪。症状出现往往是隐匿性的，但也可以呈现亚急性甚至急性的过程。脑功能不全常表现为注意缺陷、遗忘、精神运动迟缓、执行缺陷、视空间能力减退、人格改变和情绪紊乱等皮层下痴呆的症状。皮层功能异常的表现，如失语、忽略或失用等不明显。创伤、感染或中毒可以诱发症状急性加重，这种情况常导致误诊，而患者有吸毒、精神分裂症或既往诊断为其他疾病(纤维肌痛症或 MS)等使诊断更为困难。随着疾病进展，患者进展为 abulia、痉挛、额叶释放症状、尿失禁、甚至累及皮层，晚期出现无动性缄默、昏呆、昏迷，最终死亡。像儿童一样，成人脑白质营养不良 MRI 也会出现对称、融合的白质病变，需要与其他疾病鉴别。表1-2-10列举了成人常见的脑白质营养不良以及需要鉴别的疾病。

表1-2-10　成人常见的脑白质营养不良及鉴别诊断

成人发病的遗传性脑白质营养不良	鉴别诊断
成人 X 连锁肾上腺脑白质营养不良	浸润性肿瘤(胶质瘤、大脑胶质瘤病、原发 CNS 淋巴瘤)
女性杂合子型肾上腺脑白质营养不良	中毒性白质脑病(放射线、化疗、有机溶剂、生物治疗、吸毒)
未分类的脑白质营养不良	代谢性白质脑病(窒息、CO 中毒、线粒体病)
Vanishing white matter disease/ovarioleukodystrophy	感染(脑炎、HIV 脑病、进行性多灶性白质脑病)
异染性脑白质营养不良	创伤(弥漫轴索伤)
Alexander 病	血管病(缺血性、炎症性、CADASIL)
伴有神经轴索卵圆体的脑白质营养不良	CNS 炎症(MS、ADEM、系统性疾病 CNS 累及)

(二)影像学特征

尽管 MRI 上出现对称、融合性的白质病变是多数脑白质营养不良的影像学表现，但不同类型疾病白质病变的范围、容易累及的结构等存在着各自的特征，如图 1－2－9 所示。Canavan 病表现为弥漫的皮质下累及，长 T_2 病灶常常扩展至内囊和外囊区域。Pelizaeus－Merzbacher 病常表现为髓鞘的缺乏，像新生儿的脑，而缺乏髓鞘病变的表现。X－ALD 和 GLD 的长 T_2 病变倾向于分布在顶－枕叶区域，而且 X－ALD 病变可以强化。GLD 病灶可以累及基底节和丘脑。

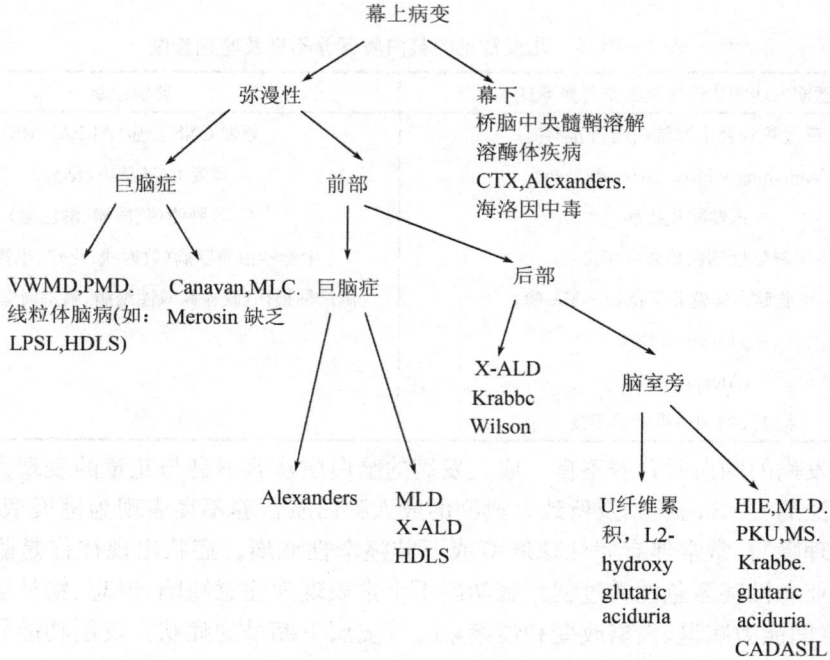

图 1－2－9　不同 MRI 分布特征对脑白质营养不良诊断的提示

二、常见脑白质营养不良症

(一)肾上腺脑白质营养不良

肾上腺脑白质营养不良(adrenoleukodystrophies，ALD)是一组病因不同的遗传性脂类代谢病，其生化本质是极长链脂肪酸(VLCFA)代谢紊乱导致血浆中 VLCFA 异常增高，病理上表现为 CNS 进行性脱髓鞘以及肾上腺皮质萎缩或发育不良，认为是细胞中过氧化物酶体有结构的或酶活性缺陷，故属于过氧化物酶体病(peroxisomal diseases)的范围。

根据遗传方式不同，ALD 可分两种类型。一种是常见的 X 连锁遗传(X－ALD)，另一种是常染色体隐性遗传，发生于新生儿，称为新生儿肾上腺脑白质营养不良(neonatal adrenoleukodystrophy，NALD)。

X－ALD 致病基因在 X 染色体上，位于 Xq28，是最常见的脑白质营养不良。本病起病的年龄不一，可见于儿童和成人；临床症状轻重不等，有的可能长期不出现症状。在儿童型和成人型之间还有介于两者之间的过渡类型。

儿童起病的 X－ALD 最为多见，典型的多在 4～10 岁间的男孩起病。早期症状隐匿，临床上难以确定，常常仅表现为轻度的人格异常以及性情改变，以后神经症状和肾上腺症状可同时出现，或相继出现，并可能单独存在。神经系症状可见多动、攻击性行为、智力低下、学习困难、记忆障碍、退缩等，运动障碍有步态不稳、痉挛性瘫痪。末梢神经受累不明显。此外，可见全身性或限局性癫痫发作，视、听障碍，视神经萎缩等。肾上腺皮质功能不全时，表现为轻重不等的皮肤和黏膜色素增加、变黑，以及失盐征。病程为进行性，多在 15 岁以内死亡。除此之外，X—ALD 还存在着变异类型。首先是 X 连锁肾上腺脊髓神经病（AMN），常常起病年龄较晚，也可以成人起病，主要表现为进展性脊髓病，有痉挛性截瘫、括约肌功能障碍。末梢神经受累时可出现下肢感觉异常。肾上腺皮质功能不全的症状较重，可出现于早期，并可有性腺功能减退，血中睾丸酮减低。晚期可有小脑性共济失调，精神行为异常，智力倒退等。第二是成人脑型 ALD（AC—ALD），可以隐匿起病也可以较快起病，大约 20％的 AMN 患者经历 5～10 年后转变为 AC—ALD，首先表现为神经心理的异常，继而出现痴呆、共济失调、癫痫，直到死亡。MRI 存在对称、融合的脑白质异常。第三是女性杂合子 ALD，一般无症状，但可能在 30 岁以后出现痉挛性轻瘫。

血浆和皮肤成纤维细胞中 VLCFA 增高，特别是 C26 脂肪酸增高，C26/C22 脂肪酸比值增加，可以帮助诊断 ALD。在发生肾上腺皮质功能不全的肾上腺危象时，血中皮质醇减低，在不发生危象时，需用 ACTH 刺激试验才能发现肾上腺储备减少。产前诊断可测羊水细胞中 VLCFA 含量。对于男性阿狄森病，即使未见神经系统症状，也应检测 VLCFA，以免漏诊本病。

NALD 是常染色体隐性遗传病，基因位点尚不明。患儿肝细胞过氧化物酶体的数目减少和体积减小。病理改变严重，脑白质广泛脱髓鞘，灰质亦有轻度变性。可见含脂类的巨噬细胞浸润。肾上腺皮质萎缩，胞质内有板层状包涵体。肝大，胆管发育不良。新生儿期首发症状为肌张力减低，惊厥，发育迟缓。有的有面容特征，如内疵赘皮、颜面中部发育不良、上睑下垂等。可有肝大。常见白内障、眼震、色素性视网膜病。多数病儿在 1 岁内可有某些发育进步，但以后发育倒退，出现进行性痉挛性瘫痪、震颤、共济失调、听觉和视觉障碍等。有的可见肾上腺功能不全的症状。多在 5 岁以内死亡。脑脊液常见蛋白增高。诊断靠生化检查。血浆和成纤维细胞的 VLCFA 水平增高，血中植烷酸增高，血中六氢吡啶羧酸增多，缩醛磷酸（plasmalogen）减少。本病产前诊断可测羊水细胞的 VLCFA。NALD 在临床上应与脑肝肾综合征（Zellweger 病）相鉴别，后者也是常染色体隐性遗传的过氧化物酶体病，但病情严重，颅面畸形更明显，神经系统发育不良，有肝硬化，肾有微小囊肿。多在一岁以内死亡。

肾上腺脑白质营养不良这一组疾病的治疗困难。发生肾上腺皮质功能不全时，可用激素替代疗法，给以类固醇激素，但此激素对于神经系统症状的进展并无影响。治疗 X—ALD 时，可限制 C26：0 脂肪酸的摄入，据认为可使 VLCFA 减少，但其临床效果尚需进一步证明。其他治疗，如用肉碱、安妥明、血浆透析、免疫抑制剂等皆无效果。骨髓移植尚处于实验阶段。

（二）异染性脑白质营养不良

异染性脑白质营养不良（metachrometic leukodystraphy，MLD）是一种神经鞘脂沉积病。1910 年首先报道，为常染色体隐性遗传。活产儿发生率约为 1/4 万。本病是由于染色体上 22q13.33 上的芳基硫酯酶 A（ARSA）基因缺乏，导致芳基硫酯酶 A 不足，不能催化硫脑苷酯水解而在体内沉积。病理上用甲苯胺蓝染色可见颗粒状的红黄色异染物质沉积在神经元、胶质细胞和巨噬细胞内，也散见于脑白质各处及末梢神经中。肝、肾组织也可见异染物沉积。临床上诊断 MLD 主要依据白细胞内 ARSA 活性测定，15％的正常人群由于编码基因的多态性而出现低活性的 ARSA，但缺乏临床症状。因此要正确地诊断还应该依据尿硫脑苷酯的检测以及 ARSA 基因分析的结果。

临床上根据起病年龄可以分为 3 个亚型:根据起病年龄可以区分为晚期婴儿型(1～2 岁起病)、少年型(4～15 岁起病)和成年型(16 岁以后起病),以晚期婴儿型最为常见。起病年龄不同,临床表现也存在差异,1～2 岁之间发病的婴儿最初发育正常,常常走路较晚,逐步出现运动减少、肌张力降低、维持姿势困难、不能独立站坐,甚至抬头困难。少年起病患者往往先出现步态蹒跚,继而出现共济失调、痉挛性四肢瘫痪、视神经萎缩以及周围神经病表现,最终多数患者进展到去皮层状态。成年起病患者大概占 20% 左右,最初多出现神经心理的症状,甚至被误诊为精神分裂症,运动症状以及进行性智能减退在临床过程中逐渐加重,少数患者也可以有周围神经病和肌病的表现,其他表现还有视神经萎缩和肌张力障碍等。

由于编码溶酶体芳基硫酸脂酶 A(arylsulfataseA,ASA)的基因 MLD 突变所引致,MLD 位于 22q13.33,其突变种类较多,大致可分为两组:Ⅰ型突变的患者不能产生具有活力的 ASA,其培养细胞中无 ASA 活性可测得;A 型突变患者则可合成少量具有活力的 ASA。患者的表型取决于其基因突变的种类:Ⅰ型突变的纯合子或具 2 个不同Ⅰ型突变者在临床上表现为晚期婴儿型;具有Ⅰ型和 A 型突变各一者为青、少年型;而 2 个突变均为 A 型时,则呈现为成年型。少数本病患者,特别是青少年型的发病不是由于 MLD 突变所致,其 ASA 活力正常,这是由于患者缺少一种溶酶体蛋白一硫酸脑苷脂激活因子(SAP1)所造成的。这类患者亦称为“激活因子缺乏性异染性脑白质营养不良”。

本病临床症状与 Krabbe 病没有什么区别,诊断十分困难,特别是成年型患者诊断更为困难。尿、血液白细胞中芳基硫酯酶 A 活性降低为诊断本病的依据,患者皮肤成纤维细胞培养芳基硫酯酶 A 活性降低更为敏感。周围神经活检、直肠黏膜活组织检查中发现异染色性类脂质颗粒可确诊本病。本病的确诊依据是 ASA 活力检测,但在少数有典型症状而 ASA 活力正常的患者,则应考虑激活因子缺乏性异染性脑白质营养不良的可能性。需与 Pick 病 Alzheimer 病等鉴别。

目前本病无有效疗法,仍以支持和对症治疗为主。基因疗法用腺病毒等载体将芳基硫酸酯酶 A 基因转染患者以延缓或终止病情发展;对神经系统已有广泛病变者尚无满意治疗方法。

曾有人应用牛脑提取的芳基硫脂酶 A1000 万 U 静脉或鞘内注射,虽然在治疗以后肝脏组织中酶的活性恢复正常,但脑内酶活性和脱髓鞘病变仍无任何改善。本病主要是对症治疗。用从人尿中提取的芳基硫酸酯酶 A 进行治疗,取得了一定的疗效。由于本病对小儿危害较大,死亡率高,且为遗传性疾病,所以应对有此家族史的下一代在母亲怀孕期就测羊水细胞内芳基硫酸酯酶 A 的活性,确诊后应终止妊娠。

(三)球形细胞脑白质营养不良

球形细胞脑白质营养不良(globoid cell leukodystrophy,GCL)又名 Krabbe 病,是常染色体隐性遗传病,其基本代谢缺陷是半乳糖脑苷脂一β一半乳糖苷酶的缺乏,致使半乳糖脑苷脂蓄积于脑内。该酶的基因位于第 12 号染色体。半乳糖脑苷脂是髓鞘的重要成分,由于酶的缺乏而髓鞘不能代谢更新,因而神经系统有广泛的脱髓鞘,脑白质出现大量含有沉积物的球形细胞。

本病的婴儿型较多见,3～6 个月起病,开始有肌张力减低,易激惹,发育迟缓,对声、光、触等刺激敏感。以后肌张力增高,腱反射亢进,有病理反射。末梢神经受累时,则腱反射减低或消失。智力很快减退，常有癫痫发作。视神经萎缩、眼震、不规则发热也是本病特点。有时有脑积水。肝、脾不大。病程进展较快，最后呈去大脑强直状态，对外界反应完全消失，常在2岁以内因感染或球麻痹而死亡。本病的晚发型多在2～5岁起病，主要表现为偏瘫、共济失调、视神经萎缩，以后出现痴呆、癫痫发作。多在3～8岁间死亡。

实验室检查：脑脊液蛋白增高。电泳可见清蛋白和 α_2 球蛋白增高，β_1 和 γ 球蛋白减低。晚发型脑脊液多为正常或只有轻度蛋白增多。神经影像学检查可见脑的对称性白质病变，晚期可见脑萎缩，脑室扩大。末梢神经传导速度在婴儿型均有明显延缓，在晚发型变化不著。

本病确诊是根据白细胞或皮肤成纤维细胞的酶活性测定。杂合子的酶活性在正常与患者之间。产前诊断已有可能。遗传咨询很重要。治疗无特异方法，主要是支持疗法和对症。溶酶体酶代替疗法和骨髓移植仍在动物实验阶段。

（四）Alexander 病

Alexander 病，又名巨脑型婴儿脑白质营养不良，是一种原因不明的罕见的 CNS 疾病，可能属于常染色体显性遗传。临床上婴幼儿常有巨脑畸形伴有进行性痉挛性瘫痪、认知和行为退化；少年患者常常表现为癫痫、巨脑畸形、发育迟滞以及痉挛；成年患者真性或假性球麻痹的症状显著，常常伴有痉挛。疾病呈进展型，多数婴儿在发病 10d 内死亡。晚发患者可以有较长的病程，典型的影像学表现是主要累及脑前部白质广泛的异常信号。

本病是由于胶质纤维酸性蛋白（GFAP）的基因突变所致，该基因编码星形胶质细胞内的中间丝蛋白。病理学特征是星形胶质细胞内出现大量的均质的嗜酸性的包涵体，称为 Rosenthal 纤维，散在分布在大脑皮质和白质，特别是软膜下、血管周围和室管膜下区。过表达 GFAP 的转基因鼠研究发现一些应激反应基因如 alpha—beta crystallin 以及 Nrf2 等上调可能加重 Rosenthal 纤维的产生。目前本病尚没有有效的治疗。

（五）海绵状脑白质营养不良

海绵状脑白质营养不良（spongioleukodystraphy），又称 Canavan 病，是一种罕见的常染色体隐性遗传的脑白质营养不良。通常表现为巨脑畸形、婴儿严重肌张力减低和发育迟缓。天冬氨酸酰基转移酶（ASPA）基因突变是 Canavan 病的主要致病原因，ASPA 基因位于 17p13，包含 6 个外显子，编码 313 个氨基酸的 ASPA 蛋白。目前认为 ASPA 基因突变可使 ASPA 活性下降或失活，NAA 水解为乙酸和天冬氨酸障碍，进而具有神经毒性物质 NAA 在脑内聚集，最终导致中枢神经系统功能障碍。病理检查主要特征是 CNS 白质内出现空泡形成，外观呈海绵状。目前本病尚缺乏特效治疗手段，只能对症处理，预后差。

（六）伴有卵圆体的遗传性弥漫性白质脑病

与上述的脑白质营养不良不同，伴有卵圆体的遗传性弥漫性白质脑病大多累及成年人，属于常染色体显性遗传。报道的起病年龄在 15～65 岁之间，以 20～50 岁最为多见。临床特征主要是进行性人格和行为异常、认知功能减退以及癫痫发作。病理检查可以发现大量的卵圆体形成。MRI 上可以出现不对称的白质异常信号。

（七）佩—梅病和佩梅样病

佩—梅病（Pelizaeus—Merzbaeher disease，PMD）是一种 X—连锁隐性遗传性脑白质营养不良性疾病。1885 年，Fredich Pelizaeus 最先报道了一家系。

PMD 的致病基因为蛋白脂蛋白 1（proteolipid protein 1，PLP1），位于 Xq22.2，全长约 17kb，含有 7 个外显子，编码 276 个氨基酸的 PLP1 蛋白及其剪切异构体 DM20，主要表达于

CNS 的少突胶质细胞。PLP1 蛋白约组成髓鞘蛋白的 50％，其功能主要包括维持并稳定髓鞘及髓鞘化的轴索，并对少突胶质细胞前体细胞的发育起重要作用。PLP1 基因突变类型多样，迄今国外已发现与 PMD 相关的 PLP1 基因突变大约有 115 种，包括重复突变、点突变、剪切位点突变及基因缺失突变等，其中以重复突变最为多见，占 PMD 患者总数的 50％～70％，位于编码区或者影响剪切位点的点突变，占 PMD 患者总数的 10％～25％。病理检查发现髓鞘缺失区和有髓鞘区交错，大体呈虎斑样外观，镜下可见嗜苏丹样物质沉积于半卵圆中心、脑干和小脑内；其特征性的病理改变为髓鞘合成障碍导致缺失，而这不同于其他的脑白质营养不良性疾病。另外髓鞘缺失的程度与临床表现的严重程度密切相关。

PMD 的临床主要表现为眼球震颤、肌张力低下、共济失调及进行性运动功能障碍等。按起病年龄与病情的严重性分为 3 型：先天型（connatal form）、中间型（transitfonal form）与经典型（classic form），以经典型最为多见。先天型患者于出生时或生后数周内即出现症状，表现为钟摆样眼震、肌张力低、喉鸣、吞咽困难，存在严重的运动发育落后，始终不能独走及获得有目的的上肢运动功能，语言表达严重受限。随病程进展肢体逐渐痉挛，多于婴儿或儿童期死亡，少数存活至 30 岁。经典型 PMD 常于生后数月发现眼震、肌张力低、共济失调及运动发育落后，随病程进展渐出现肢体痉挛，患儿常可获得上肢随意运动功能，可有语言发育，可伴锥体外系症状。10 岁前运动功能可缓慢进步，之后逐渐倒退，可存活至 30～70 岁。中间型临床表现介于先天型与经典型之间。

PMD 具有典型的头颅影像学特征，MRI 表现为弥漫性白质 T_2 及 Flair 像高信号，提示髓鞘化不良、白质容量减少，类似新生儿头颅 MRI 表现。

佩梅样病（Pelizaeus—Merzbaeher—like disease，PMLD）是一种常染色体隐性遗传病，但其临床表现和 PMD 相似，故得名，然而 PMLD 患者可伴有惊厥及周围神经系统的损伤。

其致病基因为缝隙连接蛋白 a12（gap junction protein a12，GJA12），2004 年由 Birgit 等人将此基因定位于 lq41，约 9.9kb，包括 2 个外显子，编码区位于第二外显子，基因编码产物为缝隙连接蛋白 47（connexin 46.6，Cx47）。PMLD 的发病机制迄今尚不清楚，有研究认为，在星形胶质细胞与星形胶质细胞之间的同型间通道蛋白 γ—A 被 Cx43/Cx43 和 Cx30/Cx30 异型通道所介导，伴随有 Cx26/Cx32 不确定的作用；而在异型通道间（星形胶质细胞/少突胶质细胞，A/O），由于受到空间的限制，由 Cx43/Cx47 和 Cx30/Cx32 介导，但在少突胶质细胞 Cx43/Cx47 多于 Cx30/Cx32 通道。免疫染色切片证实 Cx47 在少突胶质细胞的表达靠近细胞边缘，并且 GJA12/Cx47 的错义突变导致 Cx47 功能的缺失，因此认为 GJA12 的突变，可能导致 Cx47 表达的变化，进而干扰星形胶质细胞与少突胶质细胞间的偶联，从而表现出一系列临床症状和体征。

三、Marchiafava—Bignami 病

1903 年，意大利病理学家 Marchiafava 和 Bignami 描述了 3 例酗酒男性患者出现惊厥和昏迷后死亡。患者胼胝体的中间 2/3 发生严重坏死。多年来，文献中已有数百例类似的报道，大多患者有酗酒史，但也有非酗酒的患者报道。至今还未完全阐明。由于本病多发生在慢性嗜酒者，而且常和 Wernicke 脑病同时共存，因此被推测可能是一种营养缺乏病。

（一）病理

本病的病理改变具有明显的特异性，病变主要集中在胼胝体中部。肉眼观察可见有淡红

色或灰黄色的软化塌陷区。矢状切面上见胼胝体前部的中线附近损害最明显,在压部则外侧受损严重而中线部很轻。慢性严重的病例呈中央区的黄色裂纹或空腔,周围的组织变薄塌陷。显微镜下见胼胝体中有界限清楚的脱髓鞘区域,而轴索相对地完整,仅有大量脂肪和巨噬细胞而无任何炎症现象。有的病例在前或后联合的中央部和桥臂等处也有类似的病变。通常这些脱髓鞘区的周边有一圈完整的白质纤维,在大脑半球,从半卵圆中心到各脑回的白质纤维、小脑上脚,甚至脊髓后索的薄束等也都曾发现对称性的脱髓鞘病变。从病理性质来看,几乎是和脑桥中央型髓鞘溶解症,以及营养不良性视交叉的病理变化十分相似,只不过受犯部位不同而已。

(二)临床表现

本病多发生在中、老年男性,有长期嗜酒的癖好。临床症状表现和严重程度存在很大变异。可以急性、亚急性或慢性起病。常见的表现有:①意识改变、昏睡或昏迷,可以没有其他肯定的神经系统体征;②慢性酒精中毒或戒断样的症状,如震颤、惊厥、幻觉、谵妄等,在症状减轻以后也可没有固定可靠的体征;③进行性痴呆、步态障碍和痉挛,症状可持续多年;④精神症状,有表情淡漠、有侵犯行为、道德观念错乱或出现性猥亵等行为;⑤其他可以出现构音不全、动作迟慢不稳、尿失禁、偏瘫、失语或失用症,出现双侧额叶损害时可表现出思维和动作迟钝、主动能力缺少、明显的抓握反射和吸吮反射、步态缓慢或慌张、宽基步态或有对抗性的肌张力变化等。

(三)实验室检查

1.初步实验室检查　应包括血常规、肝肾功能、血糖、电解质、心肌酶及标志物、血氨以及毒物筛查等。

2.影像学检查　初步的CT扫描主要用于排除颅内占位和脑血管病。MRI是目前最敏感的诊断工具,由于水肿和髓鞘损伤,急性期快速自旋回波 T_2W 常显示胼胝体高信号的病变,随着时间的推移,T_2W 的高信号有所扩展,T_1W 亦可出现囊性变的表现。虽然胼胝体病变是疾病的标志,也存在除了胼胝体外白质的片状病灶乃至皮质的损害。一般情况下,皮质损伤是在额叶外侧和颞叶,主要集中在第三(有时在第四)皮质层。在这些区域,退化的神经元被神经胶质细胞取代,莫雷尔形容此为皮质层硬化,随后,还被称为羊肚菌皮质层硬化(图1—2—10)。

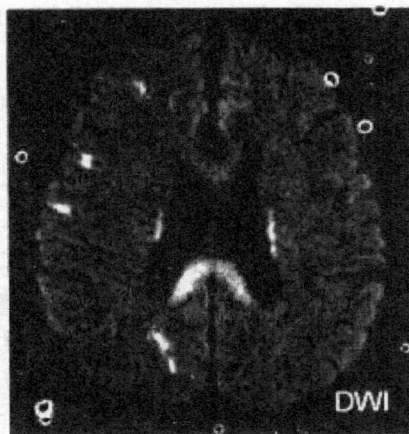

图1—2—10　Marchiafava—Bignani病 MRI 表现

3.其他检查 脑电图经常用于评估癫痫发作和意识障碍的水平。神经心理测试,可以用来初步探查大脑的右侧和左侧之间的信息传输的困难,以及可能损害的功能区。脑活检,由于取材限制,并不能反映病变的全貌,但对于鉴别诊断有直接的意义。

(四)诊断和鉴别诊断

目前尚无确定的诊断标准。以往在生前获得确诊的为数极少,多在尸体检查时才发现。通常在遇到慢性酗酒的中、老年人,表现有双侧额叶损害症状、疑似肿瘤或老年性痴呆者,而又有反复缓解的病程时,应该想到有胼胝体变性的可能性。当前,应用 CT 扫描或 MRI 影像技术的检查,有可能在疾病的早期得到正确诊断。需要仔细鉴别以下疾病:①阿尔茨海默病;②阿尔茨海默病伴唐氏综合征;③失语症;④共济失调与确定的遗传和生化缺陷;⑤中央脑桥髓鞘溶解;⑥复杂部分性发作;⑦皮质基底神经节变性;⑧额叶和颞叶痴呆;⑨单纯疱疹病毒性脑炎;⑩多发性硬化症;⑪副肿瘤性脑脊髓炎;⑫匹克病等。

(五)治疗与预后

MBD 治疗方法类似于韦尼克柯萨可夫综合征,或酒精中毒的治疗。最常用的治疗是补充维生素 B_1 和其他 B 族维生素(特别是维生素 B_{12})和叶酸。有报告显示硫胺素、维生素 B_{12}、叶酸和金刚烷胺治疗可以改善患者症状。高剂量的皮质类固醇也可暂时改善患者临床症状以及 MRI 病灶。

目前尚没有系统评估患者的预后,CT 和 MRI 的发现使得很多患者被早期发现,并早期干预,因此预后状况明显改善。生存的患者应接受康复训练和营养咨询。

四、脑桥中央髓鞘溶解症

脑桥中央髓鞘溶解症(central pontine myelinolysis,CPM)是临床罕见的与代谢紊乱相关的脱髓鞘疾病。由 Adams 在 1958 年首次提出在慢性酒精中毒或营养不良的患者,出现痉挛性四肢瘫痪、假性延髓性麻痹,并出现昏迷而且很快死亡。病理检查的主要发现是脑桥基底部大面积对称性脱髓鞘病变,髓鞘脱失明显,但并不存在炎症反应,考虑这种脱髓鞘病变是与代谢紊乱相关,而非炎性脱髓鞘。另外,长期性低钠血症的患者,当血钠纠正过快,也可以出现 CPM 表现。随着影像学的进步,很多 CPM 患者可以获得生前诊断。

(一)病理

CPM 最显著的病理改变,就是在脑干水平切面可见脑桥基底部中央呈灰色,呈细颗粒状的病灶。病灶可从直径数毫米大小到占据几乎整个脑桥基底部,但在病灶与脑桥表面脑桥之间总有一圈正常髓鞘存在。病灶从背部可至内侧丘系,非常严重时可延至其他被盖部结构。极少见的情况下病灶可扩展至中脑,但从未牵涉到延髓,在脑桥有严重病变的病例中,有时可在丘脑、下丘脑、纹状体、内囊、深层脑皮质及相近的脑白质发现与脑桥病变相似,对称分布的脱髓鞘区,称之为脑桥外髓鞘溶解(extrapontine myelinolysis),显微镜下病灶最基本的特点是受累区髓鞘的全部破坏与相对完好的轴突及桥核神经细胞,病变总是从脑桥中心开始且病变最严重的部位也是此处,有时发展成明显的组织坏死,在脱髓鞘区可见反应性吞噬细胞与神经胶质细胞,但无少突神经胶质细胞,引人注目的是病灶无其他炎性反应存在。目前对此病的共识是:一些脑局部区域,特别是脑桥基底部,对某些代谢失调的特殊易感性造成了脑桥中央脱髓鞘症。这种代谢失调既可能是迅速或过度纠正的低钠血症,也可能是严重高渗血症。

目前临床对 CPM 病因和发生机制的看法不一致,普遍认为 CPM 是由某些严重疾病所致。Dieterle 等总结 1985 年以前报道的 315 例 CPM,前 2 位病因为慢性酒精中毒(41.0%)和电解质紊乱,尤其是低钠血症(32.0%)。回顾性分析国内 1999—2005 年报道的 72 例 CPM,首位病因是各种原因导致水电解质平衡紊乱(特别是低钠血症)及快速纠正史 39 例(54.0%),其次是酒精中毒(26.3%),其他病因包括垂体危象、放疗后、糖尿病、白血病、垂体瘤术后,另外肝移植术后、产后出血伴垂体功能不全、席汉综合征伴低钾、血液透析后等均有个案报道。

（二）临床表现

本病为散发,任何年龄均可发生,女性患者更多,儿童病例也不少见。患者往往存在酗酒、肝脏疾病、营养不良、低钠血症、器官移植以及一些慢性消耗性疾病的病史。

主要的临床表现往往在原发病的基础上发生,并为之掩盖,因此往往容易漏诊。需要关注以下表现:①肢体运动症状:急性出现的四肢迟缓性瘫痪逐渐发展为痉挛性瘫痪;②假性球麻痹症状:咀嚼、吞咽和构音障碍;③眼球运动障碍和眼球震颤:主要是水平凝视麻痹,如出现垂直凝视麻痹提示病变累及中脑;④闭锁综合征:患者保持警觉性,仅能以垂直眼球活动表达是非;⑤意识改变、睡眠节律的改变、癫痫发作等提示存在脑桥外髓鞘溶解。

（三）诊断与鉴别

MRI 是临床确诊 CPM 首选检查方法(图 1-2-11),主要表现为脑桥基底部对称性 T_1W 为低信号,T_2W 为高信号病灶。弥散加权像(DWI)对早期脱髓鞘病变更为敏感,这是由于原发病往往是水、电解质紊乱导致细胞渗透性损伤的过程,而 DWI 对水的变化非常敏感。临床症状和 MRI 上出现的病灶并不同步,往往有 1～2 周的时间差。故对怀疑 CPM 的患者应于临床症状出现 10～14d 后复查头颅 MRI,以免漏诊。在临床症状出现 1 周内脑 MRI 可显示异常信号,发病 2～3 周异常信号达到高峰。不同于脑桥肿瘤、梗死及其他脱髓鞘疾病,CPM 无明显占位效应,对比增强多不明显,而脑桥肿瘤有占位效应;CPM 病灶对称性而不符合血管走行与分布。治疗后复查脑 MRI 病灶缩小,也可完全恢复,说明脱髓鞘病变存在可逆性。

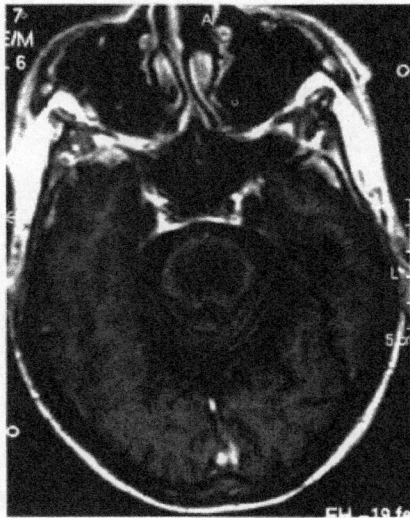

图 1-2-11　脑桥中央髓鞘溶解症 MRI 表现

（四）治疗与预后

由于 CPM 和低血钠症关系密切，正确处理低钠血症可减少 CPM 的发生。低钠血症的最佳治疗方案目前尚未确定，以下治疗方案已得到临床公认：①治疗应以神经系统症状为依据，而不是以血钠的绝对值为依据；②无症状且神经系统未受累的患者，无论血钠值多少，均不应输注高渗钠溶液。文献报道，纠正血钠速度每天不应 $\geqslant$ 8mmol/L。临床实践证明，低钠血症的处理应个体化，必须考虑其严重程度、病因和发生低钠的时间。除常规治疗外，可能有效的治疗包括促甲状腺素释放激素的使用、血浆置换、单用糖皮质激素或联合血浆置换及静脉应用免疫球蛋白等。

（郭秀凤）

第三章　周围神经疾病

第一节　概述

一、解剖与生理

每个脊髓节段分出一对神经根，即前根和后根，前、后根在椎管内行至相应的椎孔间，并在该孔附近汇合，构成脊神经。脊神经共 31 对，其中颈神经 8 对，胸神经 12 对，腰神经 5 对，骶神经 5 对，尾神经 1 对。在邻近椎间孔处的后根上，有一椭圆形膨大的脊神经节，系由感觉神经元(假单极细胞)的胞体集聚而成。感觉神经元的中枢突构成后根，其周围突则加入脊神经，故后根内含感觉纤维，接受来自各种特异性的感受器的感觉。前根内主要为运动纤维，是脊髓前角运动神经元所发出的躯体运动纤维，终止于肌原纤维浆膜凹陷皱折处的运动终板。在 $T_1 \sim L_3$ 的脊神经前根内还有来自脊髓侧角运动神经元支配内脏运动的交感纤维，而在 S_2 $\sim S_4$ 脊神经前根内有支配内脏运动的副交感纤维。

脊神经的前根和后根的根丝纤维从离脊髓表面起到组成脊神经为止的中间部分的长短及方向，在脊髓的不同节段，皆不一样。在颈部此段较短而方向近于水平，越到下部越长而方向亦越倾斜，因此腰、骶、尾神经的前、后根丝几乎垂直地在椎管内下降，构成马尾。

31 对脊神经与椎间孔的关系，除第 8 颈神经外，颈神经皆在同节段的颈椎上缘的椎间孔出椎管；胸和腰神经在同节段椎管下缘的椎间孔出椎管；$S_1 \sim S_4$ 神经的前支及后支分别由同节段的骶前孔及骶后孔穿出，S_5 神经及尾神经则皆由骶裂孔穿出。

在椎间孔内，脊神轻的前方是椎间盘和椎体，后方是关节突、关节和黄韧带。

脊神经是混合神经，包括四种纤维成分：①躯体运动(传出)纤维，支配骨骼肌；②躯体感觉(传入)纤维，分布于皮肤、横纹肌、肌腱和关节等；③内脏运动(传出)纤维支配平滑肌、心肌和腺体；④内脏感觉(传入)纤维分布于内脏、心血管和腺体。

脊神经离椎管后分为前支、后支。前支粗大，分布于躯干前部、四肢和会阴的皮肤、关节、韧带和肌肉。前支中除 $T_2 \sim T_{11}$ 神经外，均上、下吻合，构成颈丛、臂丛、腰丛和骶丛。在前支的起始处附近有灰、白交通支和交感神经节相连接(图 1-3-1)。

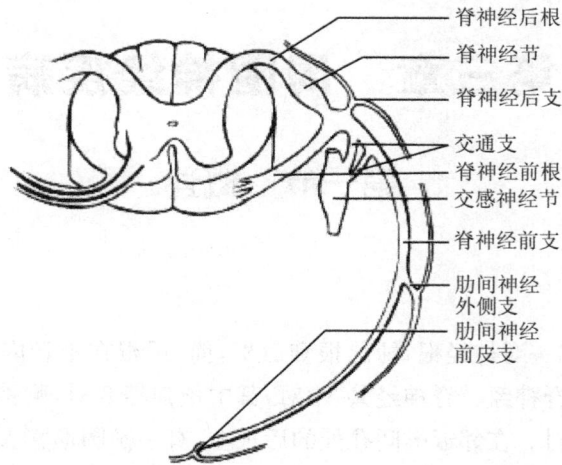

脊神经后根
脊神经节
脊神经后支
交通支
脊神经前根
交感神经节
脊神经前支
肋间神经
外侧支
肋间神经
前皮支

图 1—3—1 脊神经的组成和分支

后支一般比前支细而短,主要按节段分布于背部的皮肤、筋膜、韧带和肌肉。C_1 神经的后支名枕下神经,分布于枕下各肌,C_2 神经后支的内侧支为枕大神经,分布于枕部的皮肤。$L_1 \sim L_3$ 及 $S_1 \sim S_3$ 后支的外侧支分别分布于臀上部和臀下部的皮肤,即为臀上皮神经和臀中皮神经。和尾神经的后支,分布于尾骨周围的皮肤。

每一对脊神经分布于其相应体节和衍发的结构,称为脊神经的节段性分布。头枕部和后颈部由 $C_2 \sim C_3$,上肢由 $C_4 \sim T_1$,胸、腹由 $T_2 \sim L_1$,下肢由 $L_2 \sim S_3$,臀周由 $S_4 \sim S_5$ 神经分布。在胸部,每个皮节形成一个基本上与肋间隙相一致的环节,在腹部这些环节逐渐向下内斜行,在四肢则环带不明显。

神经纤维由位于中央的轴突,及其外周的细胞鞘膜(髓鞘和神经膜)所构成。轴突外有髓鞘和神经膜包裹者即称为有髓鞘神经纤维,仅有神经膜而无髓鞘的则称为无髓鞘神经纤维。

有髓鞘神经纤维的髓鞘,每隔 0.2~1mm 距离有中断,形成朗飞(Ranvier)结,在两结之间为结间体,每段结间体的细胞鞘膜成自一个神经膜细胞(施万细胞)。结间体的长短不一,结间距离与纤维的直径成正比;纤维的直径与它的长度比例均为 1:100。髓鞘主要含磷脂,呈白色,周围神经的鞘膜成自施万细胞。轴突开始先沉入施万细胞,为施万细胞膜所形成的双层系膜所悬挂,由于施万细胞的旋转,其细胞膜相互贴合形成了围绕轴突的同心圆板层,即髓鞘。留在外面的施万细胞核和胞质就是上述的神经膜。

一个施万细胞仅形成一段结间体的鞘膜,在朗飞结处是两个邻接的施万细胞之间的空档,在此窄隙的轴突是裸露的,仅被基膜覆盖。

无髓鞘纤维是一个施万细胞包裹数条轴突,每条轴突各有系膜,但不发生旋转,故不产生髓鞘,亦无朗飞结。

周围神经干由许多神经束集合而成,神经干外有结缔组织膜称为神经外膜—各神经束外的结缔组织膜称为神经束膜。神经束内含有许多神经纤维,神经束膜进入束内分布于神经纤维之间,成为神经内膜(图 1—3—2)。

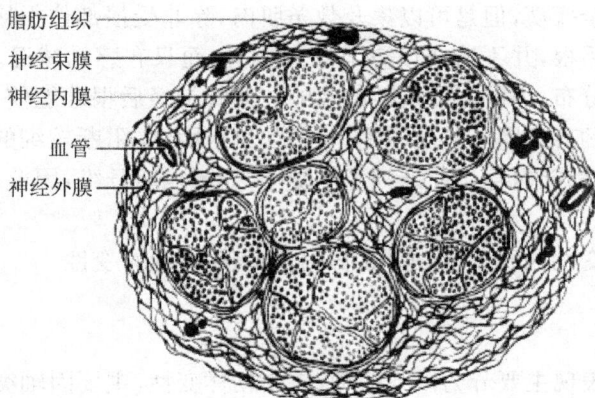

图 1-3-2 脊神经纤维及其包膜

周围神经的血液供应来自局部动脉。吻合动脉位于神经外膜,由局部动脉的分支所组成。微动脉穿过神经束膜成为终动脉。由于血液供应上的特点,大动脉病变除非极为广泛,一般不足以在周围神经中引起梗死。但是小动脉或微动脉病变,如结节性多动脉炎、糖尿病使营养血管闭塞可以引起神经干广泛性点状梗死而产生多数性单神经炎。

神经细胞体及其核对细胞突起的生长、再生及其功能的维持都很重要,大分子物质的合成主要在胞体的核周围,氨基酶、多肽蛋白质、神经递质以及其他物质通过轴质运输到神经末端,也有从神经末端向细胞体的逆行运输,但速度较慢。

神经冲动通过纤维是依靠生物电传导,而在神经肌肉联接点则由化学传导。钾与钠在周围神经动作电位中起主要作用,静止电位是轴突氧化代谢的结果,轴质有高浓度的钾离子和低浓度的钠离子,神经受激惹时产生动作电流使钠离子进入和钾离子排出,使静止电位暂时逆转。

神经冲动的传导速度与有髓鞘纤维的外径成正比。神经冲动的传导在无髓鞘纤维是沿着神经纤维连续依次前进,而在有髓鞘纤维是由一个朗飞结到另一个朗飞结跳跃式前进的。因此有髓鞘纤维发生脱髓鞘变性或恢复后,施万细胞增殖而朗飞结增多,都可使传导速度变慢。

每条神经含有各类传入、传出的纤维,它们的粗细和功能不同。依据纤维粗细、传导速度等的分类方法见表 1-3-1。

表 1-3-1 周围神经的纤维分类

纤维分类	功能	纤维直径(μm)	传导进度(m/s)
Aα	本体觉,梭外肌传出	10~20	70~120
β	触压觉	5~12	30~70
γ	梭内肌传出	3~6	15~30
δ	痛、温、触觉	1~5	12~30
B	交感节前纤维	1~3	3~5
C(后根)	痛觉	0.4~1.2	0.5~2
C(交感)	交感节后纤维	0.3~1.3	0.7~2.3

在脊神经进程中自近端至远端,经常有分支并有重新组合。因此一根脊神经前根损伤不

一定引起整块肌肉完全瘫痪,但是可以累及数条肌肉,除非受损部位很接近其所支配的肌肉。如果切断一条脊神经后根,并不造成该皮节感觉丧失,而只有感觉减退。因为每一皮节由相邻的三条脊神经重叠分布,因此必须切断相邻的三条脊神经后根才能使一个节段的皮肤感觉丧失。神经纤维对各种有害因子的反应不一,例如卡因,先阻断较细的纤维,使冷觉较温觉先丧失,而压觉与运动尚能保存。此外神经干受压,先影响粗纤维,因此肌无力常是神经受压后最早出现的症状。

神经受损可引起变性,如切断则远端的轴突和髓鞘可同时变性。

二、病理

周围神经的病理表现主要分为以下四种:①华勒样变性,主要因轴突中断所致;②轴突变性或轴突病;③原发性神经元变性或神经元病;④节段性脱髓鞘。

1. 华勒样(Wallerian)变性 任何的机械性损伤引起轴突中断都会在横断面远端导致华勒样变性,其断端远侧的轴突和髓鞘很快自近向远发生变性、碎裂,其发生的时间顺序是呈长度依赖性的,短纤维比长纤维更早受累。病变也导致近端轴突变细和继发性神经元胞体的染色质溶解,10～14d 后,受损神经支配肌肉可见 EMG 的典型失神经电位。24h 后损伤近心端开始神经再生,但速度很慢且不完全。

2. 轴突变性 最常见的周围神经损伤类型,主要因神经元的代谢、中毒或遗传疾病等原因所致。其神经纤维最远端的髓鞘与轴突同时崩解,类似于华勒样变性,逐渐向神经元的近端发展,因此有"逆死性神经病"或"长度依赖性神经病"之称。这种特点是核周体的酶、结构蛋白质合成障碍,轴突运输障碍以及局部能量代谢紊乱等因素造成的。临床的相应症状为手套－袜子样感觉减退,远端肌无力和萎缩,以及踝反射下降。肌电图表现为感觉神经动作电位(sensory nerve action potentials,SNAPs)和复合肌肉动作电位(compound muscle action potentials,CMAPs)波幅下降,但神经传导速度仅轻度影响。

3. 神经元病 神经元细胞胞体的原发性病变并伴有相应整个周围或中枢轴突的变性。可分为运动神经元病变和感觉神经元病变,前者可累及下运动神经元和远端神经节细胞,如脊髓前角灰质炎和运动神经元病,表现为纯运动受累症状;后者累及神经节细胞,可因一些毒素如有机汞、阿霉素、高剂量的吡哆醇等所致。免疫介导的炎性损害如副瘤感觉运动神经元病或其他自身免疫病也可造成,表现为纯感觉受累症状。

4. 节段性脱髓鞘 髓鞘脱失但轴突多不受影响。多因免疫介导的周围神经脱髓鞘或遗传性髓鞘代谢障碍所致,也可继发于轴突损伤,损伤数周内髓鞘可再生,反复多次的脱髓鞘和髓鞘再生会在轴突外形成多层施万细胞,称之为"洋葱球"样改变。脱髓鞘主要引起神经传导阻滞,但轴突保持相对完整,肌肉萎缩少见。传导速度一般低于正常下限的 70%,动作电位相对正常,其他表现还包括 CMAPs 波形异常离散、远端运动和 F 波潜伏期延长。

无论哪种原因引起的周围神经损害,只要胞体仍完好,其神经纤维都有很强的再生能力。如以轴突断裂后发生华勒样变性为例,损伤后远端的施万细胞增殖,近端残留轴突的末端肿胀,形成再生终球后进一步成为一些支芽,称为轴突末端发芽,以每日 1～5mm 的速度生长。施万细胞和神经膜管为这些再生的轴突支穿提供桥梁和管道,把再生的支芽引导向远端生长。这种再生的轴突镶入施万细胞,并在轴突表面形成髓鞘。通常从一个有髓鞘轴突来的支芽中只有一条能髓鞘化。由于施万细胞和神经膜管是周围神经再生的必要条件,因此周围神经断裂后必须两个断端很好对合,必要时需施行手术。由感染、中毒、代谢障碍等引起的轴突变性疾病,轴突再生方式相似,但其施万细胞和神经膜管正常是有利条件。节段性脱髓鞘后,髓鞘的再生过程与神经发生时髓鞘形成步骤相似,施万细胞分裂增殖,轴系膜围绕轴突,呈螺旋状延长融合形成髓鞘。轴突变性后再生缓慢而不完全,节段性髓鞘脱失后如能恢复则再生迅速而完全。

三、病因

周围神经疾病的病因众多,可分有下列几大类。

1. 感染 病毒、细菌、寄生虫。

2. 中毒 工业和环境毒物、药物。

3. 自身免疫性疾病 急性感染性脱髓鞘性多发性神经根神经病(AIDP)、慢性感染性脱髓鞘性多发性神经根神经病(CIDP)、伴有传导阻滞的多灶性运动神经病。

4. 血液系统疾病 单克隆蛋白病伴有的周围神经病,意义不明的单克隆球蛋白病、骨髓瘤、POEMS综合征、巨球蛋白血症、原发性系统性淀粉样变性病。

5. 系统性疾病伴有的神经病 糖尿病、肿瘤、骨髓移植、风湿病、周围神经血管炎、结节病、酒精中毒、营养缺乏病、尿毒症、肝病、内分泌疾病、慢性阻塞性肺病、重危病、烧伤、神经病。

6. 遗传 如腓骨肌萎缩症、淀粉样变性性周围神经病、卟啉性周围神经病等。

7. 神经卡压症 如腓神经麻痹、腕管综合征、星期六麻痹及周围性面瘫等。

四、周围神经疾病的共同特征

1. 病史 详细询问症状的发生、持续时间以及伴随症状有助于诊断。例如 GBS、急性卟啉病、血管炎和一些中毒性周围神经疾病为急性起病;CIDP、急性卟啉病、Refsum 病、遗传性家族性臂丛神经病常表现为复杂病程。询问患者直系亲属是否具有同样的症状或骨畸形对于诊断遗传性神经病很重要,分子遗传学实验、临床及电生理检查也有助于证实这类疾病。许多周围神经病由系统疾病所致,因此若存在体重减轻、胃纳下降等症状还需要对系统性疾病进行排查。此外药物史、重金属及有机毒物接触史也是必须了解的情况。

2. 症状 周围神经疾病的症状总体可分为运动症状、感觉症状和自主神经症状三大类,性质分为阳性症状和阴性症状两种。

(1)阳性运动症状:包括肌肉痉挛、束颤、肌肉颤搐或震颤。阴性运动症状通常指肌肉无力,如脚趾和脚踝伸展无力即是多发性神经病的常见主诉。

(2)阳性感觉症状:包括刺痛、烧灼感、束带感。无刺激因素下的自发性感觉不适称之为感觉异常。感觉异常的主诉有助于对获得性和遗传性疾病进行鉴别,据报道前者发生率高达60%以上,而后者仅 17%左右。阴性感觉症状指各种深浅感觉减退或缺失。

疼痛是周围神经疾病最突出的症状之一。周围神经病性疼痛是分布在感觉组织(如皮肤)的神经末梢对伤害性刺激所产生的神经冲动所致。刺激 Aδ 有髓小纤维引发尖锐而定位清晰的急性疼痛;刺激 C 无髓纤维引发延迟性、弥散的烧灼样痛。

神经病理性痛在许多周围神经病中存在,如糖尿病性周围神经病、中毒性周围神经病、血管炎性神经病、淀粉样周围神经病、遗传性感觉自主神经病等。神经病理性痛通常影响远端皮肤和皮下组织,可为持续性或间歇性发作(如刺痛、电击痛),休息时加重,常见的主诉为撕裂样、烧灼样或冰冷感。规范的客观感觉检查有助于明确疼痛性质。轻触或非疼痛性冷刺激引发疼痛可明确为触诱发痛;痛觉过敏是指疼痛刺激的高度敏感,后者通常有疼痛累积(重复刺激诱发痛感增强)和刺激后痛(刺激停止疼痛仍旧继续)。神经干痛,是一种沿神经根和神经干深层的、尖锐的、刀割样疼痛,休息时好转,运动时加剧。

3.神经受累范围

(1)单神经病(mononeuropathy):指单支神经病变。神经的直接创伤、受压或嵌顿、血管性病变、肿瘤压迫或浸润是最常见的病因。电生理检查较临床体征更能精确定位,且能区分轴突和髓鞘病变。

(2)多数性单神经病(multiple mononeuropathy):指多支非连续神经的同时或连续发生病变。电生理检查有助于明确原发病程是轴突病性还是节段性脱髓鞘,2/3 的患者表现为前者。系统性或非系统性血管炎导致的周围神经缺血或糖尿病性微血管损害是常见的原因,其他感染、肉芽肿、白血病或肿瘤浸润,包括 Hansen's 病(麻风病)和结节病等较少见。

(3)多发性神经病(polyneuropathy):对称性、多以远端为主的运动感觉障碍以及远端反射降低是重要特征。感觉分布为手套-袜子样,下肢感觉症状出现早,当上升至膝部后,上肢(手指先受累及)症状开始出现,最后,前肋间神经和腰段受累,在前胸和腹部类似帐篷样分布。运动症状则表现为伸肌首先影响,自主神经功能也一定程度受累。

运动症状为主:多见于 AIDP、CIDP、遗传性运动感觉神经病、与骨硬化骨髓瘤伴发的周围神经病、卟啉病、铅及有机磷中毒等周围神经病。不对称性肌无力且不伴有感觉症状提示运动神经元病或伴传导阻滞的多灶性运动神经病。

感觉症状为主:见于糖尿病、肿瘤、Sjogren's 综合征、AIDS 病、维生素 B_{12} 缺乏、顺铂及吡啶醇中毒、遗传或特发性感觉神经病等。

自主神经障碍:见于急、慢性感觉运动多发性神经病,如 GBS、淀粉样或糖尿病性周围神经病。

五、辅助检查

1.电生理检查 主要作用在于:①肯定周围神经病的存在;②对局灶神经病变的精确定位;③神经病变的性质,如轴突病变还是脱髓鞘病变的定性。

2.神经活检 必须在具备活检手术、神经标本处理和有病理检测经验的医疗机构开展。最常选作活检的是腓神经,因为其所造成的活检不良作用如感觉障碍较轻微,且对其健康和病态时的病理学特点了解较为全面。神经活检对于血管炎、淀粉样神经病变、结节病和麻风病的诊断意义最大。神经活检在确认 CIDP、遗传性髓鞘病变、一些少见的轴突病如巨轴突神经病也有一定帮助,分子遗传学的进展已使一些遗传性神经病的诊断不需要依靠活检即可确诊。

3.其他实验室检查 周围神经疾病患者还需要常规接受的检查包括:全血细胞分析、血沉、C 反应蛋白、血生化检查、空腹血糖、甲状腺功能、维生素 B_{12} 水平、血清蛋白电泳及免疫固定电泳。对于 60 岁以上不明原因的慢性周围神经病患者进行单克隆蛋白的筛查非常重要,其中 10% 的患者可能因单克隆 γ 球蛋白病所致。一些周围神经病与一些特定的血清自身抗体有关,如抗神经节苷脂抗体、抗糖蛋白抗体、抗 RNA 结合蛋白抗体、与肿瘤有关的抗 Hu 抗体、抗 Yo 抗体、抗 Ri 抗体等。分子遗传学检查对遗传性周围神经病有诊断意义。CSF 检查对脱髓鞘性周围神经病和癌症脑膜病或淋巴瘤导致的多发性神经根神经病有价值。

（包晓娜）

第二节　神经根疾病

一、外伤性神经根病

（一）根性撕脱

在神经根－脊神经－神经丛复合体中，神经根的连接非常薄弱，这是由于神经根含有较少的胶原组织，并且缺乏神经外膜和神经束膜的包裹，其抗拉强度只有周围神经的十分之一。因此，在严重的上肢牵拉伤中，神经根常常从脊髓上撕脱。前根比后根更容易发生撕脱，因为后根并入到背根神经节（DRG），并且具有较厚的硬脊膜鞘。在大部分病例，根性撕脱发生在颈神经根，腰骶神经根撕脱则非常少见，后者常常是并发了骶髂关节骨折伴耻骨联合分离，以及耻骨支骨折。

颈神经根的撕脱常常是完全性撕脱，例如见于摩托车司机的撞伤；也可能表现为部分性撕脱。部分性撕脱包括两组典型临床症状，一组命名为 Erb－Duchenne 瘫，是 C_5 和 C_6 支配肌肉（冈上肌、冈下肌、三角肌和肱二头肌）的瘫痪，表现为肩外展、肘内旋伸展位；另一组命名为 Dejerine－Klumpke 瘫，是 C_8 和 T_1 支配肌肉的瘫痪，表现为手部肌肉的无力萎缩，形成特征性的"爪形手"。Erb－Duchenne 瘫是由于急剧的屈颈动作，产生直线应力作用，从臂丛上部直接传到 C_5 和 C_6 神经根，摩托车事故是造成这种损伤最常见的原因，但是经典的见于生产中的新生儿。Dejerine－Klumpke 瘫见于上肢举高超过 90°，臂神经丛的下干、C_8 和 T_1 神经根的张力突然下降，可发生于高空坠落时，伸手抓住物体后 C_7，C_8 和 T_1 神经根受到突然、严重的牵拉，或者见于产科牵引新生儿上肢时。

1.临床特征及诊断　在根性撕脱的早期，出现神经根支配区的迟缓性瘫和完全性感觉障碍。结合电生理及影像学检查方法可以鉴别根性撕脱还是髓外神经丛受损。临床特征，例如，C_5 神经根撕脱导致菱形肌、冈上肌和冈下肌的完全性瘫痪（由 C_5 支配），以及三角肌、肱二头肌、肱桡肌和前锯肌不同程度的肌力减退（同时接受 C_6 支配）。T_1 根性撕脱表现为同侧 Horner's 综合征，是由于节前交感神经纤维向颈上神经节延伸过程中，在穿过前根时受损。电生理检测方法包括测定颈部脊旁肌的感觉神经动作电位（SNAP）和肌电图。在 C_5 神经根撕脱早期，尽管相应皮节区出现完全性感觉障碍，SNAP 常无明显变化，这是因为所分出的周围神经和 DRG 细胞体尚无明显损伤。由于脊神经后支位于 DRG 旁，支配颈部脊旁肌，因此这部分肌肉的肌电图有助于鉴别神经丛与前根损伤，颈脊旁肌出现纤颤电位支持根性撕脱的诊断。根性撕脱并发脊旁肌损伤也可以通过影像学方法进行检测。颈脊旁肌 MRI 对比增强扫描，如果显示出严重的肌萎缩，对于确诊根性撕脱具有重要意义，多裂肌出现不正常的增强信号更直接提示脊旁肌受损。利用 CT 或 MRI 进行椎管内影像学检测，在撕脱神经根处常显示出硬脊膜外翻，内部充满脑脊液等，这是由于根性撕脱后硬脊膜和蛛网膜持续分泌液体造成。MRI 分辨率的进一步提高，使得直接显示撕脱神经根成为可能，避免了使用脊髓造影术等检测方法。

在绝大多数病例，这些检测手段可以确诊根性撕脱，但是，少数病例难以确诊。体格检查因剧烈疼痛而检查受限。SNAP缺失提示投射到DRG的感觉神经丧失,但是不能排除同时存在根性撕脱,即使感觉功能检测提示后根撕脱,但是如果未能检测到脊旁肌的纤颤电位,仍不明确前根是否受损。这种前根受损而纤颤电位缺失的原因有两个:其一,在轴突损伤后7～10d,并不显示纤颤电位;第二,即使EMG检测时间正确,由于脊旁肌受多个节段的神经支配,这些纤颤电位也可能不出现。

2.治疗　目前常用的治疗方法包括神经松解术、神经移植术或神经移位术、神经根修复再植术。颈神经根撕脱后经常会出现顽固性疼痛,通过凝固进入脊髓对应的后根有可能得到治疗。

(二)椎间盘突出症

当人的年龄进入30～40岁时,颈或腰椎间盘容易突出至椎管或椎间孔,对脊髓(多见于颈椎间盘)、神经根(见于颈或腰骶部)产生挤压作用,或者两者同时受累(见于颈椎水平,发生位于中央或近中央的大面积椎间盘突出,导致脊髓神经根病)。椎间盘发生病变与两个因素有关:变性和外伤。随着年龄的增长或反复牵拉,围绕在髓核周围的纤维环纤维变长、变脆,使椎间盘膨胀,受到轻微损伤就可以使纤维撕裂,发生椎间盘突出。

纤维环后部的加固主要通过后纵韧带。在腰椎节段,后纵韧带中央部较肥厚,外侧部相对薄弱,因此椎间盘容易向后外侧突出,压迫位于侧隐窝的神经根。向侧方的突出比较少见,容易将椎间孔内的神经根压迫于椎弓板上。偶然会见到比较严重的椎间盘变性,在纤维环和后纵韧带间形成大的裂缝,容易使椎间盘结构脱落至椎管,向上或向下移行,压迫马尾处神经根。颈椎间盘的突出大部分是向后外侧或突向椎间孔。

在颈段和腰段,由于脊椎逐渐变性导致椎间盘完整性的改变,称作脊椎病。其特征是椎间盘本身变性,髓核由正常的半固体、凝胶状变成干燥、皱缩状,脊柱关节及脊椎小关节发生炎性改变。通过免疫组化方法检测突出的椎间盘,显示出炎性反应特征,表现为新生血管的形成,基质金属蛋白酶和可诱导型一氧化氮(NO)合成增加。椎间盘细胞释放的NO可能通过诱导细胞凋亡,促进椎间盘变性。由于骨赘形成越来越多,造成椎管内脊髓及椎间孔内神经根的存在空间越来越小,加上黄韧带的增厚肥大,进一步加重这种骨性管道的狭窄,在那些先天性椎管狭窄的患者,情况就变得更加严重。

在颈段,对于年龄大于50岁的患者,其神经根受压常常是由于椎间盘突出合并慢性脊椎关节硬化所造成。孤立的、“软”的颈椎间盘突出多发生于青年人,常见于颈部外伤。在腰部,急性孤立的椎间盘突出是青年人神经根病变的常见原因。大于50岁的患者常常是由于骨性卡压神经根所造成,可伴或不伴椎间盘突出。

1.临床表现　由于椎间盘突出所造成的神经根受压具有特征性的临床表现,包括根性痛,感觉障碍,肌无力,以及腱反射减弱或消失。根性疼痛可以呈刀割样,扩散范围广,可放射到由该神经根支配的肌肉及骨骼。更具特征性的是,这种疼痛常常在咳嗽、打喷嚏、便秘等使椎管内压力增高的情况下而明显加重。伴随着疼痛,还常有相应皮节区的感觉丧失,尤其是远端皮节支配区域。实际上,这些感觉异常强烈提示由神经根受压所造成的损害,而不是由脊椎小关节硬化所产生。由于邻近神经根的交叉支配,单神经根受损造成的感觉丧失,往往难定位。

绝大部分神经根病发生在腰骶段,占全部的62%～90%,发生在颈椎的占5%～36%。在腰骶段,95%的椎间盘突出发生在L_4～L_5或L_5～S_1水平,L_4～L_5及L_5～S_1椎间盘突出常

常分别出现 L_5 和 S_1 神经根受压症状。

S_1 神经根病,疼痛会放射到臀部及大腿后部,即经典的坐骨神经痛,这种疼痛常延伸至膝盖以下,并伴有外侧踝和足部的感觉异常,踝反射常减弱或消失,跖屈肌群和臀大肌可能出现肌无力。

L_5 神经根病,其疼痛的分布范围与 S_1 相类似,不同的是,足背及腓肠肌的外侧部出现感觉异常。更具特征性的是,踝反射表现正常,但是腘窝肌腱反射可能减弱。由 L_5 支配的肌肉可能出现无力,包括趾伸长肌、胫前肌和腓骨肌(受腓神经支配)、胫骨后肌(受胫神经支配)和臀中肌(受臀上神经支配)无力也可能只限于趾伸长肌。直腿抬高试验对于检测 L_5 或 S_1 神经根受损是一个敏感的指标,当下肢抬高≥60°,如果出现从背部到臀及大腿的放射痛即为直腿抬高试验阳性。直腿抬高试验阳性率达到95%。交叉的直腿抬高试验是一项敏感性较低但特异性高的检测方法,阳性表现为抬高对侧腿,出现同侧的放射痛。

L_4 神经根病相对少见,表现为膝盖和小腿中间部分的疼痛和感觉异常,膝反射减弱,可能伴股四头肌和股内收肌无力(分别由股神经和闭孔神经支配)。当在 $L_4 \sim L_5$ 或 $L_5 \sim S_1$ 中线水平出现大范围的椎间盘突出,许多经由这个部位及其下椎间孔穿出的神经根可能受压,出现马尾综合征,表现为双侧神经根痛、感觉异常、肌无力、腱反射减弱及尿潴留,这属于外科急症,需要及时减压治疗。

在颈椎节段,由于 $C_5 \sim C_6$ 及 $C_6 \sim C_7$ 的高度灵活性,促进了纤维环磨损及随后的椎间盘突出。颈神经根在脊椎上部发出,并与颈椎节段数命名相同,因此 C_7 神经根位于 $C_6 \sim C_7$ 椎体之间,当出现脊椎关节硬化时,无论伴不伴椎间盘突出,都可能压迫 C_7 神经根。类似地,$C_5 \sim C_6$ 及 $C_7 \sim T_1$ 椎间盘突出可能分别压迫 C_6 和 C_8 神经根。Yoss 等在 1957 年经典的研究中,通过临床及放射学检测发现颈神经根病大部分发生在 C_7(70%),其次 C_6(19%~25%),C_8(4%~10%)和 C_5(2%)较少见。放射学方法显示出 T_1 神经根病变是非常罕见的。

C_6 神经根病伴发的疼痛位于肩膀,可以放射到上臂、前臂外侧部和拇指,伴有拇指和示指的感觉异常;肱桡肌反射和肱二头肌反射出现减弱或消失;也可能出现肌无力,包括肱二头肌(肌皮神经)、三角肌(腋神经)和旋前圆肌(正中神经的骨间前神经分支)。C_5 神经根病的临床特征与 C_6 的相似,只是斜方肌和棘肌更容易出现肌无力。

C_7 神经根受压迫,疼痛放射的范围更广,包括肩膀、胸、前臂和手,感觉异常包括中指的背侧面,可出现肱三头肌反射减弱或消失,一组或多组肌肉的肌无力,尤其是肱三头肌和桡侧腕屈肌。

C_8 神经根受累较少见,出现的疼痛症状与 C_7 神经根受累相类似,但是感觉异常出现在第四和第五手指,肌无力位于手的内侧肌群,包括指伸肌(桡神经的骨间后神经分支)、指外展肌和内收肌(尺神经)、拇外展肌和对掌肌(正中神经)。

2.诊断　诊断主要依靠影像学手段,包括放射线摄影、脊髓造影术、CT 或 MRI 等方法,以及 EMG 检测。影像学手段显示解剖结构的改变,而肌电图显示神经电生理的变化,两种检测结果在 60% 患者中表现相一致,40% 患者只显示其中一项结果异常。虽然放射线摄影对辨认颈椎或腰椎椎间盘突出本身没有帮助,但是可以显示出椎关节硬化等,也有助于显示某些少见病引起的神经根病变,如骨转移、感染、骨折或脊椎前移等。

在颈椎节段,明确神经结构与周围纤维骨组织的关系,最好的显像方法是造影 CT 增强扫描(未增强 CT 只显示骨性结构)和 MRI。MRI 与造影 CT 的诊断价值相类似,因为不使用造影剂,因此更具有优势。在腰骶椎节段,CT对于评估椎间盘疾病是一种有效的方法。由于MRI的高分辨率、多维显像、可以显示整个腰椎结构包括圆锥,以及无离子辐射等,被认为是更优的显像方法。另外,MRI对检测结构性神经根病具有高度敏感性,在许多医疗中心,只通过MRI及EMG检测来确诊临床可能的神经根病。

许多神经电生理的方法被用于检测椎间盘突出,包括感觉、运动神经传导测定,迟发反应,躯体感觉诱发电位,神经根刺激和针电极检测等。感觉传导测定有助于诊断神经根病,因为神经根病即使临床出现感觉缺失,SNAPs仍表现正常,相对于神经丛和周围神经干的损害,这具有特征性。究其原因,神经根病变相对于背根神经节是位于嘴侧,相对于神经丛、周围神经干则相反,因而对于后者的损害,SNAPs表现为减弱或消失。但是作为一个特例,L_5神经根病,由于L_5 DRG靠近神经孔,如果椎管内的病变足够严重,L_5 DRG受压迫会导致浅表腓神经SNAP的消失。

3.治疗 对于颈部椎间盘突出和椎关节硬化引起的神经根病,主要的治疗方法是保守治疗,包括减少体力活动、颈托固定、物理疗法及使用消炎止痛药物等。大部分患者,包括合并轻、中度运动功能缺陷的患者,经治疗后症状有所改善。但是,在下列情况下可以考虑手术治疗:①经过反复的保守治疗仍有持续性疼痛;②受压迫神经根支配肌肉的肌力持续下降;③表现出新的脊髓病征象。

在腰骶段,保守治疗对90%以上的椎间盘突出和椎关节硬化有效。卧床休息、背部牵引治疗,可以更快缓解疼痛,恢复正常功能。利用MRI随访研究,发现经过保守治疗,突出的髓核有所减小或者完全消失,与临床症状的改善相一致。硬膜外注射皮质类固醇可能有助于缓解疼痛,但是不能改善神经功能或者避免手术。静脉注射大剂量皮质类固醇(500mg)可以暂时缓解急性坐骨神经痛(小于6周),但是不能有效恢复功能,并且维持时间短,只维持3d左右。对于规律性坐骨神经痛、病史超过10年的患者,外科手术治疗,与非手术治疗组相比,可以更好地缓解疼痛,恢复部分功能,并且提高满意度,但是两组在缓解主要症状和运动功能上并无明显差异。

在下列条件下推荐手术治疗:①出现马尾综合征,可能需要急诊手术;②神经功能缺损非常严重或者进行性加重;③保守治疗4~6周后仍存在严重的神经根痛。

二、糖尿病性多发性神经根性神经病

(一)临床表现

糖尿病性神经病在解剖上分为两类:对称性多发性神经病和非对称性局部或多部位性神经病,后者可包括单发性脑神经病,胸腹及腰骶多发性神经根性神经病等。同一位患者常常合并以上几种疾病;少数情况下,几种疾病可以同时发生在颈神经根。

当主要累及胸神经根时,临床症状表现为胸腹壁广泛的疼痛和阵发性感觉异常,可伴有严重的躯干疼痛,描述为烧灼痛、刺痛或搏动样痛等。有时临床表现类似急性心脏病或腹部急诊,也可能类似椎间盘疾病。糖尿病性胸腹多发性神经根性神经病的临床表现包括对轻触觉的高度敏感,躯干的斑片状感觉缺失,以及由于腹壁局部肌肉松弛,可出现单侧腹部膨胀。

当病变累及到下肢,尤其是大腿前面,表现为疼痛、感觉减退、肌无力,提示上部腰神经根受累。用于描述这些病变的词汇比较多,如糖尿病性肌萎缩,近端糖尿病性神经病,糖尿病性腰骶神经丛病,糖尿病性股神经病,以及Bruns—Garknd综合征等。由于主要累及神经根,因此被命名为糖尿病性多发性神经根性神经病。运动、感觉、自主神经纤维均可被累及。在大部分患者,起病较急,症状在数天到数周内发展。在疾病的早期,常表现为 $L_2 \sim L_4$ 单侧神经根支配肌肉的无力(髂腰肌、股四头肌、髋内收肌群),膝反射减弱或消失,大腿前部感觉轻微减退。病情可呈持续性或阶梯式进展,扩展到肢体或躯干的近端、远端或对侧。病情发展到顶峰可能需要几周的时间,症状从单侧下肢的轻微无力发展到 $L_2 \sim S_2$ 神经根支配区域的双下肢明显无力。有 15% 患者合并最上端神经根受累,表现为单侧或不对称性感觉运动神经病,主要影响手和上肢。罕见地,病灶发展至广泛区域,沿整个脊髓累及到多数神经根,导致全身严重无力,这种情况被命名为糖尿病性恶病质。

糖尿病性多发性神经根性神经病多见于六七十岁的老年人,常合并数年的非胰岛素依赖的糖尿病。当多发性神经根性神经病合并疼痛,不管是否累及胸部或腰骶部神经根,都提示患有糖尿病。在 30%～50% 患者中,出现疼痛前常伴有明显的体重减轻。

(二)诊断

1. 血糖 水平升高。

2. 电生理学 表现为感觉、运动神经动作电位减少,末梢潜伏期正常或轻度延长,神经传导速度正常或轻度降低。

3. EMG 检测发现在脊旁肌、骨盆带肌、下肢肌肉表现出活化或者慢性去神经改变的电生理变化。虽然临床症状表现为单侧受累,但是电生理检测常常提示双侧受累。

4. 脑脊液 蛋白水平常升高,平均值约在 1200mg/L 水平,部分可达到 3500mg/L 水平。

5. 病理学 发现轴突丧失和脱髓鞘,更严重的可发现炎性细胞浸润和血管炎表现。

电生理学研究提示糖尿病患者常常伴脱髓鞘性多发性神经病。

鉴别诊断,需要与椎间盘变性、感染、炎症及肿瘤等引起的多发性神经根性神经病相鉴别。

(三)治疗

治疗目的常常是为了缓解剧烈的疼痛。常用三环类抗抑郁剂尤其去甲替林,还可以选择5-羟色胺再摄取抑制剂(如舍曲林或盐酸奈法唑酮)、抗惊厥药(加巴喷丁及卡马西平)、氯硝西泮、力奥来素、可乐定、美西律、静脉用利多片因、局部用辣椒碱等,单独或联合使用可能具有治疗作用。

大部分患者的病情会有所好转,但是恢复过程比较漫长,从 1 个月到 18 个月不等,平均 6 个月。85% 患者的疼痛或感觉减退症状得到缓解或者完全消失,50% 患者的麻木症状得到缓解或消失,70% 患者的肌无力症状部分或全部缓解。在一部分患者这些异常症状可能再次出现。

三、肿瘤性多神经根神经病

众所周知,许多肿瘤可以扩散到软脊膜,包括乳房癌、肺癌和黑色素瘤、非 Hodgkin's 淋巴瘤、白细胞增多症、血管内淋巴瘤病等。虽然肿瘤性多发性神经根性神经病常常出现在已经确诊的肿瘤患者,但是脊膜症状可能是首先提示恶性疾病的表征。大约 5% 的恶性肿瘤患者会伴发这种疾病,临床表现包括根性痛、下运动神经元瘫、感觉障碍、反射消失。感觉、运动功能障碍分布的区域有时会非常广泛,类似严重的感觉、运动性多发性神经病。一些临床症状,如颈项强直、精神症状、颅内多发神经炎等,常常是由于脊膜的渗透性增加所造成。

尸检发现马尾上出现散在的神经根瘤或局灶的颗粒状肿瘤。显微镜下发现脊神经根被肿瘤细胞所包绕，可能已经扩散进入神经根。受侵犯的神经出现功能障碍可能源于几个机制，包括神经压迫和缺血等。

对诊断最有帮助的检测方法是腰穿，大多数患者的脑脊液出现异常，可以表现为：单核细胞增多，葡萄糖水平降低，蛋白质水平升高或发现肿瘤细胞。然而至少有 1/3 软脊膜癌确诊的患者，脑脊液细胞学检测始终无异常。电生理学检测，对神经根受累较敏感的指标主要为 F 波的改变。对于出现临床症状的肿瘤患者，如果 F 波潜伏期延长或者 F 波反应消失，应该考虑到软脊膜发生转移。CT 增强扫描，如果神经根出现多发结节状信号缺损，则进一步支持神经根发生肿瘤转移。脊椎 MRI，尤其是钆增强扫描，应该是肿瘤患者怀疑发生软脊膜转移的首选检测方法，近 50％的患者在这些检测中显示异常。脑部 MRI 钆增强扫描亦可能显示异常，表现为基底池、皮层凸面的异常增强信号以及脑水肿。

对肿瘤性多发性神经根性神经病的治疗主要是保守治疗，可以稳定病情，减缓神经疾病恶化。通过对病灶部位的放射治疗，鞘内或侧脑室内注射化学试剂（如氨甲蝶呤、硫替派、胞嘧啶阿糖胞苷）等侵犯性治疗方法，中位生存期可达到 3～6 个月。侵犯性治疗的并发症主要是坏死性脑白质病，见于放射治疗及鞘内注射氨甲蝶呤数个月后出现临床症状。

四、感染性神经根病

（一）脊髓痨

脊髓痨是由于感染螺旋体（苍白密螺旋体）引起的脊膜炎，是神经梅毒最常见的类型。经过 10～20 年的持续感染，对背侧神经根造成广泛而严重的破坏，出现一系列临床症状和体征。临床症状包括电击痛、共济失调、排尿障碍；体征包括阿罗瞳孔、反射消失、本体感觉消失、Charcot 关节、营养性溃疡等。电击痛或刀割痛发作短暂、尖锐，在下肢更容易出现；常伴感觉异常，如寒冷、麻木，与轻触觉、痛觉及温度觉受损有关。约 20％的患者会出现突发的内脏危象，表现为突发的上腹痛，上升到胸部，或者沿整个身体蔓延。

大部分脊髓痨的症状可以通过后根受损来解释。共济失调是由于本体感觉纤维受损造成，痛觉减退与小的有髓或无髓纤维部分缺损有关，膀胱张力减退伴尿失禁、便秘及性无能则是骶神经根受损造成。病理学检测发现后根，尤其是腰骶节段的后根变细，颜色变暗；脊髓后柱也出现变性改变，背根神经节 DRG 神经元轻度减少，但是周围神经无明显的病理改变，炎症可能一直沿着后根蔓延。

在疾病的急性期，脑脊液出现异常。约 10％的患者脑脊液压力升高，50％单核细胞数增加（5～165/ml），超过 50％的蛋白浓度轻度升高（450～1000mg/L，罕见病例达到 2500mg/L）；72％的患者脑脊液血清学检测阳性。在全部神经梅毒患者中可以检测到针对苍白密螺旋体的特异性抗体。

脊髓痨的有效治疗是使用水溶性青霉素 G，并监测脑脊液指标。治疗 6 个月后脑脊液细胞数应该恢复正常，蛋白质水平降低，否则应该进行新一轮治疗。脑脊液检测应该每 6 个月进行一次，连续两年，或者到脑脊液完全正常为止。

（二）巨细胞病毒或 HIV 感染者合并多发性神经根性神经病

巨细胞病毒（CMV）感染合并多发性神经根性神经病是一种进展快，为机会性感染的疾病，常见于 HIV 感染者的晚期，这个时期 CD_4 计数非常低（<200/ml），艾滋病指征性感染即

出现,但 CMV 感染很少以艾滋病的首发表现而出现。患者常常呈全身 CMV 感染的表现,如出现视网膜炎、胃肠炎等,其中以下肢及会阴部急性起病的疼痛、感觉异常、尿潴留以及四肢末端上升性、进展性肢无力为特征。体检发现下肢的弛缓性瘫,腱反射消失,括约肌张力减弱或消失,轻触觉、震动觉和关节位置觉不同程度的减弱或消失。

实验室检测显示脑脊液蛋白水平升高,糖水平降低,多形核白细胞数增加,CMV PCR 检测阳性,脑脊液培养可能分离出 CMV。EMG 检测显示肢端肌肉出现广泛的纤颤电位,感觉诱发电位检测可能显示出远端感觉神经病变的特征。在 HIV 感染的后期,这些表现非常常见。腰骶部影像学检测常正常,也有报道发现粘连性蛛网膜炎。病理学特征表现为明显的炎症反应,背侧、腹侧神经根的广泛坏死;在内皮细胞及施万细胞的胞质及胞核中可见到巨细胞包涵体。

未经治疗的 CMV 多发性神经根性神经病,病情进展迅速,生存期只有近 6 周。如果治疗及时,如使用抗病毒类药物更昔洛韦等,可能对部分患者有效,症状改善常需要数周到数月。如果脑脊液细胞数居高不下,糖水平明显降低,提示病毒对更昔洛韦耐药,应该迅速采用其他治疗方法,如使用膦甲酸。

艾滋病患者合并迅速进展的腰骶多发性神经根性神经病的其他原因,可能是合并脊膜淋巴瘤、结核,或者 HIV 相关的轴突多发性神经根性神经炎。另外,还要考虑到合并急性炎症性脱髓鞘性多发性神经根性神经病。艾滋病合并梅毒,病情进展相对较快,梅毒性多发性神经根性神经病可表现为快速进展的疼痛、下肢轻瘫、肌萎缩、腱反射减弱。实验室指标,除了明显升高的 CSF 蛋白、糖水平降低、白细胞明显增多之外,脑脊液及血清学的性病相关检测指标均阳性。治疗上,静脉给予青霉素,病情会有迅速改善。其他还需要考虑的疾病包括单纯疱疹病毒 2 型及水痘带状疱疹病毒感染,这些病毒会侵犯腰骶神经根和脊髓,表现为脊髓脊神经根病。弓形虫感染也可能导致脊髓炎,表现为亚急性脊髓圆锥综合征,与 CMV 感染所致的多发性神经根性神经病临床表现相类似。弓形虫感染,MRI 检测可能发现脓肿形成。

(三)Lyme 神经根神经病

Lyme 病是由于感染伯氏包柔螺旋体引起,经鹿蜱传播。Lyme 病是一种多系统疾病,可以侵犯皮肤,神经系统,肌肉、骨骼系统和心脏。为了更好地理解这种疾病,临床上将病情发展分为三个阶段。①蜱叮咬后的 1 个月内,60%~80%患者出现特征性皮疹,称作慢性游走性红斑,即在叮咬区出现椭圆或环状,有清晰中心点的皮疹,伴流行性感冒样症状,如疲乏、发热、头痛、颈项强直、肌痛和关节痛。②也称作螺旋体播散期,在出疹后数周显现,可表现为周围神经、关节或心脏的异常。③表现为慢性神经系统综合征,如神经病、脑病、脊髓病、精神异常及游走性关节炎等,是由于迟发性或持续性感染所造成,可在叮咬后 2 年内发生。

在美国约 15%未经治疗的患者,在第二阶段出现特征性的神经根及周围神经受损症状。在慢性游走性红斑出现的数周也可能出现一些其他症状,包括头痛伴无菌性脑膜炎、脑神经病(25%的患者双侧面神经受累)、多灶性神经根性神经病、神经根神经丛病、多数单神经炎、脊髓炎、脑病、小脑性共济失调等。神经根受累的临床特征包括烧灼痛伴感觉障碍,支配区反射减弱。神经传导研究发现本病主要与轴突丧失有关,引起多发性神经病。第三阶段所见的慢性神经螺旋体病,在近 5%未经治疗的患者中可出现,主要表现为轴突变性的多发性神经病,临床症状表现为根性痛或远端感觉异常。利用灵长类神经疏螺旋体病模型进行研究,发现伯氏疏螺旋体可在神经系统内传播,包括软脑脊膜,运动、感觉神经根,背根神经节,但是脑实质不受累。观察该模型的周围神经,在神经束膜也发现了螺旋体。治疗上,通过静脉给予头孢三嗪,也可以头孢菌素和青霉素交替使用来治疗,连续使用 2～4 周,大部分患者的症状和体征得到缓解或消退。

(四)带状疱疹

带状疱疹是一种常见的、表现为疼痛的水泡样皮疹,呈节段性或根性分布,主要由潜伏在 DRG 的带状疱疹病毒再激活所引发。初次感染疱疹病毒常在儿童时期,出现水泡样皮疹,在易感性高的儿童间传播。病毒可侵犯任何节段的轴突,最常见于胸部皮区,其次是面部,可出现在三叉神经的眼支,常伴角膜炎,是导致失明的一个潜在原因,需要急诊处理;还可以出现在上颌神经、下颌神经支配区。如果影响到第Ⅶ对脑神经,常出现面瘫及同侧的外耳道及硬腭部位出现水泡,称为 Hunt 综合征。比较少见地,病毒感染后只表现为支配区的疼痛,不伴有皮疹,称为无泡型带状疱疹。

人群中 10％～20％会感染带状疱疹病毒,但是发病率仅 0.3％～0.5％。年轻人中发病率相对较低,随年龄增加,身体抵抗力下降,明显增加,大于 75 岁超过 1％。在 HIV 阳性患者中其发病率更高,是对照组的 15 倍。

初次感染疱疹病毒后,病毒潜伏于 DRG,可以潜伏数十年,直到被再次激活。激活可以是自发性,也可以是在病毒特异性细胞介导的免疫反应下降时,常继发于下列情况下:淋巴组织增生异常、使用免疫抑制剂、器官移植接受者、HIV 感染者或者正常老年人,并且沿感觉神经蔓延。病理特征表现为在皮肤、DRG 及脊神经根有淋巴细胞浸润和出血。偶尔前根及脊髓也被侵犯,这可以解释一些患者出现的运动症状。

带状疱疹特征性的临床表现为刀割样痛或灼烧样痛,可伴有瘙痒、感觉减退或感觉异常,有时伴发烧、全身不适和皮疹。在受感染的皮肤,表现为感觉减退,但常常有异常疼痛,即对正常刺激产生疼痛感觉。皮疹位于单侧或者中线附近,开始表现为红色斑丘疹,经过 3～5d 聚集形成边界清晰的囊泡,再经过 3～4d 演变成脓疱,10d 左右结痂。在免疫功能正常的人群,病损在 2～4 周消退,常遗留局部感觉减退、瘢痕和色素沉着。囊泡退去后疼痛也消失,但是有 8％～70％的患者会遗留持续性、严重的疼痛,称之为带状疱疹后神经痛(PHN),临床治愈后持续疼痛超过 30d 即为 PHN。这种并发症在老年人更易出现,超过 60 岁的发生率为 50％。合并 PHN 的患者,有一半在 2 个月内缓解,70％～80％1 年内无疼痛再发,疼痛持续数年者罕见。

在免疫功能正常的患者,疱疹病毒的扩散非常少见,发生率小于 2％。在免疫缺陷患者,发生率达到 13％～50％,最常扩散至远隔部位的表皮,也可以累及内脏,包括肺、胃肠道和心脏,以及中枢神经系统。眼部带状疱疹的一个严重合并症就是拖延形成大脑血管炎,导致对侧偏瘫,这种合并症常常在感染后 1 周到 6 个月内出现,而且可发生于任何年龄段,其中 50％的患者有免疫功能受损。合并脑血管病患者的死亡率为 25％,只有近 30％幸存者可以完全恢复。

另一种皮肤带状疱疹少见的并发症为节段性肌无力,见于 5％以上的病毒再激活患者。肌无力在上肢和下肢发生率基本相等,伴中线肌无力以及膀胱和肠道系统功能异常,分别提示颈部及腰骶部神经根受累,膈肌和腹部肌肉也可能受累。从出疹到肌无力的平均时间间隔接近 2 周,从 1d 到 5 周不等,罕见的可在病后 4～5 个月出现膈肌麻痹。无力可在数小时或数天达到高峰,分布区域常常与带状疱疹的分布相一致。预后常较好,经过 1～2 年,55％的患者完全回复,约33%有明显改善,有20%留有严重而持久的后遗症。

带状疱疹的病理学特征为炎症反应和 DRG 神经元丧失。当淋巴细胞渗出性炎症及血管炎影响到附近的运动神经根和脊髓灰质时就会导致运动神经纤维变性。另有研究显示,一种低恶性度病毒感染的神经节炎可能与 PHN 发生有关。

治疗的主要目的是缓解局部不适,阻止病毒扩散,减轻 PHN 的严重性。阿昔洛韦、万乃洛韦和伐昔洛韦被指定用于免疫功能正常,年龄大于50岁的患者。治疗应该在病毒感染后48h 内开始,以获得最佳的治疗效果。这些药物可以缓解疼痛,缩短病毒脱落的持续时间,限制新病灶的形成,加速治愈,使用安全,耐受性好。由于阿昔洛韦的药物代谢动力学特征及便捷的给药方式,因此更具有优势。美国食品与卫生管理部门批准使用带状疱疹疫苗,以降低免疫功能正常的老年人感染带状疱疹病毒的概率。

带状疱疹后神经痛,即 PHN,可被描述为深部持续痛、烧灼痛、尖痛、刺痛、放射痛,轻触患区皮肤可引发,常使患者全身虚弱,难以治愈。治疗可单用或联合使用三环类抑郁剂(阿米替林或去甲丙咪嗪)、选择性5-羟色胺再摄取抑制剂(舍曲林或盐酸萘法唑酮)、抗惊厥用药(卡马西平或加巴喷丁)、口服类罂粟碱(羟氢可待酮)等,局部使用辣椒辣素膏及利多卡因贴剂在50%的患者有效。对于顽固性疼痛以上的病例鞘内注射甲泼尼龙及利多卡因可以缓解,并且无蛛网膜炎及神经毒性等不良反应发生。最近的一份研究报告显示,静脉注射阿昔洛韦,之后口服伐昔洛韦,在50%以上的患者可以缓解疼痛。

五、获得性脱髓鞘性多发性神经根性神经病

获得性脱髓鞘性多发性神经根性神经病临床上主要表现为两种形式:一种发展迅速,被称为吉兰-巴雷综合征,另一种呈慢性、进展性,或者复发、时轻时重的形式发展,被称为慢性炎症性脱髓鞘性多发性神经根性神经病(CIDP)。由于累及的脊神经根病理变化可能非常明显,尤其是前根,因此在这里作简单介绍。这种疾病的病理特征表现为大量单核、淋巴细胞浸润和血细胞渗出,伴节段性脱髓鞘,而轴突相对保持完整。MRI 影像学显示在 GBS 及 CIDP 腰骶部神经根都有对比增强的信号。由于容易侵犯神经根,因而解释了一些临床特征,包括 CSF 改变,神经电生理变化,自主神经功能改变等,在 GBS 上述改变更明显。

脑脊液蛋白细胞分离是这种疾病的典型特征。腰部脑脊液蛋白浓度升高,而脑池中蛋白浓度正常,支持升高的脑脊液蛋白来源于脊神经根周围的毛细血管渗出的假说。神经传导测定常常显示减慢的运动神经传导速度和部分传导阻滞,其他异常包括延迟的或者无反应的 F 波反应或 H 反射,提示神经根脱髓鞘。实际上,在10%～20%的 GBS 患者中,这些迟发反应可能是发病最初几周的唯一发现。GBS 伴自主神经功能异常可能是由于节前交感神经纤维受累所引起,这些纤维经由前根到达脊旁交感神经节。

六、获得性背根神经节病

背根神经节容易特异性地受到一些恶性肿瘤或非恶性肿瘤疾病的侵犯,导致感觉异常综合征,这些症状的特征与不同大小 DRG 神经元的丧失有关。大神经元丧失导致肌肉运动觉、定位觉异常,手部精细动作丧失,共济失调及反射消失;小神经元丧失与痛觉过敏有关,表现为烧灼痛、痛觉异常。感觉神经异常在电生理上表现为长度非依赖性的 SNAPs 异常,即 SNAP 幅度广泛降低。MRI 的 T_2W 显示出背侧脊髓的高信号。

最为人们熟悉的相关疾病可能就是类肿瘤性亚急性感觉神经病。病程从数周到数月不等，临床表现为共济失调、痛觉过敏，肌力常正常。一些患者还伴有脑干和大脑受损的症状，提示这种疾病是一种受累范围广的脑脊髓炎。这些病变可在确诊肿瘤前数月到数年出现，常伴发小细胞肺癌。CSF 检测显示蛋白水平升高，单核细胞轻度渗出。神经传导速度检测显示广泛的感觉神经电位缺失。神经病理学特征包括炎症反应和 DRG 感觉神经元被吞噬。这种病变与体内产生抗神经元特异性抗体（anti－Hu）有关，后者属于多克隆 IgG 抗体，与补体结合，并与中枢神经系统神经元及感觉神经节的核发生反应，而与非神经元的核不发生反应。被抗 Hu 抗体辨认的抗原是一种分子量为 $35 \sim 40 kD$ 的蛋白。在小细胞肺癌的细胞及神经元的核存在相同抗原，提示这种疾病是由免疫机制介导，受肿瘤抗原刺激产生抗体，发生交叉反应。形态学研究发现这种疾病的发生与具有细胞毒性的 T 细胞介导的细胞及体液免疫有关。让人失望的是，免疫治疗未能取得良好的治疗效果，而早期发现、早期治疗肿瘤，对于争取机会，避免病情恶化具有重要意义。

其他造成 DRG 神经病的原因包括遗传、毒素和自身免疫性疾病。遗传性感觉神经病的特征常表现为慢性肢端营养障碍性溃疡、骨折、发作性脊髓炎，不伴感觉异常。滥用维生素或者顺铂等神经毒素造成的 DRG 病，一般容易发现。干燥综合征可能伴有共济失调和运动觉丧失，这种表现类似于亚急性感觉性神经病，核抗原对应抗体的检测，如抗 Ro（SS－A）和抗 La（SS－B）抗体有助于诊断，但是缺乏这些抗体也不能排除干燥综合征，需要对较小唾液腺进行活检，发现成簇的炎性细胞，可能有助于确诊。一些患者静脉使用丙种球蛋白，可能改善病情。其他急性自身免疫性共济失调综合征包括共济失调性格林巴利综合征，Fisher's 综合征及 Bickerstaff's 脑干脑炎。在这些综合征中，血清抗 GQ1B IgG 抗体水平常常升高。这些疾病对丙种球蛋白及血浆交换治疗等可能有效。

七、类似运动神经元病的神经根病

运动神经根疾病的一些临床症状可能与运动神经元病的部分症状相类似。当一个表现为下运动神经元受累的患者出现单克隆免疫球蛋白病时，必须尽可能寻找有无前根受损的体征。脑脊液蛋白水平的升高，单克隆免疫球蛋白的出现，以及神经传导检测显示脱髓鞘病变，表现为多发性运动神经根性神经病。在极少数病例，免疫治疗可以降低血清中抗神经节苷脂 GM1 抗体，并且发现与改善下运动神经元综合征相关，因此提示抗神经节苷脂抗体可能具有致病作用。

多年来已经知道下运动神经元疾患的一些表现与淋巴瘤具有相关性，并且被命名为亚急性运动神经元病，但是主要的病变部位尚不明确，可能是在神经根或者神经元水平。其特征常表现为亚急性、进展性的斑片状、非对称性下运动神经元瘫，上肢比下肢更容易受累，不伴疼痛。疾病进展速度与淋巴瘤的活动度无相关性，倾向于呈良性病程，有些患者会自发缓解。

放射后下运动神经元综合征，累及到腰骶区，可能是一种多神经根病，据报道在睾丸癌及淋巴瘤放射治疗后的 4 个月～25 年内出现。有些患者 MRI 增强扫描显示出圆锥和马尾的异常信号，类似于软脊膜肿瘤的表现。对一位睾丸癌患者进行神经病理学研究，发现放射治疗诱发近神经根部位的血管病变，而运动神经元相对保存。这种疾病典型的会进展 1～2 年，之后趋于稳定。

（包晓娜）

第三节　神经丛疾病

一、臂丛神经疾病

鉴于臂丛神经位于颈和肩这两个活动度极大的结构间,故易发生损伤,且其易受临近组织,如淋巴结、血管、肺实质等病变的影响而产生继发疾病,故臂丛神经病变包含着一大类疾病。大多数臂丛神经病变是由创伤、肿瘤浸润、压迫、原因不明的感染(可能为病毒)及放射治疗的迟发效应所致。

(一)特发性臂丛神经病

本病有很多的名称,也称为急性臂神经根炎、神经痛性肌萎缩、臂丛神经炎、肩胛带局限神经炎、Parsonage－Turner综合征等。

1.病因和病理生理　确切的病因尚不清楚,可在正常人中突然发病,约半数的病例未发现有任何相关事件。有的认为与应用血清或接种伤寒、天花、白喉、流感疫苗,以及注射破伤风类毒素有关;也有在患单核细胞增多症、红斑性狼疮、霍奇金病、巨细胞病毒感染、Enters－Danlos综合征,或产后、外科手术后、外伤及一些精神应激情况下发病。

有以家族形式出现的臂丛神经病变,即所谓的遗传性神经痛性肌萎缩,是一种常染色体显性遗传疾病,其造成受累肢体反复发生剧烈疼痛、无力和感觉异常。和其他的特发性疾病一样,其可能存在相似的一前驱触发事件,刚出生或幼儿时发病者,其每次发作后都将恢复,预后较好,目前发现遗传性神经痛性肌萎缩和常染色体17q25的3个位点突变相关。

发病机制同样不清楚,其急性起病提示似乎其中有缺血的机制,前驱病毒感染史或免疫相关病史提升了免疫介导疾病的可能性,有研究认为补体依赖的,抗体介导的周围神经脱髓鞘病变可能参与其中,有的神经活检发现多灶性的单核细胞浸润,提示同时存在着细胞免疫的介导。在一些迅速好转的病例中,神经的脱髓鞘及髓鞘修复可能为主要机制,而症状持续时间较长的患者则可能存在轴索损伤。

对遗传性神经痛性肌萎缩患者的神经活检可以发现血管周围炎性浸润及血管壁破坏,提示其可能是免疫调节的基因异常而导致的遗传性免疫疾病。

2.临床表现　本病可发生在任何年龄,多见于30～70岁,有的呈家族性,男性得病为女性的2～3倍。疾病的特点是急性发病,有严重的肩区疼痛,有时涉及背、颈、臂和手,疼痛在夜间尤甚,为了避免疼痛,患者尽量减少肩部活动,因此其上肢常处于肘屈、肩内收位,反之则可引起疼痛。但也有个别病例没有疼痛的现象。一般疼痛在肢体无力达到高峰后持续数周,但也有少数患者将间断持续一年甚至更久。本病往往在疼痛后几小时或几天可产生上肢无力,有统计资料报道,大多在疼痛后2～3周后出现乏力和肌无力,主要涉及肩和臂近端的肌肉,大约50％的患者肌无力限于肩带肌肉,三分之一的患者同时累及臂丛的上下两部分,还有约15％的患者只累及下臂丛。单侧肢体完全瘫痪罕见。如果病变持续时间较久,则可产生肌肉萎缩。

随着识别度的增加,发现臂丛神经病的典型症状不一定和神经干索损伤相关,可以由离散的单个周围神经的受累引起,包括肩胛上、腋、胸长、正中、桡、前骨间神经等,此又可视为单神经性的臂丛神经病,其中腋神经和肩胛上神经是最易受累的。其还可以累及第Ⅶ、Ⅹ对脑神经及膈神经。通常右侧患病较多见，约三分之一的患者双侧患病，但很少有对称性的。有少数患者会发生单侧或双侧的膈肌麻痹，故突发的肩痛伴呼吸系统症状提示臂丛神经病的诊断。其中存在很少部分特发性臂丛神经病的患者只有孤立的膈神经病变（有时可为双侧），而肢体未发现临床或电生理检查上的异常。

约有 2/3 的患者可有感觉障碍，主要影响肩和上臂的外侧以及前臂的桡侧，虽然其不如运动乏力明显，但临床或电生理显示的孤立的感觉障碍的病患亦属臂丛神经病变的范围。

3. 实验室检查

(1)脑脊液检查：常无异常改变，偶有出现轻微的脑脊液细胞增多(10～50/ml)和蛋白轻度增加。25％的患者血液中被发现存在抗神经节苷抗体，有些患者 CSF 中寡克隆蛋白增高，这些反映了这种疾病可能存在一定的免疫机制的介导。在一些严重的伴有膈神经累及的双侧臂丛神经病患者中，可以发现肝酶的增高。

(2)肝酶：可能是亚临床肝炎的前驱反应。

(3)电生理检查：NCV 示神经的感觉和运动电位振幅降低，而传导速度相对正常。EMG 呈失神经改变，同时可明确病变部位在臂丛、单个周围神经或者周围神经分支。脊神经根无变化。此外 EMG 可在无症状侧亦发现异常改变，提示臂丛神经病可存在亚临床状态。

(4)神经活检：在远端的感觉神经有轴突变性，在复发性的受累神经有的有梭样节段肥大、神经内膜下水肿、局限慢性炎症和洋葱球样形成。

(5)影像学检查：臂丛 MRI 可以显示受累肌肉弥漫性的 T_2 异常高信号及脂肪萎缩，同时可以排除一些症状相似的结构性病变（如肿瘤及肉瘤样病变）。

4. 鉴别诊断　有很多上肢无力和疼痛疾病需要加以鉴别。首先要和神经根型颈椎病相鉴别，通常会有持续的疼痛和颈部僵直，且这种根痛不会随着肢体无力的出现而缓解。臂丛上干的臂丛神经病往往和 C_5 及 C_6 神经根的病变相似，伴有神经根受累的颈椎骨质增生或伴椎间盘突出，往往在相应节段发生肌萎缩和感觉障碍，可以通过 EMG 来鉴别。

上肢的无力和萎缩还需考虑运动神经元病，当然疼痛和感觉障碍均非其常见症状。肿瘤性的臂丛神经病也需要鉴别，临床可以表现为持久的疼痛，且多显示下臂丛病变。

胸廓出口综合征亦可有神经根压迫症状，但同时还有血管压迫的症状，颈椎摄片常可见有颈肋等骨结构异常的表现。

上肢的单神经病变如桡神经受损，则有腕垂、手背桡侧针刺觉减退。正中神经受损时则握拳不能，手掌桡侧针刺觉减退。尺神经病变常有爪形手的表现，手背和手掌尺侧有针刺觉减退，因为症状特殊易于鉴别。

5. 治疗　目前没有确切的随机对照研究来提供可靠的治疗方法。

(1)严重疼痛时可应用阿片类镇痛剂。

(2)使用 2 周的皮质类固醇[泼尼松，1mg/kg(kg·d)]可以减轻疼痛及改善预后。

(3)急性期疼痛时，则尽量减少手臂的活动，必要时可以使用固定装置。

(4)运动锻炼有助于防止挛缩，可辅以理疗、针灸、推拿等综合措施。康复期特别要预防肩关节活动受限，少数遗留永久性功能障碍的患者，可以使用矫形器。

另外可应用维生素 B 族药物、ATP、辅酶 A 和中药等协同治疗。

6. 预后　预后一般是良好的，36％的患者在 1 年内恢复，75％的患者在 2 年内恢复，90％的患者可在 3 年恢复。三分之二的患者在症状发生后的 1 个月内有明显改善。恢复与疾病在急性期的病程、部位和严重度没有直接关系,存在相当程度肌萎缩的患者也可恢复良好,单侧病变较之双侧者在第一年内恢复较快。75%的患者可以完全恢复功能。也有存在永久的功能缺陷者。如有下列情况预后较差:①严重和较长时间的疼痛或反复疼痛。②发病后3个月没有任何改善的迹象。③全臂丛或下臂丛病变者。5%的患者有复发和缓解过程。

（二）创伤性臂丛神经病

一般分为三类:①直接损伤,多是由于车祸、运动、枪击等造成臂丛神经剧烈的撞击或牵拉而发生的瘫痪,锁骨上损伤较之锁骨下损伤更为常见且严重,一般预后更差。②继发于颈或肩部周围结构创伤的病变,如锁骨和第一肋骨的骨折。③医源性损伤,多为神经传导阻滞治疗的并发症。还有一种臂丛神经的牵拉伤见于背囊性麻痹,双肩背负重物时对臂丛神经上干的局部施加重压而导致肩胛上神经和腋神经所支配的肌肉无力以及C_5、C_6分布区感觉减退。

1. 临床表现

（1）畸形:上肢呈松弛性瘫痪,肩下垂、变狭,眼裂变小、眼球内陷、瞳孔缩小,呈Horner征。

（2）运动:①臂丛上干损伤:表现为肩关节不能外展、上举,肘关节不能屈曲。腕关节和手的功能正常。如耸肩活动丧失则是C_5、C_6神经根撕脱。②臂丛下干损伤:表现为手指与拇指不能屈曲和伸直,拇指不能对掌、对指,手不能合拢和分开。而肩、肘、腕关节功能尚正常。如有Horner征则为C_8、T_1根性撕脱。③全臂丛根性损伤:表现为上瘫痪,无任何运动功能。

（3）感觉:①臂丛上干损伤表现为肩外侧、上臂及前臂外侧皮肤感觉障碍。②臂丛下干损伤表现为手及前臂内侧皮肤感觉障碍。③全臂丛损伤表现为上臂内侧外皮肤感觉障碍。

2. 诊断

（1）上肢五大神经(腋、肌皮、正中、桡、尺)任何两根神经同时损伤(非切割)即可定位在臂丛部位损伤。

（2）胸大肌和背阔肌功能障碍,臂丛损伤的部位在锁骨上。该两肌功能正常,臂丛损伤的部位在锁骨下。

（3）耸肩不能或有Horner征,臂丛损伤的部位在节前或称根性撕脱伤。

（4）肌电检查上肢五大神经SNAP存在而SEP消失者为节前损伤,SNAP与SEP均消失者为节后损伤。

3. 治疗

（1）臂丛节后损伤:应观察3个月,进行保守治疗。

（2）臂丛损伤的手术指征:①节前损伤。②伴有锁骨下动脉(或腋动脉)损伤。③开放性损伤。④经3个月保守治疗,无好转的节后损伤。

（3）臂丛损伤的手术方法:①节后损伤按损伤性质不同进行粘连松解、神经减压、神经缝合、神经移植。②节前损伤进行神经移位术。移位方式为膈神经至皮神经;副神经至肩胛上神经;肋间神经至腋神经或桡神经;健侧C_7神经至正中神经。

4. 预后　一般情况下,神经移植后,肘部的屈肌和伸肌以及肩胛带肌的预后相对较好,但前臂以及手部肌肉恢复较差。加强物理治疗及矫形器的使用对功能的恢复有很大的帮助。

（三）放射治疗后的臂丛神经病

乳腺癌等肿瘤的放射治疗时,接受大于6000cGy的分次剂量,可以造成臂丛神经的放射性损害。机制可能来自放射直接对髓鞘和轴索的破坏,以及放射引起血管闭塞而导致的神经内膜和外膜纤维化。放射治疗与臂丛症状发病之间的潜伏期为 5 个月至 20 年,平均为 6.5 年。感觉症状(疼痛、感觉异常、麻木)远较运动症状为显著,但也有病例在感觉症状出现之前先发生肌肉无力,无力主要发生在臂丛上干神经支配的肌肉。

放射治疗引起的臂丛损害与癌肿转移所引起的臂丛损害在临床上很难区分。若臂丛下干剧烈性的疼痛同时伴有 Horner's 征强烈提示癌肿转移引起的臂丛损害;若臂丛上干损害伴有无痛性淋巴水肿,则提示放射性损害的可能性较大。经过长期随访,转移病例都是预后恶劣,放射损伤病例预后较好。电生理检查可发现早期病变为脱髓鞘改变,而晚期则是轴索损伤。肌纤维放电和束颤电位则特别提示放射性损害。MRI 很难准确鉴别两者,其均显示 T_2W 的高信号以及造影剂后存在增强,当然辐射性的纤维化为弥漫性增厚和增大,而不存在局部的肿块。对诊断不明确的病例,可考虑进行手术探查,如证实为放射损害所引起,则可以及早切除挛缩的臂丛神经的纤维组织。根据文献报道,碘塞罗宁(三碘甲状腺氨酸)对放射后纤维化有治疗作用。

(四)转移性臂丛神经病

最常继发于肺癌和乳腺癌,淋巴瘤、肉瘤、黑色素瘤等则相当少见。转移多是通过淋巴途径,腋淋巴结最为常见。转移性的臂丛神经病最突出的病状为剧烈疼痛,一般位于肩带处,可向肘、前臂正中及第 4、5 手指放射,以 C_8、T_1 脊神经和臂丛下干损害为主,一半以上的患者伴有 Horner 征。治病主要通过原发肿瘤的化疗以及臂丛局部的放疗来进行,预后较差。通常约 50% 的患者可以缓解疼痛,但对肌力的恢复没有作用。其他止痛治疗包括阿片类镇痛药或非阿片类制剂,如抗抑郁药物及抗痫药物等药物治疗,以及经皮电刺激、椎旁交感神经阻滞、背侧神经根切断术等方法。对于 Pancoast's 肿瘤(肺上沟瘤)患者,一般采取术前放疗并扩大手术切除范围,其 5 年生存率一般为 20%~35%。

(五)胸廓出口综合征

在锁骨及第一肋骨间的狭窄区域中,由前斜角肌、颈肋、肥大的第 7 颈椎横突及正常或先天畸形的第一肋骨压迫臂丛,产生感觉运动症状,如锁骨下动脉同时受累则尚伴有上肢循环障碍的表现。不完全性颈肋是最常见的畸形,其末端由一条边缘锐利的前位带与第一肋相连,C_7 伸长并下弯的横突由一条拉紧的纤维带与第一肋相连,并伴有前中斜角肌的异常,因此,C_8 和 T_1 神经根、下臂丛及血管存在受压的潜在可能性。此外一些非特异性的胸廓出口综合征还可并发于创伤后,如车祸、工作相关性的损伤,有些运动员亦可发生,如举重、游泳、网球及棒球运动员。

1. 分类

(1)旧分类:根据存在畸形及其症状的发生机制,分为颈肋综合征、前斜角肌综合征、肋锁综合征等。临床上常以 Adson 试验(锁骨下动脉受压试验)来区分颈肋综合征或前斜角肌综合征。请患者取坐位,两手置于大腿上,掌面向上,作深吸气,将头过度后伸并先后尽量向左右旋转,如果在此过程中病侧桡动脉搏动消失或明显减弱而另一侧搏动正常,则称为 Adson's 征阳性。与脉搏消失的同时右锁骨上窝常能听到杂音者,通常提示为颈肋综合征。颈部有时可看到或摸到骨性肿物,此即颈肋。患肢垂直上举后,将头尽量转向患侧,如桡动脉搏动消失而试验另一侧时桡动脉搏动不受影响,则提示为前斜角肌综合征。

(2)新分类:分为神经性、血管性及非特异性胸廓出口综合征。

2.临床表现　　儿童、青少年罕见，发病年龄为 30～50 岁,平均年龄为 32 岁,女性多见。有时颈肋是双侧性的,而症状仍以右侧较为多见,这可能是由于右手多提重物,肩关节牵引加速了症状的发生。症状一般逐渐发生,均以疼痛起病,程度不一轻则有周期性肩胛疼痛,向下放射至手臂内侧。重则疼痛尖锐,可为钻刺或烧灼性质。发作时疼痛位于肩胛后面,但以后即向颈侧放射并下达手臂内侧、前臂及手掌。除疼痛外,尚可伴有手及前臂尺侧的麻木感、针刺感或其他感觉异常。上肢的伸展及外展运动如举物、背物或提物等均可使疼痛加剧。如使手臂置于内收及屈位时较为舒适。某些病例中,如将手上举达头部以上,亦可使疼痛减轻。感觉检查时,在手的尺侧及前臂尺侧区可有感觉过敏或减退。运动症状表现为肌力减弱及肌肉萎缩,这常是后期的症状。运动症状通常局限于手部诸小肌,或从正中神经或尺神经支配的肌群开始。前臂肌群受累较为少见。偶有颈交感神经麻痹综合征出现。因锁骨下动脉受压可出现患侧手发冷,阵发性苍白及发绀,有时还可出现类雷诺现象。在牵引上肢时可使桡动脉明显减弱或消失。

另一类不伴有结构上异常的患者,症状通常较有结构畸形者为轻,而且多属感觉性,运动症状表现较少,体格检查时客观异常表现不明显。有的患者症状几乎全在夜间出现,当平卧一会儿后始发生,称为"静止性感觉异常性臂痛",常见于中年妇女。

3.实验室检查

(1)影像学检查:X 线检查可确诊颈肋或其他畸形结构的存在,可同时结合正侧位片。对胸廓出口处的 MRI 检查对提示此处神经血管扭曲及受压等异常很有帮助。

(2)电生理检查:需满足以下标准:①尺神经感觉神经动作电位振幅减低($<12\mu V$),或前臂内侧皮神经 SNAP 振幅减低($<10\mu V$)。②患侧正中神经复合运动电位振幅的减低($<5mV$),或尺神经 F 波潜伏期的延长($>33ms$),或 EMG 发现臂丛下干两条不同神经支配的肌肉均显示去神经改变,而臂丛上干及中干支配肌肉正常,并排除其他局灶神经病变或多神经病变。③正中神经的 SNAP 正常($\geqslant 15\mu V$)。④肘部尺神经的运动神经传导速度正常($\geqslant 50m/s$)。

4.鉴别诊断　　本病较为少见,只有当符合临床及肌电图诊断标准时,才能考虑本诊断。本综合征在诊断上需要与颈椎病、肌萎缩侧索硬化症、脊髓空洞症、正中神经和尺神经的损害等相鉴别。本综合征有剧烈的特征性疼痛和感觉障碍而无肌束颤动,借此可与肌萎缩侧索硬化相鉴别。脊髓空洞症有手部小肌肉萎缩,同时有特征性的感觉分离表现,且感觉障碍范围广,并可能有锥体束征而与本综合征相鉴别。正中神经和尺神经的损害可依其运动和感觉的典型分布来决定。

5.治疗

(1)一般治疗:包括肩部伸展和上举运动、患者教育、姿势训练、物理治疗及抗炎药物治疗等。对夜间臂痛患者,可根据患者自己经验,放置垫枕,睡觉时采取适当姿势而获得症状的缓解。

(2)手术治疗:在有结构畸形的严重病例中,及早手术可获得良好的效果。手术的种类有切除纤维带、颈肋、切除肥大的第 7 颈椎横突与第一肋骨的中间部或切断前斜角肌以消除对臂丛的压迫,需根据病情的不同而采取不同的手术。

(3)其他:关节或肌肉内注射皮质类固醇可以减轻炎症。对斜角肌注射 A 型肉毒素可以缓解症状,但存在一定技术上的风险和潜在的不良反应。

二、腰骶神经丛疾病

（一）解剖

腰骶丛包括腰丛和骶丛，腰丛主要由 $L_1 \sim L_4$ 神经根的前支组合而成，位于腰大肌的深部，通过 L_4 前支连接于骨盆内的骶丛。腰丛的分支包括由 L_1 发出的髂腹下神经和髂腹股沟神经（包括部分 T_{12} 神经）、由 L_2 和 L_3 后支组成的大腿股外侧皮神经，及 L_1 和 L_2 前支组成的生殖股神经。其他分支尚包括由 $L_2 \sim L_4$ 后支组成的股神经，位于腰肌内，及 $L_2 \sim L_4$ 前支组成的闭孔神经。

腰丛通过 L_4 前支与骶丛相联系，L_4 前支与 L_5 在位于骶骨支的腰大肌内侧缘组成腰骶干，后者进入骨盆，在梨状隐窝连接于骶丛。骶丛由 L_4、L_5、S_1 和 S_2 前支在骶髂关节前组成。和腰丛一样，骶丛也分前支和后支，前支主要组成坐骨神经的胫神经部分，后支主要组成其腓神经部分。坐骨神经经骨盆的坐骨大切迹离开骨盆。许多重要的神经都是源于骶丛，臀上神经和臀下神经源于骶丛的后支，分别支配臀大、中和小肌；股后皮神经是由 $S_1 \sim S_3$ 前支组成，通过坐骨大孔进入臀部；会阴神经源于 $S_2 \sim S_4$ 连续的前初级支，通过坐骨大孔伸至臀部。

（二）临床表现

腰丛病会出现 $L_2 \sim L_4$ 支配节段的肌无力，感觉障碍和反射异常，骶丛病则导致 $L_5 \sim S_3$ 支配节段相类似的改变。腰丛病的病变特征包括闭孔神经和股神经支配区域的肌无力、感觉障碍，膝反射减退或消失。屈髋、伸膝和髋内收肌均出现无力，伴大腿前内侧面的感觉丧失。髋屈肌及髋内收肌同时无力提示神经丛或神经根疾病。更精细的定位需要借助辅助检测手段，包括肌电图及 CT、MRI。

骶丛病变表现为臀部神经（只有运动纤维受累）、腓神经和胫神经支配区域的肌无力和感觉障碍。可能出现广泛的下肢无力，包括髋伸肌、髋外展肌、屈膝肌、踝跖屈肌和背屈肌。感觉丧失位于大腿后侧面、膝盖以下的小腿前外侧面和后面，以及足背外侧面和跖面。可伴踝反射降低或消失。在这些区域也会出现血管舒缩功能异常及营养障碍。臀肌无力意味着靠近骨盆梨状肌的骶丛纤维受累，甚至骶神经根受累。至于骶丛病，确诊常需借助于电生理学及神经影像学检测。

（三）实验室检查

1. 电生理学检测

（1）EMG 有助于鉴别神经丛或神经根病变。如果 EMG 提示至少两个腰骶节段，并且至少两根不同周围神经支配的肌肉出现变性改变（纤颤电位及正尖波）及减少的募集反应（减少的运动单位数目，快速发放），可以确诊为神经丛病。但是，神经根和神经丛可能同时受侵犯，可见于糖尿病、放射疾病、炎症、血管炎和肿瘤疾病等，产生神经根神经丛病。其次，EMG 有助于明确一个腰骶神经丛病是否同时伴发多发性神经病。如果伴发，去神经和神经再生的 EMG 特征在双侧都出现，尤其在远端肌肉。再次，EMG 示有肌纤维颤搐放电提示放射性神经丛病。

（2）神经传导研究有助于诊断神经丛病。感觉神经，如腓肠神经和腓浅神经，动作电位幅度降低分别提示 S_1 及 L_5 DRG 远端轴突的丧失。F 波潜伏期的延长，而远端运动神经传导速度正常，提示近端的损害，可能是在神经根或神经丛水平。最后，在神经丛疾病，通过刺激神经根测定经腰骶神经丛传导的数据，可能会发现经过神经丛的特定部分，出现潜伏期的延长。

2.神经影像学检测

(1)X线片可显示腰、骶椎骨或骨盆骨质破坏病变。

(2)静脉肾盂造影可能显示输尿管或膀胱畸形。

(3)钡剂灌肠可发现肠移位。

(4)CT或MRI,从L_1～L_2水平的腹部及骨盆到耻骨联合水平以下扫描,可以详细显示整个腰骶神经丛附近的解剖结构,可以显示出腰骶神经丛结构异常的严重程度,但是仍然不能区分良、恶性肿瘤,炎症包块及血肿。如果MRI显像正常,基本不可能是结构性神经丛病。

(四)诊断

1.血肿　血友病或者接受抗凝治疗的患者可能出现髂腰肌群出血。解剖结构上,腰丛、股神经、闭孔神经的主要成分从腰部脊柱旁发出,到达大腿部分,期间覆盖在一层紧的筋膜下,在髂肌之上称作为髂肌筋膜,之后随着下行逐渐增厚,在腹股沟韧带处,形成一个致密而难以扩张的漏斗状结构,包裹在髂肌和腰肌的下段部分。与髂腰肌血肿有关的,在解剖上主要有:①股神经是腰丛中唯一受累的结构,为髂肌出血导致位于腹股沟韧带之上的致密筋膜膨胀所致;②腰肌出血或者髂肌出血扩散到腰肌,导致神经丛的其他成分、闭孔神经及股外侧皮神经受累。

腹膜后血肿常常首先表现出严重的疼痛,这种疼痛位于腹股沟,并且放射到大腿前部和腰部,伴逐渐加重的肌无力和感觉异常。当股神经被累及,出现相应支配区域的肌无力和感觉异常;神经丛的其他成分受累,所涉及的范围更广泛,而且与受累神经支配的范围相一致。如果出血量较大,可在下腹部形成肿块,并且伴发一系列全身性症状,如心动过速、低血压和降低的红细胞比容。典型的血肿常从骨盆侧壁产生,CT扫描可以看到髂骨翼内侧面正常的凹面变得模糊。由于髂肌痉挛,患者常常呈特征性的卧姿,即臀部屈曲侧卧,以避免臀部伸展加重这种疼痛。血肿发生后的几天,在腹股沟及大腿前面可能出现淤青。在一部分患者,尤其是血肿较小、临床症状轻微的患者,通过保守治疗如抗凝治疗,治疗效果可能比较满意,但是有10%～15%患者的病情改善并不明显。一些医疗中心进行抗凝治疗后行小的腹膜后切口,进行剖腹探查,之后通过髂肌筋膜切开术清除血肿,缓解对股神经的压迫,有利于痊愈。

2.脓肿　急性非结核性髂肌脓肿可以伴发股神经病。

3.动脉瘤　背痛和腹部痛往往是腹部动脉瘤的早期表现。一个扩张的腹部动脉瘤可能压迫髂腹下神经和髂腹股沟神经,导致疼痛放射至下腹部及腹股沟区域;对生殖股神经的压迫会产生腹股沟区域、睾丸及大腿前侧的疼痛。L_5～S_2神经干恰好位于髂内动脉后方,受压迫后会产生坐骨神经痛,13%髂动脉瘤患者表现出坐骨神经痛。

腹主动脉瘤破裂出血,由于血肿位于腹膜后或者形成假动脉瘤,可能会表现出明显的神经系统症状。如果形成大的腹膜后血肿,可能伤及股神经和闭孔神经,甚至骶丛的一些分支。髂动脉瘤或者髂内动脉瘤破裂,血液会扩散至骨盆,压迫S_2～L_5神经干。对于难以解释的背痛、腿痛或者放射至腰丛表皮神经支配区的疼痛,应该怀疑大动脉及其主要分支的动脉瘤。当触诊腹部或者直肠指检时感觉到一个大的搏动性包块,都高度提示动脉瘤。腰骶部放射线检测可能发现曲线状似钙化的高密度影。腹部超声和CT扫描可以确诊。

4.外伤　骨盆、髋臼、股骨骨折,或者股骨及髋关节附近的手术可能伤及腰骶神经丛。骶骨骨折或者骶髂关节分离造成的损伤占外伤性腰骶神经丛的大部分(68%),而髋臼及股骨骨折相对少见,分别占14%和9%,然而后者更容易损伤邻近神经丛所发出的神经。

5. **怀孕** 在产程的第二阶段,腰骶神经干可能受胎儿头的压迫,多见于母亲个头小而胎儿相对较大,产程延长并且使用中位产钳旋转的情况下。生产后,当患者起床时会发现由于踝关节内翻力弱而难以走路;体检发现背屈和内翻肌无力,伴随下肢侧面和足背面的感觉减退。神经传导检测显示小腿浅表的 SNAP 减弱或消失,EMG 发现膝盖以下受 L_5 支配的肌肉有失神经支配现象。病理特征主要表现为脱髓鞘。预后一般较好,5 个月内能完全恢复。在随后的怀孕中,只要无胎位不正等异常表现,仍可尝试生产,但是应该小心使用产钳。对先前有过产伤造成腰骶干损伤的妇女,使用中位产钳的危险度相对较高。如果生产不成功或者胎儿比较大,应该谨慎行剖腹产手术。

消瘦患者在剖腹产过程中使用自固定牵开器会压迫腰肌,可能伤及股神经导致股神经病。术后患者会出现股神经支配区的肌无力和麻木。恢复常常快速而完全。闭孔神经损伤可能是受近骨盆边缘的胎儿头或者镊子的压迫,表现为腹股沟区及大腿前面的疼痛,以及闭孔神经支配区的肌无力和感觉异常。

6. **肿瘤** 腰骶神经丛可以被肿瘤所破坏,可以是腹腔内肿瘤直接扩散或者从其他部位转移所至,直接扩散占大部分,约 75%,转移只占约 25%。最常见的原发性肿瘤,包括结肠直肠癌、泌尿生殖系肿瘤、颈部肿瘤、乳腺癌、肉瘤和淋巴瘤。临床症状主要表现为三种:上段神经丛病,累及 $L_1 \sim L_4$ 节段(31%),最常见于结肠直肠癌;下段神经丛病,累及 $L_4 \sim S_1$ 节段(51%),最常见于肉瘤;全神经丛病,累及 $L_1 \sim S_3$ 节段(18%),最常见于泌尿生殖器肿瘤。典型的肿瘤性神经丛病起病隐袭,早期主要表现为严重而剧烈的疼痛,似绞痛,从下背部放射到下肢末端。之后的数周到数月,麻木、感觉异常、乏力和下肢浮肿逐渐出现,大小便失禁或性无能在小于 10% 的患者出现。绝大部分肿瘤引起的神经丛病是单侧性,双侧性只见于 25% 的患者,常常是由于乳腺癌侵犯所致,预后较差。

三组综合征并不是简单地符合上、下和全神经丛病的分类。在第一组综合征中,可伴有下腹的四分之一或腹股沟区的感觉异常或疼痛,很少或不伴有运动异常,这些患者被发现在紧靠 L_1 处有肿瘤,导致髂腹股沟、髂腹下或者生殖股神经受累。第二组,在足背内侧和足底有麻木感,伴膝反射减弱,踝背屈及旋转力弱。这些患者在骶骨翼水平有损伤,伴腰骶干受累。第三组伴会阴区感觉丧失和括约肌无力,被发现尾丛受肿瘤侵犯,常常是直肠癌转移所致。

通过 CT 或 MRI 显像可以诊断肿瘤性神经丛病,MRI 显像常更为敏感。由于骨盆肿瘤可以扩散到硬膜外空隙,常常低于脊髓圆锥,因此大部分腰骶部 MRI 显像可以显示。在少数情况下,有的神经丛肿瘤即使用最好的显像方法也难以显示。对这种现象的解释是,首先,之前接受放射治疗的患者可能出现组织的纤维化,后者不能与新发肿瘤相鉴别。其次,一些肿瘤沿神经丛或神经根扩散,未能长成一个可以辨别的包块,在这些情况下,需要借助其他影像学检测方法,如高分辨率 MRI、骨扫描、平片、静脉肾盂造影,或者神经丛活检,或者两者联合使用。前列腺癌可以沿着神经束膜扩散至腰骶丛,造成腰骶神经根神经丛损伤,后者与明显的小便功能障碍有关,这个扩散过程一般会持续 8 年左右,到后期 MRI 显示出不均匀的神经增粗,但是骨盆和腹部显像正常。

7. **放射性神经丛病** 放射性神经丛病常常起病隐袭,进展缓慢,初期表现为无痛性肌无力。有一半的患者会逐渐出现疼痛,但常常并不严重。大部分患者最终表现为双侧肌无力,症状常不对称,主要影响 $L_5 \sim S_1$ 支配的远端肌肉,伴下肢反射减弱或消失,表浅感觉异常。肠道及泌尿道症状常常是直肠炎或者膀胱纤维化的结果。从接受放射治疗到出现神经系统表征的时间间隔在 1～31 年(平均 5 年),也有小于 6 个月的报道。但是,放射治疗后到出现相关症状的持续时间,与放射剂量无明显相关性。

在大部分患者,放射性神经丛病是逐渐进展的,最终导致严重的功能障碍。腹部及骨盆CT 或 MRI 显像正常。EMG 检测,在 50% 患者出现纤颤电位,提示放射线除了破坏神经丛也破坏神经根,因此更恰当的命名应该是放射性神经根神经丛病。在近 60% 的患者,EMG 显示出肌颤搐放电,这个特征在肿瘤性神经丛病非常罕见。

8.血管炎性神经丛病 血管炎神经病一般与多发的单神经病相联系,但是也可能出现其他类型的神经疾病,包括表现为疼痛的腰骶神经丛病。在周围神经系统,邻近肱骨和股骨中段的神经对血管炎诱发的缺血最敏感,因为这些神经正好位于神经滋养血管的交界区,邻近的神经干和神经根也可能受到影响。当一位已经确诊为血管炎的患者出现腰骶神经丛病的临床表现,例如结节性多动脉炎或风湿性关节炎,很显然要诊断为血管炎性神经丛病。对于一个看起来像特发性多发性神经病或者神经丛病的患者,临床鉴别诊断相对比较困难,因为这种病变可能是单系统性,而且仅限于周围神经系统。在这样的病例,可能需要神经活检来确诊。

9.特发性腰骶神经丛病 腰骶神经丛病可以在毫无临床症状及体征的情况下发生,因此被认为与特发性臂丛病极其相似。这种疾病可能以突发疼痛起病,经过数天到数周,出现肌无力。在一些患者,病情就此稳定,也有患者缓慢进展,或者复发,或者时轻时重。50% 患者在上部分及下部分腰骶神经丛支配的区域出现肌无力,其中 40% 出现于上腰骶丛,10% 出现于下腰骶丛。大部分患者经过 2 年左右恢复,但症状恢复常不完全。EMG 检测显示受累神经丛支配区域出现斑片状失神经电位表现,但是脊柱旁肌肉常不受累,提示这个病变一般不影响腰骶神经根。Dyck 等定义特发性腰骶神经丛病为非糖尿病引起的腰骶神经根神经丛病,但是其临床表现(表现为亚急性、非对称性疼痛,恢复延缓,不完全恢复)及病理特征(缺血性损害及小血管炎)与糖尿病性多发性神经根神经丛病非常类似,提示可能有免疫机制参与发病,MRI 检测显示在腰丛有增强信号,使用免疫球蛋白治疗后,随着症状和体征的消失,增强信号也逐渐消失。免疫调节治疗可能只对小部分特发性腰骶神经丛病患者有治疗效果。

(郭秀凤)

第四节 单神经干疾病

一、桡神经麻痹

桡神经可在腋部受压("拐杖麻痹"),但下部受累更常见,桡神经在肱骨中下 1/3 处贴近骨干,此处切割伤,捆缚过久或应用压力过大的止血带,肱骨骨折骨痂生长过多,钢板固定与去除的不当等,易使桡神经受损。桡骨头前脱位可压迫牵拉桡神经深支,手术不慎也可伤及此神经。

(一)临床表现

1.畸形 由于伸腕、伸拇、伸指肌瘫痪,手呈"腕下垂"畸形。由于旋后肌瘫痪,前臂旋前畸形。肘以下平面损伤时,由于支配桡侧腕伸肌的分支未受损,故腕关节可背伸,但向桡偏,仅有垂拇、垂指不能和前臂旋前畸形。

2.感觉 损伤后在手背桡侧、上臂下半桡侧的后部及前臂背侧虎口背侧感觉减退或消失。

3.运动　桡神经在腋部损伤后,特征性地出现肱三头肌、肱桡肌、旋后肌和腕指伸肌无力,出现伸腕、伸拇、伸指不能。由于肱二头肌的作用,前臂旋后能够完成,但力量明显减退,拇指不能作桡侧外展。如桡神经损伤平面在肘关节以下,主要表现为伸拇、伸指不能。

（二）诊断

1.典型的外伤史　如肱骨干中下 1/3 骨折,桡骨小头脱位等。

2.典型的症状　与体征腕下垂、伸拇、伸指不能。

3.肌电图检测　可明确损伤部位性质。

（三）治疗

1.非手术治疗　包括药物、理疗及功能训练,适合于轻度损伤或病程短者。

2.手术治疗　适合于经保守治疗 3 个月无恢复或开放性神经损伤。根据损伤性质选择不同手术方式。骨折所致神经损伤一般先保守治疗观察 1~2 个月后再决定治疗方案。

二、尺神经麻痹

在肘部,尺神经可直接受外伤或骨折脱臼合并损伤。严重肘外翻畸形及尺神经滑脱可在损伤数年后引起尺神经损伤,又称慢性尺神经炎,同样,肘关节炎形成的骨赘、腱鞘囊肿、脂肪瘤、Charcot 肘、肱尺腱膜韧带的肥厚、滑车上肘肌的压迫也可造成慢性尺神经炎。尺侧腕屈肌的纤维变性增厚造成尺神经在肘管入口处受压所引起的尺神经病较为常见,称为肘管综合征。在尺骨髁上的尺神经沟中延伸的尺神经,可因其位置表浅而易受压迫性损害,如经常长时间地屈肘并置于硬物表面,如课桌、扶手椅等可造成慢性的尺神经受压。颈肋或斜角肌综合征时,尺神经最容易受累,造成不全损伤。在腕部,尺神经易受切割伤,卡压性疾病较肘部少见,腕关节退行性变、类风湿关节炎、远端畸形的血管或长时间用手紧握工具可发生该部位的损伤。

（一）临床表现

1.畸形　尺神经损伤后可出现手部爪状畸形（大多限于环、小指）,低位损伤爪状畸形较高位损伤明显。手内肌广泛瘫痪,小鱼际肌萎缩,掌骨间隙明显凹陷,由此继发掌指关节处过伸和指间关节屈曲。

2.运动　尺神经在肘损伤时,前臂尺侧腕屈肌和指深屈肌尺侧半瘫痪,不能向尺侧屈腕及屈环指、小指远侧关节。各手指不能内收外展。小指处于外展位,拇指和示指不能对掌成"O"形。由于拇内收肌及第一背侧骨间肌瘫痪,故拇指和示指夹纸试验显示无力;而为弥补这种无力,夹纸时拇长屈肌、正中神经支配的肌肉会无意中愈加灵活,并屈拇指远端指节（Froment's 征）。骨间肌的无力是因手内肌瘫痪,手的握力减少约 50%,手失去灵活性。

3.感觉　手掌尺侧、小指全部及环指尺侧半感觉障碍。不完全损伤可出现典型的烧灼性疼痛。

（二）诊断

1.外伤史　有腕、肘部外伤史。

2.典型症状和体征　环、小指爪形手,第一背侧骨间肌萎缩,手肌不能内收外展,环、小指感觉障碍。

3.电生理检查　可明确损伤部位及性质。

4. MRI　肘部损伤 MRI 可发现局部占位性病变及结构异常,并可显示神经增粗及信号增强,特别适用于电生理检查未发现局灶性病变者。腕部损伤 MRI 若发现尺骨管结构性损害者需手术探查。

5. 超声检测　肘部的高分辨率超声可发现尺神经的增厚。

（三）治疗

保守治疗包括避免屈肘和肘部压迫、使用护肘等。外科手术前需接受至少 3 个月的保守治疗。外科手术包括尺神经干前移位、尺侧腕屈肌腱膜松解术及内上髁切除术等。尺神经干前移位的并发症高于松解术,而手术的获益取决于手术的方式、神经病变的持续时间及严重程度。一般症状持续 1 年内的患者或电生理检查示脱髓鞘者预后较好,超声显示神经增厚明显者预后较差。

三、正中神经麻痹

腕部的正中神经位置表浅,易被锐器伤,并常伴有屈肌腱损伤。肱骨髁上骨折与月骨脱位,常合并正中神经损伤,多为挫伤或挤压伤。继发于肩关节、肘关节脱位者为牵拉伤。此外,正中神经可因腕部骨质增生、腕横韧带肥厚或旋前圆肌的肥大,而长生慢性神经压迫症状。

（一）临床表现

1. 腕部正中神经损伤

（1）畸形:早期手部畸形不明显,1 个月后可见大鱼际肌萎缩、扁平、拇指内收呈猿掌畸形。伤后时间越长,畸形越明显。

（2）运动:大鱼际肌即拇对掌肌、拇短展肌及拇短屈肌浅头瘫痪,拇指不能对掌,不能与手掌平面成 90°角,不能用拇指指腹接触其他指尖。大鱼际肌萎缩形成猿手畸形。拇短屈肌有时为尺神经支配。

（3）感觉:正中神经损伤对手部感觉影响最大。在掌侧,拇、示、中指及环指桡侧半,在背侧,示指、中指远节均有感觉障碍,由于感觉障碍,手功能受到严重影响,如无实物感,拿东西易掉,容易受到外伤及烫伤等。

（4）营养改变:手部皮肤、指甲均有显著营养改变,指骨萎缩、指端变得小而尖,皮肤干燥不出汗。

2. 肘部正中神经损伤

（1）运动改变:除上述改变外,尚有旋前圆肌、旋前方肌、指浅屈肌、指深屈肌桡侧半、拇长屈肌及掌长肌瘫痪,故拇指和示指不能屈曲,握拳时拇指和示指仍伸直。部分患者的中指仅能部分屈曲,示指和中指的掌指关节部分屈曲,但指间关节仍伸直。

（2）感觉与营养改变:腕部正中神经断裂、正中神经损伤常可能合并灼性神经痛。

3. 正中神经的卡压综合征

（1）腕管综合征:为最常见的卡压性神经病变,多由于过度用手和反复的职业损伤所致,诱发因素还包括妊娠、糖尿病、肥胖、高龄、类风湿关节炎、甲状腺功能减退、淀粉样变性、痛风、肢端肥大症、黏多糖增多症、动静脉分路术、腕部骨折史以及腕部肌腱或结缔组织的炎性病变。偶有家族性。常见症状为夜间神经痛和感觉异常,主要累及拇指、示指和中指,疼痛常放射到前臂,甚至到达肩部,患者常因此而从睡眠中转醒。客观体征主要以正中神经分布区的感觉障碍为主,涉及两点辨别觉、针刺觉及轻触觉的减弱,偶有拇指、示指及大鱼际肌的感觉过敏,若压迫持续存在,则可出现大鱼际肌的无力和萎缩。腕管综合征一般是双侧的,但优势手更重。查体时叩击腕管处可引起腕关节远端正中神经分布区的感觉异常,称作 Tinel's 征,在腕管综合征患者中的阳性率约为 60%,但特异性低。患者屈腕关节持续 1min(哈伦手法)或者过伸腕关节(反哈伦手法)均可诱发上述症状。电生理检查可以明确诊断。治疗方面,症状较轻者可用夹板固定腕部,避免手腕屈曲,使用 NSAIDs 类药物或腕管内注射皮质类固醇。严重的感觉障碍或鱼际肌的萎缩提示需进行外科腕管松解术。

(2)旋前圆肌综合征:肘部的正中神经在肥大的旋前圆肌两头间易受压,或被二头肌腱膜压迫而产生旋前圆肌综合征。有时反复从事前臂旋前动作也可引起,外伤性因素包括肘关节脱位、前臂骨折等。患者常出现前臂或肘部掌侧不明原因的疼痛,抓握或前臂旋前动作可加重或诱发,亦可有类似腕管综合征的手掌麻木或感觉异常,但一般无夜间加重现象。查体时可以发现拇长屈肌和拇短展肌无力,触诊时旋前圆肌可有触痛,在肘部亦可引出 Tinel's 征。电生理检查可发现肘腕间的正中神经传导速度减慢,和腕管综合征不同的是腕部远端的正中神经运动和感觉潜伏期均正常。治疗方面可以通过在旋前圆肌内注射皮质类固醇,使用 NSAIDs 类药物或者将手臂肘屈 90 度并轻度旋前位进行固定,均可缓解症状。

(二)诊断

1.外伤史　在腕、肘部有明显外伤史。

2.典型症状和体征　有典型的猿手畸形,桡侧 3 个半手指感觉障碍,拇指对掌功能丧失,拇、示指末节屈曲不能(肘部受损时)。

3.肌电图检查　可明确损伤部位及性质。

(三)治疗

1.非手术治疗　包括药物、理疗及功能训练,适合于轻度损伤或病程短者。

2.手术治疗　适合于经保守治疗 3 个月无恢复者或开放性神经损伤。根据损伤性质选择不同手术方式。

四、腓神经麻痹

腓总神经发自 $L_1 \sim S_2$ 节段的神经根,是坐骨神经的延续,后者走行到大腿下段分出腓总神经。在腓骨小头外侧,分出腓肠外侧皮神经,支配小腿外侧面,之后分出腓浅神经和腓深神经。腓浅神经支配腓骨长肌和腓骨短肌,主要功能是使足外翻和背屈;其感觉纤维分布于小腿下半部的前外侧及足、趾背侧皮肤。腓深神经支配胫骨前肌、趾长伸肌和趾短伸肌,主要功能是足背屈和内收,感觉纤维分布在第 1、2 趾间的小块皮肤。

腓总神经病变好发部位是腓骨小头。最常见的原因是压迫、腓骨头骨折和穿通伤等,如下肢石膏固定时可损伤腓总神经;盘腿坐、蹲位时间长及穿膝部收紧的长筒靴等也可在腓骨小头处压迫腓总神经,其他原因还包括糖尿病及滑囊炎等在腘窝后间隙压迫该神经等。腓深神经可在踝部受损。腓浅神经则常在其穿出前间隔筋膜处(踝以上约 10cm 处)受损。

(一)腓总神经麻痹

常见病因有腓神经炎,多见于受寒或者感冒后。其他常见于机械性压迫、牵拉和穿刺伤等。突然地足背屈和内翻是常见的损伤机制;因该神经在腓骨颈处位置表浅,所以也极易受到挤压。若无明显的外伤史,导致腓总神经轻度功能障碍的最常见原因是"交叉腿麻痹",常见于习惯性将两腿交叉而坐的女性或体重急剧下降的肿瘤患者,也可见于因职业原因需要长时间保持蹲位或跪位姿势者以及昏迷或麻醉患者被放置于不良体位时。全身性疾病,如麻风、糖尿病、偶尔也可为致病原因。

1. 临床表现 最常见的症状和体征为足下垂和足背屈和外翻无力及相应肌群的萎缩,走路时呈跨阈步态,不能用足跟行走。小腿前外侧和足背侧的感觉障碍。

电生理学检测对于定位诊断具有一定价值,有助于明确病因及诊断。肌电图可见腓总神经支配的肌肉呈神经源性损害,腓总神经 SCV 和 MCV 减慢及波幅降低,特别是腓骨小头上下最明显。

2. 鉴别诊断 应注意与坐骨神经病变及 L_5 节段的神经根病等鉴别。坐骨神经损害时,肌电图可见股二头肌神经源性损害,无局灶性运动神经传导速度的异常改变。L_5 神经根病变时,腓总神经传导速度正常,而 L_5 神经根支配的非腓总神经支配的肌肉可见神经源性损害。单纯的腓总神经麻痹需要与胫前间隔综合征相鉴别,后者主要是前间隔内肌肉,由于外伤、高强度锻炼或缺血等膨胀而压迫腓深神经,导致急性、严重的下肢疼痛、肿胀和足部及趾伸肌无力。这种胫前腔隙的压迫必须通过筋膜切开术迅速缓解压力,以避免不可逆转的神经、肌肉损害。

3. 治疗 如果是压迫因素造成的损害,去除这些致病因素,则可使神经功能得到满意的恢复。若不存在上述促发因素,且在排除了一般性的周围神经病或血管炎所致和单神经炎后,应对该神经进行手术探查,有时可发现胫腓关节处腱鞘囊肿所致的神经受压。其他如全身疾病伴发者,给予原发病的对症治疗。

急性受压迫所致的腓神经麻痹,其预后都相对较好,由于牵拉导致的损伤,其恢复则相对缓慢。使用定做的塑料踝足支具在一定程度上可以改善严重的足下垂。对于 3 个月后症状无明显改善的极少数患者,或者伴有疼痛或缓慢进展的腓神经麻痹症状的患者,有必要进行磁共振影像学检测或外科探查。

(二)腓深神经麻痹

腓深神经麻痹相对少见,多为嵌压损害所致,最初由 Kopell 与 Thompson 两位学者描述。该神经在踝背侧的嵌压损害发生在前跗管内,通过此管的腓深神经和胫前血管在背侧受到距骨和舟骨上方筋膜的限制,在腹侧受到趾长伸肌纤维、肌腱及下方的伸肌支持带的束缚。前跗管综合征的临床表现包括踝部和足背的疼痛或紧缩感,可有第一趾间隙背面皮肤的感觉异常。患足呈跖屈、内翻畸形,可见趾短伸肌萎缩和无力。保守治疗或手术减压可以控制症状,包括穿楔形矫形鞋纠正足过度内翻,局部注射类固醇等。

(三)腓浅神经麻痹

Henry 于 1949 年首次报道了腓浅神经的嵌压损害,此后间断有相关报道,腓浅神经通常在其穿出筋膜处,即胫骨前外侧、踝上 10cm 处受到嵌压及慢性损伤,先天性筋膜缺损、相关的小脂肪瘤或肌腹疝可与上述情况并存。嵌压患者常有踝关节扭伤史。临床表现为小腿外侧和足背的疼痛及麻木感,通常无相关肌肉的肌无力或感觉异常,在该神经穿出筋膜处常有明显的压痛。对腓浅神经嵌压水平的诊断性神经封闭治疗有助于本病的确诊。

腓浅神经嵌压的手术治疗为切开嵌压处的深筋膜(即该神经穿出筋膜处),直至该神经能自由地走行于腓骨长肌与趾长伸肌之间。

五、股外侧皮神经病

股外侧皮神经为纯感觉神经,发自腰丛,由 $L_2 \sim L_3$ 节段神经根前支组成。在髂嵴水平从腰大肌下方穿过,越过髂肌表面,在髂前上棘的内下方,腹股沟韧带附着点之间的间隙出骨盆。出骨盆后,股外侧皮神经折向下走行形成明显的角度,缝匠肌收缩时是腹股沟韧带受牵拉,导致大腿的伸屈动作,此角度随大腿的屈伸而减小或增大。在腹股沟韧带下方约 4cm 处,股外侧皮神经穿出阔筋膜。股外侧皮神经分为前支和后支,小的后支支配自大转子以下直至前支分布区皮肤的感觉,前支支配大腿外侧至膝部的皮肤感觉。部分正常人股外侧皮神经发自生殖股神经或股神经。

（一）病因和病理

股外侧皮神经经过腰大肌外侧缘下行到腹股沟时,走行角度大,而且要穿过腹股沟韧带,因此易受损。在股外侧皮神经出骨盆时,站立、行走或其他使该神经尖锐成角的姿势动作,都可能导致持久而显著的临床症状。受压部位通常在髂前上棘处,常见的原因包括局部嵌压、妊娠、肥胖、腹水、外伤、血肿、骨折或腹膜后肿瘤压迫等。腰带、腹带及背包固定带等局部刺激也是常见的促发因素。也是糖尿病单神经病或酒精中毒性神经病最容易累及的神经。部分患者受损伤的原因不清。其病理改变包括大纤维的局部脱髓鞘和华勒变性,某些神经纤维存在结间的肿胀断裂以及神经内膜和血管的增厚。

（二）临床表现

股外侧皮神经病的发病率约为 0.4%。男性较女性多见,多发生于中年人,通常一侧受累,仅 20% 的患者为双侧症状,左右两侧受累概率相当。部分患者有家族聚集倾向。

大腿外侧感觉异常是最常见的早期症状,表现为麻刺感、烧灼感和疼痛等。另外,股外侧皮神经支配区出现触觉、痛温觉缺失,压觉保留。在久病患者,大腿外侧皮肤可见增厚,汗毛脱失,有时可见皮疹或触及皮下结节。没有肌肉萎缩和无力等运动受累的症状和体征。腱反射正常。感觉检查可见大腿外侧痛觉减退或过敏,部分患者腹股沟外侧有压痛或 Tinel 征,即叩击受损神经部位或其远端,出现相应支配区的放电痛、麻木感或蚁走感。一些患者呈卧位姿势可能缓解疼痛。

（三）诊断和鉴别诊断

本病的诊断主要依据病史和体格检查。由于该神经是纯感觉神经,肌电图检查无意义,神经传导速度的测定也受到部位的限制。皮节刺激体感诱发电位检查,特别是两侧对比对本病的诊断具有重要意义。使用局麻药进行局部神经阻断可能具有一定的诊断价值。

临床上应与股神经病变和 L_2 神经根病变相鉴别。股神经病变同时累及运动支,有相应支配区的肌无力和肌肉萎缩;肌电图可见股四头肌神经源性损害和股神经传导速度减慢及波幅降低等。L_2 神经根病变临床上较少见,感觉障碍分布在大腿的前内侧,可伴有髂腰肌和股二头肌无力等。

（四）治疗

通常采用保守治疗,包括去除或避免刺激性因素如腰带、疝带、腹带和野营装备等,建议将腰带换成宽松的工作裤或背带裤,鼓励肥胖者减肥,镇痛,矫正姿势等。如果症状仍持续存在,且对患者工作或生活影响较大时,建议手术治疗。在股外侧皮神经穿出骨盆处行神经切断术是一个简单有效的治疗方法,但这种方法常导致大腿外侧的麻木感。有些外科医生主张在腹股沟韧带下方,该神经受嵌压处切开该韧带,在髂前上棘附着处的下方给予衬套以松解神经,使神经自内侧通过,且减小其成角角度,而且术中要保证该神经不受任何损伤。尽管如此,这种简单的解压术失败率很高,之后往往仍需行神经切断术。

六、坐骨神经痛

坐骨神经痛是指沿坐骨神经通路及其分布区的疼痛,即在臀部、大腿后侧、小腿后外侧和足外侧的疼痛。这是多种疾病所引起的一种症状。在诊断坐骨神经痛时应进一步查出引起坐骨神经的疾病。

(一)病因

坐骨神经痛的病因有原发性和继发性(症状性)两大类。原发性坐骨神经痛即坐骨神经炎,临床上少见。主要是坐骨神经的间质炎,多由牙齿、鼻窦、扁桃体等病灶感染,经血液而侵及神经外膜引起,多和肌炎及纤维组织炎伴同发生。寒冷、潮湿常为诱发因素。继发性坐骨神经痛是因坐骨神经通路中遭受邻近组织病变影响引起。按照病理变化的部位又可分为根性和干性坐骨神经痛两种。根性神经痛的病变主要位于椎管内如腰椎间盘突出、椎管内肿瘤等(特别是硬脊膜外的转移癌和硬脊膜下髓外的神经鞘膜瘤)。此外,脊椎本身的疾病,如脊椎骨关节病、骨肿瘤、骨结核、损伤以及蛛网膜炎等也可在椎间孔区压迫神经根,引起根性坐骨神经痛。干性坐骨神经痛的病变主要位于椎管外,常见的为腰骶神经丛及神经干邻近的病变,如骶髂关节炎、骶髂关节半脱位、骶髂关节结核、髂内淋巴结的转移癌、腰大肌脓肿、髋关节炎、盆腔内子宫附件炎、肿瘤、妊娠子宫的压迫、各种损伤、神经本身的肿瘤等。某些代谢疾病如糖尿病和下肢的动脉内膜炎亦可有坐骨神经痛的表现。

(二)临床表现

坐骨神经痛以单侧性为多,中年男性多见。起病常急骤,但也有缓起的。急性起病的坐骨神经炎常先为下背部酸痛和腰部僵直感,数日后即出现沿坐骨神经通路的剧烈疼痛。亦有在起病前数周已在步行或运动而牵伸神经时会引起短暂的疼痛,并逐步加重而发展为剧烈的疼痛。疼痛多由臀部或髋部向下扩散至足部。在大腿部大转子内侧、髂后坐骨孔、大腿后面中部、腘窝、小腿外侧和足背外侧最为严重。疼痛呈持续性钝痛并有发作性加剧,发作性疼痛可为烧灼和刀刺样,常在夜间更剧。

为了减轻疼痛,患者常采取各种特殊的减痛姿势,例如在睡眠时喜向健侧侧卧,病侧髋关节和膝关节微屈。如果要求仰卧的患者起坐时,病侧的膝关节弯曲,这是保护性的反射性弯曲,称为起坐症状。当坐下时,首先是健侧臀部着力。站立时身体略向健侧倾斜,病侧下肢在髋、膝关节处微屈,造成脊柱侧凸,多数凸向病侧,即躯干向健侧倾斜以减轻椎间孔处神经根的压力。少数亦可凸向健侧,以减轻神经干的张力。俯拾物件时,患者先屈曲患侧膝关节,以免牵拉坐骨神经。

根性坐骨神经痛在咳嗽、喷嚏和屏气用力时疼痛加剧并呈放射痛的性质。腰椎棘突和横突的压痛最为明显,而沿坐骨神经通路各点的压痛则较轻微或无疼痛。直腿高举试验也呈阳性,但以下两种试验阳性常为根性坐骨神经痛的特点。①颏胸试验:患者仰卧,检查者将其头颈被动前屈使下颏触及胸壁,如激发或加剧下肢疼痛称颏胸试验阳性。②压迫两侧颈静脉至头内出现发胀感时,如激发或加剧下肢疼痛亦提示为根性神经痛。

干性坐骨神经痛时,可在下列各点测出明显压痛。①坐骨孔点:在坐骨孔的上缘,相当于针灸穴位的秩边穴。②转子点：在坐骨结节和转子之间，相当于环跳穴。③腘点：在腘窝内，相当于委中穴。④腓点：在腓骨小头之下。⑤踝点：在内踝之后，胫神经的外显神经处。⑥跖中央点：在足底的中央。移动患肢使神经牵伸或要求患者仰卧作患肢直腿高举时均可引起疼痛。坐骨神经所支配的肌肉张力松弛和轻微萎缩，常见的有腘腱肌群及腓肠肌等。肌肉压痛以腓肠肌、比目鱼肌肌腹处最为明显。小腿外侧和足背区可有针刺、烧灼和麻木等感觉异常，但客观的感觉障碍较少见。膝反射有时可稍增强，这是由于腘腱肌群（对股四头肌有对抗作用）的肌张力减低的缘故。如果 L_4 神经根受损，膝反射可能减低。踝反射多数减低，在严重和慢性期则可消失，这是由于 S_1 神经根受损所致。

坐骨神经痛的病程依病因而异。疼痛的严重程度和时间长短亦各不相同。一般患者在病后经卧床休息可使疼痛迅速缓解或消失。坐骨神经炎在最初 5～10d 疼痛最为剧烈，此后逐渐减轻，在恰当的治疗措施下，一般在 6～8 周内恢复。有些病例变为慢性，时好时坏，常持续至数月。一般说来，急性发作而疼痛剧烈的，其复发机会较亚急性或缓慢性发病者为少。

（三）诊断

根据疼痛的分布与性质作出坐骨神经痛的诊断一般不难。但为了确定其原因，需详细询问有关感染、受冷、损伤和肿瘤等方面的病史。检查时应重点注意感染病灶及脊柱、骶髂关节、髋关节等的情况。为排除盆腔内器官疾患所引起的坐骨神经痛常需作肛指检查，有时需请妇科医师协助检查。仔细的神经系检查可区分是神经根还是神经干受损。根性神经痛应考虑腰椎间盘突出、椎管内肿瘤、腰骶神经根炎、脊椎关节炎和肥大性脊椎骨关节病等。干性坐骨神经痛在坐骨神经的通路上有压痛，有明显的肌肉压痛，直腿高举试验阳性。病因方面应多注意感染性坐骨神经炎、骨盆内疾病、髋关节病以及臀部肿瘤或损伤等。脑脊液检查在干性坐骨神经痛时无变化，而在根性坐骨神经痛时可有异常。臀部纤维织炎及腰腿部肌肉劳损可引起腿部的牵涉痛，应注意鉴别。两者均无感觉障碍，腱反射不受影响，在臀部或腿部压痛点上作普鲁卡因封闭后，局部及牵涉痛均可消失。X 线检查对查明坐骨神经痛的病因有重要意义，常可发现脊柱、椎间盘、骶髂及髋关节的病变。必要时尚可进行 CT、MRI 或椎管造影以明确有无椎间盘突出、肿瘤压迫或蛛网膜的粘连性病变。

（四）治疗

应针对病因进行治疗。坐骨神经炎的急性期需要卧床休息，卧硬板床更为适宜，一般需 3～4 周。止痛药物如阿司匹林、氨基比林、抗炎松（醋柳酸妊娠烯醇酮）、保泰松、安乃近等可选择使用。镇静剂及维生素（维生素 B_1、B_{12}）亦可作辅助应用。坐骨神经炎的急性期可用肾上腺皮质激素治疗，理疗、热敷、红外线、短波透热等方法能消除神经肿胀。坐骨神经干普鲁卡因封闭疗法以及骶骨内硬脊膜外封闭疗法可使疼痛缓解。碘离子透入法亦可应用。推拿和针灸疗法也均有良效。

（郭秀凤）

第五节 多发性周围神经病

一、多发性周围神经病的分类与临床症状

多发性周围神经病也称末梢性神经病，是肢体远端的多发性神经损害，主要表现为肢体

远端对称性的感觉、运动和自主神经障碍。

（一）病因分类

引起多发性周围神经病的原因很多。

1.感染性疾病　见于带状疱疹、巨细胞病毒、人类免疫缺陷病毒1（HIV－1）、白喉、Lyme病、麻风、锥虫病、败血症。

2.免疫介导性疾病　见于吉兰－巴雷综合征及其变异（GBS）、慢性炎症性脱髓鞘性神经病（CIDP）、多灶性传导阻滞的运动神经病（MNMCB）、感觉性神经病或多发性神经病（神经节神经炎）、自主神经病。

3.血管炎性疾病　见于系统性红斑狼疮、干燥综合征、类风湿关节炎、巨细胞动脉炎、硬皮病、冷沉淀球蛋白血症、Churg－Strauss综合征。

4.副肿瘤性疾病　见于肺癌、淋巴瘤。

5.肉芽肿性疾病　见于类肉瘤病。

6.代谢和内分泌疾病　见于尿毒症、肝功能衰竭、甲状腺功能低下、肢端肥大症、糖尿病。

7.营养性疾病和酒精中毒　见于酒精中毒、维生素 B_1 缺乏、维生素 B_{12} 缺乏、维生素 B_6 缺乏或过多、维生素 E 缺乏。

8.中毒　见于铅、砷、汞、铊、有机磷等中毒。

9.药物诱发　氯喹、氨苯砜、戒酒硫、呋喃妥英、长春新碱、异烟肼、顺铂、氯霉素、乙胺丁醇、甲硝唑、胺碘酮、苯妥英钠、青霉胺、丙咪嗪、吲哚美辛等引起的嗜酸粒细胞增多症－肌痛综合征。

10.副蛋白血症（IgG 或 IgA）　见于非恶性肿瘤、骨髓瘤、POEMS 综合征、淀粉样变性、冷球蛋白血症及 IgM 自身抗体（单克隆或多克隆）、抗 MAG 抗体、抗 GM1 或 GDIa 抗体、抗脑硫脂或抗 GDIb 和双唾液酸神经节糖苷抗体等相关性周围神经疾病。

11.淀粉样变性

12.遗传性疾病　见于腓骨肌萎缩症（CMT）、压力性麻痹的遗传性神经病、卟啉病、Dezerin－Sottas 病，遗传性感觉和自主神经病（HSAN）、Refsum 病、Krabbe 病、无 β 脂蛋白血症、异染色性脑白质营养不良、脊髓小脑性共济失调伴神经病、原发性红斑性肢痛症、Tangier 病、线粒体细胞病的多神经病和巨轴突神经病。

（二）临床表现

本病由于病因不同，病程可有急性、亚急性、慢性、复发性之别。本病可发生在任何年龄。大部分患者症状在几周到几个月内发展。其临床症状大致相同。

1.感觉障碍　在肢体远端有感觉异常，如刺痛、蚁走感、灼热、触痛等感觉。客观检查时可发现有手套－袜子型的深、浅感觉障碍，病变区皮肤有触痛及肌肉压痛。

2.运动障碍　肢体远端对称性无力，其程度可自轻瘫以至全瘫，大多有垂腕、垂足的表现。肌张力减低。如果病程较久则可出现肌萎缩，上肢以骨间肌、蚓状肌、大鱼际肌、小鱼际肌，下肢以胫前肌、腓骨肌为明显。

3.腱反射　上肢的桡骨膜、肱二头肌、肱三头肌反射，下肢的踝、膝反射常见减低或消失。

4.自主神经功能障碍　肢体末端皮肤菲薄、干燥、变冷、苍白或发绀，汗少或多汗，指（趾）甲粗糙、松脆。

（三）辅助检查

1.脑脊液　少数患者可见蛋白质增高。

2.神经传导速度和肌电图　如果仅有轻度轴突变性,则传导速度尚可正常。当有严重轴突变性及继发性髓鞘脱失时则传导速度变慢,肌电图则有去神经性改变。在节段性髓鞘脱失而轴突变性不显著时,则传导速度变慢,但肌电图可正常。

3.血生化检查　对某些患者可检测血糖、血维生素 B_{12} 水平、尿素氮、肌酐、T_3、T_4、SGPT 等。

4.免疫检查　对疑有免疫疾病者,可作免疫球蛋白、类风湿因子、抗核抗体、抗磷脂抗体等检测,以及淋巴细胞转化试验和花环形成试验等。

5.神经活检　如怀疑为遗传性的患者,可作腓肠神经活检。

(四)治疗

针对不同的病因加以治疗,一般常用的药物有 B 族维生素药物(如维生素 B_1、B_{12}、B_6)、烟酸、ATP、胞二磷胆碱、辅酶 A 等。对某些早期的多发性神经病,如感染性、血清性、胶原疾病等引起的则可选用激素治疗。有严重疼痛的则作对症处理,单纯止痛剂作用有限,三环类抗抑郁剂(TCAs)、抗惊厥药物、钠通道阻滞剂、鸦片类或非麻醉性止痛剂、一些皮肤外用止痛剂被证实疗效确凿且安全性好。TCAs 能同时阻滞去甲肾上腺素和 5－羟色胺这两种疼痛相关递质的再摄取,并能阻滞钠离子通道。阿米替林、去甲替林或去甲丙咪嗪从 $10\sim25mg$ 小剂量起用,逐渐加量至 $75\sim150mg$ 治疗剂量,对疼痛有效。TCAs 用于老年患者剂量酌减,对有缺血性心脏病、窄角性青光眼或前列腺肥大患者慎用或禁用。选择性 5－羟色胺再摄取抑制剂(selective serotonin reuptake inhibitors,SSRIs)对神经病理性痛不如 TCAs 有效。但去甲肾上腺素和 5－羟色胺双重再摄取抑制剂(serotonin and norepinephrine reuptake inhibitors,SNRIs)如文拉法辛和度洛西汀对神经病理性疼痛疗效好,不良反应较 TCAs 少。与抗抑郁药相比,抗惊厥药(卡马西平、奥卡西平、拉莫三嗪、加巴喷丁和普瑞巴林)是二线用药,但对于刺痛疗效较好。有研究提示非麻醉型中枢止痛剂曲马多对糖尿病引起的神经病理痛有效。有重金属中毒的则用螯合剂。肢体瘫痪严重的则宜维持其功能位,预防破损及发生压疮。理疗、体疗、针灸等方法均可促使其恢复。

二、继发性多发性周围神经病

(一)中毒性周围神经病

周围神经病是神经系统对毒性化学物质的最常见反应。工业性、环境、生物制剂、重金属均会导致中毒性周围神经病,药物是临床实践中导致中毒性周围神经病的最常见原因。神经毒性制剂会导致远端轴突变性(轴突病)、神经细胞体变性(神经元病)或原发性脱髓鞘(髓鞘病)。临床诊断需满足以下两点:①明确的毒物接触史。且在时间上与临床症状相关,需要有神经系统体征和异常电生理表现。②去除毒物后症状停止进展,但可能两者之间有一定的滞后,有些轴突病可能在停止接触毒物 2 个月内症状仍在加重。

临床实践中,需详细询问患者的职业背景、环境及药物接触史。

本节主要介绍药物所致周围神经病(表 1－3－2)。

表 1-3-2　药物所致周围神经病

药物	临床及病理学特点	备注
抗肿瘤类		
顺铂	S,DA,N	与 DNA 结合,破坏轴突运输
苏拉明	SM,DA,SD	DA:抑制神经生长因子结合;SD:免疫调节作用
紫杉烷类	S,DA	干扰微管装配,破坏轴突运输
长春新碱	S>M,M,DA	干扰微管装配,破坏轴突运输
抗微生物类		
氯喹	SM,DA	肌病
氨苯砜	M,DA	视神经萎缩
异烟肼	SM,DA	吡多醇拮抗剂
甲硝唑	S,DA	
呋喃妥因	SM,DA	
抗病毒类		
去羟肌苷	SM,DA	可逆性神经病
非阿尿苷	S,DA	不可逆性神经病,肌病
拉米夫定	S,DA	少见核苷类似物逆转录酶抑制剂神经病
司他夫定	SM,DA	与脂肪代谢障碍综合征有关
扎西他滨	SM,DA	核苷类似物逆转录酶抑制剂神经病
齐多夫定		肌病
心血管类		
胺碘酮	SM,SD	神经肌病,肌酸激酶水平增高
肼酞嗪	SM,DA	吡多醇拮抗剂
哌克昔林	SM,SD	
其他		
秋水仙碱	SM,DA	神经肌病,肌酸激酶水平增高
双硫仑	SM,DA	
金制剂	SM,DA	肌纤维颤搐
他汀	SM,DA	可导致肌红细胞溶解
氧化亚氮	S,DA	抑制维生素 B_{12} 依赖的蛋氨酸合成酶,脊髓病
苯妥英钠	SM,DA	多数无症状
吡多醇	S,N,DA	大剂量致病(>250mg/d)
沙利度胺	S,N	
左旋色氨酸	SM,DA	嗜酸性肌痛综合征

注:DA:远端轴索病;M:运动;N:神经元病;S:感觉;SD:节段性脱髓鞘;SM:感觉运动神经病

(二)营养缺乏性和代谢性周围神经病

新中国成立以来,人民生活水平不断提高,营养缺乏性神经病已近绝迹,仅偶见于胃大部切除后和长期消化道疾病的个别病例,因此不作专门介绍。糖尿病、尿卟啉病所致周围神经病,将在某些内科病的神经系统并发症中介绍。本节仅述酒精中毒性周围神经病、低血糖性神经病、黏液水肿性神经病和淀粉样变性多发性周围神经病。

1.酒精中毒性多发性神经病　慢性酒精中毒主要见于长期饮酒者,如果按其酒龄往往在20年以上,而在国内又以饮用白酒者为多。至于其量目前亦无肯定的数据,一般均在每日250g以上。

酒精中毒性多发性神经病常隐潜发病,呈慢性进行性,但也有病情在几天内迅速发展。主要症状为肢体无力,感觉异常和疼痛。症状先发生在下肢,然后影响上肢,但通常仅限于下肢,并以远端为主。运动和感觉症状常同时发生,患者诉在足和小腿有疼痛,此常为一种特征性症状,间歇性有锐痛或撕裂痛,也有诉在足底有冷感或烧灼感,严重者不能行走或不能耐受被褥的触碰。2/3的患者有手套—袜子型的感觉障碍,深浅感觉常同时受累,也有25%的患者仅有浅感觉障碍,而10%的患者仅有深感觉障碍。无力症状也以肢体远端为主,严重者可有腕垂、足垂,如近端受累则不能起坐,但完全瘫痪者极少见。全身肌肉有明显按痛,但以足和腓肠肌为突出。

腱反射常减退,但踝反射的减退或丧失为最早的征象,因此常早于肌无力症状的出现,并且即使运动和感觉症状均已恢复,而踝反射仍可持久消失。

肢体远端常有出汗异常,通常为出汗减少,但有些患者有手、足过度出汗。

下肢皮肤常变得菲薄,常有淤滞性水肿、色素沉着和发亮。

在严重的酒精性神经病患者可有足底溃疡、吞咽困难、声哑、低血压、食管蠕动障碍或心率变慢等现象。

脑脊液检查大多正常,亦有少数患者可出现蛋白质中度增高现象。慢性酒精中毒性神经病往往伴有全身症状,如有皮肤干燥、面部色素沉着(特别在前额和颧骨突)、痤疮、酒渣鼻、糙皮病、贫血、肝肿大、肝功能异常、黄疸、腹水、蜘蛛痣、肝性脑病、眼震、眼外肌瘫痪、直立性低血压或精神错乱等。

本病的主要病理变化是周围神经非炎症性的变性,神经髓鞘和轴索均有破坏,以神经远端为主,偶有背根神经节细胞丧失,脊髓前角细胞有"轴反应",脊髓后柱、迷走神经、交感神经和神经节亦可有变性。

电生理检查示运动和感觉传导速度有轻到中度的减慢,感觉动作电位明显减低。曾有人研究长期饮酒者,虽然临床上尚未证实有周围神经病,但H反射、F反应、单纤维肌电图已可显示在肢体远端有周围神经功能受累的征象。足趾神经的动作电位也可减低。

关于本症的病因认为是营养不良而非酒精的毒性所致,因为饮酒者常常进食不平衡,缺乏维生素 B_1、叶酸。至于其他诱发因素亦可能与肝功能不良、胃肠消化吸收功能减退等有关。

治疗宜补充多种维生素,注意肠胃道疾病,调整饮食结构,宜摄取高碳水化合物,热量每日需 12552J(3000cal)。

药物可应用维生素 B_1、烟酸、维生素 B_2、维生素 B_6 等。肢体疼痛可应用镇痛剂如卡马西平、七叶莲片、虎杖方(虎杖 30g,丹参 15g,延胡索 15g,土大黄 30g,银花藤 30g,婆婆针 30g),有足垂可用理疗、推拿、针灸等治疗。宜及时戒酒,使身体早日恢复健康。

2.低血糖性神经病　胰岛细胞腺瘤患者有低血糖症者,主要表现为中枢神经系统症状,有时尚有周围神经受损症状,如四肢远端麻木、感觉异常、肢体远端肌肉软弱无力,检查时可有感觉减退,甚至有肌萎缩及垂足,肌萎缩可在临床低血糖发生后数周出现。

3.黏液水肿性神经病 黏液性水肿主要是由于甲状腺功能减退所致,除有全身症状外,在神经系统可产生周围神经病,常见有单神经病,以正中神经受累为主,主要是由于在腕管处受压。另外也可产生多发性神经病,在肢体上有感觉异常和疼痛,在肢体的远端有深、浅感觉障碍。有肌肉痉挛、肌肉收缩和松弛期延长,使动作变慢。肢体远端肌无力或有共济失调现象。腱反射特别是踝反射的松弛期变慢。远端周围神经的运动和感觉传导速度变慢。

脑脊液中蛋白质含量增高,可高达 1000mg/L,γ 球蛋白明显增高。血清中胆固醇增高,甲状腺^{131}I 吸收率低于正常,24h 低于 10%。

病理上出现髓鞘神经纤维的脱髓鞘和复髓鞘变化,轴索可有变性,在施万细胞的细胞质内有糖原颗粒沉积。中枢神经系统尤其在小脑也有糖原的局限性增加。骨骼肌可见肌纤维肥大坏死,大纤维内有糖原增加、线粒体丧失等变化。

本症可应用甲状腺素治疗,可使临床症状及病理变化都得到改善。其他可合用维生素 B 族药物,有助于神经病变的恢复。

(三)淀粉样变性多发性神经病

淀粉样变性是一种代谢性疾病,主要是一种淀粉样物质沉积在血管壁及组织中而引起病变。该沉积物主要是微纤维蛋白,其化学特性目前所知有两种,一为轻链免疫球蛋白,另一为非免疫性蛋白质 A,它们沉积在细胞外,随着沉积物的增多而产生血管阻塞或组织被压逐渐引起脏器功能障碍。

1.分类 本病的临床分类较多,下面介绍 Heller 的一种分类法。

(1)血液病伴淀粉样变性

1)原发性淀粉样变性。

2)多发性骨髓瘤。

3)Waldenstrom 巨球蛋白血症。

(2)无丙种球蛋白血症伴淀粉样变性

(3)慢性病变淀粉样变性

1)慢性感染(如骨髓炎)。

2)慢性炎症(如风湿样关节炎)。

3)霍奇金病。

4)肾癌和其他实质性肿瘤。

(4)遗传性淀粉样变性

1)家族性地中海热。

2)家族性淀粉样多发性神经病(如 Portuguese 型)。

(5)与内分泌器官有关:甲状腺髓质癌。

(6)老年淀粉样变性:①心脏;②心房;③脑。

(7)局限性浆细胞瘤(髓外)。

2.病理 本病的神经病理变化主要是有淀粉样物质浸润神经上的血管壁,严重者可导致血管阻塞,由于缺血引起神经继发性变性(轴突变性和脱髓鞘),因球样淀粉样物质的沉积,可压迫神经纤维,造成神经纤维扭曲和轴索变性。自主神经节亦可见有结节样沉积物,还可有无髓纤维丧失。

3.临床表现 不管哪一种类型的淀粉样变性,其临床症状取决于淀粉样物沉积部位、程度及器官功能受累的结果。肾脏、消化道、肝、肺、脾、皮肤、神经、肌肉、舌、血液均可产生相应的症状,有关内科情况此处不再赘述,现将神经系统受累的情况叙述于下。

(1)感觉障碍:常在早期出现,以下肢为主,远端有麻木、过敏、感觉异常,偶尔有不能缓解的疼痛,呈烧灼感或固定的疼痛,亦可整个下肢有尖锐的抽痛发作,在检查时可有温觉丧失而触觉过敏现象。

感觉丧失常呈对称性手套-袜子型,疼痛丧失者其皮肤可有萎缩性溃疡出现,随着病情的发展,症状可进而扩展到上肢。

(2)运动障碍:常发生在后期,肢体远端无力,有时有束颤,日久可见手肌萎缩,行走步态蹒跚。由于下肢的运动感觉障碍可并发水肿、溃疡,手足屈曲挛缩甚至骨折。偶有形成 Charcot 关节,导致严重行动不能。当正中神经受压,则常见腕管综合征。

(3)反射:腱反射常减低,以踝、膝反射为主。

(4)自主神经系统:受累时引致自主神经功能不良,常发生在原发性淀粉样变性中,而继发性者少见。其症状可有阳痿、直立性低血压、吞咽不良、间歇性便秘、腹泻、夜间泄泻、出汗减少、味觉减退、声音嘶哑、大小便功能障碍,因此如果患者没有糖尿病而有自主神经障碍伴感觉运动周围神经病时则应强烈考虑有淀粉样神经病。

(5)体征:在体格检查时如发现有针刺皮肤或者在轻度压迫皮肤后有斑点,可怀疑有淀粉样变性病,这种现象是由于损伤了皮下浅的有淀粉样沉积的血管所致。

4.辅助检查 可作神经传导速度检查,通常变慢,有时患者尚未出现临床症状前即可有此种改变。检查正中、尺和腓神经时常可显示异常。

脑脊液可有轻到中度的蛋白质增加,但亦可正常。

腓肠神经活检常有助于明确诊断。

5.诊断 对本病的确切诊断常要依靠活检,其阳性率直肠为80%,牙龈60%,皮肤50%,肝、肾90%。但活检必须慎重,以防出血。有人提出作腹部皮下脂肪活检较为可取。活检后经刚果红染色,在偏振光显微镜下可显示绿色双折光像,可明确诊断。本一周蛋白检查或可协助诊断。

6.治疗 本病的防治应积极预防各种伴发病。对系统性者可选用青霉胺、泼尼松、苯丙酸氮芥、环磷酰胺、秋水仙碱等,肾功能严重障碍者可作肾移植。有人局部应用二甲硫氧化物,认为对周围神经病有效。宜防止外伤、烫伤,以免发生溃疡,有时需用广谱抗生素,以控制肠道细菌过度生长。其他亦可辅以理疗、针灸,以改善肢体的症状。

(四)麻风性神经炎

麻风是麻风分支杆菌引起的一种慢性传染病,主要侵犯皮肤和周围神经,少数病例也可累及内脏器官。在周围神经的病理变化上可有各种不同类型。在结核型中表现为神经轴突变性,髓鞘破坏,神经膜增生变厚;在瘤型麻风中则有神经受压,神经膜不增生而变薄;在未分类型中表现为神经束膜周围有袖口状浸润,神经束内细胞增多。本病在施万细胞中或可找到麻风杆菌。后根神经节、半月神经节、交感神经节、脊髓前角细胞均可受累。

麻风常侵犯的周围神经依次为尺、耳大、正中、腓总、眶上、面、桡及胫神经。触摸时可感到神经呈梭状、结节状或均匀粗大,压之有疼痛,以尺神经沟中的尺神经及耳后的耳大神经最易摸到。

本病起病缓慢,神经症状依不同受累神经而异,在受累神经支配区有:①感觉障碍:主观症状有感觉过敏、感觉异常,客观检查以浅感觉受损较重,依次为温、痛,触觉发生障碍。②运动障碍:有肌肉萎缩、无力,尺神经受累时呈"爪形手";正中神经受累时呈"猿手";桡神经受累呈垂腕形;腓总神经受累呈垂足形;胫神经受累时脚外翻畸形,不能跖屈;面神经受累则有周围性面瘫的表现。③反射:受累神经支配的腱反射减低或消失。④自主神经障碍:在皮肤上出现发绀、变冷、肿胀、干燥萎缩,易发生水疱或溃疡,指甲增厚,变脆易断裂,或骨质疏松等症。

诊断可根据病史、临床表现,皮损或组织切片内找到麻风杆菌,病理检查中有特异性病变可作出诊断。但本病常需与周围神经损伤、肘管综合征、腕管综合征、脊髓空洞症、进行性脊肌萎缩症、肌萎缩侧束硬化症、颈椎病、周围神经肿瘤、肥大性间质性多发性神经病、颈髓血管畸形、胸腔出口综合征等鉴别。治疗可选用抗麻风杆菌药,认为从氨苯枫、利福平、氯苯吩嗪及丙硫异烟胺等药物中,选用三种联合用药效果较好,可收效快,复发少,并减少对某一种药物的耐药性。

(包晓娜)

第六节 遗传性周围神经病

一、腓骨肌萎缩症

腓骨肌萎缩症(peroneal muscular atrophy,PMA)亦称夏－马－图(Charcot－Marie－Tooth,CMT)病或遗传性运动感觉神经病(hereditary motor and sensory neuropathies,HM-SN)。PMA 是比较传统的常规名称,国内较常使用,在国外,CMT 多是用于临床,与临床研究有关的文献多用 CMT,而 HMSN 这一称谓更多用于基础研究。CMT 与 HMSN 的分型多数相对应,但 CMT4 型与 HMSNⅣ完全不同。无论称谓如何,该病是最常见的遗传性周围神经病,不存在任何已知的代谢病变的证据。患病率估计 14/100 万~400/100 万,CMT1A 大约 15/10 万,占 CMT1 型 70%;CMT2 大约 7/10 万;CMTX 至少占 CMT 的 10%~20%。本病常用 CMT 表示,也用 HMSN 来描述这类疾病。1968 年通过根据遗传特征,将 CMT 分为CMT1 型与 CMT2 型。目前分类随遗传研究的开展,渐分出多种类型,CMT 这一综合征有望最终辨别出不同亚型。近年把遗传性压力敏感型周围神经病(hereditary neuropathy with liability to pressure palsy,HNPP)也归为 CMT 的亚型之一。

(一)病因病理

CMT 是一组异质性、有类似临床表现的周围神经病,遗传性周围神经病是由基因的突变导致神经元或形成髓鞘的施万细胞损伤。施万细胞损伤导致以髓鞘脱失为主的神经病,而轴突或胞体受损伤,则产生轴突性神经病。

1.脱髓鞘性 CMT 有 CMT1 型、CMT3 型、CMT4 型。

(1)CMT1 型(即 HMSN I):其中近 95%的病例是 PMP22 过度表达的结果,产生脱髓鞘性周围神经病,但在后期也有轴突损害;有近 5%的病例是 MPZ 的突变导致 CMT1 发病。认为异常的髓鞘蛋白导致髓鞘崩解、脱失,在电生理上表现为神经传导速度减慢,临床上可见肢体无力与麻木。也有研究认为,CMT1A 的临床表现是脱髓鞘后继发的大纤维轴索损害的结果,并非脱髓鞘本身的表现。因为无髓鞘的 C 型纤维传到痛温觉,故而临床上并无痛温觉障碍。施万细胞的反复脱髓鞘与髓鞘再生在轴索周围形成异常增厚的髓鞘层,导致病理学上表现为洋葱球样改变。CMT1A 是常染色体显性遗传,为最常见类型,CMT1A 疾病严重程度比 CMT1B 要轻,根据遗传特征 CMT1 还可分出 CMT1C、CMT1D、CMT1E 与 CMT1F 等不同亚型。

(2)CMT3 型(即 HMSN III):也称之为 Dejerine—Sottas 病,即遗传性肥大性神经病。特征是婴儿期起病,存在严重脱髓鞘与运动功能发育迟缓,比 CMT1 型严重,病理发现轴索外仅仅有薄层髓鞘形成,似乎更接近髓鞘形成障碍,同时也还有节段性脱髓鞘存在。

(3)CMT4 型与 HMSN IV:尽管 CMT 分型多数与各型 HMSN 相对,但此型则完全不同,此有特殊之处,值得注意。HMSN IV 是由植烷酸过度堆积造成的伴有共济失调的多发性神经病,而 CMT4 则是指常染色体隐性遗传的以脱髓鞘为主的周围神经病,可分为至少六型,与九个基因相关。HMSN IV 又称为 Refsum syndrome、植烷酸过量,为常染色体隐性遗传,有周围神经病、色素性视网膜炎、小脑体征及 CSF 蛋白含量增加的 4 联征。

2.轴索损害性 CMT 以轴索损害为主的有 CMT2、CMT5、CMT2 及 CMT7。

(1)CMT2 型(HMSN II):认为是神经元(轴索)的病变,非脱髓鞘病变,轴索的直接病变与继发的髓鞘崩解导致相应的临床表现。近年,有观点认为不同物质的转运障碍可能是轴突型遗传性周围神经病的共有发病机制之一。CMT2A 为 CMT2 的典型病例,无神经肥大,足部的损害重于手部;CMT2B 轴索损害更加严重;CMT2C 存在膈肌与声带损害。

(2)CMT5 型(HMSN V):又称为腓骨肌萎缩症痉挛性截瘫型,除了有腓骨肌萎缩症的相关表现外,还可以发现并存有痉挛性截瘫的临床表现。

此外,HMSN VI 存在视神经萎缩,HMSN VII 存在色素性视网膜炎。另外还有对泼尼松有反应的遗传性周围神经病,Roussy—Levy 综合征,伴有原发性震颤的常染色体显性遗传的周围神经病。

3.髓鞘和轴索均受累性 CMT 有 CMT X(X—linked CMT),为脱髓鞘型周围神经病,但在病理上可以发现有明显的轴索损害的表现。HNPP 为常染色体显性遗传。

(二)分类

有关各种亚型的遗传病理类型见表 1—3—3。

表 1－3－3　腓骨肌萎缩症遗传病理类型

常染色体显性遗传脱髓鞘型	常染色体显性遗传轴突型
CMT 1A；PMP－22；17p11	CMT 2A；KIF1B；1p36
CMT 1B；P0；1q22	CMT 2A；MFN2；1
CMT 1C；LITAF；16p13	CMT 2B；RAB7；3ql3－q22
CMT 1D；EGR2；10q21	CMT 2C；12q23－q24
CMT 1E；P0；1q22	CMT 2D；GARS；7p14
CMT 1F；神经丝轻链；8p21	CMT 2E；神经丝轻链；8p21
HNPP；PMP－22 缺失；17p11	CMT 2F；HSPB1；7q11－q21
HMSN 3(Dejerine－Sottas)：	CMT 2G；12q12
PMP－22；P0；8q23；EGR2	CMT 2I；P0；1q22
常染色体隐性遗传脱髓鞘型	CMT 2J；P0；1q22
CMT 4A；GDA P1；8q21. 1	CMT 2L；HSPB8；12q24
CMT 4B；MTMR2；11q23	HMSN－近端障碍 q13
CMT 4B2；SBF2；11p15	HMSN 5：锥体束征
CMT 4C；KIAA1985；5q23－q33	HMSN 6：眼耳功能异常
CMT 4D；NDRG1；8q24	HMSN＋视神经萎缩
CMT 4E；EGR2；10q21	HMSN＋耳聋
CMT 4F；Periaxin；19q13	HSMN＋溃疡性肢端损伤
HMSN－Russe；10q23	HSAN I
CMT 4H；12q12	HSMN＋共济失调 22
HMSN 3(Dejerine－Sottas)：	常染色体隐性遗传轴突型
P0；PMP－22；EGR2；Periaxin	AR－CMT2A；LaminA/C；1q21
HMSN＋青少年青光眼	AR－CMT2B；19q13. 3
白内障(CCFDN)；CTDP1；18qter	AR－CMT＋Hoarseness
先天性髓鞘形成不良：P0，PMP－22	(CMT 2K)；GDAP1；8q21. 1
&EGR－2	AR－CMT＋锥体束征(CMT 2H)；8q21.3
法伯(氏)脂肪性肉芽肿病：神经酰胺酶；8p22	Acrodystrophy
Glycosylation deficient，Ia；PMM2；16p13	Andermann(Corpus callosum △)；KCC3；15q13
Krabbe；GALC；14q31	伴共济失调神经病；TDP1；14q31
MLD；ARSA；22q13；PMP－22 点突变	Giant axonal；Gigaxonin；16q24
Refsum 病	
儿童；PHYH；10pter－p11. 2	
青少年－成年；PEX7；6q22	
婴儿；PEX1；7q21	

　　近年有研究表明临床上某些 CMT 病例病变部位有巨噬细胞浸润，有的甚至类似 CIDP 样发病过程，并对免疫治疗有反应。Ginsberg 等报告了 6 例有基因诊断证明为 CMT1A 和 CMTX(GJB1)的 CMT 患者，有多量的淋巴细胞浸润，与炎性反应有重叠，其中 5 例患者免疫

治疗有改善。并认为存在炎性反应的 CMT 并没有基因型的特异性。动物实验发现,遗传性脱髓鞘神经病的病理过程与免疫反应有关,在 P0 杂合子小鼠模型的实验中得到了证实。此外,在 CMT1A 和 CMT2 患者中可以检测到 PMP22 的抗体,有阶段性进展的患者比没有阶段进展的患者 PMP22 抗体的滴度更高。这些结果提示免疫系统和免疫炎性反应参与了CMT 的发病机制,尤其是疾病发展的速度超越了常规的速度时要考虑存在炎性机制的参与,此时,应用免疫调节和免疫抑制剂治疗有助于缓解急性或亚急性加重的疾病进展过程。

(三)临床表现

CMT 有明确家族史,但是各亚型之间并不相同,取决于各型的遗传模式与外显率。部分病例可为自发突变。起病年龄不等,各个亚型不同。首先常常表现为双下肢远端无力、萎缩,呈慢性进展,后渐渐累及双上肢远端,极少部分也可以有近端肌的无力与萎缩。起病年龄不等,多在 20 岁前起病,但是早期表现常被忽视,未加以注意。只是在疾病进一步加重后,下肢远端无力导致行走不便或踢到不平地面跌跤,此时才引起注意。也可注意到儿童期运动功能发育慢,学龄期体育成绩不好。随年龄增加,无力进一步加重后,出现足下垂,行走时高抬腿行走,为双侧的跨域步态,或称为"鸡步"。足内肌无力引起足部骨骼重建,形成高足弓、Charcot 关节、锤状趾与鹰爪趾等。足部皮肤胼胝增厚、溃疡、软组织炎症与淋巴管炎等。手部无力表现为写字、用筷子、用打火机、开瓶盖等动作困难,多是手内肌无力的表现。仔细询问或检查可发现不能踮起脚尖用足跟行走,不能够全足掌落地下蹲,而表现为用足掌前部用力,足跟踮起才能下蹲。患者常无肢体麻木的主诉,CMT 患者主观感觉正常或基本正常,而电生理异常明显,临床表现与电生理异常分离。可有疼痛表现,或为神经病理性疼痛,也可以为骨骼肌过度用力的结果。少有自主神经症状,在冬季比常人不耐寒冷,部分男性患者存在阳痿。

体检可以发现下肢远端无力萎缩,出现特征性的鹤腿、倒香槟酒瓶表现。常见骨骼异常,包括高弓足、爪形手、脊柱侧弯等,随病程延长,手足骨骼异常的比例渐渐增多。手足肌肉萎缩以背侧骨间肌、蚓状肌等手内肌明显,下肢小腿前群肌肉比后群肌肉萎缩明显,踮起足尖用足跟行走比踮起足跟用足尖行走更加困难。腱反射常减弱或消失,跟腱反射消失最多,二头肌反射保留比例相对高,CMT1 反射消失比 CMT2 更加常见;振动觉与位置觉常常减退,但是患者却常无感觉症状与主诉。部分患者可有感觉性共济失调,闭目难立征或可以阳性,但程度却比较轻,与电生理明显异常分离。痛温觉正常或有下肢远端为主的轻度痛温觉减退。原发性震颤样表现可见于 30%～50% 的患者,尤其是轴索损害后上肢远端常见。少部分患者存在听力减退,在肘管内常可触及肥大的尺神经;膈神经受累较少见,表现出膈肌无力,CMT1B 患者膈神经与正中神经肥大比例更高。在 CMT 的几种少见类型中可以见到声带麻痹与听力减退。

各种基因型可以有不同的临床表型,有的有特异性的临床特点,有的仅仅从临床特点还难以鉴别。相关临床特征见表 1-3-4。腓骨肌萎缩症的临床特点

疾病	起病年龄	最早表现	腱反射	MNCV
CMT1:常染色体显性遗传,脱髓鞘为主(占 CMT50%)				
CMT 1A	10 岁内	远端无力	消失	15～20m/s
CMT 1B	10 岁内	远端无力	消失	<C20m/s
CMT 1C	10～20 岁	远端无力	减退	16～25m/s

疾病	起病年龄	最早表现	腱反射	MNCV
CMT 1D	10～20 岁	远端无力	消失	26～42m/s
HNPP	20～30 岁	局灶性发作性无力	消失	卡压部位
DSD(HMSN 3)	2 岁	严重无力	消失	<10m/s
中等速度 CMT	1～20 岁	远端无力	正常	25～50m/s
CMTX:X 连锁显性遗传,轴突或脱髓鞘?（占 CMT20%）				
CMT X	10～20 岁	远端无力	消失	25～40m/s
CMT2:常染色体显性遗传,轴突损害为主(占 CMT20%)				
CMT 2A	10 岁左右	远端无力	远端消失	>38m/s
CMT 2B	10～20 岁	远端无力、感觉缺失	远端消失	轴索缺失
CMT 2C	10 岁前	声带和远端无力	消失	>50m/s
CMT 2D	16～30 岁	远端无力	减退	轴索缺失
CMT 2E	10～30 岁	远端无力	减退	轴索缺失 s
CMT 2F	10～20 岁	行走困难	踝反射减退	轴索缺失
CMT 2G	15～25 岁	远端无力	减退	42～58m/s
CMT 2L	15～33 岁	远端无力	减退	轴索缺失
HMSN－P	17～50 岁	近端无力、肌肉痉挛	消失	轴索缺失
HSMN＋Ataxia	13～27 岁	步态共济失调	消失	轴索缺失
CMT 2 P0	37～61 岁	小腿无力	减退	<38m/s～正常
CMT4:隐性遗传;脱髓鞘为主(罕见)				
CMT 4A	儿童期	远端无力	减退	慢
CMT 4B	2～4 岁	远近端无力	消失	慢
CMT 4B	20 岁前	远端无力感觉缺失	消失	15～30m/s
CMT 4C	5～15yrs	学部延迟	减退	14～32m/s
CMT 4D	1～10yrs	步态障碍	消失	10～20m/s
CMT 4E	从出生起	婴儿肌张力不全	消失	9～20m/s
CMT 4F	1～3 岁	运动发育延迟	消失	消失
HMSN－Russe	8～16 岁	远端小腿无力		适度减退
DSD(HMS3)	2 岁	严重无力	消失	<110m/s
CHN	出生起	严重无力	消失	<10m/s
CCFDN	20 岁前	远端小腿无力	减退	20～34m/s
ARCMT2:隐性遗传,轴突轴突损害为主(罕见)				
AR－CMT2A	10～20 岁	远端无力	减退	轴索缺失
AR－CMT2B	20～40 岁	远端无力	远端消失	轴索缺失
AR－CMT2	10 岁以前	远端无力	减退	轴索缺失
Andermann	10 岁以前	肌张力不全	消失	轻度减慢
Cowchock	10 岁以前	远端无力	消失	轴索缺失

（四）实验室检查

常规血液生化检查一般正常。部分患者血清心肌酶轻度升高。脑脊液检查多数正常，特殊类型 CMT 病者可有脑脊液蛋白增高。神经电生理检查具有十分重要的临床诊断分型意义，主要表现神经传导速度减慢和轴索损害证据。临床上，将神经传导速度小于 38m/s 的为神经传导速度减慢，归为 CMT1 型，病理改变以脱髓鞘改变为主；神经传导速度正常或大于 38m/s 者归为 CMT2 型，病理改变以轴索变性为主。脑干诱发电位（BAEP）检查在 CMT1A 中可见听神经外周段传导延长，中段和中枢延长者见于 CMTX。

分子诊断是 CMT 最终分型和临床诊断的重要手段，检测方法有脉冲电泳、测序和点突变分析等。

（五）诊断与鉴别诊断

临床上根据患者的起病年龄、病初表现、病程的长度和变化特点、临床特点、电生理表现及家族史可以诊断并初步分出亚型，至少作出 CMT1、CMT2 或 CMTX 的考虑，有条件则可以作基因诊断确定亚型。

1. 临床诊断

（1）慢性周围神经病的病史特点：①长期或自幼难以跑、跳，运动技能不佳，体育成绩不好；②曾被误诊为关节炎或小儿麻痹。

（2）体格检查：①高足弓、锤状趾或鹰爪趾；②爪型手；③肌萎缩，远端明显；倒香槟酒瓶状；④足病，足溃疡；⑤用足跟、足趾行走困难；⑥下蹲时一侧或双侧足以足趾或足的前部支撑重力，而足跟不接触地面；⑦从跪位站起困难。

2. 电生理诊断　根据电生理改变的特征将 CMT 分为以脱髓鞘为主的（后期可以伴有轴突的缺失）和以轴突损害为主两大类。然而，用传导速度来判断 CMT1 型，用 CAMP 波幅或纤颤电位的发放来估计 CMT2 型的分类和严重程度都有不足。CMT1 主要累及髓鞘，并能继发有轴突改变。遗传性周围神经病早期，轻度脱髓鞘神经传导速度测量并不敏感。CMT1 的 NCV 明显减慢具有相对稳定、均匀一致的特点，但传导阻滞少见，且随病程延长，晚期几乎都继发轴突损害，导致 CMT1 患者腓肠神经的 CMAP 不能引出。同时，SNAP 很低或不能引出，并可先于 CAMP 波幅完全消失。CMT2 以轴突损害为主，伴有胞体损害。电生理检查可见 CAMP 波幅减低，其程度和存活轴突比率大概一致，但用 CAMP 波幅减低程度估计存活轴突数目会低估轴突缺失程度。几乎在所有的 CMT 类型中，SNAP 的波幅减低于 CAMP 的波幅减低。

随着病程延长，大多数 CMT 患者逐渐出现纤颤电位的密度减少和波幅减低，并形成了 MUAP 的波幅增加。长病程的 CMT，还可以表现为 MUAP 波幅和时限的增加及神经源性的募集增加。

CMT 患者其他的常规实验室检查均正常，CMT1A 患者正中神经 B 型超声、下肢肌肉 MRI 或有相关发现。

3. 鉴别诊断　CMT 需与下列疾病间相互鉴别，如表 1—3—5 所示。

表 1—3—5　CMT 的鉴别诊断

类型	需鉴别的疾病
CMT1、CMTX	儿童期起病 CIDP、抗 MAG 神经病、副蛋白血症神经病
CMT2	慢性特发性轴突性神经病,中毒、代谢、营养性神经病,家族性淀粉样多神经病,HNPP,Friedreich's 共济失调,远端性肌病,脊柱裂,下运动神经元病
HNPP	急性无痛性单一神经病和神经丛病(特发性、压迫性、血管炎性、糖尿病性、尿毒症性、酒精性)、多发性单神经病、慢性非对称性多神经病、散发 Parsonage—Turner 综合征(急性臂丛神经炎)、家族遗传性痛性肌萎缩

CIDP,慢性炎性脱髓鞘性多发性神经根神经炎;MAG,髓鞘相关糖蛋白;HNPP,遗传性压力敏感性周围神经病。

（六）治疗

到目前为止,还没有减慢或逆转本病发展的方法。现阶段以对症治疗为主,包括康复、矫形手术等。

PMP22 转基因小鼠的实验表明施万细胞的孕酮受体是治疗 CMT1A 有希望的靶点,且没有发现明显的不良反应,未用于临床。维生素 C 是施万细胞、后根节神经元一起培养生长的必需物质,试用维生素 C 治疗 CMT1A 小鼠模型的结果表明维生素 C 可以改善髓鞘形成,将 PMP22 的表达水平减低到低于诱发疾病表型的水平。但多个临床实验,试用维生素 C 大于 3.0g/d,均未能证实有效。

CMT 的炎性反应机制尚存在不同的观点。有报道表明用糖皮质激素和免疫球蛋白治疗确实有效,但还没有形成一致性的推荐意见。

应避免使用对周围神经有损害的药物,如长春新碱、紫杉醇、顺铂、呋喃妥因、替比夫定、沙立度胺等。

二、遗传性压迫易感性神经病

遗传性压迫易感性神经病（hereditary neuropathy with Liability to pressure palsies, HNPP）,也叫做压迫敏感性神经病（pressure sensitive neuropathy,PSN）,由 De Jong1947 年首先报道。呈常染色体显性遗传。基因定位于是 17p11.2,与 PMP22,P0 和 MBP 表达减少有关。

临床表现为 7~60 岁起病,以 10~30 岁多见。特征为反复发作的急性单神经或多神经在轻微的牵拉、外伤、受压后出现神经麻痹,持续数天、数周或数月后自行恢复,多数不残留后遗症,少数病者可残留部分神经体征。同一病者可在同一部位或不同部位出现多次神经麻痹。好发部位有尺神经肘部、正中神经腕部、胫神经的腓骨小头部等,有表现为反复发作的臂丛神经麻痹。脑神经受累极为罕见。

体格检查可见有受累神经支配区的肌肉无力、萎缩和感觉减退,腱反射降低或消失。病程长,反复发作频繁者还可有杵状指,高足弓等畸形。

血液的生化、免疫和脑脊液检查一般均正常。电生理检查可见神经传导速度减慢;受累肌群有失神经电位、波幅降低、时限增加等。腓浅神经活检可见有散在的数量不等巨大有髓纤维,髓鞘增厚,但轴索正常。有节段性脱髓鞘性改变伴局灶性增粗,呈腊肠样而有腊肠样神经病之称。

本病的诊断依据:①反复发作的单神经或多神经病;②有明确的家族遗传史;③电生理检

测有广泛的神经传导异常;④周围神经活检提示节段性脱髓鞘伴腊肠样变。若作基因检测有17P11.2位置上大片段的髓鞘蛋白缺失。

本病的治疗重点在于预防受压。急性发作时,除应用夹板等固定外,可适当应用皮质固醇类激素及大剂量 B 族维生素治之。

本病预后良好,生命跨期限不受影响。

三、遗传性感觉神经根神经病

遗传性感觉神经根神经病(hereditary sensory radicular neuropathy,HSN)又称为遗传性感觉和自主神经病(hereditary sensory and autonomic neuropathy,HSAN),突出表现为足底受压部位反复发生无痛性溃疡。1951 年 Denny Brown 根据其病理特点,正式命名为遗传性感觉神经根神经病,Dyck 和 Chta 于 1975 年将本病分为五个亚型。

Ⅰ型:遗传性感觉神经根神经病。常染色体显性遗传,两性均可罹病,男性多见。

Ⅱ型:Morvon 病或称先天性感觉神经病。常染色体显性遗传。婴儿或儿童起病,表现为四肢末端感觉减退、缺失和营养障碍,伴反复溃疡及骨折。四肢感觉全缺失(痛、温、触、位置觉等),腱反射减退或消失。肌力多数正常。

Ⅲ型:Riley—Day 综合征,亦称家族性自主神经病。

Ⅳ型:先天性痛觉缺失,亦称伴共济失调性感觉性神经根神经病。常染色体隐性遗传,少数为显性遗传。患者痛觉缺失,但温、触觉正常。临床上,病儿常有咬舌、唇动作。有轻度认知功能障碍。

Ⅴ型:家族性自主神经功能不全或称先天性痛觉缺失和无汗症,常染色体隐性遗传。临床特征为全身痛、温觉缺失而位置觉正常。全身无汗,但泪液分泌正常。有轻度智能低下。

各型的共同临床表现为童年或青年起病,男性多见,病情缓慢进展,下肢远端痛温觉缺失,常有足趾或足底受压部溃疡。严重者可合并足骨髓炎,足关节畸形及病理性骨折等。部分病者伴有远端肌萎缩,腱反射降低或消失,但周围神经不粗。晚期病者可有耳聋及营养性关节病(夏科关节)。

实验室一般检查正常。部分患者血清免疫球蛋白含量增高。神经传导速度减慢或测不出。足部 X 片检查可有骨质疏松,破坏或畸形。

本病的诊断依据:①童年或青春期缓慢起病,亦有出生后即有痛觉缺失;②反复发生足底或足趾无痛性溃疡;③痛、触觉减退或消失,肌腱反射减弱或消失;④神经传导速度减慢或测不出;⑤有明显家族遗传史。但是,临床仍需与麻风、脊髓空洞症等相鉴别。

本病尚无有效治疗措施。足部溃疡应作相应护理与治疗,防止和治疗骨髓炎。

四、遗传性淀粉样多发性神经病

遗传性淀粉样多发性神经病(heredictary amyloid polyneuropathy,HAP)系由蛋白代谢障碍,免疫反应异常引起淀粉样蛋白沉积以及网状内皮系统的异常反应所引起的一组遗传性疾病。属常染色体显性遗传。临床表现可分为六个亚型。

Ⅰ型:20~35 岁起病,表现为两下肢对称性感觉异常,麻、痛,针刺样或触电状,进行性加重,部分患者的感觉异常可上升到躯干和上肢。数年后可出现小腿、下肢肌肉无力、萎缩。常有垂足和肌束震颤。腱反射亦可由正常转为减退或消失。随病程进展,还可出现下肢远端皮肤营养障碍,如皮肤光滑,色素沉着,足底溃疡、坏死。此型患者还可有恶心、呕吐、腹泻以及阳痿和其他膀胱、直肠功能障碍。70%的患者可有心电图异常。周围血管损害可表现为发绀、肢体冰凉。眼部受累可有瞳孔不等,虹膜萎缩,周边有淀粉样物沉积。患者极消瘦,病程10～15年。

Ⅱ型:40～50岁起病。早期常表现为腕管综合征,此后逐步出现四肢远端感觉减退和心肌病。有白内障,重则失明。常有自主神经症状,表现为胃肠道及括约肌功能障碍。有心力衰竭和肾功能不全表现。病程约为10～40年。

Ⅲ型:称为对称性感觉—运动性多神经病,30～40岁起病。双手或双足首先受累,表现为远端周围神经病。常有消化性溃疡、白内障和肾功能不全。进行性肾功能不全为本型主要特征。病程在12年以上。

Ⅳ型:亦称脑神经型,多数于20～30岁起病。首发为角膜营养不良。10余年后出现面神经麻痹、延髓麻痹和片状面部感觉障碍。亦可有周围神经病变及肾病综合征。

Ⅴ型:伴脑出血性脑淀粉样血管病。35～65岁发病。少有周围神经病。

Ⅵ型:家族性伴玻璃体混浊性淀粉样变性。往往突然昏迷,无周围神经病。脑脊液检查可有蛋白质增高。肌电图检查提示神经变性改变,神经传导速度减慢。神经活检可见淀粉样蛋白沉积。心、肾功能检查异常。

本病诊断依据:①进行性两下肢感觉异常,麻或闪电样疼痛及周围性瘫痪;②20～50岁起病,男性为多;③有明显自主神经功能症状,包括皮肤,肠胃、括约肌及性功能障碍;④脑脊液蛋白质增高;⑤家族史阳性;⑥神经活检有淀粉样蛋白沉积。然而,临床上仍需与其他慢性神经病相鉴别。

到目前为止,本病仍无特效治疗。对症治疗有改善消化道功能、神经营养药、针灸、理疗等。

多数患者预后不良,在起病后10年左右进入终末期。多因继发感染和耗竭而亡。

(包晓娜)

第四章　神经系统变性疾病

第一节　阿尔茨海默病

痴呆(dementia)是由器质性疾病引起的以获得性认知功能减退为突出表现的临床综合征,认知功能损包括记忆、定向、理解、判断、计算、语言、思维和学习能力等,常伴随情感、行为和人格变化。阿尔茨海默病(Alzheimer's disease,AD)是中老年人常见的痴呆类型,通常在60岁以后发病,随着社会人口的老龄化,患者数正逐年增加,患者的生存质量受到严重影响,家庭和社会也承受精神和经济的沉重负担。

一、病呆的诊断

(一)病史采集

准确和完整的病史采集对于痴呆的诊断非常重要。对于以记忆减退和其他认知功能障碍为主诉的患者,应仔细询问病史,尤其是向看护人员和亲属了解患者的情况。询问的重点包括是否存在记忆损害的表现,日常活动能力是否受到影响,以及是否存在精神病性症状和情绪障碍。对于痴呆的诊断需要排除意识障碍、抑郁、药物和毒物等对认知功能的暂时影响,在采集病史时应当注意收集相关信息。

(二)神经心理测评

如果提供的病史提示存在认知损害,则需要对患者进行以评价认知功能为主要内容的神经心理测评。认知损害的筛查常用简明精神状态检查(mini-mental state examination,MMSE)和画钟测验。MMSE检测内容包括定向、语言即刻记忆、注意和计算、短时记忆、物体命名、语言复述、语言理解和表达以及视觉空间结构能力等;而画钟测验主要检测计划能力和视觉空间结构能力。如果上述筛查结果表明患者存在认知损害,则根据其涉及的认知损害方面和可能的病因,进一步选择成套或专项神经心理量表测评做出更准确的判断。

由于阿尔茨海默病患者可能存在情绪障碍和其他精神症状,而情绪障碍也可影响认知功能,所以有必要评价阿尔茨海默病患者是否存在情绪障碍和精神病性症状,并评估其对认知功能的影响。常用Hamilton抑郁量表和神经精神问卷(neuropsychiatric inventory,NPI)。

(三)诊断标准

目前国际上普遍应用的痴呆诊断标准包括世界卫生组织的国际疾病分类第10版(ICD-10)标准和美国精神病学会的精神障碍诊断和统计手册第4版修订版(DSM-Ⅳ-R)标准(表1-4-1,表1-4-2)。

表 1—4—1 痴呆的 ICD—10 诊断标准

1. 痴呆的证据及其严重程度

(1)学习新事物困难,严重者对既往经历事件回忆障碍,可以是词语或非词语内容损害,患者的主诉和对患者的客观检查均表明存在上述障碍。按下列标准分为轻、中和重度损害:①轻度。记忆障碍涉及日常生活,但仍能够独立生活,主要影响近期记忆,远期记忆可以受到或不受到影响。②中度。较严重的记忆障碍,影响患者独立生活能力,可伴有括约肌功能障碍。③重度。严重的记忆障碍,完全需要他人照顾日常生活,有明显的括约肌功能障碍

(2)通过病史和神经心理检查证实患者存在智能减退,思维和判断能力受到影响。①轻度。智能障碍影响患者的正常生活,但患者仍能独立生活,完成复杂任务有明显障碍。②中度。智能障碍影响患者独立生活能力,需要他人照顾,对任何事物缺乏兴趣。③重度。完全依赖他人照顾

2. 上述功能障碍不只发生在意识障碍或谵妄时期

3. 可伴有情感、社会行为和主动性障碍

4. 临床表现记忆和(或)智能障碍至少持续 6 个月以上。出现皮质损害的体征时更支持诊断,如失语、失认、失用。颅脑影像检查发现相应改变,包括 CT、MRI、SPECT 和 PET 等

表 1—4—2 痴呆的 DSM—Ⅳ—R 诊断标准

1. 认知功能障碍表现以下两方面

(1)记忆障碍(包括近期和远期记忆减退):①近期记忆障碍。表现基础记忆障碍,数字广度测试表明至少存在 3 位数字记忆障碍,间隔 5min 后不能复述 3 个词或 3 件物体名称。②远期记忆障碍。表现为不能回忆个人经历或一些常识

(2)认知功能损害至少还备下列 1 项:①失语。除经典的各种失语症表现外,还包括找词困难(表现缺乏名词和动词的空洞语言)、类比性命名困难(表现 1min 内能够说出的动物名称数常少于 10 个,且常有重复。②失用。包括观念运动性失用及运动性失用。③失认。包括视觉和触觉失认。④抽象思维或判断能力减退,包括计划、组织、程序和思维能力损害

2. 上述(1)、(2)两类认知功能损害明显. 影响了职业和社会活动能力,与个人以往能力比较明显减退

3. 上述症状不只是发生在谵妄病程中

4. 上述认知损害不能用其他精神疾病或情感障碍解释(如抑郁症、精神分裂症等)

二、阿尔茨海默病的临床表现、病理特点和诊断标准

(一)临床表现

阿尔茨海默病的典型表现是隐袭起病逐渐加重的记忆障碍、语言障碍和失用症状。发病后平均病程 8～10 年。受过较高教育和具有较好职业回报的人群发病较晚,但疾病进展可能更快。

记忆减退首先累及近期记忆,早期存在记忆提取障碍,随疾病发展以记忆编码障碍为突出特征,晚期累及远期记忆。

语言障碍首先表现命名困难,随后出现跨皮质性感觉性失语,表现言语理解障碍,而复述能力相对保留。轻度至中度 AD 患者找词困难和病理性赘述也很常见。疾病晚期则丧失所有语言交流能力而表现缄默。

阿尔茨海默病患者神经精神症状也很常见,包括抑郁、妄想、自我定向障碍和幻觉,但不同个体的具体表现存在较大差异。早期无阳性神经体征,随着疾病进展可以出现锥体外系症状、步态障碍、原始反射、小便失禁和痫性发作。

(二)病理改变特点

阿尔茨海默病患者脑组织大体病理和影像学改变主要是弥散性脑萎缩,颞叶和海马结构萎缩尤为显著。组织病理改变主要包括 5 个方面:老年斑、神经原纤维缠结、淀粉样血管病

变、颗粒空泡变性和神经元丧失。老年斑存在于细胞外,核心是淀粉样物质,主要分布在皮质和海马,神经原纤维缠结由成对螺旋纤维组成,存在于神经元细胞内,主要分布于新皮质的锥体神经元、海马、杏仁核、蓝斑和脑干中缝核。

尽管针对 AD 的发病机制,国内外已进行了大量的研究,但迄今未能获得满意结果。AD 的发病机制十分复杂,目前较为被接受的学说包括胆碱能功能低下假说、炎症和免疫假说、基因突变假说、淀粉样蛋白假说、氧化应激和兴奋性毒性假说等。目前在临床应用的治疗药物是基于以上某种或几种假说提出,并经临床试验验证后投入使用。还有一些根据上述假说设计的药物正在进行临床验证。

(三)诊断标准

国际上普遍应用美国国立神经疾病和语言障碍研究所、卒中一阿尔茨海默病及相关障碍协会(NINCDS-ADRDA)和 DSM-Ⅳ 制定的 AD 诊断标准。NINCDS-ADRDA 标准将 AD 分为肯定、很可能和可能诊断。肯定 AD 诊断需要满足很可能 AD 的临床标准,以及活检或尸检组织病理学证据。很可能 AD 应具备两个方面以上的认知损害表现(包括记忆障碍),并呈进行性加重。认知损害症状应当至少存在 6 个月以上,进行性发展,且排除由于其他躯体疾病或脑病引起。可能 AD 应当存在 1 项认知损害症状,或者存在其他的脑病或躯体疾病,但不是阿尔茨海默病的病因。此外,做出 AD 诊断前应当首先排除意识障碍。以往临床研究已对两套标准进行了广泛的验证,平均敏感度是 81%,但特异性仅有 70%。表 1-4-3 列出 NINCDS-ADRDA 标准要点。

表 1-4-3 阿尔茨海默病的 NINCDS-ADRDA 诊断标准

肯定 AD
符合临床可能 AD 标准
组织病理学证据
很可能 AD
临床检查和精神状态问卷调查提示存在阿尔茨海默病
神经心理学测评确定存在阿尔茨海默病
存在两个方面以上认知损害
记忆和其他认知功能障碍呈进行性加重
无意识障碍
无可能引起阿尔茨海默病的躯体疾病或其他脑疾病
40~90 岁发病
可能 AD
存在可能引起阿尔茨海默病的躯体疾病或脑疾病,但不是患阿尔茨海默病的病因
存在 1 项进行性加重的认知损害症状,无其他病因可解释
不支持 AD 诊断
突然发病
局灶神经体征
早期出现痫性发作或步态障碍

2011年,美国国立衰老研究所和阿尔茨海默病协会共同颁布了 AD 新的诊断标准,新标准综合临床评估、生物标志物及相关技术指标,对 AD 进行分层和分级诊断。新标准将 AD 视为一个包括临床前期、AD 相关轻度认知损害(mild cognitive impairment,MCI)和 AD 痴呆在内的连续疾病过程,针对各阶段提出具体的诊断标准。临床前期指存在 AD 相关生物标志物的变化,但无临床认知损害症状;AD 相关轻度认知损害指存在认知功能的减退,并有相应的生物标志物改变,但保留独立的基本日常生活能力,严重程度未达到阿尔茨海默病诊断标准;AD 的诊断仍然包括肯定、很可能和可能 AD 诊断标准。AD 临床前期的诊断主要用于指导临床研究,AD 相关 MCI 的诊断有利于早期识别和及时干预。

三、阿尔茨海默病的治疗

在开始治疗之前和治疗的过程中,需要对 AD 患者的状况进行全面的评估,包括对患者认知功能状态、日常生活能力、精神行为症状、伴发疾病、药物使用情况和护理需求等进行全面评价。评价应该定期进行。如果患者出现行为的突然变化或病情的迅速恶化,则应当进行紧急评估,以确定病情快速变化的原因,并给予及时处理。

对患者的状况进行全面评估之后,在开始治疗之前,医生尚需要与患者和(或)其家属仔细商讨,根据患者和其家属的具体需求,制定一项有明确目标的治疗计划。在计划实施过程中,也应当根据患者的病情及治疗环境和看护者的变化及时调整治疗和护理方案。

(一)认知障碍的治疗

1.非药物治疗　认知刺激(包括专业医师指导下的认知训练和记忆康复)、运动锻炼(尤其是有氧锻炼,如练习太极拳、慢跑、跳舞和平衡训练等)、娱乐活动(绘画、写作和社会交际等)和社会心理支持,结合药物治疗可以取得比单纯药物治疗更好的效果。

2.药物治疗

(1)胆碱酯酶抑制剂:胆碱酯酶抑制剂减少突触间隙内乙酰胆碱的降解,增强突触后胆碱能神经元活动,从而改善认知功能。有研究表明,胆碱酯酶抑制剂还可抑制 β-淀粉样前体蛋白的沉积,减轻神经元损伤,从而延缓 AD 病理进展。在国内外批准上市用于 AD 治疗的胆碱酯酶抑制剂包括多奈哌齐、加兰他敏、卡巴拉汀和他克林等,国内也批准选择性胆碱酯酶抑制剂石杉碱中用于 AD 的治疗(表1-4-4)。

表1－4－4　用于治疗阿尔茨海默病的胆碱酯酶抑制剂

药物名称	推荐剂量	不良反应	注意事项
多奈哌齐片（用于治疗轻、中、重度阿尔茨海默病）	起始剂量：5mg，口服，1次/d；加量：如果可以耐受，4～6周后可加量到10mg/d	恶心，呕吐，腹泻（与食物同时服用可降低胃肠道反应，减少剂量或减缓加量速度或分次服用可减轻反应）肌肉痉挛尿失禁晕厥　心动过缓　疲乏	5mg/d剂量有效，心脏传导阻滞、心动过缓或有晕厥病史的患者慎用
加兰他敏片（用于治疗轻、中度阿尔茨海默病）	起始剂量：4mg，口服，2次/d；加量：4周后加至8mg，2次/d；再过4周可增加到16mg，2次/d；最大剂量为24mg/d	与多奈哌齐相同	起始剂量不是治疗剂量，如果有肾功能损害，最大剂量为16mg/d，其他注意事项同多奈哌齐
卡巴拉汀片（用于治疗轻、中度阿尔茨海默病）	起始剂量：1.5mg，口服，2次/d；加量：4周后加至3mg，口服，2次/d；再过4周可增加到4.5mg，口服，2次/d；过4周可增加到6mg，口服，2次/d	恶心、呕吐、腹泻（须与食物一同服用）厌食较少出现肌肉痉挛和心动过缓其他不良反应与多奈哌齐相似	起始剂量不是治疗剂量，其他注意事项同多奈哌齐和加兰他敏
他克林片（用于治疗轻、中度阿尔茨海默病）	起始剂量：10mg，口服，4次/d；加量：6周后加至20mg，口服，4次/d；再6周后可每日增加40mg；再6周后可继续增加剂量，但最大剂量不超过每日160mg	恶心、呕吐、腹泻转氨酶升高	起始剂量不是治疗剂量，给药后若出现肝功能异常应减量或停药，如患者出现黄疸应立即停药，给药后的18周内，应每周测定血清转氨酶
石杉碱甲片（用于改善阿尔茨海默病患者的记忆障碍）	口服，0.1～0.2mg，2次/d，最大剂量不超过每日0.45mg	头晕、恶心、呕吐、出汗	应从小剂量开始，逐渐增加剂量，其他注意事项同多奈哌齐

（2）谷氨酸NMDA受体拮抗剂：谷氨酸能系统与学习和记忆有关，是除胆碱能系统外的又一AD治疗靶点。盐酸美金刚是一种非竞争性的N－甲基－D－天冬氨酸（NMDA）受体拮抗剂，可拮抗突触间隙谷氨酸水平升高导致的NMDA受体过度激活而引起的病理损伤，因此可减轻由此造成的神经功能障碍，恢复生理水平的谷氨酸能神经传递。

美金刚用于治疗中至重度阿尔茨海默病，起始剂量为5mg，口服，1次/d；1周后加至5mg，口服，2次/d；再过1周加为：口服，早5mg，晚10mg；再过1周加为：10mg，口服，2次/d。肾功能损害的患者宜减少剂量，推荐目标剂量为：5mg，口服，2次/d。不良反应包括头痛、头晕、嗜睡、激越和便秘。

（3）其他药物：目前尚无足够证据向阿尔茨海默病患者推荐其他治疗药物。

曾有临床试验发现大剂量维生素E治疗可延缓患者认知功能减退和延迟患者入住专门

护理机构的时间,但后来研究发现维生素 E 治疗并不改善患者的认知功能,且有研究提示大剂量维生素 E 治疗可能增加患者死亡的风险,因此应避免使用。

曾有研究认为,非甾体类抗炎药物可减轻 AD 患者脑组织病理损伤和延缓认知功能的减退。但后来研究发现,无论是 AD 患者还是 MCI 患者,甾体类抗炎药物、非甾体类抗炎药物和环氧化酶－2 抑制剂均无肯定治疗效应,且可能导致严重的不良反应。

银杏叶制剂、吡拉西坦、麦角碱、司来吉兰、长春西汀和脑活素等,也在临床用于 AD 的治疗,但迄今获得的临床试验证据并不充分,尚需要设计严谨的临床试验进一步验证其疗效、

（二）精神行为障碍的治疗

90％以上的 AD 患者可发生精神行为和心境障碍,包括冷漠、漫游、激越、言语和身体上的攻击行为以及精神病性症状等,严重者可能威胁自身和他人安全,因而需要及时有效的处理。

阿尔茨海默病患者突发精神行为症状,首先必须排除其他疾病或医源性因素,包括感染、疼痛、躯体疾病和(或)治疗药物相关的精神行为障碍。需向患者和其看护者仔细询问症状发生的诱因、症状特点、伴随症状以及使用药物情况(尤其是药物的起用与精神行为障碍发生的时间关联性),进行详细的体格检查,选择必要的辅助检查手段,以判断患者精神行为障碍的可能原因,给予针对性处理。

1.非药物治疗　除非紧急情况,非药物治疗是精神行为障碍的首选处理措施。只有非药物治疗未能取得理想效果,且有相应临床指征的情况下,才可选择药物治疗。这是因为,药物治疗通常只能针对特定的精神行为症状,且存在加重认知损害和其他药物相关不良反应的风险,而非药物治疗通常能够较好地解决精神行为障碍的基本原因,并避免药物干预的风险和局限性。

非药物治疗的基本方式包括:

(1)改善与患者的交流方式:使用平和、安慰或鼓励性的语气与患者交流,并且保持目光的接触;用缓慢、简单和直接的语言解释患者所涉及的活动过程;如果患者表现情绪易激惹和激越的行为,应转移患者注意力并引导患者的活动。

(2)引导患者规律的生活习惯:向患者提供稳定的和可预测的日常活动模式(锻炼、进餐和睡眠的时间和方式应当尽量保持没有大的变化);将患者涉及的活动过程尽量简化,可将其分解为简单易行的步骤,让患者能够分步实行。

(3)向患者提供安全的生活环境:保证患者居住环境安全,家具不能有锐利的边角,保持地面无杂物,地面防滑,过道通畅;用目光提示,或使用障碍物阻止患者漫游,并引导患者避开不安全的地方;卫生间和淋浴间安装扶手。

(4)避免患者生活环境中的不良刺激:减少过度刺激,包括电视和其他家用电器的噪音干扰;避免窗户和镜子产生的眩光照射;夜间室内灯光柔和,并保持安静。

(5)调动患者的主生活能力:尽量让患者自己穿衣和管理个人物品;指导患者利用日历、钟表、标签或报纸来识别时间。

常见精神行为症状和心境障碍的非药物干预方法见表1－4－5。

表 1-4-5 常见精神行为症状和心境障碍的非药物治疗方法

行为症状和心境障碍	非药物治疗方法
淡漠	刺激/活动 布置简单的任务
睡眠障碍	指导睡眠卫生 昼间给予恰当刺激 晚上避免过度刺激和噪声
激越/易激惹	分解活动内容为简单步骤 转移注意力并引导活动
漫游	目光引导 锻炼计划 避免在不安全地方活动
心境障碍	鼓励参加锻炼
精神病性症状	安慰 分散患者注意而不是指责 清除可能引起错乱的因素(例如,镜子)
进食/食欲障碍	提供简单的、可用手拿的食物 进餐区域避免放置可能使患者分心的物品 播放轻柔的音乐

2.药物治疗 临床研究报道,改善认知功能的药物多奈哌齐和美金刚,对于 AD 患者的精神行为症状也有效,包括幻觉、妄想、淡漠、激越、易激惹、焦虑和抑郁等症状,因此可首先选择使用。

抗精神病药物和抗抑郁药物治疗针对 AD 患者的一种或多种特定精神行为症状,如攻击行为、激越、精神病性症状和心境障碍等,非典型抗精神病药物可用于控制 AD 患者的攻击行为和精神病性症状,但是具有潜在的严重不良反应,包括增加卒中的风险、锥体外系症状和增加死亡率,因此应当尽量避免使用。由于其严重的不良反应,典型抗精神病药物不能用于 AD 患者。

如果采用抗精神病药物治疗,应当尽量单药治疗,从小剂量开始逐渐增加剂量,直至达到治疗效果。精神行为症状得到控制后应逐渐减少抗精神病药物剂量,最终确定是否需要继续药物治疗。AD 患者精神行为障碍的常用治疗药物见表 1-4-6~表 1-4-8。

表 1-4-6 非典型抗精神病药物

药物名称	推荐剂量	注意事项
奥氮平片	起始剂量:2.5mg,口服,1 次/晚	具有抗胆碱能作用
	最大剂量:7.5~10mg/d(分次服)	可能引起步态障碍
喹硫平片	起始剂量:12.5mg,口服,2 次/日;或 25mg,口服,1 次/晚 最大剂量:100mg,口服,2 次/d	具有镇静作用 可能引起直立性低血压
利培酮片	起始剂量:0.25mg,口服,1 次/晚;或 0.25mg,口服,2 次/d 有效剂量:1mg/d	小剂量使用安全 有效 锥体外系症状多见于日量 2mg 时

注:用于控制妄想、幻觉、严重的精神激越和攻击行为等;尽管与典型抗精神病药物比较,锥体外系症状和迟发性运动障碍的风险降低,但可增加卒中的风险。

表1-4-7　心境稳定剂

药物名称	推荐剂量	注意事项
卡马西平片	起始剂量：25mg，口服，2次/d；逐渐增大剂量 最大剂量：300mg/d（分次服）	定期检测肝酶谱和血常规注意与其他药物的相互作用
丙戊酸钠片	起始剂量：125mg/d，口服；逐渐增大剂量 最大剂量：500ms，口服，2次/d	定期检测肝酶谱、血小板、PT/PTT 可引起胰腺炎，具有肝毒性

注：用于控制妄想、幻觉、严重的精神激越和攻击行为；转代抗精神药物用于严重的激越、冲动、烦躁和攻击行为

表1-4-8　抗抑郁药物

药物名称	推荐剂量	注意事项
西酞普兰片[a]	起始剂量：10mg/d 最大剂量：40mg/d（分次服）	具有良好的耐受性 部分患者可能出现恶心和睡眠障碍 对精神行为障碍的疗效较明确
艾司西酞普兰片[a]	起始剂量：10mg/d 最大剂量：20mg/d	耐受性良好 部分患者可能出现恶心和睡眠障碍
氟西汀片/胶囊[a]	起始剂量：10mg，1次/隔日 最大剂量：20mg/d	具有激活作用 半衰期较长 用药后短期（数周内）不良反应不明显
帕罗西汀片[a]	起始剂量：10mg/d 最大剂量：40mg/d（分次服）	与氟西汀相比，激活作用较弱，抗胆碱能作用较强
舍曲林片[a]	起始剂量：25mg/d 最大剂量：200mg/d（分次服）	耐受性良好 很少影响其他药物的代谢
度洛西汀胶囊[b]	起始剂量：30mg/d 最大剂量：60mg/d	具有激活作用 食物延迟其吸收 具有肝毒性，肝功能损害患者禁用
文拉法辛片[b]	起始剂量：37.5mg，2次/d 最大剂量：225mg/d（分次服）	具有激活作用 撤药反应可能非常突出

注：用于治疗抑郁/焦虑症状；通过抑制 CYP450 同工酶而延长其他药物的半衰期；典型的不良反应包括出汗、震颤、紧张、失眠/困倦、头晕、多种胃肠迸反应和性功能障碍；突然停药可能出现撤药反应。

a. 选择性5-羟色胺再摄取抑制剂；

b. 5-羟色胺/去甲肾上腺素再摄取抑制剂。

（霍瑞民）

第二节　非阿尔茨海默病性痴呆

阿尔茨海默病（AD）是引起不可治疗的痴呆的最常见的原因，以往被认为是第2位的多发性脑梗死性痴呆，现在和 Binswanger 病、伴有皮质下梗死的常染色体显性遗传的脑动脉病与白质脑病（CADASIL）和海马硬化等一起称为血管性痴呆。单纯的血管源性痴呆仅占20%以下。随着免疫组织化学技术在神经病理检查中的应用，出现了新的疾病分类。现认为伴有 Lewy 小体（DLB）的痴呆是第二常见原因，占15%~25%，因伴有 Lewy 小体的帕金森综合征、DLB、PD 均因 Lewy 体和 Lewy 神经突 α-突触核蛋白（synuclein）基因突变引起，故又称突触核蛋白病。其表现为人格-行为的改变，和（或）进行性失语的额颞叶痴呆（frontoteporal dementia，FTD）综合征，最常见的亚型有 Pick 病、皮质基底核变性（corticobasal degeneration，CBD）和缺乏明显的组织学改变的痴呆（dementia lacking distinctive histology，DLDH），这类疾病占 10％～15％，tau 蛋白基因突变致神经元和胶质细胞内高度磷酸化的 tau 蛋白异常聚集是此类疾病的特征性表现，故又称为 tau 蛋白病。

血管性痴呆和非阿尔茨海默病痴呆的概念较混淆，多数文献包含有临床综合征如 FTD、原发性失语（primary progressive aphasia，PPA）和可能有明确的组织病理改变的疾病（如 DLDH 和 Pick 病）。每种综合征都与某些功能紊乱相关，而每一种功能紊乱都可被分为不同的综合征，在鉴别血管性或变性痴呆方面，除必需的组织病理外，还可依据临床诊断标准。到目前为止，尚无针对病理生理特异性的干预治疗方法。

阐明神经化学改变所引起脑功能紊乱的原因，以及发生病变部位分布情况与治疗和预后评估有关。有的症状和体征与神经化学改变有关，如记忆受损与乙酰胆碱功能障碍有关。精神运动减慢和运动迟缓与多巴胺功能障碍有关，幻觉和错觉与多巴胺过多有关。有的症状与特定神经解剖部位的结构受损有关，如遗忘症与颞叶、双侧大脑中线结构、基底前脑功能紊乱有关；非流畅性失语与优势半球额极功能障碍有关，视空障碍与非优势半球的顶叶枕叶功能障碍有关；针对症状和体征的治疗，可以改善日常生活能力，成为治疗血管性或变性痴呆的主要方法。

一、非阿尔茨海默病变性病的诊断和治疗

（一）Lewy 痴呆

Lewy 小体病（Lewy body disease）又称 Lewy 小体痴呆（dementia with Lewy bodies），LB 型老年痴呆、LB 性痴呆病及 AD 的 LB 变异型（LBVAD），于 1978 年由 Kasaka 首先报道，主要发生在早老期及老年期，是以进行性痴呆、自发性帕金森综合征和精神症状为特征的中枢神经系统变性疾病。在病理学上除有帕金森病的病理特征以外，在整个中枢神经系统内，特别在大脑皮质和皮质纹状体的乙酰胆碱能神经元内有大量 Lewy 小体形成。在临床上，晚发型 Lewy 小体病与阿尔茨海默病尚难鉴别。近年来尸体解剖发现，Lewy 小体病可能是继阿尔茨海默病之后引起老年人痴呆的第二大原因。对于 Lewy 小体的形成过程和病理机制至今还不清楚。近年发现，$\alpha-2$ 突触核蛋白是构成 Lewy 小体的主要成分，与变性疾病的发病机制有密切关系。

Lewy 小体病的临床诊断标准主要包括：①进行性加重的认知功能障碍，并影响正常社交和工作能力；②明显的注意力、语言流利性、精神运动、视空障碍；③疾病早期可能没有明显的或持续的记忆障碍；④具备以下诸特征中两点可拟诊为 Lewy 小体病，有一点者为可疑 Lewy 小体病：①波动性认知障碍伴明显注意和警觉改变；②反复发作的形式完整、内容具体的视幻觉；③以运动障碍为主的特发性帕金森综合征。支持诊断的临床表现：反复跌倒发作，晕厥、短暂性意识障碍，对神经镇静剂敏感，触或嗅幻觉，REM 睡眠周期行为紊乱，抑郁。病理诊断依据：特征性 Lewy 小体，相关但非特异性的改变如 Lewy 体炎症反应，老年斑，神经纤维缠结，脑干和 Meynert 神经元丧失，海绵样改变和突触缺失。Lewy 小体病的痴呆程度与海马 CA2/3 空泡样变性和 Lewy 突起苔丝变性有关。Lewy 小体病是一组独立的中枢神经系统变性疾病，其病理特征与阿尔茨海默病有明显差异。前者除在大脑皮质神经细胞内有大量 Lewy 小体形成外，海马 CA2/3、海马旁回、内嗅叶皮质空泡样变性和 Lewy 突起苔丝变性是

诊断 Lewy 小体病的两大特征性改变。α－2 共核蛋白可能是构成 Lewy 小体的主要成分。在临床上与 AD 相似,但与 AD 的病理学有明显的不同。因为 DLBD 很少有神经纤维缠结(NFT)和老年斑。

DLB 及 AD 有相似的免疫学特征,抗炎治疗可阻止 AD 进展,故也是 DLB 的一种适当的治疗方法。

应该避免传统的镇静剂治疗,如果错觉或幻觉及攻击行为非常明显,可考虑氯氮平或喹硫平(quetiapine)治疗,用胆碱酯酶抑制剂治疗可明显改善患者的认知功能和神经精神症状。这些药物包括他克林(tacrine),多奈哌齐(donepezil),酒石酸卡巴拉汀(rivasligmine)。卡比多巴－左旋多巴在改善帕金森症状有效,但它可加重精神症状或直立位低血压症状。精神症状可以用氯氮平、喹硫平(quetiapine)、利培酮(risperidone)、奥氮平(olanzapine)和胆碱酯酶抑制剂。直立位低血压可以采用多盐饮食,盐片、长袜挤压下肢,增加回血,氟氢泼尼松(fludrocortisone)以及米多君(midodrine)治疗。

抑郁在 DLB 中常见,应该避免使用三环类抗抑郁剂,因为它具有抗胆碱类活性作用,胆碱酯酶抑制剂治疗或改善睡眠可以改善患者的症状波动。莫达非尼(modafinil)和盐酸哌醋甲酯(methylphenidate,MPH)可以改善患者的睡眠过多,氯硝西泮和褪黑素可以改善患者的噩梦症状。

（二）Hungtington 舞蹈病

Huntington 舞蹈病(Huntington's disease,HD)是一种由 IT15 基因上 CAG 重复序列异常扩展所致的常染色体显性遗传的神经变性疾病。1872 年 George Huntington 首次对其进行了全面系统的描述。HD 起病隐袭,几乎任何年龄都可发病,但通常在 35～50 岁发病。临床上 HD 主要表现为运动、认知及精神三方面的障碍,呈进行性加重,患者一般在症状出现后 15～20 年死亡。

HD 的病理改变是特异性地限于脑部的神经元变性,表现为具有高度区域选择性的脑萎缩和神经元脱失。最突出的萎缩部位位于纹状体(包括尾状核和壳核);其次是大脑皮质,在晚期患者更为明显。另外在其他一些部位包括苍白球、黑质、丘脑底核、小脑、下丘脑侧结节核、杏仁核及一些丘脑神经核也观察到不同程度的神经变性。最近对 Huntington 舞蹈病的免疫组织化学检查发现大脑皮质存在泛素阳性神经细胞核内包涵体以及营养不良的神经突起。

目前对于 HD 仍无特异有效的治疗方法。一些药物可以缓解症状但不能阻止疾病的进展。α－生育酚,氧自由基清除剂 OPC－14117 和利鲁唑可能有效,电休克治疗对难治性抑郁和舞蹈症状有效,氯氮平对 HD 的精神症状有效。

（三）Pick 病

1892 年,捷克精神病学家 Arnold Pick 首先报道了 1 例 71 岁男性患者,生前临床症状表现为严重失语伴精神症状,尸检发现其左颞极皮质灰质严重萎缩。以后他陆续报道了 4 例脑组织病理检查有颞叶或额颞叶萎缩的患者,其主要表现为言语改变及精神行为异常等。1911 年,Alzheimer 对本病作了深入的组织学研究,发现其胞质内有嗜银包涵体(Pick bodies)及弥散性气球样神经元(Pick cell)伴局灶性额颞叶萎缩,神经细胞减少、胶质细胞增生等特点,1926 年,Onari 和 Spatz 才为本病正式命名为 Pick 病。该病为区别于 AD 的一种独特的变性病。出现特征性的一组症状:①不停地探索周围环境;②不可控制的冲动;③情绪变化明显;

④多食与饮食习惯的改变;⑤性活动增加。这些症状被后人称之为 Kluver-Bucy 综合征。当患者发病年龄小于 70 岁,临床上以缓慢进展的性格改变及社会活动能力衰退发病,后出现记忆力、理解判断能力低下,有其特征性的言改变方式(命名、理解)及不同程度 Kluver-Bucy 综合征表现,神经影像学检查又提示额和(或)颞叶萎缩,颞极处明显,在排除 AD 及其他脑变性病的基础上,可诊断 Pick 病。如疾病早期出现多方面的认知功能障碍或明显的视空、视知觉缺损或早期出现明显的顺行性遗忘、影像检查提示全脑萎缩、合并有前角细胞疾病或有痴呆的家族史则不考虑该病。

该病治疗上主要以对症为主,有不轨行为者可予镇静剂,出现 Kluver-Bucy 综合征时要注意控制饮食,以防饮食过度。该病晚期主要防治呼吸道、泌尿系感染及压疮等。有报道用重金属螯合剂及抗精神病药利司培酮等治疗本病症状可有改善,这些尚需进一步研究探讨。

(四)皮质基底核变性

皮质基底核变性(corticobasal degeneration,CBD)为一种较少见的神经系统进行性变性病,1967 年 Rebeiz 等首先报道为"神经元染色不良性皮质齿状核黑质变性",一般成人起病,临床上可见进行性帕金森综合征,明显不对称的大脑皮质和基底核受损症状和体征。病理改变为皮质基底核神经元和胶质细胞变性,神经元脱失,大脑白质弥漫性原纤维性胶质增生,无色的气球样神经元,为尼氏体溶解和胞体肿大的神经元。神经元和胶质细胞中异常 tau 蛋白的蓄积。可见丛集形星形细胞为特征的星形细胞斑块(astrocytic plaque)。CBD 尚见盘卷体(coiled body),由少突胶质细胞构成,皮质和白质可见纤维样结构的嗜银性细丝。

一般隐袭起病,缓慢进展,多先出现一侧肢体障碍症状,双侧症状、体征可不对称。可见:①锥体外系受损。几乎全部病例均有主动运动减少、动作缓慢、肌强直等帕金森综合征表现。与帕金森病(PD)不同,多巴药物治疗无效,并可见姿势性和运动性震颤,可伴有姿势反射障碍,步态障碍,行走困难,易跌倒,平衡不稳。59%患者出现肢体肌张力障碍。49%患者可见肌阵挛,限于一侧上肢或下肢,以上肢常见,出现意志性动作或给予感觉性刺激时症状明显。②额顶叶高级神经功能障碍。87%患者可见运用功能障碍,多为运动性失用,亦可见观念性失用、观念运动性失用和结构性失用。主要表现为肢体运用障碍,亦可见口、足失用和眼睑睁开性失用。部分患者可见失语、认知功能障碍、记忆力减退和视空间技能障碍。45%患者可见额叶释放体征如摸索反射和强握反射。35%患者可见异己手(alien hand),即一侧上肢出现不能控制的激动性活动或一侧肢体作出与对侧目的相反的活动。皮质性感觉障碍表现为肢体自发痛、感觉疏忽和皮质性感觉缺失等。部分患者可见人格改变、行为异常、缄默、注意力下降、淡漠,最终出现痴呆。③核上性眼球运动障碍。60%患者可见核上性凝视麻痹,可为垂直性或水平性眼球运动障碍,但以垂直性眼球运动障碍为主。可见意志性扫视运动延迟、范围受限或急跳性追随运动。④锥体束受损。42%患者可见腱反射亢进、Babinski 征阳性。⑤其他。约 64%患者出现构音障碍。尚有部分患者可见膀胱直肠功能障碍。

如患者无明显原因出现进行性强直运用不能症、四肢出现非对称性肌张力障碍、肌阵挛、姿势/运动震颤中的任两个症状,多巴药物治疗无效,并至少有下列一种表现:如异肢症、皮质性感觉缺失或镜像运动可临床确诊为 CBD。脑电图波幅不对称、CT/MRI 显示非对称性的额顶叶萎缩、SPECT 战示非对称性的额顶叶低灌注,PET 显示非对称性的额顶叶低代谢等支持 CBD 诊断。

左旋多巴可改善帕金森样体征,苯二氮䓬类如氯硝西泮,可使肌阵挛、肌张力障碍得到改善。不良反应以嗜睡、胃肠道不适、头晕、精神错乱、幻觉和口干多见。

（五）进行性核上性麻痹

Steele 和 Olszewski 于 1964 年首先报告。临床上以核上性眼球运动障碍、假性球麻痹、构音障碍、颈部肌张力障碍、痴呆等为主要表现。病理改变以在基底核、脑干、小脑等部位出现神经细胞减少、神经胶质增生、神经原纤维变化为特征的一种疾病单位。因本病有核上性眼球运动麻痹，所以命名为进行性核上性麻痹。

本病的临床表现多样，神经病理学是累及多系统的疾病。本病的临床特点为缓慢发病，渐进性加重，进行性核上性眼肌麻痹，尤其是垂直性眼肌麻痹，特别是向下凝视，是诊断 PSP 的必要条件之一，病理基础为中脑被盖、顶盖神经细胞丢失，胶质细胞增生。平衡障碍，步态困难，早期表现为不明原因的反复跌倒，尤其向后跌倒更常见，但肢体共济失调轻微。假性球麻痹，尤其是构音障碍，其较有特征的表现为语流速度快伴重复言语，推测可能与黑质纹状体多巴胺通路功能丧失、皮质延髓束受损有关；强直少动、中轴肌张力增高综合征可能与纹状体、苍白球丘脑攀的损害有关。此综合征易误诊为帕金森病，但震颤的缺失及颈部过伸与一般的帕金森病的屈曲姿势截然不同，PSP 智能障碍表现为皮质下痴呆的特征，尽管脑室轻到中度扩大，但皮质萎缩不明显，且脑重量一般正常无特殊治疗方法，对左旋多巴/卡比多巴反应差，对症治疗为主。

（六）进行性皮质下胶质增生

进行性皮质下胶质增生（progressive subcortical gliosis，PSG）为一种罕见的以痴呆为主要表现的疾病，类似于 Pick 病（PiD），但又与 PiD 的病理特征截然不同。1967 年，Neumann 和 Cohn 首次提出 PSG 的概念，家族性 PSG 多呈常染色体显性遗传。全脑萎缩，以额叶、颞叶白质受累明显。少数患者可主要累及额叶白质。对称性萎缩常见，但不呈 PiD 的"刀切样"类型。皮质下白质可见明显的纤维性星形细胞增生，以额叶、颞叶特别是扣带回和岛叶最明显。皮质较度神经元脱失，与明显的星形细胞增生不成比例。少数患者可见轻中度海绵样改变，累及部分额叶、颞叶、枕叶皮质，无淀粉样蛋白、神经炎斑、Lewy 小体、Pick 小体、气球样神经元、神经元细胞骨架包涵体。PSG 患者神经元和胶质细胞均可见 tau 免疫染色，偶可见圆形厚染的类似 Pick 小体的包涵体。其他皮质神经元扩大或呈"气球样"。

患者先出现人格改变、社交能力衰退、去抑制、精神症状（如妄想、幻听、幻视、抑郁、自杀观念及记忆障碍）。以后出现进行性的痴呆、找词困难、刻板语言、言语输出减少、模仿语言或 Kluver—Bucy 综合征的表现（如性欲亢进、食欲旺盛、思维奔逸、情感低沉等）及视觉失认。病程终末期可见严重痴呆、缄默、吞咽困难和锥体外系体征（如面具脸、轴性肌张力增高、颈后倾、步态蹒跚、前臂震颤、舞蹈）等。偶可见局灶神经系统体征如单侧 Babinski 征。无注视受限、肌萎缩、癫痫和肌阵挛。如呈 PSP 状发病，则可见眼球运动异常如核上性麻痹以及运动过慢等体征。患者多数口了行走如常。多数情况下，PSG 的临床表现类似于 PiD 和 AD，可根据病理特征进行区分。确诊 PSG 需病理证实。

目前尚无有效治疗方法，对症治疗为主。

（七）伴有泛素蛋白阳性包涵体的额颞叶痴呆

近年来报道，伴有或不伴有运动神经元病的 FTD 的神经细胞内出现泛素（ubiquitin）阳性的包涵体，而 tau，淀粉样蛋白 amyloid，突触核蛋白和磷酸化的神经纤维丝阴性。大多数报道的病例表现为额颞叶神经网络神经功能紊乱，因此称为额颞叶痴呆，但是有些病例表现出后大脑神经网络功能紊乱,故额颞叶痴呆并非完全正确,可能称其为伴有泛素 ubiquitin 阳性包涵体的痴呆更确切。

临床表现与 tau 阳性包涵体和没有明显组织病理改变的痴呆相似,因此诊断依靠脑组织活检或尸检。

以对症治疗为主。

(八)缺乏明显的组织病理改变的痴呆

有部分痴呆没有特异性的组织病理改变,这部分痴呆被称为缺乏明显病理组织改变的痴呆(dementia lacking distinctive histopathology,DLDH)、非特异性痴呆和非阿尔茨海默型额叶痴呆。多数患者伴有运动神经元病和家族性痴呆,与 3 号常染色体基因突变有关。

临床表现多变,没有可靠的临床诊断标准来预测非特异性的组织病理改变。

以对症治疗为主。

(九)多系统萎缩

多系统萎缩(multiple system atrophie,MSA)由纹状体黑质变性、橄榄体脑桥小脑萎缩、Shy—Drager 综合征变异型组成,少突神经胶质细胞内存在 α—核突触蛋白包涵体。因此,MSA、PD 和 DLB 都被认为是核突触蛋白病。MSA 不表现为认知功能障碍和皮质萎缩,少部分出现进行性失语或额叶萎缩。

MSA 的诊断参照运动障碍章节,RBD 在 MSA、PD 和 DLB 中常见,但很少出现在 tau,amyloid 病中。

改善帕金森症状、直立性低血压、尿失禁是治疗目标,夜间尖叫应引起注意,因为这种发生在吸气时的高音调的声音反映了声带的失张力性关闭。患者有突然死亡的危险,应紧急做多导睡眠图和行经鼻持续正压给氧治疗或行气管切开。

二、人类朊蛋白病

朊蛋白病是一类慢性进行性致死性神经变性病,包括 Kuru 病、Gerslmann—Straussleu—Schinker 综合征、克—雅病(Creutzfeldt—Jacob disease,CJD)、新变异型 CJD(即人类疯牛病,该病与其他朊蛋白病的区别是可在淋巴网状组织检测到 PrPsc)、致死性家族失眠症。朊蛋白病的诊断方法包括组织病理学检查、电镜检查、生物试验及检测 PrPsc 等。组织病理学检查是"金标准"。该类疾病典型的组织病理学特征是脑组织广泛海绵状空泡,淀粉样蛋白沉积及神经退行性改变。电镜检查异常脑纤维(即瘙痒症相关纤维)的存在可辅助诊断朊蛋白病。生物学试验(bioassay),即将可疑患病动物脑匀浆(或其他组织匀浆)对其他动物(通常用小鼠)进行脑内接种或口服接种,然后观察被接种动物发病情况。该方法的敏感性受种属间传播屏障的限制。检测 PrPsc 的方法,包括免疫组化、免疫印迹(Western blot)及蛋白错误折叠的循环扩增等。

(一)Creutzfeldt—Jakob 病

20 世纪 20 年代,由 Creutzfeldt、Jakob 两位神经病理学家首先描述和报道,因而被命名为克—雅病(CJD)。后来发现该病可经外科、口腔科等手术传染,因而也有人将此病称为传染性痴呆症。其典型的临床症状包括肌阵颤、广泛的大脑功能障碍，与震颤病十分相似。其潜伏期可长达几十年，发病后期毁坏人的大脑，最后昏迷致死。本病病理学特征是出现明显的海绵样变和星状细胞增生及淀粉斑块。克一雅病的发病可分为传染性、散发性和遗传性3种，有10%～15%的患者具有家族性常染色体型的遗传缺损，传染性的仅见于医院性感染。CJD常以散发性方式遍及世界各地，发病率大约在1/100万。

世界卫生组织制定的Creutzfeldt－Jakob病临床诊断标准为进行性痴呆至少出现下面几种症状中的2种：肌阵挛、视觉或大脑功能紊乱、锥体系或锥体外系功能受损、无动性缄默，在疾病的任何时期出现特征的脑电图表现，脑脊液检查14－3－3蛋白阳性并且病程不超过2年，排除其他疾病后诊断。

没有有效的方法对付朊蛋白病的病理生理过程，以对症治疗为主。

（二）新的变异型Creutzfeldt－Jakob病（人类疯牛病）

与传统的克一雅病发病年龄为60岁以上不同，他们年龄都在42岁以下，平均27.5岁，最小者仅15岁。专家们研究后指出，产生这种新型克一雅病最适当的解释是：这些病例在1989年英国实行禁止食用特定牛内脏之前同疯牛病接触有关。免疫印迹实验表明，疯牛病和新型CJD属同一种分子类型，动物实验传代也表明疯牛病朊病毒与CJD的病原属同类毒株。他们将死于各种CJD的大脑中提取出来的PrPsc，把它们相互对照，并同从感染BSE和CJD的老鼠身上分离出来的PrPsc相对比。结果发现，从新型CJD分离出来的PrPsc与从感染BSE的老鼠身上分离出来的PrPsc非常相似，而不像从感染CJD老鼠身上分离出来的PrPsc。

该病诊断标准为：①a.进行性的神经精神症状；b.病程大于6个月；c.排除其他疾病；d.无潜在的医源性暴露史。②a.早期精神症状如抑郁、焦虑、淡漠、退缩、错觉；b.持续性疼痛或感觉麻木；c.共济失调；d.肌阵挛、舞蹈动作、肌张力障碍。③a.EEG无每秒3次的周期性三相复合波；b.MRI显示双侧絮状高信号。确诊依据为：①a和特征性的神经病理改变（海绵状改变），大脑和小脑弥漫的朊蛋白沉积斑。可能诊断依据为：①和②的d、e及③a、b。可疑依据为：①和②的d、e以及③的a。

没有有效的治疗方法，以对症治疗为主。

（三）Gerstmann－Straussler－Scheinker综合征，致死性家族性失眠症和Kuru病

另一种与朊病毒相关的痴呆疾病是Gerstmann－Strussler－Scheinker病（GSS），致死性家族性失眠症（fatal familial insomnia，FFI）和Kuru病，为常染色体显性遗传性朊蛋白病，GSS典型病例以共济失调为发病征象，以后再发生认知功能衰退。本病影响更为年轻的人员，而且病程也较Greutzfeldt－Jakob病更为延长。FFI以进行性失眠为主。Kuru病以进行性小脑性共济失调为主。无有效治疗方法，对症治疗为主

三、局灶性或非对称性皮质变性综合征

（一）轻度认知功能障碍或进行性遗忘综合征

轻度认知障碍（mild cognition impairment，MCI）是介于年龄相关的认知功能减退（ageing－associated cognition deterioration）和痴呆之间的具有疾病特征的一种临床状态，其特点

是患者出现与其年龄不相称的记忆力损害,但没有其他认知功能的损害。现在的一系列 MCI 的诊断标准可以反映 MCI 的某些特点。研究表明相当比例的 MCI 可演化成痴呆,包括 AD、血管性痴呆以及混合性痴呆,但以 AD 为主。欧关流行病学调查发现,每年 10%～15% 的 MCI 演化为 AD,比一般人群高 10 倍左右,估计 MCI 人群中 10%～15% 在 1 年内,23% 在 2 年内、34% 在 3 年内、50% 在 4 年内进展为 AD,而 AD 患者中有 2/3 是由 MCI 转变的。这些证据说明 MCI 有可能是一种 AD 前期痴呆状态。

国内外对 MCI 诊断有多种标准,但均建立在介于正常老人与痴呆患者之间的轻度记忆功能减退基础上,如美国 Mayo Clinic AD 研究中心提出的 MCI 诊断标准:①患者觉有记忆减退,或家属、医生发现患者有记忆障碍;②总体认知功能正常;③客观检查有记忆损害或有一项其他认知功能受损,记忆或认知功能受损评分低于同年龄均数 1.5～2 个标准差;④临床痴呆评定量表评分为 0.5;⑤日常生活功能正常;⑥不符合痴呆诊断标准。研究 MCI 的意义正是由于其向 AD 的高转化率,认识 MCI 有助于 AD 的超早期诊断和治疗干预。诊断 AD 的理化实验室指标如 CSF 中 tau 蛋白和 Aβ 异常、神经影像学发现海马萎缩、ApoEε4 等位基因携带者等均预示 MCI 发展成 AD 的高危险性。总之,目前 AD 诊断尚主要依赖于对临床表现分析。根据对 AD 实验室指标研究进展,在临床诊断的基础上结合多种实验室检查结果,有助于提高对 AD 诊断精确性,特别是将之运用于 MCI 的分析中,也必将有利于 AD 的早期诊断、早期干预治疗。胆碱酯酶抑制剂和抗氧化剂能改善认知功能,延缓痴呆的进程。

(二)进行型神经精神综合征、进行性额叶网络综合征、进行性执行不能综合征、额颞叶痴呆

它们都是指一种进行性额叶神经网络功能障碍的神经精神综合征。用得最多的术语是额颞叶痴呆(frontotemporal dementia,FTD)。特征性的病理改变为出现 tau 蛋白,ubiquitin 蛋白阳性的包涵体。目前研究表明,FTD 与 tau 基因突变有关,在部分常染色体显性遗传家族的患者中,发现 17 号染色体长臂 17q21－q22 的 tau 基因突变。

Meary 描述了 FTD 的行为异常,主要特征为:①隐袭起病,渐进性发展。②早期人际交往能力下降,表现为不遵守社会行为规范,脱抑制。③早期出现行为障碍,表现为消极懒惰,或者有时表现为行为过度,如徘徊等。④情感迟钝,表现为丧失表达感情的能力,如不能表达个人的喜怒哀乐,缺乏同情心。⑤早期理解力下降,不能描述个人的症状,在遇到困难时不能表达自己的要求。其他行为异常有不修边幅,不讲卫生,思维僵化、固执,注意力涣散。患者饮食习惯常改变,表现为多食、喜食甜食。可有刻板性动作,如不自主搓手、踮脚等。言语障碍较为明显,表现为表达困难,而模仿能力相对保留。刻板性使用单句、词表达甚至是某个音节,最后患者多出现缄默状态。神经系统查体一般无局灶性阳性体征。影像学检查显示双侧额、颞叶前部明显萎缩,但无严重的健忘、失语、空间理解障碍。脑电图检查正常。

本病目前尚缺乏特异性治疗,以对症治疗为主,选择性 5－羟色胺重摄取抑制剂可改善 FTD 患者的行为异常。

(三)进行性失语综合征、原发性进行性失语、进行性非流畅性失语、语义性痴呆和相关的认识不能

1982 年 Mesulam 报道 6 例缓慢进展的失语患者,无智能和行障碍,并首先提出缓慢进展的失语(slowly progressive aphasia)这一概念,意指无痴呆的进行性失语,老年前期多见,病程迁延多年,晚期可出现痴呆,病变部位主要位于左侧半球外侧裂周围。1990 年,Weintraub 等贴切地命名为原发性进行性失语(primary progressive aphasia,PPA),定义为患者进行性、有限度的语言障碍,病程迁延多年,无占位病变、梗死或其他脑部病变可解释其临床表现,语言障碍为病程中唯一或突出的神经系统异常。这类患者表现为进行性语言障碍,同时合并视觉失认,空间损害或失用。患者的语言障碍可单独存在数年,最终表现为痴呆。PPA 与 AD、PiD、PiD 变异型、非特异性皮质变性合并海绵样变性、缺乏清楚组织学的痴呆(dementia lacking distinctive histology,DLDH)、额叶型痴呆((dementia of frontal lobe type,DFT)、额叶切痴呆合并运动神经元病和 Creutzfeldt—Jacob 病(CJD)相关。PPA 患者可表现为任何类型的失语,一般可分为流利型和非流利型失语,亦可见全失语、命名性失语,传导性失语,纯词聋。流利型失语以 Wernicke 失语或经皮感觉性失语多见,而非流利型失语以 Broca 失语或经皮运动性失语多见。流利型失语患者最终多诊断为 AD,而非流利型失语患者最终多诊断为 PiD、PiD 变异型或 DLDH,左侧颞叶尤以颞极、颞横回、颞下回明显萎缩。颞上回未受累。左侧外侧裂扩大,下面的白质明显减少。右侧颞极轻度萎缩。PPA 缺乏 AD、PiD、CJD 特征性的病理改变,得以与其他变性疾病区分,是 PPA 的病理诊断根据。大脑皮质肿胀苍白的神经元,一般称为"气球样细胞"或"Pick"细胞。尚可见非特异性改变如脂褐质形成或神经元脱失,细胞质肿胀,尼氏(Nissl)体脱失,圆形的嗜银细胞质包涵体(Pick 小体),同时伴有皮质浅层的胶质增生和海绵样变性。

PPA 常隐袭起病,以老年前期多见,为 48～73 岁,男性多见。主要表现为缓慢起病、逐渐进展的语言障碍,进展速度各异。失语症状在 5～11 年后逐渐恶化。有些患者可见轻度右侧体征如面瘫、Babinski 征或锥体外系体征。患者记忆、推理、自知力、判断能力和行为相对保留。随病程进展,失语逐渐演化为全失语,出现阅读、书写、理解障碍,最后出现痴呆。DFT、DFT 合并运动神经元病的患者中 PPA 发病率较高。CT 和 MRI 早期无异常。晚期可见广泛的脑萎缩或左侧半球外侧裂周围局灶萎缩及左侧侧脑室扩大。PET 和 SPECT 是为最敏感的检查手段。疾病早期,PPA 患者左侧大脑半球颞叶和外侧裂周围代谢明显降低;疾病晚期,左侧半球颞前区和额顶区代谢明显降低。右侧半球一般正常。

非流利型失语患者可见命名困难、缓慢的吞吐语言、语法缺失、语法理解和表达明显受损,音位判断受损,重复差,计数范围受限,但记忆相对保留。患者有让人听懂的能力,如可通过手势、写字、迂回的说法。常利用替代设施如交流卡片和笔记本,患者有获得新技能和嗜好的能力,有时甚至在语言功能继续恶化时,仍可执行简单指令性动作。生活常可自理。

流利型失语患者可见空洞语言、赘语、单个生词理解困难。

药物对认识不能、失语无效,对中重度非流利型失语的患者使用特殊的交流工具治疗可改善语言功能。

(四)皮质基底核变性综合征、进行性非对称性强直和失用综合征

这组综合征的核心症状为非对称性的强直和失用,约半数的患者见于 CBD、Pick 病、

PSP、DLDH、CJD 中。

一般隐袭起病，缓慢进展，症状、体征的不对称性，强直和失用。可伴有皮质症状（如异己手现象、皮质性感觉障碍、运动性失用、观念运动性失用和结构性失用、偏身空间忽略、局部或非对称的四肢肌阵挛）、锥体外系受损（如局部或非对称的肢体肌张力障碍）、姿势性/运动性震颤，左旋多巴治疗效果差。神经心理学检查发现语言障碍、视空间技能障碍。CT 或 MRI 可见局部或非对称性额顶叶萎缩。SPECT 或 PET 检查见局部或非对称性额顶叶和（或）基底核和（或）丘脑低灌注。

无有效治疗，左旋多巴可改善帕金森症状，苯二氮䓬类对肌阵挛、肌张力障碍有效。

（五）后皮质萎缩、进行性视知觉综合征、进行性后皮质综合征、Balint 综合征

视觉认识不能与腹侧复杂的"what"视觉处理识别通路障碍有关，Balint 综合征部分或全部与背侧的"where"通路有关。明显的视知觉缺陷与原发的视皮质或视觉相关皮质异常有关。意念运动性失用症状或 Balint 综合征，常抱怨视觉模糊，深度知觉差，那些有视知觉障碍的患者有视物显小、视物显大、视物变形、幻觉和错觉的经历。有时候，会发生妄想迸发，比如看到镜子里的影像会想成有人入侵，或者会表现为 Capgras 综合征（认为某人是一个替身）。在某些患者中会出现视野缺损或者皮质存。有几个术语涉及这些现象，包括：进行性视知觉综合征，进行性后皮质综合征以及后皮质萎缩，和进行性意念运动性失用症或 Balint 综合征。很少在后脑出现 AD 老年斑和神经纤维缠结。近年来，也有关于在 CBD 以及 CJD 疾病中出现非特异性的组织病理学改变，以及进行性皮质下胶质增生的报道。

一般隐袭起病，缓慢进展，临床表现不能用原发性的视觉障碍解释，具有下列两种以上的症状，如阅读时不能追随字里行间、深度知觉差、对所注视的物品不能正确鉴赏、幻想、幻觉、人物误认、视物显小、视物显大、视物变形。具有下列两种以上的体征：象限盲或偏盲、象限或偏侧视野色盲、偏侧空间的忽视、结构运用障碍、视觉的失用、视觉共济失调、皮质盲。如早期视力相对保留、洞察力和语言表达功能保留、无明显的行为异常或记忆力障碍、无局灶性定位体征、帕金森症状或额叶释放征等支持诊断。神经精神检查示顶叶和（或）枕叶功能障碍，CT、MRI 除外梗死、肿瘤、脓肿或其他占位病变，CT、MRI 示顶叶和（或）枕叶非对称萎缩，SPECT/PET 示顶叶和（或）枕叶非对称低灌注或低代谢。

除了非典型的神经阻滞剂治疗错觉和幻觉，抗抑郁剂治疗抑郁以外，没有其他的特殊治疗方法，以对症治疗为主。

（六）局灶性非对称性皮质变性综合征的临床病理相关性及与发病机制的关系

依靠临床表现分类的综合征，更多的反映了出现脑功能障碍的部位，不同的神经变性疾病可以呈现出相似的临床表现，而同一种变性疾病可表现为不同的临床综合征，图 1-4-1 列出了局灶和非对称性皮质变性综合征的临床病理联系。临床病理多样性使已经明确了的神经变性的研究复杂化，并促进了特异性生化标志物的发展。

综合征　　　　　　　　主要的皮质定位学　　　　　　组织病理学疾病

轻度认知障碍
进行性遗忘症　　　　　　　双侧颞叶中部　　　　　　　　Alzheimer 病

额颞叶痴呆
进行神经精神综合征　　　局灶性/非对称性的前
进行性颞叶网络综合征　　　额和眶额　　　　　　　　　非特异性
进行性执行不能综合征

原发性进行性失语
进行性失语综合征　　　　局灶性/非对称性的额
进行性非流畅性失语　　　颞叶(优势半球)　　　　　　　　CBD
语义性痴呆

皮质基底核变性综合征
进行性知觉-运动综合征　　局部/非对称性顶额叶　　　　　Pick 病
进行性非对称性强直和
运用不能综合征
　　　　　　　　　　　　　　　　　　　　　　　　　　　　PSP

后皮质萎缩
进行性视知觉综合征
进行性后皮质综合征　　　局灶性/非对称性顶枕叶
进行性意念运动性失　　　　　　　　　　　　　　　　　　CJD
用症状/Balint综合征

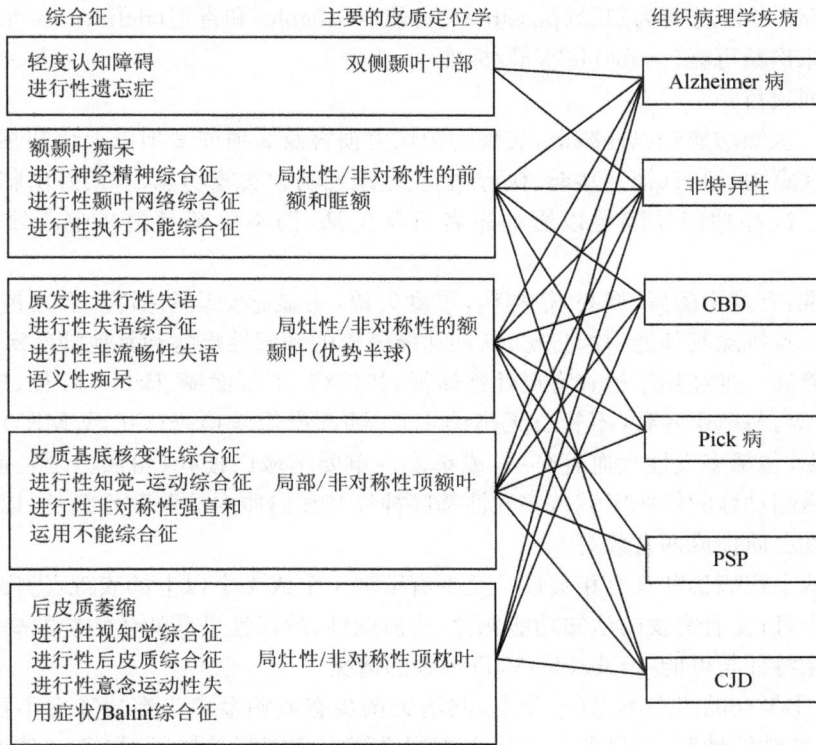

图 1-4-1　局灶性非对称性皮质变性综合征及相对应的皮质定位学、相关组织病理学疾病之间的关系

（七）神经变性痴呆和朊蛋白病未来的治疗方向：药物治疗策略

分子基因学和分子生物学的发展，使我们对变性和朊蛋白相关的痴呆疾病的认识发生了改变，一个突出的改变是病理生理过程的发展变得与药物的发展更加密切相关，而不仅关注疾病的临床表现。如最近研究的针对 AD 的 β 淀粉样蛋白的免疫治疗呈现出激动人心的进步。如果研发的通过干预导致 tau 蛋白功能紊乱及神经变性的环节或者是改变疾病进程的治疗手段，将会对大多数的 tau 蛋白病有益。对突触核蛋白病及朊蛋白病等可采用相似的治疗手段。因为在 AD 中的 tan 蛋白异常和其他的非 AD 疾病的 tau 蛋白病不一样，它们两者的处理手段不一样，一种有效并不意味着另一种也有效。在非特异性进程中还没有找到基因或者生物化学异常现象，但可以合理地认为关键基因的变异导致了类似于淀粉样蛋白改变、tau 蛋白异常突触核蛋白病及朊蛋白病等的免疫细胞化学改变。最重要的是提高识别变性疾病的病理生理过程的精确度；依靠临床诊断标准、神经心理测定、影像检查或者是以上诊断的综合已经不足以判断这些疾病。未来希望能够借助生物标记技术找到某个疾病症状出现前特定的生物学标记物，最终才能够在临床上直接对这些疾病进行干预治疗。

四、血管性痴呆的诊断和治疗

血管性痴呆（VaD）是指由脑血管病引起的痴呆，在中国、俄罗斯、日本被认为是老年人痴呆的首要原因，在西方同家仅次于 Alzheimer 病（AD）列第 2 位。

血管性痴呆有 4 个诊断标准，NINDS－AIREN 标准、ADDTC 标准、DSM－Ⅳ标准和 Hachinski 缺血指数。下面介绍 NINDS－AIREN 标准和 Hachinski 缺血指数。NINDS－

AIREN 的 VaD 诊断分可为拟诊(possible)、可能(probable)和肯定(definite)3 等级。

（一）临床诊断可能(probable)VaD 标准

包括下列项目：

1. 痴呆　认知功能较以往减退，表现为记忆力损害及 2 项或 2 项以上认知领域内的功能损害(定向、注意力、语言、视空功能、执行功能、运动控制和实施功能)。最好由临床和神经心理测试确定。这些功能缺陷足以影响患者日常生活，而不单纯是由卒中所致的躯体障碍引起。

排除标准：有意识障碍，谵妄，精神病，重度失语，明显感觉运动损害，但无神经心理测验证据的病例。且排除其他能引起记忆、认知功能障碍的系统性疾病和其他脑部疾病。

2. 脑血管病　神经病学检查有局灶性体征，如偏瘫、下部面瘫、Babinski 征、感觉缺失、偏盲、构语障碍等，与卒中一致(不管有无卒中史)。脑部影像学检查(CT 或 MRI)有相关脑血管疾病的证据，包括多发性大血管卒中，或单发性重要区域内梗死(角回、丘脑、前脑基底部、前脑动脉和后脑动脉的供血区域)，多发性基底神经节和白质内的腔隙性病灶，以及广泛性脑室周围缺血性白质损或两者兼有。

3. 以上两个疾病诊断具有相关性　至少有下列 1 个或 1 个以上的表现：①痴呆表现发生在卒中后 3 个月；②有突发的认知功能恶化，或波动性、阶段性进展的认知功能缺损。

（二）临床特征与可能(probable)VaD 一致的情况

主要有：①早期的步态不稳(小步态、共济失调步态或帕金森步态)；②有不稳定的、频发的、原因不明的跌倒情况；③早期有不能用泌尿系统疾病解释的尿频、尿急和其他尿路症状；④假性球麻痹；⑤人格改变，情感淡漠，抑郁，情感失禁，其他皮质下缺损症状，如精神运动迟缓和执行功能异常。

（三）排除 VaD 诊断的特征

主要有：①早期表现为记忆缺损，渐进性加重，同时伴其他认知功能的损害如语言(经皮质的感觉性失语)、运动技巧(失用)、感知觉(失认)方面的损害，且没有相关的脑影像学检查上的局灶性损害；②除认知功能损害外，没有局灶性神经体征；③脑 CT 或 MRI 上无血管性病损。

（四）拟诊(possible)VaD

存在痴呆并有局灶性神经体征，但没有脑影像学检查上的 CVD 发现；痴呆和卒中之间缺乏明显的短暂的联系；虽有 CVD 存在，但缓慢起病，病程特征不符(没有平台期及改善期)。

（五）肯定(definite)VaD 的诊断标准

主要有：①临床上符合可能(probably)VaD；②组织病理学检查(活检或尸解)证实 VaD；③没有超过年龄限定数目的神经纤维缠结和老年斑；④没有其他引起痴呆的临床和病理的疾病。

Hachinski 缺血指数，每一个症状对应一个分数，缺乏记为 0 分。突然发病(2 分)、阶梯性发展(1 分)、波动性病情(2 分)、夜间意识模糊(1 分)、人格相对保持完整(1 分)、情绪低落(1 分)、躯体性不适的主诉(1 分)、情感控制力减弱(1 分)、高血压病史(1 分)、有卒中病史(2 分)、伴有动脉硬化(1 分)，神经系统局灶性症状(2 分)、神经系统局灶性体征(2 分)。Hachinski 法总分评定：满分 18 分；4 分或 4 以下分属于 Alzheimer 病；7 分或 7 以下分属于 VaD。Hachinski 缺血指数的敏感性较高。

VaD 的治疗归纳为：①降低并发的脑血管病危险因素；②一旦 VaD 存在，提高认知功能；③对症治疗。VaD 是目前唯一可以防治的痴呆类型，高血压、高脂血症、糖尿病被理想的控制到能最大程度降低脑血管病事件的发生。有心房纤颤、先天性心脏病、卵圆孔未闭、主动脉斑块或别的危险因素应当被正确的预防。戒烟、戒酒、减肥及口服阿司匹林改善高凝状态等。胆碱能假说认为中枢胆碱能系统功能下降导致了认知能力改变。他克林（tacrine）足一个可逆性乙酰胆碱酯酶（AChE）抑制剂，多奈哌齐（denepezil hydrochloride）为另一种 AChE 抑制剂，它可在脑中选择性地抑制 AChE，而增加细胞外的乙酰胆碱（ACh）含量，与 tacrine 相比，此药要安全得多。此外，老年脑功能衰退的原因还与其他神经递质如去甲肾上腺素（NE）、多巴胺（DA）、5－羟色胺（5－HT）、γ－氨基丁酸（GABA）和神经肽等的失衡有关。NE、DA 增加，学习记忆能力增强。脑血循环促进剂类药物的作用是减少脑血管阻力，增加血流量或改善血液黏滞度。常用的主要为麦角碱类，如甲磺酸双氢麦角碱片，脑通（nicergoline，又名尼麦角林）能够使轻中度 AD、VD 患者的认知功能得到全面改善。其他改善血循环较常用的有钙离子拮抗剂，如尼莫地平、氟桂利嗪、都可喜、银杏叶提取物等。脑代谢激活剂能够促进脑细胞对氨基酸、磷脂及葡萄糖的利用。代表药物为吡咯烷酮衍生物，如吡拉西坦，茴拉西坦。另外有胞磷胆碱、脑活素、ATP、辅酶 A、细胞色素 c 等亦可增强脑代谢，基因治疗的进展将给 VD 的治疗带来新的曙光。康复治疗除了药物治疗之外，应给患者以心理、脑力、体力的康复治疗。在心理治疗中最常用的是行为疗法，行为治疗可以矫正 VaD 患者的各种不良行为，如吸烟、饮酒、致胖、高脂饮食等。另外，痴呆会引起许多的社会心理问题，2/3 以上的痴呆患者是由家庭成员照料的，他们必须面对护理痴呆患者所带来的心理和经济上的困扰，对于护理人员足够的支持是家庭看护成功的必要条件。全社会应该给予痴呆患者及其家庭以足够的重视与关爱，建立对痴呆患者的服务体系，为他们提供帮助及科学的建议。

五、痴呆的症状治疗

比患者及陪护列出他们最突出或最想改变的症状的顺序，对这些症状逐一进行治疗，下面介绍针对这些症状治疗的方法。

（一）健忘和遗忘

胆碱酯酶抑制剂能提高记忆，理论上认为烟碱或毒蕈碱受体激动剂可能对改善记忆有帮助，但是初步研究表明，全身用药的毒性太大，以致患者无法耐受，胆碱能受体激动剂可选择性作用于中枢神经系统，因此对能对健忘和遗忘更有效，左旋多巴、莫达非尼 Modafinil、甲基－phenidate 治疗对有些患者的记忆有效。

（二）失语

失语是进行性综合征的核心症状，在 AD、Pick 病 CBD、PSP、DLDH、CJAD 和脑血管病也可以出现。语言治疗能够提高某些失语患者的交流功能。药物治疗不能改善失语症状。

（三）失认

失认是相关失认综合征的特征表现，但它也能发生在任何一种皮质痴呆综合征，药物治疗无效。

视空间和视知觉障碍：复杂性的视觉处理过程功能紊乱，是后皮质萎缩的特征表现。但这种功能紊乱也可能发生在 DLB、CBD、AD、CJD 和 BLDH 的患者中。药物治疗无效。

执行障碍综合征或脱抑制：不恰当的言语和手势是许多陪护最心悸的方面，特别是患者有性冲动或者面对孩子的时候更是如此。脱抑制效应是FTD的特征表现,但也能发生在其他的有额叶网络功能紊乱的综合征或疾病里。非典型的神经阻滞剂、抗抑郁剂(特别是选择性5-羟色胺再摄取抑制剂)、胆碱酯酶抑制剂,以及抗焦虑药物对该症状有效。如果使用无效,改变患者的社交结构可能是唯一的途径,降低不恰当的行为引起的尴尬境地。

（四）淡漠

淡漠是FTD的常见表现,但也可能发生在大多数痴呆患者中。对精神激动剂、金刚烷胺、左旋多巴、多巴胺激动剂、盐酸安非他酮、司立吉林,或者胆碱酯酶抑制剂和抗抑郁剂有效。

（五）幻觉和错觉

幻觉和错觉在DLB和FTD患者中常见,也可出现在许多其他的综合征里。视幻觉在CBD患者中少见,当它们与认知障碍和帕金森综合征相关时,提示是DLB而不是CBD。非典型的神经阻滞剂和胆碱酯酶抑制剂可能有效。褪黑素能够改善和减少视幻觉,左旋多巴和多巴胺激动剂、金刚烷胺、司立吉林应慎用,因为它们能够加重精神症状。

1. 兴奋躁动、攻击和行为失控　言语特别是躯体的攻击行为常导致患者被拘留,行为的失控可发生在所有的综合征里,特别是在疾病的晚期。传统的治疗是使用神经阻滞剂和苯二氮草治疗,但非典型的神经阻滞剂和胆碱酯酶抑制剂,卡马西平、丙戊酸、普萘洛尔或者以上联合使用有效。如果怀疑是躁动抑郁,可以求助于精神科医生进行电休克治疗。

2. 焦虑　焦虑可发生在所有的综合征和功能紊乱中,治疗具有挑战性。抗焦虑药物,抗抑郁剂、胆碱酯酶抑制剂和非典型的神经阻滞剂及联合治疗可能有效。

3. 抑郁　见于所有的痴呆患者中,多数抗抑郁剂有效,但这些药物可能引起认知障碍和行为异常的不良反应。具有抗胆碱能作用的药物应当避免,特别是三环类抑郁剂。如果药物治疗无效,可以采用电休克疗法。

4. 情绪不稳,假性延髓麻痹效应　额叶下皮质网络功能障碍所致患者情绪不稳,强哭。选择性5-羟色胺再摄取抑制剂治疗可能有效,锂治疗也可能有效。

5. 尿失禁　尿失禁发生在额叶功能紊乱中,几乎所有的痴呆患者最后都会出现尿失禁。具有抗胆碱能作用的药物有效,但是这些药物可能会引起大脑皮质胆碱能活性降低。

6. 失眠症　失眠症可能是由原发性的失眠、不宁腿综合征,或者中枢性睡眠呼吸暂停综合征引起。原发性的失眠可以用曲拉唑酮、水合氯醛或者褪黑素治疗。卡比多巴-左旋多巴,多巴胺激动剂对不宁腿综合征有效。中枢性睡眠呼吸暂停综合征治疗较为困难。常需要联合使用持续气道内正压通气(continuous positive airway pressure,CPAP),双水平呼吸道正压,给氧,以及苯二氮草治疗。

7. 嗜睡　嗜睡可能由不宁腿综合征、中枢性睡眠呼吸暂停综合征、阻塞性呼吸暂停综合征、睡眠不足、发作性睡病或者特发性嗜睡引起。对老年患者精神性刺激有效。

8. 拟梦症　多在REM睡眠周期出现,在PD、DLB及多系统萎缩患者中出现。多导睡眠监测仪可以辨别是夜间的癫痫发作还是阻塞性的睡眠呼吸暂停综合征的发生。小剂量的氯硝西泮和褪黑素有效。

（霍瑞民）

第三节　帕金森病

帕金森病(parkinson disease,PD)又称震颤麻痹(paralysis agitans,shaking palsy),是多发于中老年的一种渐进性中枢神经系统变性疾病。其病因和发病机理目前尚不清楚,主要病理变化是在黑质致密部、蓝斑和中缝核等处的多巴胺(DA)能神经元严重缺失,尤以黑质最明显。残留的神经元胞质内出现同心形的嗜酸性包涵体,称 Lewy 体。神经生化方面主要有纹状体多巴胺含量减少。PD 好发于 40～70 岁,发病高峰在 60 岁左右,65 岁以上人口的患病率约 2%,男多于女,该病起病隐袭,早期无特征性症状和体征,难以察觉而常被忽视,病情逐渐进展。病理证实的 PD 患者中,约 3/4 是单侧起病。主要临床症状有静止性震颤、肌强直、运动迟缓、姿势异常等运动症状;次要症状有精神症状、认知功能障碍、睡眠障碍、自主神经功能障碍、泌尿道症状、语言障碍、眼球运动障碍等。

一、诊断标准

严格地说,确诊 PD 除应具有典型临床表现外,尚需病理诊断结果。但由于在 PD 患者生前难于获得其病理资料,而目前又无特异、敏感的生化指标和影像学改变作为其诊断的依据,所以 PD 的诊断主要依靠临床。现提供 1997 年英国帕金森病协会脑库提出的诊断标准参考。

第一步:帕金森病诊断标准

(1)运动迟缓(主动运动启动缓慢、快复轮替动作的速度和幅度进行性减慢)。

(2)至少有下列一个症状:①肌强直。②4～6Hz 静止性震颤。③姿势不稳(非视觉、前庭、小脑或深感觉障碍所致)。

第二步:帕金森病排除标准

具有下列 1 项可排除 PD 诊断:①帕金森综合征(有明确病因,如卒中、头伤、脑炎、精神镇静剂、脑积水、脑肿瘤等)。②动眼危象。③症状体征有持续性缓解。④核上性凝视麻痹。⑤小脑体征。⑥早期严重自主神经功能障碍。⑦早期严重痴呆。⑧对大剂量左旋多巴(LD)反应差。

第三步:支持 PD 诊断标准

诊断 PD 需具备下列 3 条以上:①单侧起病。②静止性震颤。③症状体征逐渐进展。④症状体征持续性两侧不对称。⑤早期 LD 治疗反应好并持续≥5 年。⑥有 LD 诱发的运动障碍。⑦病程≥10 年。

PD 的每一个临床表现都无特异性,其所有症状并不是以一种固定的次序出现。大多数患者单侧起病,最常见的首发症状是震颤,其次是步态障碍,随之有行动迟缓、僵硬、肌痛和笨拙。就单个症状而言,PD 患者在其病程中一般会有过某种程度的静止性震颤。因此,静止性震颤应是诊断 PD 最可靠的体征。但有 20%～30% 的 PD 患者在病程中可无震颤或震颤很轻,有时可以仅在检查肌强直时发现齿轮样肌张力增高。在肌强直的情况下,如果诱发出齿轮样肌张力增高,常提示 PD 的诊断。肌强直本身并不引起运动减少或运动迟缓,有严重运动减少的患者可无肌强直。PD 患者在病程中(尤其在病程后期)可出现姿势不稳,但患者很少有步态基底增宽,甚至还能单足站立,PD 在使用 LD 制剂治疗后,其运动迟缓和震颤会得到明显和持久的改善。因此,观察 LD 治疗是否有效将有助 PD 的诊断。只有当 LD 的剂量达到 1000mg/d,治疗 1 个月后无效才能视为诊断性治疗失败。在 PD 诊断标准中,最敏感的临床表现是震颤、临床体征不对称和明显的 LD 治疗反应。当 PD 患者具有两个主要症状时可使诊断达到很高的敏感性(99%),但得到病理证实的特异性很低(8%);有突出震颤的失用—肌强直综合征的特异性最高(96%),但敏感性较低(14%)。PD 是一种无缓解的慢性进行性疾病。因此,为提高临床诊断的正确性,患者症状至少应存在一段时间,在确保无支持其他诊断的临床表现时,才能作出临床确诊诊断。

二、病因及病理

正常人大脑运动皮质和基底核之间形成环路(图 1—4—2)。在该环路中,纹状体到苍白球内侧部形成直接通路;纹状体经苍白球外侧部和丘脑底核到苍白球内侧部形成间接通路。直接通路对苍白球内侧部起抑制作用;而间接通路对苍白球内侧部最终起兴奋作用。黑质多巴胺神经元抑制纹状体中 D_2 受体,兴奋纹状体中 D_1 受体。与基底核功能有关的最重要的神经介质有 DA 和乙酰胆碱(ACh)等。DA 为纹状体的抑制性调节递质,而 ACh 为纹状体的兴奋性调节递质。不同性能的神经元及其神经调节剂相互作用,维持其功能处于动态平衡状态。在正常人,这两种神经递质是处于动态的平衡状态。在脑中的 DA 由单胺氧化酶(MAO—B)及儿茶酚—氧—甲基转移酶(COMT)等催化代谢,期最终代谢产物是高香草酸(HVA)。正常情况下脑中 DA 主要是通过 MAO—B 代谢。

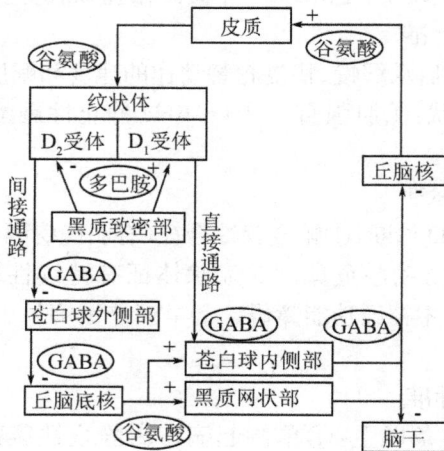

图 1—4—2　正常人基底核环路

引起 PD 的确切病因尚不清楚。现在只知道环境因素和(或)基因遗传是最重要的致病原因。此外,氧化应激、线粒体功能障碍、兴奋毒性、神经营养因子缺乏、免疫调节异常等一系列事件与 PD 患者黑质 DA 神经元变性有关。细胞凋亡也可能是 PD 神经元变性的原因。PD 的主要病理变化是黑质致密部神经元严重缺失,其病理改变与 PD 患者纹状体中 DA 含量减少程度成正比。PD 患者黑质变性所致的 DA 缺乏,引起间接通路对苍白球内侧部的过度兴奋作用,并减少直接通路对苍白球内侧部的抑制活动(图 1—4—3)。最终 DA 显著减少,纹状体失去抑制性作用,ACh 的兴奋作用相对占优势。DA 与 ACh 之间的功能失平衡,当残存的 DA 神经元不能代偿时即出现临床症状。在出现临床症状时,黑质神经元和纹状体的 DA 水平至少减少了 60%~90%。因此在临床上应用抗胆碱能药,成给予可增加 DA 合成与释放的药物,以补充脑中所丧失的 DA,重建起纹状体的抑制作或者通过给予直接刺激 DA 能受体的药物来治疗 PD。由于 DA 不能通过血脑屏障,而 DA 的前体 LD 可以通过血脑屏障,故 LD 治疗 PD 才能起效。但随着疾病的进展和长期使用 LD 制剂,患者可出现下列中枢和周围 LD 代谢的改变:①随疾病的进展,黑质纹状体系统变性加重,DA 神经元储存神经介质的能力下降;②突触后受体等在非生理 LD 刺激下发生改变;③治疗窗变窄;④患者的治疗反应更加依赖血中 LD 浓度的变化。

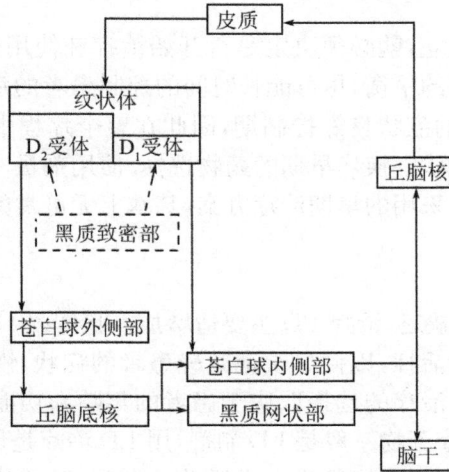

图 1-4-3 帕金森病患者基底核环路

谷氨酸是皮质－基底核、丘脑底核－苍白球通路中最重要的兴奋性氨基酸神经介质(图 32-4)。PD 患者中脑 DA 神经元变性就会引起纹状体以及丘脑底核到苍白球内侧部和核质网状部的兴奋性氨基酸介质水平升高(图 1-4-4)。依次导致间接通路对苍白球外侧部的抑制增加,苍白球外侧部对丘脑底核抑制减弱,丘脑底核过度兴奋苍白球内侧部,最后引起丘脑核过度抑制。因此,兴奋性氨基酸受体(NMDA)拮抗剂,以及手术毁损或刺激丘脑底核、苍白球内侧部可以改善 PD 的临床症状。

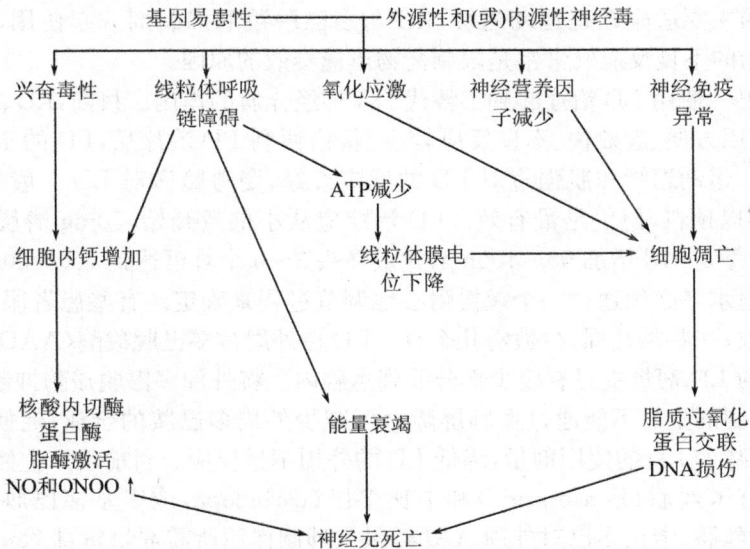

图 1-4-4 PD 黑质神经元死亡的机制

除此之外,PD 患者的其他 DA 能系统和非 DA 能系统也出现不同程度的损害。患者于病程中逐渐出现并发症(症状波动、运动障碍)和其他次要症状,如精神症状、认知功能障碍、睡眠障碍等。次要症状是由其他系统受到损害引起的临床表现。有些次要症状发生在主要症状之前,有些可成为运动功能障碍的主要原因,这些症状对目前的治疗反应差。

三、治疗

一旦帕金森病的诊断成立,就必须决定是否开始治疗和使用何种药物治疗,药物治疗的目的是重建神经介质功能间的平衡,尽可能长时间的控制患者的症状和体征,减少不良反应。通常药物治疗可有 4～6 年的症状良好控制期,因此在整个疗程中都必须考虑到运用当前的药物怎样才能更好地控制症状。疾病早期的药物选择、使用剂量、药物服用时间、用药先后都可能影响长期预后。而现在采用的早期治疗方案,基本上无可常的长期临床试验的结果可供治疗选择时参考。

(一)早期治疗选择

由于 PD 纹状体多巴胺缺乏,治疗 PD 主要适增加纹状体内 DA 或 DA 激动剂的水平,或用抗胆碱能制剂减少胆碱能活性,以便尽快地减轻患者的症状,恢复患者的功能。现在疾病早期尚无最好的治疗选择。治疗的选择取决于患者的年龄和功能障碍的程度。对老年患者注重症状的控制,首选的治疗药物一般是 LD 制剂,用 LD 治疗是最有效,其不良反应又最少。但大多数患者病情仍继续进展,最终都将出现运动并发症,以及其他原因引起的晚期功能障碍(姿势不稳和痴呆)。对年轻患者则可先用 DA 激动剂,在其后期辅以小剂量(100mg)LD,预后可能会更好。目前有关早期治疗方案对长期预后的影响,虽然无明确的结论,但患者越年轻,随着病程的延长经历长期的功能障碍,越易发生症状波动和运动障碍,所以对早期治疗的选择就越位为其长期预后考虑。此外,治疗药物的选择还部分取决于功能障碍的性质和原如果患者的功能障碍是因静止性震颤所致,开始使用抗胆碱能药物,约 50% 患者的震颤可以得到很好的控制。如果运动障碍是由于运动迟缓、肌强直、不灵活、拖曳步态所致,应选用 DA 类制剂(DA 激动剂和 LD 制剂)对多数患者是在其症状影响生活质量时,才开始使用 LD 治疗。使用 LD 的主要适应证是运动迟缓,LD 与多巴脱羧酶抑制剂一起使用,可减少不良反应。而 LD 药物的不良反应又常常是限制药物迅速奏效的原因。

1. 左旋多巴　使用 LD 治疗起到了替代 DA 神经介质的作用。目前,LD 治疗 PD 运动症状仍最有效,使用方便、起效快、不良反应较少、价格便利 LD 治疗后,PD 的主要症状和体征会迅速地改善。运动迟缓和肌强直对 LD 的反应最好,姿势障碍对 LD 一般无反应,震颤对 LD 的反应虽难以预料,但仍是最有效。LD 治疗应从小剂量开始,50mg 清晨餐前半小时服用。逐渐增量,每 3～7d 增加 50～100mg,一般在头 3～6 个月可达到 100～200mg 每日 3 次。剂量增加到最适水平必须通过一个缓慢耐心地调节过程来确定。有些患者服用 LD 几天,就可逐渐出现疗效;一些需几周;少数需几个月。LD 在外周被多巴脱羧酶(AADC)转化成 DA,因此通常服用的 LD 剂量中只有极少部分能到达脑内。将外周多巴脱羧酶抑制剂和 LD 一起使用(脱羧酶抑制剂本身不能通过血脑屏障),可减少外周多巴胺的合成,促使更多的 LD 进入脑内,大大地减少 LD 的使用剂量,降低 LD 的外周不量反应。目前临床上使用的外周多巴脱羧酶抑制剂有苄丝肼(Benserazide)和卡比多巴(carbidopa,或甲基多巴肼 methyl－dopa hydrazine)。苄丝肼、卡比多巴对外周 AADC 最大抑制作用所需剂量每日 75mg。它们与 LD 联合运用,可使 LD 的剂量减少 75%～80%,使其有效治疗量仅为单用时的 1/5。常用的

AADC 抑制剂与 LD 的混合制剂有：①美多巴（madopar）是 LD 与苄丝肼按 4∶1 的混合制剂，LD200mg 苄丝肼 50mg 或 LD100mg 苄丝肼 25mg。LD 在疾病早期阶段的一般用量是每次 62.5mg，每日 3 次，维持剂量每天 1～4 片。美多巴对症状和体征起效慢，一般在治疗开始后 2 周出现明显的作用，最佳的效果需要在几周以后才能达到。美多巴与 LD 的不良反应相比，其外周不良反应（胃肠道和心血管）发生的次数明显减少，程度较轻。但中枢的不良反应（不自主运动，精神障碍）和长期用药后的并发症仍可出现。②帕金宁（sinemet，信尼麦）是 LD 与卡比多巴按 10∶1 或 4∶1 的混合制剂，LD100mg＋卡比多巴 10mg、LD250mg＋卡比多巴 25mg 或 LD100mg＋卡比多巴 25mg。开始治疗可给予 LD100mg＋卡比多巴 10mg，每日 3 次。逐渐加量。每隔数日每日增加 1 片，每日最大剂量勿超过 LD250mg/卡比多巴 25mg，3～4 片。LD 的不良反应有厌食、恶心、呕吐，严重者有低血压、心律失常、各种不自主运动（如舞蹈样动作，手足徐动症等）。单独使用 LD 治疗可频繁地出现不良反应，这种不良反应是可逆的，暂时减量即可控制。

LD 替代性治疗不仅可改善 PD 患者的生活质量，而且可延长患者的预期寿命。在采用左旋多巴（LD）治疗之前，PD 患者死亡率是正常人群的 3 倍，并且随病程的延长而增加。从使用 LD 治疗后，PD 患者的病程从 9～10 年延长到 13～14 年，患者的平均寿命从 67～69 岁上升到 72～73 岁。但对于 LD 制剂使用的时机问题目前还存有争议，有人认为应尽量推迟用 LD 制剂治疗。其理由是：①多巴胺代谢产物中的自由基，可加快黑质多巴胺神经元的死亡；②伴随 LD 制剂治疗出现的并发症与治疗的时程有关。但也有人认为，出现运动障碍和症状波动可能是疾病本身迅速恶化的结果，与采用 LD 制剂治疗的早迟无关。PD 患者的发音困难、步态障碍、姿势不稳和认知功能障碍等，对 LD 制剂治疗的反应差，是因为这些症状是由非 DA 能神经元系统变性所引起，不同于 DA 能神经元损害所产生的症状。运动迟缓、肌强直和震颤等症状，即使在疾病晚期经过长期使用 LD 治疗仍可获得改善。因此，延迟 LD 的治疗时间，对减少并发症的发生无明显的益处，发生并发症的重要决定因素是病情的严重程度，而不是开始 LD 制剂治疗的早迟。

2.DA 激动剂　激动剂因直接作用于突触后的多巴胺受体而起到症状性治疗作用。激动剂可用于任何阶段 PD 患者。最初主要作为 LD 制剂的辅助性用药，用于晚期 PD 患者的治疗。现激动剂已单独用于早期 PD 患者的治疗。因为其持续性刺激 DA 受体，较 LD 出现运动波动的发生率降低和运动障碍程度减轻。单用激动剂，40%～50%H－Ⅰ或Ⅱ级未治疗过的 PD 患者可在头 2～3 年控诉其症状；其他患者在治疗 6 个月～3 年后需合并使用 LD。单独使用 DA 激动剂缓解 PD 症状的疗效不如 LD 制剂，且获得较好治疗效果所需的时间较 LD 制剂长。激动剂从小剂量治疗开始，并根据患者的反应，于 4～8 周内逐渐增加剂量；如与 LD 联合应用时，应减少 LD 剂量，以避免出现运动并发症。所有激动剂产生的治疗反应都与剂量有关，只有经过缓慢调整剂量才能从激动剂的使用中获得满意的治疗效果。

（1）麦角类和非麦角类 DA 激动剂

1）溴隐亭（bromocriptine）：是一种麦角类 D_2 受体激动剂和 D_1 受体拮抗剂，每日平均维持剂量 7.5～30mg，分 3 次口服，服后 1～2h 达血浓度高峰，半衰期 3～8h。服用时，第 1 周 1.25mg/d，小量缓慢增加剂量，每周增加 1.25mg，可以减少不良反应。最佳剂量在不同患者之间差异很大，所用剂量取决于治疗反应和不良反应的较重。溴隐亭对帕金森病的所有主要症状均有治疗作用，对震颤的效果常较弱或起效较慢。作为单药治疗 PD，有延迟开始应用 LD 治疗和推迟出现运动并发症的作用；作为 LD 的辅助治疗，可减少 LD 剂量和改善剂末症状波动的作用。早期联合应用较晚期效果好,与 LD 制剂联合用药可减少所服 LD 制剂的剂量 50%。但该药的疗效逐渐减退不能持久。不良反应以妄想、幻觉较常见,还有恶心、呕吐、直立性低血压、运动障碍等。此药对有精神症状的患者禁用。有心肌梗死、严重的周围血管病和急性消化性溃疡患者要慎用。

2)甲磺酸培高利特(pergolide):是一种麦角类 D_2 受体激动剂和微弱 D_1 受体激动剂,每日剂量 0.75~3mg,分 3 次口服,服后 1.5h 达高峰,半衰期 16h 药效是溴隐亭的 10 倍,对溴隐亭不再有效的患者改用培高利特仍可获改善。在治疗的第 1~2d 服用起始剂量 0.05mg/d,在以后 12d 里每 3d 增加 0.1~0.15mg/d,再以后每 3d 增加 0.25mg/d,平均维持量为 0.25~1mg/次,每日 2~3 次。单药治疗时,在对新诊断的 PD 患者 6 个月治疗中,其控制症状的效果和不良反应发生率与 LD 一样;对于恶化的 PD 患者,大剂量培高利特对减少症状波动和使 PD 症状得到较好控制。联合治疗时,可减少 LD20%~30% 的剂量。不良反应和禁忌证同溴隐亭,应注意避免迅速改变药物剂量,否则易导致幻觉或意识模糊。

3)麦角乙脲(lisuride):是一种麦角类 D_2 受体激动剂和 D_1 受体拮抗剂,每日剂量<5mg,分 3 次口服,服后 1h 达高峰,半衰期 1~7h。单药治疗有效,在早期 PD 患者,一般用麦角乙脲和 LD 联合治疗 10 年,能维持治疗反应,并延迟和减少症状波动和运动障碍的发生。

4)卡麦角林(cabergoline):是一种麦角类长效 DA 受体激动剂,为强效 D_2 受体激动剂,对 D_2 有选择亲和性,每日剂量 20mg,可一次性服用。口服后 0.5~4h 达高峰,半衰期 65h。用单药治疗新诊断的 PD 患者有效,4 减少单一 LD 剂量 30%,减少"关"期时间达 60%;单药治疗 1 年的效果仅较 LD 治疗稍差。对新诊断的 PD 患者 60% 以上可中药治疗 1 年多;并可延迟运动并发症的出现。联合用药治疗晚期有并发症的 PD 患者,能显著减少 LD 剂使患者日常生活量表评分改善 23%,并能改善运动并发症,其半衰期长,可用于治疗夜间失用。

5)罗吡尼洛(ropinirole):是非麦角类 DA 受体激动剂,为一种强效选择性 D_2 受体激动剂。每日剂量 24mg,分 3 次口服,服后 1.5h 达高峰,半衰期 6h。用单药治疗早期 PD 患者可缓解症状约 5 年;其运动障碍发生率显著低于用 LD 治疗者。5 年后约 1/3 的患者仍可继续单药治疗;与溴隐亭的治疗效果相比,两者均能行效地缓解症状,但罗吡尼洛能使患者维持更好的功能状态。联合治疗时用于对有症状波动患者的辅助治疗,可使 65% 的患者"开"期增加 30%。

6)普拉克索(pramipexole):是非麦角类 D_2、D_1 受体激动剂,与 D_3 受体有很高的亲和性。每日最大剂量尚未确定,每日剂量分 3 次口服,服后 2h 达高峰,半衰期 7~9h。单药治疗可改善新诊断 PD 患者的日常生活和运动功能。辅助治疗晚期 PD 患者,可减少 LD 剂量 25%,减轻临床症状的波动。在改善 PD 运动评分中与溴隐亭比较,其对晚期 PD 和有症状波动患者更有效。对 PD 患者的情感症状也有效,并可减少 LD 每日剂量约 25%。此外,普拉克索可清除 H_2O_2 和增加神经营养因子的活性而具有神经保护作用。

(2)其他 DA 激动剂

1)阿扑吗啡(apomorphine):阿扑吗啡是 D_2 受体激动剂,为一种稳定的水溶性制剂,可于静脉、皮下、鼻腔内和舌下使用。是一种有效的抗 PD 药物,能减少难治性"关"期的次数和严重程度。阿扑吗啡皮下注射后,一般 5~15min 起效,持续约 60min。阿扑吗啡用量 1~3mg/次,皮下注射 2~6 次/d。可间断的或持续的皮下注射,采取何种皮下注射方法主要取决于为控制关期每天所需注射的次数。在皮下注射阿扑吗啡,每日剂量平均 90.6mg 的治疗研究,平均治疗 2.7 年,可使运动障碍减少 65%,患者清醒时的"关"期从 35% 减少到 10%。47% 的患者可完全停止 LD 治疗,其他患者每日 LD 剂量也大大减少。即使长期使用,为维持药效也仅增加很小的剂量。阿扑吗啡与 LD 合用效果会更好。皮下注射时的常见不良反应有注射局部出现瘙痒性结节、恶心、呕吐和轻微镇静作用。偶尔可见到有患者出现神经精神症状、周围血嗜酸性细胞增多、自身免疫溶血性贫血等不良反应。鼻腔内给药起效的潜伏期、改善的时程和有效程度可与皮下注射相比，但逆转关期所需的剂量要翻倍。长期使用的不良反应是严重的鼻前庭炎和鼻痂形成。舌下和直肠用药起效慢，用药剂量大。

2）泰舒达缓释片（trastal）：是一种多巴胺 D_2 和 D_3 受体激动剂。生物半衰期 $17\sim69h$。单独应用对帕金森病的主要症状均有效，对震颤特别有效，可快速持久地减轻震颤的幅度和严重程度。与 LD 制剂联合应用，可减少 LD 剂量从小剂量开始，第 1 周 50mg/d，以后缓慢加量，每周增加 50mg/d。维持量在单用时 $150\sim250mg/d$；在联合使用时 $50\sim150mg/d$，每粒泰舒达缓释片 50mg 配左旋多巴 250mg。不良反应为恶心、呕吐，有急性心肌梗死、心血管衰竭患者禁用。

3）N－0923 是一种高度选择性 D_2 受体激动剂，经皮张贴使用，不经肝脏代谢，可获得更稳定的血浆和脑血药浓度，目前正在进行临床试验。ABT－431 和 dihydrexidine 是试验用的 D_1 受体激动剂，较少引起运动障碍，甚至可逆转运动障碍。

在作出 PD 诊断后 $1\sim2$ 年内，多数患者将需要 DA 制剂（DA 受体激动剂和 LD 制剂）治疗来控制运动迟缓和肌强直。DA 制剂能很好地控制 50% 患者的震颤。如果 DA 制剂只改善了患者的运动迟缓和肌强直，而震颤仍存在，可加抗胆碱能药物。在实际使用 DA 受体激动剂过程中，患者对不同激动剂的反应不同；因此当一种激动剂无效时可换另一种治疗，激动剂单药治疗在早期治疗中可达到 LD 制剂样的抗 PD 效果 $6\sim18$ 个月，甚至能较好地控制症状几年。约 30% 的患者治疗可维持 3 年以上。PD 的早期治疗中，开始使用激动剂较使用 LD 制剂发生症状波动和运动障碍明显减少，且出现的时间显著推迟。尚未发现激动剂治疗致使长期不良反应增加，因此在作出 PD 诊断时就应考虑开始激动剂治疗，尤其是青年患者将会从此获得更多的好处。治疗一段时间后 DA 受体激动剂的效力下降，致使治疗时所需要的剂量加大，不良反应也就相应较为严重。在疾病晚期，激动剂本身的效果很难达到满意控制症状。此时可以继续使用激动剂，加上小量 LD 制剂来控制症状。激动剂可诱导精神障碍，发生幻觉为 LD 的 3 倍。不良反应不仅限于中枢神经系统，还有许多外周的反应。

3. 抗胆碱能药物　可通过阻断纹状体毒蕈碱类胆碱能神经元的作用达到治疗目的。抗胆碱能药物对震颤有效，但对肌强直效果差，对运动迟缓无效，该药主要用于治疗震颤较突出的病例。因震颤可对于某一种抗胆碱能药物有效，而对于另一种无效，所以 PD 患者对一种抗胆碱能药物效果不好时，可换另一种试用。不过，抗胆碱能药物的效果有限，其对震颤的疗效不会超过 LD，故常作为 LD 的辅助用药，或用在症状较轻的患者。常用的药物有以下几种：①安坦，$6\sim20mg/d$；②苄托品，$1\sim6mg/d$；③普罗芬胺，$150\sim300mg/d$；④开马君，$75\sim30mg/d$。

每日剂量分次口服。开始时用小剂量，逐渐增加剂量直到出现治疗作用，可减少不良反应。如因某一种药物的不良反应限制了加量，可再试另一种。不过，各种抗胆碱能药物的疗效差别不大。对单纯肌张力障碍者用常规剂量的安坦和苄托品治疗可能有用；有症状波动患者加用抗胆碱能药物对疗效一般无帮助。

常见的抗胆碱能药物不良反应有口干、尿潴留、便秘、出汗障碍、瞳孔散大、调节障碍和记忆减退、谵妄、幻觉等。精神不良反应往往是引起停药的原因。对有精神障碍或年龄大于 60 岁的患者最好慎用，除作者对其他抗帕金森病药物无效。

4. 金刚胺（amantadine）　该药准确的作用机制不清。常用于症状和体征都较轻的早期患者，少用作单药治疗，将其与 LD 联合运用于症状波动患者，可使 LD 的用量及其不良反应减少。常用剂量 200～300mg/d,分次口服。金刚烷胺是一种安全、有用和耐受性很好的药物,对改善运动迟缓和肌强直效果较好,但对震颤作用小。由于该药疗效有限,而且疗效在几个月后会迅速下降,不宜用于长期治疗。金刚烷胺治疗症状波动患者效果差。但近年来提出,金刚烷胺可明显减轻发生于晚期 PD 患者 LD 诱导运动障碍的严重程度达 60%,而又不影响 LD 和 DA 激动剂的抗 PD 作用。

金刚烷胺的不良反应通常较轻微、短暂、可逆。一些不良反应与抗胆碱能药物的不良反应相似。常见的有口干、恶心、眩晕、尿潴留、踝部水肿、网状青斑,少数出现精神障碍,视幻觉等。金刚烷胺的不良反应与剂量有关,剂量超过 200mg/d 时不良反应发生率将会增加。药物以原形从肾脏排出,有严重肾病患者应禁用。

5. MAO-B 抑制剂 临床上常用的司来吉兰(selegiline)是一种选择性不可逆性 MAO-B 抑制剂,用 10mg/d 可阻止 DA 的降解,增加 DA 的蓄积,延长 DA 的作用时间,减少 LD 的用量。司来吉兰是通过选择性抑制 MAO-B 来增加脑 DA 的水平。司来吉兰宜早晨服用,以免引起夜间失眠。在疾病早期单独使用可使 PD 临床表现加重的速率减慢约 50%,可推迟 LD 的使用近 1 年;司来吉兰早期单独使用,并不影响患者以后对 LD 治疗的反应,甚至不影响 LD 治疗所诱发的症状波动和运动障碍的出现。在疾病早期将其和 LD 制剂联合使用,可使 LD 制剂所需要的每日剂量减少,并且不需要频繁地调整剂量,也较少出现症状波动。在疾病晚期,司来吉兰与 LD 制剂联合使用可改善症状,减少 LD 的剂量 10%～30%,但这些作用轻微并且只能维持数月。

PD 是一种慢性进行性变性疾病,药物治疗是一项长期的艰巨任务。采取以下原则将有助于维持患者的主要活动和保持患者的生活方式。首先,用药剂量应小,用最小的剂量达到较好的效果。不过在治疗的头几年里,刻意维持较小 LD 剂量对减少并发症的发生,并无明显的益处。其次,增加药物剂量应缓慢,慢到有时需观察几天至两周才每天加服 1/4～1/2 片药物。因此,人们用"滴定"到最佳剂量来形容加量的缓慢程度。最后,PD 的治疗应注意个体化。因为患者病程长短,症状轻重,年龄大小,对药物治疗的反应等个体差异很大,所以用药剂应因人而异。此外,采用减少左旋多巴血浓度的波动和延长 LD 效力的方法,可延迟和降低并发症的出现。

(二)晚期治疗

LD 制剂治疗的最初几年效果很好,患者常有一种从该病中解脱出来的感觉,这种良好的初期效果常被称之为"治疗蜜月期"。但这种治疗并不能阻止疾病的进展,无论是用 LD、美多巴或帕金宁治疗,在治疗 5～10 年后,随着疾病的进展,大多数患者可出现:LD 不良反应、疗效减退、症状波动、运动障碍和精神障碍。有 30%～80% 的患者会发生症状波动;50%～75% 的患者出现运动障碍。许多晚期患者变得对血中 LD 浓度的微小变化更为敏感,致使标准 LD 制剂每剂服用后血中浓度在 2～3h 内突然升高和下降,都可能成为 LD 长期治疗中发生某些并发症的基础。为了在这些患者中达到理想的治疗效果,必须将 LD 浓度维持在狭窄的治疗窗之内。常采用的办法有:①LD 分剂给药。将 LD 的每日剂量分成多次小量服用。通过减少每次剂量和缩短给药时间,并对每日 LD 总量进行调整,将血中 LD 浓度调整到越来越窄的治疗窗内。②调整饮食。高蛋白饮食会影响 LD 的疗效和病情波动。因此至少应在餐前 30min 以前或餐后 90min 后服用 LD,以增加药物的吸收并转运到脑。③联合用药。LD 与非 LD 药物(如 DA 受体激动剂)的联合治疗能延迟症状波动的发生,并能避免某一种药物剂量过大所产生的不良反应。④剂型改良。使用药物控释产品。如美多巴 HBS,息宁(帕金宁控释片)。此外,患者还会出现引起晚期功能障碍的其他次要症状。因此晚期 PD 患者的治疗主要是限制并发症(表1-4-9)和针对次要症状的对症治疗。

表1-4-9　晚期PD患者并发症的处理

并发症	治疗
疗效减退	增加LD和DA激动剂剂量
	加司来吉兰
	加COMT抑制剂
症状波动 耗竭现象	增加LD剂量
	增加LD服药次数
	LD控释剂
	LD弥散型制剂
	司来吉兰、抗胆碱能药物、金刚烷胺
	低蛋白饮食,晚上食用较好
	COMT抑制剂
	加服或增加DA激动剂的剂量
"开-关"现象	可采用以上方法
	阿扑吗啡
	手术治疗
运动障碍 峰剂量运动障碍	减少LD剂量和增加服药次数
	LD弥散型制剂
	加服或增加DA激动剂的剂量
	金刚烷胺
	手术治疗
双相运动障碍	调整LD剂量
	增加LD剂量、增加服药次数
	加服或增加DA激动剂的剂量
	金刚烷胺
清晨肌张力障碍	提前服用清晨LD
	DA激动剂
	锂剂、巴氯芬、金刚烷胺
夜间肌阵挛	停服夜间LD
	氯硝西泮
	二甲麦角新碱、三环抗抑郁药
精神障碍	依次撤除下列抗PD药物
	抗胆碱能药物
	金刚烷胺
	司来吉兰
	DA激动剂(或减少剂量)
	COMT抑制剂
	减少LD剂量
	非典型DA拮抗剂:氯氮平、喹硫平、奥氮平、瑞斯哌东
	电休克疗法

1.症状波动的治疗 当症状波动成为患者的主要问题时,治疗的关键是维持突触间隙的DA浓度的稳定。可使用LD控释片。多次服用小剂量LD标准片(有些患者可以增加到每2h服用1次)。LD持续静脉维持,或LD十二指肠滴注。以及服用LD速溶型制剂帮助克服症状波动。最容易和最简便的早期措施是调整LD的治疗:可根据反应的时程调节服用LD的时间;必要时增加LD剂量;同时需注意服药的时间和饮食中蛋白含量(中性氨基酸会影响LD运输到血和脑的量)会对治疗症状波动有好处。虽然也可用金刚烷胺、抗胆碱能药物、司来吉兰,但效果要差得多。COMT抑制剂和DA激动剂对治疗症状波动有效。COMT抑制剂和DA激动剂减少"关"期时间大约相似,只是DA激动剂改善运动评分的程度较大,DA激动剂可改善运动评分20%～30%。

(1)左旋多巴控释片:通过控制药物缓慢释放,维持药物浓度在治疗窗内,以达到在较长时间里控制疾病。控释片可减少每日服药次数,使用方便。可使患者日常生活活动得到较长时间的显著改善。治疗从小剂量开始,逐渐增加到能控制症状的剂量,多数患者的每日剂量为400～600mg可达到良好效果,维持3～5年以上。应避免过大剂量。

1)美多巴(HBS):美多巴缓释片仍然是LD和苄丝肼200mg/50mg(4:1)的混合制剂,产生比标准美多巴片低的峰浓度,但能维持较长的时间,可减低许多患者的剂量依赖性症状波动以及发作次数。由于美多巴缓释剂型的生物利用度较低,剂量必须比标准型美多巴增加30%～50%。

2)息宁(帕金宁控释片):是LD和卡比多巴200mg/50mg(4:1)的混合制剂。其溶解缓慢,逐渐被吸收,使LD在血浆中能够维持较长的时间。因此可改善患者的症状和体征以及运动波动,改善患者的夜间状况,并减少服药次数。控释片对运动障碍的作用不一致,可改善几种类型的运动障碍,如早期使用可延迟运动障碍和症状波动发生的时间。但剂量需要比帕金宁增加20%～30%。

控释片的首次剂量起效缓慢,甚至几小时才显效,必要时可每天加服标准片。经LD制剂治疗几周后,多数患者的运动迟缓和肌强直会明显减轻。但在发生症状波动和运动障碍方面,控释片与标准片则并无明显差别。LD控释片的不良反应和标准片一样,有食欲减退、恶心、精神症状和多动。LD控释片的使用也可使某些患者运动障碍和睡眠障碍增加,可通过改变LD服用的剂量,重新调整服药的时间,增加控释片的剂量来控制这些情况。

(2)美多巴弥散剂:是美多巴的速溶产品,其成分不变,但分解非常迅速,其片剂在3min内就可溶于20ml水中。在服用前已分解,胃肠道吸收快,很快达到血浆峰浓度,使运动不能的患者更快地恢复运动能力,且易被有吞咽困难的患者服用。

(3)COMT抑制剂:单独口服LD时,其剂量仅有1%～3%的药物进入脑内;LD和外周AADC抑制剂联合运用,可使进入脑内的LD量增加到服用剂量的5%～10%;如果LD和外周AADC抑制剂以及COMT抑制剂联合使用,LD生物利用度可再增加2倍,血LD半衰期延长2倍,LD每日用量平均减少30%～40%。COMT抑制剂只有与LD制剂联合应用时才有抗PD作用,单独使用无效。目前临床上使用的COMT抑制剂有恩他卡朋和托卡朋。治疗以维持剂量开始,不需逐渐加量。恩他卡朋每次200mg,4～8次/d,通常与每剂量同时口服。对症状波动的PD患者可减少每日LD的剂量约100～200mg,每日"开"期增加1～2h,"关"期减少1～2.5h,运动评分改善约10%。尚未发现恩他卡朋有肝毒性损害。托卡朋每次口服50～400mg,3次/d;推荐第1次与首剂LD同时服用,然后每间隔6h服1次。在症状波动的

PD患者中,于开始治疗几天内即可观察到临床效果。使患者每日 LD 剂量减少 100～200mg,每日"开"期增加 0～2.5h,"关"期减少 2～3h,患者的运动功能评分和日常生活活动改善。在无症状波动的 PD 患者中,可使 LD 每日剂量减少 30～180mg,运动功能障碍明显改善。托卡朋的 DA 不良反应有:运动障碍、恶心、呕吐、嗜睡、幻觉、体位性低血压等。这类不良反应可通过减少 LD 用量而减轻或消失。非 DA 不良反应有:腹泻、便秘、腹痛、头痛、尿色异常。绝大多数不良反应可随患者逐步耐受而减轻或消失。但最严重的是其肝毒性损害,故只能作为第二线药物,在其他药物无效时才考虑使用。是否在开始 LD 治疗时,就联合使用 COMT 抑制剂来改善患者的长期预后,防止症状波动和运动障碍的发生,目前还难确定。COMT 抑制剂有加重患者运动障碍的趋向,运动障碍较突出的患者不宜用 COMT 抑制剂。

2.运动障碍的治疗 对左旋多巴诱导运动障碍(LIDs)的治疗,首先需要对其表现形式和临床类型有充分的了解。因为,对于不同表现形式和临床类型患者的处理方法常不同。表现形式为舞蹈运动或舞蹈肌张力障碍常常是药物诱导的结果,而单纯性肌张力障碍则多数反映出药物剂量不足或未进行治疗。另外,运动障碍的临床类型也是确定适当治疗的重要因素。

(1)峰剂量运动障碍的治疗:LD 是产生峰剂量运动障碍的主要原因。如果峰剂量运动障碍表现为舞蹈运动,无论是否伴有肌张力障碍,几乎都适由于 LD 剂量过量所致。减少每次 LD 的剂量可消除峰剂量舞蹈运动,但是 LD 少量减少有时可引起患者不能耐受的 PD 症状加重。如果峰剂量运动障碍表现为单纯肌张力障碍,有可能是服用 LD 药物剂量大或者不足。肌张力障碍究竟是由于剂量不足还是剂量太大引起,可根据患者的状况来帮助判断。肌张力障碍出现在一天服用首剂 LD 之前;或者在服用标准帕金宁片 1h 后出现明显肌张力障碍,同时还伴有突出的 PD 症状,最可能的原因是 LD 的剂量不足,只需增加 LD 剂量:就可使肌张力障碍消除,并改善 PD 的其他症状。痛性肌张力障碍一般是剂量不足。当出现峰剂量肌张力障碍,而患者的 PD 症状又得到了很好的控制,则可能是剂量太大,稍微减少 LD 剂量 25～50mg,肌张力障碍就可消失。若要确定这些患者的理想剂量常需要谨慎的调整。

加用 DA 激动剂,使 LD 剂量减少偶尔可以使峰剂量运动障碍程度减轻。此时用溴隐亭比培高利特更可取。实验表明,选择性 NMDA 受体拮抗剂可消除口部运动障碍,减少舞蹈样运动。金刚烷胺是可耐受 NMDA 拮抗剂药物,有中等程度抗 PD 作用。用金刚烷胺辅助治疗,即使不减少 LD 剂量也可使 LID 减少,而不会加重 PD 症状。金刚烷胺减少运动障碍的程度达 60%,明显地改善运动障碍,而不会影响 LD 抗 PD 作用。这种效果在多数患者中至少可以维持 1 年。其他抗谷氨酸制剂右美沙芬(dextromethor-phan)、ifen-prodil 和利如太(riluzole)均可改善运动障碍。右美沙芬治疗运动障碍患者 3 周,可以显著改善运动障碍达 30%～50%;患者平均和最大运动障碍评分改善 50% 以上,且不影响 LD 抗 PD 的效果和持续时间。但频繁的不良反应限制了其临床应用。利如太也能有效地减轻患者的运动障碍,使每天运动障碍的时间减少约 34%。

一些有 DA 作用的辅助药物,如司来吉兰、培高利特、溴隐亭等也可引起峰剂量运动障碍。

(2)双相运动障碍的治疗:典型的双相运动障碍不常见,但处理较困难。如果双相运动障碍患者不能耐受连续多次服用 LD,可采用以下两种治疗方案。第一种方案:患者每天服用 4 次帕金宁标准片,并调整服药剂量到足以产生适当的"开"期,而服药间歇期又不产生剂末运动障碍为宜。如果剂量太小,PD 症状不仅不能得到有效控制,并且有可能出现运动障碍,一直持续到药物的峰作用时间。使用这种治疗方案,在第 4 剂 LD 作用之末患者最终将出现的运动障碍。但最终运动障碍之后会出现 LD 作用的部分恢复,足以使患者渡过夜晚到次晨。如果患者在次日正午前不能重新开始 LD 治疗,那么将会出现更严重的"关"状态。该治疗方案使患者白天有 6～8h 的良好"开"状态,一天中的其他时间是部分"开"状态,并且使发生在每天第 4 剂药效之后的最终运动障碍消失。如果患者适当安排服药时间,可以选择在家卧床时发生运动障碍。并可预先服用短效苯二氮䓬类药物,让其在睡眠中度过运动障碍期。发生双相运动障碍的患者通常只对这种方案一天剂量中的头 3～5 次服药起反应,以后的剂量可能不会起作用,只会诱发运动障碍而不产生"开"期效果。后而所服用的剂量只是延长药物存在的时间,引起运动障碍不良反应,甚至出现脑病。如果双相运动障碍患者增加每日 LD 的剂量,将会经历更严重的剂量运动障碍。第二种方案:将服用的 LD 替换成 DA 激动剂单药治疗。用作用时间长的 DA 受体激动剂治疗是一种很有效的方法,但不是所有的患者都能接受。因为患者无论服用那一种激动剂都不能达到服用帕金宁所获得的"开"状态。并且因激动剂都必须以非常小的剂量开始治疗,然后经过数周逐渐增加至维持量。所以在换药期间患者的运动功能比较困难。

(3)"关"期运动障碍的治疗:控制"关"期肌张力障碍的最好方法是防止"关"期的出现。"关"期肌张力障碍通常提示药物作用消失或剂量不足。患者一夜未服药,清晨首先出现的就是肌张力障碍,伴有疼痛。如果肌张力障碍持续存在,常提示 LD 剂量不足,可以增加患者全天的 LD 剂量;如果肌张力障碍间断出现,而且"开"期症状消失,可能是由于 LD 有效作用时间缩短,则应增加每日服药次数;假如调整 LD 剂量后仍无效,可用抗胆碱能药物作为辅助治疗,改善肌张力障碍。例如,服用苯海索,开始每天 2mg,逐渐加到每天 2～3 次,偶可更大,直到能耐受。DA 受体激动剂对"关"期运动障碍非常有效。LD 控释剂对多数清晨肌张力障碍也有用。

3. 精神障碍的治疗 PD 本身可出现精神症状,治疗 PD 的 LD 制剂和抗胆碱能药物也可导致精神障碍。一旦出现精神症状,应减少抗 PD 药物的剂量、改变治疗方案或加上抗精神病药物。对 PD 患者的妄想和幻觉的治疗最好是防止其发生。随着患者认知损害和夜梦增多,应考虑简化抗 PD 治疗方案。例如,依次停止下列药物的使用:抗胆碱能药物、金刚烷胺、司来吉兰、DA 激动剂和 COMT 抑制剂。多数情况下可每 4h 使用帕金宁片(25mg/100mg),3～4 次。如仍不能奏效,应采用抗精神病剂治疗,常用的药物有氯氮平。

氯氮平是一种二苯二氮䓬类非典型精神安定剂,具有强烈的抗精神病和镇静作用,而又少有锥体外系不良反应。近来,氯氮平已用于治疗 PD 精神障碍、静止性震颤、静坐不能和继发于左旋多巴治疗后的并发症(症状波动以及运动障碍)。对 LD 制剂、DA 激动剂和抗胆碱能药物治疗效果不好的震颤,可试用氯氮平治疗。氯氮平用于 PD 患者时,剂量宜小(6.25～100mg/d),分次口服。初始剂量应小(6.25mg/d),甚至可隔日给药,以后缓慢加量到症状减轻。氯氮平与 LD 联合应用时,LD 制剂的剂量应尽可能减小。氯氮平的不良反应有:流涎、便秘、嗜睡、乏力、体温升高、头昏、直立性低血压、肝功能异常和粒细胞缺乏症等。氯氮平诱发的粒细胞减少一般出现在疗程的最初 18 周内,停药后大部分患者能恢复,1%～2% 的患者可发生粒细胞缺乏症。因此,在治疗前应进行白细胞分类计数,开始治疗后每周进行复查,连续检查 18 周,以后持续服药期间每月至少检查一次,如果内细胞数降至 $3 \times 10^9 /L$ 以下时应立即强制停药。有癫痫发作史或心血管、肾脏、肝功能不全的患者,用药时最初剂量应更小一些,加量应更缓慢。

除用氯氮平治疗患者的剂量症状外,还可用喹硫平、奥氮平、瑞斯哌东等药物。

（三）神经保护治疗

神经保护治疗是为了延迟疾病的发生,减缓或阻止疾病的自然进程。要达到保护治疗的目的,首先药物必须能通过血脑屏障,并在中枢神经系统内达到必要的治疗浓度。其次,由于不同药物在保护核酸、蛋白、脂肪免遭各种损害时作用不同,而不同药物是在特定的细胞器中发挥作用,因此联合运用具有不同作用和协同作用的药物,其疗效会超过单药治疗。最后,治疗应在疾病的早期就开始进行。

1. COMT抑制剂　可增加LD的生物利用度,从而减少LD剂量和服用次数,增加"开"期,延长LD有效作用时间和半衰期,稳定血药浓度。其可增加LD血浆浓度－时间曲线下的面积约50%,但并不增加血浆最大LD浓度（C_{max}）或LD到达峰浓度的时间（T_{max}）。

2. MAO－B抑制剂　可抑制随DA更新率增加而发生的氧化应激反应,起到神经保护性作用。司来古兰是一种具有MAO－B抑制剂作用,能影响PD症状和体征进展的药物。有实验发现,吸烟者的不同不同脑区MAO－B的水平较非吸烟者或以前吸烟者平均下降40%;吸烟可通过抑制MAO－B减少MPTP的神经度性作用。吸烟对PD的保护作用还表现在,吸烟人群中发生PD的危险性减少。但司来吉兰的这种作用仅有中等程度,并没有能够阻止PD的进展。因此,如果有更强的MAO－B抑制剂将可能会有助于减慢PD的进展。司来吉兰还可通过除MAO－B抑制作用以外的其他机制起作用,对DA神经元有营养和挽救作用,有强抗凋亡作用。rasagiline是一种选择性不可逆MAO－B抑制剂,患者能很好地耐受,其防止MPTP诱导的帕金森综合征作用比司来吉兰强5倍。实验表明,rasagiline能挽救濒死的神经元,除了神经保护作用外,还有DA能制剂的症状性治疗作用。

3. DA激动剂　DA激动剂模拟内源性神经介质直接作用于DA受体,具有神经保护作用。DA激动剂有以下几方面作用:激动剂可刺激DA自身受体减少DA释放,降低DA更新率;激动剂不通过氧化途径代谢,不会导致自由基形成;激动剂具有抗氧化剂特性,清除H_2O_2、OH^+、过氧基和NO等自由基,并诱导自由基清除酶SOD和其他蛋白的上调;激动剂可增加培养的DA神经元生长和存活;激动剂具有较长的半衰期,能避免LD脉冲式刺激所致纹状体和苍白球的改变。激动剂和LD联合使用可以减少LD的剂量20%～30%,并可使患者运动功能障碍得到改善。

4. 线粒体代谢增强剂　线粒体代谢增强剂能增加线粒体氧化磷酸化作用。PD患者黑质致密部线粒体复合物Ⅰ缺乏,ATP合成减少,能量衰竭,导致机能障碍。因此,改善生物能量代谢防止继发性的损害将具有神经保护作用。

（1）辅酶Q_{10}:能增加电子传递链的活性。辅酶Q_{10}是内源性复合因子,脂溶性线粒体抗氧化剂,能通过血脑屏障,对神经变性疾病具有保护作用,可能是有价值的神经保护剂。

（2）其他制剂:可作为电子的受体或供体制剂,如维生素C、维生素K_3。Idebenone有自由基清除剂作用,用于治疗线粒体疾病患者已使其获得改善,可用来治疗PD。烟酰胺（nicotinamide）与辅酶Q_{10}联合治疗可防止丙二酸（malonale,是线粒体复合物Ⅱ抑制剂）的毒性作用,以及MPTP诱导的鼠纹状体DA耗竭。

5. 抗兴奋毒性制剂　抗兴奋毒性制剂可阻断谷氨酸介导的兴奋毒性。因此,凡能阻断谷氨酸受体,减少谷氨酸的释放,促进胶质细胞摄取谷氨酸的制剂均可起到神经保护作用。

NMDA 受体和 AMPA 受体拮抗剂对 PD 具有神经保护作用。已证明,目前临床上使用的 NMDA 受体拮抗剂有金刚烷胺、美金刚和抗胆碱能药物,这些药物有症状性治疗作用,还起到保护神经元的作用。但这些药物易引起神经精神不良反应,使其临床应用受到限制。因而有必要发展既具有神经保护作用,又没有神经精神不良反应的特异 NMDA 受体拮抗剂。Remacemide 是具有拮抗 NMDA 作用的一种抗惊厥药物,有增强 LD 的作用,对 PD 患者的保护性治疗作用目前正在进行评价。拉莫三嗪(lamotrigine)能减少谷氨酸的释放,消除其兴奋毒性作用,而具有神经保护作用。力如太(rihizole)可抑制谷氨酸的释放和非竞争性阻断 NMDA 受体,因而同 NMDA 拮抗剂一样起到抗兴奋毒性作用。有预试验表明,PD 患者服用能很好耐受,且少有症状性治疗作用。NOS 抑制剂 7-硝基吲唑(7-nitroindazole,7-NI)能防止 MPTP 神经毒性损害。所以,凡能清除或阻止 NO^+ 形成的都可能具有神经保护作用。

6. 营养因子　神经营养因子(BDNF、GDNF、aFGF、bFGF、EGF)能够促进和维持特异性神经元的存活和分化,反之去除营养因子就可诱导培养 DA 神经元的死亡。神经营养因子,尤其是 BDNF 和 GDNF 对 DA 神经元具有特异性、选择性保护作用。营养因子可保护 DA 神经元免遭各种毒性损害,清除致病因子。注射营养因子可增加纹状体 DA 释放,促进酪氨酸羟化酶(TH)阳性轴突增生,减轻继发于 MPTP 或 6-OHDA 的黑质变性;改善 PD 动物的临床表现,减少 LD 的不良反应。营养因子在体外能增加中脑 DA 神经元的存活,在体内能挽救变性的神经元。但由于营养因子在胃肠道易被降解,多数情况下不能通过血脑屏障,而使其不能被输送到目标区域,限制了这种方法的应用。此外,神经节苷脂 GM_1 为大多数哺乳动物细胞膜的组成成分,在脑灰质中含量最高。神经节苷脂对神经元细胞的分化、生长、轴浆转运和再生起着重要作用。神经节苷脂可对抗 EAA 的毒性作用,从而减少脑损害;神经节苷脂具有加强内源性神经营养因子的作用,可促进神经功能的恢复,因此神经节苷脂 GM_1 对神经系统具有保护作用。神经节苷脂 GM_1 还能增加 DA 的合成和释放,改善 PD 的临床表现。

7. 免疫调节剂　抗炎药物及亲免疫素配体(immunophilin ligaml)可发挥神经保护作用。抗炎药物的神经保护作用尚未进行过临床试验。亲免疫素配体,如 FK-506(tacrolimus)、FKBP-12 和 GPI-1046 可通过血脑屏障与受体蛋白结合,抑制免疫系统。GPI-1046 口服可使残存黑质纹状体神经元轴突发芽,促进幸免于 MPTP 损害的黑质纹状体 DA 神经元的生长,其作用比营养因子更强。但其在 PD 患者中是否也可获得类似结果还有待临床试验的验证。Pentoxifylline 能调节细胞因子的产生,尤其是下调 $TNF-\alpha$ 的产生。

8. 抗细胞凋亡制剂　抗细胞凋亡制剂可促进与细胞存活有关的蛋白和基因 mRNA 的表达。司来吉兰在 PD 患者神经保护性治疗中,除了有抗氧化作用外,还可起到抗凋亡的作用。司来吉兰通过诱导转录和合成新蛋白来阻止细胞凋亡,特别是可诱导凋亡过程中的许多基因表达的改变,防止线粒体膜电位的下降。有可能司来吉兰是通过其代谢产物去平基丙炔苯丙胺发挥的神经保护作用。司来吉兰的这种作用与剂量有关,大剂量的司来吉兰对 PD 可能更有保护作用,但是大剂量的司来吉兰可能会出现非选择性 MAO 抑制作用,以及肠和肝 MAO-B 抑制所致的不良反应。不经胃肠道和肝脏代谢的经皮司来吉兰药物,可提高其在脑内的浓度,较少外周不良反应。经皮司来吉兰临床预试验已在 PD 和 AD 病患者中试用。司来吉兰样的小分子可以诱导细胞抗氧化和抗凋亡防御系统的上调,因此是采用保护性治疗方案治疗神经变性疾病的一种新途径。N-乙酰基半胱氨酸(NAC)也能上调蛋白合成和防止培养细胞的凋亡,并对 PD 患者进行了试治。

（四）手术治疗

PD的手术治疗有立体定向手术（如丘脑毁损术、苍白球毁损术）、脑深部微电极刺激术（DBS）和神经移植术等。PD患者纹状体DA缺乏使得苍白球内侧部和丘脑底核的神经元活动增加，而神经元过度活动会使丘脑皮质运动环路受到抑制，致使运动减慢和活动受限。进行立体定向毁损术和进行脑深部高频电刺激可逆转神经元的过度活动，阻断PD病理环路，重建神经环路（图1-4-5，图1-4-6）。苍白球毁损术和丘脑底核刺激术不仅能显著改善PD的主要症状，而且可明显改善LID。但在手术适应证、禁忌证维持长期疗效和减少并发症等方面还有待不断积累经验。目前，毁损术和DBS仅用于有选择的、药物不能控制的晚期PD患者。神经移植术是用移植物取代因变性减少的DA神经组织，目前移植术还处在试验阶段。脑移植术在成为PD患者的一种治疗方法以前，尚需进一步进行动物和临床试验。

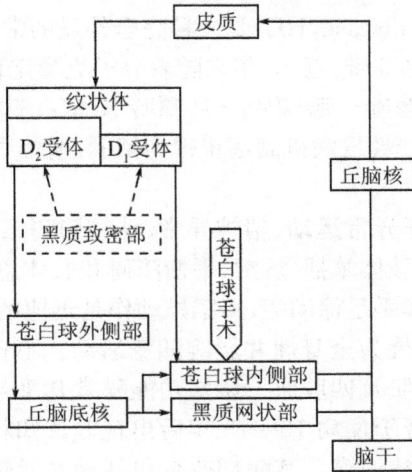

图1-4-5 PD患者基底核环路苍白球手术后

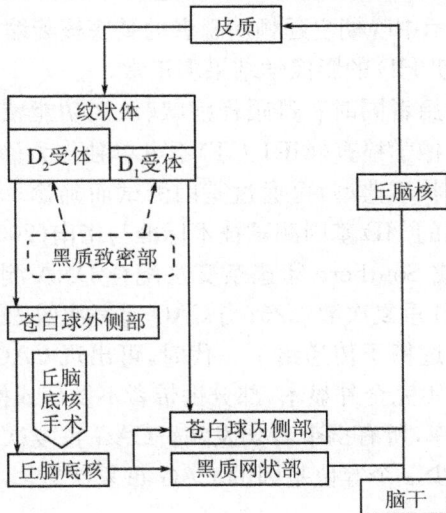

图1-4-6 PD患者基底核环路丘脑底核手术后

（战晶晶）

第四节　舞蹈病

舞蹈病（chorea）是一种临床征象，指不规律的、快速的、非刻板性的、随机的不自主运动。症状通常在焦虑或紧张时加重，但在睡眠中缓解。这些无目的动作常可夹杂正常意向性动作并被此种动作所掩盖而影响诊断，发病机制尚不完全清楚，目前的研究显示是由于基底核区直接或间接的神经递质通路失去平衡所致。

一、原发性舞蹈病

（一）亨廷顿病

亨廷顿病（Huntington's disease，HD）是一种完全外显的常染色体显性遗传疾病，其致病基因在第 4 对染色体短臂 1 区 6 带，近 10 年来随着分子克隆定位技术的发展，进一步明确亨廷顿病是由其致病基因的胞嘧啶－腺嘌呤－鸟嘌呤（CAG）三核苷酸复序列异常扩增突变［（CAG）n］所引起，使其神经变性发病机制逐步得到阐明，遗传学诊断（特别是症状前诊断）也进一步应用于临床。

该病以慢性进行性舞蹈样异常运动、精神异常、认知障碍三联征为主要临床特征。运动症状多为首发症状，患者常因肢体笨拙、震颤、平衡障碍和肢体急速抽动等症状就诊。早期的异常不主运动呈舞蹈或舞蹈样手足徐动症，舞蹈样动作是迅速的、跳动式和多变的，常自肢体远端开始，病情进展时逐渐发展为全身性并影响随意运动。不自主动作有时虽可重复，但不是一成不变的，主要累及躯干肌及四肢肌。认知功能异常几乎与运动症状同时出现，并呈进行性加重。多数亨廷顿病患者于发病 10～15 年后出现非认知相关的精神症状、情绪障碍和人格改变，常表现为易怒或情感淡漠。其病理改变包括神经元缺失和神经胶质增生，主要见于大脑皮质和纹状体，舞蹈病可能与其投射到外侧苍白球的纹状体神经元丧失有关。影像学特点：头颅 MRI 和 CT 可显示中晚期亨廷顿病患者的基底核萎缩，以尾状核头部萎缩最明显，双侧侧脑室前角扩大，但早期 HD 的影像学结果多正常。

本病的临床诊断有赖于患者同时有舞蹈样症状、认知功能减退、精神行为异常和提示常染色体性遗传的家族史。影像学检查（MRI、CT）不可单独作为诊断依据，但阳性发现有参考价值。如无阳性家族史或症状不典型，可通过基因测试而确诊。在基因诊断方面，根据美国医学遗传学会（ACMG）制定的 HD 基因测试技术标准与指南（2004 版），HD 的基因测试方法为：以聚合酶链反应（PCR）或 Southern 印迹杂交法配合 DNA 测序，检测 IT－15 基因 CAG 重复次数。正常基因的 CAG 重复次数≤26；当 CAG 重复次数为 27～35 时，尚不足以引起临床症状，但基因不稳定，在通过精子传递给下一代时，可出现 CAG 重复次数的扩增；当 CAG 重复次数为 36～39 时，具有不完全外显率，部分携带者不发病或推迟发病时间；当 CAG 重复次数≥40 时，具备完全外显率，所有携带者均发病。CAG 重复次数和发病时间存在负相关。HD 基因测试阳性定义为至少 1 个等位基因的 CAG 重复次数≥40，具有 99％以上的敏感度和 100％的特异度。

（二）舞蹈病－棘红细胞增多症

棘红细胞增多症（acanthocytosis）一词来源于希腊语，用以描述"棘状"红细胞，虽然合并棘红细胞增多的神经系统综合征临床鲜见，但目前已对其有所认识，并且不断有相关文献报道。Bassen 和 Konlzweig 最早描述此病,他们于 1950 年在对 1 例散发的进行性共济失调同时伴色素性视网膜病患者的诊治过程中,发现该患者存在遗传性代谢异常但无脂蛋白血症,遂命名力神经－棘红细胞增多症。之后,发现其共包括 4 种不同的综合征,分别为无脂蛋白血症;舞蹈病－棘红细胞增多症;McLeod 综合征以及散发性合并棘红细胞疾病。舞蹈病－棘红细胞增多症(neuroacanthocy－tosis)是一种以进行性运动增多伴有棘红细胞增多为主要临床特征的神经系统变性疾病,为常染色体隐性或显性遗传,由常染色体 9q21 突变所致。

舞蹈病－棘红细胞增多症多在青春期或成年早期发病,临床表现分为以下几个方面:①运动功能异常,如抽动症、肌张力障碍和震颤、肌张力升高、运动减少等类似帕金森综合征样的症状,可以几种肌张力障碍时存在。帕金森综合征症状最终可转化为运动过多,最常见的是不自主咬舌、咬唇,同时存在肌张力障碍和舞蹈运动,明显的假性球部功能障。②人格障碍,包括情绪不稳定、表情淡漠、焦虑、抑郁、注意力不集中、缺乏自省以及强迫症状。③认知功能障碍,约 50% 的患者存在轻度或中度智能障碍。④特殊步态,行走时呈长的大步跨动的蹒跚步态,行走过快时表现为不自主的膝部弯曲。⑤癫痫样发作,30%～40% 的患者有癫痫样发作,以强直阵挛型发作最多见,发作频次相对较低而且药物治疗后容易控制。⑥可同时伴发心肌病。⑦周围神经病,腱反射减弱或消失。舞蹈样动作是患者最具特征性的运动障碍。

实验室血涂片检查若发现外周血棘红细胞>3% 则为异常,棘红细胞增多症患者多为 10%～30%。转氨酶升高,肌酸磷酸激酶偶有升高。血清脂蛋白水平正常。影像学所见主要是尾状核萎缩,侧脑室前角扩大。PET 显示新纹状体和额叶皮质呈低代谢状态;SPECT 可显示新纹状体和额叶呈低灌注。肌电图和神经传导速度检查显示为慢性失神经电位和轴索性周围神经病

尸检显示舞蹈病－棘红细胞增多症患者尾状核和豆状核等部位萎缩,尾状核、豆状核和苍白球不同程度的神经元缺失和星形胶质细胞增生,大脑皮质受累较少,小脑、脑桥和延髓未累及;肌活检显示神经源性肌萎缩,可见小群肌纤维,偶见坏死肌纤维周围神经活检显示大的髓鞘纤维选择性减少或缺失。

舞蹈病－棘红细胞增多症诊断主要依靠临床症状、家族史、红细胞形态学检查及血清肌氨酸水平升高。脑 CT 和 MRI 显示患者尾状核等部位萎缩、侧脑室角扩大、MRI T_2 加权相上显示尾状核、豆状核有异常的增强信号。肌肉 CT 显示选择性、对称性肌萎缩,肌电图提示受累肌肉近端和远端部分性失神经现象。

(三)其他遗传性舞蹈病

其他基因传递的罕见舞蹈病包括良性遗传性舞蹈病、非进行性舞蹈病、阵发性舞蹈手足徐动症、先天性舞蹈病及老年性舞蹈病等。

二、继发性舞蹈病

(一)Sydenham 舞蹈病

Sydenham 舞蹈病(Sydenham chorea)又称小舞蹈病、风湿性舞蹈病,是风湿热在神经系统的常见表现。患者以儿童多见,表现为舞蹈样动作、肌张力改变、共济失调、情绪和精神行为异常。舞蹈样动作以面部最明显,表现为挤眉弄眼、扮鬼脸等,肢体表现为一种快速的不规则、无目的的不自主运动,多起于一肢,逐渐累及一侧及对侧,上肢较下肢明显,伴有躯干弯

伸、扭转。肢体软弱无力、舞蹈样动作与共济失调一起构成 Sydenham 舞蹈病的三联征。多数患者有情绪激动、易激惹、躁动等精神症状,此外,还可有风湿性心肌炎以及发热、风湿性关节炎、皮下结节、血沉增快等风湿热的其他表现。

Sydenham 舞蹈病发病与 A 型溶血性链球菌感染有关,病理改变主要为黑质、纹状体、丘脑底部、小脑齿状核及大脑皮质的可逆性炎性改变。根据起病年龄、特征性舞蹈样动作、随意运动不协调、肌张力降低等症状,结合发热、关节痛、扁桃体肿大病史及急性风湿热的其他表现可诊断。

（二）药物所致的舞蹈病

多种药物如多巴胺受体激动剂、左旋多巴、口服避孕药及抗惊厥药等引起的舞蹈病及其他运动障碍较常见。药物是否引起舞蹈病,与患者年龄、服药剂量、药物效力及服药时间密切相关,且舞蹈样动作并不随药物停用而消失。

（三）其他因素所致的舞蹈病

中枢神经系统感染、脑血管病、颅内占位病变、脱髓鞘病变、中枢神经系统变性疾病也可继发舞蹈病,可能与相应区域的脑组织破坏有关。部分自身免疫性疾病如系统性红斑狼疮（systemic lupus erythematosus,SLE）、贝赫切特病（Behcet disease）、结节性多动脉炎、类风湿关节炎,血液系统疾病及其他全身疾病,少数患者可出现舞蹈样动作,其发病机制尚不完全清楚。此外,代谢因素如中毒、高血糖和低血糖、电解质紊乱、甲状腺功能亢进、维生素缺乏、肝功能衰竭、肾衰竭及肿瘤等也是引起继发性舞蹈病的重要原因（表 1—4—10）。

表 1—4—10　舞蹈病（含舞蹈样不自主运动）的病因

以舞蹈动作为主症的疾病

遗传性慢性进行性舞蹈病

棘红细胞增多症伴发舞蹈病

遗传性非进行性舞蹈病（良性家族性舞蹈病）

先天性舞蹈病

小舞蹈病（Sydenhan 舞蹈病）

妊娠舞蹈病

老年性舞蹈病

偏侧舞蹈症—偏侧挥舞症

功能性舞蹈病

可能伴有舞蹈样不自主运动的脑部疾病

　　脑部感染性疾病:如白喉、百日咳、猩红热、伤寒、结核、细菌性心内膜炎、军团病、莱姆病、梅毒、支原体肺炎、流行性腮腺炎、水痘、天花、麻疹、流行性感冒、ECHO 病毒、单疱病毒,传染性单核细胞增多症、HIV—相关病毒、弓形体病、囊虫病等并发的脑膜脑炎及昏睡性脑炎、亚急性硬化性全脑炎和皮质—脊髓—纹状体变性

　　脑血管病:如基底核、皮质下、丘脑梗死或出血,血管畸形如动静脉畸形、静脉血管瘤、海绵状血管瘤、脑面血管瘤病、海绵状血管瘤与毛细血管扩张症、血管炎、大量脑基底异常血管网病与静脉回流梗阻

　　颅内占位性疾病:如脑肿瘤（含转移性）、脑脓肿、原发性中枢神经系统淋巴瘤、硬膜外/硬膜下血肿

　　脑脱髓鞘性与髓鞘形成不良性疾病:如多发性硬化、急性播散性脑脊髓炎、先天性皮质外轴索再生障碍症

　　神经系统遗传及变性疾病:如遗传性共济失调、家族性纹状体坏死、结节硬化症、家族性底节钙化、进行性苍白球变性（Hallervorden—Spatz 病）、阵发性舞蹈指痉症、弥漫性大脑萎缩症（Alzheimer 病）、脑叶萎缩症（Pick 病）与亚急性坏死性脑病

　　其他:大脑瘫痪（cerbral palsy）、胆红素脑病、肌阵挛性癫痫、癫痫持续状态后、进行性核上性瘫、偏头痛、抽动—秽语综合征、老年人口颊舌运动异常与婴儿生理性舞蹈症

代谢障碍性疾病:戊二酸血症/尿症Ⅰ型、丙酸血症、胱氨酸尿症、高胱氨酸尿症、精氨酸琥珀酸尿症、色氨酸吸收不全综合征、δ-甘油酸血症、苯丙酮尿症、先天性高尿酸血症(Lesych-Nyhan综合征)、半乳糖血症、黏多糖贮积症、丙酮酸脱氢酶缺乏症、高血糖症(含高血糖性非酮症性脑病)、低血糖症、亚硫酸盐氧化酶缺乏症、肝豆状核变性、神经节苷脂沉积症、神经鞘磷脂沉积病、异染色性白质脑病、球状细胞脑白质营养不良、蜡样脂质褐质沉积病与急性间隙性卟啉症

电解质紊乱:高血钠症、低血钠症、低血钙症、低血镁症、中心性脑桥髓素破坏

营养不良性疾病:蛋白-热卡营养不良后(post protein-caloric malnutrition)、婴儿脚气病、糙皮病、婴儿维生素B_{12}缺乏

内分泌障碍性疾病:甲状腺功能亢进或减退、甲状旁腺功能亢进、假甲状旁腺功能减退、胰岛细胞(β细胞)肿瘤、胰岛素分泌过多、肾上腺功能不足

肝脏疾病:肝性脑病、急性黄色肝萎缩、慢性肝病性脑退行性变、肝功能衰减

肾脏疾病:肾性脑病

血液病:急性淋巴母细胞性白血病、红细胞增多症、镰状细胞性贫血、过敏性紫癜等

胶原结缔组织病:系统性红斑狼疮、原发性抗磷脂抗体综合征、类风湿关节炎、结节性多动脉炎

毒物:一氧化碳、镁、锰、汞、有机磷、锂、铊、甲苯中毒与酒精中毒及戒断、头部外伤后

其他:骨髓及外骨髓增殖性疾病、结节病、对破伤风类毒素的血清反应病、并发于气管肺发育不良的婴儿舞蹈症、着色性干皮病、白塞病、变应性肉芽肿综合征、副肿瘤综合征、线粒体脑肌病、心肺分流术后舞蹈症(post-pump chorea,by-pass chorea)与深低温并发症

药源性疾病

精神镇静类药物:吩噻嗪类如氯丙嗪、丁酰苯类如氟哌啶醇、噻吨类如氨砜噻吨等

抗抑郁药:丙米嗪、阿米替林、氯丙米嗪、阿莫沙平及多虑平等

抗震颤麻痹类药物:左旋多巴、多巴胺激动剂(溴隐亭、协良行)、金刚烷胺与抗胆碱能类药物等

制痉类药物:苯妥英、酰胺咪嗪、苯巴比妥、乙琥胺与丙戊酸钠等

兴奋剂类药物:盐酸脱氧麻黄碱、苯丙胺、哌甲酯(利他林)、可卡因、咖啡因、匹莫林、氨茶碱与茶碱

类固醇类药物:合成代谢性类固醇炎、雌激素类口服及局部避孕药

阿片制剂:美沙酮等

钙通道阻滞剂:桂利嗪、氟桂利嗪与维拉帕米(异搏定)等

降血压药物:二氮嗪、氯甲苯塞嗪(降压嗪)、甲基多巴、利血平等

其他药物:头孢霉素、异烟肼、地高辛、赛庚啶与其他抗组织胺类、赛克利嗪、雷尼替丁、西咪替丁、甲氧氯普胺、巴氯酚、三唑仑和地西泮-苯巴比妥

三、治疗

(一)亨廷顿病(HD)的治疗

1. 治疗原则 迄今为止,尚无任何治疗措施可延缓病程进展。多项大规模系统回顾显示HD的现有药物干预效果均不明确,因此国际上有关亨廷顿病治疗仍缺少循证指南依据。目前HD的临床治疗仍以经验性治疗为主导,主要目标为控制症状、提高生活质量。美国亨廷顿舞蹈病协会(HDSA)的治疗建议是:强调HD的综合性治疗,药物治疗应与心理、社会和环境支持相协同,在疾病的不同阶段各有侧重。早期治疗的重点在于心理教育和社会支持,帮助患者调整心态,接受患病事实,获得对疾病的清楚认识。药物治疗主要针对睡眠问题和精神症状,轻微的运动障碍无需过多干预;中期患者的运动障碍日益明显且影响生活,并开始出现人格与行为变化,须借助药物与非药物治疗控制运动与精神症状;晚期患者的运动、认知及精神障碍进一步加重,逐渐丧失行走、交谈、进食等各种能力,最终因失用、肌无力和营养不良而死亡,典型的直接死因为肺炎和心力衰竭,此期患者需要全面监护。

治疗药物分为三大类,即控制不自主运动药物、精神症状治疗药物、认知功能增强药物。因亨廷顿病的症状随病程进展而变化,故须适时调整用药方案多数药物有显著不良反应(尤其对认知功能的影响),应从小剂量滴定,尽量避免多药联合。

2. 运动障碍的治疗

(1)舞蹈样症状:首先评估症状是否严重影响生活,如干扰自主运动、造成跌倒或引起巨大心理压力。如无上述影响,可暂不予治疗。如许治疗,首选非药物干预,消除加重舞蹈样症状的诱因,如焦虑、抑郁等,创造安静、可控的环境,采取相应防护跌倒等措施,对症治疗常用抗精神病药和多巴胺耗竭剂,也可考虑使用可能的神经保护药物。

丁苯那嗪(tetrabenazine):多巴胺耗竭剂丁苯那嗪能引起突触前囊泡多巴胺的耗竭,减轻舞蹈样动作并改善临床综合印象,在小规模临床实验中显示治疗舞蹈症有效。2008年12月美国FDA正式批准丁苯那嗪用于治疗亨廷顿舞蹈病,获准的依据是一项Ⅲ期临床实验结果,这种具有选择性作用功能的多巴胺耗竭治疗药疗效显著,并且安全性和耐受性良好。成人初始剂量12.5mg,每日2次,逐渐增加至12.5～25mg,每日2次。如果最大剂量用药7日病情仍没有改善,则用该药可无效。老人初始剂量12.5mg/d,然后逐渐增加剂量。丁苯那嗪常见的不良反应包括困倦、疲劳、紧张、焦虑、失眠、兴奋、精神混乱、流涎、体位性低血压、恶心、头晕、偏执、皮疹、性欲减退、阳痿等,还可出现锥体外系症状、帕金森综合征,极少数出现急性肌张力异常。也有报道显示,部分患者用药后出现抑郁性自杀行为和倾向。最为严重的不良反应是精神抑制药物恶性综合征,应避免与单胺氧化酶抑制剂(MAOI)合用。与金刚烷胺、甲氧氯普胺或抗精神病药合用,也可能增加发生锥体外系不良反应的风险。

氟哌啶醇(haloperidol):氟哌啶醇是传统的抗精神病药物,主要通过阻断突触后膜的多巴胺受体发挥治疗作用,广泛应用于舞蹈病的治疗。有研究显示小剂量(<10mg/d)氟哌啶防治疗舞蹈病有效,但超过该剂量后,并未显示更好的治疗效果,且不良反应明显增加。同时,在部分临床对照试验研究显示莫齐特(pimozide)、舒必利(sulpiride)、氯奋乃静(fluphenazine)等其他传统的抗精神病药物也能减少舞蹈样动作。对于这一类药物,低剂量使用时患者耐受性一般较好,剂量增加时可能出现肝功能损害,并且可能对眼球功能、口舌部运动、精细动作、吞咽及认知功能有影响,以及诱发迟发性运动障碍,加快患者的衰退。

奥氮平(olanzapine):奥氮平是新型的抗精神病药物,近年来也逐渐应用于亨廷顿病的治疗。研究发现,小剂量(5mg/d)应用时,奥氮平对舞蹈样动作无明显改善,而剂量增大到30mg/d时,患者的运动症状包括舞蹈样动作、眼球运动障碍、口舌运动障碍、精细动作及步态均可获得显著改善。药物常见不良反应包括嗜睡、疲乏、抗胆碱能症状及行走困难,多数患者耐受性较好。同时,作为选择性的5-羟色胺再摄取抑制剂(selective serotonin reuptake inhibitor,SSRI),奥氮平还有利于改善亨廷顿病患者的抑郁状态。

苯二氮草类(benzodiazepines)药物:苯二氮草类药物通过作用于γ-氨基丁酸(GABA)上的受体复合物,增加抑制性神经递质GABA活性,使神经递质恢复平衡状态,改善舞蹈样症状。包括一系列抗焦虑药、镇静安眠药及抗惊厥药,广泛应用于舞蹈样症状的控制。常用的药物有地西泮(5mg/d)和氯硝西泮(7.5mg/d),常见不良反应包括嗜睡、记忆力和注意力减退及药物依赖等,多数患者的耐受性较好。

(2)肌强直、痉挛和肌张力失常:常在亨廷顿病晚期出现。治疗常用苯二氮草类药物,如氯硝西泮或巴氯芬,可缓解肌强直,但会加重运动迟缓。替扎尼定(tizanidine)对肌痉挛有效。

抗帕金森病药物可改善运动迟缓和肌强直,常用金刚烷胺、左旋多巴和卡比多巴或溴隐亭。这些药物均可引起谵妄,用药数月后可能失效。

(3)肌阵挛、抽搐与癫痫:多见于青少年亨廷顿病。肌阵挛治疗可使用氯硝西泮或丙戊酸盐。抽搐可选抗精神病药、苯二氮䓬类药物或选择性 5—羟色胺再摄取抑制剂(SSRI)。青少年亨廷顿病伴癫痫者首选丙戊酸盐。

3. 认知障碍的治疗　尚无有效药物治疗亨廷顿病的认知障碍,通常借助心理治疗,如认知行为疗法等加以干预。在疾病期提前学习认知策略有助于此后出现认知障碍时的积极应对。制定详细而有规律的日常活动计划表可补偿患者的行为组织能力和记忆的衰退,并改善其行为启动困难的症状。

4. 精神障碍的治疗

(1)抑郁:可采取与其他抑郁症患者相同的药物治疗。首选选择性 SSRI,如西酞普兰、舍曲林、帕罗西汀等。建议从小剂量开始渐增,SSRI 类药物对易激惹、情感淡漠、强迫等精神症状也有一定疗效。其他抗抑郁药有米氮平(mirtazzepine)、文拉法辛(venlafaxine)和奈法唑酮(nefazodone)等。三环类如丙米嗪或阿米替林等也是治疗亨廷顿病患者抑郁的重要药物。合并妄想、幻觉或显著的情绪激动时,可联合小剂量抗精神病药,如奥氮平和喹硫平或劳拉西泮等短效苯二氮䓬类药物。当药物治疗无效时,可采用电休克疗法。

(2)躁狂:伴有躁狂的亨廷顿病患者常用心境稳定剂治疗。抗惊厥药,如丙戊酸盐或卡马西平,应从小剂量开始渐增,应注意药物不良反应。

(3)强迫症状:可用 SSRI 类抗抑郁药治疗,也可使用前述抗精神病药。

(4)精神分裂样症状:少见,一旦发生,可采用前述抗精神病药治疗。

(5)谵妄:晚期亨廷顿病患者易发生谵妄,常见原因有药物不良反应、脱水、呼吸道或泌尿道感染以及跌倒造成的硬脑膜下血肿。发现并消除致病因素是治疗的关键。

5. 神经保护性治疗　细胞凋亡、线粒体功能障碍、代谢性毒性物质及氧化作用均可能参与亨廷顿病的发病机制,因此神经保护性治疗可能改善患者症状及延缓疾病进展。

(1)谷氨酸拮抗剂治疗:在亨廷顿病的研究中发现,兴奋性神经递质如谷氨酸的相对过多所致的细胞毒性作用可能是导致亨廷顿病患者神经元变性的原因之一,拮抗谷氨酸的细胞毒作用能部分阻滞和缓解症状。最常见的主要是 N—甲基—D—门冬氨酸(N—methyl—D—aspartate,NMDA)受体拮抗剂。

金刚烷胺(amantadine):金刚胺是一种非竞争性的 NMDA 受体拮抗剂,以高亲和性与 NMDA 受体结合,临床研究显示能明显减轻亨廷顿病患者的舞蹈样运动障碍,但具体作用机制尚不完全肯定。常用剂量为 400mg/d,分次口服。金刚烷胺不良反应轻微,几乎没有不良反应,大部分患者耐受较好,部分患者仅能耐受 200~300mg/d 的剂量。但是金刚烷胺并非对所有患者均有效,不同患者的治疗效果差别很大,可能与不同患者的药物代谢动力学差异有关。

利鲁唑(riluzole):利鲁唑是另一种 NMDA 受体拮抗剂,可能的作用机制是抑制由刺激兴奋性氨基酸受体引起的谷氨酸释放,同时激活 G—蛋白依赖的信号转导通路,灭活电压依赖性钠通道,这些机制的协同作用减少谷氨酸的释放或传递,具有神经保护作用。目前认为 100mg/d(分两次口服)是较为安全有效的剂量,治疗 8 周以上舞蹈样症状及 UHDRS 评分均有明显好转。但也有报道认为利鲁唑既无神经保护作用,也不能改善症状,其临床应用存在争议。常见的不良反应主要是部分患者出现肝脏丙氨酸氨基转移酶和天冬氨酸氨基转移酶升高,治疗过程中应注意监测肝功能。

瑞马西胺(imcemide)和拉莫三嗪(lamotrigine):均为 NMDA 受体拮抗剂对亨廷顿病早期患者的疗效观察试验,亦未显示具有改善神经功能的作用,但是可以减轻患者的舞蹈症状。

(2)转谷氨酰胺酶抑制剂:亨廷顿病中 Huntingtin 聚集的确切作用尚不十分清楚,可能作神经元变性过程中起到"触发作用"。转谷氨酰胺酶(tgase)活性在亨廷顿病中上调,作为催化剂使底物蛋白通过 γ 谷氨酰肽键相连,形成不溶性蛋白质复合物。由此可见,转谷氨酰胺酶抑制药具有潜在的治疗作用。

胱胺(cystamine):胱胺可以明显改善亨廷顿病小鼠的运动功能,延长其存活期,减少神经元脱失,并能减轻 Huntingtin 聚集。最近的研究进一步明确,胱胺还可能通过增强伴侣蛋白 HSJ1b 而发挥神经保护作用。对亨廷顿病患者的尸检结果发现,HSJ1b 明显减少。体外实验证实,过表达的 HSJ1b 可保护多聚 Huntingtin 诱导的神经元死亡。而且胱胺和 HSJ1b 还能够增加脑源性神经生长因子(BDNF)的释放而起到神经保护作用。巯基乙胺是胱胺的降解产物,对亨廷顿病小鼠也具有神经保护作用,这种作用是通过增加脑组织内的脑源性神经生长因子水平而起作用的,脑源性神经生长因子水平亦可作为观察药物疗效的生物标志物。

肌酸(creatine):肌酸也是一种转谷氨酰胺酶抑制药,可激活线粒体呼吸链,具有抗氧化活性,能改善亨廷顿病小鼠的存活率、减轻运动功能缺损、延缓神经病理损害的进展。

(3)辅酶 Q_{10}(CoQ_{10}):CoQ_{10} 的保护作用主要通过提高神经元能量水平实现,给予辅酶 Q_{10} 的亨廷顿病转基因小鼠存活率提高,且可减轻纹状体损害和运动功能缺损。目前有多中心平行双盲临床试验显示,给予大剂量 CoQ_{10}(300mg,2 次/d),不仅能缓解患者运动障碍,而且有延缓疾病进展趋势。同时,患者对 GoQ_{10} 耐受性良好,在治疗剂量下几乎无明显不良反应,但其治疗效果尚需进一步证实。

(4)其他:半胱氨酸天冬氨酸蛋白酶是细胞凋亡启动因子、执行者或炎性介质,特异性地抑制半胱氨酸天冬氨酸蛋白酶可能有神经保护作用。通过应用美满霉素抑制 caspase-1 和 caspase-3 的表达可以延缓亨廷顿病转基因鼠的病情进展。LAX-101 为磷脂酶及半胱氨酸天冬氨酸蛋白酶抑制药,并可能具有增强线粒体活性的作用,改善临床功能评分。较早期采用果蝇所进行的实验研究结果提示,一种称为组蛋白脱乙酰基转移酶(HDAC)的抑制药,可以提高亨廷顿病果蝇的存活率,以减少脑细胞损伤。在另外一项新近的研究中,研究者将组蛋白脱乙酰基转移酶抑制药辛二酰替苯胺氧肟酸加入转基因幼鼠的饮水中,8 周后,药物组小鼠比饮用普通水组小鼠的运动失调症状明显减少。但尚需进一步的临床试验证实这些药物的治疗效果。有报道认为自由基清除剂如维生素 E、谷胱甘肽、艾地苯醌等可用于亨廷顿病治疗,但短期临床试验证实维生素 E 治疗无效。

6.细胞修复性治疗　纹状体是亨廷顿病早期受累最严重的区域。神经修复性治疗主要是通过移植新细胞至纹状体以取代丢失的神经元、恢复神经功能。迄今为止神经组织移植虽然显示出一定的安全性和疗效,但尚存在诸多问题,如供体组织来源不足、伦理问题等。近年来正在考虑应用替代性供体组织移植,包括干细胞和异种胚胎细胞进行细胞修复性治疗。干细胞来源于早期发育期的胚胎或成年组织,其作为供体组织的优势是在适当条件下能自我更新而保持分化为成熟表型细胞的能力。但干细胞作为神经组织移植的供体已有多年,仍存在一些悬而未决的问题,如胚胎干细胞遗传的不稳定性、畸胎瘤的可能、无调节的细胞生长等,目前应用于临床尚存有一定困难。

7. 基因治疗　采用正常基因替换突变基因的治疗方法目前尚存在许多技术难点,理论上可以下调或甚至使缺陷基因的表达缄默而不造成新的病理损害。反义或小干扰 RNA 技术可阻止基因的功能,但只是在体外有效,在体亨廷顿病动物实验仍然存在技术难题。目前具有潜在疗效的基因疗法多数来源于亨廷顿病的动物研究,在所有研究中,无论是啮齿类还是灵长类动物,病毒介导的睫状神经营养因子的治疗系统是其中最为有效的。法国已经完成睫状神经营养因子治疗亨廷顿病的 I 期临床试验。亨廷顿病突变基因的发现使亨廷顿病的分子诊断和基因治疗成为可能,基因治疗可能代表了未来治疗的方向。

(二)Sydenham 舞蹈病

治疗原发疾病更为重要。患者确诊后必须使用青霉素或其他针对 A 型溶血链球菌的有效抗生素治疗以消除链球菌感染灶,这是去除风湿热病因的重要措施,否则本病将会反复发作或迁延不愈。目前公认苄星青霉素是首选药物,对初发链球菌感染,体重 27kg 以下者可肌内注射苄星青霉素 60 万 U/次,体重在 27kg 以上用 120 万 U/次剂量即可,1 次/d,连用 2～4周,对再发风湿热或风湿性心脏病的预防用药可视病情而定。对单纯关节受累首选非甾体抗炎药,常用阿司匹林,开始剂量成人 3～4g/d,小儿 80～100mg/(kg·d),分 3～4 次口服。亦可用其他非甾体类抗炎药,如萘普生、吲哚美辛等。对已发生心脏炎者,一般采用糖皮质激素治疗,常用泼尼松,开始剂量成人 30～40mg/d,小儿 1.0～1.2mg/(kg·d),分 3～4 次口服,病情缓解后减量至 10～15mg/d 维持治疗。为防止停用激素后出现反跳现象,可于停用激素前 2 周或更早一些时间加用阿司匹林,待激素停用 2～3 周后才停用阿司匹林。对病情严重,如有心包炎、心脏炎并急性心力衰竭者可静脉滴注地塞米松 5～10mg/d 或氯化可的松 200mg/d,至病情改善后,改口服激素治疗。抗风湿疗程,单纯关节炎为 6～8 周,心脏炎疗程最少 12 周,如病情迁延,应根据临床表现及实验室检查结果,延长疗程至病情完全恢复为止。

对有舞蹈病的患者应尽量避免强光噪声刺激,在上述治疗基础上给予对症治疗,目前主要为苯二氮䓬类药物、抗癫痫药、吩噻嗪类药物或神经松弛剂。首选丙戊酸,对于该药物无效或是严重舞蹈病如瘫痪的患者,应用利培酮治疗。其他如苯二氮䓬类药物、多巴胺受体阻断药物如氟哌啶醇也可能对舞蹈样动作有用。越来越多的证据表明免疫抑制治疗,如静脉注射甲泼尼龙,随后逐渐口服泼尼松是有效的。尤其适用于那些上述药物治疗无效或不能耐受的患者。血浆置换和静脉注射丙种球蛋白现被作为试验性治疗。有临床数据显示静脉注射免疫球蛋白治疗 Sydenham 舞蹈病有效,但尚需大样本的临床试验进一步证实。

(三)舞蹈病—棘红细胞增多症

舞蹈病—棘红细胞增多症目前尚无特殊有效治疗,临床多给予氟哌丁醇对症处理。有研究尝试给予大剂量维生素 E 治疗以改变红细胞膜的流动性,病情可有一定改善。

(四)全身疾病及代谢因素所致的舞蹈病

自身免疫性疾病、中枢神经系统感染及脑血管病引起的舞蹈病应积极治疗原发病,其他继发于药物、代谢因素、水电解质紊乱的舞蹈病则应首先祛除致病因素,如停用可能引起舞蹈样动作的药物,纠正血糖水平,维持水电解质平衡等。去除病因后症状多能得到缓解。舞蹈样症状严重时,可给予氟哌啶醇或苯二氮䓬类药物对症治疗。

(张荣超)

第五节　肝豆状核变性

一、概述

肝豆状核变性（hepatolenticular degeneration，HLD）又称为 Wilson 病（Wilson disease，WD），是一种常染色体隐性遗传的铜代谢障碍所引起的家族性疾病。由于基因突变致铜代谢障碍，大量的铜沉积于组织，沉积于组织的铜对组织细胞具有毒性。铜代谢障碍的确切机制不清楚。本病多在青少年期发病，主要病理改变是豆状核变性和肝硬化，其临床表现复杂多样，易于延误诊断。该病如不及时治疗，病情多数持续进行性发展，其预后主要取决于诊断和治疗的早晚。

WD 初期的临床表现复杂多变，每个患者的症状都可不尽相同。有人从下列 4 种不同临床类型出发来考虑对 WD 患者的诊断。

1. 神经疾病型　神经疾病型患者中约 1/2 在出现症状前几年已有精神症状或行为异常。如果患者同时合并有肝脏疾病，肝酶谱异常，胆红素和肝功能异常，脾机能亢进、血小板减少、白细胞减少，则应考虑 WD 的诊断。几乎所有神经疾病型 WD 患者在出现神经症状时都已有角膜 K－F 环出现。

2. 精神疾病型　出现神经症状前很长一段时间里（平均为 2 年），约 1/3 的神经疾病型患者可以先出现行为异常和精神疾病症状。如同时合并有肝脏疾病，脾机能亢进，应立即想到 WD 的可能。精神疾病型的 WD 患者几乎都可发现有角膜 K－F 环存在。

3. 肝脏疾病型　约 1/3WD 患者的表现为肝脏疾病的临床表现，通常为 10 多岁的小孩。多数患者表现为慢性肝炎、肝硬化、肝功能衰竭、溶血性黄疸，疾病进展迅速。如果一个患者同时表现有溶血和肝脏疾病存在应想到 WD 的诊断，肝脏疾病划的 WD 患者角膜 K－F 环检出率为 70%～90%，表现为急性肝脏疾病的 WD 小儿 30% 可无此体征。

4. 症状前型　对新诊断 WD 患者的亲属进行筛查，测定血清铜蓝蛋白，24h 尿铜，进行角膜 K－F 环检查，有助于发现症状前纯合子及杂合子。大多数症状前纯合子具有低铜蓝蛋白血症及尿酮症，如存在明确的 K－F 环，可以拟诊 WD；单独检测得血清铜蓝蛋白降低常缺乏特异性和敏感性，同时有 24h 尿铜 $100\mu g$，可以拟诊 WD。症状前 WD 患者口服青霉胺负荷试验，其 24h 尿铜排泄量一般远较正常人和杂合子个体为高，可作为症状前纯合子及杂合子个体的鉴别诊断的依据。

总之，当遇见上述患者时应想到 WD 的可能。一旦疑及 WD 的诊断，均应进一步检查以寻找证据来证实或排除 WD 的诊断。单靠某一项或几项实验室检查来确定诊断者易发生错误，所以需将患者的临床表现和多项检查指标结合起来统一考虑。

二、病理机制

铜是人体生命活动过程中的重要微量元素之一。正常人每日从食物摄入铜量为 2～5mg，从肠道吸收的铜约 5% 与白蛋白疏松结合，易于游离（称直接反应铜），90%～95% 在肝脏内与球蛋白结合构成铜蓝蛋白。铜蓝蛋白是血浆中主要的铜蛋白形式，異有氧化酶活性。铜在体内大部分都是以铜蛋白形式存在。大多数有酶活性的铜蛋白（即铜蓝蛋白酶）催化具有生理意义的反应,剩余的铜通过胆汁、大便、尿液和汗液排出体外。

WD 为常染色体隐性遗传性疾病。有证据表明,WD 是由于基因突变所致。WD 基因已准确定位于 13q14.2～q14.3,该基因编码一种 P 型 ATP 酶转运体,其可能与金属离子转运有。WD 患者主要为铜代谢障碍,其病理表现为大量的铜沉积于组织,尤其是肝、脑、肾和角膜等。WD 患者铜代谢的障碍和铜在体内异常沉积的确切机制至今尚不清楚,一般认为本病可能与肝脏内铜蓝蛋白的合成障碍,铜转运受阻;溶酶体缺陷,肝脏清除铜的能力降低,胆道排铜减少;患者体内的直接反应铜易于分离并沉积于组织以及组织蛋白对铜亲和力异常增高等因素有关。

大摄沉积于组织的铜对组织细胞具有毒性。肝是身体储存铜的重要器官,因此 WD 患者肝脏最先受累,肝细胞可发生炎性细胞浸润、脂肪和结缔组织增加或肝细胞变性、坏死或呈小叶性肝硬化。肝小叶因含铜量不等而呈红棕色至黄色。在脑部的病理改变以壳核变性最明显,显示皱缩,色素沉着,其次为苍白球及尾核。严重者基底核可软化形成空洞,约 10% 的 WD 患者大脑皮质和内质也可受累。镜检可见变性区内胶质细胞显著增生,神经元减少。眼角膜铜沉积形成角膜色素环(K-F 环)。铜在肾脏的沉积主要损坏近端肾小管及肾小球,引起肾功能异常。继发于肝硬化可引起门静脉高压的一系列表现。骨骼和心脏等也可有改变。

由于铜在各组织中的蓄积过程与所致的临床表现密切相关。Deiss 将发病过程分为几个阶段,对认识本病的病理过程及解释临床症状有很大的帮助(图 1-4-7)。

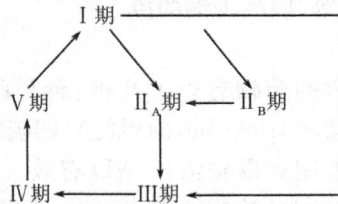

图 1-4-7 WD 病期转归示意图

Ⅰ期:肝铜蓄积期,肝组织中铜量逐渐增加。该期自出生之日起可持续 5 年以上,患者呈正铜平衡,临床上无症状。40% 患者尿铜排泄量可在正常范围内,但肝铜浓度远较有神经症状者为高。由于肝细胞坏死,肝组织纤维增生,故该期之末可发生无症状性肝硬化或隐原性肝硬化。

Ⅱ期:肝铜饱和释放期,铜从肝中释放出来。其又可分为ⅡA、ⅡB 期。

ⅡA 期:溶血发作,肝细胞中铜蓄积增多,肝细胞破坏,铜进入血液中,铜对红细胞毒性作用,致使发生反复发作性溶血性贫血。

ⅡB 期:患者因铜的转移困难而发生急、慢性肝功能衰竭。

Ⅲ期:脑铜蓄积期,铜在脑组织中沉积,但无明显神经症状;K-F 环多见,尿铜排泄量增高。

Ⅳ期:神经症状期。出现典型的 3 种症状,K-F 环,肝硬化,锥体外系障碍。此时血清铜、铜蓝蛋白降低,尿铜显著增高。

Ⅴ期:终末期或治疗后的铜平衡期。经恰当治疗铜代谢又趋于平衡,症状和体征逐渐消失。如终止治疗或不治疗,患者终将死亡。

以上 5 个分期并非是每个 WD 患者都必须经历的循环病程,可因患者、治疗等的因素影响而不经历其中某些病期,各期之间也可互相转变,造成多种多样临床上的表现。

三、治疗

在整个人群中 WD 的患病率为 1/40000,基因携带者(杂合子)为 100 个人中有 1 个。WD 的预后与治疗早晚有关。因此对于每一位 WD 患者,一经确定诊断,无论有无临床表现,均应考虑立即进行治疗。在症状出现之前开始治疗,纠正患者铜代谢异常就可以防止体内过多的铜对身体组织造成损害,在很大程度上阻止症状出现。对于有症状的 WD 患者,治疗可以分为 2 个阶段:早期治疗和维持期治疗。早期治疗是及时地采取积极有效的治疗措施,将体内过多的铜控制在毒性阈值以下,以防止铜对身体组织造成损害。维持期治疗是在此时期内防止铜在体内再次蓄积,以免再次造成组织损害和出现临床症状。治疗开始越早越好,治疗需终身维持,突然中断常可引起暴发性肝衰竭。

WD 的治疗目的是降低体内铜水平,防止铜在体内的蓄积。所以一方面是减少和控制铜的摄入,另一方面是促进体内铜的排除,常采用的方法有以下几种。

(一)常规治疗方法

1.改善饮用水质 国内《生活饮用水水质标准(GB5749－85)》对生活用水中的含铜量的要求是每升 1mg。而成人每日平均需水量为 2～3L。因此开始驱铜治疗的 WD 患者应该食用去离子化或蒸馏水,以减少铜的摄入量。

2.低铜饮食 开始治疗的 WD 患者应该避免食用含铜的食品,如动物肝脏、贝壳、螺类、可可、坚果仁、豆类、蘑菇、巧克力等,以减少铜的摄入。

(二)药物治疗

目前临床上使用促进铜排泄的药物有以下几种:青霉胺、锌剂、三乙撑四胺(triethyle-netetramine dihy－drochloride,又名 trientine,曲恩汀)、四硫钼酸铵等。

1.青霉胺(penicillamine) 采用青霉胺治疗 WD 有效。青霉胺用于 WD 的治疗已有了 40 多年的历史,多数患者取得了良好的治疗效果。至今,青霉胺仍然被公认为是治疗 WD 的首选药物,适用于各种类型患者的早期治疗和维持期治疗。青霉胺是通过络合作用治疗本病。青霉胺本身能络合肝和其他组织中的铜,降低蛋白与铜的亲和力。这种被动员出来的铜经小便排出体外。青霉胺除能促进体内排出铜外,还能降低铜的毒性。其可与铜形成无毒的青霉胺－铜复合物,具有解毒作用。青霉胺还可诱导肝脏合成更多的金属硫蛋白(metallo-thionein,MT),使得在肝脏沉积的有毒铜与 MT 结合形成无毒性的复合物。该药可用于各种类型 WD 患者的治疗,常用治疗剂量为 1～2gd,分 2～4 次口服。青霉胺应与食物分开服用,至少在餐前 1h 或餐后 2h 服用。治疗初期,该剂量的青霉胺可以引起大量地排出铜尿,每天排铜量可达几毫克。用青霉胺 1g,可使尿铜排出约 2mg。通常经 4～6 个月治疗,这种大排铜尿的作用会逐渐下降。当 24h 尿铜量≤500μg,血中非铜蓝蛋白铜 25μg/dl,体内的铜浓度降至毒性阈值以下,组织就可开始修复,肝功能损害会逐渐恢复正常。此时应该考虑进行维持期治疗,维持量一般是 1g/d,长期服用。青霉胺用于维持期治疗,能有效地防止再次出现铜中毒,但青霉胺的严重不良反应又妨碍了其长期使用。

青霉胺用于 WD 的早期治疗起效快,但毒性大。治疗初期常出现药物过敏反应和神经症状加重。20%～30%的患者出现药物过敏反应。过敏反应多发生于用药治疗数天至 1 个月内,常见有皮疹、发热、舌炎、关节痛、恶心呕吐、食欲缺乏、白细胞减少、血小板减少、血管神经性水肿等。一旦发生过敏反应,应立即停用青霉胺。待反应完全消失后,再次给予小剂量青霉胺 125～250mg/d 重新开始治疗,于数周内加至足量。也可在服用青霉胺的同时加服泼尼松 30～40mg/d 在无过敏反应发生后,于 2～3 周内逐渐将泼尼松减量直至停药。或者将青霉胺从非常小的剂量开始治疗,缓慢加量直到出现耐受性。10%～50%有神经症状的 WD 患者在开始青霉胺治疗方案后 2 周～2 个月内可出现症状加重。在开始治疗时对这种情况应有一定的思想准备。有人给 25 例有神经症状的 WD 患者开始青霉胺治疗后,其中 13 例出现了症状加重,6 例患者始终未能恢到治疗前状态。在神经症状恶化的同时 MRI 检查证实,脑部有新的损害出现。这种情况的发生,可能是青霉胺的治疗诱发了体内铜的重新分布,肝中蓄积的大量铜释放入血,引起脑内铜含量增加所致。如果患者已用常规剂量开始治疗,在治疗中出现症状恶化,可减量,以后再酌情加量,但应坚持服青霉胺。少数患者即使是调整治疗方案,有些损害也很难逆转,甚至有些无症状的 WD 患者会出现神经系统损害。为了避免这种情况的发生,有人主张治疗应从小剂量开始,缓慢加量。治疗时所使用驱铜剂的剂量足以产生每天排尿铜至少 1mg/d,以不要超过 2mg/d 为宜。

长期使用青霉胺作为维持期治疗。不良反应的发生率可高达 62%,其中 10%～30%的患者被迫停药。最为严重的不良反应是影响了免疫系统和结缔组织,可发生许多自身免疫性疾病,其中一些疾病是致命的。不良反应包括:骨髓抑制、再生障碍性贫血、系统性红斑狼疮、Goodpasture 综合征、皮肤病、多动脉炎、重症肌无力、肾病综合征、蛋白尿、视神经炎、视网膜出血。其中肾脏损害最常见,蛋白尿可占患者的 5%～10%。严重的不良反应最终迫使患者不得不改用其他药物。

青霉胺是一种抗维生素 B_6 的代谢产物,可引起维生素 B_6 缺乏。为避免并发视神经炎,一般合用维生素 B_6。青霉胺是一种络合剂,还可导致体内许多微量元素缺乏,尤其是青霉胺增加尿锌的排出,常造成体内严重缺锌,故每日需加服锌 15mg。青霉胺的许多毒性作用常出现在疾病治疗的后期,可能是由于体内高水平的铜对青霉胺的毒性有部分保护作用,以后随着疾病治疗铜水平的下降,青霉胺的这种毒性作用就显现出来了。因此,青霉胺用于 WD 维持期的治疗最大困难是它的毒性作用

2.曲恩汀 曲恩汀也是一种口服的络合剂。其作用机制与青霉胺相同,能动员身体不同组织中的铜,增加尿铜的大量排出而起治疗作用。但在曲恩汀治疗期间可引起血清游离铜浓度升高。曲恩汀使用剂量和服用方法同青霉胺,其治疗效果如青霉胺一样有效。但各个患者的剂量应根据其临床效果进行调整。曲恩汀可用于各种类型 WD 患者的早期治疗和维持期治疗。曲恩汀的毒性较青霉胺低,适用于不能耐受青霉胺治疗者。尤其是对于严重的肝脏疾病型 WD 患者的早期治疗,由于青霉胺毒性大,可采用曲恩汀和锌剂联合治疗 4～6 个月后,再以锌剂维持治疗。对于新诊断的 WD 患者,在使用曲恩汀治疗后会出现大量地排铜尿,尿铜减少的速度较青霉胺更快。随若体内大量铜的排出,患者临床表现改善。在使用曲恩汀治疗过程小,也需随时监测尿铜和血清非铜蓝蛋白铜的变化。曲恩汀毒性低,但国内尚无人使用,临床经验少。主要不良反应有骨髓抑制、肾毒性、皮肤黏膜损害、粒幼贫血,有引起蛋白尿的报道。

3.锌制剂 治疗 WD 的锌剂不是络合剂。而是利用理化性质相似的元素间有相互拮抗作用,故采用大量的锌可抑制铜在肠道中的吸收。锌可诱导肠黏膜细胞合成金属硫蛋白。金属硫蛋白对铜的亲和力大于对锌的亲和力,因而进入肠黏膜细胞的铜更容易与金属硫蛋白生成一种复合物,这种状态下的铜不能被吸收,滞留于肠黏膜细胞内,于 6d 后随脱落的肠黏膜细胞经粪便一起排出体外,增加了铜在大便中的排出。锌不仅可以减少食物中铜的摄入,还

可以阻断在唾液和胃液分泌中铜的再吸收,因此造成轻度负铜平衡。在肝、肾等组织中,锌剂也可以诱导合成具有保护作用的金属硫蛋白。金属硫蛋白与这些组织中的铜相结合,以减轻铜的毒性。临床上常使用的锌剂有硫酸锌和乙酸锌。治疗剂量为硫酸锌200mg,1日3次;乙酸锌折合成锌量50mg,日3次。每日剂量以多次服用较1次性服用的效果好,每次服用药物应与食品和饮料分开,间隔至少1h,以避免这些食物干扰锌剂的治疗效果。锌剂治疗WD安全有效,可用于WD患者的早期治疗和维持期治疗。锌剂的毒性低,但起效缓慢。经锌剂治疗的患者需6~8个月才能达到降低血铜浓度于中毒阈值以下。因此锌剂多用于症状前患者的治疗,妊娠患者的治疗,不能耐受青霉胺或青霉胺治疗效果不理想患者的治疗,以及维持期的长期治疗。停用锌剂,阻滞铜摄取的作用仍能持续大约11d,故短时间停药不影响疗效。锌剂毒性低,安全有效,作为WD维持期的长期治疗较好。长期服用锌剂治疗不仅能够控制已降低的铜水平,而且能防止临床症状的再发。为了维持治疗效果,应该对服用锌剂的患者进行监测定时作神经病学检查,肝肾功能,血浆非铜蓝蛋白铜,24h尿铜,24h尿锌等检查,治疗初期尿铜排出多,随治疗时间延长尿铜的排出减少。锌剂治疗期间,24h尿铜水平可以作为反应尿铜下降和身体铜情况的指标,从24h尿锌水平可以了解患者服药情况。常规治疗剂量情况下24h尿锌水平平均3.5mg,至少不少于2mg,低于这一水平就表示患者没有坚持服药,同时患者的24h尿铜和血浆非铜蓝蛋白铜会升高。

锌剂的毒性很低,耐受性好。最常见的不良反应是头痛、胃不适,大剂量锌剂可引起腹泻、低钙、黄疸、贫血等。乙酸锌的胃肠道不良反应较硫酸锌轻。如果将药物在饭后1h服用就可克服胃肠道反应。此外,在治疗开始的前几个月锌可引起血淀粉酶和脂酶升高,男性患者HDL胆固醇减少以及淋巴细胞有丝分裂减少。锌剂可引起男性患者HDL和总胆固醇同时减少,但不引起总胆固醇与HDL胆固醇比值的显著改变。女性患者的总胆固醇减少,但HDL胆固醇却无减少。对于锌剂是否会引起免疫抑制,目前尚无临床证据。长期服用时应监测肝功能和胰酶。

锌剂可用作WD的早期治疗,但是在治疗了相当长的时间后,有些症状前患者有可能出现症状,有症状的患者病情可以进一步加重,甚至患者的肝铜并不减少而是继续升高。使用青霉胺治疗也可有类似情况发生。因此,肝铜不适合作为反映疗效好坏的指标。产生这一现象的原因,可能是锌剂或青霉胺诱导肝脏合成了MT后,只是与肝细胞中沉积的铜结合形成一种无毒的复合物,其治疗作用不是驱铜而是对肝铜的解毒。

4.四硫钼酸铵 四硫钼酸铵通过竞争机制抑制食物中铜的吸收以及内源性分泌铜的重吸收;结合体内过多的铜,与铜和白蛋白形成复合物,无法被细胞摄取,排出增加;减少肝铜和肝脏金属硫蛋白含量,也能减少含铜酶内铜的含量,四硫钼酸铵与铜形成复合物,以复合物的形式逐渐地被排入胆汁及血中。四硫钼酸铵治疗很少引起进一步或不可逆的神经系统症状恶化,也不会因停药而发生分离造成血铜浓度反跳性增高。四硫钼酸铵初始剂量为20mg,3次/d,进餐时服用;剂量可增加至100mg,3次/d,餐间服用。用药后很快建立铜的负平衡,用药2周可使铜的毒性损害停止,8周效果显著。过量的钼有一定毒性,故不能用四硫钼酸铵作维持期治疗。四硫钼酸铵有骨髓抑制和损害骨骼的不良反应。

WD的治疗是终身的,因此要求患者要长期坚持服药,否则以前的治疗将前功尽弃。WD患者在开始治疗以后,神经症状的改善通常要在体内铜的水平降至毒性阈值以下6个月后才开始,恢复到最佳水平要在治疗1~2年后才能达到。在整个病程中,患者的神经症状存在与否不能作为治疗的指衡。同时应清楚地认识到,肝铜的清除是不完全的,即使在治疗数年后肝铜的含量仍然可能很高。而且无论患者在治疗开始前有无症状,即使是患者已经病愈10年以上,如果停止进行维持期治疗几月至几年,患者都可能突然发生临床症状恶化,因急性肝炎和肝功能衰竭而死亡。所以,坚持终生治疗对WD患者是非常道要的。

（三）血液透析

血液透析多用于重症或终末期WD患者。血液透析可在短时间内使患者体内游离铜的水平降低,清除其他毒性物质,为患者争取肝移植治疗的时间。

（四）手术治疗

1.脾切除术　贲门周围血管离断和脾切除术治疗消化道大出血和脾功能亢进,并辅以积极驱铜治疗。贲门周围血管离断和脾切除术仅为驱铜治疗的辅助措施,强调手术期的驱铜治疗。术后患者三系细胞迅速回升,白细胞和血小板恢复正常时开始驱铜治疗。

2.肝移植　以急性暴发性肝损害为临床表现的WD患者,虽然可从常规的药物治疗中获得益处,但有时只有进行肝脏移植才能拯救患者的生命。因此,当病情严重时,有条件可考虑肝移植术治疗。肝移植指征:①急性重型肝炎（暴发性肝炎）的临床表现;②肝硬化和严重肝功能失代偿的年轻患者,青霉胺治疗2～3个月无改善;③治疗有效,但进行性严重肝功能不全,或门脉高压引起反复消化道出血;④无严重肝功能不全,但神经系统症状顽固。肝移植可为患者提供一个健康的肝脏,新肝脏功能恢复后可不同程度的改善患者的铜代谢障碍,是暴发性WD肝炎和慢性进行性肝病终末期唯一有效的治疗方法。肝移植术治疗WD,78%术后神经系统症状基本消失,精神症状也减轻或消失,能正常独立生活,其至重新工作。手术的创伤和风险较大、价格昂贵,短期死亡率为20%～30%,且日后还存在需再次进行肝移植治疗的可能性。供体来源有限和移植后的排斥反应限制了手术的广泛应用。

3.肝细胞移植　由于肝细胞增殖能力有限,很难长时间维持其功能,同时存在的免疫排斥反应,尚需进一步研究。

（李伟锋）

第六节　运动神经元病

运动神经元病（motor neuron disease,MND）是一组病因尚未明确的选择性侵犯脊髓前角细胞、脑干运动神经元、皮质锥体细胞及锥体束的慢性进行件变性疾病,其病理特征为进行性上、下运动神经元的变性、坏死及凋亡。临床上兼有上和（或）下运动神经元受损表现,为肌无力、肌肉萎缩和锥体束征的不同组合,最终常因呼吸衰竭致死,感觉和括约肌功能一般不受影响。由于症状和体征的组合不同,形成不同类型的运动神经元病,包括肌萎缩侧索硬化（amyotrophic lateral sclerosis,ALS）、脊肌萎缩症（spinal muscular atrophy,SMA）、原发性侧索硬化（primary lateral sclerosis,PLS）和进行性延髓麻痹（progressive bulbar palsy,PBP）等。其中ALS是慢性运动神经元病的最常见类型,本节重点阐述该病。

一、运动神经元病的临床类型及特点

运动神经元病常按运动神经丧失的解剖部位、遗传及起病年龄分类,表1-4-11列出依据解剖进行的临床分类,便于临床诊断与鉴别诊断。

表 1—4—11　运动神经元病的解剖分类

全身性运动神经元病

　　散发性肌萎缩侧索硬化

　　家族性肌萎缩侧索硬化

　　肌萎缩侧索硬化—帕金森—痴呆复合

　　下运动神经元疾病(LMND)或脊肌萎缩症(spinal muscular atrohy,SMA)

　　散发性 SMA

　　儿童 SMA

　　遗传性 SMA

　　显性遗传性 SMA

　　隐性遗传性 SMA

　　X—连锁遗传性 SMA

　　延髓脊肌萎缩(bulbospinal muscular atrophy)

　　上运动神经元疾病(UMND)

　　原发性侧索硬化

　　进行性假性延髓麻痹

　　局灶运动神经元疾病

　　拟似运动神经元病疾病

(一)全身性运动神经元病

ALS 搓显常见的 MNU,为(1～5)/10000 人,男性多见,随着年龄增长,ALS 的危险性也增加,家族性 ALS 平均起病年龄为 47～52 岁,散发性 ALS 平均起病年龄为 58～63 岁。ALS 是一组以上运动神经元(upper motor neurons,UMN)和下运动神经元(lower motor neurons,LMN)变性症状和体征为特点的疾病,导致进行性的球麻痹、肢体瘫痪,呼吸肌无力,而眼球运动和括约肌功能罕受累及。认知功能损害见于 20%～50%的患者,有 3%～5%患者进展为额颞型痴呆,由于呼吸衰竭而死亡一般见于起病后 2～4 年,但也有患者可以存活十余年。约 5%ALS 有阳性家族史家族性的临床表现与散发性者无区别,某些病例可显示后束受累。20%～30%家族性病例有铜锌 SOD 基因突变。受影响家族中突变的识别可以有助于遗传咨询。SOD 基因中很多突变的外显率尚未确立,因此个别患者的突变存在并不表示会 100%发病的危险,无突变则排除了发生 ALS 的危险性增加。

在临床工作中,ALS 可以分为散发性和家族性 ALS。另外还有多种类似 ALS 的疾病,重要注意进行鉴别。

1.散发性 ALS　为临床典型的 ALS,单独发生,但有些患者也可伴有并存的其他已知与 ALS 无关的疾病。

2.遗传性或家族性 ALS　某些 ALS 患者可以检测到病理性基因异常,且在一代或几代人中连续出现,如超氧化物歧化酶 SOD1 基因缺陷或氨基己糖苷酶 A 或氨基己糖酶 B 缺乏等,则可诊断为实验室支持、临床确诊的家族性 ALS。但是,如果临床上存在遗传的特点,甚至可以判断出遗传方式,而没有检测到基因异常时,仍应诊断为散发的 ALS。

3.ALS 叠加综合征　临床具有 ALS 表现同时还伴有与 ALS 同时发生的其他神经系统体征,如锥体外系表现、痴呆、小脑变性、自主神经功能异常、眼球运动异常(核上性或核性)、客观感觉异常等。

4. 伴有意义不明实验室异常的 ALS　临床表现为 ALS,同时存在某些实验室检查的异常,但其与 ALS 发病之间的关系并不清楚,如异常球蛋白血症、自身抗体(GM₁抗体滴度增高)等。

5. 类 ALS 综合征　该组疾病包括多种与 ALS 发病机制完全不同的其他疾病,而并非 ALS 的不同类型,如脊髓灰质炎后综合征、多灶性运动神经病伴或不伴传导阻滞、内分泌疾病(特别足甲状腺功能亢进或甲状旁腺功能亢进)、铅等金属中毒、病毒感染和副肿瘤综合征。

（二）LMND(lower motor neuron disease)

进行性下运动神经元变性疾病病变只累及下运动神经元,可以是先天性的,或呈现于儿童及成年人,常称为脊肌萎缩症(SMA),根据起病年龄可分为婴儿型、中间型、青少年型和成年型。在婴儿和儿童中的 SMA 中,以遗传原因占多数,而且遗传性的 LMND 的严重度与起病年龄相关,起病越早全身症状越重、存活时间越短,一般为常染色体隐性遗传,最严重病例为先天性或呈现于早期儿童,即 Werding Hoff－mann 病(SMA1 型)。婴儿及儿童型可表现为胎儿运动减少,软婴综合征,早期运动发育不全或失去行走能力较晚起病者表现为近或远端肢体无力、肌萎缩及反射减低等下运动神经元瘫痪症状体征,呈缓慢进行性,逐渐丧失肢体运动功能,成人型 SMA3 患者的寿命正常。较良性型者为成人起病型肌萎缩侧索硬化(SMA4 型),为隐性或性连锁遗传。成人型常为散发性。

进行性延髓麻痹表现为进行性构音及吞咽困难,常伴有下运动神经元受累征(舌肌萎缩及舌肌颤动),通常患者在延髓症状出现前后,ALS 的其他上、下运动神经元受损的锥体束症状都相继出现。如果女性患者有 MND,比男性更易发生进行性延髓麻痹。进行性延髓麻痹病情进展迅速,通常在症状出现后 2～3 年,由于本身疾病造成的呼吸肌麻痹、循环衰竭或肺部感染而死亡。

（三）UMND(upper motor neuron disease)

原发性侧索硬化及进行性假性延髓麻痹主要为上运动神经元变性,两者均起病于成人晚期。原发性侧索硬化表现为渐进性下肢痉挛性瘫痪,多年后进展到上肢,但罕见于延髓支配肌肉,呼吸功能受累不常见。进行性假性延髓麻痹表现为缓慢进展的构音及吞咽困难,常伴有上运动神经元受累征(强哭、强笑、下颌反射或掌颏反射亢进),最终进展成似 ALS 的全身性 MND。

二、辅助检查

1. 神经电生理检查　当临床考虑为 ALS 时,需要进行神经电生理检查,以确认临床受累区域为下运动神经元病变,并证实在临床未受累区域也存在下运动神经元病变,排除其他疾病。

（1）常规针极 EMG:常规同芯圆针极 EMG 检查表现为同时存在进行性的失神经和慢性神经再生。进行性失神经的表现为纤颤电位和(或)正锐波。慢性神经再生的表现为:运动单位电位时限延长伴有多相波增多,通常有波幅增高;大力收缩时募集相减少;运动单位电位不稳定。为了诊断 ALS,肌电图至少应该有三个节段(脑干的球部脑神经运动神经元,以及颈段、胸段和腰骶段的前角运动神经元)存在异常。其中脑干节段可以测定一块肌肉,如舌肌、面肌、胸锁乳突肌或咀嚼肌。胸段可在第 6 胸椎水平以下的脊旁肌或腹部肌群进行测定。对于颈段和腰骶段,应至少测定不同神经根和不同周围神经支配的两块肌肉。

(2)神经传导测定:神经传导测定主要用来诊断或排除其他周围神经疾病。ALS 患者神经传导应该正常或大致正常。但当肌肉萎缩明显时复合肌肉动作电位波幅可明显降低;当存在嵌压性周围神经病或同时存在其他的周围神经病时,感觉神经传导可以异常;在进行下肢的感觉神经传导测定时,有些老年患者很难引出感觉神经动作电位,并不一定是异常。

(3)运动单位计数(motor unit number estimates,MUNE):当 MUNE 减少时,提示所测定的神经存在轴索性损害。适用于慢性运动神经前角细胞或轴索病变的辅助判定,能够定量反映运动单位(motor unit,MU)数目,是测量运动神经元损失数量的重要的电生理技术。在 ALS 的早期诊断中有重要价值,目前主要用于对 ALS 患者的随诊研究以及药物治疗效果的评价,判断预后。

(4)单纤维肌电图(SFEMG):ALS 由于病变进展快,再生的神经尚未形成成熟的神经末梢或运动终板,神经冲动的传导尚未达到同步,故表现为 jitter 明显增宽、纤维密度(fiber density,FD)增高和阻滞,并且 jitter 增宽、FD 增高与肌肉无力的程度呈明的负相关。而颈椎病患者由于病变进展慢,FD 一般正常或增高,jitter 可以有增宽,但程度一般较轻微,很少出现阻滞。

(5)运动诱发电位(motor evoked potential,MEP):上运动神经元损害时经颅磁刺激的中枢运动传导时间延长 30% 以上,最大用力收缩肌肉时运动单位电位的发放频率下降。

2. 神经影像学检查 在某些 ALS 患者,头颅 MRI T_2 加权像可以在皮质脊髓束通路出现高信号但影像学检查并不能提供确诊 ALS 的依据,临床主要用于 ALS 与其他疾病的鉴别,排除结构性损害。

3. 神经肌肉病理检查 ALS 的诊断并不需要行神经或肌肉活检。只有当临床、电生理或实验室检查发现不典型改变,怀疑为其他疾病时,尤其是肌肉疾病时,肌活检才有价值。在某些情况下,尸检可起到支持或排除 ALS 的作用。

4. 实验室检查 无确诊 ALS 的实验室指标,开展实验室检查的目的主要在于鉴别和排除其他疾病。

三、诊断

根据中年以后隐袭起病,进行性加重,病变局限于上、下运动神经元,无感觉障碍,典型的神经源性肌电图(EMG)改变,一般诊断运动神经元病不难。但由于 ALS 早期表现多样,缺乏诊断的生物学标志,故有时诊断非常困难。1994 年,世界神经病学联合会(World Federation of Neurology,WFN)制定了一个 ALS 的诊断标准,称为 El Escorial 标准,同时还对诊断的步骤提出了相应的标准。但按此标准,确诊的 ALS 已有广泛的临床及 EMG 受损征,以致患者已属相对发展期。鉴于 ALS 的致命预后,迄今又无有效治疗,因此 1998 年 WFN 对该诊断标准提出了修订,有利于早期诊断 ALS,试验可能有效的药物,以期延迟疾病的发生或延缓疾病的进展。根据临床和电生理检查所显示的病变累及范围,可以将 ALS 分为不同的诊断级别。

临床确诊 ALS:通过临床检查,证实在 4 个节段中至少有 3 个节段存在上、下运动神经元同时受累的证据。

实验室支持—临床确诊的 ALS:1 个节段存在上和(或)下运动神经元受累证据,证实携带致病性基因突变。

临床很可能的 ALS:通过临床检查,在 4 个节段中至少有 2 个节段存在上、下运动神经元同时受累的证据,并且上运动神经元受累的体征位于下运动神经元病变节段的上端。

临床很可能—实验室支持的 ALS:临床上仅有 1 个节段存在上下运动神经元同时受累的体征,或仅在 1 个节段存在上运动神经元体征时,如果肌电图检查发现至少 2 个节段存在下运动神经元受累,并且通过选择适当的影像学检查和实验室检查排除其他疾病,则可以诊断为临床很可能—实验室支持的 ALS。

临床可能 ALS:临床检查仅有 1 个节段存在上下运动神经元受累证据,或在 2 个或以上节段仅有上运动神经元受累的证据,或者下运动神经元受累的体征位于上运动神经元受累节段的上方;在进行神经电生理检查、影像学检查以及实验室检查后,仍达不到实验室支持—临床拟诊的 ALS 标准。在诊断临床可能 ALS 之前,必重要排除其他疾病。

四、鉴别诊断

1.颈椎病　颈椎病在临床上较常见,可产生上肢 LMN 受损征及下肢 UMN 受损征,很容易与 MND 混淆。颈椎病一般有肢体麻木,尤其是上肢,可出现大小便障碍,无延髓症状,颈髓 MRI 可见与症状相对应的椎间盘突出,EMG 为局限在中下颈段的神经源性损害,胸锁乳突肌、胸段脊旁肌及下肢不出现神经源性损害。

2.慢性炎症性脱髓鞘性多发性神经病(CIDP)　CIDP 临床主要表现为感觉运动神经病,即运动与感觉均有累及的周围神经病,少数可发生以运动障碍为主的类型,但不出现 UMN 受损征,电生理检查出现神经传导减慢、F 波消失或潜伏期延长,一般脑脊液有蛋白—细胞分离现象。

3.平山病　平山病(hirayama disease)　又称青少年上肢远端肌萎缩症,好发于青春早期,男性多见。平山病是一种良性自限性下颈髓运动神经元受累疾病,多表现为一侧上肢前臂以下肌无力、肌萎缩,病情在一定时间内呈进展性,多于 5 年内停止。临床上与 ALS、SMA 的早期有相似表现,但预后却截然不同。大多数平山病患者肌电图检测有节段性下颈髓前角损害的特征性异常,但少数患者亦可能出现广泛神经源性损害,容易误诊为 MND,故疑诊平山病患者应进行常规颈椎生理位及前屈位 MRI 平扫,前屈位 MRI 扫描可见颈胸段椎管后方硬膜前移,脊髓呈明重受压变形、变细改变,以 $C_{5\sim7}$ 水平明显,而 MND 不具有此特征性改变。

4.多灶性运动神经病　多灶性运动神经病(mul—tifocal motor neuropathy,MMN)是一种罕见的免疫介导的周围神经病,约 50%患者血清中 IgM 型抗神经节苷脂抗体(GM1)滴度增高。MMN 仅影响运动不影响感觉,临床与 MND 很相似,该病以成人男性多见,最初为不对称的上肢远端无力萎缩,逐渐累及上肢近端及下肢,也可下肢起病。受累肌肉分布呈现多数单神经病的特点,不出现 UMN 征。神经传导检查有助于诊断,采用 inching 技术可发现多处(至少 2 处以上)非嵌压部位的运动传导阻滞。静脉应用丙种球蛋白和环磷酰胺治疗有效。

5. 副肿瘤性运动神经元综合征 副肿瘤性运动神经元综合征(paraneoplastic motor neuron synd-rome,PNS)也称亚急性运动神经元病(subacute motor neuro-nopathy,SMN)是临床表现为运动神经元病的肿瘤远隔症状,是一种罕见的副肿瘤综合征,常伴发于支气管肺癌、霍奇金病和其他淋巴瘤等,发病通常在肿瘤缓解期,与原有肿瘤的病情不一致,常亚急性起病,以双下肢无力萎缩为主要表现,上肢受累较轻,脑神经运动核支配肌群不受累。Forsyth 将其分为 3 种类型:①快速进展的肌萎缩和肌束颤动,伴或不伴反射亢进,抗 Hu 抗体阳性;②以上运动神经元受累为主,类似 PLS;③临床与 ALS 无异。除非发现肿瘤或抗 Hu 抗体阳性,一般很难与 MND 鉴别。

6. 肯尼迪病 肯尼迪病也称 X-连锁隐性遗传性脊髓延髓肌萎缩症(X-linked spinal and bulbar muscular atrophy,SBMA)是编码雄激素受体的基因中 CAG 重复序列异常增加所致的 X-连锁遗传病。该病患者均为男性,多在 30~40 岁以后起病,病程长,如注意预防并发症,一般不影响寿命。肩带肌和骨盆带肌先受累,典型表现为双侧对称的以近端为主的肌无力和肌萎缩,继而累及咀嚼肌、面肌和延髓肌,舌肌及面肌肌束颤动多见,通常无上运动神经元受累表现。2/3 男性患者出现内分泌紊乱,男性乳房发育和性功能减退、糖尿病等。血清肌酸激酶(CK)可增高,甚至可致正常值的 10 倍。EMG 除神经源性损害外,尚可有感觉神经病,这在 MND 中不存在,基因检查可明确诊断。

7. 包涵体肌炎 男性多见,50 岁以后起病,60~70 岁常见,隐袭起病,缓慢进展,表现为多灶性、不对称无痛性无力和萎缩,肌电图示肌源性损害,肌肉活检有特征性改变。

五、治疗

(一)神经保护及修复治疗

谷氨酸抑制剂利如唑(rilnzole),是目前唯一被证明有效的神经保护治疗药物,多项研究证明其确实有效且安全,目前已获各国药品监督部门批准,但只能减慢 ALS 疾病进展,适用于早中期 ALS,对晚期 ALS 无效。依据不良反应及效果,各国指南均推荐 50mg,每日 2 次,并建议尽早及规律服药,但目前尚未明确随着疾病进展利如唑的治疗是否需要以及何时停止,根据循证医学 I 级证据(最高级别)临床指南推荐利如唑治疗用于临床确诊的和很可能的 ALS 患者(症状持续时间少于 5 年,FVC 预测值>60%且没有气管切开)。基于循证医学 III 级证据(专家意见),临床指南推荐利如唑治疗用于临床可能的 ALS 患者(症状持续时间超过 5 年,FVC 预测值<60%和为预防误吸做气管切开但不依赖呼吸机的患者)。但对气管切开后需要通气、合并其他不能医治的疾病和在 ALS 之外的患有前角细胞疾病的患者益处不确定,不建议使用利如唑。恶心、疲乏及肝功能异常约见于 10%患者,肝功能异常约 3%,建议利如唑治疗患者,肝功能应 3 个月复查 1 次(表 1-4-12)。

表 1-4-12　ALS 的症状治疗

症状	第一线治疗	第二线治疗	小结
无力进展	利如唑 50mg,bid	Vit E 2000U/cl	唯一证明可减慢 ALS 无力进展
痉挛	物理措施	咪噻二唑 2mg,tid,qid（逐渐增量,最大 36mg/d）	需经常调节剂量,在下肢无力情况下免用（跌倒）
	巴氯芬 5～20mg,q6h		停用巴氯芬无须逐渐减量（痫性发作,脑病）
体重减轻,由于进食热量不足	限制单调饮食;用食物粉碎机,液状加稠;补充热量	经皮内镜胃造瘘（PEG）	在通气量<50% 前 PEG,尽量减少呼吸道并发症
疲乏	适当注意睡眠卫生	Modafinil 200mg	考虑原因（抑郁,夜间通气不足）
流涎	小剂量抗胆碱能性抗抑郁剂,阿米替林 25mg,qd 或 bid		避免过量化,分泌减少称为黏液而难以处理
上呼吸道感染	若有支气管炎症状应用抗生素	一旦上呼吸道感染者即用抗生素	
便秘	维持液体摄入;摄入水果、蔬菜及含高纤维饮食	大便软化,通便栓剂	便秘可因治疗抑郁或流涎的药物而加剧
夜间通气不足	夜间经鼻正压呼吸;BiPAP（双相正压）	气管切开及正压呼吸	在终末呼吸衰竭时需镇静或抗焦虑
抑郁	抗抑郁治疗如伴其他慢性病;三环类抗抑郁药	SSRI	用抗胆碱酯酶作用的抗抑郁剂以减少流涎
肌肉骨骼痛	非麻醉镇痛剂	麻醉镇痛剂	可辅以按摩、理疗
情绪失控	三环抗抑郁药	SSRI	小剂量常已够
不能完成 ADL	家庭帮助及职业治疗师帮助	社会服务	支持组织可行某些患者及其家庭

临床症状体征与 ALS 高度相近的 PBP 及 SMA 患者应考虑予以利如唑治疗,但缓慢进展的 PBP、SMA 或 HSP 则不推荐予以利如唑治疗。无论是否有家族史,所有有进行性运动神经元病症状并携带有 SOD1 基因突变的患者,均应予以利如唑治疗。

尽管近些年做过大量药物临床试验,包括:维生素、睾酮、抗氧化剂（如辅酶 Q_{10} 和二叶银杏等）、静脉注射免疫球蛋白、环孢菌素、干扰素及神经营养因子等,但尚无其他药物显示对 ALS 病程和存活期有显著影响。

(二)基因治疗

5%～10% 的 ALS 是遗传性,其中 20%～30% 与 21q22.1 的 Cu/Zn-SOD1 基因突变有关。散发病例 1%～2% 存在 SOD1 基因突变。遗传性 ALS 与散发性 ALS 有相同的临床特点,提示两者有共同的最终途径,目前的研究认为 SOD1 基因造成运动神经元死亡不是由于基因产物功能丧失,而是通过基因产物直接毒性作用或形成聚集体影响细胞功能从而造成运动神经元死亡。目前注射疫苗和输入免疫球蛋白以清除 ALS 患者体内异常蛋白产物的研究取得了一定的成果,如给 ALS SOD1 转基因小鼠注射针对 SOD1 突变蛋白的疫苗能延缓 ALS 的发生并延长存活期;注射 SOD1 抗体可延长实验动物的存活期,但其安全性还有待研究,目前临床研究尚未开展。

（三）干细胞移植

干细胞作为一种具有较强自我更新能力和多向分化潜能的细胞,近年来在细胞治疗和基因治疗的可能性方面引起了医学界的普遍关注,但目前无证据支持干细胞治疗 ALS 有效,尽管有一些探索性试验,包括将干细胞诱导分化成运动神经元以替代死亡的运动神经元或将干细胞诱导分化成星型胶质细胞或小胶质细胞提供特殊的生长因子或酶,从而保护损害的神经元,但干细胞真正进入临床还需要较长的时间和过程。

（四）支持治疗

运动神经元病患者的支持及症状性治疗是很重要的,主要包括呼吸功能,饮食、吞咽、抑郁及交流的处理。

（李伟锋）

第七节　多系统萎缩

多系统萎缩(multiple system atrophy,MSA)是一组原因不明的慢性进行性神经系统变性疾病。主要累及锥体外系、自主神经和小脑系统,可伴有锥体束和智能损害。根据其临床表现可分为 2 个亚型:以帕金森样症状为主的纹状体黑质变性(striatonigral degneration,SND)即 MSA—P 型;以小脑性共济失调为主的橄榄脑桥小脑萎缩(olicopontocerebellar atrophy,OPCA)即 MSA—C 型;而自主神经功能障碍,过去曾称 Shy—Drager 综合征(Shy—Drager Syndrome,SDS)即 MSA—A 型,是在各亚型中都常见的表现形式,目前国际上不再将 Shy—Dragr 综合症作为独立的类型。

一、病因及发病机制

MSA 病因不十分清楚,但从病理来看存在神经胶质细胞(特别是少突胶质细胞)胞质内包涵体及神经元包涵体,而其他中枢神经系统变性疾病均无此结构,故考虑此包涵体是 MSA 主要病因。近年免疫组化研究,在 MSA 脑组织胶质细胞质包涵体中发现有细胞周期依赖性激酶—5 和有丝分裂原活化蛋白激酶的免疫活性表达,在少突胶质细胞中,有强烈的微管相关蛋白—2 的表达。这提示胶质细胞质包涵体与微管细胞支架密切相关。再有 MSA 脑干、脊髓、小脑等部位均有 α—2 共核蛋白表达,提示后者可能在 MSA 等一类中枢神经系统变性病的发病中起作用。

二、病理

病理学研究发现中枢神经系统广泛分布的细胞丢失及神经胶质增生,病变在尾状核、壳核、苍白球、黑质最常见,脑桥核和小脑浦肯野细胞、蓝斑和前庭核、下橄榄核、迷走神经背核、锥体束也受累。脊髓受损首先是中间外侧细胞柱、脊髓 $S_{2\sim4}$ 副交感神经系统神经节前细胞,其次是锥体束和前角细胞。MSA 患者在病程的不同阶段都会先后出现自主神经功能障碍,而尿便障碍及性功能障碍占 78%～91%,目前研究认为与骶髓前角 Onuf 核在 MSA 患者中选择性脱失有关。Onuf 核是一个纵向走行的细长的细胞群,从 S_2 的中部延伸到 S_3 的上 1/3,支配肛门和尿道的括约肌。骶髓前角 Onuf 核选择性的弥漫性细胞脱失,这些神经元的丢失的同时又伴有残留运动神经元的侧支芽生,支配失神经的肌肉,即为尿道和肛门括约肌的失神经－神经再支配。

三、临床表现

MSA 多在中年发病,起病年龄多在 40～60 岁,隐匿起病,缓慢进展,无明显的家族史,男性多于女性。平均存活期为 9～10 年。

自主神经功能障碍:几乎所有 MSA 患者病程中的某一时点都会出现自主神经功能障碍,主要是直肠、膀胱功能障碍(如尿频、尿急、尿失禁、尿不尽、尿潴留和阳痿、便秘等)和与体位改变相关的症状(如头昏眼花、眩晕、全身乏力、晕厥等),另外还可以出现出汗减少或无汗,皮温低,皮肤粗糙。以往的回顾性研究中,MSA 患者的排尿障碍比体位性低血压症状更常见,若两者都有,则膀胱症状出现更早。在各种排尿障碍中,尿急、尿频、尿不尽感较尿失禁更为常见。

运动功能障碍:可表现帕金森样症状,也可表现小脑症状。在西方国家,以帕金森样症状最多见,即 MSA－P 型多见;而在东方国家,以小脑症状最多见,即 MSA－C 型多见。MSA－P 型早期主要表现为肌张力增高,静止性震颤不明显或完全缺失,症状对称,进展迅速,对左旋多巴的治疗反应不佳,只有一小部分患者对左旋多巴反应好。MSA－C 型早期主要表现为小脑性共济失调,患者可出现眼球震颤、共济失调步态、肢体自主运动协调障碍,小脑性语言等共济失调症状体征。另外,MSA 患者可出现假性球麻痹、肢体挛缩等锥体束症状,也可出现精神障碍及痴呆症状,但严重的痴呆症状少见。在 MSA 的晚期,帕金森症状和小脑症状可以同时出现。虽然各型早期各有特点,但最终都会表现为锥体外系统、小脑系统、自主神经系统、锥体系统损害的症状和体征。

四、辅助检查

1. 自主神经功能检查 对疑诊 MSA 的患者常规行卧立位血压及心率检查,若站立位收缩压较平卧位下降＞20mmHg、舒张压较平卧位下降＞10mmHg 而心率无明显变化者为阳性,上述检测应在体位变化后 3min 内完成。

2. 影像学检查 MSA 有相对特征的 MRI 表现,两种亚型 MSA 的 MRI 表现存在一定差异,MSA－C 主要表现为延髓、脑桥、小脑中脚、小脑蚓部或半球萎缩;第四脑室、桥延池扩大;T_2WI 脑桥小脑中脚对称性信号及脑桥十字征(pontine hot cross bun)。MSA－P 的异常改变以基底核区为著,表现为壳核萎缩、T_2WI 壳核后外部低信号及外侧缘高信号(putamen hyperintense rim)。MRI 弥散成像中的表观张力系数(apparent diffusion coefficients,ADC)值在 MSA 患者的脑桥、小脑中角、壳核明显增高,且与病程有着很好的相关性。也有约 20% MSA 患者的头颅 MRI 是正常的。

3. 肛门括约肌肌电图 肛门括约肌神经源自 $S_{2～4}$ 的 onuf 核,卫星电位的出现对于诊断 MSA 是较为可靠的指标,对于早期诊断 MSA 具有较特异的价值,有利于与帕金森病的早期鉴别。另外肛门括约肌肌电图可出现自发电位,运动单位平均时限延长,多相波增多,但这仅代表有神经源性损害,不是 MSA 特异性的。

五、诊断

1998 年 Gilman 等提出了 MSA 的 4 组临床特征和诊断标准。临床特征为:①主神经衰竭和(或)排尿功能障碍;②帕金森综合征;③小脑性共济失调;④皮质脊髓束功能障碍。诊断标准为:①可能 MSA,第 1 个临床特征加上两个其他特征;②很可能 MSA,第 1 个临床特征加上对多巴胺反应不佳的帕金森综合征或小脑性共济失调;③确诊 MSA,病理上见到广泛分布的少突胶质细胞胞质内包涵体,并有黑质纹状体和橄榄脑桥小脑通路的变性改变。

六、鉴别诊断

1. 帕金森病　MSA－P 早期易被误诊为 PD,两者鉴别点主要是 MSA－P 发病年龄早,以强直一运动迟缓症状明显,静止性震颤不明显或完全缺失,症状对称,进展迅速,对左旋多巴的治疗反应不佳。且在病程进展中会出现严重的小脑性共济失调、锥体束、自主神经功能等损害。MSA 患者自主神经功能损害除体位性低血压外,表现为尿失禁、排尿困难、尿急、尿频,有或无尿潴留。而帕金森病患者自主神经功能损害常表现为尿急、伴有或无排尿困难,但无慢性尿潴留,尿道括约肌功能正常。因此,临床上检查泌尿系统症状和膀胱功能有助于鉴别诊断。

2. 引起晕厥的其他疾病　对于以晕厥为主要表现的 MSA 应与各种原因所致的血容量不足或贫血、心源性晕厥、血管抑制性晕厥、糖尿病体位性低血压等鉴别。还应与神经系统其他疾病,如多发周围性神经病、家族性自主神经功能不全等鉴别,这些疾病影响到正常调节血压的自主神经通路及反射弧,导致直立性低血压。

七、治疗

(一)病因治疗

1. 神经保护治疗　虽然在对啮齿类动物 MSA 模型的实验研究中发现,谷氨酸抑制剂利如唑可延缓神经元丢失,但在两项 MSA 患者的前瞻性临床研究中却未显示利如唑有效。虽然米诺环素具有抑制胶质细胞增生的作用,但一项为期 48 周的针对 MSA－P 型患者的前瞻性研究发现患者的运动障碍及生活质量并未改善。生长激素在 MSA 患者中扮演着"生存因子"的作用,在一项随机、双盲、安慰剂对照研究中,22 名 MSA 患者接受了为期 1 年的重组人类生长激素(recombinant human growth hormon,r－hGH)注射治疗,虽然没有显著效果,但可以看到患者的帕金森病统一评分量表及 MSA 统一评分量表的评分均有微小的增高趋势,因而有关 r－hGH 的研究还有待深入。雌二醇可能在 MSA－C 型患者中具有神经保护作用,目前研究正在进行中。

2. 深部脑刺激(deep brain stimulation,DBS)　以往的研究曾发现小部分 MSA 患者对双侧丘脑下刺激有效,但最近的研究却发现 DBS 几乎无效,而且超过 1/4 的患者在手术后 7 个月内死亡。由于有关报道的数量有限,加之疗效差和潜在的风险,目前 DBS 已不再被推荐用于 MSA 的治疗。

(二)对症治疗

MSA 目前主要是对症治疗。

1. 治疗直立性低血压

(1)非药物治疗:首先应告诉患者,高温环境、热水浴以及桑拿均应避免,因为会增加静脉血量而使回心血量减少。夜间多尿血压可能降低,故应避免突然头位抬高的体位变化动作,特别是晨起时,故患者应缓慢抬头,起床时应在床沿坐数分钟。进食后低血压也易致直立性低血压,故大量进食,特别是高糖类饮食,饮酒也应避免。提倡个性化细心控制的体育锻炼,如游泳、步行等弹力袜、束腹带可以减少静脉血量,小宗临床研究认为有效。睡觉时将头位和足位各抬高 20～30cm,特别是同时予以小剂量氟氢可的松可以提高直立位血压(C 级推荐)为了补偿肾脏钠盐的丢失,建议高盐饮食,每天至少摄入 8g 氯化钠(C 级推荐)。每天饮水 2～2.5L 非常重要(C 级推荐)。

(2)药物治疗

1)氟氢可的松:氯氢可的松(fludrocortisone)是一种合成的盐皮质激素,具有轻度的糖皮质激素作用。它可以提高肾脏对钠的重吸收从而扩张血容量,并且以增加 α 肾上腺素受体敏感性,从而可以增加去甲肾上腺素的作用。口服后,氟氢可的松可马上被吸收,45min 内达到峰血药浓度,半衰期约 7h。C 级推荐:氟氢可的松作为一线药物单药治疗自立性低血压,0.1～0.2mg/d,同时高盐饮食并摄入足够的水能获得更好的疗效。氯氢可的松可致轻度水肿、可能导致充血性心力衰竭、平卧位高血压、头痛及低钾,故需要小心使用。

2)α 受体激动剂:米多君(midodrine)是一种口服 α 肾上腺素受体激动剂,它通过血管收缩作用提高血压,口服后不通过血脑屏障,也不提高心率,因而没有兴奋心脏和中枢神经的不良反应。米多君作用时间可持续约 4h。A 级推荐:推荐米多君单药或与它药(如氟氢可的松)联合使用治疗直立性低血压;推荐剂量开始为每次 2.5mg,每日 2～3 次,逐渐增加剂量至 10mg,每日 3 次;平卧位高血压是常见的不良反应(约 25%),而且可能会很严重,因而每日的最后一次用药应至少在睡前 4h 之前。有些患者予以米多君治疗后症状反而加重,可能与肾上腺受体敏感性降低有关。

3)麻黄碱:麻黄碱(ephedrine)可作用于 α 和 β 肾上腺素受体,对许多出现直立性低血压症状的 MSA 患者有效,推荐 15mg,每日 3 次。

2.治疗泌尿功能障碍　当残余尿量超过 100ml,首选间断导尿。若残余尿量少于 100ml,可选择作用于膀胱逼尿肌的药物,α 肾上腺素受体拮抗剂可减少残余尿量,但可能加重直立性低血压。抗胆碱能药物可适用于逼尿肌活动过度(尿频、尿急和尿失禁)的患者,但可能加重尿潴留;合成的抗利尿激素去氨加压素可作为治疗尿失禁的备选,睡前滴鼻,可减少夜尿并提高清晨血压;另外,将肉毒毒素 A 注射进膀胱逼尿肌亦可适用于逼尿肌活动过度的患者。对于尿道括约肌张力过高的患者肉毒毒素 A 亦可注射进尿道括约肌。经过上述治疗无效的患者,可考虑外科手术,如括约肌切开术等。

3.治疗运动障碍

(1)治疗帕金森样症状:对左旋多巴反应差虽然是 MSA 诊断标准中的一条,而且有助于 MSA 与 PD 的鉴别诊断,但仍然有 1/3 的患者在用左旋多巴治疗时获益,但是只有 13% 的患者左旋多巴的疗效可持续数年。每日 1g 左旋多巴服用至少 3 个月治疗后无效方可认为对左旋多巴反应差。目前左旋多巴仍被推荐作为治疗 MSA 帕金森样症状的一线药物,患者耐受性良好的情况下,推荐剂量为 1g/d。虽然在 MSA 患者中服用左旋多巴所致的幻觉较 PD 患者少见,但易出现其他的不良反应,如直立性低血压及性功能障碍加重。直至目前为止,尚无临床对照研究证实多巴受体激动剂对 MSA 有效。在一项回顾性研究中,只有 10% 的患者在使用多巴受体激动剂的治疗中获益。因而,多巴受体激动剂不被推荐作为治疗 MSA 的一线药物,因为与左旋多巴相比,其发生不良反应的概率更高,尤其是在加立性低血压方面。金刚烷胺可作为 MSA 症状性治疗的备选药物。多项研究发现经颅重复磁刺激(repetitive transcranial magnetic stimulation, rTMS)对帕金森病患者有一定治疗作用,目前有关 rTMS 用于治疗 MSA 患者的帕金森症状的研究正在进行中。

(2)治疗小脑性共济失调症状:物理治疗目前仍然是治疗 MSA 患者小脑性共济失调症状的最佳选择。在意向性震颤症状明显的患者可考虑小剂量使用氯硝西泮。普萘洛尔、巴氯芬、金刚烷胺和加巴喷丁也可有短暂和轻微的作用。

(张荣超)

第五章　肌肉疾病

第一节　肌营养不良症

肌营养不良症(muscular dystrophy,MD)是指一类与基因相关的肌肉进行性变性疾病。病因为基因异常,绝大多数肌营养不良症的基因定位及基因产物都已阐明,病理改变为肌纤维变性与缺失。临床上以迪谢内(Duchenne)肌营养不良症(DMD)及强直性肌营养不良症最常见,肌营养不良症的共同的临床表现为缓慢起病进行性加重的肌肉无力和萎缩,但不同类型的肌营养不良症的起病年龄、发展速度、受累肌肉部位及合并表现有所差异。迪谢内肌营养不良症一般在 5 岁左右出现症状,10 岁后失去行走能力,20 岁后死亡。肌无力可累及全身骨骼肌,但以肢体近端为重,也出现最早。可出现 Gower 征、鸭步、小腿肌肉假性肥大、智能低下及脊柱畸形。并常累及心脏,出现各种心律失常。贝克(Becker)肌营养不良症(BMD)发病年龄较晚(平均 11 岁),进展慢,25~30 岁失去行走能力,40 岁后死亡。智能正常,心脏受累少见。Emery-Dreifuss 肌营养不良症主要表现为上臂、肩及腿前部肌肉无力和萎缩,早期便有肌挛缩(肘部肌挛缩具有特征性),并常有心脏并发症。强直性肌营养不良症为多系统疾病,大多数为 10~40 岁发病,病程进展缓慢。主要临床表现为骨骼肌无力、萎缩及强直,并有平滑肌无力、心肌损害及非肌肉组织损害(白内障、内分泌紊乱、秃头、失听、智能低下等)。眼咽肌营养不良症发病年龄晚(常于 45 岁后),主要表现为眼肌及咽部肌肉的无力。而肩肱肌营养不良症发病年龄一般为 6~20 岁,进展比较缓慢,主要表现为面肌及肩部肌肉的无力和萎缩。肢带肌营养不良症多为 10~30 岁发病,进展缓慢。常以下肢近端无力为首发表现,数年后出现上肢近端无力,最后出现四肢远端无力。

一、诊断

根据病史、临床表现,并结合血清肌酸激酶(CK)增高及肌电图表现,临床诊断一般比较容易(表 1-5-1)。但肯定诊断需进行基因或基因产物检查。如检查发现有抗肌营养不良(dystrophin)基因缺失或复制突变,或肌肉免疫组化发现肌细胞膜缺乏抗肌营养不良蛋白并基因测序发现有基因突变,便可肯定迪谢内肌营养不良症。

表 1-5-1　不同类型肌营养不良症的特征性表现

种类	临床表现	血 CK	肌电图	肌活检	基因检查
DMD 及 BMD		增高(50 倍)		异常	dystrophin 基因缺乏
Kmery-Dreifuss MD	早期肌挛缩				emerin 基因缺陷
	房性停顿				
强直性 MD	肌强直、白内障		肌强直		CTG 或 CCTG 重复
眼咽 MD				包涵体	

二、发病机制

肌营养不良症属于基因性肌病,常与肌肉结构蛋白异常有关,与 DMD 及 BMD 有关的基因位于染色体 Xp21 的短臂上,有 250 万以上的碱基对和 79 个外显子或编码区。大约 2/3 患者存在基因片段的缺失或重复(可检测出),其他患者可能是因点突变太小,用标准技术不能检测到基因缺失最常出现在外显子 43～52(特别是 44～49)。如缺失的基因位于阅读框架内,则肌肉中缺乏 dystrophin,临床表现为重型即 DMD;如缺失的基因位于阅读框架外,则肌肉中 dystrophin 减少,临床表现为轻型即 BMD。

三、治疗

目前,肌营养不良症仍缺乏特效的治疗方法,多数患者以支持治疗为主。有下列方法可选用。

(一)药物治疗

1. 皮质类固醇 泼尼松是目前唯一的在 MD 的药物干预中证明有效的药物,其机制尚不完全清楚,可能与抗炎、稳定细胞膜、减少肌肉分解代谢、延迟肌肉凋亡及抑制生长等作用有关。

1989 年,一项大样本随机双盲试验发现 DMD 患者应用泼尼松 0.75mg/(kg·d),连续 6 个月,在 1 个月便可起效,在 3 个月左右达高峰,可维持 6 个月以上。可延缓 DMD 的进展,使患者维持运动功能的时间较未治疗者延长 30%～35%。1995 年又发现小剂量泼尼松[0.35mg/(kg·d),连用 6 个月]对 DMD、及 BMD 均有效。2011 年的随机双盲试验发现 DMD 患者应用泼尼松周末疗法[5mg/(kg·d),周六及周日应用,持续 1 年],其疗效及不良反应与泼尼松每日疗法[0.75mg/(kg·d)]无差异,而体重指数较小。

2000 年进行的多中心随机双盲试验表明,合成类固醇地夫可特(deflazacort)在改善 DMD 的运动功能方面具有与泼尼松相同的治疗效果,但不良反应较少,主要是可增加白内障的发生率。用法为每天 0.9mg/kg,连续治疗 1 年。

对尚可行走的 DMD 患者皮质类固醇的最佳开始治疗时间还没有共识性指南。如患者的运动功能正处于增长者(尤其是 2 岁内)不推荐应用,2 岁以上的患者如其运动功能已不再增长或已开始衰减,便应给予皮质类固醇治疗。

2. 同化类固醇 睾酮及其他雄激素类固醇具有同化作用,能促进肌肉生长。促进肌肉生长的确切机制并不清楚,可能是通过增强 IGF-1 效果或增加 IGF-1 产生来介导。

(1)睾酮:强直性肌营养不良伴有肾上腺雄激素水平的低下,其肌无力及肌萎缩可能部分与缺乏肌肉的同化作用有关。1989 年发现睾酮每周 3mg/kg,持续 12 个月可使肌肉体积明显增加,但肌力无明显增加。

(2)双氢表雄酮:属于肾上腺雄激素。1998 年一项研究发现强直性肌营养不良患者给予双氢表雄酮硫酸盐 200mg/d,8 周可明显改善肌力及日常活动,停药后疗效可维持 4 周,对肌强直及心脏传导异常的疗效更明显。此治疗作用与雄激素无关。

(3)氧甲氢龙:是一种合成睾酮衍生物。1997 年的一项初步研究发现 0.1mg/(kg·d)3 个月能改善 DMD 肌力,效果与泼尼松相当。2001 年对 51 例 DMD 患者进行的随机双盲对照试验发现,口服氧甲氢龙 0.1mg/(kg·d)6 个月对肌力评分无明显改善作用,但可改善定量肌肉试验,延缓疾病进展,且无不良反应。

但目前的研究均未显示同化类固醇对 DMD 有肯定性效果,不推荐应用于 DMD 患者。

3. 生长激素(GH)及胰岛素样生长因子(IGF) GH 可诱导肝产生 IGF-1,GH 及 IGF

对肌肉具有同化作用。

（1）生长激素：强直性肌营养不良患者 GH 释放异常，导致肌肉蛋白合成损害。1993 年发现强直性肌营养不良患者用重组人 GH 治疗 16 周可明显改善肌肉体积及蛋白合成率，但对肌力无明显改善。

（2）IGF－1：强直性肌营养不良的一个突出的代谢异常是胰岛素抵抗，并与肌肉蛋白合成减少有关。1995 年进行的一项小样本研究发现重组人 IGF－1（5mg/d，连用 4 个月）可改善强直性肌营养不以患者的胰岛素抵抗及肌肉体积，肌力及功能无好转。但进一步的分析发现，剂量＞70μg/kg 的治疗患者的肌力及功能明显改善，构音障碍、睡眠过多、视力减退及肠道功能也改善。

4. β－肾上腺能药物　拟 $β_2$ 药物对肌肉的代谢和功能具有作用，包括卫星细胞的增生、增加肌肉蛋白产生及抑制肌肉蛋白分解。2001 年，对 84 例面肩肱 MD 患者进行的沙丁胺醇随机双盲安慰剂对照试验发现，沙丁胺醇低剂量（8mg，bid）及高剂量（16mg，bid）治疗 1 年对患者的总体肌力和功能并无改善作用，但均可改善握力，高剂量还可增加肌肉体积。不良反应有肌肉痛性痉挛、震颤、失眠及神经质，均可耐受。

5. 肌酸　肌酸是正常机体所需要的一种物质，肌酸在肌肉内被转化为磷肌酸，以 ATP 形式提供能量。肌酸可增强短时间的高强度运动，但对耐力运动无益。2001 年对 36 例 MD 患者（12 例为面肩肱性 MD，10 例为 BMD，8 例为 DMD，6 例为缺乏 sarcoglycan 的肢带性 MD）进行的双盲对照试验发现口服肌酸（成人剂量为 10g/d，儿童为 5g/d）8 周对肌力及日常生活活动有轻度改善作用。2005 年的随机对照试验显示，肌酸对 DMD 无效。

6. 肌强直的药物治疗　强直性肌营养不良症的肌强直治疗首选苯妥英钠，剂量为 5mg/（kg·d）口服。苯妥英钠对肌强直症状有较好效果，且心脏不良反应较其他药物少。其他可选择的药物有：普鲁卡因胺，剂量为 50mg/（kg·d）（分 3～4 次口服）；奎宁 5～10mg/（kg·d）（分 6 次口服）。

目前无文献或专家推荐对肌营养不良症患者补充辅酶 Q_{10}、肉碱、氨基酸、抗炎或抗氧化剂。

（二）物理治疗

物理治疗的目的是尽可能保持关节松弛，主要针对 DMD 患者。在病程早期，髂胫带肌肉及跟腱挛缩是影响患者行走的主要问题；疾病后期，肘、腕及手指挛缩又影响患者的功能。通过关节的被动活动，可预防或延缓肌肉挛缩，发病后早期即开始每天进行物理治疗，可预防肌肉挛缩的发生。夜间还应使用塑料夹板，以维持足的功能位。

（三）支撑物

恰当地使用支撑物可让儿童推迟 2 年左右才失去站立或行走能力。患者不能站立或行走的主要因素是股四头肌无力。使用长腿支撑物（膝－脚支具）可稳定膝部，防止膝部屈曲，帮助患儿站立。支撑物可选用塑料或金属材料，塑料材料较轻，但稳定性不如金属材料。如配合使用高帮鞋，其稳定效果更好。

使用支撑物的指征：当膝伸肌不能使膝关节对抗重力而伸直时便是应用支撑物的适应证。

（四）手术

有肌肉挛缩、关节畸形（包括脊柱畸形）者可考虑重建手术（矫形手术），手术后常需配合使用支撑物。否则,其重建手术的意义不大。

(五)并发症的处理

1. 呼吸并发症的处理 DMD 患者在疾病后期可出现呼吸储备降低及夜间(睡眠)通气不足。睡眠通气不足是呼吸肌无力、快眼动睡眠相关性低氧血症及阻塞性呼吸暂停所致,患者可出现白天思睡、头痛、恶心及疲乏,在轻度肺部感染时出现呼吸衰竭。如在此时不对患者进行处理,患者的存活期不到 1 年,延长生命的方法是气管切开给予机械通气或夜间鼻罩式间歇性正压通气;因后者无创,并发症少,故优于前者。有作者报道,夜间鼻罩式间歇性正压通气可使有睡眠通气不足的 DMD 患者 1 年生存率达 85%,5 年生存率达 73%。

2. 心脏并发症的处理 肌营养不良症可累及心脏,出现心肌病、传导阻滞及肺心病 DMD 常出现心脏受累,是患者的一个死亡原因。

有心肌病症状者需请心脏病专家来进行评价,治疗药物有利尿剂、血管紧张素转换酶抑制剂及 β 受体阻滞剂,有慢性心力衰竭的严重心肌病患者可能需要心脏移植。Emery-Dreifuss 肌营养不良症患者出现传导阻滞大多发生于 30 岁前,如不治疗可发生突然死亡。有传导阻滞的患者位进行 Holter 心电图监测,必要时需安心脏起搏器。

(六)营养支持

肌营养不良症患者可能因咀嚼及吞咽肌无力,出现咀嚼及吞咽困难,容易出现胃食管反流及吸入性肺炎。处理上可给予改变食物的性状(增加黏稠度),选用恰当的进食体位,安置鼻饲管,严重者可行胃造瘘术或胃底折叠术。

(七)一般治疗

肌营养不良症患者应避免肥胖,否则会影响其活动能力。采用高纤维饮食,并保证足够的液体摄入量,以减少便秘,并可使呼吸道分泌物稀薄。有便秘者可给予轻泻剂或灌肠,有胃食管反流者可给予抗酸剂(质子泵抑制剂或 H_2 受体拮抗剂)、促动力药及硫糖铝。

卧床患者应防止周围性水肿,将肢体抬高,加强肢体活动,低盐饮食,必要时可用利尿剂。有水肿者应先检查有无心脏病及呼吸衰竭,尽可能避免应用可引起水肿的药物(β 受体阻滞剂、非类固醇抗炎药及钙通道阻滞剂)。

对患者还应给予心理社会方面的辅导治疗

四、预防

由于肌营养不良症缺乏特效的治疗方法,其预防显得更加重要。携带有异常基因的母亲可考虑不要孩子或进行产前诊断。取羊膜细胞或绒毛膜绒毛活检便可对胎儿进行产前诊断。

(姜连玉)

第二节 通道病

通道病是由于离子通道异常所引起的一组疾病。离子通道是一种存在于膜上的糖蛋白,在控制离子通过细胞膜及细胞室间转移中起着重要作用,因此如离子通道发生突变对产生致命性后果或间歇性症状。

目前,骨骼肌和中枢神经系统通道病的离子通道、基因及染色体均已确定(表 1-5-2,表 1-5-3)。此处介绍骨骼肌通道病。

表1-5-2 骨骼肌电压门控通道病

疾病	离子通道	基因	染色体
先天性肌强直	氯通道	CLCN1	7q
高钾性周期性瘫痪	钠通道	SCN4A	17q
先天性副肌强直			
钾加重性肌强直			
低钾性周期性瘫痪	钙通道(L型)	CACNA1S	1q
恶性高热			
Andersen综合征	钾通道	KCNJ2	17q
恶性高热	理阿诺碱钙通道	RYRI	19q
中央核病(central core disease)			

表1-5-3 中枢神经系统电压门控通道病

疾病	离子通道	基因	染色体
发作性共济失调1型	钾通道	KCNA1	12p
良性家族性新生儿惊厥	钾通道	KCNQ2	20q
		KCNQ3	8q
发作性共济失调2型	钙通道(P/Q型)	CACNA1A	19p
家族性偏瘫性偏头痛			
脊髓小脑性共济失调6型		SCN1B	19q
伴发热抽搐的全面性癫痫	钠通道	SCN1A	2q

一、钙通道病(家族性低钾性周期性瘫痪)

（一）概述

家族性低钾性周期性瘫痪是以反复发作的骨骼肌弛缓性瘫痪为特征的一种疾病,发作时伴有血清钾含量的降低。常累及的肌肉是四肢肌肉及颈屈肌,尤其是下肢近端肌肉。吞咽肌、面肌及呼吸肌很少受累,眼外肌及括约肌不受影响。瘫痪严重时,腱反射消失。每次发作持续数小时到1天。其发作和恢复均较突然,但遗留的轻度无力恢复较慢,有时甚至会持久存在。

（二）诊断

根据急性发作的肢体弛缓性瘫痪及血清钾浓度降低、补钾后症状迅速好转,便可诊断。散发者需除外其他可引起低血钾的疾病,如甲亢、原发性醛固酮增多症及肾小管酸中毒。

（三）发病机制

家族性低钾性周期性瘫痪为常染色体显性遗传,其基因位于染色体1q31-q32编码骨骼肌二氢吡啶敏感性电压门控钙通道(L型)的α1亚单位。大多数患者为CACNA1S基因突变,有3种突变(R528H,R1239H,R1239G);少数患者为SCN4A突变,有4种突变(R672S,R672H,R672G,R669H)。绝大多数突变是组氨酸代转了精氨酸。CACNA1S基因突变使ATP敏感性钾通道活动降低,导致细胞内钾积聚,肌细胞脱去极化及细胞外低钾。

（四）治疗

瘫痪发作时首选氯化钾口服。给予 5～10g 钾口服,如 1h 后症状无改善可重复给予。不能口服者可静脉补钾。在进行补钾之前需确定患者的肾功能正常。也可给予乙酰唑胺 0.125g,一次口服。

预防发作可给予乙酰唑胺(0.25～0.5g,tid)。此药为碳酸酐酶抑制剂,可产生轻度代谢性酸中毒,使钾自细胞内转移至细胞外;乙酰唑胺还可通过减少胰岛素释放及开放 ATP 敏感性钾通道,使细胞外钾离子浓度增加。其不良反应有手指刺麻感及肾结石形成倾向,并可出现过敏反应。另一种碳酸酐酶抑制剂双氯非那胺(25～50mg,tid)也有效。乙酰唑胺和双氯非那胺均经随机双盲试验证实有效。氨苯碟啶或螺内酯(100mg/d,不应与氯化钾同时应用)具有保钾作用,可作为辅助药物。长期补钾并不能预防发作,因此不推荐。

另外,患者应采用低钠、低糖饮食;避免诱发因素,如剧烈活动及高糖饮食。

二、氯通道病(先天性肌强直)

(一)概述

先天性肌强直可为常染色体显性遗传(Thomsen 病)或隐性遗传(Becker 全身性肌强直).都伴有氯通道的异常。隐性遗传者在临床上更常见,发病年龄常为 4～12 岁(显性遗传为婴幼儿)。临床表现为患者在休息时肌肉僵硬,开始活动时困难,典型表现为自坐位起立困难。显性遗传患者的肌肉强直多见于面部和上肢,隐性遗传患者的肌肉强直多见于下肢,并有短暂性或进行性肌无力。反复活动后,肌肉可放松,肌力恢复正常。全身肌肉均可出现强直,但以肢体肌肉最明显。

(二)诊断

先天性肌强直的诊断依据家族史、临床表现、肌电图有明显的肌强直而无肌营养不良的表现。肌活检缺乏 2B 型纤维。

(三)发病机制

先天性肌强直为骨骼肌电压门控氯通道异常,其 CLCN1 基因位于染色体 7q35。CLCN1 基因突变已报道的有 50 多种,涉及 23 个外显子。氯通道异常致氯传导障碍,使横小管内的钾离子浓度增高,去极化增强,钠通道激活,导致膜重复放电,产生临床和肌电图上的肌强直。

(四)治疗

1. 药物治疗　在理论上讲,开放氯通道的药物是理想的治疗药物,但目前尚缺乏这类药物,钠通道阻滞剂仍是主要的治疗药物。

首选慢心律,它是目前唯一的经随机对照试验证明有效的药物,部分患者可获得戏剧性缓解。成人的起始剂量为 100～150mg,bid,逐渐增加到每天 600～1200mg(分 3 次);儿童起始剂量为 1～8mg/kg,tid。在开始应用慢心律前,应作 ECG 以除外房室传导阻滞,在每次增加剂量前也应检查 ECG,并应定期监测血清药物浓度用。儿童及老年人有发生心脏传导阻滞的危险,应特别注意。

慢心律可抑制美托洛尔及茶碱的代谢,而酶诱导剂可降低慢心律的血浆水平。

慢心律的短期不良反应有上腹部不适,震颤,头痛;没有不可逆的长期不良反应。

无效者可选用苯妥英钠(300mg/d)、卡马西平(400～1200mg/d)、奎宁(0.2～1.0g/d)、普鲁卡因胺(125～500mg/d)等老药,在用药中要注意其不良反应,奎宁的不良反应主要为耳鸣和恶心,普鲁卡因胺的不良反应主要有焦虑和狼疮样反应。乙酰唑胺对氯通道病基本无效。

2.避免诱发因素 包括避免受凉,排除甲状腺功能低下,在药物治疗高血压时避免应用普萘洛尔及 HMG CoA 还原酶抑制剂。

三、钠通道病

(一)概述

钠通道异常可引起高钾性周期性瘫痪、钾加重性肌强直及先天性副肌强直。

高钾性周期性瘫痪的发病年龄为青少年或青年,主要临床表现为发作性全身(有时为局限性)无力,持续 30min 至数小时。常在运动后休息时、紧张时或遇冷后发作。常伴有肌强直(常累及面、眼、舌及手肌)。

先天性副肌强直的发病年龄可早到出生后数天,突出症状为肌肉僵硬、强直。无力轻,其无力常由冷诱发。反复活动后肌强直加重是副肌强直的特点。

过去称为波动性肌强直、持久性肌强直及乙酰唑胺敏感性肌强直,现均称为钾加重性肌强直,其症状由摄入钾或运动后休息所诱发。

(二)诊断

高钾性周期性瘫痪的诊断依据发作性无力及发作时血清钾的增高。先天性副肌强直的诊断依据临床表现、肌电图有肌强直、受冷时强直电位发放加重、并有自发电位出现及复合肌肉动作电位波幅降低(可与先天性肌强直鉴别)。钾敏感性周期性瘫痪的诊断需依据基因检测。

(三)发病机制

为染色体 17q 上的钠通道 α 亚单位(SCN4A 基因)突变引起。高钾性周期性瘫痪两个常见的突变为Ⅱ区 S5 及Ⅳ区 S6,导致钠通道的慢失活受损。Ⅲ-Ⅳ区间的连接突变则引起肌强直,可伴有或不伴有无力,其钠通道的慢失活不受损害。先天性副肌强直为Ⅳ区(D4/S4)突变。钾加重性肌强直为钠通道基因外显子 22 及 14 异常所致。

钠通道异常致钠的流动受损,细胞内钠浓度增高,细胞外钾浓度增高,引起持续性去极化。

(四)治疗

首先应避免诱发因素。高钾性周期性瘫痪及钾加重性肌强直应采用定量糖类、低钾饮食,避免剧烈活动。高钾性周期性瘫痪及先天性副肌强直应尽量减少对冷的接触,先天性副肌强直还应排除甲状腺毒症。

高钾性周期性瘫痪发作时,症状一般较轻,且持续时间短暂,不需治疗。患者常通过吃糖、巧克力或喝甜生奶来消除发作。药物治疗首选葡萄糖 100g 口服或乙酰唑胺 0.125g 口服。如无力较重,可静脉注射葡萄糖酸钙 1~2g。噻嗪类利尿剂(如氢氯噻嗪)或吸入 β-肾上腺能药(常用沙丁胺醇)也有效,后者的作用机制可能是通过刺激 Na^+-K^+ 泵,使进入肌纤维的血清钾和钠减少。有时,静脉给予氯化钠也能消除发作。血清钾较高者可静脉给予葡萄糖加胰岛素。维持治疗及预防发作可采用双氯非那胺和乙酰唑胺,氢氯噻嗪也有效,但作用机制不清楚。最近的随机对照试验结果表明双氯非那胺对高钾性周期性瘫痪及先天性肌强直发作的预防均有效。

钠通道阻断剂慢心律对先天性副肌强直有较好效果,其剂量及用法见氯通道病。由于长期服药的费用及可能出现的不良反应,推荐在可能出现症状的环境下短期服用。但肌强直症状严重者需长期服药。乙酰唑胺可改善钾加重性肌强直的症状,对部分先天性副肌强直患者也有效。

关于氢氯噻嗪及乙酰唑胺的用法和注意事项见表1—5—4。

表1—5—4 双氢克尿噻及乙酰唑胺的用法和注意事项

	氢氯噻嗪	乙酰唑胺
用于	高钾性周期性瘫痪或重叠有先天性副肌强直	高钾型或低钾型周期性瘫痪
	钾加重性肌强直	先天性副肌强直,钾加重性肌强直
成人剂量	起始25mg/d(最大75mg/d)	起始125mg/d(最大1000mg/d,分2~3次)
儿童剂量	2.5mg/(kg·d)(分2次)	4~16mg/(kg·d)
用药前检查	血清电解质及肾功能	血清电解质及肾功能,并尽可能行肾超声检查
短期不良反应	低钠、低钾血症,高血糖,高血脂,痛风,体位性低血压,胃肠道不适	无力加重,疲乏、抑郁、感觉异常、味觉障碍,体重减轻,恶病质
长期不良反应	可能增加胆结石的发生率	肾钙化,儿童可能出现生长迟缓
慎用情况	肝、肾或心功能不全,糖尿病	肾或肝功能衰竭,肾上腺功能低下,糖尿病
药物相互作用	避免与地高辛或β受体阻滞剂合用	避免与阿司匹林合用
监测	定期电解质检查	定期电解质检查,每年行肾超声检查

钠通道病患者在全麻时应避免使用去极化肌松剂(琥珀酰胆碱类),因可引起下颌肌肉强直,导致插管困难。手术时应保持患者的身体温暖,静脉输液应避免含钾量多的液体。局麻和腰麻没有特别的危险。

四、钾通道病

目前认为,仅Andersen综合征属于钾通道病。Andersen综合征是70年代才首先报道的家族性罕见病,特征表现为周期性瘫痪、室性心律失常及体形异常。周期性瘫痪可为高钾型,或低钾型,典型者为钾诱发发作。室性心律失常可无临床症状,心电图为双向性室性心动过速和QT间期延长。体形异常表现为指(趾)弯曲或并指(趾),下颌骨发育不全,五官距离过远,低耳。

现已明确,Andersen综合征为17q上的KCNJ2基因突变所致。

治疗:室性心律失常应用丙咪嗪可能有效,也可安置置入式除颤器。瘫痪发作时对乙酰唑胺无反应,噻嗪类利尿剂可加重症状。有报道双氯非那胺或间羟异丁肾上腺素(拟β₂肾上腺能药)对瘫痪发作有效。

(姜连玉)

第三节 代谢性肌病

一、概述

代谢性肌病是指因酶缺乏或其功能丧失致代谢通路受阻而引起的肌肉疾病。其发病年龄及病情轻重不一,不同的生化缺陷可以出现相同的临床表现,而单一的代谢缺陷又可引起多种多样的临床表现。部分疾病除有肌肉损害外，其他器官系统也可受累。

许多先天性代谢损害者常见表现为肌无力及肌张力低下，原发性能量代谢疾病患者（包括许多糖代谢疾病、脂肪酸氧化疾病及线粒体电子传递缺陷疾病）其肌病特别突出。代谢性肌病患者可诱发危及生命的横纹肌溶解。

代谢性肌病的诊断依靠：①病史。起病年龄，肌无力分布及过程；有无多系统受累；生长发育情况；家族史情况。②体格检查。包括内科及神经系统。③常规实验室检查。血肌酸激酶（CK）、乳酸、乳酸与丙酮酸的比值，肌电图及神经传导速度。④特殊检查。尿有机酸分析，血浆总肉碱及游离肉碱水平，血浆酰基肉碱、游离肉碱比值，尿、血浆及组织液酰基肉碱测定，空腹血浆自由脂肪酸含量。⑤磁共振及光谱学检查。可了解脑部（特别是基底核）有无异常、脑乳酸含量，无创检测氧化磷酸化代谢。⑥诱发试验。前臂缺血运动试验，动态运动试验，延长饥饿试验。⑦肌肉活检开放式肌肉活检可获得足够的组织标本，优于针吸活检。⑧分子检测。可明确诊断。

二、糖代谢疾病（糖原病）

糖原病是由在糖原代谢或糖酵解过程中的酶缺乏所引起的遗传性疾病，按其发现的顺序用罗马数字排列。糖原病Ⅰ型和Ⅵ型不影响肌肉；Ⅱ型是唯一的溶酶体糖原病，导致糖原沉积，无能量代谢损害。除糖原病Ⅸ型为X连锁隐性遗传外，其余的糖原病为常染色体隐性遗传。

（一）各型糖原病的基因、缺乏酶及主要临床症状见表1－5－5。

表1－5－5　糖原病

类型	基因	缺乏酶	主要临床症状
Ⅱ型（Pompe）	17q25.2－25.3	酸性麦芽糖酶	婴儿型：软婴儿，心肝增大，2岁前死亡 少年型：进行性肌无力，在十几岁死亡 成人型：肌病，30%出现呼吸衰竭
Ⅲ型（Forbes）	1p21	脱支酶	婴儿型：良性肝增大，肝损害突出，低血糖 成人型：进行性肌无力，心肌病
Ⅳ型（Andersen）	3p12	分支酶	先天性肝损害，多在4岁前死于肝昏迷；临床变异型为"成人多葡聚糖体病"（伴痴呆和运动神经元缺失的晚发性神经变性病）
Ⅴ型（MeArdle）	11q13	肌磷酸化酶	运动有关的肌无力和肌痛，50%有发作性横纹肌溶解伴肌红蛋白尿，30%有持久性肌无力，25%有肾衰
Ⅶ型（Tarui）	12q13.3	磷酸果糖激酶	同Ⅴ型，但横纹肌溶解、肌红蛋白尿及肾衰少见
Ⅷ型	16q12－13	磷酸化酶b激酶	可表现X染色体性肝病，常染色体隐性肝肌病，伴运动相关症状的纯肌病
Ⅸ型	Xq13	磷酸甘油酸激酶	癫痫发作，智能衰退，溶血性贫血；少数有运动有关的肌肉症状
Ⅹ型	7p13－p12.3	磷酸甘油酸变位酶	运动有关的肌无力和肌痛，肌红蛋白尿
Ⅺ型	11p15.4	乳酸脱氢酶	同Ⅹ型
Ⅻ型	16q22－24	醛缩酶A	罕见，表现为近端肌病及发作性运动不耐受

在肌红蛋白尿发作间期，血清CK为轻到中度增高，有横纹肌溶解者CK显著增高。前臂缺血运动试验显示静脉血乳酸不增高（Ⅱ、Ⅳ、Ⅷ型为正常）。肌电图常为肌病性损害。肌活

检典型表现为空泡性肌病改变。

（二）治疗

循证民学推荐见表1－5－6。

表1－5－6　循证医学推荐的治疗方法及推荐级别

治疗方法	推荐级别
维持正常血糖	
分支酶缺乏	A（推荐使用的证据强）
高蛋白饮食	
McArdle病，Pompe病	C（推荐使用的证据弱或不推荐使用）
补充支链氨基酸	
McArdle病	D（不推荐使用的证据中等）
补充维生素 B_6	
MrArdle病	B（推荐使用的证据中等）
运动前进食糖类	
McArdle病	B
Tarui病	D
酶替代治疗	
Pompe病	A

1.酶替代治疗　离体及在体研究已显示对Ⅱ型糖原病给予酶替代治疗是可行的。动物实验发现，Ⅱ型糖原病小鼠静脉内给予 α －糖苷酶可纠正酸性 α －糖苷酶的缺乏及心肌、骨骼肌内过度的糖原降解，并改善组织形态。2001年国外作者报道，4例酸性麦芽糖酶缺乏的婴儿给予重组人酸性 α －糖苷酶可使酸性 α －糖苷酶正常化，改善运动及心脏功能。

2.饮食　口服葡萄糖或果糖等单糖及高脂肪饮食被临床证明均无效。高蛋白饮食对Ⅱ、Ⅲ、Ⅳ型糖原病的结果不肯定。对Ⅲ型糖原病患者推荐给予小量多餐并夜间补充葡萄糖以避免低血糖。

3.其他代谢治疗　2000年，对9例Ⅴ型糖原病患者的双盲安慰剂对照交叉研究显示口服肌酸对症状有改善作用，另一研究发现口服丙氨酸对5例晚发性Ⅱ型糖原病患者可降低休息时能量消耗及蛋白降解。

4.物理治疗　在体力活动中，应避免在缺氧条件下的短时剧烈活动，有氧训练具有治疗价值。在运动前口服葡萄糖或果糖或注射高血糖素可改善Ⅴ型糖原病的运动耐受，但可加重Ⅶ型糖原病的运动耐受。

5.肝移植　Ⅰ、Ⅲ及Ⅳ型糖原病可能伴有严重的肝病，可能发生肝功能衰竭或肝细胞癌，可考虑肝移植。1999年，Matern等报道了13例因进行性肝硬化而行肝移植的Ⅳ型糖原病患者，术后第1年内有3例死亡，余10例随访13.5年无神经肌肉或心脏表现。

6.基因治疗　动物实验发现，通过腺病毒载体将所缺乏的酶引入糖原病动物体内，可恢复其酶活性，为糖原病的基因治疗带来了希望。

7.对症治疗　有心肌病及呼吸、肾功能障碍者应给予相应的处理。有横纹肌溶解者应入监护室，注意纠正高钾血症。

类固醇、高血糖素及核糖对糖原病无效，不推荐应用。

三、脂代谢疾病

脂代谢疾病包括肉毒碱循环障碍（肉毒碱缺乏、肉毒碱棕榈酰转移酶Ⅰ或Ⅱ缺乏）及脂肪酸氧化障碍（β－氧化酶缺乏），均为常染色体隐性遗传。

（一）肉毒碱缺乏

肉毒碱在肌纤维的脂肪酸代谢中起着重要作用。肌肉肉毒碱缺乏表现为进行性无痛性近端肌无力，有时伴有心肌病，发病年龄为 2～50 岁。罕有运动不耐受。

原发性系统性肉毒碱缺乏可导致肌病、心肌病、肝病及代谢危象（小儿出现呕吐、嗜睡、低血糖及高氨血症）。心肌病是突出表现及未治疗者的主要死亡原因。

继发性肉毒碱缺乏可以是其他代谢性疾病的结果（如 β－氧化酶缺乏或线粒体疾病），也可以因为肾漏出过多、慢性血液透析、胃肠外营养、丙戊酸或匹氨西林治疗者。

辅助检查发现血 CK 正常或轻度增高；肌电图为肌源性损害；心电图提示双室肥大或传导异常；肌活检显示肌纤维有脂质沉积。系统性肉毒碱缺乏者血中总肉毒碱及游离肉毒碱含量显著降低。

肯定诊断需肌肉生化测定证实肉毒碱缺乏。

治疗：①饮食调节。A 级推荐（推荐使用的证据强）。采用低脂、高糖饮食及避免禁食，主要是减少长链脂肪酸的摄入量，而给予中链甘油三酯。②补充肉毒碱。A 级推荐。左旋肉毒碱每天 2～4g 分次口服，婴儿和儿童剂量为 100mg/（kg·d）。可改善心肌病，增加肌力，消除代谢危象。肉毒碱一般无明显不良反应，仅少数患者有恶心反应。③部分患者对泼尼松、心得安或大剂量核黄素（维生素 B_2，100mg/d）有效。

（二）肉毒碱棕榈酰转移酶缺乏

肉毒碱棕榈酰转移酶缺乏是肌红蛋白尿最常见的原因，定位于 1 号染色体。男性多于女性。肉毒碱棕榈酰转移酶参与线粒体内脂肪酸的转移，其缺陷可引起自由脂肪酸利用障碍，而自由脂肪酸是长时间运动的主要能量来源。

临床表现为低强度长时间运动后出现肌肉疼痛及痛性痉挛，可伴有肌红蛋白尿，严重者可有呼吸衰竭，禁食可加重症状，甚至诱发发作。

肌红蛋白尿发作时检查可发现有肌痛、痛性痉挛及无力，发作间歇期正常。

辅助检查可发现运动后血 CK 增高，前臂活动后血乳酸及氨呈正常升高；肌活检组织学正常，生化检测有酶缺乏。

治疗：A 级推荐为饮食调节及肉毒碱补充。给予足够的葡萄糖供应以避免脂肪分解。在新生儿期及急性发作时，可静脉滴注或鼻饲葡萄糖。严重患者可给予左旋肉毒碱。采用高糖及低脂饮食，运动前或运动中服用糖类可适当增加对活动的耐受性。在空腹时应避免活动。如有肌红蛋白尿出现，患者应住院监测肾功能，避免任何活动，直到 CK 及肾功能恢复正常。

（三）脂肪酸氧化障碍

线粒体内脂肪酸氧化缺陷在临床上不易与肉毒碱循环缺陷鉴别，但有一些特别的临床表现。

1. 短链酰基辅酶 A 脱氢酶（SCAD）缺乏　此患者在新生儿期间就可出现代谢性酸中毒、呕吐及喂养困难，随后出现生长发育延迟、癫痫发作及严重骨骼肌肌病。区别于其他脂肪酸氧化缺陷的特征性表现为高酮性（其他为低酮、低血糖性），尿中含有过量乙基丙二酸和甲基琥珀酸。

2.多酰基辅酶 A 脱氢酶缺乏(MADD,戊二酸尿症Ⅱ型)　新生儿型特征表现为显著肌张力低下、肝大、低血糖、代谢性酸中毒及汗脚味,可伴有面形异常及先天性异常,新生儿期后可出现快速进行性心肌病;成人型表现为肌病及运动后肌痛,并可有呕吐、低血糖或肝大,尿有机酸分析有过量乙基丙二酸和脂肪酸。

3.三功能/长链 3－羟酰基辅酶 A 脱氢酶(LCHAD)缺乏　此型常表现为低酮性低血糖伴肝功能异常,婴儿期常发生突发死亡。与其他脂肪酸氧化障碍相比,心肌病更常见、更严重。首发表现常为肌张力低下,随后出现进行性肌病,常有周围性感觉运动性神经病及色素性眼底病。

治疗:①饮食调节。避免长时间禁食最重要。采用高糖,低脂饮食,补充脂溶性维生素及少量脂肪酸。禁食时可给予未煮的玉米类淀粉饮料。长链脂肪酸代谢障碍者可应用中链甘油三酯油,但禁用于中链脂肪酸代谢障碍者。②药物治疗。补充肉毒碱对脂肪酸代谢障碍者存在争议。维生素 B_2(100mg/d)对多酰基辅酶 A 脱氢酶缺乏患者及部分短链酰基辅酶 A 脱氢酶缺乏患者可能有益。③运动锻炼。避免长时间运动以减少急性横纹肌溶解风险。运动前进食玉米类淀粉饮料可改善运动耐受。④急性失代偿的治疗。急性失代偿发作时,首先静脉给予葡萄糖[8～10mg/(kg·min)],以维持正常血糖,并关闭脂肪酸氧化。应同时给予胰岛素,以避免因高血糖加重酸中毒。一旦病情稳定,血氨降至正常,可通过静脉或鼻胃管给予自由氨基酸[1g/(kg·24h)]。恢复后给予高糖、低脂饮食。⑤麻醉:外科手术前避免长时间禁食,术中及术后早期应给予持续葡萄糖输注。⑥药物间及药物与代谢间相互作用。药物可诱发急性横纹肌溶解,阿司匹林可引起瑞氏综合征,需禁忌使用。丙戊酸可干扰脂肪酸代谢,长期应用可引起肉毒碱减少。

四、嘌呤代谢疾病(肌腺苷酸脱氨酶缺乏)

肌腺苷酸脱氨酶是嘌呤核苷循环中的一种酶,使单磷酸腺苷(AMP)脱氨变成单磷酸肌苷(IMP)及氨。肌腺苷酸脱氨酶缺乏为常染色体隐性遗传,基因位于染色体 1p13－21。肌腺苷酸脱氨酶缺乏在肌活检中占 1%～2%,是最常见的肌肉代谢疾病。大多数患者无症状或有其他神经肌肉疾病,只有少数患者有活动后肌痛,罕见有肌红蛋白尿。半数患者血清 CK 轻度增高,如前臂缺血运动试验显示血氨无增高,而乳酸正常增高,则提示诊断。

对肌腺苷酸脱氨酶缺乏患者没有有效的治疗方法。最好的治疗方法为避免剧烈活动。临床症状严重者可试用右旋核糖(50g/d),有个例报道显示木糖醇对肌腺苷酸脱氨酶缺乏患者有益。

(姜连玉)

第四节　线粒体疾病

线粒体是人体细胞内重要的细胞器,基本功能是氧化可利用的底物合成腺苷三磷酸(ATP),为细胞功能活动提供能量。因此,线粒体的结构和功能异常可导致细胞整个能量代谢过程紊乱,所有依赖于氧化代谢过程的组织细胞都有可能由于线粒体异常而受到影响,累及器官、系统产生相应的临床症状。不同组织器官由于线粒体异常而导致表现各诗的临床综合征均属线粒体疾病。神经细胞和肌细胞含线粒体丰富,代谢过程活跃,容易受到线粒体异常的影响而发生结构和功能的病理性改变。线粒体结构和功能异常而导致的肌肉疾病称为线粒体肌病(mitochondria myopathy)，如同时累及代谢活跃的脑组织，则称为线粒体脑肌病(mitochondria encephalomyopathies)。

由于肌肉和脑组织高度依赖氯化代谢过程，无论是核 DNA(nDNA)、线粒体 DNA(mtD-NA)缺陷或 nDNA－mtDNA 信号联系障碍所致的线粒体功能异常均可能导致肌肉和脑组织同时受累，并常合并其他器官、系统的功能障碍。

一、线粒体肌病

按临床特点大致可分为以下几组：

(一)婴儿线粒体肌病

为常染色体隐性遗传。表现为全身肌无力、呼吸困难，而眼外肌和面肌通常不受累，特别是如果同时伴发肾功能损害，即应考虑线粒体肌病的诊断。进一步实验室检查发现乳酸血症(多有乳酸与丙酮酸比值升高)，肌活检发现线粒体异常聚集，即可确定诊断。

临床上可分为三种。

1.致命性婴儿线粒体肌病，存在细胞色素 C 氧化酶(cytochrome C oxidase,COX)缺陷。是由于 nDNA 异常引起肌肉特异性 COX 亚单位Ⅶa、b 缺陷。患者呈进行性恶化，多在出生后 1 年内死于呼吸衰竭。

2.良性婴儿线粒体肌病，存在可复性 COX 缺陷。是由于 nDNA 异常引起的肌肉特异性 COX 亚单位Ⅱ和Ⅶa、b 缺陷。在出生后数周到数月内病情较重，能自发缓解，在 2～3 岁时恢复正常，乳酸血症的减轻与临床症状缓解平行，重复肌肉活检组化染色显示数量不断增加的肌纤维中 COX 活性恢复。

3.致命性婴儿线粒体肌病，存在 mtDNA 减少。mtDNA 部分缺失的肌病患者比 mtDNA 严重缺失的肌病患者发病稍晚，进展也较慢。约在 1 岁发病，表现躯干和肢体无力，逐渐累及呼吸肌，3 岁左右，死亡。血乳酸测定可以正常。早期肌活检显示非特异性改变，当发生严重肌无力后肌活检可见破碎红纤维(RRF)。

(二)少年和成人线粒体肌病

为常染色体隐性遗传：常先表现为运动不耐受、易疲劳，后出现持续肌无力，以近端肌无力为主，也可累及呼吸肌，但眼外肌和面肌通常不受累。静息时血乳酸水平可高于正常，轻度活动后过度升高。肌活检显示 RRF。磷－31 磁共振频谱分析对于确定诊断以及监测病情进展和治疗反应很有价值，可测定细胞内 pH 和磷酸肌酸(PCr)/无机磷(Pi)比值。线粒体肌病患者 PCr/Pi 比值有如下变化：静息时低于正常比值；活动时与正常比较过度降低；活动后恢复到基础水平比正常慢。已发现本组疾病患者存在复合物Ⅰ、复合物Ⅲ和复合体Ⅳ缺陷。

(三)慢性进行性眼外肌麻痹

慢性进行性眼外肌麻痹(chronic progressive external ophthalmoplegia,CPEO)可见于各种年龄，好发于儿童和成年早期。表现逐渐加重的眼外肌麻痹，可同时存在上睑下垂，常无复视，部分合并近端肌无力。血乳酸增高。肌肉活检发现 RRF 可证实诊断。

假如患者为散发病例，则最可能的病因是单发 mtDNA 缺失。如家族史阳性并提示为常染色体显性遗传，患者可能存在多发 mtDNA 缺失。患者可能同时存在其他症状，如白内障、听力丧失和抑郁，预后很差。假如家族史阳性并提示为母系遗传，很可能是由 mtDNA 的第

3243 核苷酸点突变所致。患者常存在其他系统损害表现，如听力丧失、癫痫发作或小脑体征。

二、线粒体脑肌病

有些症状和体征可见于多种线粒体肌病临床综合征，如矮身材、感音性耳聋、痴呆、肾小管性酸中毒、糖尿病和甲状旁腺功能低下等均可见于 Kearns—Sayre 综合征（Kearns—Sayre syndrome，KSS）、肌阵挛性癫痫合并破碎红纤维（myoclonus epilepsy and raggedred fibers，MERRF）和线粒体脑肌病、乳酸血症合并卒中样发作（mitochondria encephalomyopathy，lactic acidosis，and strokelike episodes，MELAS）等综合征。

（一）Kearns—Sayre 综合征

本综合征呈散发性，由固定的三联征组成：①20 岁以前发病。②进行性眼外肌麻痹。③视网膜色素变性。此外至少应有下列症状之一，心脏传导阻滞、共济失调、脑脊液蛋白含量超过 1.0g/L。病情呈进行性恶化，预后差。心脏传导阻滞可导致猝死，起搏器可延长生命。肌活检发现 RRF，组化染色显示 COX 阴性。生化分析常发现含 mtDNA 编码亚单位的呼吸链复合物多处缺陷，但生化分析结果正常不能排除诊断。Southern 印迹杂交表明单发 mtDNA 缺失。大多数患者血细胞检测即可发现 mtDNA 的缺失，但如血细胞检测阴性须做肌活检进一步确诊。CT 或 MRI 可见弥散性脑白质稀疏、基底核钙化。

（二）肌阵挛性癫痫合并破碎红纤维

常在 10～30 岁发病，临床特征是：①肌阵挛或肌阵挛性癫痫；②共济失调；③有 RRF 的肌病。可有耳聋，痴呆，神经病，视神经萎缩，多发性脂肪瘤，白内障及卒中样发作。在受累家系中可能仅有少数成员表现出典型的临床症状，而其他母系亲属仅表现部分症状，甚或完全无症状。MERRF 患者通常存在乳酸血症。肌活检发现 RRF，组化染色显示 COX 阴性。肌组织的生化分析可发现呼吸链复合体的部分损害，特别是 COX。大多数患者是由于 mtDNA 的 tRNALys 基因位点 A8344G 点突变。血细胞中可检出突变。CT 和 MRI 可显示小脑萎缩和大脑白质病变。

（三）线粒体脑肌病、乳酸血症合并卒中样发作

10 岁前发育正常，10～40 岁发病。本综合征诊断要点为：①卒中，常有偏瘫和偏盲，可由 CT 或 MRI 证实。②乳酸血症和（或）RRF。③至少具备下述两项以上症状，局部或全身性癫痫发作、痴呆、反复发作头痛或呕吐。肌活检发现许多 RRF 为 COX 阳性，另一特点为肌肉内血管 SDH 染色高活性。大部分患者为 mtDNA 的 tRNALeu（UUR）基因位点 A3243G 点突变。与 MERRF 情况相似，许多 MELAS 患者的母系亲属仅有很轻的症状表现或完全无症状。多能在血细胞中检出 mtDNA 突变。CT 或 MRI 可见局部病灶和基底核钙化。

（四）视网膜色素变性共济失调性周围神经病

视网膜色素变性共济失调性周围神经病（neuropathy ataxia，and retinitis pigmentosa，NARP）多在 3 岁左右发病，临床表现为视网膜色素变性、共济失调、精神发育迟滞、抽搐发作、四肢近端肌无力和感觉性周围神经病等不同症状的组合。肌肉活检无 RRF。母系遗传。存在 mtDNA 的 ATPase 亚单位 6 基因位点 T8993G 点突变。

（五）Leigh 综合征

Leigh 综合征，即亚急性坏死性脑脊髓病，好发于婴儿和儿童，罕见于成人。主要临床表现为精神运动性迟缓、喂食困难、共济失调、视神经萎缩、眼肌麻痹、眼球震颤、肌张力低下、锥

体束征和呼吸异常等。脑部病理改变为双侧对称性的脑干灰质核团、基底核、丘脑和视神经损害,CT 或 MRI 可显示病变。多有乳酸血症。肌活检无 RRF,肌组织往往正常或仅有非特异性改变。分子病理改变主要有 3 种:丙酮酸脱氢酶复合物缺陷,COX 缺陷,mtDNA 的 AT-Pase 亚单位 6 基因位点 T8993G 点突变。第 1 种为常染色体隐性或 X—连锁隐性遗传,第 2 种为常染色体隐性遗传,第 3 种为母系遗传。生化分析对于第 1、2 种患者的诊断有价值。CT 或 MRI 可见双侧对称性的基底核、丘脑、导水管周围灰质和小脑损害。

(六)Laber 遗传性视神经病

Laber 遗传性视神经病(Leber's hereditary optic atrophy,LHON)好发年龄为 20～24 岁,男性多于女性。临床表现为突发无痛性双侧视力减退甚至丧失,少数病例先一眼发病,数周后另一眼也发病。多为球后视神经损害,可见黄斑区水肿和视网膜小血管病变。本病以视神经损害为主,较少伴有其他系统损害。母系遗传。继 1988 年发现 mtDNA 第 11778 核苷酸点突变后,已发现 mtDNA 的多个部位突变。

线粒体疾病往往累及多器官、多系统,临床表现形式多样,症状复杂,诊断较困难。需依靠临床表现、家族遗传史、实验室检查(血乳酸、血清及脑脊液乳酸与丙酮酸比值)、影像学检查、肌肉活检、生化分析(线粒体酶分析)及分子遗传学检查。

三、治疗

目前尚没有一个有用的改变线粒体疾病的治疗。下列的治疗方法可试用:

(一)药物治疗

虽然许多非盲研究及个例报道显示,辅酶 Q_{10}、肌酸、二氯乙酸、半胱氨酸、二甲基甘氨酸或辅酶 Q_{10}、肌酸和硫辛酸联合治疗对线粒体疾病心效,但双盲安慰剂对照的研究均未显示对临床疾病终点有效。

1. 辅酶 Q_{10} 辅酶 Q_{10} 是呼吸链中将电子由复合物 I、II 转移至复合物 III 的成分。虽然目前尚没有一个严格的对照性研究显示辅酶 Q_{10} 对线粒体疾病有明显效果,但过去的许多报道显示辅酶 Q_{10}[300mg/d 或 2mg/(kg·d)]对线粒体疾病有益。

2. 肌酸 肌酸在能量代谢的调节中起重要作用。肌肉和脑中的肌酸含量最高。CK 通过催化肌酸及磷肌酸的磷酸化使 ATP 再合成。补充肌酸(10～20g/d)4～6d 便可使肌肉中的肌酸及磷肌酸含量增加 20% 左右,使无氧活动的最大能量释放增加 20%。临床实验证实,给予肌酸 4～10g/d,连续 7～14d,可增加 MELAS 的活动力量,改善各种肌肉病的肌力。对其他线粒体疾病的效果不肯定。

3. 维生素 维生素 B_1 及 α—硫辛酸是丙酮酸脱氢酶的辅助因子,可改善丙酮酸脱氢酶缺乏者的乳酸中毒。琥珀酸可直接转移电子到复合物 II,维生素 B_2、维生素 C 及维生素 K 是电子接受者,均可改善呼吸链的电子转移。由于缺乏对照研究,这些维生素对线粒体疾病的作用难以判断。其应用剂量为:维生素 B_1 为 100～300mg/d,α—硫辛酸为 600mg/d,琥珀酸为 6g/d,维生素 B_2 为 25～300mg/d,维生素 C 为 2～3g/d,维生素 K 为 60～150mg/d。

4. 二氯乙酸(DCA) DCA 是丙酮酸脱氢酶磷酸化过程的特异性强效抑制剂,使丙酮酸脱氢酶处于去磷酸化的活性状态。DCA 可改善丙酮酸脱氢酶缺乏及其他能量代谢疾病的乳酸中毒。目前对 11 例各种线粒体疾病患者进行的唯一的双盲试验显示,DCA 可明显减少血乳酸、丙酮酸及丙氨酸含量,并显著改善磁共振光谱参数。DCA 的不良反应是其可引起周围神经病,需与维生素 B_1 联合应用。

5. 肉毒碱　国外作者报道,48 例各种线粒体疾病中有 21 例存在肉毒碱缺乏,补充肉毒碱后病情改善。

6. 抗癫痫药　哪种抗癫痫药对线粒体疾病的癫痫发作最适合,目前尚无研究报道。丙戊酸因可导致血清肉毒碱减少、β—氧化抑制、氧化磷酸化及脂质沉积者的线粒体的超微结构异常,并可加重线粒体疾病患者的癫痫发作,而线粒体疾病又增加丙戊酸诱发的肝衰竭。因此,应禁用丙戊酸。其他的抗癫痫药(如卡马西平)可用于线粒体疾病的癫痫发作治疗。

7. 皮质类固醇　有个例报道皮质类固醇对 MERRF、MELAS 有一定的改善作用,其机制不清楚,也缺乏对照性试验。

8. 胆碱酯酶抑制剂　小剂量溴化吡啶斯的明对部分患者的肌肉症状有轻微的改善作用。

已经在线粒体肌病治疗中报道有效并可能在进一步的双盲安慰剂对照研究中有效的药物见表 1—5—7。

表 1—5—7　报道有效的线粒体肌病治疗药物

药物	效果	证据
维生素 C 和甲萘醌	改善症状	复合体Ⅲ缺乏的单一病例报告
含维生素及辅酶 Q 的高脂饮食	短期改善神经发育、癫痫发作和意识水平	15 例儿童患者的开放研究
艾地苯醌	改善生化,延缓疾病进程,改善呼吸功能	单一的病例报告
L—精氨酸	减少 MELAS 患者的卒中样发作症状及发作频率,改善心肌病的三羧酸代谢率	24 例非双盲安慰剂对照研究,6 例 PET 研究
镁	缓解阿尔珀斯综合征中难治性癫痫持续状态	2 例患者
烟酰胺	生化改善,1 例脑病和卒中样发作减少	7 例 MELAS 患者 6 个月的开放研究及单一病例报作
丁二酸	改善呼吸肌无力,减少卒中样发作	单一的病例报告

(二)基因治疗

与 mtDNA 有关的线粒体疾病预后差,又不适合其他治疗方法,是今后基因治疗的适应证。但目前尚限于实验研究。转入基因治疗的问题在于转运至线粒体困难,新的基因治疗是纠正缺陷基因。

(三)一般治疗

1. 物理治疗　一项开放性的试验显示,在活动平板上进行的 8 周有氧训练可明显改善有氧代谢能力、安静和活动时的心率、血乳酸及 ADP 的恢复。但其训练应密切监测,并个体化,其强度应为低限,不要超过其安全上限。

2. 起搏器　KSS 或 CPEO 叠加患者早期安置心脏起搏器可挽救生命。

3. 呼吸功能　需注意的是,所有的线粒体疾病患者都有可能发生呼吸功能的减退,特别是在麻醉、呼吸感染或应用镇静药物时。

4. 外科治疗　KSS 及 CPEO 患者的睑下垂可影响视力,如上睑遮盖了瞳孔,可进行外科手术缩短提上睑肌。大多数眼肌轻度麻痹的患者不出现复视,因此一般不需要进行斜视手术。严重的吞咽困难者可采取环咽肌切断术或环咽肌注射肉毒毒素。

5. 其他治疗　有肌阵挛、卒中或其他症状者应给予相应的治疗,有内分泌异常者应请内分泌专家给予治疗。

(姜连玉)

第五节 炎性肌病

炎性肌病是一组诊断标准、预后及治疗方案不同的获得性肌肉疾病。分为如下几类：①特发性肌炎综合征又称特发性炎症性肌病，包括多发性肌炎、皮肌炎及包涵体肌炎。②伴胶原性疾病的重叠综合征。③伴其他系统性疾病的肌炎。④由感染原引起的炎症性肌病。

本节只介绍特发性肌炎综合征。

一、特发性肌炎综合征

特发性肌炎综合征是一组病因不清累及横纹肌的疾病，主要表现为四肢对称性无力及血清肌酶增高。其中以多发性肌炎及皮肌炎多见，包涵体肌炎比较少见。由于多发性肌炎与皮肌炎的临床表现、发病机制和治疗基本相同，此处只述及多发性肌炎及皮肌炎，而将包涵体肌炎放在后面单独介绍。

多发性肌炎及皮肌炎可发生于任何年龄及性别，但多见于 30~60 岁及女性。亚急性起病。常最先出现肢体近端无力，并可累及颈肌、咽喉肌、食管肌及躯干肌。50％以上的患者有肌肉或关节疼痛。25％患者可累及四肢远端的肌肉，面肌及咀嚼肌罕有累及，眼肌不受累。肌无力一般为对称性，可伴有肌肉压痛、肌肉萎缩及腱反射减弱。

50％以上的患者合并有心脏异常，多数表现为心电图轻度异常，少数出现严重心律失常、心包炎、心肌病或心衰。

皮肌炎患者的皮肤损害常在肌无力前出现，并在数周内逐渐进展。皮肤损害表现为局限性或弥漫性红斑、斑丘疹、脱落性湿疹皮炎或表皮脱落性皮炎。特征性皮肤表现为眼睑、鼻梁、颊、前额及指甲周围皮肤呈淡紫色改变。

皮肌炎患者（主要是少年患者）可出现皮肤或小肠溃疡，在疾病后期可出现皮下钙化。

重叠综合征的肌炎可与结缔组织病同时发生或在结缔组织病后数年发生，其肌无力及肌萎缩较单纯多发性肌炎明显。

多发性肌炎及皮肌炎可合并有肿瘤，40 岁以上的患者合并肿瘤的概率更高，皮肌炎合并肿瘤的概率为 6％~45％，高于多发性肌炎。在合并肿瘤的多发性肌炎或皮肌炎患者中，约有半数患者的多发性肌炎或皮肌炎发生于肿瘤出现临床表现前，有时发生于肿瘤前 1~2 年。

（一）诊断

多发性肌炎及皮肌炎的诊断可参考 1991 年的诊断标准，见表 1－5－8。

表 1－5－8　多发性肌炎及皮肌炎的诊断标准（Dalakas，1991）

项目	多发性肌炎		皮肌炎	
	肯定	可能	肯定	轻度或早期
肌力	肌病性无力 *	肌病性无力[a]	肌病性无力[a]	轻度肌无力
肌电图	肌源性损害	肌源性损害	肌源性损害	肌源性损害或非特异性
肌酶	升高（50 倍）	升高（50 倍）	升高（50 倍）	升高（10 倍）或正常
肌活检	炎症性肌病表现	非特异性或缺乏原发性炎症表现	血管周围和肌束周围炎性细胞浸润，束周萎缩和纤维破坏有诊断性（即使无炎性细胞浸润）	非特异性或诊断性

a：近端重于远端，不累及眼肌及面肌，亚急性起病，快速进展，无神经肌病家族史，无内分泌病，无药物或毒物接触

诊断多发性肌炎后需寻找有无结缔组织病及肿瘤,40 岁以上患者尤其要注意有无肿瘤。并需除外原因明确的炎症性肌病或皮肌炎。

(二)病因及发病机制

多发性肌炎及皮肌炎的病因不清楚。虽然部分患者病前有感染,但感染因子与多发性肌炎的关系尚未被证实。

多发性肌炎及皮肌炎的发病机制与自身免疫机制有关,有研究提示皮肌炎主要由体液免疫介导,而多发性肌炎主要由 T 淋巴细胞介导。

有许多研究报道 HLA 单体型与肌炎的亚组有关,多发性肌炎与 HLA－B8 及 HLA－DR3 有关,少年皮肌炎与 HLA－B8、HLA－DR3 及 HLA－DQA1 有关。

(三)治疗

多发性肌炎的治疗目标是改善患者的日常活动功能和肌力。判断治疗效果以肌力为主要指标,以肌酶为辅助指标。因肌力改善均伴有肌酶降低,而免疫抑制治疗一般都会使肌酶含量降低,但肌酶降低不一定伴有肌力的好转。

1. 免疫抑制治疗　多发性肌炎的治疗主要为免疫抑制治疗,目前很少有经过随机对照试验评估的治疗方法,仅静脉内免疫球蛋白治疗(IVIg)是经随机对照试验证明对皮肌炎有效的治疗方法。一般来说,皮肌炎对治疗的反应好于多发性肌炎。皮质类固醇是一线药物,IVIg 也可作为一线药物或皮质类固醇无效时选择。

(1)皮质类固醇:为首选药,常用大剂量泼尼松口服,每天 1mg/kg(最大剂量为 100mg),明显起效后缓慢减量(每 2～3 周减 5mg)。减到每天 60mg 后,如病情继续改善而无严重不良反应,则暂时维持此剂量,直到病情不再改善或肌力已达正常或接近正常,再缓慢减量(每周减 5mg),减到每天 15mg 后,每周减 2.5mg,直到维持疗效的最小剂量,并需维持较长时间(1年以上)。如在减量过程中病情加重,其泼尼松剂量需返回到上一剂量。过早停药可导致复发,再治疗效果差。有研究发现在疾病早期用甲泼尼龙冲击可防止复发,疗效优于泼尼松。对病情严重及急性者,静脉应用甲泼尼龙可快速控制病情。甲泼尼龙的剂量在成人为 0.5～1.0g/d,在儿童为 30mg/(kg·d),连续应用 3～5 天。

在大剂量泼尼松治疗期间,患者应采用低盐、高钾饮食,并给予 H_2 受体阻滞剂及钙剂,防止消化道出血及骨质疏松。

如大剂量泼尼松连续治疗 3 个月病情无改善,则可认为皮质类固醇无效,需改用其他药物治疗。

长时间应用皮质类固醇的患者如无力加重,而肌酶及肌电图无变化,应怀疑类固醇肌病,如将类固醇剂量减小后无力得到改善则可确定。发生类固醇肌病后,应将类固醇剂量减到维持水平,并注意观察肌酶的变化。如肌酶升高,并有病情恶化,需重新开始大剂量皮质类固醇治疗。

皮质类固醇的不良反应及处理:①"满月"脸及脂肪分布异常,应给予严格的热量控制;②脂溶作用所致的高脂血症,脂肪肝,肝酶升高;③糖尿病,应给予低糖饮食;④儿童生长迟缓,采用隔日疗法可减小此不良反应;⑤月经紊乱;⑥水肿及高血压,患者应给予低盐饮食;⑦骨质疏松,尤其是绝经后妇女,需给予维生素 D(每周 5000U)及钙(每天 1g);⑧胃肠道不良反应,餐后服用泼尼松,并给予抗酸剂可消除此反应;⑨皮肤改变,包括痤疮、瘀斑、面部多毛及皮纹;⑩白内障,少见有青光眼,需经常进行眼睛的检查;另外,还可出现中枢神经系统症状,如失眠、兴奋等,常在大剂量时出现,减量后常可消失。

(2)免疫抑制剂:皮质类固醇治疗无效者可改用或者加用硫唑嘌呤或甲氨蝶呤(二线药),并对类固醇抵抗的间质性肺炎有较好效果。

在开始硫唑嘌呤治疗前,应先检查患者的全血细胞计数(包括血小板)和肝功能。硫唑嘌呤宜从小剂量开始(50mg/d),逐渐增加剂量,有效剂量一般为 3～5mg/kg。由于硫唑嘌呤至少需要 2～3 个月才能起效,因此,开始治疗时常和泼尼松联合应用。在应用硫唑嘌呤期间,应密切监测血象和肝功能,如白细胞数量低于 $4.0×10^9$/L 或血小板低于 $150×10^{12}$/L,则需暂时减小剂量或停止治疗。由于皮质类固醇可升高白细胞总数,故在硫唑嘌呤和皮质类固醇联合治疗时,白细胞数量的低线为 $6.0～8.0×10^9$/L。在治疗初,血象监测应每周 2 次,剂量稳定后改为每周 1 次,1 月后改为每月 1 次。肝功能监测为每月 1 次。

硫唑嘌呤出严重不良反应的概率相对较低,在长期应用硫唑嘌呤治疗的患者,其常见的不良反应有(按发生率从高至低排列):可逆性骨髓抑制、胃肠道反应、感染、短暂性肝功能异常(肝酶增高)。最严重的并发症是发生肾淋巴瘤,发生率为 1%。

硫唑嘌呤不宜与别嘌呤合用。由于别嘌呤可抑制黄嘌呤氧化酶,从而抑制硫唑嘌呤转化为 6－硫尿酸,导致硫唑嘌呤蓄积,容易发生骨髓抑制。因此,如确实需要硫唑嘌呤与别嘌呤合用,硫唑嘌呤的剂量应为常规剂量的 1/4,并密切监测白细胞数量。

如硫唑嘌呤无效或有禁忌证者可用甲氨蝶呤,开始剂量为每周 0.4mg/kg,静脉滴注(20～60min 滴完),2 周后将剂量增加到 0.8mg/kg。甲氨蝶呤也可口服,剂量为每周 7.5～20mg。一般为 3 个月起效。起效后每 2～3 周静脉滴注 1 次,达到最佳效果后每月静滴一次,维持 10～24 个月。甲氨蝶呤的主要不良反应为胃肠道反应、白细胞减少、肝功能损害、脱发、皮疹、口腔溃疡;其他不良反应有骨质疏松、胃炎、高尿酸血症。

(3)静脉内免疫球蛋白:首次 2g/kg(分 5 天静脉滴注),以后 1g/kg,每月 1 次。静脉内免疫球蛋白治疗对有吞咽障碍者及皮肌炎患者的效果较佳。因皮质类固醇对生长及性发育有影响,儿童多发性肌炎及皮肌炎可首选静脉内免疫球蛋白治疗。

(4)其他免疫抑制剂:如上述治疗方法无效,可考虑霉酚酸酯、环孢菌素或环磷酰胺。虽然这些免疫抑制剂对类固醇抵抗的间质性肺炎也有较好效果,但支持对多发性肌炎及皮肌炎有效的资料较少。

霉酚酸酯的剂量为 1g,bid;环磷酰胺的剂量为每月 0.5～1mg/m²,静脉注射。环磷酰胺的主要不良反应为胃肠道反应、脱发、肝损害、白细胞减少和出血性膀胱炎。

环孢菌素的剂量为 150mg,bid,其有效血药浓度为 100～250ng/ml。一般为 2～12 周起效。环孢菌素的不良反应有肾功能损害(剂量依赖性)、血压增高、多毛症、脑病、胃肠道反应、牙龈增生及震颤。

血浆交换已被证明对多发性肌炎的治疗无效。

2. 物理治疗 多发性肌炎患者在急性期应卧床休息,病情改善后,对无力肢体的物理治疗(按摩、肢体活动等)也需进行。适当的肌力训练(包括对抗性训练及有氧训练)对病情有一定的改善作用,活动量以患者不感到疲劳为标准。

3. 难治性多发性肌炎的治疗 难治性多发性肌炎是指对皮质类固醇、静脉内免疫球蛋白及单一免疫,抑制剂治疗无效者。根据目前的研究报道,对这类患者可选用下列方法。

(1)甲氨蝶呤加硫唑嘌呤:用法为:第 1 个月甲氨蝶呤每周 7.5mg 口服,硫唑嘌呤每人

50mg 口服;第 2 个月甲氨蝶呤每周 15mg,硫唑嘌呤每天 100mg;第 3~6 个;甲氨蝶呤每周 22.5~25mg,硫唑嘌呤每天 150mg。有个例报道发现甲氨蝶呤加环孢菌素[3mg/(kg·d)]对难治性多发性肌炎也有效。

(2)甲氨蝶呤加甲酰四氢叶酸:先静脉给予甲氨蝶呤 500mg/m²,24h 后口服甲酰四氢叶酸 50mg/m²,q6h×4 次,此两种药物每 2 周应用 1 次,连续 6 个月。

(3)氟达拉滨:1999 年的初步研究发现,抗肿瘤药氟达拉滨(fludarabine)对免疫抑制剂无效的难治性多发性肌炎及皮肌炎具有较好疗效,有效率达 72.7%。用法为 20mg/(m²·d)× 3d,每月 1 次,连续应用 6 个月。

(4)他克莫司(tacrolimus):他克莫司是一种抗排斥反应药物,能抑制 CD4⁺ T 辅助细胞的激活。1999 年发现对多种免疫抑制剂无效的多发性肌炎患者应用他克莫司后,所有患者肌力均有改善,半数以上患者肌力恢复正常,并伴有 CK 明显下降及肌肉外症状(发热、关节炎和间质性肺病)的改善。他克莫司对自身抗体(如抗 Jo-1 抗体)阳性的多发性肌炎患者的治疗效果较好。用法为每天 0.075mg/kg,分 2 次口服,疗程一般为 1 年。该药不良反应少,主要为贫血、血压增高及男性乳腺发育,个别患者发生急性高血压及肾功能损害。

(5)单克隆抗体:有病例报道单克隆抗体 Rituximab 对难治性特发性炎性肌病有效。

4. 并发症的治疗

(1)间质性肺炎:多发性肌炎最常见的并发症就是非特异性间质性肺炎。患者可出现咳嗽、呼吸困难及发热等肺部症状,胸片或 CT 表现为肺基底部不规则的线性阴影,可有融合。抗生素治疗无效。一般先给予泼尼松(40~60mg/d)治疗,病情较重者可先静脉给予甲泼尼龙。如无效,则改用免疫抑制剂治疗或联合治疗。可以采用泼尼松与甲氨蝶呤(7.5mg/周)或环孢菌素(200mg/d)合用,也可以应用环磷酰胺(静脉滴注)加环孢素。进展性间质性肺炎可静脉应用环磷酰胺(0.5g/m²,4 周 1 次,连用 9 次)。有报道显示,伴 CK 增高的间质性肺炎对皮质类固醇有反应的可能性较大,而无 CK 增高的间质性肺炎常对皮质类固醇无反应,需改用免疫抑制剂。难治性多发性肌炎合并间质性肺炎需用他克莫司。

(2)钙质沉着:是皮肌炎的一个症状。对已经存在的钙质沉者尚无消除方法,对治疗有反应的患者将不再发生新的钙质沉者。有报道显示硫氮卓酮对合并的皮下和肌肉间的钙质沉着有较好的抑制作用。

(3)皮肤病变:皮肌炎患者合并的皮疹及皮肤溃疡等皮肤病变对小剂量静脉内免疫球蛋白治疗有良好反应。用法为:0.1g/(kg·d)×5d 或 0.5g/(kg·d)×2d,每月 1 次。

(4)吞咽障碍:多发性肌炎累及食管是一种严重并发症,也提示预后不好。有报道显示合并吞咽障碍者对静脉内免疫球蛋白治疗有良好反应。用法为:1g/(kg·d)×2d,每月 1 次,连续 6 个月。

5. 预后　20% 左右的患者可完全恢复。另有约 20% 患者得到长期缓解。恢复程度与发病速度、病情及病程有关,急性起病、病程短者治疗效果好,慢性病程及有肌萎缩者治疗效果差。皮肌炎对治疗的反应效果较单纯多发性肌炎好。合并有肿瘤、有心脏受累、年老患者及治疗延迟者的预后差。多发性肌炎的 5 年死亡率为 20% 左右,儿童皮肌炎、伴发结缔组织病或肿瘤者的死亡率更高。

二、包涵体肌炎

包涵体肌炎与多发性肌炎一样,也属于炎性肌病。包涵体肌炎在临床、血清学、肌电图,甚至在组织病理方而都与多发性肌炎相似,其发病机制被认为与 T 淋巴细胞介导的细胞毒性反应有关。因此,包涵体肌炎与多发性肌炎在临床上很难鉴别。2001 年全国神经肌肉疾病专题研讨会制定的包涵体肌炎诊断标准如下。

(一)临床特点

1.疾病持续超过 6 个月。

2.年龄大于 30 岁。

3.肌无力累及四肢的近端肌和远端肌,以肱二头肌、肱三头肌、髂腰肌、股四头肌及胫前肌最常受到累及。

4.病程进展缓慢,无缓解复发,平均 6 年内进展到不能行走。

(二)实验室特点

1.血清 CK 不高于正常上限的 12 倍。

2.肌肉活检 ①炎性细胞主要出现在肌内衣,中核细胞进入未坏死肌纤维内为特点。②边缘空泡。③细胞间类淀粉物质沉积(荧光显微镜检查)或电镜检查发现胞浆内或核内 15～18nm 的管丝物质。④出现 RRF。

3.肌电图检查符合炎性肌肉病特点,可发现自发电位,长短时程可以混合存在。

肯定的包涵体肌炎:肌肉活检出现所有的包涵体肌炎的病理特点(①～④)。当肌肉活检符合诊断时,其他临床和实验室特点可有可无。

可能的包涵体肌炎:肌肉活检仅有①表现,有典型的临床(4 条均具备)和实验室(1 和 3)特点。

(三)治疗

包涵体肌炎的治疗困难,多数患者对各种治疗药物。病例报道有效的治疗方法有:泼尼松隔日疗法,静脉内免疫球蛋白治疗,环戊丙酸高酮(150mg/w,肌内注射),霉酚酸酯等,对包涵体肌炎有一定疗效。有严重大腿肌肉无力者应使用自锁式膝关节支架,防止跌倒。

(姜连玉)

第六节　重症肌无力

重症肌无力(myasthenia gravis,MG)是一种获得性的 T 淋巴细胞依赖性自身免疫性疾病,累及神经肌肉接头信息传递导致骨骼肌无力及疲劳。其原因未明,可能与胸腺异常或病毒感染有关。抗骨骼肌乙酰胆碱受体抗体(acetylcholine receptor antibodies,AChR－ab)导致运动终板上乙酰胆碱受体(acetylcholine receptor,AChR)破坏或封闭,是 MG 的主要病理生理过程,补体也参与运动终板的破坏。本病并不少见,估计我国的患病率为 5/100000。

一、病史及体征

1.年龄　所有年龄组人群均可受累,我国主要发病年龄高峰为 1～5 岁,第二高峰出现在20～40 岁。西方国家报道的发病年龄高峰女性为 30～40 岁,男性为 40～50 岁。

2.性别　我国女性发病比男性稍多,两者比例为(1.01～1.5):10。

3.家族史　绝大部分病例为散发。少部分患者有家族史,但缺乏典型的单基因遗传特征。单卵双生子的发病一致率为 40%～80%。新生儿的母亲如患病可能出现一过性 MG 症状,为新生儿从胎盘获得的少量自身抗体所致,但随着抗体滴度的衰减,症状逐渐恢复。

4. 起病及诱因　大部分患者无明显诱因。部分患者在使用抗生素、感染或预防接种后起病。

5. 症状特点及受累肌肉　MG 特征性症状为受累骨骼肌的无力及异常疲劳。骨骼肌无力的分布具有一定特征性。眼外肌最常受累,往往表现为单眼或双眼部分性眼肌麻痹、复视、上睑下垂及斜视等,重者双侧眼球固定但瞳孔正常。表情肌和咀嚼肌也较常受累,表现为肌病面容、眼轮匝肌及咀嚼肌无力。咽喉肌受累出现构音及吞咽困难,可产生误吸或吸入性肺炎。颈肌无力常引起抬头或竖颈困难。肢带肌及躯干无力主要导致全身疲劳及完成日常工作困难,但很少导致卧床不起或肢体完全瘫痪。呼吸肌无力会导致换气无力及咳痰困难,重者导致呼吸麻痹、换气障碍而危及生命(肌无力危象)。上述无力症状往往在休息或睡眠后明显减轻,劳累后明显加重,呈现特征性的"晨轻暮重"现象(病理性疲劳)。这种症状的波动在疾病病程早几年比较明显。呼吸肌受累的患者常常并发呼吸道感染。患者无肌肉疼痛或感觉异常。

6. 骨骼肌无力的演变　通常肌无力首先影响眼外肌,继而顺序累及面肌、咀嚼肌、咽喉部肌肉、躯干及肢体肌肉。我国单纯眼肌型起病者约占 60%,后期约 90% 的患者存眼外肌受累。单独影响肢体肌肉的病例不到 10%。

7. 体征　可发现多种受累骨骼肌无力的体征如上睑下垂、斜视、眼球固定、肌病面容、球麻痹或肢体无力等。肌萎缩少见。腱反射往往保留。无肌肉压痛,感觉正常。

8. 其他　少部分患者可能有心肌、肠道及括约肌受累。

9. 肌无力危象　呼吸道感染、过度劳累、用药不当(如使用影响神经肌肉接头信息传递的抗生素、Mg^{2+}、肾上腺皮质激素等)或各种应急等可导致呼吸肌无力急剧加重、显著影响换气功能而危及生命。5%～15% 的 MG 患者会发生肌无力危象。

10. 自然病程　大部分病例呈缓慢波动性进展病程。另外,少部分患者在短时间内快速发展而出现肌无力危象。少部分患者症状相对稳定无进展,或获得长时间缓解。眼肌型发展为全身型的具体模式尚不清楚,有报道部分眼肌型患者(约 15%)可在数年内发展为全身型MG。总体死亡率为 4%～10%,死亡原因往往为严重并发症。

11. 伴发病　胸腺异常(胸腺瘤及胸腺增生)的发病率约为 75%,甲亢的发生率为 3%～5%,并发其他身免疫性疾病(如风湿性关节炎、硬皮病或狼疮)也显著增高。

二、辅助检查

1. 免疫性检查　AChR－ab 测定为诊断本病较为特征性的检查,约 85% 的患者中 AChR－ab 滴度升高。一般而言,单纯眼肌受累患者的阳性率较低,滴度也相对较低,而重者及全身型患者滴度升高较为明显。抗体滴度对群体而言与疾病的严重程度并不严格相关,但对个体而言,治疗所致的抗体滴度下降则与症状严重程度的波动明显相关。约 15% 患者 AChR－ab 滴度并不升高,称"血清阴性 MG"。近来发现这类所谓阴性患者 MuSK(muscle specific receptor kinase)抗体滴度升高,并且发现该抗体与重症难治性 MG 相关。抗横纹肌抗体(anti－SM)可作为 40 岁以下患者胸腺瘤的筛选指标。

2. 药物学试验　有两种药物试验可以选用,试验时需评估易于观察的症状如上睑下垂、眼肌麻痹或咳嗽困难等。成人使用硫酸新斯的明 1～1.5mg 及阿托品 0.5mg 肌内注射,症状在 15～20min 内显著改善为阳性。或静脉注射 edrophonium chloride（Tensilon，剂量为 10mg）。方法为首先注射 2mg，观察约 60s 症状明显改善则为阳性，若无反应则注入剩余的 8mg，症状在 3～5min 内显著改善为阳性。建议同时准备阿托品 0.6mg 以备急需。部分 Tensilon 试验阴性患者对硫酸新斯的明反应良好。判断结果时需注意其他神经肌肉疾病也可能出现弱阳性结果。在做这两种药物试验之前，要确认患者没有严重心脏疾病、青光眼及哮喘等。

3. 电生理检查　试验前需停用胆碱酯酶抑制剂至少 24h。神经刺激（RNS）可发现其特征性的递减波型（递减＞10％～15％），尤其在 2～3Hz 的低频刺激更有意义，阳性率 45％～65％。注意约 10％的患者会出现电位的急剧递减，可使用一个剂量的 Tensilon 进行进一步试验来逆转这种电位衰减。单纤维肌电图显示同一运动单位内各肌纤维间的电位差异（jitters）增大而纤维密度正常，敏感性为 100％，而且这一改变不受胆碱酯酶抑制剂应用的影响。

4. 胸腺异常的探查　胸部 X 线平片、CT 及 MRI 均可用于探查胸腺异常，其中以 MRI 敏感性及特异性最高。因胸部平片敏感性低，CT 应作为所有患者的常规检查，儿童可能存在胸腺肥大，而发现成人胸腺增大需高度怀疑为胸腺瘤。

5. 其他伴发病的探查　其他自身免疫性疾病（如 Graves 病或结缔组织疾病等）的存在可通过试验检查证实。

6. 肺功能检查　对于有呼吸肌受累的患者，可测定肺活量评估其呼吸肌受累的程度。有研究发现反复测定肺活量并不是预测或决定是否需要机械通气的良好指标，因为 MG 的病程受众多因素影响（如感染、治疗、并发症、应急及心理因素等）。

三、鉴别诊断

1. 其他原因所致眼外肌麻痹　神经源性眼肌麻痹往往符合神经损害的分布，而且症状固定，没有波动性。动眼神经病变时有瞳孔散大。肌源性损害的常见原因包括线粒体肌病和眼咽型肌营养不良。症状往往隐袭起病，缓慢进展，症状无波动。对药物试验反应不明显。必要时进行头部影像学检查或肌肉活检。

2. 其他原因所致球麻痹　常见原因有多发性周围神经损害、多发性肌炎及延髓病变等。它们缺乏对药物试验的明确反应。多发性肌炎有显著酶谱升高。延髓病变往往有长索受损的体征，以及神经影像学能够提供病损证据

3. Eatom－Lambert 肌无力综合征　以肢带肌受累为主，少部分患者有眼外肌麻痹。特征为运动后症状减较，腱反射减低或消失。此外，患者还有口干及性功能障碍等自主神经受累的表现。肌无力对 Tensilon 或硫酸新斯的明试验反应差。RNS 示特征性的递增波型。约 70％患者血清中存在抗 Ca^{2+} 通道的抗体。大部分患者可发现恶性肿瘤。

4. 甲状腺功能亢进性肌病　甲亢可导致眼外肌及肢带肌无力及易疲劳。眼外肌麻痹时往往有突眼（Graves 眼病）。肢带肌受累时往往有肌肉酸痛及消瘦。甲状腺功能测定能明确诊断。注意 MG 合并甲亢的情况。

5. 抑郁症　抑郁症患者的动力缺乏及易疲劳可能与轻度全身型 MG 相似。抑郁症患者虽动力缺乏，但能完成日常活动，体格检查肌力受损不明显，用抗抑郁治疗效果较好。MG 患者存在明显的日常活动能力受限，体格检查示肌力减退，肌无力对药物试验反应良好，RNS 示典型的递减波型。

6.球麻痹 以咽部肌肉受累为主要或为唯一症状的 MG 患者,需与其他原因所致球麻痹、癔症、破伤风和食管疾病进行鉴别。

四、病因

MG 病因不明。研究认为胸腺异常或病毒感染是触发免疫异常的最初原因。

1.胸腺异常 大部分患者有胸腺异常,而且切除胸腺后症状显著好转。该假说认为在胸腺的某些异常细胞如肌样细胞(myoid cells)中表达 AChR,在发育过程中为针对 AChR 的自身免疫细胞识别了这些异常表达的 AChR 而出现免疫反应、产生 AChR−ab,进而攻击骨骼肌 AChR 而发病。这些针对 AChR 的免疫异常细胞离开胸腺进入血液循环继续发挥病理作用,同时免疫记忆细胞可长期存在于胸腺及外周循环中。最近有证据表明 MG 患者外周血中针对 AChR 的病理性 T 淋巴细胞来自于胸腺。这些发现可以解释为什么 MG 的免疫异常会长期存在,而胸腺切除后仍持续不愈。但有研究发现 MG 患者胸腺组织 AChR 亚单位的表达与正常人群胸腺组织 AChR 的表达并无不同之处。

2.病毒感染 该假说认为外源性病毒感染可能通过分子模拟(molecular mimicry)机制触发了针对 AChR 的免疫反应。已发现单纯疱疹病毒(herpes simplex virus,HSV)的蛋白质中有一段氨基酸序列与 AChR 的一段序列高度相似。机体产生针对 HSV 的免疫反应错误地攻击了骨骼肌 AChR 而发病。此外,人类免疫缺陷病毒(HIV)、丙型肝炎病毒及人类嗜 T 淋巴细胞性病毒 1 型(HTLV21)或 Epstein−Barr 病毒感染也被认为与 MG 的发病有关。同时也有实验研究表明流感病毒或埃可病毒感染能损害健康人的神经−肌肉接头信号传递。

3.青霉胺(penicillamine) 被证实可导致获得性自身免疫性 MG。

4.加重 MG 症状的常用药物 抗生素(如氨基糖苷类、红霉素、喹诺酮类及阿莫西林)、β_2 受体拮抗剂(如普萘洛尔)、锂盐、镁离子、普鲁卡因酰胺、异搏定、喹宁、氯喹、泼尼松、镇静安眠药及神经−肌肉接头阻滞剂等。

五、发病机制

20 世纪 70 年代以来大量的研究证实了自身免疫反应在 MG 发病中的作用。AChR−ab 的产生是关键性的病理生理环节。自身抗体的产生是 T 淋巴细胞依赖性的,针对 AChR 抗原位点 T 淋巴细胞克隆的激活、增殖是重要的上游环节,HLA−Ⅱ基因多态性也可能决定个体的敏感性。尽管 AChR−ab 可能是多克隆性的,但主要克隆是针对 AChRα 链主要免疫原区(MIR)的。这些自身抗体主要与 AChRα 链结合导致后者降解加速、神经递质结合位点被封闭,同时补体也被激活导致运动终板的破坏。最终,运动终板上有效 AChR 的数量显著减少,以及终板皱褶的破坏和简单化,使神经肌肉接失信息传递的安全系数明显降低,从而导致肌无力及病理性疲劳。然而,其他机制也可能导致 MG 的发生,如 MuSK 抗体等。

可见,MG 应该是一组免疫异质性特征的神经肌肉接头传递障碍性疾病,进一步明确其中的发病机制实施个性化治疗,是下一步临床工作者努力的方向。

六、治疗

(一)胆碱酯酶抑制剂(AchEI)治疗

自 20 世纪 30 年代该药问世以来,已成功治疗和抢救了众多的 MG 患者,成为对症治疗

MG 的有效药物,但不能从根本上改变 MG 的免疫病理学过程。长期应用此类药物会加重神经肌肉接头处的病理改变,表现为对这类药物的敏感性降低、需求量增加,并且不良反应也更为明显。常用的有溴吡斯的明(pyridostigmine),每次 60～120mg,每日 3～4 次,应从小剂量开始。注射剂有新斯的明、普鲁斯的明(neostigmine),应用于诊断试验及严重吞咽困难和肌无力危象患者。新斯的明每次 1～1.5mg＋阿托品 0.5mg 肌内注射。

（二）胸腺切除术

胸腺病变在 MG 的发病中起重要的作用。70％～80％的 MG 患者伴胸腺病变,胸腺切除术可使患者获得较好的远期效果,故胸腺切除是目前推荐的治疗 MG 重要手段之一,但 AChR－ab 阴性而 MuSK－ab 阳性的患者不推荐胸腺切除。重症、年老、年幼及体弱患者耐受手术创伤的能力差,其术后病情恶化率和近期死亡率较高,因此,围手术期管理非常重要。围手术期管理的目的是尽量控制症状,降低术后发生危象的风险。主要适应证包括胸腺瘤及非瘤的全身型 MG 患者,目前也有学者认为该方法对难治性眼肌型也有疗效。虽然本治疗并不能完全使患者彻底恢复,但能改善大部分患者的生活质量,减轻症状。若是恶性胸腺瘤,适当进行放射治疗有助于控制肿瘤。

（三）肾上腺皮质激素治疗

肾上腺皮质激素(以下简称激素)是公认的治疗 MG 的常规药物。其常用给药方法有以下几种。

（1）大剂量冲击、逐渐减量维持疗法:即甲泼尼龙 1000mg 静脉滴注,每日 1 次,连用 3d;随后地塞米松 20mg,静脉滴注,每日 1 次,连用 7～10d;继用泼尼松 100mg,每日顿服 1 次,以后每周减 2 次,每次减 10mg,直到每天 40mg;而后每周减 1 次,每次减 5mg,直到完全停药。

（2）中剂量冲击、小剂量维持疗法:①地塞米松中剂量冲击、泼尼松小剂量维持疗法适用于延髓肌型、全身型和各类 MG 危象患者。成人地塞米松 20mg 静脉滴注,每日 1 次,连用 5～7d;地塞米松 10mg 静脉滴注,每日 1 次,连用 10～14d,同时应用 AchEI 和相应的抗生素;随后改为泼尼松每日 30mg,早晨顿服,连服 2 周;后改为每日 20mg,1～3 个月后改为每日 5mg,维持 1 年后停药。②泼尼松中剂量冲击、小剂量维持疗法。这种方法主要在门诊采用,适用于眼肌型、较轻的延髓肌型和全身型 MG 患者。开始剂量成人为 1mg/(kg・d),儿童为 1.0～1.5mg/(kg・d),顿服或分 3 次口服;1 周后成人 40mg/d,连服 2 周后改为 30mg/d;以后每周减 5mg,至 5～7.5mg/d(儿童 2.5～5mg/d),维持 1 年。对一般体质较弱或对激素有顾虑的患者,上述剂量还可以减半。有感染征象者加用适当抗生素,同时口服氯化钾。

（3）小剂量长程维持疗法:此疗法适用于年老体弱,或者有高血压等老年疾病的患者。

（四）免疫抑制剂治疗

此类药物适用于伴肺结核、溃疡病和糖尿病的 MG 患者;胸腺切除术后及血浆交换后症状有反复的 MG 患者;长期应用激素效果越来越差和对激素有依赖的 MG 患者。

1. 环磷酰胺　能破坏细胞内 DNA、抑制 RNA 的合成,因抑制免疫活性细胞的分泌、增殖,对 B 淋巴细胞尤为显著,对体液和细胞免疫均有作用。使用方法各不相同。常用方法包括小剂量脉冲疗法及大剂量冲击疗法。小剂量脉冲使用方法是环磷酰胺 200mg＋维生素 B_6 100mg＋5％葡萄糖或生理盐水 500ml 静脉滴注,每日 1 次,连用 5d。每 1～3 月重复使用。不良反应有胃肠道反应、脱发、肝损害、出血性膀胱炎、白细胞减少和血小板减少。大剂量冲击方法也可试用于难治性病例。

2.硫唑嘌呤 通过抑制 DNA 和 RNA 合成,主要抑制 T 淋巴细胞功能,对 B 淋巴细胞功能也有较弱的抑制作用。每日 1～3mg/kg,分 3 次口服,疗程 1～3 年。不良反应同环磷酰胺,但对生殖腺抑制作用较轻微。

3.环孢素 2A 可能通过抑制 IL-2 的释放或抑制 IL-2 受体来抑制 T 辅助细胞和毒性细胞,可使 AchRab 滴度下降。每日 6mg/kg,12 个月为 1 个疗程。主要不良反应为肾毒性,但在减药或停药后可恢复。恶性胸腺瘤患者不推荐使用该治疗。

4.FK506,又名他克莫司 较强大的抗活性 T 淋巴细胞增殖效应,是因为它干扰了 IL-2 的产生。FK506 的起始剂量为 0.1mp/(kg·d),分 2 次口服,直到患者的血浆浓度达到 7～8ng/ml,泼尼松可逐渐减量,直到最终完全停药。治疗时间为 4～20 个月,平均 12 个月。不良反应较少,少数患者可出现血压、血脂升高和消化道出血。

(五)血浆交换疗法

血浆交换疗法主要用于 MG 危象患者的抢救和胸腺瘤切除术前准备。方法为将患者血浆分离抽出,同时补入健康人血浆、白蛋白和晶体溶液,每周 1～2 次,一般 3～5 次往往显示出较好效果。严格按照操作规程、采取必要的防治措施,本疗法一般是安全的,但由于该方法费用较昂贵,必须严格掌握适应证。

(六)免疫吸附疗法

免疫吸附疗法适用于全身型 MG 和危象患者。该疗法是将患者血浆中的致病抗体经吸附泵特异性吸附后,将血浆和其他血液成分重新回输给患者的一种治疗方法。

(七)淋巴细胞交换疗法

淋巴细胞交换疗法是定期用正常人血淋巴细胞来交换患者血淋巴细胞,以去除产生乙酰胆碱受体抗体的 B 淋巴细胞及其相应的辅助与诱导 T 淋巴细胞。

(八)大剂量丙种球蛋白静脉滴注疗法

目前认为 IVIg 治疗危重和难治性 MG 的有效方法。方法为每次 0.2g/d,连用 5d,每周 1 次。5～7 天开始显效,疗效维持 3～4 周。IVIg 的主要不良反应包括头痛,过敏等。心肾功能不全、IgA 缺乏为适应证。

(九)造血干细胞移植疗法

已有个案报道造血干细胞移植治疗难治性 MG,但其疗效和安全性仍需进一步论证。

(十)单克隆抗体疗法

Rituximab 商品名美罗华,是针对 B 淋巴细胞 CD20 的单克隆抗体。有较多的小规模报道认为 Rituximab 对 MuSK-ab 阳性的难治性 MG 有效。其可能的不良反应为进行性多灶性白质脑病。

(十一)辅助疗法

(1)极化液(不含镁):由于长期应用 AChEI,使神经-肌肉接头处发生退行性病变,极化液可使终板功能恢复,使乙酰胆碱 2 胆碱酯酶系统的代谢功能恢复。方法为成人每次 10％葡萄糖 1000ml＋10％氯化钾 30ml＋胰岛素 12～16U,静脉滴注,每日 1 次,可连用 14d。

(2)胸腺肽注射液:有小规模报道认为胸腺肽能调节 MG 患者的免疫异常,有助于 MG 症状的稳定。

(3)中医中药:据同内文献报道及治疗 MG 的专方和验方统计,共用药物有 170 多种,用药概率最多的是黄芪。其疗效尚需进一步论证。

七、危象的抢救

肌无力危象（myasthenie crisis），是多种原因导致的急行呼吸肌麻痹、使患者换气功能严重受损而危及生命的危急状态。常见诱因是感染、疲劳、应急、不适当使用药物或手术等，临床征象为呼吸费力、咳嗽咳痰无力、氧饱和度下降、大汗及心律增快等。血气分析可协助诊断。

MG危象抢救的主要措施包括快速开发气道辅助通气、干涸疗法、去除诱因、治疗并发症及免疫治疗等。如果初步判断为过度疲劳或溴化吡啶斯的明用药不够所致，可肌内注射新斯的明1～1.5mg或静脉缓慢注射0.5mg（成人），然后密切观察并准备行气管插管及辅助通气。如果诱因为感染、手术或其他药物，需立即插管进行辅助通气。插管方法最好经鼻腔插管，这样可以维持大概2周而不需进行气管切开。也有报道认为无创性呼吸通气（BiPAP）能有效缓解MG危象，并且能减少肺部并发症，在保证安全有效的通气情况下停用所有AChEI药物（干涸疗法）经过2～3d后再次从小剂量开始使用AChEI药物，以恢复AChR对药物的敏感性。其他治疗包括使用抗生素控制肺部感染、保护重要器官的功能、鼻饲保证营养供给及使用极化液等。IVIg或血浆交换有助于尽早脱离呼吸机。激素或免疫抑制剂能调节免疫功能，巩固疗效。一般经过1～2周的治疗，大部分患者能脱离呼吸机。待危象缓解后，需进行免疫调节治疗或胸腺切除等，以维持疗效。发生危象后，其死亡率是增加的。死亡原因包括心脏异常、肺栓塞或重症呼吸机相关性肺炎（ventilator—associated pneumonia）等。同时，发生危象后，再次发生危象的概率也是增加的，故应尽量避免人为因素诱发危象。

（姜连玉）

第七节　Lambert－Eaton 肌无力综合征

Lambert－Eaton肌无力综合征（Lambert－Eaton myasthenic syndrome，LEMS）是由抗钙通道自身抗体介导的身免疫疾病，自身抗体IgG作用于神经末梢突触前的电压门控性钙通道（P/Q型），使乙酰胆碱释放减少，导致终板去极化受损。

典型临床表现为肢体近端肌肉渐进性无力，绝大多数患者以下肢无力为首发，大多数患者有自主神经功能障碍（如口干、便秘及性功能障碍等），少数患者有眼肌无力、肌痛及手足感觉异常，罕有呼吸麻痹。体格检查可发现腱反射降低或消失（重症肌无力患者的腱反射不受影响），无力肌肉持续收缩后肌力明显增加，反射也可出现。

LEMS可伴发肿瘤及自身免疫疾病。LEMS分为两大类：①副肿瘤性。占大约60%，大多数患者吸烟，半数患者有小细胞肺癌（癌性LEMS），也可伴发于淋巴瘤。此类患者的发病年龄多为40岁后，男性多见。②非肿瘤性。称为非癌性LEMS，任何年龄均可发病，常有特定器官的自身免疫疾病，如Hashimoto甲状腺炎、恶性贫血、白斑及青春期前卵巢衰竭。

一、诊断

诊断依据：①临床表现为近端肌无力（下肢重于上肢），自主神经功能异常，腱反射消失；②伴发有小细胞肺癌及自身免疫疾病；③血清中存在抗电压门控性钙通道抗体（具有诊断价值）；④电生理检查表现为10Hz以上频率的重复电刺激后波幅增加超过100%，或肌肉活动后复合肌肉动作电位波幅增加 50%以上。

二、治疗

(一)症状治疗

症状治疗是通过增加肌肉终板的乙酰胆碱浓度来改善症状。首选乙酰胆碱酯酶抑制剂,其中多个安慰剂对照试验证实有效的药物并被欧洲神经病学会推荐为首选的是 3,4－二氨基吡啶,所有患者的症状(运动症状和自主神经症状)都可能得到一定程度的改善。该药通过阻断电压门控性钾通道,增加乙酰胆碱递质释放,延长神经动作电位。成人起始剂量为 10mg,每日 4~5 次,然后逐渐增加剂量,最大剂量为每日 80mg。不良反应与剂量有关,可有感觉异常、疲劳、胃肠道不适(腹泻、腹痛),过量可引起焦虑、兴奋及抽搐。所有的不良反应均是可逆的,减量后症状可消失。

其他药物对 LEMS 症状的改善效果轻微,可选用的药物有:①溴化吡啶斯的明 30~120mg,每日 3~6 次。仅用于其他方法无效或有禁忌者。②胍乙啶可增加乙酰胆碱递质释放,每日 5~15mg/kg,分 2 次口服。因不良反应(共济失调、感觉异常、胃肠道不适,意识模糊,皮肤干燥,心房纤颤,低血压,骨髓抑制及肾炎等),较少应用。

(二)免疫治疗

适用于严重的患者。

1.免疫抑制剂　可用泼尼松、硫唑嘌呤或环孢菌素,非肿瘤患者应在 4 年后应用,剂量及方法同重症肌无力。

2.血浆交换　用于病情严重的难治性患者。方法同症肌无力,起效较重症肌无力慢。

3.静脉内免疫球蛋白　被随机对照试验证实有效。几天内起效,2 周后可得到明显改善,对大多数患者具有缓解作用。2g/kg 分 2~5d 静脉滴注可使病情缓解达 10 周,但一般应随后每月一次(0.4mg/kg)以维持疗效。

(三)治疗伴发疾病

对伴发疾病进行治疗可改善甚至恢复神经症状。

(姜连玉)

第八节　先天性肌无力综合征

先天性肌无力综合征(congenital myasthenic syndromes,CMS)是由于突触前、突触或突触后缺陷所致的一组异质性遗传性疾病。其缺陷包括:乙酰胆碱进入突触囊泡的合成或包装、乙酰胆碱释放、乙酰胆碱引起突触后去极化的效力。

一、分类

CMS 的分类如下。

1.突触前缺陷　胆碱乙酰转移酶缺乏(CMS 伴发作性呼吸暂停)。

突触囊泡缺乏伴释放减少。

类 Lambert－Eaton 综合征。

其他突触前缺陷。

2.突触缺陷　终板乙酰胆碱酯酶缺乏。

3.突触后缺陷　通道异常伴或不伴乙酰胆碱受体缺乏。

乙酰胆碱受体缺陷伴或不伴轻度通道异常。

缔合蛋白(rapsyn)缺陷。

网格蛋白(plectin)缺陷。

突触后慢通道 CMS 为显性遗传所致的不同乙酰胆碱受体亚单位功能获得性突变,其他 CMS 为隐性遗传所致的终板特异性蛋白功能丧失性突变。

典型的 CMS 临床上表现为婴儿或幼儿开始出现肌无力症状,运动功能发育正常或延迟,有时病情可进展至成人。有些类型的 CMS 患者的肌无力症状轻,但可突然加重,甚至出现呼吸无力发作。其肌无力仅累及骨骼肌,不累及心肌和平滑肌,血清抗乙酰胆碱受体抗体或抗 Musk 抗体阴性。慢通道综合征可在 10～30 岁发病。胆碱乙酰转移酶缺乏所致的 CMS 症状为发作性。有些 CMS 有特征性临床表现。

二、诊断

(一)典型患者

婴幼儿期发病的眼肌、延髓肌及肢体肌疲劳性无力。

有家族史。

肌电图检查 2～3Hz 刺激有降低反应。

抗乙酰胆碱受体抗体阴性。

(二)非典型患者

少数 CMS 起病年龄延迟。

缺乏家族史。

所有肌肉肌电图无异常或间断性异常。

无力局限于特定的肌肉。

(三)提示特征性诊断的线索

1.终板乙酰胆碱酯酶缺乏　复合肌肉动作电位;对胆碱酯酶抑制剂无反应;瞳孔光反应延迟。

2.慢通道 CMS　重复复合肌肉动作电位;大多数患者其颈、腕及指伸肌选择性严重受累;显性遗传。

3.终板胆碱乙酰转移酶缺乏(CMS 伴发作性呼吸暂停)　反复呼吸暂停发作,自发性或伴发热、呕吐、兴奋;发作间期没有或有程度不同的肌无力,眼球运动不受影响;10Hz 刺激 5min 出现明显的复合肌肉动作电位降低,随后缓慢恢复,休息时 2Hz 刺激肌电图无降低,10Hz 刺激 5min 后降低出现,然后缓慢消失。

对 CMS 患者进行相关的基因检测(包括产前),目前临床上已可应用。

在诊断 CMS 时,新生儿、婴儿及儿童患者需与下列疾病鉴别:脊肌萎缩、先天性肌病、先天性肌营养不良、婴儿强直性肌营养不良、线粒体肌病、婴儿肉毒中毒、自身免疫性重症肌无力；大龄患者需与下列疾病鉴别：运动神经元病、周围神经病、肢带型或面肩肱型肌营养不良、线粒体肌病、慢性疲劳综合征、自身免疫性重症肌无力。

三、治疗

由于 CMS 有多种类型，同一药物对某一种 CMS 有效，对另一种 CMS 可能为禁忌。因此，在进行合理治疗前须明确诊断。

CMS 患者对乙酰胆碱的突触反应可增加或降低。突触反应降低者可应用增加乙酰胆碱激活受体数量的抗胆碱酯酶药或增加乙酰胆碱释放数量的 3,4－二氨基吡啶，因慢通道型分子缺陷者其突触反应增加，需应用奎尼丁，它是一种长效的乙酰胆碱受体通道开放的阻断剂，禁忌用于其他类型的 CMS，抗胆碱酯酶药及 3,4－二氨基吡啶对慢通道 CMS 也有害。

（一）药物治疗

1. 胆碱乙酰转移酶缺乏（CMS 伴发作性呼吸暂停）　可预防性应用溴化吡啶斯的明。因呼吸暂停可突然发生，故患者应备有充气式抢救包及面罩。并教会患者肌内注射新斯的明。有条件在家中应安置呼吸暂停监测仪。

2. 突触囊泡缺乏伴释放减少　对抗胆碱酯酶药有部分反应。因 3,4－二氨基吡啶可进一步减少突触囊泡的储备，故禁用。

3. 类 Lambert－Eaton 综合征　对 3,4－二氨基吡啶应有反应，但有无效的个例报道。

4. 终板乙酰胆碱酯酶缺乏　此病无满意的治疗药物。部分患者应用麻黄碱（25mg，每日 2～3 次）后有主观的改善。部分患者应用泼尼松隔日疗法可获得轻微改善，但也有无效或症状加重的报道。依赖呼吸器的严重患儿，间断性应用乙酰胆碱受体阻断剂阿曲库铵（atracurium），可防止乙酰胆碱受体过度暴露于乙酰胆碱，使症状得到改善，暂时脱离呼吸器。

5. 慢通道 CMS　奎尼丁可缩短通道开放时间，其作用与剂量呈依赖关系。成人用法为 200mg，tid，1 周后逐渐加量，维持血清水平在 $2.5\mu g/ml$（$3\sim7.5\mu mol/L$），血药浓度达到满意水平后可换用缓释剂。儿童剂量为每日 15～60mg/kg，分 4～6 次服用，缓释剂剂量为 10～15mg/kg，分 3 次服用。

奎尼丁不能用于其他类型的 CMS。不良反应有：胃肠道反应，高敏反应（发热、肝功能损害、溶血性贫血、粒细胞缺乏、血小板减少性紫癜、皮疹），心脏反应（房室传导阻滞、QT 间期延长、室性心律失常）。奎尼丁对细胞色素 P450IIDA 有抑制作用，可损害某些药物的代谢（如可待因、三环类抗抑郁剂、抗心律失常药及地高辛），增强华法林的抗凝作用。维拉帕米、西咪替丁及尿碱化药可升高奎尼丁的血清水平。

不能耐受奎尼丁者可应用氟西丁，逐渐加量到每日 100mg。其效果及起效时间均不如奎尼丁。不良反应有恶心、神经质、失眠、性功能障碍，老年患者可能发生低钠血症。

6. 快通道 CMS　溴化吡啶斯的明与 3,4－二氨基吡啶（每日 1mg/kg 分次服用）联合治疗对快通道 CMS 有较好效果，不伴终板乙酰胆碱受体缺乏者的效果更好。

7. 乙酰胆碱受体缺陷伴或不伴轻度通道异常　大多数患者对抗胆碱酯酶药有不完全的反应，加用 3,4－二氨基吡啶（每日 1mg/kg 分次服用）对 1/3 患者可产生进一步的改善。3,4

一二氨基吡啶可增加肌肉的耐力,减轻睑下垂,但眼外肌的反应较肢体肌肉差。部分患者持续治疗后其效果会降低。

(二)一般治疗

严重者有呼吸受累,吞咽障碍,进行性脊柱畸形。部分婴儿出生后不能呼吸,但数月后可逐渐脱离呼吸器;而后期发生呼吸麻痹者,开始仅在夜间需辅助呼吸,以后白天也需辅助呼吸。脊柱畸形需注意监测,如进行性发展且较严重,需进行矫正手术。手术最好选择在椎骨生长停止后少年早期进行、严重的吞咽障碍者需安置胃造瘘管。

早期诊断和治疗,可缓解或避免上述威胁生命的并发症。

(姜连玉)

第九节 僵人综合征

僵人综合征(stiff－man syndrome,SMS,又称 stiff－person syndrome)是一种神经系统慢性疾病,于 1956 年由 Moersch 和 Woltman 首先描述,临床上主要表现为躯干和(或)肢体的进行性肌肉强直、僵硬,伴发痛性痉挛。本病的发生率低,世界范围内公开报道的例数仅约 100 余例,但也可能是由于对本病的认识不足,导致漏诊和误诊的比例较高。SMS 发生于女性较多,平均发病年龄为 40 岁,也有在儿童期发病的报道。本病无种族和地域差别。地西泮可显著减轻 SMS 的肌肉强直和痉挛,免疫治疗对大多数病例有一定程度的改善,但不能完全消除症状。

一、SMS 的临床表现和诊断

(一)临床表现及分类

1.临床表现 典型 SMS 主要表现为轴性肌肉僵硬、强直,可继发脊柱畸形(如严重腰椎前凸),伴有痛性痉挛和肌肉异常肥厚。少数情况下,SMS 症状首先开始于一个肢体,然后经过数月或数年,再逐渐发展至躯干。由于躯干的僵直和疼痛,患者常有站立和行走困难,并且在突然的噪声、触碰或突然的运动等情况下,可诱发痛性痉挛。痉挛可导致更广泛的肌肉强直。肌肉强直使姿势反射消失,致患者容易跌倒。情感刺激和暴露于寒冷环境下易加重病情,而饮酒则可能减轻症状。体征除肌肉强直外,腱反射有时增强,偶尔可出现小脑体征和长束征。

本病起病隐匿,发展缓慢,通常要经过数月至数年症状逐渐进展,达到某一程度后(平台期)再维持一段很长的时间,但有的病例起病可较快。SMS 一般不会自发缓解,如无外部诱因亦不会自发性突然病情加剧。本病若未经治疗可逐渐加重,而即使经过积极治疗,许多患者仍会留有运动受限等后遗症。但绝大多数患者仍会保留行走能力,并且寿命不受影响。

2.分类 根据症状主要累及的部位和实验室检查,可将 SMS 分为典型 SMS(typical SMS,又称 stiff－trunk syndrome,僵硬躯干综合征)、局灶性 SMS(focal SMS,又称 stiff－limb syndrome,僵硬肢体综合征)及副肿瘤性僵直(paranioplastic stiff－man,又称 progerssive encephalomyelitis with rigidity,进行性脑脊髓炎伴强直）。三型之间的表现可有重叠,其临床症状和实验室检查见表1-5-9。副肿瘤性SPS占5%患者,表现为僵硬大多在颈及背,与典型SPS的分布不同,副肿瘤性SPS伴乳腺、结肠、肺、胸腺的恶性病及Hodgkin淋巴瘤,有时表现在肿瘤之前。可发生抗GAD自身抗体;应立即仔细检查并积极进行治疗。

表1-5-9 不同类型SMS的临床表现和实验室检查

	典型SMS	局灶性SMS	副肿瘤性SMS
平均年龄(范围)	36(22~47)	41(18~70)	57
平均病程(范围)	7.5(1~14)	6.2(1~19)	0.2
首发症状部位			
球麻痹	−	−	+
后背部	+	±	
肢体	±	+	
脑干受累	−	±	+
上肢受累	±	+	±
括约肌受累	±	+	±
躯干僵直	+	±	+
丧失行走能立	−	±	+
死亡	−	−	+
合并糖尿病	±	±	±
GAD抗体阳性	+	±	−
其他阳性自身抗体	±	−	±
脑MRI异常	±	±	+
脊髓MRI异常	±	±	+

较少的SPS变异包括:持久性局限性僵人或僵腿综合征、躯干共济失调小脑亚型,步态失调、构音障碍伴异常眼运动及急动性僵人综合征(jerking stiffman syndrome)。

（二）实验室检查

1.肌电图(EMG) 对确诊有重要意义。典型SMS患者的病变部位(如腰部脊旁肌)可记录到持续性运动单位电位发放,其形态基本正常,约半数可累及肢带及无症状肢体近端。患者不能自主抑制电位发放,但地西泮可使之明显减较甚至消失。局灶性SMS除在病变部位记录到持续性运动单位电位外,也有约30%波及躯干及其他无症状肢体,该持续性运动单位电位多呈节段性,约2/3患者可有反射性肌痉挛。其他电生理检查如体感诱发电位(SEP)及中枢运动传导时间(CMCT)均正常。

2.免疫学检查 大多数典型SMS患者可检出高滴度GAD65抗体,有些则为GAD67抗体,血清阳性率可达90%~98%。非典型SMS的谷氨酸脱羧酶(glutmaic acid decarboxylase,GAD)抗体检出率较低,有报道仅为15%。需注意的是,低滴度GAD抗体(<20nmol/L)在不伴SMS的糖尿病患者中检出率较高,亦可能出现于正常人中。偶尔高滴度GAD抗体也可在不伴SMS的多发性内分泌性自身免疫性疾病患者中检测出来。典型SMS患者常可出现其他组织特异性自身抗体阳性如抗胰岛细胞抗体、抗甲状腺抗体、抗胃壁细胞抗体及抗

平滑肌抗体等,而非典型 SMS 患者此类抗体检测多为阴性。

3.脑脊液检查 常规检查正常,部分病例的脑脊液蛋白电泳可见寡克隆带,提示某种蛋白质的增高。

4.MRI 检查 基本正常,少数报道可见脑和颈髓 T_2WI 高信号。

(三)诊断

SMS 主要依据临床诊断。中青年急性或慢性起病,持续性肌肉僵硬伴疼痛,肌力正常,无感觉障碍,肌松时肌电图显示持续性正常运动单位电位活动,地西泮注射后消失,排除其他肌强直性疾病者可考虑本病。血或脑脊液检出 GAD 抗体有助于确定诊断。针对典型 SMS 的诊断标准见表 1—5—10。SPS 的鉴别诊断见表 1—5—11。

表 1—5—10 典型 SPS 诊断的 Dalakas 标准

体轴肌肉僵硬,以腹肌及胸腰椎旁肌突出,导致固定的畸形(过度前凸)
叠加痛痉挛、由意料外噪声、情绪应激、触觉刺激所激发
肌电图检查证明激动肌及拮抗肌有持续的运动单位活动
无神经学或认知受损可解释僵硬
血清 GAD65(或双载蛋白)自身抗体阳性(以免疫细胞化学、Western blot 或放免法评定),对地西泮起反应

表 1—5—11 SMS 鉴别诊断

临床鉴别
脊髓病:压迫性、缺血性、出血性及炎症(包括 MS 及感染病因)
肌病:通道病、炎症、强直性肌营养不良、副肌强直(paramyotonia)
神经病性:神经肌强直,Isaar 综合征
帕金森病或帕金森叠加综合征(如 PSP、MSA)
原发性侧束硬化
肌张力不全(全身及局限)
关节强硬脊柱炎(ankylosing spondylifis)
神经阻断剂性恶性综合征、恶性高热及血清素综合征
破伤风
心因性疾病
遗传性痉挛性截瘫
白质营养不良
药物诱导及中毒:单胺氧化酶抑制剂、吩噻嗪类、苯丙胺、CO
GAD 自身抗体阳性相关疾病
小脑共济失调
癫痫
边缘性脑炎
MG
肌阵挛
神经肌强直
Batten 病

二、SMS 的发病机制和病理生理

本病的病因和发病机制尚不完全清楚,典型 SMS 多被认为是一种免疫介导的特殊的多发性内分泌性。自身免疫性疾病。其发病机制倾向认为与患者体内产生谷氨酸脱羧酶(GAD)自身抗体有密切关系。理论上,GAD 抗体可干扰中枢神经系统抑制性神经递质 γ—氨基丁酸(GABA)的产生,造成局部兴奋—抑制的平衡失调,从而引致相关临床症状。此假说已经体外试验证实。组织病理检查亦显示 SMS 患者脑和脊髓内的 GABA 减少;生理学研究则显示脑和脊髓内一些 GABA 能抑制环路受损。

较多报道认为 SMS 与恶性肿瘤,特别是乳腺及肺部癌症的关系密切。但有学者对 23 例患者的追踪报道中并未发现一例合并有恶性肿瘤。本病病程较长也提示在起病早期就合并潜在恶性肿瘤的可能性小。SMS 患者常常有某些自身免疫性疾病的个人史和家族史,最常见的是 I 型糖尿病。

三、SMS 的治疗

SPS 治疗是缓解症状和(或)调节基础错乱的免疫过程,由于 SPS 的少见性,使临床上难以募集足够的患者数,以供临床药物试验时的良好质量。因此限制治疗指导的质量。近 30 年提供了已经获得注重于不同选择及以近代临床实践为基础(表 1—5—12)。多技术途径处理可起重要作用,包括理疗、职业治疗。

表 1—5—12　SPS 的主要治疗选择

药物	作用	日剂量	不良反应
苯二氮䓬,如地西泮、硝西泮	$GABA_A$ 激动剂	地西泮 5～100mg(分剂)硝西泮 1～6mg(分剂)	嗜睡、眩晕、构音不清、呼吸抑制
巴氯芬	$GABA_B$ 激动剂	口服 5～60mg(分剂)鞘内 50～800μg/d	嗜睡、眩晕
抗癫痫药,如左乙拉西坦、加巴喷丁	GABA 能性及其他作用	左乙拉西坦 2000mg 加巴喷丁 3600mg	不定
其他选择,替扎尼定(tizanidine)、硝苯海呋因、肉毒毒素 调节免疫过程的药物			
IVIg	不完全清楚	2g/kg	输注反成包括过敏、血栓性事件、头痛、无菌性脑膜炎
PE	不完全清楚	5～6 次/交换	低血压、出血、过敏反应、严重免疫抑制反应(Stevens—Johnson 综合征)及进行性多灶白质脑病

(一)改善症状

肌肉松弛及其他药物如下。

1.苯二氯䓬类　苯二氯䓬类增强 GABA－依赖途径及兼有抗惊厥及抗焦虑,亦具明显肌肉松弛作用,成为 SPS 的基础治疗。地西泮仍为 SPS 症状处理的选用药物。随时间患者常需增加剂量。

2.其他选择　皮质类固醇、莫非替尔、环磷酰胺、环孢素、泰霉素、slrolimus。

(二)疾病修饰性免疫调节/免疫抑制

1.静脉注射免疫球蛋白　IVIg 为严重或违拗性 SPS 患者的最佳第二线治疗。其可明显改善僵硬、惊跳、功能状态及临床检查发现,大多数显示影像学及血清学改善。继后证明 IVIg 改善 SPS 的生命质量,并改善 GAD 阳性僵肢变异患者的症状。一项随机双盲安慰剂对照交叉试验,证明每月 IVIg 治疗,可明显减轻僵硬,不用时亦稳定,当用安慰剂时则再加重,IVIg 治疗的患者的症状、日常生活活动能力改善,持续 6 周 1 年。GAD 自身抗体滴度亦在 IVIg 后下降。

一般认为 IVIg 相当安全,神经学家应知晓其常见及重要的不良反应,包括:即刻输注反应(轻到重),少数可因过敏而致命,典型的见于 IgA 缺乏的患者。因此,其属于相对禁用 IVIg。亦可发生皮肤反应、头痛、无菌性脑膜炎及肾小管性酸中毒。静脉血栓栓塞性疾病为一明显危险因素,特别在卧床不动者,动脉血栓形成可导致卒中、心肌梗死、肺栓塞或其他组织缺血性损害。

建议 IVIg 用于 SPS 患者对地西泮及或巴氯芬反应不完全者。建议剂量为 2g/kg,2～5 日。

2.血浆交换　PE 与 IVIg 的效果尚有争论,20 年前 PE 首次成功应用,近代报告,某些患者的症状、血清学及电生理标志改善但无效者数相同,显示改善的患者可能其有益性是由于联合用药。迄今尚无报道关于 SPS 时 PE 的随机安慰剂对照试验。

3.利妥昔单抗(rifuximab)　与多种自身免疫疾患一样,理论上病程应由利妥昔单抗减少成熟 B 淋巴细胞而改变,其趋化抗 CD20 单抗可使身抗体,近证明利妥昔单抗对其他治疗违拗的 SPS 患者的症状、血清学缓解。

4.其他免疫调节剂　皮质类固醇常用于 SPS 患者,单药治疗或与其他治疗药物合用,使症状改善及自身抗体滴度降低。但从无一项质量好的临床试验以决定其在 SPS 的作用。其他免疫调节剂不一定有效,包括莫非替尔、硫唑嘌呤、环磷酰胺、环孢素、藤霉素及西洛利单抗(sirolimus)。

(三)其他治疗选择

硝苯呋海因(dantrolene)及替扎尼定(tizanidine)已常规用于处理痉挛,包括 SPS。其常与其他肌松剂合用。硫加宾(tiagabine)、加巴喷丁(gabapentin)、及卡马西平均可有助于 SPS 症状。硫加宾罕用、由于其视野缩小的可能。左乙拉西坦(levetiracetam)可缓解症状及电生理发现。有助于 SPS 的僵肢变异(对一例对其他治疗策略违拗者)。肌内局部注射肉毒毒素 A 明显改善 SPS 的肌张力及痉挛,行走及疼痛。止痛剂仍为 SPS 治疗的重要部分。不过,阿片类虽可减轻强直的疼痛,但有时可加剧强直,特别是初用及加量时。

巴氯芬(baclofen)为一种 GABA－β 激动剂,常用以治疗痉挛,与苯二氮䓬合用,大多数患者以口服巴氯芬维持。有时需大剂量,可引起致残性认知不良反应。由于 CSF 生物利用度差,鞘内注射巴氯芬用于严重痉挛,可显著改善经典及其变 SPS、进行性脑炎伴强直及肌阵挛的表现。

Silbert 等的鞘内巴氯芬双盲安慰剂对照试验(3 例),仅 1 例有主觉改善,3 例均有明显的电生理及肌肉僵硬表现评分改善的证据。

鞘内巴氯芬用于大剂量地西泮无效又不耐受不良反应患者,应用鞘内巴氯芬时临床医师必须注意,因药物转运中断可导致严重症状性戒断状态,甚至由于自主神经衰竭而致死,导致功能异常发生,可多到 40% 需鞘内注射设备的患者。

其他治疗:止痛剂、理疗、职业疗法。

(四)预后与展望

SPS 的病程为 6~28 年,症状起病到随访时或死亡,进展受若干因素所决定,包括:①最初呈现症状是否为经典 SPS。②属于僵人"叠加"范畴。③是否有伴随疾病,如 DM 或恶性病。经典性 SPS 常对治疗有良好反应,病情稳定,但阵发性自主神经性功能障碍或猝死见于 10%SPS 患者,自主神经性功能障碍是连续痉挛或突然停药的结果。虽 SPS 罕见,仍可引起明显的病残与死亡,其发病与重要卫生影响与疾病相关,包括 DM 及肿瘤,进一步探索 SPS 与 DM 的关系,应有助于预测及分类 DM,以改变其治疗并发症,预防相关致病。对于 SPS,应早期认识,接受神经科专科治疗,SPS 可严重致残,影响寿命,损害躯体及精神能力、致残导致生命质量下降、影响患者的受教疗程度及收入。因此,较好理解疾病的自然史、机制及疾病随时进展的影响,治疗的长程效应,均需进一步研究发展。剂量以缓解症状,有时伴不良反应,某些患者需要及可能耐受极大剂量,但向上增加必须逐渐,一般替换其他治疗药剂,避免不幸效应。

(姜连玉)

现代神经疾病诊疗精要

（下）

李建军等◎主编

吉林科学技术出版社

第六章　神经内科疾病护理

第一节　脑血管疾病的护理

脑血管疾病(CVD)是由于各种血管源性脑病变引起的脑功能障碍。根据神经功能缺失的时间可将脑血管疾病分为短暂性脑缺血发作(不足 24 小时)和脑卒中(超过 24 小时);根据病理性质可分为缺血性脑卒中和出血性脑卒中,前者又称为脑梗死,包括脑血栓形成和脑栓塞,后者包括脑出血和蛛网膜下腔出血。CVD 是神经系统的常见病和多发病,死亡率约占所有疾病的 10%,已成为重要的严重致残疾病。

一、短暂性脑缺血发作患者的护理

短暂性脑缺血发作(TIA)是指颈动脉或椎－基底动脉系统短暂性供血不足,引起的短暂性、局限性、反复发作的脑功能缺损或视网膜功能障碍。临床症状多在 1 小时内可缓解,最长不超过 24 小时,影像学检查无责任病灶。

(一)专科护理

1. 护理要点　向患者讲解疾病的发病特点,指导患者活动时注意安全,避免单独行动,防止发生外伤。告知患者疾病的危害:如果控制不好,TIA 将会进展为脑梗死,使患者从思想上真正重视疾病。

2. 主要护理问题

(1)知识缺乏:缺乏疾病相关知识。

(2)有跌倒的危险:与突发的一过性失明、跌倒发作及眩晕有关。

(3)潜在并发症:脑卒中。

3. 护理措施

(1)疾病知识指导:向患者讲解疾病的病因、常见临床症状、诱因、治疗方法及自我护理知识。通过耐心的讲解,帮助患者了解疾病的相关用药知识及疾病的预后,让患者既不过分担忧疾病,又不放松对疾病的警惕,帮助患者寻找和去除自身的危险因素,积极治疗相关疾病,改变不良生活方式,建立良好的生活习惯。

(2)饮食指导:让患者了解肥胖、吸烟、酗酒及饮食因素与脑血管疾病的关系。指导患者进食低糖、低盐、低脂、低胆固醇和富含不饱和脂肪酸、蛋白质、纤维素的食物,多食含钾丰富的食物,多吃水果、蔬菜;戒烟限酒,规律饮食,避免过饥、过饱。

(3)用药指导:指导患者遵从医嘱正确服药,并注意观察药物的不良反应。如抗凝治疗时应密切观察有无牙龈出血、皮下出血、黏膜出血等表现,是否出现血尿,同时应定期检查血象;告知患者使用降压药物时,血压降至理想水平后应继续就医,遵医嘱服用维持量,以保持血压的相对稳定;对无症状的患者更应该强调用药的重要性,使其认识到不遵医嘱行为将导致的严重危害。

(4)安全指导:向患者讲解疾病的发作特点,尤其对于频繁发作的患者,应避免重体力劳动,避免单独外出、如厕、沐浴。改变体位时、转头时速度宜慢,幅度宜小,防止诱发 TIA。

(二)健康指导

1.疾病知识指导

(1)TIA 是指各种脑血管病变引起的短暂性、局限性、反复发作的脑功能缺损或视网膜功能障碍。临床症状多在 1 小时内可缓解,最长不超过 24 小时,影像学检查无责任病灶。

(2)TIA 发生的主要原因有动脉粥样硬化、血流动力学(hemodynamics)改变及血液成分改变等。心源性栓子、动脉粥样硬化(atherosclerosis)的斑块脱落,在血流中形成微栓子,随血流到小动脉而堵塞血管,出现脑局部供血不足,而随着斑块的破裂或溶解,症状缓解。此型 TIA 发作频度低,但症状多样,每次发作持续时间长,可持续 2 小时。还有脑动脉完全狭窄或闭塞,当某些原因使血压急剧波动时,侧支循环短时间内无法建立,则会发生该处脑组织的供血不足。还有一些血液系统疾病,如血小板增多、严重贫血以及各种原因导致的血液的高凝状态等也可导致 TIA 的发病。

(3)TIA 的特点是急性发病,每次发作时间短,最长不超过 24 小时,反复发作,且每次发作症状相似,不遗留视网膜或脑神经功能障碍。根据其缺血部位不同,临床症状多样,表现为肢体的偏瘫(hemiplegia)、偏身感觉障碍、失语,双下肢无力、视力障碍、眩晕、复视、跌倒发作等。

(4)TIA 主要的辅助检查有 CT 或 MRI,但结果大多正常,血常规、凝血象、生化检查也是必要的。

(5)TIA 确诊后需针对病因治疗,治疗心律失常,控制血压、糖尿病、高脂血症、血液系统疾病等。日常活动中要防止颈部活动过度等诱发因素。药物治疗可选择抗血小板凝集药物,对预防复发有一定的作用。对于发作时间较长、频繁发作且逐渐加重,同时无明显的抗凝治疗禁忌证者进行抗凝治疗,主要药物有肝素(heparjn)、低分子肝素、华法林等。

2.饮食指导

(1)每日食盐摄入量应在 6g 以下,对于高血压患者则控制在 3g 以下,防止食盐摄入过多导致血压升高。

(2)以清淡饮食为主,多食用豆类、植物油、粗粮、蔬菜、水果等,适量进食瘦肉、牛奶,对于体重超标的患者,建议减肥,并控制体重。

(3)糖尿病患者忌食糖及含糖较多的糕点、水果、罐头等,严格控制血糖,因为糖尿病可以导致脑动脉硬化提前发生。

(4)调整饮食,降低胆固醇的摄入量,每日不超过三个蛋黄,少食动物内脏。

(5)戒烟限酒,烟酒可以导致高血压或使血压升高,但提示戒烟、限酒需要一个过程,防止突然戒断导致不良反应的发生。

3.日常活动指导

(1)适当的户外活动,如快走、慢跑、散步等,每次 30~40 分钟,以不感到疲劳和紧张为原则。

(2)打太极拳、垂钓、登山等,可以缓解头晕、头痛的症状,同时也可以促进血液循环。

(3)每日静坐冥思 1~2 次,每次 30 分钟左右,排除杂念,放松身心,有助于缓解神经性头痛,降低血压。

4.日常生活指导

(1)出现头晕、头痛、复视及恶心呕吐症状的,患者要及时就医,以卧床休息为主,注意枕头不宜太高,以免影响头部的血液供应。在仰头或头部转动时动作缓慢,幅度不可过大,防止因颈部活动过度或过急导致 TIA 发作而跌伤。变换体位时动作要轻慢,以免诱发眩晕而增加呕吐次数。尽量避免患者单独活动,以免发生意外伤害。

(2)心烦、耳鸣、急躁易怒、失眠多梦的患者要多注意休息,睡前避免服用一些易导致兴奋的饮料,如咖啡、浓茶等。

(3)记忆力减退,注意力不集中,常有健忘发生的患者,身边应常备纸笔以便随时记录一些重要事情,以免再次发生遗忘。

(4)TIA 频繁发作的患者应避免重体力劳动,要重视疾病的危险性。必要时在如厕、洗浴及外出活动时均要有家属陪伴,以免发生意外。

(5)出院后定期门诊随访,动态了解血压、血脂、血糖和心脏功能,预防并发症和 TIA 的复发。

5.用药指导

(1)遵医嘱正确服药,不可以随意更改药品的种类、剂量、时间、用法,甚至终止服药。

(2)因抗凝治疗会导致皮肤有出血点,个别患者还会有消化道的出血,所以在用药时要严密观察有无出血倾向。

(3)在使用阿司匹林或奥扎格雷等抗血小板凝集药物治疗时,可出现食欲缺乏、皮疹或白细胞减少等不良反应,所以一定要严格遵医嘱用药。

6.保持心态平衡

(1)积极调整心态,稳定情绪,培养自己的兴趣爱好。

(2)建议多参加一些文体活动以陶冶心情,丰富个人生活。

(3)增强脑的思维活动,但要做到劳逸结合。

7.预防复发

(1)遵医嘱正确用药。

(2)定期复诊,监测血压、血脂等,保持情绪稳定,避免生气、激动、紧张。适当体育活动,如散步、太极拳等。

(三)循证护理

TIA 是脑卒中的重要危险因素,调查显示:因 TIA 急诊入院的患者中约有 50% 的患者在 48 小时会发生脑卒中,约 10.5% 的患者在 90 天内会发生脑卒中。而 TIA 是脑卒中的可控制的危险因素。所以做好 TIA 患者的健康教育,控制 TIA 的发作,是降低脑卒中发病率的重要手段。良好的健康教育可以控制 TIA 发病率,对于 TIA 的患者如何做好健康教育应是我们护理工作的重点。

二、脑梗死患者的护理

脑梗死(CI)又称缺血性脑卒中,包括脑血栓形成、腔隙性脑梗死和脑栓塞等,是指因脑部血液循环障碍,缺血、缺氧所致的局限性脑组织的缺血性坏死或软化。好发于中老年人,多见于 50～60 岁以上的动脉硬化者,且多伴有高血压、冠心病或糖尿病;男性稍多于女性。通常有前驱症状,如头晕、头痛等,部分患者发病前曾有 TIA 史。常见表现如失语、偏瘫、偏身感觉障碍等。临床上根据部位不同可分为前循环梗死、后循环梗死和腔隙性梗死。

(一)专科护理

1.护理要点　急性期加强病情观察(昏迷患者使用格拉斯哥昏迷量表评定),防治脑疝;低盐低脂饮食,根据洼田饮水试验的结果,3分以上的患者考虑给予鼻饲,鼻饲时防止食物反流,引起窒息;偏瘫患者保持肢体功能位,定时协助更换体位,防止压疮,活动时注意安全,生命体征平稳者早期康复介入;失语患者进行语言康复训练要循序渐进,持之以恒。

2.主要护理问题

(1)躯体活动障碍与偏瘫或平衡能力下降有关。

(2)吞咽障碍与意识障碍或延髓麻痹有关。

(3)语言沟通障碍与大脑语言中枢功能受损有关。

(4)有废用综合征的危险与意识障碍、偏瘫所致长期卧床有关。

3.护理措施

(1)一般护理。①生活护理:卧位(强调急性期平卧,头高足低位,头部抬高15°～30°)、皮肤护理、压疮预防、个人卫生处置等。②安全护理:病房安装护栏、扶手、呼叫器等设施;床、地面、运动场所尽量创造无障碍环境;患者使用安全性高的手杖、衣服、鞋;制订合理的运动计划,注意安全,避免疲劳。③饮食护理:鼓励进食,少量多餐;选择软饭、半流质或糊状食物,避免粗糙、干硬、辛辣等刺激性食物;保持进餐环境安静、减少进餐时的干扰因素;提供充足的进餐时间;掌握正确的进食方法(如吃饭或饮水时抬高床头,尽量端坐,头稍前倾);洼田饮水试验2～3分的患者不能使用吸管吸水,一旦发生误吸,迅速清理呼吸道,保持呼吸道通畅;洼田饮水试验4～5分的患者给予静脉营养支持或鼻饲,做好留置胃管的护理。根据护理经验,建议脑梗死患者尽量保证每日6～8瓶(3000～4000ml)的进水量,可有效地帮助改善循环,补充血容量,防止脱水。

(2)用药护理。①脱水药:保证用药的时间、剂量、速度准确,注意观察患者的反应及皮肤颜色、弹性的变化,保证充足的水分摄入,准确记录24小时出入量,注意监测肾功能。②溶栓抗凝药:严格遵医嘱剂量给药,监测生命体征、观察有无皮肤及消化道出血倾向,观察有无并发颅内出血和栓子脱落引起的小栓塞。扩血管药尤其是应用尼莫地平等钙通道阻滞剂时,滴速应慢,同时监测血压变化。使用低分子右旋糖酐改善微循环治疗时,可能出现发热、皮疹甚至过敏性休克,应密切观察。目前临床不常用。

(3)心理护理。重视患者精神情绪的变化,提高对抑郁、焦虑状态的认识,及时发现患者的心理问题,进行针对性护理(解释、安慰、鼓励、保证等),以消除患者的思想顾虑,稳定情绪,增强战胜疾病的信心。

(4)康复护理。躯体康复:①早期康复干预,重视患侧刺激,保持良好的肢体位置,注意体位变换,床上运动训练(Bobath握手、桥式运动、关节被动运动、起坐训练)。②恢复期功能训练。③综合康复治疗:合理选用针灸、理疗、按摩等辅助治疗。

(5)语言训练。①沟通方法指导:提问简单的问题,借助卡片、笔、本、图片、表情或手势沟通,安静的语言交流环境,关心、体贴、缓慢、耐心等。②语言康复训练:肌群运动、发音、复述、命名训练等,遵循由少到多、由易到难、由简单到复杂的原则,循序渐进。

(二)健康指导

1.疾病知识指导

(1)概念:脑梗死是因脑部的血液循环障碍,缺血、缺氧所引起的脑组织坏死和软化,它包括脑血栓形成、腔隙性脑梗死(腔梗和脑栓塞等)。

(2)形成的主要原因：年龄（多见于50～60岁以上）、性别（男性稍多于女性）、脑动脉粥样硬化、高血压、高脂血症、糖尿病、脑动脉炎、血液高凝状态、家族史等，脑栓塞形成的主要原因有风湿性心脏病、二尖瓣狭窄并发心房颤动、血管粥样硬化斑块、脓栓、脂肪栓子等。

(3)主要症状：脑血栓形成常伴有头晕、头痛、恶心、呕吐的前驱症状，部分患者曾有短暂性脑供血不全，发病时多在安静休息中，应尽快就诊，以及时恢复血液供应，早期溶栓一般在发病后的6小时之内，脑栓塞起病急，多在活动中发病。

(4)常见表现：脑血栓形成常表现为头晕、头痛、恶心、言语笨拙、失语、肢体瘫痪、感觉减退、饮水或进食呛咳、意识不清等。脑栓塞常表现为意识不清、失语、抽搐、偏瘫、偏盲（一侧眼睛看不清或看不见）等。

(5)常用检查项目：凝血象、血常规、血糖、血脂、血液流变学、同型半胱氨酸等血液检查，CT检查、MRI检查、DSA、TCD。

(6)治疗：在急性期进行个体化治疗（如溶栓、抗凝、降纤），此外酌情给予改善脑循环，脑保护，抗脑水肿，降颅内压，调整血压，血糖，血脂，控制并发症，康复治疗等。脑栓塞治疗与脑血栓形成有相同之处，此外需治疗原发病。

(7)预后：脑血栓形成在急性期病死率为5%～15%，存活者中50%留有后遗症，脑栓塞有10%～20%的患者10日内再次栓塞，再次栓塞病死率高，2/3患者遗留不同程度的神经功能缺损。

2.康复指导

(1)康复的开始时间一般在患者意识清楚、生命体征平稳、病情不再发展后48小时即可进行。

(2)康复护理的具体内容如下，要请专业的康复医师进行训练。

1)躯体康复。

①早期康复干预：重视患侧刺激、保持良好的肢体位置、注意体位变换、床上运动训练（Bobath握手、桥式运动、关节被动运动、起坐训练）。

②恢复期功能训练。

③综合康复治疗：合理选用针灸、理疗、按摩等辅助治疗。

2)语言训练。

①沟通方法指导：提问简单的问题，借助卡片、笔、本、图片、表情或手势沟通，安静的语言交流环境，关心、体贴、缓慢、耐心等。

②语言康复训练：肌群运动、发音、复述、命名训练等，遵循由少到多、由易到难、由简单到复杂的原则，循序渐进。

(3)康复训练所需时间较长，需要循序渐进，树立信心，持之以恒，不要急功近利和半途而废。家属要关心体贴患者，给予生活照顾和精神支持，鼓励患者坚持锻炼。康复过程中加强安全防范，防止意外发生。

(4)对于康复过程中的疑问请询问医生或康复师。

3.饮食指导

(1)合理进食，选择高蛋白、低盐、低脂、低热的清淡食物，改变不良的饮食习惯，如油炸食品、烧烤等，多食新鲜蔬菜水果，避免粗糙、干硬、辛辣等刺激性食物，避免过度食用动物内脏、动物油类，每日食盐量不超过6g。

（2）洼田饮水试验 2～3 分者，可头偏向一侧，喂食速度慢，避免交谈，防止呛咳、窒息的发生；洼田饮水试验 4～5 分者，遵医嘱给予鼻饲饮食，密切防止食物反流引起窒息。

（3）增加粗纤维食物摄入，如芹菜、韭菜，适当增加进水量，顺时针按摩腹部，减少便秘发生。患者数天未排便或排便不畅，可使用缓泻剂，诱导排便。

4. 用药指导

（1）应用溶栓抗凝降纤类药物的患者应注意有无胃肠道反应、柏油样便、牙龈出血等出血倾向。为保障用药安全，在使用溶栓、抗凝、降纤等药物时需检查出凝血机制，患者应予以配合。

（2）口服药按时服用，不要根据自己感受减药、加药，忘记服药或在下次服药时补上忘记的药量会导致病情波动；不能擅自停药，需按照医生医嘱（口服药手册）进行减量或停药。

（3）静脉输液的过程中不要随意调节滴速，如有疑惑需询问护士。

5. 日常生活指导

（1）患者需要安静、舒适的环境，保持平和、稳定的情绪，避免各种不良情绪影响。改变不良的生活方式，如熬夜、赌博等，适当运动，合理休息和娱乐，多参加有益的社会活动，做力所能及的工作及家务。

（2）患者起床、起坐、低头等体位变化时动作要缓慢，转头不宜过猛过急，洗澡时间不能过长，外出时有人陪伴，防止意外发生。

（3）气候变化时注意保暖，防止感冒。

（4）戒烟、限酒。

6. 预防复发

（1）遵医嘱正确用药，如降压、降脂、降糖、抗凝药物等。

（2）出现头晕、头痛、一侧肢体麻木无力、口齿不清或进食呛咳、发热、外伤等症状时及时就诊。

（3）定期复诊，动态了解血压、血脂、血糖以及功能，预防并发症和复发。

（三）循证护理

由于脑梗死患者具有发病率高，并发症严重，发病年龄偏高的特点，老年脑梗死患者的护理一直是神经科护理学研究领域的热点，研究结果显示影响老年脑梗死患者康复的社会因素包括家庭经济情况，医疗及护理水平，与家庭成员关系和受教育的文化程度。多项研究结果显示早期康复能够有效改善老年脑梗死患者的肢体运动功能，促进心理状态的恢复，提高生活能力及生活质量。

关于促进老年脑梗死偏瘫患者舒适的循证护理研究表明，对导致患者不舒适的多种因素实施相应的循证护理措施显著改善了脑梗死偏瘫患者舒适状况，具体措施包括采用热敷和热水浸泡、局部按摩与变换体位等来改善腰背及肢体疼痛，同时还可采取肢体摆放、肢体活动、放松疗法等。

三、脑出血患者的护理

脑出血是指原发性非外伤性脑实质内的出血。占急性脑血管疾病的 20%～30%。高血压并发动脉硬化是自发性脑出血的主要病因，高血压患者约有 1/3 的机会发生脑出血，而 93.91% 的脑出血患者都有高血压病史。脑出血常发生于男性 50～70 岁，冬春季易发，发病前常无预感,多在情绪紧张、兴奋、排便用力时发病,可出现头痛、头晕、肢体麻木等先驱症状,也可在原有基础上突然加重。

(一)专科护理

1.护理要点　脑出血患者在临床护理中最重要的是绝对卧床休息、保持大便通畅和情绪稳定;根据出血量多少、部位不同决定绝对卧床时间;加强病情观察;高血压患者调整血压;观察患者应用脱水剂后的情况。

2.主要护理问题

(1)急性意识障碍与脑出血产生脑水肿所致的大脑功能受损有关。

(2)潜在并发症:脑疝、上消化道出血。

(3)清理呼吸道无效与分泌物过多、咳嗽无力、意识障碍有关。

(4)有误吸的危险与吞咽神经受损、意识障碍有关。

(5)有皮肤完整性受损的危险与瘫痪、长期卧床、年老消瘦、营养低下、感知改变、大小便失禁有关。

(6)躯体活动障碍与偏瘫、意识障碍有关。

(7)语言沟通障碍与失语有关。

(8)进食、如厕自理缺陷与偏瘫有关。

(9)有废用综合征的危险与脑出血所致运动障碍或长期卧床有关。

3.护理措施

(1)一般护理。

①休息与安全:急性期患者绝对卧床 2~4 周,头部抬高 15°~30°减轻脑水肿,烦躁患者加护床挡,必要时给予约束带适当约束;病室保持清洁、安静、舒适,室内空气新鲜,室温保持在 18~22℃,相对湿度 50%~70%。

②日常生活护理:以高蛋白、高维生素、易消化的清淡饮食为主,发病 24 小时后仍有意识障碍、不能经口进食者,应给予鼻饲饮食,同时做好口腔护理。协助更换体位,加强皮肤护理,防止压疮;保持二便通畅,尤其二便失禁患者注意保护会阴部皮肤清洁干燥,早期康复介入,保持肢体功能位置。

③心理护理:评估患者心理状况,实施健康宣教,在治疗期间,鼓励患者保持情绪稳定。告知本病治疗及预后的有关知识,帮助患者消除焦虑、恐惧心理。

(2)病情观察及护理。

①密切观察意识、瞳孔、生命体征变化。掌握脑疝的前驱症状头痛剧烈、喷射状呕吐、血压升高、脉搏洪大、呼吸深大伴鼾声、意识障碍加重等。发现异常情况,及时报告医生。

②保持呼吸道通畅,患者取平卧位,将头偏向一侧,及时清除呕吐物及咽部分泌物,防止呕吐物及分泌物误入气管引起窒息。

③建立静脉通道,遵医嘱用药,颅内压增高者遵医嘱给予脱水药。维持血压稳定,患者的血压保持在 150~160/90~100mmHg 之间为宜,过高易引起再出血,过低则可使脑组织灌注量不足。

④定时更换体位,翻身时注意保护头部,转头时要轻、慢、稳。呼吸不规则者,不宜频繁更换体位。

⑤如患者痰液较少或呼吸伴有痰鸣音,鼓励患者咳嗽,指导患者有效排痰的方法,痰液较

多、部位较深或咳痰无力时给予吸痰,吸痰前协助患者翻身、轻叩背,叩背顺序要由下向上,由外向内,力度适宜。

⑥密切观察上消化道出血的症状和体征。如呕吐的胃内容物呈咖啡色,则应考虑是否发生应激性溃疡,留取标本做潜血试验。急性消化道出血期间应禁食,恢复期应避免食用刺激性食物及含粗纤维多的食物。观察患者有无头晕、黑便、呕血等失血性休克表现。

⑦保持良好肢体位置,做好早期康复护理。对于脑出血软瘫期的患者,加强良好姿位摆放,避免一些异常反射的出现,例如牵张反射。

(3)用药护理。使用脱水降颅压药物时,如 20%甘露醇注射液、呋塞米注射液、甘油果糖、托拉塞米注射液等,注意监测尿量与水电解质的变化,防止低钾血症和肾功能受损。应用抗生素,防止肺感染、泌尿系感染等并发症。

(4)心理护理。患者常因偏瘫、失语、生活不能自理而产生悲观恐惧的心理,护士应经常巡视病房,与之交谈,了解患者心理状态,耐心解释,给予安慰,帮助患者认识疾病,树立信心,配合治疗和护理。同时还要关注家属的心理护理,由于患者病情危重,家属多有紧张情绪,加之陪护工作很辛苦,导致身心疲惫,故在患者面前易表现出烦躁、焦虑、易怒,引起患者情绪波动,可能加重病情。

(二)健康指导

1.疾病知识指导

(1)脑出血指原发性(非外伤性)脑实质内的出血,占全部脑卒中的 20%～30%。

(2)脑出血的病因。①高血压并发细小动脉硬化。②颅内肿瘤。③动静脉畸形。④其他:脑动脉炎、血液病、脑底异常血管网症、抗凝或溶栓治疗、淀粉样血管病。

(3)脑出血的诱因。寒冷气候、精神刺激、过度劳累、不良生活习惯(吸烟、酗酒、暴饮暴食、食后沐浴等)。

(4)脑出血的治疗。脑出血急性期治疗的主要原则:防止再出血、控制脑水肿、维持生命功能和防治并发症。①一般治疗:绝对卧床休息,保持呼吸道通畅,预防感染等。②调控血压。③控制脑水肿。④应用止血药和凝血药。⑤手术治疗(大脑半球出血量＞30ml 和小脑出血量＞10ml)。⑥早期康复治疗。

2.康复指导

(1)急性期应绝对卧床休息 2～4 周,抬高床头 15°～30°减轻脑水肿。发病后 24～48 小时尽量减少头部的摆动幅度,以防加重出血。四肢可在床上进行小幅度翻动,每 2 小时一次,有条件可使用气垫床预防压疮。

(2)生命体征平稳后应开始在床上进行主动训练,时间从 5～10 分钟/次开始,渐至 30～45 分钟/次,如无不适,可作 2～3 次/日,不可过度用力憋气。

(3)康复训练需要请专业的医师,可以为患者进行系统的康复训练。

3.饮食指导　选择营养丰富、低盐低脂饮食,如鸡蛋、豆制品等。避免食用动物内脏,动物油类,每日食盐量不超过 6g,多吃蔬菜、水果,尤其要增加粗纤维食物,如芹菜、韭菜,适量增加进水量,预防便秘的发生。洼田饮水试验 2～3 分者,可头偏向一侧,喂食速度慢,避免交谈,尽量选用糊状食物,防呛咳、窒息,洼田饮水试验 4～5 分者,遵医嘱给予静脉营养支持或鼻饲饮食。

4.用药指导

（1）口服药按时服用，不要根据自己感受减药、加药，忘记服药或在下次服药时补上忘记的药量会导致病情波动；不能擅自停药，需按照医生医嘱（口服药手册）进行减或停药。

（2）静脉输液过程中不要随意调节滴速，如有疑惑请询问护士。

5.日常生活指导

（1）患者需要一个安静、舒适的环境，特别是发病2周内，应尽量减少探望，保持稳定的情绪，避免各种不良情绪影响。

（2）脑出血急性期，请不必过分紧张。大小便需在床上进行，不可自行下床如厕，以防再次出血发生；保持大便通畅，可食用香蕉、火龙果、蜂蜜，多进水，适度翻身，顺时针按摩腹部，减少便秘发生；若患者3天未排便，可使用缓泻剂，诱导排便，禁忌用力屏气排便，诱发二次脑出血。

（3）病程中还会出现不同程度的头痛，向患者解释这是本病常见的症状，随着病情的好转，头痛症状会逐渐消失。

（4）部分患者有躁动、不安的表现，为防止自伤（如拔出各种管道、坠床等）或伤及他人，应在家属同意并签字的情况下酌情使用约束带，使用约束带期间应注意松紧适宜，定时松放，密切观察局部皮肤血运情况，防止皮肤破溃；放置床挡可防止患者发生坠床，尤其是使用气垫床的患者，使用时要防止皮肤与铁制床挡摩擦，发生刮伤。

（5）长期卧床易导致肺部感染，痰多不易咳出，加强翻身、叩背，促使痰液松动咳出，减轻肺部感染。咳痰无力者，可给予吸痰。

6.预防复发

（1）遵医嘱正确用药。

（2）定期复诊，监测血压、血脂等，保持情绪稳定，避免生气、激动、紧张。适当体育活动，如散步、太极拳等。预防并发症和脑出血的复发。

（三）循证护理

研究表明由于人们生活方式、饮食结构、工作压力水平等因素的不断变化，脑出血作为临床常见疾病，近年来发病率已呈现出上升趋势。该病发病急骤、病情复杂多变，给救治带来了极大的困难，致使患者的死亡率和致残率均较高，给患者及其家属带来沉重的负担。大部分脑出血患者发病后的死因是由并发症引起的，系统而有计划的护理措施，往往对患者的治疗效果和预后转归起到不可估量的作用。

脑出血所致神经症状主要是出血和水肿引起脑组织受损而不是破坏，故神经功能可有相当程度的恢复，在病情稳定后仅进行肢体运动功能的康复，恢复时间长，易发生并发症；急性期后，实施综合性康复护理能在一定程度上预防残疾的发生，能帮助和加快受损功能的恢复。

四、蛛网膜下腔出血患者的护理

蛛网膜下腔出血（SAH）指脑底部或脑表面的病变血管破裂，血液直接流入蛛网膜下腔引起的一种临床综合征，占急性脑卒中的10%左右。其最常见的病因为颅内动脉瘤。SAH以中青年常见，女性多于男性；起病突然，最典型的表现是异常剧烈的全头痛，个别重症患者很快进入昏迷，因脑疝而迅速死亡，此类患者最主要的急性并发症是再出血。

（一）专科护理

1.护理要点 急性期绝对卧床4～6周，谢绝探视，加强病情观察，根据出血的部位和量考虑是否外科手术治疗,头痛剧烈可遵医嘱给予脱水药和止痛药;保持情绪稳定和二便通畅,恢复期的活动应循序渐进,不能操之过急,防止再次出血。

2. 主要护理问题

(1)急性疼痛:头痛与脑水肿、颅内压高、血液刺激脑膜或继发性脑血管痉挛有关。

(2)潜在并发症:再出血。

3. 护理措施

(1)心理护理:指导患者了解疾病的过程与预后,头痛是因为出血、脑水肿致颅内压增高,血液刺激脑膜或脑血管痉挛所致,随着出血停止、血肿吸收,头痛会慢慢缓解。必要时给予止痛和脱水降颅压药物。

(2)用药护理:遵医嘱使用甘露醇时应快速静脉滴注,必要时记录 24 小时尿量,定期查肾功能;使用排钾利尿药时要注意防止离子紊乱,可静脉补钾或口服补钾;使用尼莫地平等缓解脑血管痉挛的药物时可能出现皮肤发红、多汗、心动过缓或过速、胃肠不适等反应,应适当控制输液速度,密切观察是否有不良反应发生。

(3)活动与休息:绝对卧床休息 4～6 周,向患者和家属讲解绝对卧床的重要性,为患者提供安静、安全、舒适的休养环境,控制探视,避免不良的声、光刺激,治疗护理活动也应集中进行。如经一个月左右治疗,患者症状好转,经头部 CT 检查证实血液基本吸收,可遵医嘱逐渐抬高床头、床上坐位、下床站立和适当活动。

(4)避免再出血诱因:告诉患者和家属容易诱发再出血的各种因素,指导患者与医护人员密切配合,避免精神紧张情绪波动、用力排便、屏气、剧烈咳嗽及血压过高等。

(5)病情监测:蛛网膜下腔出血再发率较高,以 5～11 天为高峰,81％发生在首次出血后 1 个月内。表现为:首次出血后病情好转的情况下,突然再次出现剧烈头痛、恶心、呕吐、意识障碍加重、原有症状和体征重新出现等。

(二)健康指导

1. 疾病知识指导

(1)概念:指脑底部或脑表面的病变血管破裂,血液直接流入蛛网膜下腔引起的一种临床综合征,约占急性脑卒中的 10％。

(2)形成的主要原因:其最常见的病因为颅内动脉瘤,占 50％～80％,其次是动静脉畸形和高血压性动脉粥样硬化,还可见于烟雾病、颅内肿瘤、血液系统疾病、颅内静脉系统血栓和抗凝治疗并发症等。

(3)主要症状:出现异常剧烈的全头痛,伴一过性意识障碍和恶心、呕吐;发病数小时后出现脑膜刺激征(颈项强直、Kernig 征和 Brudzinski 征);25％的患者可出现精神症状。

(4)常用检查项目:首选 CT 检查,其次脑脊液检查、脑血管影像学检查、TCD 检查。

(5)治疗:一般治疗与高血压性脑出血相同;安静休息;脱水降颅压;防止再出血常用氨甲苯酸注射液;预防血管痉挛常用尼莫地平注射液;放脑脊液疗法,外科手术治疗。

(6)预后:与病因、出血部位、出血量、有无并发症及是否得到适当的治疗有关。动脉瘤性 SAH 死亡率高,未经外科治疗者约 20％死于再出血;90％的颅内 AVM 破裂患者可以恢复,再出血风险较小。

2. 饮食指导　给予高蛋白、高维生素、清淡、易消化、营养丰富的流食或半流食,指导患者多进食新鲜的水果和蔬菜,如米粥、蛋羹、面条、芹菜、韭菜、香蕉等,保证水分摄入,少量多餐,防止便秘。

3.避免诱因　向患者和家属普及保健知识,提高其自我管理理念,定期体检,及时发现颅内血管异常,立即就医;已发病的患者应控制血压在理想范围,避免情绪激动,保持大便通畅,必要时遵医嘱使用镇静剂和缓泻剂等药物。

4.检查指导　SAH患者一般在首次出血3周后进行DSA检查,应告知脑血管造影的相关知识,指导患者积极配合,以明确病因,尽早手术,解除隐患和危险。

5.照顾者指导　家属应关心、体贴患者,为其创造良好的休养环境,督促其尽早检查和手术,发现再出血征象及时就诊。

(三)循证护理

SAH最常见的病因为颅内动脉瘤,多项研究中指出动脉瘤性SAH患者发生再出血的原因是由于血压波动引起颅内压增高,如剧烈活动、用力排便、咳嗽、情绪激动等,对动脉瘤产生刺激,从而诱发动脉瘤再次破裂。多表现为突然发病,头痛难忍,心理负担较重,易产生惊恐心理,使患者焦虑不安。这些因素如不及时控制,会导致恶性循环,不利于疾病的治疗和机体的康复。有研究指出SAH患者的典型症状是剧烈头痛,给予脱水和降颅压治疗,减轻脑水肿,这是治疗的关键。患者必须绝对卧床休息4周,过早下床活动可引发再次出血。对于再出血的患者来说,发生脑血管痉挛的时间越长、发作次数越多,预后就会越差,因此,应该采取综合性的预防和护理方法,进行及时的观察和治疗。

近年来,临床上对于SAH的治疗有很多新进展,研究显示持续腰池外引流是一种安全、有效、微创治疗SAH的方法,能不断将有害物质排出体外,减小蛛网膜粘连和脑水肿反应,从而减轻对脑血管的不良刺激,而新分泌出来的CSF又起着稀释和冲洗的作用,阻止了恶性循环。通过持续的腰池外引流并给予护理配合后,可明显缩短头痛时间、减轻头痛程度、减少脑疝及再出血的发生。该方法治愈率高,创伤小,充分体现了临床应用的价值。

(尚丽丽)

第二节　中枢神经系统感染性疾病的护理

中枢神经系统(CNS)感染性疾病是指各种生物病原体侵犯中枢神经系统实质、脑膜和血管等引起的急性或慢性炎症性(或非炎症性)疾病。引起疾病的生物病原体包括病毒、细菌、螺旋体、寄生虫、真菌、立克次体和朊蛋白等。临床上根据中枢神经系统感染的部位不同可分为:脑炎、脊髓炎或脑脊髓炎,主要侵犯脑和(或)脊髓实质;脑膜炎、脊膜炎或脑脊膜炎,主要侵犯脑和(或)脊髓软膜;脑膜脑炎:脑实质和脑膜合并受累。生物病原体主要通过血行感染、直接感染和神经干逆行感染等途径进入中枢神经系统。

一、病毒性脑膜炎患者的护理

病毒性脑膜炎是一组由各种病毒感染引起的脑膜急性炎症性疾病。多为急性起病,出现病毒感染的全身中毒症状如发热、头痛、畏光、恶心、呕吐、肌痛、食欲减退、腹泻和全身乏力等,并伴有脑膜刺激征,通常儿童病程超过1周,成人可持续2周或更长。病大多呈良性过程。

(一)专科护理

1.护理要点　急性期患者绝对卧床休息，给予高热量、高蛋白、高维生素、易消化的流质或半流质饮食，不能进食者给予鼻饲。密切观察病情变化，除生命体征外，必须观察瞳孔、精神状态、意识改变、有无呕吐、抽搐症状，及时发现是否有脑膜刺激征和脑疝的发生。

2.主要护理问题

(1)急性疼痛:头痛与脑膜刺激征有关。

(2)潜在并发症:脑疝与脑水肿导致颅内压增高有关。

(3)体温过高与病毒感染有关。

(4)有体液不足的危险与反复呕吐、腹泻导致失水有关。

3.护理措施

(1)一般护理。

①为患者提供安静、温湿度适宜的环境，避免声光刺激，以免加重患者的烦躁不安、头痛及精神方面的不适感。

②衣着舒适，患者内衣以棉制品为宜，勤洗勤换，且不易过紧;床单保持清洁、干燥、无渣屑。

③提供高热量、高蛋白质、高维生素、低脂肪的易消化饮食，以补充高热引起的营养物质消耗。鼓励患者增加饮水量，1000～2000ml/d。

④做好基础护理，给予口腔护理，减少患者因高热、呕吐引起的不适感，并防止感染;加强皮肤护理，防止降温后大量出汗带来的不适。

(2)病情观察及护理。

①严密观察患者的意识、瞳孔及生命体征的变化，及时准确地报告医生。积极配合医生治疗，给予降低颅内压的药物，减轻脑水肿引起的头痛、恶心、呕吐等，防止脑疝的发生。保持呼吸道通畅，及时清除呼吸道分泌物，定时叩背、吸痰，预防肺部感染。

②发热患者应减少活动，以减少氧耗量，缓解头痛、肌痛等症状。发热时可采用物理方法降温，可用温水擦浴、冰袋和冷毛巾外敷等措施物理降温。必要时遵医嘱使用药物降温，使用时注意药物的剂量，尤其对年老体弱及伴有心血管疾病者应防止出现虚脱或休克现象;监测体温应在行降温措施30分钟后进行。

③评估患者头痛的性质、程度及规律，恶心、呕吐等症状是否加重。患者头痛时指导其卧床休息，改变体位时动作要缓慢。讲解减轻头痛的方法，如深呼吸、倾听音乐、引导式想象、生物反馈治疗等。

④意识障碍患者给予侧卧位，备好吸引器，及时清理口腔，防止呕吐物误入气管而引起窒息。观察患者呕吐的特点，记录呕吐的次数，呕吐物的性质、量、颜色、气味，遵医嘱给予止吐药，帮助患者逐步恢复正常饮食和体力。指导患者少量多次饮水，以免引起恶心呕吐;剧烈呕吐不能进食或严重水电解质失衡时，给予外周静脉营养，准确记录24小时出入量，观察患者有无失水征象，依失水程度不同，患者可出现软弱无力、口渴、皮肤黏膜干燥和弹性减低、尿量减少、尿比重增高等表现。

⑤抽搐的护理:抽搐发作时，应立即松开衣领和裤带，取下活动性义齿，及时清除口鼻腔分泌物，保持呼吸道通畅;放置压舌板于上、下臼齿之间，防止舌咬伤，必要时用舌钳将舌拖出，防止舌后坠阻塞呼吸道;谵妄躁动时给予约束带约束，勿强行按压肢体，以免造成肢体骨折或脱臼。

（二）健康指导

1.疾病知识指导

（1）概念：病毒性脑膜炎又称无菌性脑膜炎，是一组由各种病毒感染引起的脑膜急性炎症性疾病，主要表现为发热、头痛和脑腹刺激征。

（2）形成的主要原因：85％～95％的病毒性脑膜炎由肠道病毒引起，主要经粪—口途径传播，少数经呼吸道分泌物传播。

（3）主要症状：多为急性起病，出现病毒感染全身中毒症状，如发热、畏光、头痛、肌痛、食欲减退、腹泻和全身乏力等，并伴有脑膜刺激征。幼儿可出现发热、呕吐、皮疹等，而颈项强直较轻微甚至缺如。

（4）常用检查项目：血常规、尿常规、腰椎穿刺术、脑电图、头 CT、头 MRI。

（5）治疗：主要治疗原则是对症治疗、支持治疗和防治并发症。对症治疗如剧烈头痛可用止痛药，癫痫发作可首选卡马西平或苯妥英钠，抗病毒治疗可用无环鸟苷，脑水肿可适当应用脱水药。

（6）预后：预后良好。

（7）其他：如疑为肠道病毒感染应注意粪便处理，注意手部卫生。

2.饮食指导

（1）给予高蛋白，高热量、高维生素等营养丰富的食物，如鸡蛋、牛奶、豆制品、瘦肉，有利于增强抵抗力。

（2）长期卧床的患者易引起便秘，用力屏气排便、过多的水钠潴留都易引起颅内压增高，为保证大便通畅，患者应多食粗纤维食物，如芹菜、韭菜等。

（3）应用甘露醇、速尿等脱水剂期间，患者应多食含钾高的食物如香蕉、橘子等，并要保证水分摄入。

（4）不能经口进食者，遵医嘱给予鼻饲，制订鼻饲饮食计划表。

3.用药指导

（1）脱水药：保证药物滴注时间、剂量准确，注意观察患者的反应及患者皮肤颜色、弹性的变化，记录 24 小时出入量，注意监测肾功能。

（2）抗病毒药：应用阿昔洛韦时注意观察患者有无谵妄、皮疹、震颤及血清转氨酶暂时增高等副作用。

4.日常生活指导

（1）保持室内环境安静、舒适、光线柔和。

（2）高热的护理。

①体温上升阶段：寒战时注意保暖。

②发热持续阶段：给予物理降温，必要时遵医嘱使用退热药，并要注意补充水分。

③退热阶段：要及时更换汗湿衣服，防止受凉。

（3）腰椎穿刺术后患者取去枕平卧位 4～6 小时，以防止低颅压性头痛的发生。

（三）循证护理

病毒性脑膜炎是由各种病毒引起中枢神经系统的炎症性疾病，其发病机制可能与病毒感染和感染后的免疫反应有关。而症状性癫痫是由脑损伤或全身性疾病引起脑代谢失常引发的癫痫，病毒性脑膜炎是引起癫痫发作的因素之一。针对病毒性脑膜炎合并症状性癫痫患者的临床特点,有学者研究得出病毒性脑炎合并症状性癫痫患者的护理重点应做好精神异常、癫痫发作、腰椎穿刺术和用药的观察及护理。

使用头孢菌素类和硝基咪唑类抗生素后服用含有酒精类的液体或食物时会引发双硫仑样反应。双硫仑样反应表现为面部潮红、头痛、眩晕、恶心、呕吐、低血压、心率加快、呼吸困难,严重者可致急性充血性心力衰竭、呼吸抑制、意识丧失、肌肉震颤等。据报道,一个高压电烧伤者,术后给予头孢哌酮抗感染,用75%乙醇处理创面,反复出现双硫仑样反应。说明应用上述药物的患者接触任何含乙醇的制品都有导致双硫仑样反应的可能,医护人员应提高警惕,并将有关注意事项告知患者。

二、化脓性脑膜炎患者的护理

化脓性脑膜炎即细菌性脑膜炎,又称软脑膜炎,是由化脓性细菌所致脑脊膜的炎症反应,脑和脊髓的表面轻度受累,是中枢神经系统常见的化脓性感染疾病。病前可有上呼吸道感染史,主要临床表现为发热、头痛、呕吐、意识障碍、偏瘫、失语、皮肤瘀点及脑膜刺激征等。通常起病急,好发于婴幼儿和儿童。

(一)专科护理

1.护理要点　密切观察患者的病情变化,定时监测患者的生命体征、意识、瞳孔的变化及颅内压增高表现。做好高热患者的护理。对有肢体瘫痪及失语的患者,给予康复训练,预防并发症。加强心理护理,帮助患者树立战胜疾病的信心。

2.主要护理问题

(1)体温过高与细菌感染有关。

(2)急性疼痛:头痛与颅内感染有关。

(3)营养失调—低于机体需要量:与反复呕吐及摄入不足有关。

(4)潜在并发症:脑疝与颅内压增高有关。

(5)躯体活动障碍与神经功能损害所致的偏瘫有关。

(6)有皮肤完整性受损的危险与散在的皮肤瘀点有关。

3.护理措施

(1)一般护理。

①环境:保持病室安静,经常通风,用窗帘适当遮挡窗户,遍免强光对患者的刺激,减少患者家属的探视。

②饮食:给予清淡、易消化且富含营养的流质或半流质饮食,多吃水果和蔬菜。意识障碍的患者给予鼻饲饮食,制订饮食计划表,保证患者摄入足够的热量。

③基础护理:给予口腔护理,保持口腔清洁,减少因发热、呕吐等引起的口腔不适;加强皮肤护理,保持皮肤清洁干燥,特别是皮肤有瘀点、瘀斑时避免搔抓破溃。

(2)病情观察及护理。

①加强巡视,密切观察患者的意识、瞳孔、生命体征及皮肤瘀点、瘀斑的变化,婴儿应注意观察囟门。若患者意识障碍加重、呼吸节律不规则、双侧瞳孔不等大、对光反射迟钝、躁动不安等,提示脑疝的发生,应立即通知医生,配合抢救。

②备好抢救药品及器械:抢救车、吸引器、简易呼吸器、氧气装置及硬脑膜下穿刺包等。

(3)用药护理。

①抗生素：给予抗生素皮试前，询问有无过敏史。用药期间监测患者的血象、血培养、血药敏等检查结果。用药期间了解患者有无不适主诉。

②脱水药：保证药物按时、准确滴注，注意观察患者的反应及皮肤颜色、弹性的变化，注意监测肾功能。避免药液外渗，如有外渗，可用硫酸镁湿热敷。

③糖皮质激素：严格遵医嘱用药，保证用药时间、剂量的准确，不可随意增量、减量，询问患者有无心悸、出汗等不适主诉；用药期间监测患者的血象、血糖变化；注意保暖，预防交叉感染。

(4)心理护理。根据患者及家属的文化水平，介绍患者的病情及治疗和护理的方法，使其积极主动配合。关心和爱护患者，及时解除患者的不适，增强其信任感，帮助患者树立战胜疾病的信心。

(5)康复护理。有肢体瘫痪和语言沟通障碍的患者可以进行如下的康复护理：

1)保持良好的肢体位置，根据病情，给予床上运动训练，包括：

①桥式运动：患者仰卧位，双上肢放于体侧，或双手十指交叉，双上肢上举；双腿屈膝，足支撑于床上，然后将臀部抬起，并保持骨盆成水平位，维持一段时间后缓慢放下。也可以将健足从治疗床上抬起，以患侧单腿完成桥式运动。

②关节被动运动：为了预防关节活动受限，主要进行肩关节外旋、外展，肘关节伸展，腕和手指伸展，髋关节外展，膝关节伸展，足背屈和外翻。

③起坐训练。

2)对于清醒患者，要更多关心、体贴患者，增强自我照顾能力和信心。经常与患者进行交流，促进其语言功能的恢复。

(二)健康指导

1.疾病知识指导

(1)概念：化脓性脑膜炎是由化脓性细菌感染所致的脑脊膜炎症，脑和脊髓的表面轻度受累。通常急性起病，是中枢神经系统常见的化脓性感染疾病。

(2)形成的主要原因：化脓性脑膜炎最常见的致病菌为肺炎链球菌、脑膜炎双球菌及 B 型流感嗜血杆菌。这些致病菌可通过外伤直接扩延、血液循环或脑脊液等途径感染软脑膜和(或)蛛网膜。

(3)主要症状：寒战、高热、头痛、呕吐、意识障碍、腹泻和全身乏力等，有典型的脑膜刺激征。

(4)常用检查项目：血常规、尿常规、脑脊液检查、头 CT、头 MRI、血细菌培养。

(5)治疗。

①抗菌治疗：未确定病原菌时首选三代头孢曲松或头孢噻肟，因其可透过血脑屏障，在脑脊液中达到有效浓度。如确定病原菌为肺炎球菌，首选青霉素，对其耐药者，可选头孢曲松，必要时联合万古霉素治疗；如确定病原菌为脑膜炎球菌，首选青霉素；如确定病原菌为铜绿假单胞菌可选头孢他啶。

②激素治疗。

③对症治疗。

(6)预后：病死率及致残率较高，但预后与机体情况、病原菌和是否尽早应用有效的抗生素治疗有关。

(7)宣教：搞好环境和个人卫生。

2.饮食指导　给予高热量、清淡、易消化的流质或半流质饮食，按患者的热量需要制订饮食计划，保证足够热量的摄入。注意食物的搭配，增加患者的食欲，少食多餐。频繁呕吐不能进食者，给予静脉输液，维持水电解质平衡。

3.用药指导

(1)应用脱水药时，保证输液速度。

(2)应用激素类药物时不可随意减量，以免发生"反跳"现象，激素类药物最好在上午输注，避免由于药物副作用引起睡眠障碍。

4.日常生活指导

(1)协助患者洗漱、如厕、进食及个人卫生等生活护理。

(2)做好基础护理，及时清除大小便，保持臀部皮肤清洁干燥，间隔1～2小时更换体位，按摩受压部位，必要时使用气垫床，预防压疮。

(3)偏瘫的患者确保有人陪伴，床旁安装护栏，地面保持平整干燥、防湿、防滑，注意安全。

(4)躁动不安或抽搐的患者，床边备牙垫或压舌板，必要时在患者家属知情同意下用约束带，防止患者舌咬伤及坠床。

(三)循证护理

化脓性脑膜炎是小儿时期较为常见的由化脓性细菌引起的神经系统感染的疾病，婴幼儿发病较多。本病预后差，病死率高，后遗症多。相关学者通过对78例化脓性脑膜炎患儿的护理资料进行研究，分析总结得出做好病情的观察和加强临床护理是促进患儿康复的重要环节。

对小儿化脓性脑膜炎的临床护理效果的探讨，得出结论：提高理论知识水平、业务水平、对疾病的认识，对病情发展变化作出及时、正确的抢救和护理措施，可以提高患儿治愈率，降低并发症和后遗症发生，提高生命质量，促进患儿早日康复。

三、结核性脑膜炎患者的护理

结核性脑膜炎(TMD)是由结核杆菌引起的脑膜和脊髓膜的非化脓性炎症性疾病，是最常见的神经系统结核病。主要表现为结核中毒症状、发热、头痛、脑膜刺激征、脑神经损害及脑实质改变，如意障碍、癫痫发作等。本病好发于幼儿及青少年，冬春季较多见。

(一)专科护理

1.护理要点　密切观察患者的病情变化，观察有无意识障碍。脑疝及抽搐加重的发生。做好用药指导，定期监测抗结核药物的副作用。对抽搐发作、肢体瘫痪及意识障碍的患者加强安全护理，防止外伤，同时给予相应的对症护理，促进患者康复。

2.主要护理问题

(1)体温过高与炎性反应有关。

(2)有受伤害的危险与抽搐发作有关。

(3)有窒息的危险与抽搐发作时口腔和支气管分泌物增多有关。

(4)营养失调－低于机体需要量：与机体消耗及食欲减退有关。

(5)疲乏与结核中毒症状有关。

(6)意识障碍与中枢神经系统、脑实质损害有关。

(7)潜在并发症：脑神经损害、脑梗死等。

(8)知识缺乏：缺乏相关医学知识有关。

3.护理措施

(1)一般护理。

①休息与活动：患者出现明显结核中毒症状，如低热、盗汗、全身无力、精神萎靡不振时，应以休息为主，保证充足的睡眠，生活规律。病室安静，温湿度适宜，床铺舒适，重视个人卫生护理。

②饮食护理：保证营养及水分的摄入。提供高蛋白、高热量、高维生素的饮食，每天摄入鱼、肉、蛋、奶等优质蛋白，多食新鲜的蔬菜、水果，补充维生素。高热或不能经口进食的患者给予鼻饲饮食或肠外营养。

③戒烟、酒。

(2)用药护理。

①抗结核治疗：早期、联合、足量、全程、顿服是治疗结核性脑膜炎的关键。强调正确用药的重要性，督促患者遵医嘱服药，养成按时服药的习惯，使患者配合治疗。告知药物可能出现的不良反应，密切观察，出现如眩晕、耳鸣、巩膜黄染、肝区疼痛、胃肠不适等不良反应时，及时报告医生，并遵医嘱给予相应的处理。

②全身支持：减轻结核中毒症状，可使用皮质类固醇等抑制炎症反应，减轻脑水肿。使用皮质类固醇时要逐渐减量，以免发生"反跳"现象。注意观察皮质类固醇药物的不良反应，正确用药，减少副作用。

③对症治疗：根据患者的病情给予相应的抗感染、脱水降颅压、解痉治疗。

(3)体温过高的护理。

1)重视体温的变化，定时测量体温，给予物理或药物降温后，观察降温效果，患者有无虚脱等不适出现。

2)采取降温措施。

①物理降温：使用冰帽、冰袋等局部降温，温水擦浴全身降温，注意用冷时间，观察患者的反应，防止继发效应抵消治疗作用及冻伤的发生。身体虚弱的患者在降温过程中，控制时间，避免能量的消耗。

②药物降温：遵医嘱给予药物降温，不可在短时间内将体温降得过低，同时注意补充水分，防止患者虚脱。儿童避免使用阿司匹林，以免诱发 Reye 综合征，即患者先出现恶心、呕吐，继而出现中枢神经系统症状，如嗜睡、昏睡等。小心谨慎使用金刚烷胺类药物，以免中枢神经系统不良反应的发生。

(4)意识障碍的护理。

①生活护理：使用床挡等保护性器具。保持床单位清洁、干燥、无渣屑，减少对皮肤的刺激，定时给予翻身、叩背，按摩受压部位，预防压疮的发生。注意口腔卫生，保持口腔清洁。做好大小便护理，满足患者的基本生活需求。

②饮食护理：协助患者进食，不能经口进食时，给予鼻饲饮食，保障营养及水分的摄入。

③病情监测：密切观察患者的生命体征及意识、瞳孔的变化，出现异常及时报告医生，并配合医生处理。

(二)健康指导

1. 疾病知识指导

(1)病因及发病机制：结核杆菌通过血行直接播散或经脉络丛播散至脑脊髓膜，形成结核结节，结节破溃后结核菌进入蛛网膜下腔，导致结核性脑膜炎。此外，结核菌可因脑实质、脑膜干酪灶破溃所致，脊柱、颅骨、乳突部的结核病灶也可直接蔓延引起结核性脑膜炎。

(2)主要症状：多起病隐袭，病程较长，症状轻重不一。

①结核中毒症状：低热、盗汗、食欲减退、疲乏、精神萎靡。

②颅内压增高和脑膜刺激症状：头痛、呕吐、视神经盘水肿及脑膜刺激征。

③脑实质损害：精神萎靡、淡漠、谵妄等精神症状或意识状态的改变；部分性、全身性的痫性发作或癫痫持续状态；偏瘫、交叉瘫、截瘫等脑卒中样表现。

④脑神经损害：动眼、外展、面及视神经易受累及，表现为视力下降、瞳孔不等大、眼睑下垂、面神经麻痹等。

(3)常用检查项目：脑脊液检查、头 CT、头 MRI、血沉等。

(4)治疗。

①抗结核治疗：异烟肼、利福平、吡嗪酰胺、链霉素、乙胺丁醇等。至少选择 3 种药物联合治疗，根据所选药物给予辅助治疗，防止药物不良反应。

②皮质类固醇：用于减轻中毒症状、抑制炎症反应、减轻脑水肿、抑制纤维化，可用地塞米松或氢化可的松等。

③对症治疗：降颅压、解痉、抗感染等。

(5)预后：与患者的年龄、病情轻重、治疗是否及时彻底有关。部分患者预后较差，甚至死亡。

2. 饮食指导　提供高蛋白、高热量、高维生素、易消化吸收的食物，每天摄入鱼、肉、蛋、奶等优质蛋白，多食新鲜的蔬菜、水果，补充维生素。保证水分的摄入。

3. 用药指导

(1)使用抗结核药物时要遵医嘱正确用药，早期、足量、联合、全程、顿服是治疗本病的关键。药物不良反应较多，如使用异烟肼时需补充维生素 B_6 以预防周围神经病；使用利福平、异烟肼、吡嗪酰胺时需监测肝酶水平，及时发现肝脏损伤；使用链霉素时定期进行听力检测，及时应对前庭毒性症状。

(2)使用皮质类固醇药物时，观察用药效果，合理用药，减少不良反应的发生。

(3)应用脱水、降颅压药物时注意电解质的变化，保证水分的摄入；使用解痉、抗感染等药物时给予相应的护理，如注意观察生命体征的变化等。

4. 日常生活指导

(1)指导患者注意调理，合理休息，生活规律，增强抵抗疾病的能力，促进身体康复。

(2)减少外界环境不良刺激，注意气候变化，预防感冒发生。

(3)保持情绪平稳，积极配合治疗，树立战胜疾病的信心。

(三)循证护理

结核性脑膜炎早期出现头痛、双目凝视、精神呆滞、畏光；中期出现脑膜刺激征、颅内压高、呕吐(以喷射性呕吐为主)、嗜睡；晚期出现失明、昏睡、呼吸不规则、抽搐，危重时发生脑疝而死亡的临床特点。研究表明，严密观察患者的病情变化，针对性地做好一般护理、病情观察、康复护理、饮食护理、用药护理、心理护理、康复护理和健康教育，对结核性脑膜炎患者的康复起到重要的作用。

（尚丽丽）

第三节　中枢神经系统脱髓鞘疾病的护理

中枢神经系统脱髓鞘疾病是一组脑和脊髓以神经髓鞘脱失为主，神经细胞及其轴突为特征的疾病，包括遗传性和获得性两大类。中枢神经系统的髓鞘是由少突胶质细胞的片状突起包绕髓神经纤维轴突而形成的脂质细胞膜，它具有保护轴索、帮助传导神经冲动和绝缘等作用。遗传性脱髓鞘疾病主要指脑白质营养不良，是由于髓鞘形成缺陷而引起神经髓鞘磷脂代谢紊乱。获得性中枢神经系统脱髓疾病又可分为原发性免疫介导的炎性脱髓鞘病和继发于其他疾病的脱髓鞘病。

一、多发性硬化患者的护理

多发性硬化（MS）是以中枢神经系统白质炎性脱髓鞘病变为主要特点的自身免疫疾病。本病多发于青壮年，女性多于男性，临床多见亚急性起病，其特点为时间上的多发性（即反复缓解、复发的病程）和空间上的多发性（即病变部位的多发）。临床症状和体征多种多样，可有肢体无力、感觉异常、眼部症状、共济失调、发作性症状、精神症状等临床表现。本病越远离赤道，发病率越高，我国属于低发病区，约为 5/10 万。

（一）专科护理

1. 护理要点　患者病情反复发作，临床表现多种多样，观察患者有无运动障碍、感觉障碍、眼部症状、精神症状、膀胱功能障碍等，根据患者的疾病特点进行有的放矢的护理。做好患者安全防护，给予营养支持，加强各项基础护理工作，关注患者的心理问题。

2. 主要护理问题

（1）生活自理缺陷与肢体无力、共济失调或视觉、触觉障碍等有关。

（2）尿潴留/尿失禁与膀胱反射功能障碍有关。

（3）排便异常与自主神经功能障碍有关。

（4）有感染的危险与免疫功能低下、机体抵抗力降低有关。

（5）预感性悲哀与疾病多次缓解复发、神经功能缺损有关。

（6）知识缺乏，缺乏本病的相关知识。

3. 护理措施

（1）一般护理。

①环境：病室环境安静舒适，光线明暗适宜，物品摆放合理，呼叫器置于伸手可及处，餐具、便器、纸巾等可随时取用；床铺设有护栏、床挡；地面平整无障碍物，防湿、防滑；走廊、卫生间等设置扶手；必要时配备轮椅等辅助器具。

②活动与休息：协助患者取舒适体位，自行变换体位困难者给予定时翻身，并注意保暖，肢体运动障碍的患者，应保持肢体的功能位，指导患者进行主动运动或被动运动。活动时注意劳逸结合，避免活动过度。

③生活护理：鼓励患者做力所能及的事情，协助患者洗漱、进食、穿脱衣物和如厕，做好安全防护。感觉障碍的患者，避免高温和过冷刺激，防止烫伤、冻伤的发生。

④饮食护理：保证患者每日的热量摄入，给予高蛋白、低糖、低脂，易消化吸收的清淡食物。食物富含纤维素，以促进肠蠕动，达到预防或缓解便秘的作用。吞咽障碍的患者可给予半流食或流食，必要时给予鼻饲饮食或肠外高营养，并做好相关护理。

（2）用药护理：指导患者了解常用药物及用法、不良反应及注意事项等。

①皮质类固醇：急性发作时的首选药物，目的是抗感染和免疫调节，常用药物有甲泼尼龙和泼尼松。大剂量短程疗法时，监测血钾、血钠、血钙，防止电解质紊乱，长期应用不能预防复发，且不良反应严重。

②β－干扰素：具有免疫调节作用。常见不良反应为流感样症状，部分药物可出现注射部位红肿及疼痛，严重时出现肝功能损害、过敏反应等。注意观察注射部位有无红肿、疼痛等不良反应。

③免疫球蛋白：降低复发率。常见的不良反应有发热、面红，偶有肾衰竭、无菌性脑膜炎等不良反应发生。

④免疫抑制剂：多用于继发进展型多发性硬化，主要不良反应有白细胞减少、胃肠道反应、皮疹等。

（3）心理护理：因疾病反复发作，且进行性加重，患者易出现焦虑、抑郁、恐惧等心理障碍，护士应加强与患者沟通，了解其心理状态，取得信赖，帮助患者树立战胜疾病的信心。

（4）对症护理。

①感染：患者出现高热、肺炎等并发症时，严密监测病情变化，采取降温措施，注意休息，保证足够的热量和液体摄入，必要时吸氧。

②排泄功能：保持患者大小便通畅。便秘患者，指导其进食富含纤维素的食物，适量增加饮水量，顺时针按摩腹部，促进肠蠕动，必要时遵医嘱给予缓泻剂或灌肠。评估患者有无排尿异常，尿失禁患者可遵医嘱给予留置导尿，尿潴留患者可采用听流水声、按摩腹部、热敷等方法促进排尿，若效果不佳，可遵医嘱给予留置导尿，观察并记录尿液的颜色、性质和量，严格无菌操作，加强会阴护理，预防感染。

③压疮：做好皮肤护理，保持皮肤清洁干燥，定时协助更换体位，加强患者的全身营养状态。

④视力障碍：提供安静、方便的病室环境，灯光强度适宜，减少眼部刺激，生活用品放置于随手可及处。

（二）健康指导

1.疾病知识指导

（1）流行病学：本病好发于北半球的温带和寒带地区，多发于青壮年，女性稍多，与西方国家相比我国急性多发性硬化较多。

（2）主要原因：病因目前尚不完全清楚，目前认为可能与免疫反应、病毒感染、遗传因素及环境因素等有关。

（3）主要症状：病程中症状发作与缓解是本病的重要特点，复发次数可达数十次，每次复发后易残留部分症状和体征，病情逐渐加重。部分患者为进展型，无明显缓解期。病变累及视神经、脊髓、脑干、小脑或大脑半球白质时，可出现多样的临床症状，如运动障碍、感觉障碍、视觉障碍、膀胱功能障碍、构音障碍、疼痛、精神症状等。核间性眼肌麻痹和旋转性眼球震颤为高度提示本病的体征。

(4)常用检查项目:脑脊液检查、电生理检查、头 CT 检查、头 MRI 检查。

(5)治疗:在急性期首选皮质类固醇治疗,进展型多发性硬化可使用免疫抑制剂。缓解期为预防复发和治疗残留症状,可采用 β—干扰素疗法和免疫球蛋白输注。出现运动障碍、尿便异常、精神障碍等症状时对症治疗。

(6)预后:多数患者呈缓解—复发病程,在数月或数年内死亡;部分患者复发次数不多或在首次发作后完全缓解,预后较好;个别患者病情发展快,初次发病即死亡。

2.日常生活指导　鼓励患者做力所能及的事情,适当进行体育锻炼,通过良好的膳食增进营养,避免疲劳、感冒、感染、发热、妊娠、分娩、拔牙、冷热刺激等因素引起复发。

3.饮食指导

(1)改变不良的饮食习惯,进食高蛋白、低糖、低脂、易消化吸收的清淡食物,保障液体的摄入。多食新鲜的蔬菜、水果及富含维生素的食物,促进肠蠕动,预防便秘发生。

(2)吞咽障碍的患者给予半流食或流食,预防呛咳及窒息的发生,必要时遵医嘱给予留置胃管,保障营养的摄入,并做好相关护理。

4.用药指导

(1)应用皮质类固醇药物时显效较快,常见的不良反应有电解质紊乱、向心性肥胖、胃肠道不适、骨质疏松等。定期测量血压、监测血糖、离子变化,做好皮肤及口腔护理。应用免疫抑制剂时,常见白细胞减少、胃肠道反应、肝肾功能损害、出血性膀胱炎等不良反应。

(2)按时服用口服药,皮质类固醇药物不能突然减药、加药,擅自停药,防止发生"反跳现象",引起病情波动。

(3)静脉输液时根据病情和药物性质调节滴速,密切观察患者的病情变化,如有异常及时报告医生,并做好相关记录。

5.照顾者指导　与家属做好沟通,因患者的病情反复发作,容易出现焦虑、抑郁、厌世等情绪,家属应配合医务人员,共同给予关爱和支持。

6.预防复发

(1)避免感冒、疲劳、手术、感染、体温升高、拔牙等诱因。

(2)遵医嘱正确用药,定期复诊。

(3)生活规律,适当进行体育锻炼,注意营养均衡,增强抵抗力。

(4)女性患者首次发作后 2 年内避免妊娠。

(三)循证护理

由于多发性硬化的主要临床特点呈时间上的多发性和空间上的多发性,临床中尚没有行之有效的方法可以治愈。多发性硬化的护理与康复治疗是神经科护理研究的重点。通过对多发性硬化患者的护理与康复治疗进行研究,结果表明多发性硬化患者在系统性的整体护理下可以大大提高生活质量及独立能力。将一般护理、心理护理与健康教育相结合,对患者的功能障碍给予及时、积极的康复治疗,可以减轻患者疾病导致的痛苦并增强康复效果,提高其生存质量。护士是与患者及其家庭的直接接触者,在患者及其家庭、医生及相关医疗工作者之间起着至关重要的纽带作用。多发性硬化的护理需要通过患者及其家庭和护士之间的合作,来提高患者自我护理的能力。

二、视神经脊髓炎患者的护理

视神经脊髓炎(NMO)是一种视神经和脊髓同时或相继受累的急性或亚急性起病的炎性脱髓鞘疾病。表现为视神经炎以及脊髓炎,该病由 Devic 首次描述,又称 Devic 病或 Devic 综合征,有学者认为视神经脊髓炎是多发性硬化的一个变异型。本病多发于青壮年,男女均可罹患。

(一)专科护理

1.护理要点　急性期注意观察患者的视力变化,做好眼部的护理,防止用眼过度,满足患者的基本生活需要,做好安全防护。脊髓损害时根据病变部位的不同,观察患者有无肢体瘫痪、麻木、痉挛,皮肤营养障碍、膀胱功能障碍等。患者出现截瘫时密切观察病变平面的变化,保持患者呼吸道通畅,患者出现呼吸困难、吞咽困难时及时给予相应的护理措施。

2.主要护理问题

(1)生活自理缺陷:与视力丧失或截瘫等有关。

(2)感知改变:与视觉和视神经损伤有关。

(3)有受伤害的危险:与短时间内失明或截瘫有关。

(4)知识缺乏:缺乏本病的相关知识。

3.护理措施

(1)一般护理。

①环境:病室环境安静,光线明暗适宜,床铺设有床挡,地面无障碍物,去除门槛。床单位清洁、干燥、无渣屑,生活必需品置于伸手可及处。

②生活护理:满足患者的基本需要,协助患者清洁卫生,预防感染。卧床的患者给予气垫床保护皮肤,指导或协助患者取舒适体位,保持肢体功能位,定时更换体位,防止压疮的发生。协助患者被动运动,防止肌肉萎缩。视力部分或全部丧失时做好眼部保护,防止并发症。

③饮食护理:给予高蛋白、高维生素、易消化吸收的饮食,多食蔬菜、水果及富含纤维素的食物,保证热量与水分的摄入,预防便秘的发生。

④病情观察:急性起病时视力可在数小时或数日内丧失,注意评估患者的视力变化,有无疼痛、视神经盘水肿、视神经萎缩。出现截瘫时,病变平面是否上升,有无尿潴留、尿失禁等自主神经症状。

(2)用药护理:指导患者了解常用药物、用法、不良反应及注意事项等。首选药物为大剂量皮质类固醇,如甲泼尼龙或地塞米松冲击疗法,使用时严密观察不良反应,如继发感染,血压、血糖尿糖的变化等。

(3)心理护理:因视力部分或全部丧失,可出现焦虑、急躁等情绪,告知患者本病多数患者视力在数日或数周后可恢复,要积极配合治疗;出现运动、感觉及自主神经功能损害时,应稳定患者的情绪,帮助患者树立战胜疾病的信心。

(4)康复护理。

①急性期康复:保持良好的肢体功能位置,协助被动运动和按摩,促进血液循环,防止关节畸形和肌肉萎缩,定时更换体位,预防压疮的发生。

②恢复期康复:根据患者的病情,制订恢复期康复计划,由易入难,循序渐进,如翻身训练、坐起训练、转移训练、站立训练、步行训练等。

（二）健康指导

1.疾病知识指导

（1）流行病学：本病在我国多见，男女均可发病，女性稍多，多见于20～40岁，一般急性或亚急性起病。

（2）形成的主要原因：病因及发病机制目前尚不完全清楚，可能是多发性硬化的一种临床亚型或临床上的一个阶段。

（3）主要症状：起病前可有上呼吸道或消化道的感染史，少数患者有低热、头痛、咽痛、周身不适等前驱症状，同时或相继出现视神经损害及脊髓损害。在短时间内连续出现较严重的视神经炎和脊髓炎预示为单相病程，也可有缓解-复发，多数复发病程间隔期为5个月左右。

①视神经损害表现：为视神经炎及球后视神经炎，双眼同时或先后受累。急性起病时，受累侧眼数小时或数日内视力部分或完全丧失，伴眼球胀痛。视神经炎眼底检查可见早期有视神经盘水肿，晚期有视神经萎缩；球后视神经炎眼底检查可见早期眼底正常，晚期视神经萎缩。大部分患者视力可在数日或数周后有显著恢复。

②脊髓损害表现：临床常表现为播散性脊髓炎，体征呈不对称和不完全性。首发症状为肢体麻木、肩痛或背痛，继而出现截瘫或四肢瘫，感觉障碍等。自主神经损害时可出现尿便异常、皮肤营养障碍等。

（4）常用检查项目：脑脊液检查、诱发电位、MRI检查等。

（5）治疗：首选皮质类固醇治疗，大剂量冲击疗法，再改为口服逐渐减量至停药。皮质类固醇治疗无效时，可用血浆置换来改善症状。出现运动、感觉和自主神经功能障碍时对症治疗。

（6）预后：多因连续发作而加剧，预后与脊髓炎的严重程度及并发症有关。

2.日常生活指导　进行功能锻炼的同时，保证足够的休息，劳逸结合。鼓励患者保持情绪平稳，防止感冒、外伤、疲劳等诱发因素，加强营养，增强机体抵抗力。

3.用药指导　对药物的使用进行详细的指导，做好药物不良反应与病情变化的区分。应用皮质类固醇药物时注意观察药物效果及不良反应。口服给药时，按时服用，不能擅自减量、加量，甚至停药，防止"反跳现象"的发生。

4.饮食指导　保持营养均衡，保证热量与水分的摄入，多食新鲜的蔬菜和水果，减少并发症的发生。

5.预防复发　遵医嘱正确用药，定期门诊复查，预防各类诱发因素的发生，适量运动，如出现病情变化及时就诊。

三、急性播散性脑脊髓炎患者的护理

急性播散性脑脊髓炎（ADEM）是一种广泛累及中枢神经系统白质的急性炎症性脱髓鞘疾病，通常发生在感染、出疹或疫苗接种后，故又被称为感染后、出疹后、疫苗接种后脑脊髓炎，主要病理特点为多灶性或弥漫性脱髓鞘。好发于儿童及青壮年，无季节性，散发病例多见，通常为单项病程。

急性出血性白质脑炎（AHLE）被认为是急性播散性脑脊髓炎的暴发型，起病急骤，病情凶险，死亡率较高。

（一）专科护理

1.护理要点　监测患者的生命体征,密切观察患者瞳孔、意识的变化,患者有无痫性发作、脑膜刺激征、脑疝等的发生。急性期特别关注患者有无呼吸肌麻痹,保持呼吸道通畅,维持生命功能,加强安全护理,避免患者受伤。

2.主要护理问题

(1)急性意识障碍与大脑功能受损有关。

(2)体温过高与感染、免疫反应等有关。

(3)低效性呼吸型态与呼吸肌麻痹有关。

(4)有皮肤完整性受损的危险与脊髓受累所致瘫痪有关。

(5)躯体活动障碍与脊髓受累所致瘫痪有关。

3.护理措施

(1)一般护理。

①生活护理:急性期指导患者卧床休息,保持病室安静。满足患者的生理需要,做好各项清洁卫生工作,如皮肤的护理、头发的护理、口腔护理、会阴护理等。

②饮食护理:给予高蛋白、高维生素,易消化吸收的食物,保证水分的摄入。患者不能经口进食时,给予肠外营养或留置胃管,并做好相关护理工作。

③病情观察:密切观察患者的意识、瞳孔及生命体征变化并详细记录。出现病情变化时及时报告医生,并配合抢救。

(2)发热的护理。

①针对病因进行药物治疗。

②物理降温:给予酒精、温水擦浴等,局部使用冰帽、冰袋、冰槽等降温,小心谨慎,防止冻伤发生。

③适量增加液体摄入。

④注意保暖。

⑤监测体温。

(3)用药护理。

①使用肾上腺皮质类固醇药物时,早期、足量、短程、合理使用,注意观察用药效果及不良反应。

②使用免疫抑制剂时易出现白细胞减少、胃肠道反应、肝肾功能损害等不良反应。用药期间需严密观察,监测血常规及肝肾功能。

③保持水、电解质及酸碱平衡。

(4)心理护理:及时了解患者的心理状况,关心体贴患者,树立信心,取得患者的信任与配合。

(5)安全护理。

①意识障碍或躯体移动障碍的患者给予床挡保护。

②患者出现痫性发作时要尽快控制发作,遵医嘱正确用药,保持呼吸道通畅,维持生命功能,预防外伤及其他并发症的发生。

(6)呼吸肌麻痹的护理:给予持续吸氧。保持呼吸道通畅,勤翻身、叩背,及时清理口鼻分泌物,鼓励患者深呼吸及有效咳嗽。出现呼吸困难、动脉血氧饱和度下降或血气分析指标改变时要及时报告医生,必要时遵医嘱给予机械通气,根据患者的病情实施面澤吸氧、气管插管、气管切开等措施。

.(二)健康指导

1. 疾病知识指导

(1)流行病学：本病好发于儿童及青壮年，散发病例多见，四季均可发病，男女发病率差异不大。

(2)形成的主要原因：发病机制尚不清楚，可能与感染、疫苗接种或某些药物所引起的免疫反应有关。

(3)主要症状：多在感染或疫苗接种后1~2周急性起病，突然出现高热、头痛、呕吐、癫痫发作、意识障碍等，脊髓受损平面以下的截瘫或四肢瘫；急性出血性白质脑炎起病呈暴发式，表现为高热、头痛、意识障碍进行性加重、精神异常、瘫痪等，症状和体征迅速发展，死亡率高。

(4)常用检查项目：血常规、血沉、脑脊液、脑电图、肌电图 CT 检查、MRI 检查等。

(5)急性播散性脑脊髓炎的治疗：早期使用肾上腺皮质类固醇，抑制炎症脱髓鞘，减轻脑和脊髓的充血和水肿，保护血脑屏障。无效者考虑使用血浆置换和免疫球蛋白。部分治疗效果不明显的患者使用免疫抑制剂。

(6)急性播散性脊髓炎的预后：大多数患者可明显恢复，预后与发病诱因及病情的严重程度有关，部分患者遗留有功能障碍。急性出血性白质脑炎死亡率高。

2. 用药指导

(1)使用肾上腺皮质类固醇药物时，早期、足量、短程治疗，合理用药，减少不良反应。密切观察药物效果，减量过程中，注意药物剂量的变化。

(2)口服药按时服用，不要根据自己感受减药、加药，忘记服药或在下次服药时补上忘记的药量会导致病情波动；不能擅自停药，以免造成"反跳"现象。

3. 日常生活指导　指导患者自我护理的方法，提高患者的自理能力，满足患者的各项生理需求。定时更改体位，防止皮肤破损。深呼吸、有效咳嗽，勤翻身、叩背、吸痰，防止肺感染。保障营养摄入，促进疾病康复。

(三)循证护理

急性脊髓炎发病急，病变水平以下的运动、感觉神经功能障碍，多伴有多种并发症。尤其以颈段性和上升性脊髓炎危害更严重，威胁青壮年的健康和生存质量。通过对 29 例急性脊髓炎患者的病情进行有针对性的观察并积极采取预见性的护理措施，能使并发症的发生明显降低，并提高抢救成功率。结论证明进行针对性的观察病情及采取预见性的护理措施在积极预防并发症，降低致残率、病死率，提高疗效，减轻疾病所致痛苦等方面有着至关重要的作用。

（尚丽丽）

第四节　运动障碍性疾病的护理

运动障碍性疾病又称锥体外系疾病，是以运动迟缓、不自主运动、步态及肌张力异常为主要临床表现的神经系统疾病，多与基底核（又称基底节）功能紊乱有关。基底核由壳核、尾状核、苍白球、丘脑底核及黑质组成，这些结构通过广泛的联系综合调节运动功能。临床常见的运动障碍性疾病有帕金森病、肝豆状核变性等。

一、帕金森病患者的护理

帕金森病(PD),又称震颤麻痹,是一种常见于中老年的神经变性疾病。该病男女均可发病,女性发病率低于男性,随着年龄的增长,发病率增高。主要临床特征为静止性震颤、肌强直、运动迟缓、步态异常等。

(一)专科护理

1. 护理要点　患者需要充足的休息,保证生活环境、设施的安全性,给予患者每日充足的营养摄入。严密观察患者的症状及服药后的缓解程度;督促患者按时按量遵照医嘱服用药物。

2. 主要护理问题

(1)躯体活动障碍与疾病所致震颤、异常运动有关。

(2)有受伤害的危险与疾病所致运动障碍有关。

(3)营养失调—低于机体需要量:与疾病所致吞咽障碍及震颤等机体消耗量增加有关。

(4)便秘与活动量减少或胃肠功能减退有关。

3. 护理措施

(1)一般护理。

①为患者准备辅助行走的工具,如拐杖;患者下床活动前做好准备工作,如给予双下肢按摩。

②选用质地柔软、宽松、易穿脱的衣服,如拉链式或粘贴式衣服。病室增加扶手,调整室内座椅及卫生间设施的高度,有助于患者在室内活动。避免使用易碎物品,防止患者受伤。日常生活用品置于患者易于取拿的位置。床旁设置呼叫器。

③保证患者每日有足够的营养摄入,以满足患者机体消耗。

④鼓励患者规律排便排尿,根据个人排便习惯,选择固定时间及舒适体位进行尝试性排便,同时,可顺时针按摩腹部,促进排便。

(2)病情观察及护理。

①观察患者用药后的效果及是否出现药物不良反应。用药应从小剂量开始,逐渐增加,直到可以控制疾病症状的剂量,且用药需严格遵照服药时间。因此,该病患者的用药必须专人管理,定时定量遵照医嘱给患者服药,切勿擅自更改药量、漏服或停药,如长期如此,会导致各器官严重受损。长期服药时,患者会出现药物不良反应,如恶心、呕吐、心律失常、"开—关"现象、异动症、剂末现象甚至精神症状,因此,应严密观察患者用药后的反应。

②观察患者是否出现关节僵直、肌肉萎缩,尽早开始肢体功能锻炼。早期鼓励患者下床活动,例如大踏步、起坐练习、太极拳等,常规功能锻炼后适当增加具有针对性的锻炼,如深呼吸、提肛运动等。晚期不能进行自主功能锻炼的患者可给予肢体被动功能锻炼。

③观察患者的心理变化。护士及家属应变换角色,做一名良好的听众,由于患病后,患者的生活会受到很大的影响,严重者需长期卧床,生活完全不能自理,因此会产生自卑心理,不愿与他人交流,甚至有轻生的想法,所以作为一名听众,应理解患者所想,给予心理支持,讲解疾病的相关知识和以往成功病例,树立战胜疾病的信心。定时给患者及家属举办座谈会,介绍疾病相关的最新信息,鼓励患者之间相互交流,彼此给予信心,这样不仅使患者对疾病有更深入的了解,也可以让家属更了解患者,更好地进行家庭照顾。

（二）健康指导

1.疾病知识指导

（1）概念：帕金森病又称震颤麻痹，是中老年常见的神经系统变性疾病，主要临床体征为静止性震颤、运动迟缓、肌强直和姿势步态不稳。主要病理改变是黑质多巴胺能神经元变性和路易小体形成。

（2）病因。

①年龄老化：帕金森病患者常见于中老年人，说明该疾病与年龄老化有关。

②环境因素：长期接触杀虫剂或除草剂等工业化学品等可能是本病的危险因素。

③遗传因素：据报道10%的患者有家族史。

（3）主要症状：常见于中老年人，女性发病率略低于男性。起病缓慢，进行性加重，先发症状多为震颤，其次为步行障碍、肌强直和运动迟缓。

（4）常用检查项目：头CT或MRI，功能性脑影像PET或SPECT等。

（5）治疗：包括药物治疗、外科手术治疗及康复治疗。药物治疗应从小剂量开始，逐渐加量，目的是以最小剂量达到满意效果。

（6）预后：此病为慢性进展性疾病，不可治愈。部分患者早期可继续工作，逐渐丧失工作能力。也有疾病迅速发展者，多死于感染、肺炎等并发症。

2.饮食指导

（1）鼓励患者进食高热量、高维生素、高纤维素且容易咀嚼的食物，例如蔬菜、水果、奶类等，也可进食适量优质蛋白及营养素，用以补充机体需要。指导患者多选择粗纤维食物，如芹菜等，多饮水，预防便秘的发生。

（2）患者发病后，胃肠功能、咀嚼功能均有减退，营养摄入不足，加之肢体震颤会消耗大量的能量。因此，为满足患者的机体消耗，宜少食多餐，必要时可将食物切成小块状，便于咀嚼。

（3）为患者提供安静的进餐环境，充足的进餐时间，如进餐时间过长，可将食物再次加热后食用。餐具尽量使用钢制材料，不易破碎；选择汤匙或叉子等进食，以方便患者使用。

3.用药指导　帕金森病患者需长期服药，甚至终身服药，药量及服药时间必须严格遵守医嘱，药物剂量不可随意增减，甚至擅自停药，以免加快病情进展。服药后如发生不良反应，应及时告知医生，给予对症处理。

（1）左旋多巴制剂：早期会出现恶心、呕吐、食欲减退、腹痛、直立性低血压等不良反应，此时可遵照医嘱减少药物剂量或更改服药时间，以缓解症状。当出现严重的精神症状如欣快、幻觉、精神错乱、意识模糊等，立即告知医生，给予处理。长期服用左旋多巴制剂，患者会出现异常运动和症状波动的副作用。异常运动是肌张力障碍样不随意运动，表现为摇头，以及双臂、双腿和躯干的各种异常运动。波动症状包括"开—关现象"和"剂末恶化"两种。开—关现象指每天多次波动于运动减少和缓解两种状态之间，同时伴有异常运动。出现开—关现象，可遵照医嘱适当减少每次口服剂量，增加每日口服次数，但每日服药总量不变或加用多巴胺受体激动剂，减少左旋多巴的剂量，以预防和缓解发生。"剂末恶化"指每次用药后，药物的作用时间逐渐缩短，表现为症状有规律性的波动。当出现剂末症状时，可增加单日总剂量，分多次服用。服药期间应避免使用维生素B_6、氯丙嗪、利血平、利眠宁等药物，防止出现直立性低血压或降低药效。为延长左旋多巴的使用时间、减少左旋多巴的使用剂量及药物不良反应，左旋多巴常配合盐酸普拉克索和（或）恩他卡朋联合口服，但盐酸普拉克索会出现低血压的不良反应,因此在应用此类药物前和服药中应监测患者血压,如血压偏低,及时告知医生,给予调整药物剂量,甚至停药。

(2)抗胆碱能药物:常出现口干、眼花、视物模糊、便秘、排尿困难,甚至影响智能,严重者会出现幻觉等精神症状。此药物较适用于年轻患者,老年患者应慎用,前列腺肥大及闭角型青光眼患者禁用此药。

(3)金刚烷胺:不良反应有口渴、心绪不宁、踝部水肿、视力障碍等,但均少见。哺乳期妇女及严重肾衰竭患者禁用。忌与酒同服。避免睡前服用,以免影响睡眠质量。

(4)多巴胺受体激动剂:常见不良反应与左旋多巴相近,区别在于直立性低血压及精神症状的发生率偏高,异动症的发生率偏低。

4.日常生活指导

(1)指导家属多了解患者在生活、心理等方面的需要,鼓励患者做力所能及的事,鼓励患者进行自我照顾。生活不能自理的患者,应做好安全防护。由于患者病程较长,因此,指导家属进行协同护理,掌握相关生活护理方法,以保证患者出院后得到较高质量的生活照顾。

(2)起病初期,轻度运动障碍患者能够做到基本的生活自理,因此只需协助及保证患者安全。

(3)肢体震颤患者,应更为重视安全,避免发生烫伤、烧伤,割伤等。给予使用钢制碗筷及大把手的汤匙进食。

(4)对于有精神症状或智能障碍的患者,安排专人进行护理,24小时监管,保证患者正常治疗及生活安全。

(5)卧床、完全不能自理的患者,保证衣物及床单整洁,定时给予翻身及皮肤护理,必要时也可给予泡沫贴或气圈保护骨隆突处。生活用品摆放在病床附近,以便拿取。呼叫器设置在床旁墙壁,触手可及,随时呼叫。

(6)协助患者进食或喂食,进食后及时清理口腔。口角有分泌物时及时给予擦拭,保持衣物及个人卫生清洁,从而保证患者形象良好,避免产生自卑心理。

(7)与患者沟通需诚恳、和善,耐心倾听,充分了解患者心理及生活需要。如患者语言沟通障碍,可为患者准备纸笔进行书面沟通或进行手势沟通。

(8)患者外出需有人陪伴,随时佩戴腕带或患者信息卡(注明患者姓名,住址,联系方式,病史,就诊医院、科室),防止走失或出现突发情况。

5.管道维护

(1)患者病情严重时会出现进食、饮水呛咳,甚至吞咽障碍,为保证患者进食量充足及避免误吸发生,应评估者有无食管、胃底静脉曲张,对于食管癌和食管梗阻者,可建议给予鼻饲管置管,讲解置管的配合方法、注意事项。

(2)部分患者长期服用药物,会出现排尿困难的不良反应,必要时可给予留置导尿。尿管及尿袋明确标记留置日期;妥善固定尿管,避免牵拉、打折;尿袋勿高于患者膀胱,避免尿液回流,继发感染;医用聚氯乙烯尿袋每7日更换一次,硅胶尿管14日更换一次,注明更换日期。每日给予2次会阴护理,观察尿液的颜色、量和性状,避免尿路感染,必要时可遵照医嘱给予膀胱冲洗。

6.康复指导

(1)疾病初期,鼓励患者参加各项社交活动,坚持适当的锻炼,如太极拳、散步等,确保身体各关节及肌肉得到适当的活动。

（2）疾病中期，患者会出现运动障碍或某些特定动作困难，所以，可有计划、有针对性地进行功能锻炼。如患者坐起困难，可反复练习此动作。患者处于疾病中期时仍可完成基本的生活自理，因此，可通过完成日常生活自理进行功能训练，如穿脱衣服、拖地等。鼓励患者大踏步、双臂自然摆动进行锻炼，如出现突然僵直，指导患者放松，不可强行牵拉。

（3）疾病晚期，患者卧床，不能完成主动功能锻炼，需要给予被动功能锻炼，活动关节，按摩四肢肌肉，切勿过度用力，以保持关节功能，防止肌肉萎缩发生。

（4）对于言语障碍及吞咽困难的患者，进行鼓腮、伸舌、龇牙、紧闭口唇等动作锻炼面部肌肉功能。言语障碍者，指导患者练习读单字、词汇等，以锻炼患者协调发音。

（三）循证护理

由于帕金森病患者的治疗方法目前绝大部分为药物治疗，仅可缓解患者的不适症状，而非可以完全治愈，因此，患者很容易会产生抑郁心理，研究表明帕金森病患者抑郁症发生率近30%，因此，帕金森病患者的护理中，关心患者心理变化，给予针对性的心理疏导极为重要。

多项研究表明，帕金森患者的疾病症状及不良心理变化严重影响患者的生活质量及社交能力，因此常规药物治疗同时，给予患者相应的护理干预，有助于提高患者的生活质量，避免抑郁症的发生。通过对患者进行护理干预，以汉密尔顿抑郁量表为衡量标准进行对照实验，得出结论：护理干预能明显改善帕金森患者的抑郁状态。

二、肝豆状核变性患者的护理

肝豆状核变性（HLD），又称 Wilson 病，是一种遗传性铜代谢障碍所致的肝硬化和以基底节为主的脑部变性疾病。儿童、青少年期起病，也可有少数推迟至成年发病，欧美国家较为罕见，我国较多见。临床多表现为精神症状、肝功能损害、肝硬化及角膜色素环（K—F 环）等。

（一）专科护理

1.护理要点　为患者提供安静、设施安全的病室，以保证正常生活。选择低铜或无铜食物，严格控制铜的摄入。严密观察患者的病情变化，如电解质的变化、是否出现黄疸等。增进与患者的沟通，发现心理问题，及时解决。

2.主要护理问题

（1）有受伤害的危险与肢体活动障碍，精神、智能障碍有关。

（2）营养失调—低于机体需要量：与疾病所致吞咽困难及不自主运动导致机体消耗量增加有关。

（3）知识缺乏：缺乏疾病知识。

（4）有个人尊严受损的危险与疾病所致个人形象改变有关。

3.护理措施

（1）一般护理。

①选择安静、整洁的病室。病室内、走廊及卫生间设置扶手，方便患者扶住行走；病室地面清洁、平坦；日常生活用品放置在患者触手可及的位置；患者下床活动时，专人陪伴，确保患者安全。疾病早期，未影响患者正常生活，如患者正在上学，应指导家属与学校相互沟通，随时监测患者生活状态及是否出现病情变化。出现严重肝功能损害表现时，指导患者卧床休息，选择舒适、安静的病房。出现神经及精神症状时，应专人护理，佩戴腕带，必要时在家属的

同意下使用约束带,保证患者安全,满足患者生活需要。

②限制铜的摄入,选择低铜或不含铜的食物,避免进食贝类、动物内脏、巧克力等含铜量较高的食物,避免使用铜质餐具。指导患者进食低铜、低脂、高热量、高蛋白质、高维生素、易于消化的食物,如水果、蔬菜、面条等。

③保持床单位整洁,干净无渣屑,保持患者皮肤完整。指导患者避免情绪过度紧张,鼓励其参加适当的运动,如散步。

(2)病情观察及护理。

①监测患者尿铜及血清电解质的变化,如有异常,应及时通知医生,遵照医嘱给予对症处置。

②监测患者是否出现肝损害表现,如黄疸、肝脾增大、腹水甚至意识障碍;是否有眼部变化,如 K-F 环(铜在角膜弹力层沉积产生的角膜色素环)。

③观察患者是否出现牙龈出血、皮下出血甚至鼻腔及消化道出血等,如出现病情变化,应及时通知医生。

④患者多是青少年起病,病因多为遗传,因此可能在一个家族中会有多人患病,患者容易产生很大压力,出现自卑心理,与人沟通减少等。护士应担当倾听者的角色,耐心听取患者的倾诉,同时在此过程中,了解患者的心理变化,发现患者的心理问题,给予有针对性的心理支持。向患者讲解疾病相关知识,帮助患者树立战胜疾病的信心。

(二)健康指导

1.疾病知识指导

(1)概念:肝豆状核变性是一种铜代谢障碍导致基底节变性和肝功能损害的疾病。

(2)病因:遗传因素。

(3)主要症状:主要有进行性加重的锥体外系症状、神经系统症状、肝脏症状及眼部损害。

(4)常用检查项目:血清铜蓝蛋白及铜氧化酶测定,肝功能检查,头 CT 和 MRI。

(5)治疗:控制铜摄入,药物控制铜的吸收(例如锌剂、四硫铜酸铵等),促进铜的排泄(例如 D-青霉胺、三乙基四胺等),手术治疗。

(6)预后:早期发现,早期治疗,一般较少影响生存质量及生存期。少数病例死于急性肝衰竭及晚期并发感染。

2.用药指导 指导患者严格遵医嘱长期服用药物,观察用药后不良反应,及时告知医生,予以处置。

(1)常用抑制铜吸收药物:锌剂,减少铜在肠道中的吸收,可增加尿铜和粪铜的排泄量,不良反应常出现消化道症状,例如恶心、呕吐等,出现以上症状,应及时告知医生。

(2)常用促进铜排泄药物。

①D-青霉胺,是首选药物。应用此药前先进行青霉素皮试,皮试结果为阴性方可使用 D-青霉胺。当出现发热、皮疹等过敏症状时,要及时告知医生,遵医嘱停药。服用 D-青霉胺,可以出现消化道症状、皮肤变脆容易破损等,长期服用时可出现免疫系统症状,如狼疮综合征、再生障碍性贫血、肾病综合征等。长期服用 D-青霉胺患者,医生建议同时服用维生素 B_6,防止继发视神经炎。

②二硫丁二钠,不良反应较轻,可出现鼻腔或牙龈出血。

3.日常生活指导

(1)规范生活习惯,保证充足睡眠。如需要,可协助患者完成日常生活,日常用品放置在易于拿取的位置。

(2)指导患者调整情绪,避免过度紧张和情绪激动。

(3)轻者鼓励参加各项社交活动,坚持锻炼。

(4)卧床患者保持病床整洁,定时翻身叩背,按摩骨隆突处,避免皮肤完整性受损。

4.康复指导　肝豆状核变性患者会出现神经系统症状,如肢体不自主震颤、动作迟缓等。

(三)循证护理

肝豆状核变性患者多为青少年起病,多数患者为学生,每天忙于学习,因此,不但对疾病了解较少,而且对疾病的重视程度低,饮食和生活多不规律,以上都会严重影响疾病的康复。通过对患者的护理,相关学者总结体会得出:健康宣教、用药指导、饮食护理、心理支持同等重要。多位学者通过大量的临床研究及实验,充分证明了对肝豆状核变性患者进行全面护理,对提高患者生活质量,确保治疗效果有很大的益处。

(尚丽丽)

第五节　癫痫的护理

癫痫是多种原因导致的脑部神经元高度同步化异常放电的临床综合征。此病具有反复性、短暂性及突然发作的特点。由于所累及的部位不同,临床表现也不尽相同,主要表现为意识、感觉、运动、自主神经功能障碍。癫痫是神经系统疾病中第二大疾病,仅次于脑血管疾病,流行病学资料显示普通人群癫痫的年发病率为$(50\sim70)/10$万,患病率约为0.5%,其死亡率是普通人群的$2\sim3$倍,为$(1.3\sim3.6)/10$万。我国的癫痫患者在900万以上,每年有65万~70万新发癫痫患者,难治性癫痫约为25%,数量至少在150万以上。

一、专科护理

1.护理要点　癫痫发作时,应立即取卧位,解开领口、腰带,头偏向一侧,保持呼吸道通畅,必要时吸痰。静脉注射安定,速度宜缓慢,因安定有抑制呼吸的作用。密切监测患者意识、瞳孔、呼吸、血氧饱和度的变化。

2.主要护理问题

(1)有窒息的危险与癫痫发作时分泌物增多及喉头痉挛有关。

(2)有受伤害的危险与癫痫发作突然出现意识障碍有关。

(3)气体交换障碍与癫痫发作喉头痉挛有关。

(4)排尿障碍与意识障碍有关。

(5)有个人尊严受损的危险与意识障碍引起尿失禁有关。

3.护理措施

(1)一般护理

①病房安静、整洁,避免声光刺激,床旁备压舌板。易碎危险品放置在远离患者的位置,避免癫痫发作时,患者受到伤害。为患者佩戴腕带及信息卡,指导患者及家属出现前驱症状时立即卧床或在安全的地方躺下,同时向身边的人呼救。

②选择宽松、质地柔软衣物。

③癫痫发作时,立即为患者取卧位,头偏向一侧,松解腰带、领口,清除口腔内分泌物,保持呼吸道通畅,上、下臼齿之间放入压舌板,防舌咬伤,同时给予氧气吸入。

(2)病情观察及护理

①观察癫痫发作的前驱症状。

②监测患者的生命体征和瞳孔的变化,保持呼吸道通畅。

③监测癫痫发作频次、癫痫发作时的表现、发作持续时间、是否发生自伤或他伤以及发作结束后的恢复程度等,给予及时、准确、完整记录,并告知医生。

二、健康指导

1. 疾病知识指导

(1)概念:是各种原因引起的脑部神经元高度同步化异常放电的临床综合征,以短暂性、发作性、重复性及刻板性为主要临床特点。

(2)病因及诱因

①遗传因素及先天性疾病因素。

②产伤及孕期母体病症因素。

③颅内疾病,如肿瘤、脑囊虫等。

④脑血管疾病。

⑤营养代谢性疾病,如甲亢、糖尿病等。

⑥既往史诱发癫痫发作的病因,如神经系统疾病、用药史、高热惊厥史。

⑦精神因素,过度兴奋或紧张等。

(3)主要症状

1)部分性发作。

①单纯部分发作,包括:部分运动性发作,即肢体局部抽搐;体觉性发作,即肢体麻木感或针刺感;自主神经性发作,即面色潮红、多汗、呕吐等症状;精神性发作,遗忘症。

②复杂部分性发作:以意识障碍为主要特征。

③部分性发作继发全面性强直-阵挛发作。

2)全身性发作:肌痉挛、失神发作、阵挛发作、强直发作等。

(4)常用检查项目:脑电图,视频脑电图,血常规,血寄生虫检查,血糖测定,头 CT、MRI、DSA 等。

(5)预后:预后较好,大部分患者需终身服药。由于癫痫类型有所不同,因此预后也不尽相同。癫痫持续状态患者多因高热、神经元兴奋毒性损伤及循环衰竭而死亡。

2. 饮食指导 　进食无刺激、营养丰富的食物,切勿暴饮暴食,同时勿过度饥饿;避免选择咖啡、酒等刺激性食物。

3. 用药指导

(1)癫痫患者的用药要求严格,必须遵照医嘱按时、按量服药,切忌漏服、自行调量或忽然停药,这样可诱发癫痫持续状态或难治性癫痫。

(2)常见抗癫痫药物及不良反应:丙戊酸钠、苯巴比妥、卡马西平、水合氯醛等。服用丙戊酸钠的患者中可有少量出现胃肠道不良反应,例如:恶心、呕吐、消化不良等。苯巴比妥不良反应主要表现为嗜睡,其他可以出现记忆力减退、共济失调、肌张力障碍及胃肠道不良反应等。由于苯巴比妥具有强碱性,应指导患者饭后服用。卡马西平可加重失神和肌痉挛发作,部分患者服卡马西平可出现药疹。水合氯醛保留灌肠,应在患者排便后进行,避免灌肠后将药物排出。

4.日常生活指导

(1)指导患者选择舒适、柔软、易于穿脱的病服,病室环境安静,避免过度嘈杂,严格限制人员探视,危险易碎物品应远离患者放置。

(2)癫痫患者应保证足够的休息,避免情绪过度激动和紧张,避免出入嘈杂及声光刺激较强的场所。

(3)部分患者发病前有前驱症状,指导患者此时应立即采取安全舒适体位;如癫痫发作时,指导家属应立即将患者抱住,慢慢将患者放置在床上,通知医护人员,将压舌板置于患者上、下臼齿之间,以防舌咬伤,切忌用力按压患者肢体,以免发生骨折。

5.康复指导

(1)癫痫患者可遗留言语笨拙,鼓励患者进行语言训练,先锻炼单字发音,逐渐锻炼词语表达,最后为整句。

(2)帮助患者树立信心,鼓励患者多说多练。

(3)指导家属可以通过聊天的方式锻炼患者的语言能力,沟通时不可表现出厌烦,要耐心与之沟通。

三、循证护理

癫痫患者的用药时间较长,服药时间及服药剂量均有严格要求,告知患者服用药物的重要性、自行更改药量的危害性等,此类用药护理尤为重要。因此为了提高患者的疾病治愈程度,应做好用药指导,以保证患者服药的依从性。

癫痫患者住院治疗是短期的,更多的时间是在院外进行正常的生活,因此,患者出院后进行良好的康复,避免诱发因素,遵医嘱用药至关重要。研究显示,影响癫痫患者不遵医行为的因素有:对疾病知识认识理解差;健康意识薄弱,不易接受理解健康教育;疾病反复,丧失治疗的信心;担心、恐惧药物的不良反应等,因此健康教育与用药指导至关重要,应引起医护人员的重视。

(尚丽丽)

第六节　脊髓疾病的护理

脊髓为中枢神经系统的重要组成部分之一,是脑干向下的延伸部分,上端与延髓相接,下端止于第一尾椎的骨膜。脊髓全长粗细不同,具有颈膨大和腰膨大两部分。脊髓由上而下共有31对脊神经:颈神经8对,胸神经12对,腰神经5对,骶神经5对,尾神经1对,脊髓同样分为31个节段,但表面无明显界限。

一、急性脊髓炎患者的护理

急性脊髓炎是指各种感染后引起自身免疫反应所致的急性横贯性脊髓炎性病变,是常见的脊髓疾病之一。发病年龄无特异性,男女均可发病。主要临床表现为运动障碍、感觉障碍、自主神经功能障碍。

(一)专科护理

1.护理要点　观察患者是否出现运动障碍及感觉障碍水平面的上升,观察患者是否出现呼吸困难。做好截瘫的护理,排尿障碍者应留置导尿,保持皮肤清洁,按时翻身、拍背,预防压疮。因患者有运动障碍的同时伴有感觉障碍,因此要预防烫伤和冻伤的发生。

2.主要护理问题

(1)躯体活动障碍与脊髓病变所导致的截瘫有关。

(2)尿潴留与脊髓病变导致自主神经功能障碍有关。

(3)有便秘的危险与脊髓病变导致自主神经功能障碍有关。

(4)感知觉紊乱与脊髓病变水平以下感觉缺失有关。

(5)气体交换障碍与高位脊髓病变导致呼吸肌麻痹有关。

(6)知识缺乏:缺乏疾病相关知识。

3.护理措施

(1)一般护理。

①保持床单位整洁、无渣屑,每日擦洗皮肤 1 次,每 2 小时给予翻身叩背 1 次,床两侧设置扶手,以便患者自行翻身时,起到辅助作用。

②鼓励患者进食易消化食物,多饮水。

③出现尿潴留时,立即遵医嘱给予留置导尿。

④每次翻身后将瘫痪肢体置于功能位,做关节和肌肉的被动运动。

(2)病情观察及护理。

①观察患者的呼吸频率和深度,是否出现呼吸困难,监测血氧饱和度指标。

②观察患者是否出现病变水平面上升,并及时告知医生。

③严密观察患者皮肤完整性,备班次要交接患者的皮肤情况,避免因运动及感觉障碍导致皮肤长时间受压而出现压疮。与此同时,部分患者可能会出现尿便失禁,增加了形成压疮和皮肤破溃的危险。

④监测用药后的疗效及不良反应。

(二)健康指导

1.疾病知识指导

(1)概念:急性脊髓炎是指各种感染后引起自身免疫反应所致的急性横贯性脊髓炎性病变。

(2)病因:尚不明确,多数患者在出现脊髓症状前 1～4 周有发热、上呼吸道感染或腹泻等病毒感染症状。

(3)主要症状。

①感觉障碍:病变水平以下肢体感觉丧失,恢复较慢。

②运动障碍:急性起病,常表现为双下肢截瘫,早期为脊髓休克期,呈弛缓性瘫痪,肌张力减低、腱反射减弱或消失、病理反射阴性。

③自主神经功能障碍:早期表现为尿潴留,病变水平以下肢体无汗或少汗,易水肿等。

(4)常用检查项目:脑脊液检查,下肢体感诱发电位及 MRI。

(5)预后:若无较严重并发症,可于 3～6 个月内基本恢复至生活自理。若出现压疮、泌尿系统感染或肺部感染等并发症时,会有后遗症。急性上升性脊髓炎和高颈段脊髓炎预后不良,多因呼吸循环衰竭而在短期内死亡。

2.饮食指导　指导患者进食高蛋白、高维生素、高纤维素及易于消化的食物,鼓励患者多饮水,供给身体足够的水分及热量,同时刺激肠蠕动,以减轻或避免便秘和肠胀气。

3.用药指导

(1)急性期可采用甲泼尼龙短程冲击疗法,应用此药物注意现用现配,并配合生理激素分泌特点,上午应用。在应用激素的同时注意补钙,避免发生股骨头坏死。

(2)大剂量免疫球蛋白治疗前查肝炎系列、梅毒和艾滋病。此外,此药物价格较高,应用前应取得家属的知情同意。

(3)讲解皮质类固醇激素类药物应用的必要性,此类药物所需治疗时间相对较长,需逐渐减量。

4.日常生活指导

(1)保持床单位清洁、无渣屑。配合使用气垫床,给予定时翻身叩背,翻身时,指导患者扶床两侧扶手协助翻身。

(2)保持肛周及会阴部清洁干燥。

(3)鼓励患者自行咳嗽排痰,如无法咳出,给予叩背,如痰液黏稠,可遵照医嘱给予雾化吸入,必要时给予吸痰。

(三)循证护理

急性脊髓炎起病急,大都分疾病发展快,造成机体不同程度的功能损害,同时也会引起患者的心理变化,因此给予患者进行整体的护理是必要的。整体护理既能保证患者的正常治疗,机体功能得以最大限度的恢复,又可保证患者以良好的心理状态接受并配合治疗,促进患者身心健康。

整体护理能够促进患者身心健康,但患者较为重视的还是受损功能能否恢复,以及恢复的程度,因此急性脊髓炎,患者的康复训练格外重要。通过随机分组进行的对照试验表明,早期康复护理可提高患者日常生活活动能力,所以应鼓励及指导患者进行早期康复。

二、脊髓压迫症患者的护理

脊髓压迫症是一组椎管内或椎骨占位性病变引起的脊髓受压综合征。随着疾病的不断发展,可出现不同程度的椎管梗阻、横贯性损害,同时会出现脊神经根和血管受累。分为急性脊髓压迫症和慢性脊髓压迫症。急性脊髓压迫症表现为起病急,发展迅速,病变水平以下呈弛缓性瘫痪,各种感觉丧失,尿便潴留。慢性脊髓压迫症表现为神经根痛、运动和感觉障碍、尿便潴留等。

(一)专科护理

1.护理要点　指导患者减少突然用力的动作,以减轻或避免引起疼痛,评估患者是否出现尿潴留,做好皮肤护理,预防压疮、烫伤或冻伤。

2.主要护理问题

(1)慢性疼痛与脊髓压迫引起的神经根痛有关。

(2)躯体活动障碍与脊髓病变所导致的截瘫有关。

(3)有皮肤完整性受损的危险与双下肢运动、感觉障碍有关。

（4）便秘与疾病导致自主神经功能障碍有关。

（5）睡眠型态紊乱与脊髓压迫导致疼痛有关。

（6）焦虑与疼痛及突然出现的双下肢瘫痪有关。

3.护理措施

（1）一般护理。

①保持床单位整洁,协助患者翻身,保持瘫痪肢体功能位。每1～2小时给予更换体位一次,每个班次要交接皮肤情况。

②鼓励患者多饮水,进食含粗纤维食物,以促进排便。如出现尿潴留,立即遵医嘱给予留置导尿管。

③避免在病变节段以下肢体使用热水袋、冰袋等,以防发生烫伤或冻伤。静脉输液选健侧、上肢,避免选择患肢,以免引起肢体肿胀。

（2）病情观察及护理。

①监测患者生命体征及血氧饱和度。

②观察患者呼吸频率、幅度,排尿、排便情况及肢体活动能力。

③监测用药后的疗效及不良反应。

④观察患者术前和术后症状是否有缓解。

（二）健康指导

1.疾病知识指导

（1）概念:脊髓压迫症是一组椎管内或椎骨占位性病变引起的脊髓受压综合征。

（2）病因。

①肿瘤:较常见。

②炎症:结核性脑脊髓膜炎、脊髓非特异性炎症等。

③脊柱外伤:如骨折、椎管内血肿等。

④先天性疾病:如颈椎融合畸形、脊髓血管畸形、颅底凹陷症等。

⑤血液系统疾病:凝血机制障碍患者,腰椎穿刺术后硬膜外形成血肿,可使脊髓受压。

⑥脊柱退行性病变。

（3）主要症状。

1）急性脊髓压迫症:急性起病,发展迅速,常于几小时至几日内脊髓功能完全丧失,表现为病变水平以下呈弛缓性瘫痪,各种感觉障碍,尿便潴留。

2）慢性脊髓压迫症:

①神经根症状:多在疾病早期出现,表现为局部针刺样、电击样、火烙样疼痛,甚至局部皮肤感觉减退或消失。咳嗽、用力等可使疼痛加剧。

②运动障碍:病变水平以下呈弛缓性瘫痪。

③感觉障碍:病变水平以下痛温觉减退或消失。

④自主神经功能障碍:可出现尿、便失禁,受损肢体无汗、少汗等。

⑤反射异常:受压迫部位不同,会出现不同的异常反射,如锥体束损害时,损害水平以下同侧踝反射亢进。

⑥脊膜刺激症状:多由于硬膜外病变所引起,主要表现为脊柱局部叩击痛、局部自发痛、活动受限等。

(4)常用检查项目：脑脊髓检查（脑脊液常规、生化及动力学改变），脊柱 X 线、CT 及 MRI，椎管造影，核素扫描等。

(5)预后：取决于压迫时间、病变程度、解压程度及功能障碍程度，一般压迫解除越快、受压时间越短，脊髓功能损害也就越小，预后越好。急性脊髓压迫由于不能充分发挥代偿功能，因此预后差。

2.日常生活指导

(1)定时给予更换体位及皮肤护理，可使用多功能气垫床。术后严格进行轴位翻身。

(2)出现尿潴留时，可给予留置导尿，每日 2 次会阴护理，患者排便后应及时给予清洁擦拭及通风，避免发生皮肤破溃。

(3)出现感觉障碍的患者，病变水平以下肢体不可使用热水袋和冰块等，以免发生烫伤和冻伤。

（三）循证护理

脊髓压迫症所需治疗及康复训练时间相对较长，部分患者会产生极大的心理负担，产生消极的情绪，此时需要护士给予心理上的安慰，鼓励患者以积极的心态面对疾病，疾病可怕，心理疾病同样可怕，因此为了患者的身心健康，医护人员需重视对患者的心理护理，及时给予患者心理疏导。

脊髓压迫症的治疗方法主要以手术或介入治疗为主来消除压迫病因，手术切除压迫肿物，患者的脊髓压迫症状得以缓解。相关学者统计分析得出：在所统计的病例中术后感染的发生概率为 14%，护理中要密切关注预防感染、防止并发症。因此，在对患者进行全面护理时，术后护理应受到重视，同时，护士在进行各项操作时应严格遵守无菌操作原则，降低发生感染的概率，促进患者早日康复。

（尚丽丽）

第七节　周围神经系统疾病的护理

周围神经系统是指位于脊髓和脑干的软膜外的所有神经结构，即从脊髓腹侧和背侧发出的脊神经根组成的脊神经，以及从脑干腹外侧发出的脑神经，但不包括嗅神经和视神经，它们是中枢神经系统的特殊延伸。周围神经系统分为脊神经、脑神经和自主神经。在神经活动的过程中，周围神经使感受器、中枢神经系统及各效应器联系起来，保证机体内各器官的活动统一、协调，也使机体与外界环境间保持相对平衡。周围神经疾病是指原发于周围神经系统结构或功能损害的疾病。常见的有特发性面神经麻痹、急性炎症性脱髓鞘性多发性神经病等。

一、特发性面神经麻痹患者的护理

特发性面神经麻痹是指茎乳突孔内急性非化脓性神经损害引起的周围性面瘫，又称 Bell 麻痹或面神经炎。

（一）专科护理

1.护理要点　指导患者饮食宜清淡，富有营养、易消化半流质或软质饮食。加强口腔护理及眼部护理，尽早开始面肌的康复训练，对外表形象较在意的患者，给予正确引导，减轻心理负担，鼓励患者树立战胜疾病信心，指导患者自我形象修饰的方法。

2. 主要护理问题

(1)自我形象紊乱与面神经麻痹所致口角歪斜有关。

(2)慢性疼痛与面神经病变累及膝状神经节有关。

3. 护理措施

(1)一般护理。

①休息与活动：保证患者充分休息，指导患者建立规律的作息时间，睡眠差者，采用睡眠辅助方法，如背部按摩、热水泡脚等，提供安静舒适的睡眠环境，做好心理护理，消除顾虑，以利于睡眠。

②饮食护理：发病初期，患者进食时，食物很容易潴留在瘫痪侧的颊部，因此，应指导患者从健侧进食。味觉与咀嚼功能的减退直接影响到患者的食欲，鼓励患者选择富有营养，易消化半流质或软食，饮食宜清淡，避免干硬、粗糙的食物，多食水果、蔬菜。忌辛辣生冷刺激食物。疾病恢复期应指导患者进食时将食物放在患侧颊部，细嚼慢咽，促进患侧肌群被动锻炼。

③生活护理：做好口腔护理，保持口腔清洁；眼睑不能闭合者予以眼罩、眼镜遮挡及滴眼药等保护，患者外出时可戴口罩、系围巾，或使用其他改善自身形象的恰当修饰。

(2)用药护理：指导患者了解常用药物的用法、用量、不良反应及注意事项等。应用抗病毒药物如注射用更昔洛韦、阿昔洛韦时，应指导患者摄入充足水分，加快药物代谢，降低药物毒性。

(3)心理护理：患者于患病初期多出现情绪变化，产生焦虑、恐惧、忧郁的心理，情绪紧张易激动，担心留下后遗症而悲观绝望，观察患者有无心理异常的表现，鼓励患者表达对面部形象改变的自身感受和对疾病预后担心的真实想法，给予正面引导，以解除患者的心理压力。

(4)康复护理。

①早期康复干预：加强面肌的主动和被动运动，指导患者对患侧面部及耳后部位给予湿热敷，温度适中，避免烫伤，然后进行局部按摩以促进局部血液循环，减轻患侧面肌的过度牵拉。指导患者使用手掌根部自患侧口角向上方螺旋式按摩面部，每日 3 次，每次 5～10 分钟，促进血液循环。

②恢复期功能训练：当神经功能开始恢复后，鼓励患者练习瘫痪侧的面部肌群随意运动，如皱眉、闭眼、吹口哨等，训练可按节奏进行，每天 2 次，避免肌肉萎缩。

(二)健康指导

1. 疾病知识指导

(1)概念：特发性面神经麻痹主要是面神经非细菌性非化脓性炎症，是一种常见病、多发病，多因局部受风吹或着凉而起病，通常认为是局部营养神经的血管因受风寒而发生痉挛，导致面神经组织缺血、水肿或受压而致病。

(2)病因：面神经炎病因尚未完全阐明。目前认为是由于骨性面神经管只能容纳面神经通过，所以面神经一旦缺血、水肿必然导致神经受压。病毒感染、自主神经功能不稳等均可导致局部营养神经的血管痉挛，神经缺血、水肿而出现面肌瘫痪。

(3)主要症状：常在 20～50 岁的青壮年中发病，单侧患病为多见，病初可有麻痹侧耳后或下颌角后疼痛。临床表现以一侧面部表情肌突然瘫痪，同侧前额皱纹消失，眼裂扩大，鼻唇沟变浅，面部被牵向健侧为主要特征。脑血管疾病所致的中枢性面瘫表现为病灶对侧眼裂以下的面瘫，二者应注意鉴别。

(4)常用检查项目:面神经传导检查对早期(起病后 5～7 日完全瘫痪者的预后判断具有指导意义。如患侧诱发的肌电动作电位 M 波波幅为对侧正常的 30％或以上者,则有望在 2 月内完全恢复。＜30％者,其预后多伴有并发症(如面肌痉挛)。

(5)治疗:治疗原则为改善面部血液循环,减轻面神经水肿,缓解神经受压,促进神经功能恢复。

①药物治疗,常用药物有皮质类固醇、B 族维生素、阿昔洛韦等。

②理疗:超短波速热疗法、红外线照射或局部热敷。

③康复治疗:恢复期可行碘离子透入疗法、针刺或电针治疗等。

(6)预后。

①不完全性面瘫可于起病后 1～3 周开始恢复,1～2 月内痊愈,年轻患者预后较好;老年患者发病时伴乳突区疼痛,合并糖尿病、高血压、动脉硬化等预后较差。

②完全性面瘫病后 1 周内检查面神经传导速度可判定预后。病后 10 天面神经出现失神经电位通常需 3 个月恢复。早期治疗对提高疗效起关键作用。

2.饮食指导　指导患者进食营养丰富的半流食或普食,进食时食物放在患侧颊部,细嚼慢咽,促进患侧肌群被动锻炼,由于咀嚼不便,唇颊之间易积食。病情较轻者,进食后及时漱口,清除口腔内侧滞留的食物;病情较重者,进食后做好口腔护理。鼓励患者每日饮水量在 2000ml 以上,有利于药物代谢后由肾脏排泄。

3.日常生活指导　确保患者充分休息,为患者提供安全、舒适、整洁的病房,保证患者有充足的睡眠时间,减少用眼,减少光源刺激,如电视、电脑、紫外线等;外出时戴墨镜保护,同时滴一些有润滑、抗感染、营养作用的眼药水,睡觉时可戴眼罩;注意面部保暖,出汗应及时擦干。用温水洗脸、刷牙,不接触冷风,睡眠时勿靠近窗边,外出时戴口罩,避免直接吹风。

4.自我按摩及训练指导

(1)自我按摩:按健侧肌运动方向按摩患侧,按摩手法应柔软、适度、持续、稳重,每天早晚各 1 次为宜。

(2)表情动作训练:进行皱眉、闭眼、吹口哨、鼓腮、示齿等运动,训练时可按节奏进行,每天训练 3 次以上。

5.预防复发　避免去人多、空气污浊的场所。注意气候温、凉、湿、热变化。预防面瘫复发最好的办法是平时要注意保持良好的心情及充足的睡眠,并适当进行体育运动,增强机体免疫力。此外,还应注意睡眠时避免吹风。

(三)循证护理

特发性面神经麻痹常规药物治疗能减轻炎性反应,而良好的心理活动能够提高神经系统的调节能力,使大脑皮层处于兴奋状态,将神经系统的调节能力达到最佳水平,以促进运动功能的恢复。有学者认为不同层次人员对自身的形象要求不同,护理从事公众性强的工作的患者,如演员、教师等人群,应着重帮助患者在心理上战胜自己。护理人员极有必要提高心理护理技巧,尝试对医疗无法解决的问题用护理方法来弥补,使生理上的缺陷尽可能少地影响患者的生活和工作,使不同层次的患者人群生活和工作愿望得到尽可能的展现。有学者研究表明运用健康信念模式教育在面瘫患者的护理中具有重要的意义。通过对患者进行健康信念模式教育,使患者认识到健康行为的益处和障碍,改变不良的心理负性情绪,使健康教育达到"知、信、行",从而树立战胜疾病的信心,促进疾病的早日康复。

二、急性炎症性脱髓鞘性多发性神经病患者的护理

急性炎症性脱髓鞘性多发性神经病(AIDP),又称吉兰-巴雷综合征(GBS),为急性或亚急性起病的大多可恢复的多发性脊神经根(可伴脑神经)受累的一组疾病。主要病理改变为周围神经广泛炎症性节段性脱髓鞘和小血管周围淋巴细胞及巨噬细胞的炎性反应。病前可有非特异性病毒感染或疫苗接种史,部分患者病前有空肠弯曲菌感染史。

(一)专科护理

1.护理要点　呼吸麻痹是 GBS 危及生命的主要症状,应密切观察患者的呼吸型态,及时采取急救措施,防止患者因呼吸肌麻痹而窒息死亡。给予高热量、高蛋白、高维生素、易消化的流质饮食,有进食障碍及排尿障碍患者给予鼻饲及导尿。加强生活护理及皮肤护理,注意肢体良肢位的摆放,早期协助患者进行康复训练。

2.主要护理问题

(1)低效型呼吸型态与呼吸肌麻痹有关。

(2)躯体活动障碍与四肢肌肉进行性瘫痪有关。

(3)吞咽障碍与脑神经受损所致延髓麻痹、咀嚼肌无力等因素有关。

(4)恐惧与呼吸困难、濒死感或害怕气管切开等因素有关。

3.护理措施

(1)首要护理措施。

1)严密观察患者的呼吸频率、深度、型态及胸廓起伏变化;有无胸闷、发绀、烦躁、出汗、摇头等症状,特别是患者发病的第 1 周是病情进展的高峰期,患者极易出现呼吸肌麻痹而致的呼吸困难,甚至呼吸骤停。严密观察呼吸困难的程度,把握气管插管、气管切开指征。

2)保持呼吸道通畅及通气功能的良好状态。

①头偏向一侧,定时翻身、叩背、吸痰,给予雾化吸入抗生素、化痰药物,体位引流,以利于呼吸道分泌物及时排出,预防肺不张及肺部感染。

②根据患者缺氧状态给予鼻导管或面罩吸氧;抬高床头、半坐位,及时发现患者缺氧症状,配合医生进行急救处理。

③准备好气管插管、气管切开的用物。

④配合医生气管插管、气管切开,必要时转入 ICU 使用呼吸机辅助通气;急重症患者做好重症监护护理。

(2)一般护理措施。

①休息与活动:急性期卧床休息,保持肢体功能位,恢复期指导患者进行肢体功能训练。

②饮食护理:延髓麻痹不能吞咽进食者应给予鼻饲管置管,予以高蛋白、高维生素、高热量且易消化的流质食物,保证机体足够的营养供给。进食时和进食后 30 分钟抬高床头,防止食物反流引起窒息。

③生活护理:帮助患者取舒适体位,向患者及家属说明翻身及肢体运动的重要性,每 2 小时翻身一次,保持床单位整洁干燥;每日口腔护理 2~3 次,并行温水全身擦拭,保持皮肤清洁,促进肢体血液循环。

(3)用药护理:按医嘱正确给药,注意药物的作用、不良反应。如使用丙种球蛋白时,应讲解药物应用的计算方法[0.4g/(kg·d)],在应用前签署知情同意书。药物昂贵,避免渗漏以

及不必要的浪费。镇静安眠类药物可产生呼吸抑制,不能轻易使用,以免掩盖或加重病情。

(4)心理护理:本病起病急,进展快,恢复期较长,患者常产生焦虑、恐惧心理及急躁情绪,而长期的情绪低落不利于康复。应及时了解患者的心理状况,主动关心患者,耐心倾听患者的感受,帮助分析、解释病情,告知本病经积极治疗和康复锻炼大多预后良好,使患者增强自信心,去除烦恼,积极配合治疗。

(5)康复护理。

①防止瘫痪肢体废用:在患病早期保持患肢良肢位;防止肩关节、髋关节外展、足下垂等痉挛姿势的发生。在恢复期做好患肢的被动、主动功能训练,步态训练,以利于肢体功能恢复。

②预防压疮:使用预防压疮的工具如气垫床、气圈、软垫、减压贴等,以减轻受压部位的压力;保持床单位、患者皮肤的清洁干燥,定时擦浴、翻身,防止局部皮肤因汗浸、受压时间过长而引起压疮。

(二)健康指导

1.疾病知识指导

(1)概念:急性炎症性脱髓鞘性多发性神经病是一种自身免疫介导的周围神经病,常累及脑神经。

(2)病因:确切病因尚不明确,一般认为本病属一种迟发型自身免疫性疾病,病理及发病机制类似于 T 细胞介导的实验性变态反应性神经病,病原体的某些组分与周围神经髓鞘的某些组分相似,机体免疫系统发生错误识别,产生自身免疫性 T 细胞与自身抗体,并针对周围神经组分发生免疫应答,引起周围神经髓鞘脱失。

(3)主要症状

①运动障碍:急性或亚急性起病,四肢对称性无力,多从双下肢开始,逐渐向上发展,出现弛缓性瘫痪,于数日至 2 周达到高峰。病情危重者在 1～2 日内迅速加重,出现四肢对称性弛缓性瘫痪。严重者可累及呼吸肌,出现呼吸肌麻痹,甚至死亡。

②感觉障碍:肢体远端感觉异常或手套、袜子型感觉缺失。

③脑神经损害:双侧周围性面瘫多见。

④自主神经症状:多汗、皮肤潮红、手足肿胀及营养障碍。

⑤神经反射异常:深反射减弱或消失。

⑥心理社会表现:由于起病急,肌力减退逐渐加重,甚至出现呼吸困难等严重症状,患者常出现焦虑、恐惧、精神抑郁。

⑦并发症:窒息、肺部感染、心力衰竭等。

(4)常用检查项目

①脑脊液检查:特征性表现为蛋白—细胞分离即蛋白含量增高而细胞数目正常。1～2 周后蛋白质开始升高,4～6 周后可达峰值。

②肌电图:最初改变是运动单位动作电位降低,发病 2～5 周可见纤颤电位或正相波。神经传导速度检查早期可仅有 F 波或 H 反射延迟或消失,F 波异常提示神经近端或神经根损害,对 GBS 诊断有重要意义;晚期可见神经传导速度(NCV)减慢,运动潜伏期延长,波幅正常或轻度异常,提示脱髓鞘改变,轴索受损波幅明显减低。

③腓脑神经活检:可作为 GBS 辅助诊断方法。活检可见炎症细胞浸润及神经脱髓鞘。

(5)治疗

①血浆置换。

②药物治疗：常用药物有免疫球蛋白、皮质类固醇、抗生素等。

③辅助呼吸。

④对症治疗和防治并发症。

(6)预后：本病具有自限性，预后较好。瘫痪多在3周后开始恢复，多数患者2个月至1年内恢复正常，约10%患者遗留较严重的后遗症。60岁以上，病情进展迅速并需要辅助呼吸以及运动神经波幅降低者预后不良。

2.饮食指导

(1)急性期：指导患者进食高热量、高蛋白、高维生素、易消化的软食，多食新鲜蔬菜、水果，补充足够的水分；延髓麻痹不能进食者、气管切开者给予鼻饲流食，维持水、电解质平衡。

(2)恢复期：指导患者合理进食，改变不良的饮食习惯，如少食油炸、烧烤、膨化食品等，多食新鲜蔬菜、水果，避免粗糙、干硬、辛辣等刺激性食物。

3.用药指导　及时向患者及家属进行用药宣教，耐心讲解药物的作用机制，如神经生长因子可以促进神经组织损伤后突触的神经纤维长出侧芽，提高神经递质的生物活性，具有使轴索、髓鞘再生的作用。而早期使用免疫球蛋白则可中和IgG抗体，阻断抗体介导的免疫损害作用，促进神经再生。用药后应密切观察药物疗效及不良反应。

4.日常生活指导

(1)指导患者及家属掌握本病相关知识及自我护理方法，鼓励患者保持心情愉快和情绪稳定，增强体质和机体抵抗力，避免淋雨、受凉、疲劳和创伤等诱因。

(2)加强肢体功能锻炼，肢体被动和主动运动均应保持关节的最大活动度，运动过程中专人陪护，防止跌倒、受伤。

5.康复指导

(1)运动疗法：运动疗法是周围神经损伤的重要康复疗法，有明显瘫痪的患者应保持患肢功能位，采用人力或器械进行患肢被动运动和按摩，其主要作用是保持关节活动度，防止关节挛缩变形，保持肌肉的长度和肌张力，改善局部循环，防止肌肉萎缩，按摩的手法要轻，长期强力按摩有加重肌萎缩的危险。

(2)物理疗法：包括温热疗法、激光疗法、水疗及电疗法，均可促进局部循环，促进细胞生长，缩短瘫痪病程作用。

(3)作业疗法：经上述康复治疗大多病例可明显恢复，如仍留有明显的运动障碍，可采用作业疗法，治疗中不断增加训练的难度和时间，以增强肌肉的灵活性和耐力，缩短康复时间。

6.预防复发

(1)加强营养，增强体质和机体抵抗力，避免淋雨、受凉、疲劳和创伤，防止复发。

(2)当患者出现胃区不适、腹痛、柏油样大便、肢体肿胀疼痛及咳嗽、咳痰、发热、外伤等情况立即就诊。

(3)遵医嘱正确服用药物。

(三)循证护理

吉兰—巴雷综合征是神经内科较为常见的一种疾病，呼吸肌麻痹是该病患者的主要死因。研究表明对出现面瘫、延髓部症状及自主神经功能障碍的吉兰—巴雷综合征患者应提前做好呼吸机治疗的准备。了解预测呼吸机治疗因素有助于医护人员观察病情、提高对危重患者的重视程度。护理过程中密切关注病情进展,重视呼吸道管理,保持呼吸道通畅是本病护理的关键。在救治患者生命的同时,还应考虑患者预后,对四肢瘫痪的患者早日实施康复训练,预防肌肉萎缩,使患者早日回归社会。

（尚丽丽）

第八节　神经－肌肉接头和肌肉疾病的护理

神经－肌肉接头疾病是一组神经－肌肉接头处传递功能障碍疾病,有遗传性和获得性之分。肌肉疾病是指骨骼肌疾病,临床表现主要为肌无力、肌张力低下或强直、肌萎缩或肥大等,不伴感觉障碍和肌束震颤。

一、重症肌无力患者的护理

重症肌无力(MG)是乙酰胆碱受体抗体(AChR－Ab)介导的,细胞免疫依赖及补体参与的神经－肌肉接头处(NMJ)传递障碍的自身免疫性疾病。病变主要累及神经－肌肉接头突触后膜上的乙酰胆碱受体。MG 在我国南方发病率较高,任何年龄均可发病,常见于 20～40 岁,女性多于男性。发病诱因多为感染、精神创伤、过度疲劳、妊娠、分娩等。起病隐袭,多数患者眼外肌最先受累,受累肌肉呈病态疲劳,多于下午或傍晚劳累后加重,早晨或经休息后可减轻,呈现规律的"晨轻暮重"波动性变化。病情缓慢进行性发展逐渐累及其他脑神经支配的肌群,如面肌、延髓肌。颈肌及四肢近端肌群亦常受累。呼吸肌受累可有咳嗽软无力、呼吸困难等表现,重者可出现呼吸肌麻痹而窒息死亡。

(一)专科护理

1.护理要点　此病具有晨轻暮重、休息后症状减轻的特点,应指导患者充分休息,避免疲劳。宜选择清晨、休息后或肌无力症状较轻时进行活动。进餐前充分休息或服药后进餐。密切观察病情,观察患者是否有重症肌无力危象发生,密切观察呼吸型态,防止呼吸肌麻痹而窒息,备好抢救物品,随时准备抢救。有躯体移动障碍的患者,注意肢体功能位的正确摆放,防止压疮。

2.主要护理问题

(1)有发生肌无力危象的危险与病变累及延髓不能正常呼吸有关。

(2)生活自理缺陷与眼外肌麻痹、眼睑下垂或四肢无力、运动障碍有关。

(3)有误吸的危险与病变侵犯咽、喉部肌肉造成饮水呛咳有关。

(4)知识缺乏:缺乏疾病相关知识。

3.护理措施

(1)严密监测肌无力危象,及时配合抢救与护理。

重症肌无力危象指呼吸肌受累时出现咳嗽无力甚至呼吸困难,需用呼吸机辅助通气,是致死的主要原因。重症肌无力危象分为三种类型:

①肌无力危象:最常见的危象,疾病本身发展所致,多由于抗胆碱酯酶药量不足。如注射依酚氯铵或新斯的明后症状减轻则可诊断。

②胆碱能危象:较为少见,由于抗胆碱酯酶药物过量引起,患者肌无力加重,并且出现明

显胆碱酯酶抑制剂的不良反应,如肌束颤动及毒蕈碱样反应。可静脉注射依酚氯铵 2mg,如症状加重则应立即停用抗胆碱酯酶药物,待药物排除后可重新调整剂量。

③反拗危象:由于对抗胆碱酯酶药物不敏感而出现严重的呼吸困难、腾喜龙试验无反应,此时应停止抗胆碱酯酶药,对做气管插管或切开的患者可采用大剂量类固醇激素治疗,待运动终板功能恢复后再重新调整抗胆碱酯酶药物剂量。

(2)一般护理措施。

①休息与活动:指导患者充分休息,避免疲劳。活动宜选择清晨、休息后或肌无力症状较轻时进行,自我调节活动量,以省力和不感疲劳为原则。

②饮食护理:给予高热量、高蛋白、高维生素、富含钾钙的软食或半流食,避免干硬和粗糙食物。进食时尽量取坐位,进餐前充分休息,或服药 15～30 分钟后产生药效时进餐。给患者充足的进食时间,指导患者少量多餐,细嚼慢咽。

③生活护理:肌无力症状明显时,应协助做好洗漱、进食、个人卫生等生活护理,保持口腔清洁,防止外伤和感染等并发症。

(3)用药护理。监测药物的疗效及不良反应,抗胆碱酯酶药物宜自小剂量开始,用药间隔时间尽可能延长,必须按时服用,有吞咽困难者应在餐前 30 分钟口服,处于感染或月经前期常需增加药量。应用皮质类固醇激素应观察并发症。应用免疫抑制剂应监测血象,注意肝、肾功能变化。

(4)心理护理。重症肌无力症状影响着患者的正常生活,此病的病程长且易复发,患者往往精神负担重,易出现悲观、恐惧的情绪,影响治疗效果。护理人员对患者做好心理护理,可以增强患者战胜疾病的信心。耐心解释病情,详细告诉本病的病因、临床过程、治疗效果,让患者了解只要配合治疗,避免诱因,预后较好。此外,也应告知患者家属给予情感支持,使患者保持良好心态,以助其早日康复。

(5)康复护理。

①有严重语言障碍的患者给予语言康复训练,鼓励患者多与他人交流,并为其准备纸、笔、画板等交流工具,指导患者采用文字形式和肢体语言表达自己的需求。

②有躯体移动障碍的患者,注意保持肢体功能位的正确摆放,避免由于痉挛产生的异常姿势影响患者的生活质量,注意体位变换、床上运动训练(Bobatb 握手、桥式运动、关节被动运动)、坐位训练、站立训练、步行训练,平衡共济训练等。

(二)健康指导

1.疾病知识指导

(1)概念:重症肌无力是乙酰胆碱受体抗体介导、细胞免疫依赖及补体参与的神经-肌肉接头处传递障碍的自身免疫性疾病。

(2)病因:本病是一种与胸腺异常有关的自身免疫性疾病,但可能与某些遗传因素也有关。

(3)主要症状。

①多数患者眼外肌最先受累,表现为眼睑下垂、斜视和复视。

②面肌受累时鳞纹减少、表情动作无力。

③延髓肌受累时出现吞咽困难、进食时间延长、饮水呛咳、构音不清、咳嗽无力、呼吸困难。

④颈肌及四肢近端肌群受累时表现为，屈颈抬头无力、四肢乏力。受累肌肉呈病态疲劳，呈规律的"晨轻暮重"波动性变化。

（4）临床分型：

1）成人型。

①Ⅰ眼肌型（15%～20%）：病变仅限于眼外肌，出现上睑下垂和复视。

②ⅡA轻度全身型（30%）：可累及眼、面、四肢肌肉，生活多可自理，无明显咽喉肌受累。

ⅡB中度全身型（25%）：四肢肌群受累明显，除伴有眼外肌麻痹外，还有较明显的咽喉肌无力症状，如说话含糊不清、吞咽困难、饮水呛咳、咀嚼无力，但呼吸肌受累不明显。

③Ⅲ急性重症型（15%）：急性起病，常在数周内累及延髓肌、肢带肌、躯干肌和呼吸肌，肌无力严重，有重症肌无力危象，需做气管切开，死亡率较高。

④Ⅳ迟发重症型（10%）：病程达2年以上，常由Ⅰ、ⅡA、ⅡB型发展而来，症状同Ⅲ型，常合并胸腺瘤，预后较差。

⑤Ⅴ肌萎缩型：少数患者肌无力伴肌萎缩。

2）儿童型。

①新生儿型：母亲患MG，约有10%可将AChR抗体IgG经胎盘传给新生婴儿。患儿出生后即哭声低、吸吮无力、肌张力低、动作减少。经治疗多在1周至3个月缓解。

②先天性肌无力综合征：出生后短期内出现持续的眼外肌麻痹，常有阳性家族史，但其母亲未患MG。

③少年型：多在10岁后发病，常表现为单纯眼外肌麻痹，部分伴吞咽困难及四肢无力。

（5）诱因：多为感染、精神创伤、过度疲劳、妊娠、分娩等，这些因素也可使病情加重甚至诱发重症肌无力危象。

（6）常用检查项目：血、尿和脑脊液检查，重复神经电刺激、单纤维肌电图、AChR抗体滴度检测、胸腺CT与MRI检查、甲状腺功能检查。

（7）治疗：

①胸腺治疗：胸腺切除可解除患者自身免疫的始动抗原，适用于伴有胸腺肥大和高AChR抗体效价者；伴胸腺瘤的各型重症肌无力患者，年轻女性全身型MG患者；对抗胆碱酯酶药治疗反应不满意者。约70%的患者术后症状缓解或治愈。年龄较大或其他原因不适于做胸腺切除者亦可胸腺放射治疗。

②药物治疗：常用药物有胆碱酯酶抑制剂、肾上腺皮质激素和免疫抑制剂。肾上腺皮质激素可抑制自身免疫反应，减少AChR抗体的生成，改善神经—肌肉接头的传递功能。

③血浆置换：起效快，但疗效持续时间短，随抗体水平增高而症状复发且不良反应大，仅适用于危象和难治性重症肌无力。

④免疫球蛋白：大剂量静脉注射免疫球蛋白，可作为辅助治疗缓解病情。

（8）预后：重症肌无力患者一般预后良好，但危象的死亡率较高，特别是1～2年内，易发生肌无力危象。

2.饮食指导

（1）进食高蛋白、高维生素、高热量、富含钾与钙的软食或半流食，避免干硬或粗粮食物。

（2）进餐时尽量取坐位，进餐前充分休息或在服药后15～30分钟后产生药效时进餐；进餐过程中如感到疲劳，可适当休息后再继续进食，要分次少量慢咽。

（3）在安静的环境下进餐,减少环境中影响患者进食的不利因素,如交谈、电视声响等,不要催促和打扰患者进食。

3.用药指导

（1）本病病程长,需长期服药治疗,要严格遵医嘱服药,不可自行增减药量。避免因服药不当而诱发肌无力危象和胆碱能危象。

（2）抗胆碱酯酶药物:小剂量服用,逐步加量,以维持日常生活起居为宜。常用药物为溴吡斯的明、新斯的明。必须按时服用,应在餐前 30 分钟口服。密切观察有无恶心、呕吐、腹痛、腹泻、出汗、流涎等不良反应。

（3）肾上腺皮质激素:临床多采用大剂量递减疗法,症状改善后维持用量,逐渐减量。长期服用糖皮质激素,要注意有无消化道出血、骨质疏松、股骨头坏死等并发症,必要时服用抑酸剂、胃黏膜保护剂。

（4）本病应禁忌服用氨基糖苷类抗生素(庆大霉素、链霉素、卡那霉素,阿米卡星等)、奎宁、普鲁卡因胺、普萘洛尔、氯丙嗪,以及各种肌肉松弛剂(氨酰胆碱、氯化琥珀胆碱):镇静剂等,以免使肌无力加剧或诱发危象。

（5）免疫球蛋白:副作用有头痛、感冒样症状,1～2 天内症状即可缓解。

4.日常生活指导

（1）生活规律:养成良好的作息习惯,按时睡眠,不要熬夜,注意劳逸结合,眼肌型重症肌无力的患者要注意眼睛的休息,不要用眼过度,少看电视。

（2）增强营养:注意合理调整饮食,增加高蛋白、高脂肪的食物,加强营养,增强身体的抵抗能力。

（3）注意锻炼:散步、打太极拳或其他的健身操等对重症肌无力患者增强身体免疫力有一定的帮助,患者可以根据自己的病情选择合适的锻炼方法,但不可操之过急。

（4）预防感冒:患者本身抵抗力差,常因感冒诱发或加重病情,因此生活中注意预防感冒,做好保暖措施,避免加重病情。

5.管道维护气管插管的护理:

（1）固定导管,检查其深度。保持气管插管下端在气管分叉上 1～2cm,插管过深导致一侧肺不张,插管过浅易使导管脱出。选择适当牙垫,以利于固定和吸痰。

（2）保持人工气道通畅、湿润,气道内定时滴注湿化液、加强气道冲洗、雾化吸痰。

（3）吸痰时注意痰的颜色、量、性质及气味,发现异常及时通知医生,并给予相应处理。

（4）吸痰时严格执行无菌操作,使用一次性吸痰管,吸痰顺序为气管内—口腔—鼻腔,每个部位更换一次吸痰管。每次吸痰时间不能超过 15 秒。

（5）监测气囊压力,放气囊前先吸引口腔及咽部的分泌物,每 4～6 小时将气囊放气 5 分钟。

（6）保证充足的液体入量,每日 2500～3000ml,更换体位时,避免气管插管过度牵拉、扭曲。

（7）拔管前应指导患者进行有效的咳嗽训练。

（8）拔出气管插管后应密切观察病情变化,注意呼吸频率、节律、深浅度,保持呼吸道通畅。

6.康复指导患者进行康复训练时应遵循由少到多、由易到难、由简单到复杂原则,循序渐进。

7. 预防复发

(1)严格遵医嘱服药。

(2)避免各种诱因的发生。

(3)防止并发症。

①预防误吸或窒息：掌握正确的进食方法，当咽喉、软腭和舌部肌群受累出现吞咽困难、饮水呛咳时，不能强行服药和进食，以免导致窒息或吸入性肺炎。

②预防营养失调：家属应了解患者的吞咽情况和进食能力，记录每天进食量，发现患者摄入明显减少、体重减轻或消瘦、精神不振、皮肤弹性减退等营养低下表现时，应及时就诊。

③预防危象：遵医嘱正确服用抗胆碱酯酶药，避免漏服、自行停药和更改药量，防止因用药不足或过量导致危象发生。

(4)育龄妇女应避免妊娠、人工流产，防止诱发危象。

(5)如出现下列症状时应立即就诊。

①上呼吸道感染症状：如寒战、发热、咳嗽、虚弱加重。

②肌无力复发现象：如呼吸困难、无法将痰液咳出、吞咽困难等。

③药物过量征象：如肌肉虚弱、腹部绞痛、严重腹泻。

(三)循证护理

重症肌无力作为一种慢性疾病，病程长且易反复发作，对患者生活、工作、学习均可造成不同程度的影响。护理工作在重症肌无力患者的治疗过程中发挥着重要的作用。研究结果表明加强对患者密切观察及有效护理是保证治疗成功的关键，应在工作中对重症肌无力的常见症状及相应护理措施进行总结，针对重症肌无力的症状，采取具有针对性的护理措施。护理人员除了对患者要进行心理护理，及时疏导患者焦躁、恐惧的心理状态，帮助患者增强信心外，还要在患者治疗期间对各种临床症状进行观察、护理，监督患者合理用药，提醒患者日常注意事项，这些对防止并发症及疾病复发、提高患者的治疗效果都有积极作用。胸腺异常是重症肌无力特征性改变，胸腺扩大切除术是治疗重症肌无力的首选方法，其疗效可达81.8%～91.5%，重症肌无力患者进行以胸腺切除为主的综合治疗，术后病情均有不同程度的缓解，效果满意。

二、周期性瘫痪患者的护理

周期性瘫痪是以反复发作的骨骼肌弛缓性瘫痪为特征的一组疾病，其发作多与血钾代谢有关。依照发病时血清钾的水平，将本病分为低钾型、高钾型和正常钾型三型，临床上以低钾型最常见。

低钾型周期性瘫痪以20～40岁青壮年发病居多，男性多于女性。多在夜间饱餐后睡眠中发病，肌无力症状以肢体为主，多由双下肢开始，向上累及，肢体近端重于远端，下肢重于上肢。症状于数小时至数天达到高峰，以后逐步恢复，最先累及的部位最先恢复。

(一)专科护理

1. 护理要点　发作期间指导患者卧床休息，防止跌伤。进食高钾、低钠的饮食，少食多餐。观察心率及心律的变化，以防重症者出现休克、心力衰竭、心搏骤停。观察呼吸型态，呼吸肌麻痹者应予辅助呼吸，密切监测血钾浓度变化，静脉应用补钾药物时，严格控制静脉滴注速度。

2.主要护理问题

(1)活动无耐力与钾代谢紊乱所致双下肢无力有关。

(2)生活自理缺陷与肢体瘫痪卧床有关。

(3)知识缺乏:缺乏疾病相关知识。

(4)恐惧与健康状况改变有关。

3.护理措施

(1)一般护理。

①环境:为患者提供安静、温暖、舒适的环境,尽量减少探视。护理操作应相对集中进行,动作轻巧,防止过多干扰患者。

②休息与活动:在发作期间指导患者卧床休息,有心功能损害的患者限制活动量,恢复初期活动适量,防止跌伤;待病情稳定后鼓励患者正常工作和生活,建立健康的生活方式。

③饮食护理:进食高钾、低钠的饮食,少食多餐,多食蔬菜、水果。

④生活护理:肢体乏力、限制活动或卧床休息的患者协助其洗漱、服药等,日常生活用品放到床旁,便于患者随时取用,保证患者日常生活需要。

⑤安全护理:防止跌倒,确保安全。床铺设有床挡;走廊、厕所有扶手,地面干燥、防滑、防湿,去除门槛;病室宽敞、明亮;时刻有人陪伴,防止意外发生。

(2)用药护理。

①口服补钾药物:口服氯化钾多有胃肠不适,可稀释于果汁或牛奶中餐后服,减少胃肠道反应。

②静脉补钾药物:见尿补钾,不可静脉注射,静脉滴注速度不宜太快,一般浓度为 0.3%,速度以 30~45 滴/分为宜,建议使用精密输液器或输液泵控制输液速度,保证输液安全。由于氯化钾具有强刺激性,静脉滴注时要注意血管选择的计划性,一般选择较粗大的血管,避免在同一条血管反复输液,防止因机械性刺激而引起静脉炎。

③补钾期间应禁止使用保钠排钾药物及胰岛素,以免加重病情。

④定时巡视病房,发现有药物外渗,及时处理,建议使用静脉留置针,以免药物外渗导致局部皮肤红肿、静脉炎甚至坏死。

(3)病情观察及护理。

①评估运动障碍的程度、范围,注意呼吸、脉搏的变化,观察有无呼吸肌无力的表现,注意血钾浓度变化。

②观察心率及心律的变化,必要时心电监护,重症者可出现休克、心力衰竭、心室颤动或心室扑动、心搏骤停。

③准确记录 24 小时尿量,发现异常及时报告医生。

(4)心理护理:营造和谐舒适的休养环境,当患者病情变化时,给患者心理援助。提供有关疾病、治疗及预后的可靠信息。告知患者本病随着年龄增长,发作频率会逐渐减少。鼓励患者表达自身感受,适应角色的转变,增强自我照顾的能力和信心。

(二)健康指导

1.疾病知识指导

(1)概念:低钾型周期性瘫痪为周期性瘫痪中最常见的类型,以发作性肌无力、血清钾降低、补钾后能迅速缓解为特征。

(2)病因：为常染色体显性遗传性疾病，其致病基因主要位于1号染色体长臂，该基因编码肌细胞二氢吡啶敏感的L型钙离子通道蛋白，是二氢吡啶复合受体的一部分，位于横管系统，通过调控肌质网钙离子的释放而影响肌肉的兴奋－收缩偶联。

(3)发病年龄：任何年龄均可发病，20～40岁青壮年发病居多，男性多于女性，随年龄增长而发作次数减少。

(4)常见诱因：疲劳、饱餐、寒冷、酗酒、精神刺激等。

(5)主要症状：发病前可有肢体疼痛、感觉异常、口渴、多汗、少尿、潮红、嗜睡、恶心等。常于饱餐后夜间睡眠中或清晨起床时发现肢体肌肉不同程度的对称性无力或完全瘫痪，下肢重于上肢、近端重于远端，可伴有肢体酸胀、针刺感。

(6)持续时间：自数小时至数日不等，最先累及的肌肉最先恢复。发作频率不等，一般数周或数月发作一次，个别病例每天发作，也有数年一次甚至终身仅发作一次者。发作间期一切正常。

(7)常用检查项目：离子、心电图、肌电图。

(8)治疗：发作时给予10％氯化钾或10％枸橼酸钾40～50ml顿服，24小时内再分次口服，一日总量为10g。也可静脉滴注氯化钾。对发作频繁者，发作间期可口服钾盐1g，3次/日；螺旋内酯200mg，2次/日以预防发作。严重患者出现呼吸肌麻痹时应给予辅助呼吸，积极纠正心律失常。

(9)预后：预后良好，随年龄增长发作次数趋于减少。

2.饮食指导　指导患者平时多食含钾高的食物及水果，如橙汁、香蕉、蘑菇、瘦肉、西瓜、橘子、菠菜及植物的根茎等。忌食高糖或糖类食物，限制钠盐，宜少量多餐。勿过量进食碳水化合物饮食，避免过饱，忌酒，以减少发病机会。

3.用药指导

(1)口服补钾患者告知补钾重要性，应按时服药，避免漏服，口服补钾时可能会有胃肠不适，可稀释于果汁或牛奶中餐后服。

(2)对发作频繁者，发作间期可口服钾盐、螺旋内酯以预防发作。

(3)静脉补钾时不要随意调节滴速，如有疑惑请询问护士，静脉穿刺处如有疼痛、肿胀立即告知护士，以及早发现是否出现药液外渗。

4.日常生活指导

(1)生活有规律，适当运动，避免寒冷和过度劳累，养成良好的生活习惯，忌烟酒。

(2)告知患者情绪波动及焦虑均可诱发本病，帮助患者解除心理压力，保持乐观心态，树立信心，减少发作次数。

(3)养成良好饮食习惯，合理进食。

5.预防复发

(1)遵医嘱正确用药，随身备有口服补钾药物。

(2)出现口渴、出汗、肢体酸胀以及嗜睡等前驱症状时及时就医。

(3)定期复诊，复查心电图、血钾，观察疗效。

(三)循证护理

低钾型周期性瘫痪为常染色体显性遗传或散发的疾病，我国以散发多见，是神经内科常见病,病情严重时可引起呼吸肌麻痹及心脏骤停。该病早期诊治对预后至关重要。发作时血清钾测定及心电图的特征性改变具有诊断意义。通过积极有效的护理,可促进患者早日康复。研究表明低钾型周期性瘫痪以青壮年多发,但各年龄组低钾程度无明显差异,临床表现和低钾程度并不平行,其救治成功的关键在于及时有效地补钾。低钾型周期性麻痹的诱发因素大多为上呼吸道感染及劳累后发病,男性青壮年居多,夜间发病多于白天。因而,对此类患者及家属做好疾病的预防与保健知识的宣教是非常有必要的。临床上遇到周期性瘫痪患者,应结合病史、体征、心电图、血清钾等尽快明确诊断,因人因病情选用合理补钾方式,尽快纠正低钾状态的同时,应积极查找原因、消除诱因。患者应特别注意预防,避免诱发因素。

(尚丽丽)

第九节　神经内科特殊疾病的护理

近些年,在神经内科的临床工作中多次收治一些内科疾病伴有神经系统症状如艾滋病患者伴发神经系统症状的患者,以及少数以自主神经功能障碍为突出表现如雷诺病的患者等,虽然例数不多,但是确实给神经科的临床护理工作提出了更高的要求和挑战,对于这些患者的护理,不仅要求护士灵活运用多学科的专业知识和技能,还要培养护士科学严谨的临床思维。根据临床实际病历,将护理经验加以总结和凝练,希望给读者以帮助。

一、艾滋病神经系统并发症患者的护理

艾滋病,即获得性免疫缺陷综合征(AIDS),是由人类免疫缺陷病毒-1(HIV-1)感染所致。主要通过性接触和血液传播。目前,艾滋病已成为严重威胁世界人民健康的公共卫生问题,尚无有效治疗艾滋病的疫苗和药物,随着医疗护理水平的不断进展以及人们自我防护意识的提高,艾滋病已经从一种致死性疾病变为一种可控的慢性病。艾滋病患者中30%~40%有神经系统受累,且10%~27%为首发症状。开始有轻度头晕、头痛,进行性加重后出现痴呆、幻觉、性格改变、下肢瘫痪、癫痫及脑神经炎等;常见的中枢神经系统机会性感染有各种病毒性脑炎、隐球菌性脑膜炎、弓形虫脑病、类圆线虫性脑炎等。

(一)专科护理

1.护理要点　加强营养,以高蛋白质及高热量的食物为主,做好心理护理,鼓励家属陪伴,护士进行各项操作时,采取自我防护措施。严格执行消毒隔离制度,患者的血液、排泄物和分泌物应进行消毒,进展期患者应注意双向隔离。

2.主要护理问题

(1)恐惧与绝望:与预后不良、缺乏社会支持有关。

(2)营养失调-低于机体需要量:与食欲下降、进食障碍有关。

(3)有感染的危险:与机体免疫力下降有关。

3.护理措施

(1)预防与消毒隔离

①发现感染者应及时上报,对感染者和家属进行HIV相关知识的普及,以避免传染给其他人。感染者的血液、体液及分泌物应进行消毒。艾滋病期患者应在执行血液/体液隔离的同时实施保护性隔离。

②避免不安全的性行为,严禁注射毒品,不共用牙具或剃须刀。不到非正规医院进行检查及治疗。

③医务人员严格遵守医疗操作程序,加强自我防护,避免职业暴露。工作台面用 75% 酒精消毒,血液或体液污染的物品或器械用 0.2% 次氯酸钠或漂白粉等消毒液进行擦拭或浸泡,也可高温消毒,接触患者的血液或体液时应戴手套、穿隔离衣。

④职业暴露的处理流程:出现职业暴露后,应立即向远心端挤压伤口,尽可能挤出损伤处的血液,再用肥皂液和流动的清水冲洗伤口;污染眼部等黏膜时,应用大量生理盐水反复对黏膜进行冲洗;用 75% 的酒精或 0.5% 聚维酮碘(碘伏)对伤口局部进行消毒,尽量不要包扎。立即请感染科专业医生进行危险度评估,决定是否进行预防性治疗。如需用药,应尽可能在发生职业暴露后最短的时间内(2 小时内)进行预防性用药,最好不超过 24 小时,但即使超过 24 小时,也建议实施预防性用药。同时还需进行职业暴露后的咨询与监测。向家属宣教上述处理方法,防止感染。

(2)一般护理

①休息与活动:鼓励家属关爱患者,共同协助患者做力所能及的事,满足患者的合理诉求。注意休息,避免劳累,做好自我保护,预防感冒、感染,注意保暖。预防各种呼吸道疾病。

②饮食护理:提供舒适的用餐环境,给予高蛋白、高热量、高维生素、易消化饮食,保证营养的供给,增强机体抗病能力。注意食物的多样性,保证色香味,少量多餐,细嚼慢咽。严重恶心、呕吐的患者可在餐前 30 分钟服用止呕药,腹泻患者应鼓励其多饮水,进少渣、少纤维素、高蛋白、高热量、易消化的流食或半流食;不能进食或吞咽障碍者给予鼻饲,必要时静脉补充营养和水分。

③生活护理:满足患者日常生活需要,鼓励患者做力所能及的事情。晚期重症患者使用气垫床,保持床单位干燥整洁,加强翻身、叩背,每 2 小时按摩骨隆突处,每日温水擦浴,禁用刺激性洗洁用品。

(3)病情观察:中枢神经系统机会性感染,密切观察患者有无其他系统机会性感染的发生,及早发现,及时治疗。

(4)用药护理:早期抗病毒治疗可减少机会性感染。注意观察药物的疗效及副作用,严格遵医嘱用药。使用齐多夫定(AZT)治疗者,注意其严重的骨骼抑制反应。观察有无口腔溃疡,化验血型,做好输血准备。定期检查血象,中性粒细胞少于 0.5×10^9/L 时,应告知医生。抗病毒药物如阿昔洛韦应注意在 1 小时内匀速静脉滴注,2 小时后鼓励患者多饮水,因为此时尿液中药物浓度最高,防止发生肾小管内药物结晶;注意不宜与氨基糖苷类药物合用,以免加重肾毒性。

(5)心理护理

①对患者的支持:艾滋病患者不仅要面对疾病的折磨、死亡的威胁,还要承受来自社会和家庭的压力和歧视,因此常常出现情绪异常,甚至自杀倾向。护士应密切观察患者的心理变化,详细了解患者的职业、文化、家庭及个人经历等情况,注意倾听患者诉说,讲解成功的病例,建立良好的信任关系,帮助他们树立起对生活的信心,激发他们求生的欲望。

②对家属的指导:艾滋病是一种可控的慢性传染病,家属应了解关于艾滋病的传播方式、如何防治等基本信息。不歧视、不远离,真心给患者精神上的支持,帮助他们树立生活的信心。同时注意自我防护,防止 HIV 的进一步传播。

(二)健康指导

1.疾病知识指导

(1)概念:艾滋病是由人类免疫缺陷病毒－1(HIV－1)感染所致。

(2)主要原因:HIV 侵入人体后,直接侵犯人体免疫系统,把人体免疫系统中最重要的 T_4 淋巴组织作为攻击目标,寄生于 T_4 淋巴细胞内最为核心的部位,成为一种"患者基因"的痼疾,随免疫细胞 DNA 复制而复制,大量破坏 T_4 淋巴组织,产生高致命性的内衰竭,使人体产生多种不可治愈的感染和肿瘤,最终导致患者死亡。HIV 病毒作为艾滋病的致病因子,不仅是一种造成机体免疫缺陷的嗜淋巴细胞病毒,亦是危险的嗜神经病毒,感染早期即可侵犯神经系统。同性恋、多个性伴侣、静脉吸毒史、血友病、多次输血和 HIV 感染者的婴儿是罹患本病的高危人群。

(3)主要症状:HIV 感染的不同阶段产生不同的神经系统表现,依据起病急缓、病程长短、病毒侵及神经系统的部位不同及是否伴有其他病原体感染可将 AIDS 的神经系统感染分三类。

1)神经系统 HIV 原发性感染

①急性原发性感染:急性可逆性脑病;急性化脓性脑膜炎;单发脑神经病(如 Bell 麻痹)、炎症性神经病(如吉兰－巴雷综合征)。

②慢性原发性感染:AIDS－痴呆综合征;复发性或慢性脑膜炎;HIV－1 空泡样脊髓病;周围神经病;肌病。

2)中枢神经系统机会性感染:脑弓形虫病为 AIDS 最常见的机会性感染,其次还可见于真菌感染、病毒感染、细菌感染、寄生虫感染。

3)HIV 继发性神经系统肿瘤:因细胞免疫功能被破坏,使其对某些肿瘤的易感性增加。其中原发性淋巴瘤是艾滋病中最常见的一种。

4)继发性脑卒中:肉芽肿性脑血管炎可引起多发性脑血管闭塞;非细菌性血栓心内膜继发脑栓塞;血小板减少导致脑出血或蛛网膜下腔出血。

(4)常用检查项目:HIV 抗原及抗体测定、血培养、CSF 病原学、EEG、头 CT、头 MRI 等。

(5)治疗:主要治疗原则是积极抗 HIV 治疗、增强患者免疫功能和处理机会性感染及肿瘤等神经系统并发症。

①抗 HIV 治疗:常用药物有核苷逆转录酶抑制剂;非核苷逆转录酶抑制剂;蛋白酶抑制剂。

②增强免疫功能:可应用异丙肌苷、甘草酸、香菇多糖、白介素－2、胸腺刺激素等,或进行髓抑制、胸腺移植、淋巴细胞输注等免疫重建。

③治疗机会性感染:脑弓形体病可用乙胺嘧啶或磺胺嘧啶,单纯疱疹病毒感染可用阿昔洛韦,真菌感染用两性霉素 B 治疗。

④中医药及针灸治疗:研究证实部分中药和针灸可提高 AIDS 患者免疫系统功能,并能一定程度的抑制 HIV。

(6)预后:病情稳定进展或因并发机会性感染急剧恶化,半数 AIDS 患者在 1～3 年内死亡。

2.饮食指导　营养支持对艾滋病患者起着辅助治疗的作用,同时改善了患者的生活质量,应指导其充分认识到保证营养充足的重要性。评估患者的营养状况以及食欲,指导患者进食高热量、高蛋白、高维生素、易消化饮食,以保证营养供给,增强机体抗病能力。根据患者饮食习惯,注重食物的色、香、味,尽量能激发患者的食欲。若有呕吐,宜在餐前30分钟给予止呕药。若有腹泻,能进食者鼓励患者多饮水或果汁、肉汁等,忌食生冷及刺激性食物。

3.用药指导 注意观察药物的疗效及副作用,严格遵医嘱用药。使用 ZDV 或 AZT 治疗者,注意其严重的骨髓抑制作用;应用免疫调节药物如干扰素时应注意有无头痛、乏力、肌痛、全身不适等"流感样症状"。应用抗病毒药物时,应注意患者肝、肾功能变化。

4.日常生活指导 指导家属遵守保密原则,营造一个友善、理解、宽松和健康的生活和治疗环境。对患者尤其加强性道德教育,讲解感染时的症状和体征,避免过劳,适当限制活动范围防止继发感染,出现症状、感染或恶性肿瘤者,应住院治疗。患者及 HIV 携带者的血液、排泄物和分泌物应进行消毒,进展期患者应注意保护性隔离。严禁献血、献器官及精液,性生活使用避孕套。已感染 HIV 的育龄妇女避免妊娠、生育,哺乳期妇女应人工喂养婴儿。

(三)循证护理

艾滋病患者的心理复杂,一般会经历5个时期,应根据不同患者不同时期的心理特征予以相应的护理措施,使每位患者都能正确对待疾病。护理 HIV 感染的患者是一件极具挑战性但又非常有价值的任务。高度复杂的心理社会因素使护理工作面临着极大的困难,只有根据不同患者不同时期的心理特征予以相应的护理措施,才会更大程度地帮助艾滋病患者回归社会,重拾自我。调查结果显示,护理专业人员对 AIDS 基本知识有一定的了解,尤其对 AIDS 的血液、母婴传播途径的回答正确率大于95%,但有很多知识知之甚少,因此多举办护理专业人员 AIDS 知识专题学习班已势在必行。

二、雷诺病患者的护理

雷诺病又称肢端动脉痉挛病,是阵发性肢端小动脉痉挛而引起的局部缺血现象,表现为四肢末端(手指为主)对称性皮肤苍白、发绀,继之皮肤发红,伴感觉异常(指或趾疼痛),多见于青年女性,寒冷或情绪激动可诱发。继发于其他疾病的肢端动脉痉挛称为雷诺现象。

(一)专科护理

1.护理要点 给予患者高蛋白质和高维生素饮食,不宜食生冷、油腻、硬、辛辣、刺激性食物。密切观察患者肢端皮肤、指甲色泽及温度变化,预防坏疽发生。日常注意肢体保暖,尽可能避免接触冷水,加强皮肤护理,皮肤瘙痒时勿抓挠,以免皮肤破溃感染。对于发生溃疡者应保持皮肤清洁干燥。

2.主要护理问题

(1)感知觉紊乱与肢端小动脉痉挛引起局部缺血有关。

(2)焦虑与疾病反复发作有关。

(3)知识缺乏:缺乏疾病相关知识。

3.护理措施

(1)一般护理

①休息与活动:日常生活注意休息,劳逸结合,保证充足睡眠,活动时注意安全,尽量避免手指或脚趾操作、溃疡,导致疾病发作。

②饮食护理:鼓励患者进食高蛋白质、高维生素饮食,宜食温性食物,如羊肉、鸡蛋、牛奶等。不宜进食生冷、油腻、坚硬、辛辣、刺激性食物,如冷饮、冰水、绿豆、辣椒、咖啡等,忌暴饮

暴食。

③生活护理:情绪激动或精神紧张可诱发本病,因此对患者的心理护理十分关键。护士应及时了解患者的心理与精神状态,主动与患者沟通,耐心倾听患者的感受,帮助分析、解释病情,安慰患者,使患者正确面对疾病,保持乐观的情绪,积极配合治疗。

(2)用药护理。按医嘱正确给药,告知患者药物的作用、不良反应及使用药物期间的注意事项,应用钙通道拮抗剂时常有面部发红、发热、头痛、踝部水肿、心动过速等不良反应。

(3)心理护理。情绪激动或精神紧张可诱发本病,因此对患者的心理护理十分关键。护士应及时了解患者的心理状况与精神状态,主动与患者沟通,关心患者,耐心倾听患者的感受,帮助分析、解释病情,安慰患者,使患者正确面对疾病,保持乐观的情绪,积极配合治疗。

(二)健康指导

1.疾病知识指导

(1)概念:雷诺病是血管神经功能紊乱引起的肢端小动脉异常痉挛性疾病。

(2)病因:雷诺病病因不清,可能与以下因素有关。

①交感神经功能紊乱:研究发现,患者末梢神经 α—肾上腺能受体的敏感度增高、受体密度增加及 β—突触前受体反应性增强。当受寒冷刺激时,指(趾)血管痉挛性或功能性闭塞引起肢端局部缺血,皮肤苍白;血管扩张时局部血液淤滞引起皮肤发绀。

②血管敏感性因素:肢端动脉本身对寒冷的敏感性增加所致。

③血管壁结构因素:血管壁组织结构改变可引起正常血管收缩或血中肾上腺素出现异常反应。

④遗传因素:某些患者的家属常有血管痉挛现象。

(3)主要症状:表现为间歇性肢端血管痉挛,伴有疼痛及感觉异常,发作间歇期除表现为指(趾)寒冷感及潮湿感,可无其他异常。典型的临床发作可分为 3 期。

①缺血期:当遇冷后或情绪激动时,双手指或足趾、鼻尖、外耳廓可发生对称性小动脉痉挛,毛细血管也随之痉挛,表现为末端开始的发白、发凉、肢端皮肤温度降低,同时皮肤出冷汗,伴感觉麻木、减退、蚁走感及疼痛感等。

②缺氧期:毛细血管扩张淤血,肢端呈青紫色,界限明确,受压时消失,且伴疼痛,延续数小时至数日,然后消退或转入充血期。

③充血期:动脉充血,皮肤温度上升,色泽先转为潮红,以后恢复正常,部分晚期病例指尖有溃疡或坏疽,肌肉和骨质轻度萎缩。

(4)诱因:多于冬季发病,寒冷是最重要的诱发因素,少数可因情感变化而诱发。

(5)常用检查项目:血沉、彩色多普勒超声、激发试验(包括冷水及握拳试验)、主动脉造影、手部 X 线、微循环检查、免疫指标检测。

(6)雷诺病的治疗。

①预防发作:注意保暖,包括手足及全身保暖。经常手部按摩,改善肢端循环。保护皮肤,涂抹乳膏防止干裂。戒烟,避免精神紧张、激动及操作振动机器等诱因。

②药物治疗:可选用钙离子拮抗剂、血管扩张剂和前列腺素等药物。

③其他治疗:包括外科治疗、血浆交换治疗、条件反射和生物反馈疗法等。

(7)预后:雷诺病经积极治疗,预后较好。由自身免疫性风湿病引起的雷诺现象,一般预后较差。

2.饮食指导　指导患者加强营养,多食营养丰富的食物,增强体质和机体抵抗力,禁食生冷、油腻、辛辣、刺激等食物。

3.用药指导　指导患者如何正确服用药物,及时询问患者服用口服药的情况与不良反应等。告知患者不可随意调节药物的剂量或停药,以免影响治疗效果。

4.日常生活指导　督促患者适当的运动锻炼,提高机体耐寒能力,以减少并发症,促进康复。指导家属理解和关心患者,锻炼过程中有家人陪同,防止跌倒、受伤。

5.预防复发

(1)严格遵医嘱服药。

(2)避免各种诱因的发生。

(三)循证护理

雷诺病是血管神经功能紊乱引起的肢端小动脉异常痉挛性疾病。临床特点是阵发性肢端对称的小动脉痉挛引起皮肤苍白、发绀,痉挛动脉扩张充血导致皮肤潮红,伴感觉异常。但病因目前尚不明确,加强保暖、避免诱因可降低本病发病率,该病的治疗也在进一步探索中。有学者认为经过中草药治疗可提高疗效,外用熏洗药物可促进备注循环,解除血管痉挛。另外对继发性雷诺综合征要针对原发病采用中西医结合疗法,发挥各自优势,方可取得好的疗效。研究表明臂丛神经与星状神经节阻滞是疼痛治疗中较常采用的方法,必须密切观察患者的反应;经动脉药物灌注治疗,患者肿胀、刺痛等症状明显改善。

(尚丽丽)

第二篇　神经外科疾病

第一章　神经外科常用诊疗技术

第一节　腰椎穿刺和脑脊液检查

腰椎穿刺在神经外科中的诊断和治疗有很大应用,在使用的时候应注意适当使用,如果使用不当回造成严重的后果,严重时甚至会死亡。

一、需使用腰穿的病症

1.测定颅内压　对于颅内肿瘤的患者而言,其颅内压增高,使用腰穿可能会发生脑疝,颅内压不很高的肿瘤仍然有发生脑疝的可能,但是在设备较少的情况下,也有部分患者需要做腰穿来确诊,在做腰穿时要严格采用以下办法:用较细的穿刺针穿刺,并用测压管测压,不可用脑脊液自行流出或者滴出的速度来估计颅内压的大小,尽量减小导致脑疝的危险。在确定腰穿针已经在蛛网膜下隙后,让患者颈部和四肢都放松,脑脊液慢慢上升,压力超过 2.9kPa 时用手指压住远端玻璃口,连同腰穿针一起拔出,将管内的脑脊液送去常规检查。压力较大的情况下,腰穿后随即用强力脱水剂 2～3d,患者平躺,压力不高的患者也要平躺 6h 以上。检查结束后观察患者的生命体征,若果出现神志恶化或者呼吸改变的时候,可能是出现了脑疝,要做进一步的紧急处理。

2.检查脑脊液　对颅内感染和出血的鉴别有很重要的帮助,但是不能片面的通过脑脊液的改变来进行确诊。比如除了感染,滋润生长的胶质瘤也可引起瘤周脑组织的炎症反应从而导致脑脊液细胞的增多,这种情况常见于脑室系统肿瘤。成髓细胞瘤和成室管膜细胞瘤的脑脊液内,细胞的数量可达到 200～500mm³ 的儿童有很多。但是,细胞数目明显增加时首先要考虑的应该是颅内感染。正常的脑脊液中不含有红细胞,当脑脊液中含有血的时候要排除穿刺损伤出血的情况。红细胞数目在 10/mm³ 以内时即为轻度损伤时的要穿出血时没有意义的,有比较大的损伤性出血的时候可以用 3 个试管分别接脑脊液来进行鉴定,一般情况下第一管血色最浓、第二管次之、第三管最淡,检查红细胞数目也会逐渐减少。颅内出血的时候三个试管中血红细胞的数目相同,血色的改变不明显。颅内出血不能全部归于脑血管疾病出血还要考虑到一些恶性肿瘤,比如多形性成胶质细胞瘤坏死出血等一些血管丰富的肿瘤出血。

3.治疗性措施　主要用于手术后,患者的颅内高压内因已经解除,或者已经做了枕下减压、颞肌下减压、去大骨瓣减压、脑室引流、脑血管畸形、肿瘤手术后,腰穿的导致脑疝的危险性降低,这时候进行腰穿可以排除颅内的积血、放出黄染脑脊液来减少无菌性脑膜炎反应并可以向恶性肿瘤的鞘内注射药物。

二、不能进行腰穿的情况

1.有脑脊液漏存在时,腰穿能够放出脑脊液使得颅内压降低从而促使蛛网膜下隙感染的扩散者。

2.休克时或濒临休克的时候,病情不稳定或者危笃的患儿。

3.已经确定或者怀疑有颅内血肿的患儿。

4.患者躁动不安或者不能进行合作者。

5.有明显的颅内压增高或者怀疑有脑疝存在的患者。

三、腰穿技术的操作技术

在进行检查之前一定要做好家长及患儿的解释工作,取得患儿和家长的理解从而使其可以积极合作。

1.腰穿的体位　做好由助手扶持,使患儿保持侧卧位。要尽量避免脊柱向侧面弯曲带来的操作困难的增加。侧卧的时候,腰背部表面要和床面呈垂直状态,使患儿的腰部俯屈,膝关节和髋关节要尽可能的向前屈曲,头颈稍微向前倾,头下垫上枕头以保持整个脊柱在同一个水平面上,同时要与床面平行。

2.穿刺的方法　在严格的无菌条件下,在腰椎第三或者第四间隙,第四间隙相当于髂嵴连线的水平位置。先使用普鲁卡因溶液在穿刺点上作一下皮下小丘,再用普鲁卡因溶液 2ml 作深部软组织润湿。麻醉过程要保证足够的深度,但也不能注入脊髓腔内。

在预先确定的穿刺点,先将腰椎穿刺针刺过皮肤,然后用食指和拇指夹住针的最前端,另一手拿住针,两手互相配合使穿刺针严格的沿棘突中线。针尖垂直或稍微倾向头侧刺入,用均匀的力量及速度缓慢推进穿刺针。当针尖进入硬脊膜时其锐利面要与硬脊膜的纵横纤维平行,以便减少硬脊膜的损伤和撕裂。

当穿刺针刺入蛛网膜下隙后,会有失去阻力的感觉,这时候,抽出针芯就可以看到脑脊液流出,收集脑脊液完成检查。

四、常见并发症及处理

1.腰穿后头痛　常由于穿刺针过粗或术后过早起床活动,使脑脊液自硬膜穿刺孔处外漏引起颅内压降低所致。应让患者平卧,多饮盐开水,或给予静脉滴注生理盐水 500～1000ml。

2.脑疝的形成　颅内压力明显过高,特别是颅后窝占位性病变,应视为腰椎穿刺的禁忌证。若术中发现颅内压过高,不应再放脑脊液,术后快速静滴 20％甘露醇 250ml,严密观察病情变化。若发生呼吸暂停可紧急施行脑室穿刺置脑室引流管引流脑脊液。

3.SAH　腰穿时刺破蛛网膜或硬膜的静脉出血量少,不引起临床症状。偶尔刺伤较大的血管,如马尾的根血管时,即产生较大量出血,类似原发性蛛网膜下隙出血的症状。

4.腰背痛、根痛　少数患者可能因穿刺针损伤神经根而引起急性根痛或感觉障碍。

5.感染　未经严格消毒即进行腰穿可能引起各种感染,包括脊柱骨髓炎、椎间盘感染、硬膜外脓肿和细菌性脑膜炎。

（王东）

第二节　小脑延髓池穿刺术

当患儿必须要进行全身的椎管造影检查或者脑脊液检查,但又不能进行腰椎穿刺的时候就要考虑使用这种方法了。这种穿刺的部位临近延髓,延髓是生命的中枢,穿刺的难度大,对操作者的技术要求高,要由经验丰富的医师来进行。

1.适用范围　该方法常用于造影和脊髓腔造影检查如要求做气恼造影、脊髓的蛛网膜下隙粘连,腰椎穿刺无法进行的患者、经小脑延髓池注入药物、腰椎部位有软组织炎症或椎板融合术后,蛛网膜下隙无法穿刺的患者、要求做下降性脊髓造影检查的患者。

2.不适合用该方法的患者　颅内压增高并伴有脑疝的患者,枕骨大孔区有占位性病变的患者、穿刺部位有感染的患者以及体弱或幼小的婴儿。

3.操作方法　让患儿处于坐位或者卧位,采用坐位的时候让患儿坐在矮凳上,由助手固定患儿的头部,使其头向前倾,直至下颚靠近胸部。采用侧位的时候,患儿的头部下方垫一个小枕头,使其头颈和躯干连结呈直线,头向前倾,下颚接近胸部。手术前剔除枕项部位的头发,对其皮肤进行消毒。在寰椎棘突上的颈后正中线皮肤和软组织作局部的麻醉处理。在手术前要找到枕外隆突的下缘,右手持有深度调节器的小脑延髓池穿刺针,向眶上嵴和外耳门联线平行的方向慢慢刺入,如果针尖触及枕骨时,可以稍稍退出一点,转向尾端在进行刺入,当穿刺针进入蛛网膜下隙时,由于硬脊膜的弹性较强而有明显的阻力消失感,刺入后拔出针芯观察有没有脑脊液流出,以后每针进 2mm 重复观察 1 次。

4.并发症　脑脊液漏以及术后低压性头疼。

(1)延髓损伤:常由穿刺过深引起,一旦发生可造成肢体瘫痪,严重者可致成死亡。要求术者一定要掌握解剖关系及操作方法,术前有充分的技术准备。操作中一旦发现异常,应立即停止手术并作相应处理。

(2)椎动脉或小脑后下动脉损伤:多半是由于针刺方向有偏差或进针过深引起。术中让患者密切合作,保持绝对安定,严格掌握操作方法。操作中遇到困难,出现不良反应或有血性脑液溢出时,应立即停止手术,压迫局部。疑有颅后窝血肿时,应紧急行开颅术。

(3)感染。

(王东)

第三节　前囟穿刺术

患儿前囟没有闭合的时候,可以经过前囟作硬脑膜下腔、脑室或者蛛网膜下隙的穿刺来诊断或者治疗颅内的病变。

1.适用范围　有硬脑膜下积液、血肿或者积脓的患儿,确诊为颅内占位性病变要做脑室造影的患儿,具有严重的颅内压增高并且有脑疝危险的患者,外伤或者感染后脑膜和脑间有局部相粘连的患者。

2.不适合的患者　前额部有较大的头颅血肿,前囟周围有感染并且脑膜膨出或者前囟较小的患者不适合用该方法。

3.操作方法　在进行手术之前要将患者前囟部位的头发剔除。让患儿呈仰卧姿势,头部靠近台端,将其头部固定,医生用9～20号的斜面较短的腰椎穿刺针,或者斜面较短的普通7～8号针头,在囟侧角最外点刺入0.2～0.5cm。针尖穿过脑膜的时候会突然感觉到压力减少,这说明针已经进入了硬脑膜下腔,再用毫米的速度将针缓慢地前内推进,遇到脑脊液或者病理性改变的液体流出时表明针已经进入了蛛网膜下隙,当硬脑膜下积脓或者积液和积血时可经此交换插入一根比较粗大的18号针头进入硬体脑膜下腔,再连结一个引流管作持续引流。硬脑膜小血肿流出的血性液体较多,有时候呈现黄色,脑膜炎并发硬脑膜下积脓时,液体呈现淡黄色或者脓性。

当临床上为诊断或者治疗用的时候,穿刺可以向脑室推进。让患儿仰卧,头部处于正中为,当针穿到蛛网膜下隙以后,再用垂直的方向刺入脑实质3～4cm,如果感到有压力减小的感觉,拔出针芯,会有脑脊液流出,就表示已经穿入脑室,留置脑针或经此置放一聚乙烯导管,将针和导管妥善固定在头皮上,就可接脑室引流瓶或者作脑室造影用。

(王东)

第四节　脑血管造影术

本检查方法是一种脑部的X线造影检查法,即将造影剂注入脑的供应血管,以达到脑部病变的定位及定性诊断。此种造影对患儿痛苦较小,操作较为简便,诊断效果好。脑血管造影又可分为颈动脉造影和椎动脉造影,可采用直接穿刺的方法,也可采用动脉导管插入法。通常作颈动脉造影采取经皮直接穿刺法,作椎动脉造影多采用动脉导管逆行造影的方法。选择性脑血管造影只有通过插入导管才有可能。

20世纪50年代之后,随着动脉导管技术的发展及压力注射器的使用,脑血管造影的途径越趋广阔,椎动脉造影不必采取直接穿刺的方法,可以通过肱动脉、腋动脉、锁骨下动脉以及股动脉等逆行经导管注射对比剂的方法使之充盈。由于逆行注射对比剂不仅能使椎一基底动脉系统充盈,而且使一侧颈动脉系统血管显影,故又称作全脑或半全脑血管造影。经股动脉插入导管作选择性脑血管造影,为一种较新的技术,其优点是造影部位可以任意选择,方法安全可靠,但需要较先进的技术设备。

经皮颈动脉造影穿刺点位于甲状软骨水平、胸锁乳头肌内缘动脉搏动明显处,进针前用手指将动脉远端固定,在针头感觉到血管搏动之后再行穿刺。股动脉导管法穿刺部位在腹股沟下方动脉搏动处,通常需要先用尖刀在进针点作一小形切口,用Seldinger技术将导管插入股动脉,然后在电视或荧光增强屏监视下将导管送进总动脉或椎动脉系统。造影剂均为含碘的水溶液,如50%泛影酸钠、60%泛影葡胺、60%康锐(Conray)等。直接穿刺作颈动脉造影或椎动脉造影,每次注射6ml即可。投照时间与颅内血管充盈情况关系十分密切,自开始注射造影剂1～3s为动脉(包括毛细血管)充盈期,3～5s为静脉充盈,6～7s为静脉充盈期。按照位置:颈动脉造影常规为头颅前后位和侧位,椎动脉造影为头颅前后半轴(汤式)位和侧位。

1.适应证　①有定位体征的颅内压增高者,也即怀疑有颅内占位性病变。②自发性蛛网膜下隙出血,疑有颅内血管性疾病者。③颅脑损伤后疑有颅内血肿,或外伤性颈内动脉一海绵窦瘘,或外伤性脑脓肿者。④有神经系统定位体征,或其他辅助检查提示有脑血管病或其他局灶病变可能者。⑤其他辅助检查(包括脑造影和CT扫描)证实为颅内占位性病变,为进一步了解病灶的血供情况者。

2.正常脑血管造影表现　右颈总动脉由锁骨下动脉、左颈总动脉自主动脉弓发出后,在第4颈椎横突水平分为颈内动脉和颈外动脉。颈内动脉经颈动脉管入颅,于蝶鞍旁形成颅内动脉虹吸部,末梢分为大脑前动脉和大脑中动脉。大脑前动脉的分支分布在大脑纵裂的前2/3,正位投影在颅腔的中线。大脑中动脉分支分布在大脑半球凸面,正位投影末梢紧贴颅骨内板。颈外动脉供应头部的主要分支有颞浅动脉和枕动脉,供应头皮血运,脑膜中动脉供应颅内的脑硬膜。

椎动脉由锁骨下动脉或无名动脉发出后,沿颈椎横突孔上升到枕骨大孔水平。然后入颅。两侧椎动脉在脑干腹侧面合并成基底动脉,继续沿中线上升到达脚间窝,末梢分为两侧大脑后动脉。椎-基底动脉在颅内的主要分支有小脑后小动脉、小脑前下动脉和小脑上动脉。

颅内静脉系统可分为深部静脉和浅表静脉两大组。深部静脉主要为大脑内静脉和大脑大静脉,引流到直窦。浅表静脉又分为3组:生组静脉引流到上矢状窦,降组静脉引流到横窦或岩上窦,侧裂组静脉引流到海绵窦。

3.异常脑血管造影　在颅内肿瘤的2种基本病理表现:

(1)压迫邻近部位的血管向远离病变中心的方向移位,通常贴近肿瘤的血管呈弧形移位或被牵直,距离肿瘤较远的血管曲度改变不大,如肿瘤位于血管的远端,可使血管沿走行方向被压缩。根据血管移位的方向和形状,可以判断肿瘤的位置。

(2)出现病理血循环,表现形式与肿瘤的病理性质有关。例如脑膜瘤的特点是颈内和颅外动脉双重供血,肿瘤区血液循环时间延长,肿瘤表面常有包绕静脉出现等。胶质瘤多由动脉供血,肿瘤区"新生"血管越丰富表示肿瘤恶性程度越高。此外恶性胶质瘤和转移瘤还经常有静脉早期充盈表现,而在动脉期表现局部静脉显影。

4.操作方法

(1)颈总动脉穿刺法:取仰卧位,肩部高,头略后仰,常规消毒铺巾。用1%普鲁卡因局麻。于胸锁关节上4～5cm,或甲状软骨下1cm,胸锁乳突肌内侧缘,颈动脉搏动明显处进针,穿刺颈总动脉。以35%左右的泛影葡胺10ml在2s内注入颈总动脉,当注入7～8ml时立即拍片,6s内连续拍片2～3张。侧位应有动脉、脑浅静脉和深静脉期。正位应有动脉和深静脉期,造影满意后拔针,压迫止血可靠后才能离开患者。

(2)股动脉穿刺法:全脑血管造影多采用股动脉穿刺术。备皮消毒铺巾后,术者左手食指们得股动脉搏动,在腹股沟韧带下方1.5cm处,以右手将穿刺针刺入皮下,并向头侧倾斜45°,再适当用力穿入,见有鲜红色血涌出,将导丝顺穿刺针孔插入,然后拔出穿刺针,导管顺导丝进入。再拔出导丝,将导管逆行插入。根据病情作颈动脉及推动脉造影。

5.并发症及处理

(1)血肿:颈部穿刺后局部形成血肿者,小的出血一般局部压迫3～5min即可止血。对巨大血肿应严密观察,防止呼吸道按压迫而引起窒息。如患者发生呼吸困难、发绀等应迅速切开局部皮肤,清除血肿。

(2)神经系统并发症:颈动脉穿刺损伤喉返神经时,可出现暂时性声音嘶哑,经1～3d后即逐渐恢复。穿刺次数过多。药物刺激而产生脑血管痉挛,可在术中在动脉内缓慢注入0.1%～0.2%普鲁卡因5～10ml。术后给解痉剂。造影剂还可引起短暂的抽搐、失语或精神失常,经对症处理后可恢复。

（王东）

第五节　气脑造影与脑室造影

一、气脑造影

经腰椎穿刺或小脑延髓池穿刺注入气体。使脑室系统和颅内蛛网膜下隙充气后摄片。

1. 适应证　①交通性脑积水;②颅内炎症后遗症,如癫痫、脑室局限性扩张与蛛网膜炎;③脑室扩大而颅内压无明显增高者;④颅内点位性病变,鞍区或颅后窝病变或颅脑有先天性畸形。

2. 禁忌证　①严重颅内压增高并有脑疝前驱症状;②视力减退到 0.1 以下;③颅内急性出血;④脑脊液检查有活动性炎症;⑤患儿已作脑室心房分流术。

3. 造影方法　术前 6h 前禁食,造影前半小时给适量的苯巴比妥及阿托品。有颅内压增高者,术前注射 20％甘露醇降低颅内压。对不合作小儿应于全麻下操作。患儿用有头靠的座椅固定,对不合作的患儿,应选用适当的麻醉。头前倾 15°（使听眦线与水平线成 15°）,经腰穿途径小剂量分次注气。不放出脑脊液或注气后再放出少量脑脊液,放液量相当于注气量的 1/2 或 1/4,注气速度为每小时 1～2ml,于注气 8ml 后摄侧位片,观察气体是否已进入颅内。若气体已进入脑室,增加气体达 20～25ml。有高度脑萎缩时充气可达 60～80ml,通过控制小儿头位掌握气体进入颅内后的流向,使需要显示的脑室和蛛网膜下隙充气,按需要随时摄片。

4. 并发症　由于气体扩散的刺激,病儿有头痛、恶心、面色苍白、出冷汗、脉频弱,有时出现呕吐。此时应暂时停止注气,给病儿吸氧或皮下注射咖啡因。反应严重出现发绀,虚脱或抽搐者,立即中止造影。并使病儿平卧,给氧和中枢兴奋剂,静脉注射高渗葡萄糖或脱水药物。体温在 1～2d 较高,3～4d 下降,病儿应平卧,卧床 1 周。对各种造影反应,应对症治疗。

二、脑室造影

颅骨穿孔或经前囟的脑室穿刺,将滤过空气、氧气或脑室造影剂注入脑室后摄影。根据脑室大小、形态、位置的变化诊断颅内疾患。

1. 适应证及禁忌证　①颅内压增高,有脑疝前驱症状,不适于作气脑造影者;②不明原因的梗阻性脑积水;③中线及颅后窝病变,如脑室系统肿瘤。以上三种情况适合于行脑室造影检查。当颅内有炎症性病变,蛛网膜下隙出血原因不明者,则禁用本检查。

2. 脑室造影剂　除用气体造影外,可用碘苯脂及水溶性碘剂（60％Conray 或 60％Dimerx）。气体造影的反应较重,常因颅内压力的平衡紊乱及脑水肿而紧急开颅,碘苯脂对室管膜刺激小,对比良好,但不弥散,观察不够满意,适用于中线和颅后窝病变。水溶性碘剂的反应小,患者痛苦小,显示清晰。碘水 5ml 与等量脑脊液混合后注入脑室内,常能显示整个脑室系统,但应严格掌握注入剂量和速度。短时间内碘水进入蛛网膜下隙较多,可刺激大脑皮质引起癫痫发作。脑室测量发现脑室不扩大或受压缩小者,应减少碘水用量。造影前需作碘过敏试验。

3. 脑室造影方法　①小儿前囟未闭时,可经前囟穿刺脑室;②前囟已闭合者可采用前入法：患者仰卧，躯干及四肢以包布包绕固定。从发迹后 2cm，中线旁 2.5～3cm 做切口，颅骨穿孔后切开硬脑膜，用脑针穿刺侧脑室，进针方向与矢状面平行，针尖指向两侧外耳道连线，穿刺脑室额角，正常深度为 4～5cm；③后人法：患儿侧卧或俯卧。在枕外粗隆上 6～7cm，中线旁 3cm 作切口及颅骨钻孔，脑针方向与矢状面平行，指向同侧眶上缘中点，穿刺侧脑室三角区，正常深度为 4.5～5.5cm。脑室穿中后用脑针插入 F－8 号径相似的塑胶管或硅胶管，以同等深度置换此管入脑室，然后拔出脑针即可作脑室引流或注入造影剂作脑室造影。根据造影剂性质适当变换头位，摄前后位片、后前位、左右侧位片，或根据摄片所见，补摄特殊部位片，造影后反应及并发症与气脑造影基本相同。

4.正常脑室的 X 线表现　正常脑室（池）造影显示侧脑室的侧位投影可被分为额角、体部、三角部、枕角和颞角。第 3 脑室位于侧脑室体与颞角之间，略呈不规则的四边形，其前上角为室间孔与两侧侧脑室相通，后下角为导水管开口，前下角盲端有二突起分别为室隐窝和漏斗隐窝，后上角盲端突起为松果体上隐窝。第 4 脑室位于最下方，略呈三角形，底边与斜坡方向一致，尖端向后方。中脑导水管连接第 3 和第 4 脑室，呈弓背向后的弧形。前后位像，中央部分有两侧侧脑室体部和额角、透明隔和第三脑室的摄影，两侧外下方为颞角前部。后前位像，两侧侧脑室体渐分开，延向三角部，继续向外下方延伸成颞角，枕角介于颞角和三角部之间。第 3 脑室后部仍位于中线，但与侧脑室分开。以气脑造影为例反汤氏位像重点显示颅后窝。第四脑室位于中线，骑跨在第 3 脑室前后部之间。导水管开口有时可能显示，也在中线部位。此外环池、四叠体池、小脑桥脑角池及枕大池等也都可能充盈。

5.异常脑室的 X 线表现　异常脑室（池）造影显示如颅内肿瘤压迫邻近脑室（池）使向远离病变的方向移位，或使之变形、造成充盈缺损。由于局部脑室受压狭窄，影响脑脊液循环，故病变部位以上的脑室扩张，成为继发性脑积水。常见以下部位的病变引起的相应部位的脑室改变：

（1）大脑半球肿瘤：透明隔和第三脑室等向病变对侧移位，健侧侧脑室可略扩大，病侧侧脑室不同部位受压，可区别额叶底部、额极、额顶、顶叶、枕叶及颞叶等不同部位的占位性病变。

（2）透明隔和第三脑室附近肿瘤：两侧脑室对称性扩大，除丘脑肿瘤外，其他可无中线结构左右移位。鞍区肿瘤早期不影响脑室系统，只有作脑池造影才能发现肿瘤。松果体区肿瘤除在第三脑室后部造成充盈缺损以外，还可在大脑大静脉池内发现肿物阴影。

（3）小脑幕下肿瘤：主要影响第四脑室和中脑导水管。小脑蚓部肿瘤使第四脑室向前移位，脑干肿瘤则相反使第四脑室向后移位。小脑半球肿瘤除使第四脑室向前移位外，还向病变对侧移位。小脑桥脑角肿瘤可使导水管和第四脑室向后并向对侧移位。第四脑室内肿瘤可见室内充盈缺损，使两侧脑室和第三脑室扩大，导水管增粗，继发性脑积水现象比较严重。

（王东）

第六节　脑电图描记

脑电图是脑神经细胞生物电活动的记录，脑瘤组织本身一般不产生电活动，在有脑肿瘤时出现异常脑电波，特别是慢波的发生可能有两种原因：①肿瘤直接影响周围脑组织的结果；②肿瘤间接引起脑皮质下临近结构的功能障碍和脑脊液循环障碍。脑肿瘤周围脑组织受到肿瘤的机械性压迫、浸润和破坏，发生缺氧、水肿和软化，引起神经细胞的正常电活动受阻而出现局限性慢波，随着脑水肿的加剧和扩散，脑电图显示广泛性慢波。此外，肿瘤间接地对脑干网状结构上行激活系统的影响，对脑皮质—皮质下联系纤维的破坏及伴发的脑脊液循环障碍和内分泌障碍也可引起广泛的两侧性阵发性慢波。脑肿瘤的脑电图有生理波的病理改变和异常波出现两种。而左右对称部的波幅、频率、波形等的差异和异常波位倒置可作为脑电图定位的指标。

最常见的生理波改变包括 4 种：①病侧 α 波频率的变慢，如果左右对称部的 α 波频率有每秒 1 次以上的差异，不管波幅如何，均认为频率较慢的一侧为异常，肿瘤多位于这一侧的大脑浅层。②病侧 α 波减弱，包括数目减少或波幅明显的降低，位于大脑浅层的生长快的浸润性肿瘤，如形成胶质细胞瘤，如成胶质细胞瘤，或枕叶的肿瘤最容易引起这种病变。③每秒 14～30 次快波的减弱或消失，常见于浅层肿瘤的周围。④睡眠时出现的每秒 14 次纺锤波或顶部峰波在病侧的消失或减弱。这四种情况是肿瘤的诊断，它与肿瘤位置的深浅似乎有关，大脑表浅肿瘤直接侵犯大脑皮质时上述改变最明显；位于脑干和小脑的肿瘤几乎不出现这种改变；皮质下白质、丘脑或颅前、中颅窝肿瘤常以不完全形式的脑电图改变为其特点，此外 α 波、快波的减弱、增强、或在睡眠时减弱的变化也可以广泛地或交替地出现于两侧半球，一般均无定侧意义。异常波主要有慢波和棘波两类。脑瘤脑电图中慢波，特别是 δ 波最为常见。它可出现在肿瘤附近的脑组织，也可通过联合纤维或电场的影响传播到远处皮质。病变附近的 δ 波较传播性 δ 波波幅为高，周期较长，波形更不规则。δ 波常与 δ 波并存。

根据肿瘤对周围脑组织的影响程度不同，可出现各种慢波。①电静止：见于大脑表浅的恶性胶质瘤，由于它对附近脑组织的浸润，破坏较严重，引起比较大范围的神经元无电活动，可能显示平坦波，即电静止。另外脑皮质与记录电极之间存在着有电阻抗的物体（例如大脑凸面脑膜瘤）时，或双极导联中的一对活动电极位于等电位线上时也出现平坦波。这种平坦波称为相对性电静止、实际上脑瘤患者的头皮电极很少描记到电静止现象。②多形 δ 波：频率为 0.5～3/s，多为连续性，波形极不一致并常有变化，波幅为 $100 \sim 150 \mu V$，在小儿可达到 $500 \mu V$。一般来说，肿瘤生长越快，破坏性越大，多形 δ 波的波幅越低，周期越长。因此显示平坦的、波形最不争气的 δ 波的部位是肿瘤最可能的位置。且多见于浸润性胶质瘤细胞和神经细胞交错的外侧。但当无平坦波或低幅 δ 波而只有高幅 δ 波时，应将出现最高波幅的 δ 波的部位解释为病变部位。另外浅表肿瘤在睡眠中其局限性 δ 波不但不消失，反有增强的倾向，同时显示纺锤波的局限性抑制；皮质下肿瘤的 δ 波在睡眠时一般也不消失，但纺锤波抑制变得不明显，距离皮质表面 3cm 以上的深部肿瘤，在睡眠时纺锤波抑制现象和 δ 波可消失，这些现象有助于判断肿瘤位置的深浅。③局限性 δ 波为 4～7/s，多出现于界限清楚，生长较慢的肿瘤区。在胶质瘤，局限性 δ 波多伴有 δ 波并出现于边缘区，其波形不规则，频率较慢，这种 θ 波的出现被认为时将形成 δ 波病灶的一个过程。④单节律性慢波（单形慢波）：是出现在距离肿瘤部位较远的两侧性阵发性慢波，主要见于中线或颅后窝肿瘤。其中单行性 δ 波时以爆发性形式出现的，有规律的短暂连续 δ 波。波率为 1～3/s，波幅可达 $200 \sim 300 \mu V$，波形整齐，即在较正常背景上呈纺锤波的正弦波形，有时波上重叠 α 波或快波。好发部位为额部和枕部。额部单形 δ 波主要见年长的少年，好发部位为额部和枕部。枕部单形 δ 主要见于小儿，规律性较差，频率较快，睁眼时有明显的抑制。⑤4～7/s 单节律性 θ 波：主要出现在两侧额、颞部，有时节律不规整，成为不规则的阵发性 δ 波。此波通常见于尚未引起脑脊液通路阻塞的生长较慢的中线或颅后窝肿瘤。

小儿脑电图与成人不同。胎儿于妊娠 41～46 天已出现脑电图。新生儿脑电图表现为不规则低幅(15～50μV)、δ 波及重叠在上面的 7～30/s 极低幅的快波和半节律性 α 波。随年龄增长,脑电图逐渐规则,波幅逐渐接近成人。一般 9～10 岁时,已于成人脑电图接近。

正常小儿脑电图应包括:①清醒时不出现高波幅、广泛性 δ 波。②自然睡眠中不出现 50μV 以上的广泛性 β 波。③慢波不是恒定地局限于某个部位。④睡眠时顶峰波、纺锤波、快波不是恒定地在一侧缺乏或减弱。⑤不出现发作性波。⑥两半球脑电图左右对称。由于小儿脑电图的特殊性,诊断小儿异常脑电图较成人困难。一般小儿异常脑电图包括有:①基本节律减少或增加,各脑区波幅明显减低或增加。②出现发作性电活动加棘波、尖波或高度失律,以及暴发性抑制电活动或平坦活动。③两侧半球脑电图显示不对称。④某脑区有局限性变化。

小儿大脑在不断发育,脑电图基本节律属于慢波范围,与病理性慢波不易区别。两半球左右对称,如病侧有节律性减弱或频率变慢有诊断意义。这种频率较慢,波幅较高的多形性 δ 波时小儿脑肿瘤的早期诊断要点。

(王东)

第二章 脑血管病

第一节 自发性蛛网膜下腔出血

中枢神经系统血管破裂,血液流入蛛网膜下腔,称为蛛网膜下腔出血(subarachnoid hemorrhage,SAH)。可分为自发性蛛网膜下腔出血和外伤性蛛网膜下腔出血。此处主要介绍自发性蛛网膜下腔出血。国际多中心研究表明,蛛网膜下腔出血的人群发病率为 6/10 万～10/10 万。我国六大城市神经流行病调查显示,蛛网膜下腔出血的人群发病率为 4/10 万,患病率为 31/10 万。

一、病因

1. 颅内动脉瘤 为最常见原因,占 70%～85%。
2. 脑血管畸形和脊髓血管畸形 如脑动静脉畸形(AVM)、硬脑膜动静脉瘘(DAVF)、脊髓 AVM 等。
3. 高血压。
4. 烟雾病(合并动脉瘤)。
5. 自身免疫性动脉炎。
6. 血液病 如血友病,原发性血小板减少性紫癜,再生障碍性贫血等。
7. 颅内肿瘤 破坏血管可致蛛网膜下腔出血。
8. 其他原因 如抗凝治疗,维生素 C 缺乏,尿毒症等。

二、诊断

(一)临床表现
1. 可发生于任何年龄 脑动静脉畸形多发生于青少年,颅内动脉瘤多发生于 40～60 岁的中年人,动脉硬化出血多发生于老年人。
2. 头痛 突发剧烈头痛为最常见的症状。对于突发剧烈头痛,患者的描述为从未有过的头痛,或"一生中难以忍受的剧烈头痛",性质为不定位的胀痛或钝痛。
3. 恶心、呕吐 为常见症状,系颅内压增高所致。占发病患者的 20%～50%,表示出血量较多,呕吐可以是喷射性,与进食无关。
4. 意识障碍 多数患者出现意识障碍,一般较轻。再出血或继发血管痉挛时,意识障碍可加重。意识障碍的程度与出血量有关,临床常用 Glasgow 评分来分级昏迷程度。
5. 脑膜刺激征 为蛛网膜下腔出血的典型体征,主要表现为颈项强直和 Kernig 征(凯尔尼格征)阳性。
6. 神经功能障碍 如脑神经瘫痪、肢体瘫痪等,可反映动脉瘤的部位。如动眼神经麻痹为后交通动脉瘤典型的临床表现。
7. 其他并发症 脑血管痉挛和脑积水是蛛网膜下腔出血常见的并发症,也是 SAH 致残、致死的主要原因。

(二)辅助检查

1.CT 扫描 为首选检查(图 2-2-1)。根据出血部位不同可见大脑纵裂池、外侧裂池、基底池和大脑表面沟回等处高密度影。增强扫描可以发现部分动脉瘤和动静脉畸形。部分患者 CT 扫描为阴性。

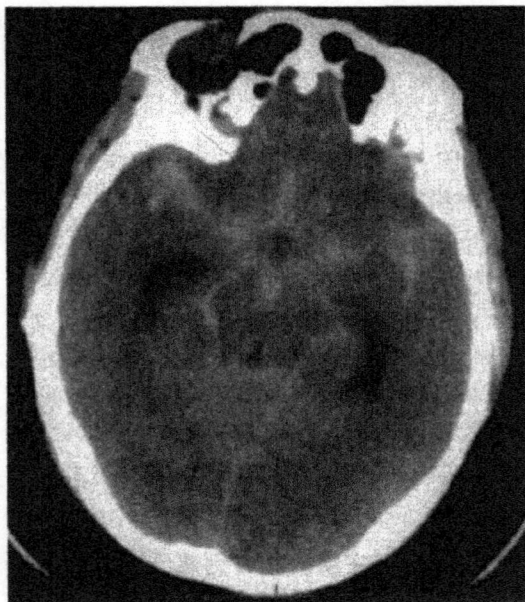

图 2-2-1 CT 显示前纵裂池、鞍上池,外侧裂池、环池广泛蛛网膜下腔出血

2.脑脊液检查 CT 扫描阴性或没有 CT 技术设备时,可考虑腰穿检查脑脊液,但其属于有创检查,且有诱发动脉瘤再次破裂或诱发脑疝的风险,操作前应权衡利弊,并征得家属同意方可进行。血性脑脊液是本病的重要特征,还可出现蛋白含量增高,颅内压增高等现象。

3.脑血管造影(DSA)和脊髓血管造影 是诊断蛛网膜下腔出血原因的主要手段。可以发现动脉瘤、动静脉畸形、硬脑膜动静脉瘘(DAVF)和脊髓动静脉畸形等血管性疾病。可以显示动脉瘤的部位、数目、形态以及有无血管痉挛等。对蛛网膜下腔出血患者,应行全脑血管造影,不要漏查任何一条血管,以排除多发性动脉瘤的可能。部分患者因血管痉挛和动脉瘤腔血栓导致造影阴性,应在 4～6 周后复查,必要时需行全脊髓血管造影。如仍为阴性,需考虑其他原因致蛛网膜下腔出血。

4.计算机体层扫描血管造影(CTA) 主要通过螺旋 CT 进行扫描,然后经过计算机后处理重建形成脑血管的立体影像。具有快速、无创、便捷的特点。

5.磁共振血管造影(MRA) 是另外一种无创的检查手段,但对于急性期出血诊断价值有限。

6.经颅多普勒检查(TCD) 可监测有无血管痉挛。

三、治疗

(一)外科治疗

除病情危重或合并其他严重疾病者,都应首先行脑血管造影,以查明蛛网膜下腔出血的原因,针对疾病病因进行相应的外科处理。病因治疗可以使后续的保守治疗如 3H[hypervolemia(高血容量)、hypertension(高血压)、hemodilution(血液稀释)]治疗、腰穿取 CSF、脑室一腹腔(V－P)分流术不再有投鼠忌器之虞。

1.颅内动脉瘤　可行手术夹闭或血管内介入治疗(栓塞)。

2.脑动静脉畸形和脊髓血管病　可行血管内介入治疗(栓塞)或手术切除治疗。

3.其他原因　如为肿瘤卒中引起,行相应的手术治疗。

(二)保守治疗

1.防止再出血　仅对不具备相应检查条件的医院进行,有条件尽早转院行病因治疗。未经病因处理的蛛网膜下腔出血患者,易于首次出血后 4 周内发生再出血,特别是 1～2 周之间。再出血后病死率可高达 41%～46%。应卧床、镇静、避免情绪激动、保持呼吸道通畅、防止误吸和咳嗽、预防癫痫发作和保持二便通畅,避免用力排便增加腹压。

2.对症处理　维持生命体征稳定,注意水、电解质平衡。

(三)并发症处理

1.防治血管痉挛　主要措施有钙离子拮抗剂的应用、3H 疗法、血管内治疗(球囊扩张术、超选择动脉内注入罂粟碱等)、手术清除血凝块等。

2.脑积水　在病因去除后,可行腰大池持续引流释放血性脑脊液减少脑积水的发生率。对于有临床症状的脑积水患者,可以行 V－P 分流术。

四、预后

动脉瘤首次出血住院患者死亡率为 10%～15%,再次出血死亡率为 41%～46%。由于有些患者未能到达医院已经死亡,故有人估计首次出血死亡率达 40%,再次出血死亡率可达 60%。

影响预后的有关因素包括是否伴有严重的血管痉挛、是否发生脑积水、出血后意识状态、伴有其他内科疾病与否、年龄、血压、出血量以及动脉瘤的大小、位置等。

(张兴祥)

第二节　脑血管痉挛

脑血管痉挛(cerebral vasospasm,CVS),为脑底大动脉的一支或多支由于动脉壁平滑肌的收缩或血管损伤引起其管腔形态学变化,从而在血管造影时表现为管腔狭窄。严重者可造成脑缺血和脑梗死,引起迟发性神经功能障碍(DIND)。

一、临床表现

脑血管痉挛的临床表现最初可能是隐匿的。也许在造影上显示明显的血管痉挛,临床上并不能发现有神经功能的受损表现,在一些严重的血管痉挛患者,主要表现为迟发性缺血性神经功能障碍,如头痛加重,颈项强直加重,意识障碍加重,神经系统症状恶化如偏瘫、失语及低热等表现。根据受累血管的不同表现为不同的临床症状。①大脑前动脉综合征:感觉系统症状较明显,如额叶释放症状,活动少,甚至可发展到缄默症及排尿、排便失禁等。②大脑中动脉综合征:偏瘫或单瘫,失语(或非优势半球的运用不能症)。③椎基底动脉系统受累时意识障碍较常见。

二、辅助检查

1. DSA、CTA、MRA DSA 是脑血管痉挛诊断的"金标准",造影可见痉挛血管比正常管径细。但要区别动脉硬化所致的狭窄,前者主要为可逆性,集中于出血部位。CTA 及 MRA 具有无创的特性,但敏感程度较 DSA 差(图 2—2—2)。

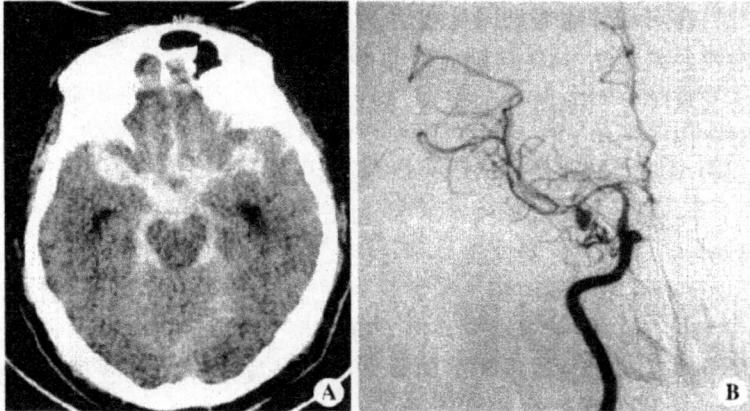

图 2—2—2 CT 显示广泛 SAH(A);造影证实右侧大脑中动脉分叉部动脉瘤伴有颈内动脉末端,大脑前动脉、大脑中动脉 M1 段管径明显变细,多考虑为血管痉挛(B)

2. 经颅多普勒超声(TCD) 是一种无创易行的检查手段,主要通过测定脑血流速度来判定血管痉挛的存在与否。

3. CT 主要通过 CT 所显示的 SAH 的程度来评估患者发生 CVS 的可能性。目前较常用的有 Fisher 分级和改良 Fisher 分级。

4. 脑灌注成像 磁共振弥散成像和灌注成像,氙—CT 灌注成像,SPECT 检查通过 CBF 的相对差异来判定脑低灌注区,间接发现脑血管痉挛。

三、诊断

临床上主要根据临床表现、体征来判断,如在 SAH 后 3～5 天后出现难以解释的意识状态的恶化及一些新出现的局灶定位体征(如偏瘫、偏身感觉障碍、失语),在除外电解质紊乱,CT 检查除外继发性脑积水及颅内血肿等后,需高度怀疑脑血管痉挛的可能性。通过 DSA 检查加以证实。

四、治疗

对于脑血管痉挛的防治包括病因治疗、药物治疗和防治并发症等措施。

(一)病因治疗

在对动脉瘤等病因处理后,早期尽可能地清除蛛网膜下腔的积血是预防 SAH 后脑血管痉挛的有效手段。常用的方法包括反复腰穿引流血性脑脊液、脑池或脑室内持续引流、腰大池置管持续引流。

(二)药物治疗

1. 血管扩张药

(1)钙离子通道阻滞药:通过阻止血管平滑肌细胞的钙异常内流来降低脑血管痉挛的发

生率和严重程度,是临床防治脑血管痉挛的最常用方法。目前临床推荐使用的主要是尼莫地平(nimodipine)。用法和用量如下:在 SAH 患者中,每个周期为 21 天,在静脉滴注 14 天,后改为口服序贯治疗。体重低于 70kg 或血压不稳的患者:起始剂量为 0.5mg/h,如耐受良好,2h 后可增加至 1mg/h;体重＞70kg 的患者:起始剂量为 1mg/h,如耐受良好,2 小时后可增加至 2mg/h。每天静脉给药剂量为 24～48mg。静脉给药建议采用输液泵持续给药,口服推荐剂量为 60mg/次,每 4 小时 1 次。

(2)镁剂:国内外一些临床研究证实 $MgSO_4$ 即硫酸镁,对脑血管痉挛有一定的防治作用。但目前镁剂防治脑血管痉挛尚未得到其他指南推荐。

(3)罂粟碱:是一种血管扩张剂,局部应用可高选择性作用于痉挛动脉。主要用于血管内介入治疗时动脉内灌注或开颅手术中局部灌洗。

(4)法舒地尔(fasudil):是一种 Rho 激酶抑制剂,要通过抑制激酶活性,减少血管平滑肌细胞对细胞内钙离子浓度增高的敏感性。其应在导致 SAH 的颅内动脉瘤被夹闭或栓塞片再开始使用。

(5)内皮素受体拮抗剂(clazosetan)的临床试验证实它具有缓解血管痉挛的严重程度、降低脑缺血发生率的趋势。

2.缺血损害的神经保护

(1)抗兴奋性氨基酸,如 NMDA(N-中基-D-天冬氨酸)受体拮抗药,包括 selfotel、eliprodil 及 cerestat 等。

(2)自由基清除剂:依达拉奉。

(三)增加脑灌注压

3H 疗法:升高血压、扩容和血液稀释合称为 3H 治疗,是临床较为常用的一种方法,升高动脉压应该在颅内动脉瘤手术或栓塞治疗成功之后开始,收缩压可维持在 140～200mmHg,根据临床症状改善程度加以调整。常可采用多巴胺。扩容治疗必须监测中心静脉压,主要用血浆、低分子右旋糖酐、全血或白蛋白静脉滴注,增加血容量,使中心静脉压维持在 8～10mmHg,即 100～130cmH_2O。血液稀释治疗可选用胶体溶液,使血细胞比容维持在 30％～35％。3H 疗法是治疗脑血管痉挛的有效方法,但有加重脑水肿、诱发梗死区出血以及肺水肿等危险,应密切注意。在破裂的动脉瘤尚未夹闭或栓塞时,CT 显示已经出现严重脑梗死,颅内压明显增高,合并严重脑水肿,患者合并严重的原发性心肾疾病等禁用。

(四)介入治疗

经血管造影证实药物治疗无效时可考虑经血管内途径在微导管内局部注射罂粟碱和行痉挛血管球囊扩张术。

(五)外科手术

1.如果脑室有扩大,可行脑室外引流降低颅内压。

2.超早期行动脉瘤夹闭术,同时可清除蛛网膜下腔的血凝块和脑池内置管应用血栓溶解药物冲洗蛛网膜下腔并引流。

3.颈部交感神经根切断术。

4.颅内-颅外动脉旁路移植术。

五、预后

临床上血管痉挛大多短暂,严重者少见,治疗效果不佳,死亡主要原因为原发损伤。

(张兴祥)

第三节 脑动脉瘤

脑动脉瘤(cerebral aneurysms)是指颅内动脉管壁上的异常膨出部分,好发于组成脑底动脉环(Willis 动脉环)的大动脉分支或分叉部,由于这些动脉都位于脑底的脑池中,所以动脉瘤破裂出血后常表现为蛛网膜下腔出血(SAH)脑动脉瘤的病因尚未完全明了,目前多认为与先天性缺陷、动脉粥样硬化、高血压、感染和外伤有关。

一、病理分型

根据动脉瘤的性质可将其分为四类:

1.囊状动脉瘤 为神经外科处理的主要部分,直径大小一般在 1cm 以内,若直径>2.5cm,则称之为巨大动脉瘤。动脉瘤在未破裂之前是圆形或椭圆形的袋状膨出,其体部称为瘤囊,其远侧最突出部称为瘤顶,与载瘤动脉相连的狭窄处称为瘤颈或基底部,顶与颈部之间的部称为瘤体或腰部(图 2—2—3)。

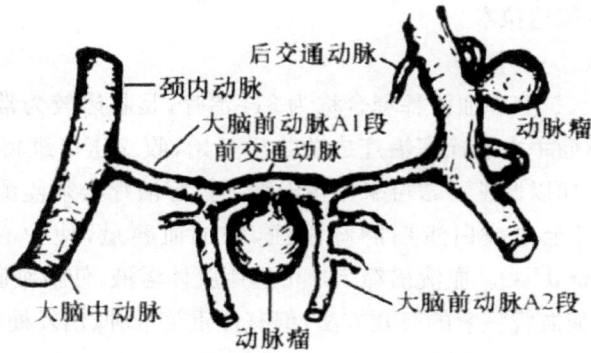

图 2—2—3 常见脑动脉瘤模式图

2.假性动脉瘤 多为外伤引起,与真性动脉瘤的区别在于缺少具有动脉血管的三层结构。

3.夹层动脉瘤 是由于血液进入动脉壁形成血肿或动脉壁内自发性血肿,使血管壁间剥离,导致动脉管腔狭窄或血管破裂。

4.感染性动脉瘤 主要是由于全身其他部位感染,主要是心内膜炎,形成菌栓进入颅内血管造成血管壁破坏,导致动脉瘤形成。

二、检查与诊断

由于脑动脉瘤直径大多在 1.5cm 以内,因此,只有当动脉瘤破裂出血或动脉瘤过度膨出形成占位效应时,才会引起症状和体征。动脉瘤破裂出血时的主要表现为:

1. 突然发作的剧烈头痛、呕吐、意识不清,甚至抽搐。

2. 脑膜刺激征。

3. 局灶性神经功能缺失,根据出血动脉瘤部位不同,可出现如偏瘫、失语和动眼神经麻痹等症状和体征。

三、诊断标准

1. 临床特征 ①发病急骤;②常伴剧烈头痛、呕吐;③一般意识清楚或有意识障碍,可伴有精神症状;④多有脑膜刺激征,少数可伴有脑神经受损及轻偏瘫等局灶体征,如动眼神经麻痹等,此可应高度怀疑有动脉瘤存在的可能。

2. 腰椎穿刺 脑脊液呈血性是诊断蛛网膜下腔出血的最直接证据。

3. 首选 CT 或 MRI 检查 CT 和 MRI 在诊断破裂出血的动脉瘤存一定的帮助,可以明确蛛网膜下腔出血及出血后的继发改变,如脑水肿;CTA 和 MRA 则可明确动脉瘤的部位和大小,重建后还可判断动脉瘤的二维或三维情况。

4. 全脑血管造影 可帮助明确病因,是检查脑动脉瘤最重要的方法。其优点在于:①发现脑动脉瘤;②显示动脉瘤的颈部及动脉瘤体部的朝向;③显示动脉瘤与邻近血管的关系,了解邻近血管有无变异;④了解其他脑血管上有无动脉瘤;⑤判定有无血管痉挛情况;⑥三维成像。

四、治疗

脑动脉瘤的治疗分手术和非手术治疗两大类,但目的只有一个:处理出血引起的原发性和继发性损伤,并预防再次破裂出血。不过,脑动脉瘤的最佳治疗应基于患者的状况、脑动脉瘤的解剖以及手术医生的能力。目前,对于大多数破裂的脑动脉瘤来说,手术夹闭其颈部可以说是最佳治疗。

为了指导治疗及判定预后,可根据下列动脉瘤的分级采取相应的治疗措施。目前分级方法较多,如表 2-2-1。

表 2-2-1 Hunt-Hess 分级(1974)

0级	未破裂动脉瘤
Ⅰ级	无症状,或有轻度头痛和颈项强直
Ⅰa级	无急性脑膜或脑反应,但有固定的神经系统缺失症状
Ⅱ级	中至重度头痛,颈项强直,仅有脑神经缺失症状
Ⅲa级	嗜睡、错乱或有轻度局灶性神经功能障碍
Ⅳ级	昏迷、中或重度偏瘫,早期可有去大脑强直和自主神经功能紊乱
Ⅴ级	深昏迷,去脑强直,垂危

凡伴有全身性疾病(高血压、糖尿病、重度动脉硬化、慢性肺部疾病)以及脑血管造影有严重动脉痉挛者增加一级。

(一)非手术治疗

指手术以外的一切治疗方法。目的在于支持患者度过急性出血期,防止再出血,改善颅内、外病情,有利于手术治疗。一般适用于:①动脉瘤破裂出血的急性期,级别在Ⅲ级以上者。②年老体弱或有严重器质性疾病而不能耐受手术者。③不愿接受和没有条件进行手术治疗者。

1. 保守治疗　绝对卧床,辅以镇静、对症治疗和支持疗法。

2. 低血压疗法　适当控制血压,以降低脑动脉压和灌注压,从而降低动脉瘤腔内压。但有增加动脉痉挛和脑积水的可能。

3. 抗纤溶疗法　以延缓堵塞于动脉瘤破裂口血块的溶解时间。

4. 钙通道阻滞药的应用。

（二）手术治疗

手术为动脉瘤的根本治疗方法,分间接和直接手术两种。

1. 间接手术　为姑息性治疗方法,主要指用手术方法阻断(结扎或夹闭)颈动脉(颈总动脉或颈内动脉),但治疗前需行 Matas 试验,以防术后出现脑缺血。

2. 直接手术　一般认为,0～Ⅲ级患者应及早行 DSA,明确动脉瘤后早期甚至超早期手术,但对Ⅲ级以上者,多认为以先行保守治疗为主,但也有学者认为该级患者较适合行弹簧圈介入治疗。手术常用方法有:①动脉瘤颈夹闭术:充分显露外侧裂,而不是强行牵拉脑组织,必要时可行脑室外引流术。暴露外侧裂后进一步顺藤摸瓜依次显露颈内动脉、颈内动脉分叉部、大脑前或大脑中动脉等分支结构。术中显露动脉瘤时,先显露相对安全处,再向瘤体方向分离,必要时临时阻断颈内动脉,时间越短,术后并发症越少。手术野要清晰,解剖层次要清楚,如果术中出现动脉瘤破裂出血,则不要慌张、乱夹或盲目电凝,而应用事先准备的 2 把吸引器显露破口,行动脉瘤颈夹闭。若一次未到位,可再调整。术中临时阻断血管越多,术中破裂出血处理越容易,当然,临时夹过多也可能影响术野操作。②动脉瘤壁加固术。③介入技术治疗动脉瘤。④动脉瘤孤立术等。

有关动脉瘤的手术时机,仍有争论。所谓"早期手术"为 SAH 后 48～96 小时以内,而"晚期手术"则指 SAH 以后 10～14 天。通常早期手术的理由在于:①由于再出血多在 SAH 之后,所以早期手术可以减少再出血的危险。②由于血管痉挛多出现在 SAH 后 6～8 天(极少在 SAH 前 3 天),早期手术后有利于进行 3H 治疗,而无动脉瘤破裂的危险。③早期手术有利于冲洗与血管接触的潜在性致血管痉挛物质。④尽管手术死亡率稍高,但总的说来,死亡率是低的。而主张晚期手术的理由为:①SAH 后立即出现的严重炎性和脑水肿状况,此时必须过度牵拉脑组织,同时炎性和水肿脑组织牵拉时极易损伤。②来不及溶解的血凝块影响手术。③早期手术术中破裂的风险高。④早期机械性损伤血管后,血管痉挛发生率可能较高。

3. 有利于早期手术的因素

(1)患者全身状况好。

(2)患者神经系统状况好(Hunt－Hess 分级＜Ⅲ级)。

(3)大量蛛网膜下腔积血增加继发血管痉挛的可能性和严重性。如果夹闭了动脉瘤则容易治疗血管痉挛。

(4)考虑到处理与夹闭动脉瘤合并的状况,如血压不稳定,顽固性癫痫等。

(5)SAH 所致的大血凝块产生的占位效应。

(6)早期多发再出血。

(7)考虑有再出血征象,如出现后交通支动脉瘤所致动眼神经麻痹,而复查血管造影提示动脉瘤增大。

4. 有利于晚期手术的因素

(1)患者全身状况差。

(2)患者神经系统状况差(Hunt－Hess 分级＞Ⅳ级),当然这一点也存争议,有人考虑到再出血的危险性和死亡率,尽管分级差的患者,也要早期手术治疗。

(3)由于动脉瘤大或显露困难部位的动脉瘤不易夹闭时,如基底分叉或中央性基底动脉瘤、巨大动脉瘤等。

(4)CT 提示明显脑水肿。

随着高清晰显微镜的应用和熟练的手术技巧,使绝大多数早期手术的困难均能得到有效的处理,极大地降低了手术死亡率。迄今为止,总的趋势是越来越倾向于早期诊断,早期手术,但应在充分准备的情况下施行手术。

5.动脉瘤手术的常规技术　动脉瘤手术的目的在于预防动脉瘤破裂或进一步增大,同时要保护正常的血管,减少脑组织和神经的损伤。这主要通过夹闭动脉瘤瘤颈,将动脉瘤与血循环隔离来达到。过近夹闭动脉瘤,可能出现载瘤动脉的阻塞;过远夹闭动脉瘤,则导致所谓"瘤颈残余"(尽管仅 1～2mm),此残余以后可进一步扩张,几年后会再次破裂,这在年轻人尤其可能发展。

6.动脉瘤手术中的辅助技术

(1)系统降血压

1)通常在达到或分离夹闭动脉瘤时。

2)减少动脉瘤的充盈程度,以利夹闭,尤其在动脉粥样硬化的颈部。

3)降低透壁压力,减少术中破裂的机会。

4)有引起其他器官和脑缺氧损伤的危险,因而有些手术者不用此法。

(2)"局部"低血压:应用临时动脉瘤夹,阻断载瘤动脉(注意小的穿支不能耐受)。

1)配合应用抗缺血脑保护剂。

2)可能的话,升高系统血压增加侧支血流。

3)某些病例临时阻断血流时,近端 ICA 可以耐受 1 小时或更长,而 MCA 穿支段以及基底动脉末端仅能耐受几分钟。

4)存在缺血的危险,主要是由于血管内血栓形成,取出夹子后栓子脱落。

(3)联合深低温应用时,需采用体外循环。

7.术中动脉瘤破裂　术中动脉瘤破裂文献报道约 40%,而在麻醉诱导或打开硬脑膜时破裂则预后极差。术中破裂的预防,结合一般手术技术列述如下。

(1)预防由于疼痛所致儿茶酚胺释放增加所引起的高血压。

1)固定头钉和切皮时要适当加深麻醉。避免动脉瘤未解剖成熟时破裂。

2)上述步骤时,尚可加局麻药。

(2)透壁压降至最小:在打开硬膜前,减低平均动脉压(MAP)于基线以下。

(3)分离过程中,最小牵拉脑组织,从而减低对动脉瘤的剪切力。

1)Willis 环动脉瘤时,尽可能切除蝶骨嵴。

2)降低脑容积,如脱水、脑脊液引流。

(4)减少动脉瘤底或颈部大的撕裂。

1)显露动脉瘤和清除动脉瘤周围血凝块时尽可能用锐性分离。

2)如果可能,试行夹闭前,尽量完全游离和看到动脉瘤。

3)夹闭时采用减少瘤体牵拉的方向。

8.术中动脉瘤破裂的详细过程　动脉瘤破裂可发生于手术的下述三个环节中任何一个阶段。

（1）初期破裂（分离前）

1）表现为脑的张力极度增加，通常预后极差。

2）可能原因：开颅时颅骨振动；打开硬膜可透壁压增高；疼痛引起儿茶酚胺性高血压。

3）处理顺序：麻醉师最大限度降低血压；控制出血，临时压迫或夹闭 ICA；快速切除额颞叶部分脑组织，尽快找到相应供血动脉，临时阻断供血动脉，进而分离和处理动脉瘤。

（2）分离动脉瘤时破裂，为术中动脉瘤破裂的主要形式，有两种类型。

1）钝性分离撕裂导致，特点：①多较大，位于颈部近端，难以控制。②在没有相应显露前，不要试行夹闭。③临时夹闭，此时通常必须临时夹闭后，MAP 恢复正常，给予神经保护剂。④一旦临时阻断成功，最好进一步显露，用永久夹代替临时夹，恢复循环。

2）锐性分离划破，特点：①多较小，底部远端，用一个吸引器多可控制。②用小棉片轻压可控制。③用低电流双极电凝器反复电凝或许可以闭塞破口。

（3）上瘤夹时破裂，此时出血可能是

1）动脉瘤显露不充分、动脉瘤夹叶片穿透视野不清的动脉瘤分叶，类似于钝性分离时撕裂。特点：①提示出血时，尽快张开和取出夹子，可以减少动脉瘤的进一步撕裂。②应用两把吸引器确定破口能否夹闭或临时夹闭。

2）上夹技术不当，如动脉瘤夹太短等。

9. 动脉瘤手术时注意事项

（1）关于前交通动脉瘤：作为前循环中最复杂的一种动脉瘤，①术前应根据 3D−DSA 或 3D−CTA 等影像学资料（图 2−2−4），明确动脉瘤的大小、来源，尤其动脉瘤瘤体的指向十分重要。一般来说，动脉瘤瘤体向前、向下多见，此时显露也相对安全一些；但对于瘤体向上的，则需特别小心，因术中动脉瘤极易破裂；对于向后的瘤体来说，由于动脉瘤与穿动脉或返动脉复杂的解剖关系，也需防止误夹这些动脉。②由外侧裂显露血管树时，可根据手术者习惯和熟练程度选择由远端向颈内动脉方向或由近端向远端的形式。③遵循顺藤摸瓜原则，应从 DSA 上显影大脑前动脉一侧开颅。④有时动脉瘤位于纵裂或脑实质内，需切开额叶的直回方能显露动脉瘤。⑤对于显露困难或需调整动脉瘤夹等情况时，可考虑短时间内使用临时阻断夹闭双侧大脑前动脉 A1 段。⑥夹闭动脉瘤成功后，尚需检查是否有误夹，前交通动脉及双侧 A1 和 A2 血管通畅情况（图 2−2−5）。

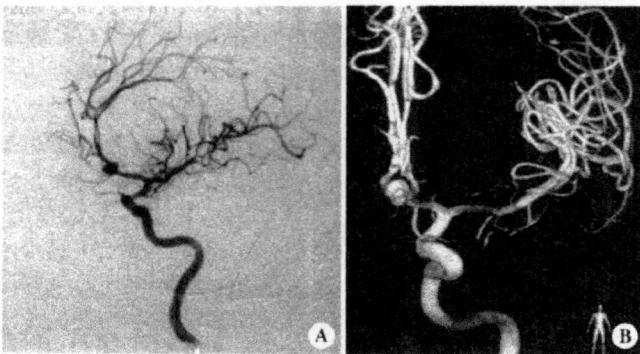

图 2−2−4 前交通动脉瘤术前血管造影
A. 2D−DSA；B. 3D−DSA

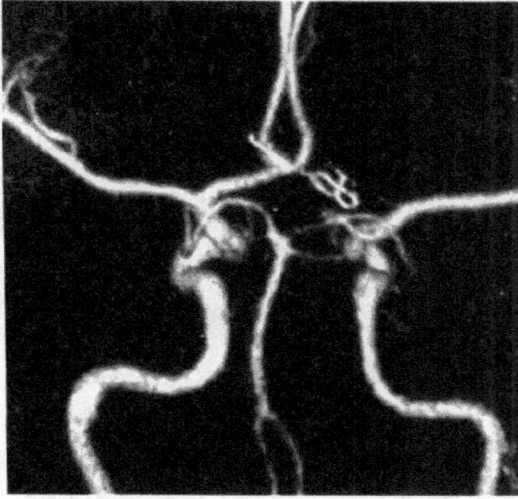

图 2-2-5　前交通动脉瘤夹闭术后 CTA 复查

（2）关于颈内动脉－后交通动脉瘤（图 2-2-6，图 2-2-7）：通常为后交通支上为主，也有位于其下者。由于前床突常影像临时阻断颈内动脉瘤，所以大多需要磨除前床突，此时可从硬膜外磨除，也可从硬膜下切开硬膜磨除。夹闭动脉瘤时要仔细辨认后交通动脉，以免误夹。如术中动脉瘤破裂，不能以棉片压迫，只能以吸引器显露动脉瘤后予以夹闭。术中主要注意勿误夹后交通动脉瘤，作者体会，如右侧多使用直动脉瘤夹，而左侧则多用弯动脉瘤夹。

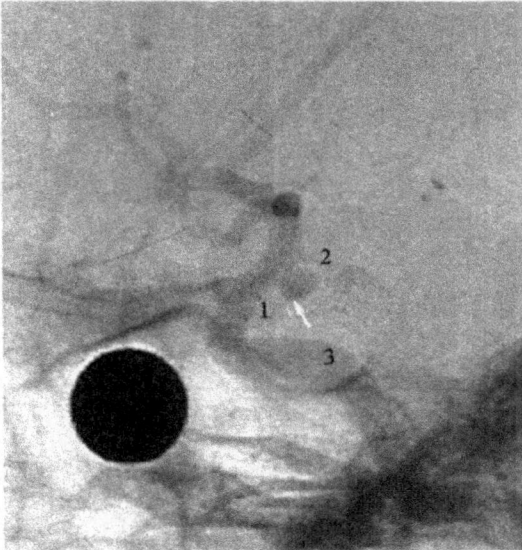

图 2-2-6　DSA 蒙片显示前床突宽大，与动脉瘤颈近端重叠，显示后交通动脉瘤与前床突的关系密切，术中需磨除前床突：1.标记为前床突骨质；2.标记为后交通动脉瘤；3.箭头所指为二者重叠部分

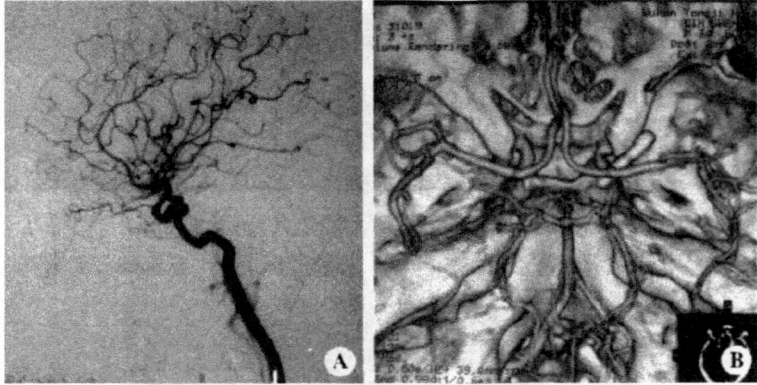

图2-2-7　右侧后交通动脉瘤夹闭手术前后影像

A.术前;B.术后

　　(3)关于大脑中动脉动脉瘤(图2-2-8):由于常合并脑内血肿,应尽早或急诊手术夹闭动脉瘤并清除血肿,夹闭时尽量与 M_2 分支方向平行,避免分叉部狭窄或瘤颈残留,同时要避开穿支血管。术中可配合电生理仪监测皮质功能。

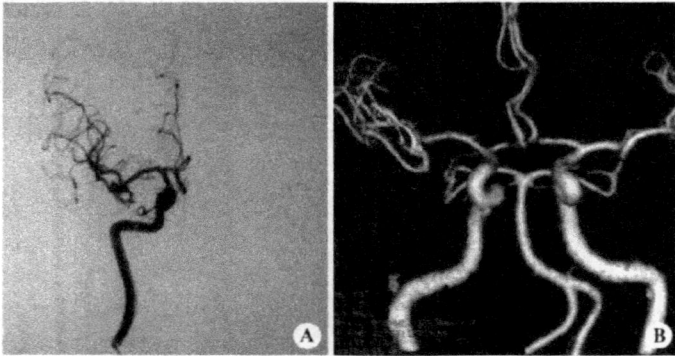

图2-2-8　大脑中动脉动脉瘤手术前后造影

A.术前;B.术后

　　(4)关于基底动脉顶端动脉瘤:条件具备者多以介入栓塞治疗为主,不适合者根据习惯可采用翼点或颞下入路(图2-2-9)。

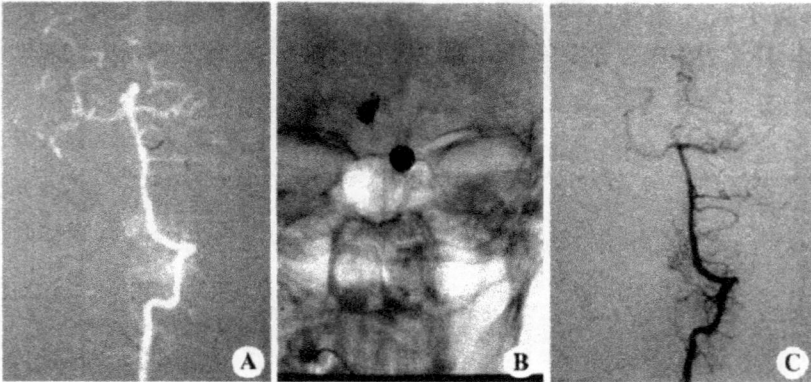

图2-2-9　基底动脉顶端动脉瘤介入栓塞术前术后影像

A.术前显示动脉瘤;B.栓塞术后弹簧圈形态;C.显示载瘤血管通畅,动脉瘤未显影

(5)多发动脉瘤(MIA)：占 SAH 的 15%～33%，根据术前 CT 和 DSA 评价破裂动脉瘤，条件许可时可一次夹闭多个，困难时则优先夹闭破裂动脉瘤。

(6)未破裂动脉瘤：对其自然病史研究中，有报道称未破裂动脉瘤的破裂风险因素包括女性，高龄，大于 5mm，后交通部位及出现症状的未破裂动脉瘤，年破裂率约为 1.4%。目前关于是否、何时及如何治疗(手术或介入)未破裂动脉瘤仍然存在较大争议，需要权衡动脉瘤的位置，大小，自然破裂风险以及外科手术带来的死残率，还应根据每例患者具体情况权衡利弊进行综合评估，充分考虑其风险效益比率。

(7)创伤性动脉瘤：尽管有报道可自行吸收，但仍然建议选择治疗，可采用方式有包裹、夹闭和介入栓塞等。

(8)动脉瘤夹闭后，可行显微镜下荧光造影评价供血血管通畅情况，也可行术中 Doppler 判断或术中 DSA 直接造影。

(9)关于 SAH 行脑室积液外引流：在不能进行急诊手术而有脑室积血的患者，进行脑室外引流是有益的(因篇幅有限本处不予讨论)。

(10)术后注意观察有无血管痉挛现象发生；部分患者在康复期还可能出现意识变差，要及时行 CT 检查，了解有无脑积水，必要时尚需行脑室-腹腔分流术，分流管选择以中低压泵为主。

10.疗效标准与预后　颅内直接手术后 6 个月。

(1)优：无症状，完全恢复原来工作。

(2)良：有轻度神经功能缺失，但可恢复原来工作。

(3)可：有中度神经功能缺失，不能恢复原来工作，但能生活自理

(4)劣：有重度神经功能缺失，不能生活自理，需他人照料。

(5)死亡。

11.随诊　定期随诊，复查 CTA 或 DSA。

(三)颅内巨大动脉瘤的显微外科治疗

颅内巨大动脉瘤是指最大直径＞2.5cm 的动脉瘤，是颅内复杂动脉瘤的一种，占所有颅内动脉瘤的 3%～5%，其好发部位是颈内动脉-眼动脉、颈内动脉-后交通动脉、颈内动脉海绵窦段、大脑中动脉主干、基底动脉和前交通动脉等处。颅内巨大动脉瘤有以下临床特点：①常以占位效应为首发症状，而较少以蛛网膜下腔出血为首发症状，出血少的原因可能是瘤内形成血栓，加固了瘤壁，使之不易破裂；②瘤腔内常有血栓形成，血栓易脱落而造成远隔部位缺血；③颅内巨大动脉瘤因常有血栓形成，脑血管造影有可能显示不出动脉瘤的真实形态，甚至不显影而出现假阴性，尤其是在伴有脑血管痉挛的情况下。巨大动脉瘤的成因尚不十分清楚。研究认为瘤内血栓的形成和增长是巨大动脉瘤形成的主要原因。

1.检查与诊断　颅骨平片可显示动脉瘤内的环形钙化影，岩骨段颈内动脉动脉瘤及海绵窦近段颈内动脉动脉瘤可分别出现岩锥及视神经管外侧嵴的骨质破坏，床突周围段动脉瘤可出现前、后床突的骨质吸收，突入鞍内可导致蝶鞍扩大。

CT 检查可明确蛛网膜下腔出血，合并的脑内血肿，脑积水及周围水肿。CT 检查还可以显示巨大动脉瘤有无血栓的不同表现。①无血栓动脉瘤：平扫为稍高密度，均一圆形强化；②部分血栓化动脉瘤：平扫密度不均一，可伴有环形钙化或瘤内钙化灶，一般情况瘤周无低密度或水肿，但有时因占位效应可出现明显的水肿；③完全血栓化动脉瘤：因血栓形成的时间不同

而表现不同。近期血栓呈高密度。陈旧性血栓呈低密度,周围无水肿,可与脑肿瘤相鉴别。CT 三维重建(CTA)对了解血管解剖及其与颅底结构的关系非常有价值。

血管造影(DSA)对动脉瘤的明确诊断有重要意义(图 2－2－10A),它可以完整了解动脉瘤的形状、部位、大小、与周围血管的关系,血管造影还可以了解动脉瘤颈的宽窄与载瘤动脉的关系以及各血管之间的侧支循环情况,对选择手术方案有重要指导意义,DSA 血管三维重建可立体显示动脉瘤、载瘤动脉、邻近血管分支及其之间的相互关系。

MRI 检查的优点在于其可对动脉瘤所在部位以及与周围结构的关系提供重要信息,在 MRI 成像上,动脉瘤内腔呈低信号流空现象,而瘤内血栓一般呈高信号,但因血栓形成时间的长短不同而存在差异(图 2－2－10B)。

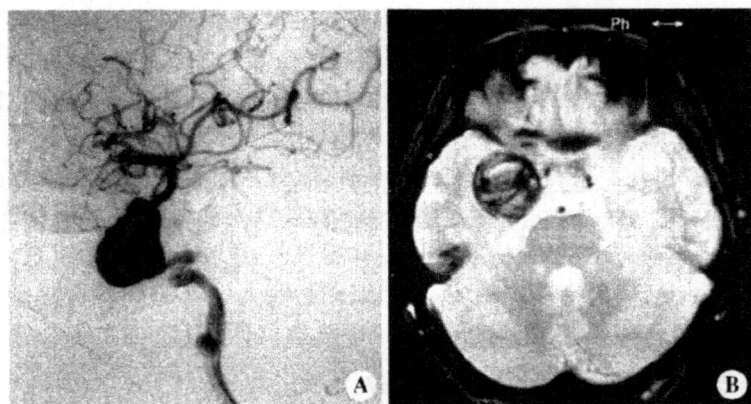

图 2－2－10　MRI 显示右侧颞叶巨大占位,可见明显流空信号(A);DSA 造影示颈内动脉海绵窦段－床突段巨大动脉瘤(B)

2.手术治疗　巨大动脉瘤往往以颅内占位效应、脑出血或脑缺血为临床特点,因此手术目的在于解除动脉瘤对周围重要结构的压迫、防止再出血并保持足够的脑供血。对于无症状性巨大动脉瘤,其自然史及预后情况尚缺乏足够的了解。巨大动脉瘤的手术难度较普通动脉瘤明显增加,手术效果亦不及普通动脉瘤;另外巨大动脉瘤如不手术一旦出现症状,危害要远大于普通动脉瘤。因此,对于这类患者是否采取手术治疗应基于患者身体状况、手术条件、动脉瘤的部位及类型及术者的经验等权衡利弊,并综合考虑。

巨大动脉瘤的外科治疗方法包括直接动脉瘤夹闭手术,单纯结扎载瘤动脉近端,颅内外血管搭桥并载瘤动脉结扎或动脉瘤孤立术等。动脉瘤直接手术包括动脉瘤夹闭、切除及载瘤动脉塑形等方法,是迄今为止外科治疗中最确定的方法。巨大动脉瘤间接手术包括单纯结扎载瘤动脉近端或颅内外血管吻合加结扎术,若患者系高龄且一般状况很差而无法耐受直接手术,可考虑施行载瘤动脉近端结扎,如一侧颈动脉或椎动脉,但之前必须行全脑血管造影并对侧支循环及代偿情况做充分的调查,了解是否能够耐受正常血管的阻断,不致发生严重的脑梗死。

3.巨大动脉瘤手术治疗策略　巨大动脉瘤的手术与普通动脉瘤不同,需要更充分的显露和更大的手术空间,显露过程中以广泛分离脑底池和尽早显露载瘤动脉和动脉瘤颈为原则,不必勉强分离动脉瘤体和瘤顶,尤其是曾经破裂出血的部位,动脉瘤显露后,结合影像学检查,对解剖结构要有准确的认识,如果动脉瘤内尤其瘤颈部含有血栓或硬化斑块,可能无法夹闭或动脉瘤夹滑动,勉强夹闭会造成载瘤动脉狭窄或闭塞,因此必要时需要切开动脉瘤去除血栓后重新塑形后夹闭。

（1）载瘤动脉临时阻断：载瘤动脉临时阻断技术对于处理大型或巨大型动脉瘤以及其他复杂动脉瘤必不可少，它越来越多地被神经血管外科医生所采用。其主要用于：①巨大动脉瘤切开或穿刺前；②在动脉瘤周围进行解剖时，为防止不可控制的破裂出血，可将载瘤动脉临时阻断；③有些动脉瘤无法夹闭，需行颅内外动脉搭桥或直接吻合者。载瘤动脉临时阻断的方法主要有颈部分离颈内动脉临时阻断和颅内段载瘤动脉临时阻断，前者多用于颈内动脉－眼动脉段、颈内动脉－海绵窦段等无法在颅内进行临时阻断的巨大动脉瘤，此法需先作颈部切口，游离出颈内动脉；后者常用于大脑中动脉、前交通动脉、颈内动脉－后交通动脉等处的巨大动脉瘤。

（2）动脉瘤瘤内减压：为了显露瘤颈，了解动脉瘤与载瘤动脉、分支血管及周围重要结构的关系，必须缩小动脉瘤的体积对于薄壁无血栓的动脉瘤，载瘤动脉阻断后可直接穿刺瘤体抽吸，或穿刺载瘤动脉逆行抽吸，可使动脉瘤塌陷，然后分离瘤颈周围的正常血管，特别是细小的穿通支，暴露充分后实施夹闭。对于瘤内有血栓形成或粥样硬化斑块的巨大动脉瘤，单纯抽吸不能使其塌陷，需切开清除血栓或斑块后重新塑形夹闭。

（3）动脉瘤塑形（图2-2-11）：有些宽颈、形状不规则巨大动脉瘤，运用跨血管异形动脉瘤夹组合夹闭可达到隔离动脉瘤的目的，同时保持载瘤动脉及分支的通畅。对于瘤颈很宽的动脉瘤，一个动脉瘤夹难以完全夹闭瘤颈，可采用多个跨血管异形动脉瘤夹平行于载瘤动脉夹闭动脉瘤，在相邻动脉瘤夹叶片之间需有部分重叠以防止夹闭不全；有些巨大动脉瘤，尤其有穿支动脉自瘤壁发出者，此时应根据具体情况灵活处理，必要时可利用跨血管异形动脉瘤夹垂直于载瘤动脉加固夹闭动脉瘤并－避开穿支动脉。另外有些半梭形动脉瘤，载瘤动脉已成为动脉瘤的一部分，此时可运用跨血管异形动脉瘤夹重新塑造载瘤动脉，重塑血管应与动脉主干方向相一致，以保证血流通畅。

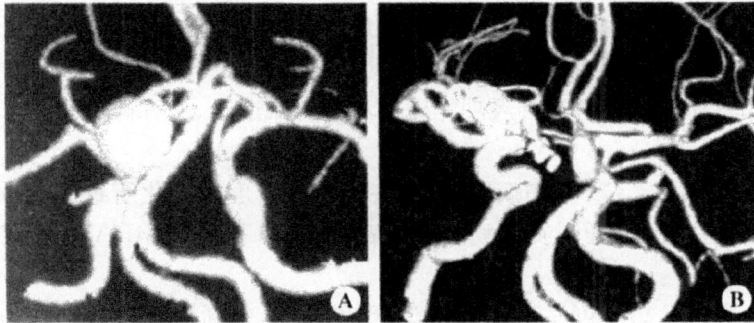

图2-2-11　术前DSA示左侧颈内动脉及大脑中动脉多发巨大动脉瘤（A）；术后复查CTA示动脉瘤塑形夹闭，载瘤血管保持通畅（B）

（4）颅内外血管重建：有些梭形动脉瘤或蛇形动脉瘤或巨大动脉瘤因技术及解剖的原因，无法对载瘤动脉重新塑形者，需采用颅内外血管重建技术孤立动脉瘤：以往多采用闭塞载瘤动脉或包裹术，近年来则很少单独使用。载瘤动脉重建加孤立或切除动脉瘤是目前所提倡的处理方法，包括：①动脉瘤切除，载瘤动脉端端吻合；②巨大颈内动脉瘤孤立术，做大脑中动脉－大隐静脉高流量搭桥，同时结扎患侧颈内动脉近端；③对于其他部分无法夹闭或塑形的巨大动脉瘤，如大脑中动脉瘤，可行动脉瘤孤立，大脑中动脉－颞浅动脉旁路移植手术。术中荧光造影及微血管多普勒超声有助于术中判断重建血管的通畅性。

4.血管内治疗 因巨大动脉瘤多为压迫症状为主,单纯栓塞无法达到减压目的,且巨大动脉瘤多为宽颈和梭形,介入难度大,因此多认为血管内治疗对巨大动脉瘤的作用有限。目前,正处于临床试验阶段的血流导向装置(密网支架)为巨大动脉瘤的介入治疗提供了新的治疗方向。

(张兴祥)

第四节 脑动静脉畸形

脑动静脉镜下(cerebral arteriovenous malformation)为一种先天性脑血管发生上的异常,由胚胎期脑血管胚芽演化而成的一种血管畸形。但颅内血管畸形中90%以上为动静脉畸形(arterivenous malformation,AVM),主要表现为颅内异常扩张的动静脉连接形成的血管团。

一、临床表现

AVM引起的临床表现:①出血,最常见,部位多位于脑实质内,也可表现为蛛网膜下腔出血。②癫痫,可能与近皮质AVM对皮质的刺激,血管间及病灶旁组织胶质反应有关。③盗血表现,主要是由于大量血管短路进入畸形血管团,造成邻近脑组织低灌注而出现缺血性表现。④头痛及其他表现

二、检查与诊断

(一)症状与体征

1.蛛网膜下腔出血可出现头痛、呕吐及脑膜刺激征。有血肿形成时可出现相应的脑压迫症状,如偏瘫、失语等及颅内压增高表现。少数患者有癫痫发作。

2.头部听诊有时可听到血管杂音。

3.可有癫痫发作史及进行性神经功能障碍和智力减退。

(二)辅助检查

1.CT和MRI扫描 CT平扫病变常为等密度、低密度或钙化所致的点、线状血管影,有血肿时则呈高密度占位征,增强扫描病变可显高密度。CTA和MRA在一定程度上类似于DSA的效果。

2.脑血管造影(DSA) 可显示病变位置、受累范围,包括异常供血动脉和引流静脉以及病变的血流动力学情况。三维成像可显示畸形血管团内部结构,如是否合并供血动脉上动脉瘤和静脉瘤样扩张,是否存在动静脉瘘等(图2-2-12A)。

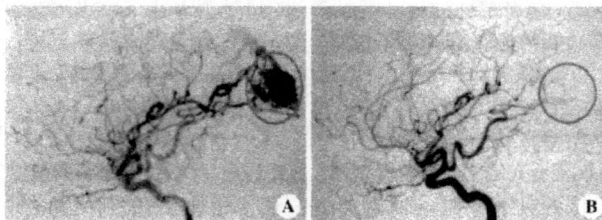

图2-2-12 DSA示AVM供血动脉和引流静脉(A),AVM切除术后影像(B)

（三）诊断标准

1. 青年人有自发性 SAH 或脑内出血史时应高度怀疑有 AVM 的可能。

2. 合并局灶性或全身性癫痫者可能性更大。

3. CT 或 MRI 提示脑内血管性病变。

4. DSA 证实为 AVM。

三、外科治疗

AVM 治疗总的的原则为防止 AVM 出血，纠正盗血等异常血流动力学，控制癫痫，缓解头痛及局部神经功能障碍。目前常用 Spetzler－Martin 分级系统对 AVM 进行评分，评估治疗风险。

1. 血肿清除术　如患者情况良好可同时做病变切除术；若病情重则先清除血肿，待病情稳定后再二期处理病变。

2. 畸形血管团切除术（图 2－2－12B）　主要适用于位于非功能区（如额叶、颞叶和枕叶）的 AVM，术前以 CT 或 MRI 结合 CTA 或 MRA 检查，即可明确畸形血管闭的解剖部位和范围，初步确定供血血管及引流静脉。手术原则：首先在皮质表面确定切除范围；在畸形血管周围的胶质增生层逐步显露；处理血管时先阻断供血动脉，待畸形血管团萎缩后，再处理引流静脉，最后完全切除畸形血管团。术中可应用电生理仪监测皮质功能和术中显微镜荧光造影可以判定 AVM 是否残留。

3. 供应动脉结扎术　适应证为深在、累及重要结构（如视丘、脑干或深部静脉等）的病变。易造成病灶周围缺血，现已很少使用。

4. 介入放射治疗栓塞术　主要适应证为位于脑深部或功能区的病变或存在较大的动静脉瘘，不能手术直接切除者。特殊病例先栓塞以缩小畸形血管团，再二期手术切除或立体定向放射治疗。

5. 放射治疗　包括 γ 刀等立体定向放射治疗方法，主要适用于直径小于 3cm，部位深在不适合手术和介入治疗的患者，或用于术后 AVM 残余的辅助治疗。

总之，AVM 的治疗方案需要根据患者的情况采取个体化的治疗方案。手术为治疗 AVM 的根本方法，目的在于消除或减少 AVM 再出血的机会，减轻"盗血"现象。对于单一治疗方案难以完全治愈者，可采用上述多种方法的联合治疗。

四、疗效标准与预后

1. 治愈　畸形血管切除，病灶消失。

2. 好转　供血动脉结扎、栓塞、电凝后，畸形血管部分或大部分消失；颅内压正常或增高，神经症状减轻或好转。

3. 功能区大面积 AVM 治疗效果仍不理想。

五、海绵窦区海绵状血管瘤

海绵窦区海绵状血管瘤是一种良性病变，占整个颅内血管畸形的 0.4%～2.0%。女性发病多于男性，发病高峰为 40～50 岁。其起源于海绵窦区的硬脑膜，大体上呈边界清楚的血管团块，切面呈海绵状。镜下观察见由大量排列紧密，高度扩张的血管腔构成，血管腔壁薄，其间未见平滑肌及弹力纤维,异常血管间为疏松结缔组织,血管见无脑组织成分。

（一）临床表现

海绵窦区海绵状血管瘤起病缓慢和隐蔽,病变为单发,体积大,肿瘤直径常在 5cm 以上,头痛是最常见的表现,后期可有慢性高颅压症状。随着肿瘤的生长,多出现为占位症状,所有经海绵窦和眶上裂的脑神经均受累及,包括第Ⅲ、Ⅳ、Ⅴ、Ⅵ脑神经麻痹,其中以第Ⅵ脑神经麻痹多见。肿瘤可压迫视神经引起视力下降,压边三叉神经半月节引起患侧面部麻木。后期可引起垂体激素分泌的紊乱。少见有癫痫,出血表现。

（二）诊断

CT 表现为哑铃状外侧大、内侧小的高、等、稍低密度肿块影,边缘清晰与正常组织界限清楚。增强扫描后多呈均一强化,无瘤周水肿,不易于脑膜瘤,神经鞘瘤进行区分。

MRI 扫描,多数情况表现巨大鞍旁肿块,肿瘤位于海绵窦一侧,边界清楚,海绵窦外侧部分较大,鞍内部分较小,形状如"葫芦状"。因为窦内血液流动缓慢,肿瘤内未见血管流空影,T_1WI 低信号,T_2WI 和质子加权上均匀显著高信号,增强后肿瘤均匀强化,高信号,脑膜尾征不明显。部分层面出现包绕颈内动脉的表现。

DSA 检查,动脉期很难显示明显的供血动脉和引流静脉,在造影晚期静脉像有密集的静脉池和局部病灶染色是海绵窦区海绵状血管瘤的两大特征。

（三）治疗

由于本病起病隐蔽就诊时病灶常较大,故多为外科手术切除治疗。手术入路以改良翼点硬膜外入路为首选。术中需注意以下要点:手术显露一定要充分(多需下颞弓);尽量整块切除;善于控制术中出血。术后脑神经损伤是其主要的并发症。

γ 刀对海绵窦区海绵状血管瘤有一定的治疗效果。有报道称部分切除后接受放疗,对缩小血管瘤,减少畸形血管有益,可作为术后残余或复发的有效治疗。术前放疗可使瘤内血管床明显狭窄及结缔组织增多,中央凝固性坏死,瘤内血管血栓形成,有助于减少术中出血。但γ 刀治疗的主要并发症包括脑水肿,视神经损伤及癫痫等,对于 γ 刀治疗的长期疗效还有待于进一步观察。

（张兴祥）

第五节　硬脑膜动静脉瘘

硬脑膜动静脉瘘(dural arterio－venous fistula,DAVF)是发生在硬脑膜及其附属结构上的异常动静脉短路。又名硬脑膜动静脉畸形(dural arterio－venous malformation,DAVM)。

一、分类

1. 按瘘口部位分类　按瘘口部位划分为横窦－乙状窦区、海绵窦区、天幕区、上矢状窦区、窦汇区、前颅窦底区、岩上窦区、枕骨大孔区。部位分类不能提示相关临床症状和病变的血管结构。

2. 按病变范围分类　Djindjian 等根据病变范围将 DAVF 分为两大型。①单纯 DAVF 病变范围局限于硬脑膜;②混合性硬脑膜动静脉瘘,包括头皮、颅骨、硬脑膜复合动静脉瘘。病变范围广泛、瘘口大、症状重、治疗复杂。

3.按引流静脉类型 1972 年 Houser 等首先提出 DAVF 临床症状与静脉引流方式密切相关。1977 年 Djindjian 等根据引流静脉类型系统把 DAVF 分为 4 型，Ⅰ型：静脉引流到硬脑膜静脉窦或硬脑膜静脉，该型症状最轻，主要为杂音，很少引起颅内高压及神经系统症状，静脉窦通畅；Ⅱ型：引流到硬脑膜静脉窦并逆向充盈皮质静脉，可引起颅内高压；Ⅲ型：仅引流入皮质静脉或蛛网膜下腔静脉，使其扩张，甚至动脉瘤样改变，是蛛网膜下腔出血的主要原因；Ⅳ型：硬脑膜动静脉瘘伴有硬脑膜下静脉湖，病情较严重，常有占位效应。

1982 年 Woimam 等报道 DAVF 伴脊髓表面静脉引流特殊类型，可引起上行性脊髓病。1995 年 Cognard 等对 Djindjian 分类加以补充与完善。分为 5 型，Ⅰ型：静脉引流入静脉窦，血液为顺流；Ⅱ型：静脉引流入静脉窦，如血流有逆流为Ⅱa型，血液逆流至软脑膜静脉为Ⅱb，二者同时存在为Ⅱ（a＋b）型；Ⅲ型：静脉直接引流入软脑膜静脉，无静脉扩张；Ⅳ型：静脉直接引流入软膜脑静脉，伴有静脉流样扩张；Ⅴ型：从颅内病变引流入脊髓的髓周静脉。

同期 Burden 等认为 CognardⅢ、Ⅳ型同为软脑膜静脉引流，在治疗方法上是相同的，而Ⅴ型脊髓表面引流静脉与软脑膜静脉起源相同。Borden 把 CognardⅢ、Ⅳ、Ⅴ型归的为一型提出一个相对简单的分类。

Ⅰ型 静脉直接向硬脑膜静脉和硬脑膜窦引流；

Ⅱ型 静脉引流入硬脑膜窦后伴有软脑膜静脉引流；

Ⅲ型 直接引流到软脑膜静脉。

这两种分类（Borden 分型和 Cognard 分型）能评估临床风险，提供治疗依据，有着广泛性和实用性。目前为大多数临床工作者使用。

二、临床表现

DAVF 为颅内动静脉血管畸形一种类型，占其中 10%～15%。本病可发病于任何年龄，好发年龄 40～60 岁，儿童占 1%～3%。DAVF 可发生在颅内任何部位，常为单病灶，多病灶者少见，约占 3%～4%。好发于横窦－乙状窦区，其次为海绵窦区，随后为天幕区、上矢状窦、前颅窝底、岩上窦、窦汇、直窦、枕骨大孔区。

不同部位的 DAVF 有不同的临床表现，主要有出血症状、脑缺血症状、颅内压增高症状以及耳鸣、视力减退等症状。如海绵窦区 DAVF 常表现为眼部症状，岩骨区 DAVF 多表现为耳鸣症状。有学者认为 DAVF 前次出血后数小时至数天可发生再出血，再次出血发生率 20%～35%。出血间隔越短、预后越差。对有出血倾向患者应积极治疗，有出血史的患者应尽早处理。

三、治疗

DAVF 治疗是由患者的临床症状，病变部位及其自然史来决定的。对于某些部位（前颅窝底、天幕区）和特征性的血管影像改变（伴软脑膜静脉引流）提示颅内出血风险高，应尽早治疗。DAVF 的治疗原则是永久完全地闭塞动静脉瘘口，否则只能暂时缓解症状，将会诱导更复杂、更危险、更难治的 DAVF 出现，治疗方法包括血管内栓塞（动脉途径和静脉途径）、开颅手术和放射治疗，图 2－2－13 示 1 例颈内动脉脑膜支及颈外动脉脑膜支供血的海绵窦区DAVF，经静脉途径栓塞后瘘口完全不显影（图 2－2－14）。

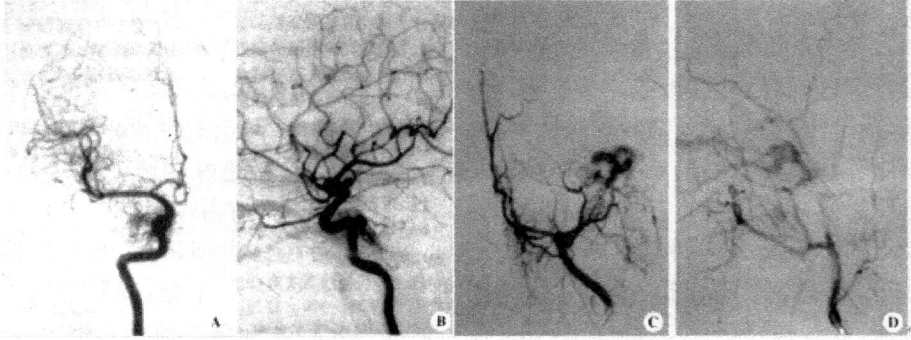

图 2—2—13　栓塞术前显示颈内动脉眼动脉脑膜支及颈外动脉脑膜支供血的海绵窦区 DAVF

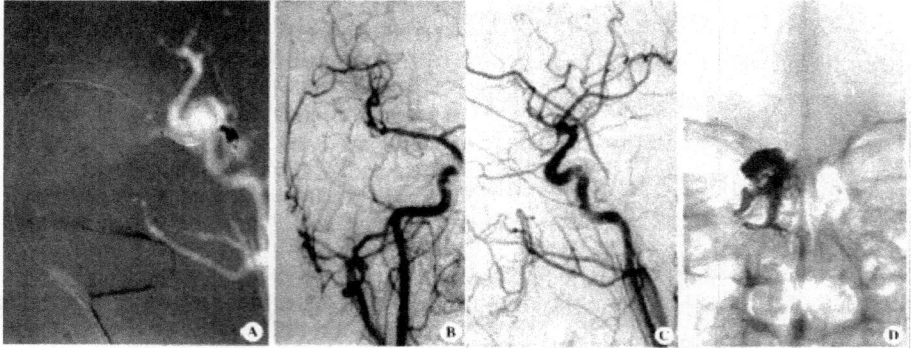

图 2—13—14　经眼静脉途径采用弹簧圈和胶进行填塞，术后 DSA 影像证实瘘口完全不显影

四、疗效标准与预后

1.治愈　异常动静脉引流消失，瘘口消失。

2.好转　异常动静脉引流流量降低；颅内压正常或增高，神经症状减轻或好转，出血风险降低。

（张兴祥）

第六节　颈内动脉海绵窦瘘

海绵窦是一对位于蝶鞍两旁的较大静脉腔隙，任何原因造成的该窦内颈内动脉主干或其分支破裂所致动脉血液流入海绵窦，则称为颈内动脉海绵窦瘘（carotid—cavernous fistula，CCF）。分外伤性、自发性及医源性三种。随着颈内动脉的破裂，动脉血液直接进入海绵窦，导致窦内压力增高，使得动脉血直接反流进入静脉，从而导致与海绵窦相通的各静脉的怒张，临床上也出现相应的症状和体征。

一、诊断

CCF 临床表现较多，但根本取决于瘘口的大小、静脉引流的方向，如向眼静脉引流则以眼部症状为主，向颅内引流则表现为脑部症状，主要表现如下：

1.颅内杂音和震颤　为大多数患者就诊的原因，常描述为与动脉搏动一致的连续样隆隆性杂音,压迫患侧颈内动脉可使杂音明显减弱或消失。

2.搏动性突眼　患者就诊的主要原因之一,常诉眼球向前突出并有与脉搏一致的眼球搏动。

3.头痛　早期可出现头痛。

4.视力和眼球运动障碍　主要为视神经水肿和脑神经受损所致。

5.颅内出血及鼻出血　怒张静脉破裂致颅内出血,后果常较严重;蝶窦壁骨折可致鼻出血。

二、诊断标准

1.外伤病史。

2.搏动性突眼及颅内杂音。

3.CTA、MRA 或 DSA 证实。

三、治疗

CCF 自愈的可能性极小,所以治疗以手术为主。目前血管内介入治疗是 CCF 的首选治疗方法。治疗原则为阻塞瘘口或减少瘘口的血流,同时尽量不阻断供血动脉。常用方法有:

(一)闭塞瘘口保持颈内动脉通畅

1.经血管内应用可脱落球囊栓塞瘘口。此方法简单方便,价格较低,但具有复发,球囊早泄,移位等问题。具体方法为:应用 Seldinger 技术经股动脉置放导管鞘,在 DSA 监视下利用末端带有可脱球囊的微导管,通过导引导管将可脱球囊经颈内动脉破口送至海绵窦,用等渗造影剂充盈球囊直至球囊完全堵塞瘘口,根据临床表现以及再次造影证实颈内动脉通畅,而瘘口完全阻塞后,将球囊解脱,则手术完成(图 2－2－15)。

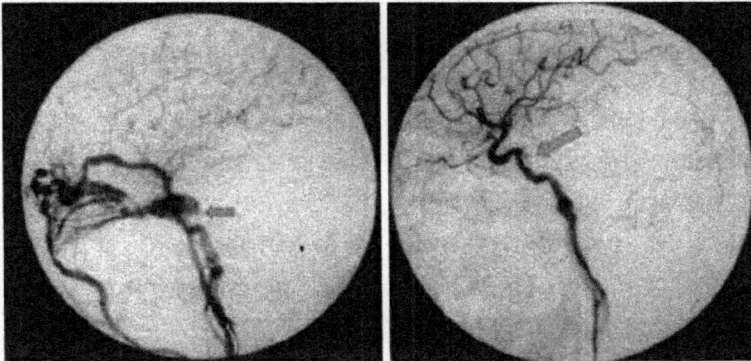

图 2－2－15　TCCF 术前及栓塞瘘口术后 DSA 影像(单纯球囊栓塞瘘口)

2.复杂情况如瘘口过大或过小、破口处存在碎骨片等,单纯球囊不能闭塞瘘口时,可以经动脉或静脉途径,应用微弹簧圈和(或)Onyx 胶,在保护球囊保护颈内动脉的前提下,闭塞海绵窦。

3.覆膜支架的应用,主要是在保持病变动脉通畅的情况下隔离病变并促使病变内血栓形成,从而达到治疗目的。因目前尚无颅内专用的覆膜支架,且存在闭塞重要分支、内漏、血管狭窄或断裂的风险。其远期疗效和并发症情况有待于观察(图 2－2－16)。

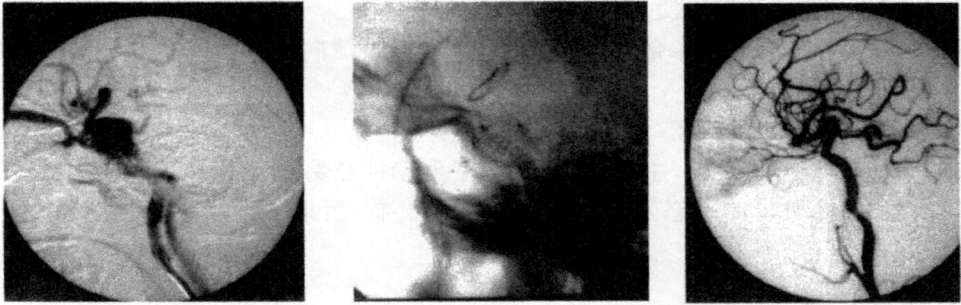

图 2—2—16 TCCF 术前及术后 DSA 影像（覆膜支架治疗）

（二）同时闭塞瘘口和患侧颈内动脉

少部分患者难以保持颈内动脉通畅时，在用颈内动脉闭塞试验（Matas 试验）证实具备患侧颈动脉闭塞的耐受性后，可直接闭塞瘘口以及瘘口处的颈内动脉达到治疗效果。方法有：

1. 可脱球囊闭塞。

2. 颅外与颅内患侧颈内动脉结扎术，即瘘口孤立术，创伤大，不常用。

3. 颅外结扎患侧颈总或颈内动脉不可取，瘘口尚在，造成盗血现象，还可能引起脑缺血。

以上手术，要做以下术前准备：

（1）压颈试验训练：经循序渐进训练压迫颈总动脉，确实能耐受完全阻断颈总动脉血流 30 分钟（即患者颞浅动脉搏动消失），不出现缺血症状。

（2）术中行对侧颈内动脉造影（正位）以及椎动脉造影（侧位），同时压迫患侧颈总动脉，证实代偿良好，即患侧大脑前及大脑中动脉亦充盈，且两侧循环时间相差小于 2 秒。

（3）闭塞加强试验：局麻下先试闭塞患侧颈内动脉，观察 30 分钟，无症状，则将平均动脉压降低 10～20mmHg，继续观察 30 分钟，无症状，则证实永久闭塞更加安全。

四、预后

1. 治愈 瘘口封闭，症状消失。

2. 好转 突眼症状减轻且无脑缺血症状，其他神经症状减轻或好转。

3. 复发 症状复现。

（张兴祥）

第七节 脑出血

脑出血是指各种原因导致的大脑实质内、非外伤性出血又称为出血性脑卒中。自发性脑出血多为高血压引起，也有动脉瘤、AVM、烟雾病、血液系统疾病等原因所致者。

一、诊断

1. 活动后、情绪激动等诱因时突然发病，伴头痛、恶心和呕吐。

2. 根据出血部位不同，临床症状不同。基底核区脑出血可出现典型的"三偏征"即偏瘫，偏身感觉障碍和偏盲。桥脑出血可出现特征性的"针尖样瞳孔"表现。

3.CT 为直选检查,可迅速明确出血部位和范围,血肿量及其他伴随表现(SAH、IVH、周围水肿,梗死情况)。

4.必要时,可行 MRI 和(或)DSA 明确出血原因。

二、治疗

1.高血压脑出血为全身各器官血管均有病理性改变时的脑内出血。治疗应以内科治疗为主,手术为辅。至于手术方式,目前国内主要集中在三个方面,一是局麻钻孔穿刺血肿尿激酶注射引流术(图 2—2—17);二是所谓小骨窗开颅血肿清除术;三是开颅血肿清除术加去骨瓣减压术。至于三种手术方法的效果如何,目前尚无确切定论。目前神经导航、神经内镜、立体定向等微创方法可辅助手术清除血肿,提高手术效果但总而言之,通常手术适应证在于血肿较大,病情不稳,经保守治疗效果不佳,且年龄较轻的患者,或者防止严重继发性损害发生。

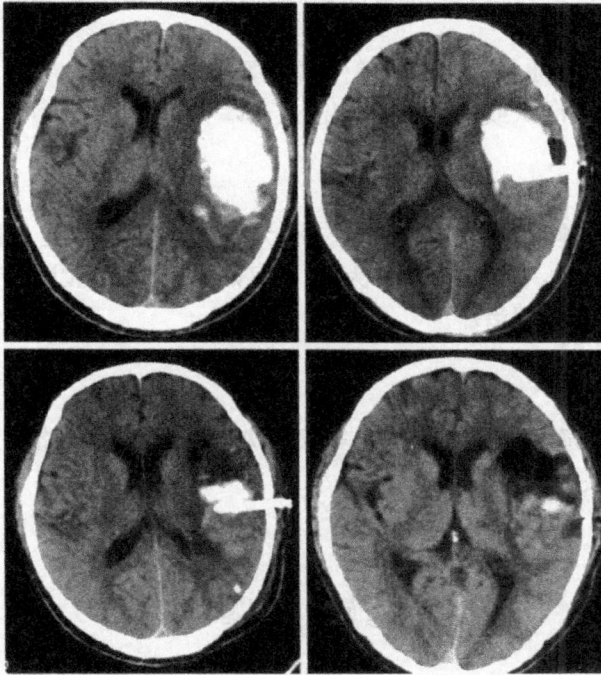

图 2—2—17 高血压脑出血,给予局部钻孔穿刺血肿引流术,手术前后影像学

2.对于年轻患者无高血压病史者,表现为非高血压常见部位的血肿,尤其是外侧裂附近区域血肿,应联想到可能为血管畸形或动脉瘤破裂出血,术中应有充分准备,可能发现来自大脑中动脉系统的动脉瘤或者供血的 AVM。但这类患者多因病情恶化时才进行急诊手术,术后死亡率高,效果较差。

3.其他器官并发症的治疗。例如,同时合并的应激性溃疡所致大出血、波动性血压和肺部感染等均是治疗过程中容易出现的严重问题。

三、疗效标准与预后

按 GOS 评分判定。因高血压脑出血患者年龄往往较大,病程长,多合并其他系统疾病,加之手术创伤和各种并发症,总体致残率高。

四、随诊

定期复查。对于不明原因的脑出血,不排除肿瘤早期引起出血,应定期复查 MRI 或 CT。

(张兴祥)

第八节　小脑出血

一、诊断

1. 突然发病,头痛以后枕部为主,呕吐频繁伴眩晕、共济失调,常无偏瘫。

2. 出血多在小脑半球的一侧,少数起病更急,很快就可能昏迷及呼吸停止。早期出现梗阻性脑积水。

3. CT 为首选检查,可迅速明确出血部位和范围,血肿量。

4. 必要时,可行 MRI 和(或)DSA 明确出血原因。

二、治疗

1. 因小脑血肿易影响呼吸和循环中枢,一旦明确有占位效应,应积极手术清除血肿。但由于后颅窝解剖的特殊性,手术应以减压为主,对可疑血管性病变以二期手术为佳。

2. 病情稳定后,再行病因治疗。

三、疗效标准与预后

同动脉瘤和脑血管畸形。其预后与术前意识状态,脑干功能受损程度,手术是否早期有效缓解高颅压直接相关。

(张兴祥)

第九节　烟雾病

烟雾病(Moyamoya disease)又称"脑底异常血管网症",是一种病因不明的慢性进展性脑血管闭塞性病变,1957 年首先由 Takeuchi 和 Shimisu 首次提出,其特征表现是床突以上颈内动脉及大脑前动脉、大脑中动脉近端自发性、进展性闭塞,并在颅底出现大量网状新生的侧支代偿血管,因这些异常血管在血管造影上形似"烟雾状",Suzuki 与 Takaku 于 1967 年将该病命名为 Moyamoya 病。

一、诊断

烟雾病患者在成人主要表现为脑出血症状,包括脑内出血、脑室内出血和蛛网膜下腔出血三种类型,可有头痛、昏迷、偏瘫及感觉障碍。在青少年和儿童患者,多以短暂性脑缺血发作和缺血性脑卒中为主要表现,出血相对较少见。缺血主要表现为可逆性神经功能障碍、感觉异常、癫痫发作或急性偏瘫、头痛、不自主舞蹈样运动等。

头部 CT 检查平扫仅能显示脑缺血、脑出血及局限性改变，成人常表现为脑室内出血或脑实质及蛛网膜下腔出血；儿童患者多表现为脑实质内多发的缺血梗死灶，以双侧基底核区、额叶及顶叶多见，常伴不同程度的脑萎缩。

MRI 及 MRA 检查能显示颈内动脉、大脑前动脉、大脑中动脉的狭窄及闭塞及烟雾血管的特征，还能显示烟雾病患者颅内出血或缺血性病变。

DSA 检查是诊断烟雾病的金标准，它可清楚地显示双侧颈内动脉虹吸段以上不同程度的狭窄，而且可以显示颈外血管系统与椎基底动脉系统的代偿，以及颅底密集、不规则的烟雾状血管网的形成。

二、诊断标准

根据患者的临床症状特征和影像学标准，可明确诊断。1997 年日本厚生省 Moyamoya 病研究委员会提出的影像学诊断标准：①颈内动脉末端及大脑中动脉和大脑前动脉起始段的狭窄或闭塞；②颅底动脉充盈相可见闭塞处附近异常血管网的形成；③双侧受累。全部满足上述三个条件并排除系统性疾病后诊断即可成立。

三、治疗

Moyamoya 病的治疗可分为内科保守治疗和手术治疗。保守治疗主要包括皮质激素、阿司匹林、血管扩张剂及抗凝药物等，药物治疗至今尚无确切疗效。手术治疗的目的主要是提供有效的血管重建防止脑缺血，进而降低脑出血的风险，包括直接搭桥、间接搭桥和联合旁路移植手术三类。

1.直接搭桥　是指颅外血管与大脑皮质脑血管直接的直接吻合手术（图 2－2－18），供血动脉最常见为颞浅动脉（STA），也有选择脑膜中动脉（MMA）及枕动脉（OA），受体动脉为大脑中动脉（MCA）。最常见的术式为 STA－MCA 吻合术。直接血管重建对局部脑血流灌注起到立竿见影的改善，对缺血性 Moyamoya 病具有不容置疑的效果，图 2－2－19 显示术中荧光造影显示搭桥血管通畅。但由于儿童 STA 和 MCA 分支均较细，所以直接吻合多见于成人，儿童少见。对于直接旁路移植手术能否有效的降低再出血的风险，目前尚存在争议。Kawaguchi 等比较直接血管吻合术、间接血管吻合术及保守治疗对再次发作（包括出血或缺血）的预防作用发现，直接搭桥能明显降低再出血概率。

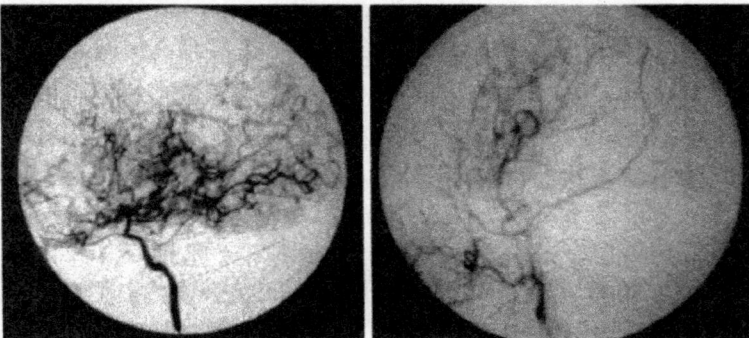

图 2－2－18　示术前颈内动脉造影提示 Moyamoya 血管形成，术后颈外动脉造影提示颞浅动脉与大脑中动脉吻合通畅

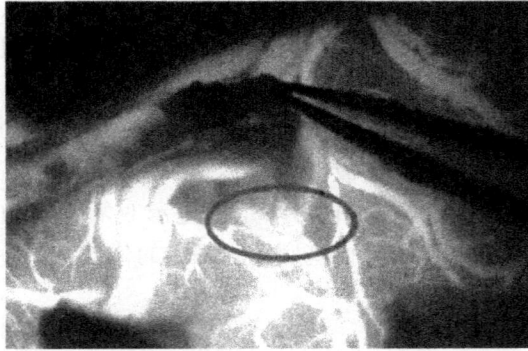

图 2-2-19　术中显微镜下荧光造影提示吻合口通畅。框选所示为吻合口位置

2.间接搭桥　包括由颈外动脉系统(ECA)供血的脑-颞肌贴敷术(EMS),脑-硬膜-动脉贴敷术(EDAS)和脑-硬膜-动脉-颞肌贴敷术(EDAMS)等。与直接搭桥相比,间接旁路移植手术具有安全与操作简单的优点,手术时间短、麻醉风险低,且能够更好的作用于大脑前动脉及大脑后动脉灌注区。缺点是有时不能形成足够的侧支循环,并可能出现仅仅在手术区域附近的脑组织的循环代谢得到改善的情况。虽可显著减少脑室周围的烟雾血管,但对再次出血的预防作用不明显。

3.联合搭桥　是指直接与间接旁路移植手术或几种不同的间接旁路移植手术合用。一些学者提出将直接和间接旁路移植手术合用,努力利用二者的优点。一种具有代表性的术式是将STA-MCA旁路移植手术与间接旁路移植手术如EDAS合用。

四、疗效与预后

对于儿童患者,直接旁路移植手术能明显减少短暂性缺血发作(TIA),可改善可逆性神经功能障碍。血管造影显示在缺血区能建立良好的侧支循环,还可以颅底Moyamoya血管减少,PET和SPECT显示缺血区灌注增加、代谢改善。但对于年龄偏小的儿童,由于颞浅动脉管径过小,有时只能施以间接旁路移植手术,也可取得良好效果,但常较直接旁路移植手术疗效差。若适当合用两种或两种以上的间接旁路移植手术可提高疗效。成年患者可分为缺血型和出血型,30岁以下的缺血型患者,直接或间接旁路移植手术皆有一定的效果,但不如儿童患者明显。30岁尤其是40岁以上的患者间接旁路移植手术效果不明显,应当尽量选择直接旁路移植手术。保守治疗的再出血率约为28.3%,而手术治疗(包括直接搭桥和间接搭桥)的再出血率约为19.1%。华中科技大学同济医学院附属同济医院神经外科观察到直接旁路移植手术能促使新生血管形成并减少Moyamoya血管,术后患者的脑血流和神经症状均得到改善;同时Moyamoya血管的减少也使脑出血的再发生率明显下降。

（张兴祥）

第十节　缺血性脑血管疾病

颈内动脉起始部、大脑中动脉和椎基底动脉系统为好发部位,其主要原因为动脉粥样硬化,高血压、糖尿病起着关键作用。

一、临床表现和分型

阻塞性脑血管疾病主要有三种类型：

1. 短暂性脑缺血发作（transient ischemic attack，TIA）　指局限性神经功能缺失，持续时间≤24小时，约70%的患者≤10分钟。

2. 可逆性缺血性神经功能障碍（reversible ischemic neurologic deficit，RIND）　局限性神经功能缺失持续时间多24小时，但不超过1周。

3. 完全性脑卒中（completed shock，CS）　又称脑血管意外（cerebrovascular accident，CVA），持久性（不可逆性）神经功能缺失，由于相应脑部或脑干供血不足所致。

颈内动脉是阻塞性脑血管疾病最好发的部位，当眼动脉的分支视网膜中心动脉供血不足时，可出现同侧短暂的单眼失明；大脑中动脉缺血则出现对侧运动或感觉障碍，累及优势半球时可出现语言缺失。椎动脉系统缺血表现为眩晕、耳鸣、听力障碍及步态不稳等。

临床上颈内动脉完全性卒中可根据血管狭窄或闭塞水平不同而分为轻、中、重型，其处理方法也不同，如颈内动脉、大脑中动脉和末梢分支三种部位的缺血有不同的治疗方案。

二、诊断

1. 上述典型临床表现。

2. CT或MRI在急性发作后早期可提示缺血改变。MRI更有优势。磁共振弥散加权成像（DMI）能够在超早期（2小时）发现脑缺血灶。

3. DSA可显示脑动脉狭窄、闭塞部位和程度和侧支循环功能。

4. TCD可初步判断可能的狭窄或闭塞部位。

三、外科治疗

（一）内科治疗

由于TIA发作时脑卒中的高危因素，处理的目的是为了防止发生完全性卒中，规范的内科治疗包括以下几点

1. 控制动脉硬化的危险因素　控制血压、血糖、血脂；戒烟、限酒，减轻体重，体育锻炼等。

2. 药物治疗

（1）抗血小板治疗：非心源性栓塞的缺血性卒中/TIA患者（脑动脉粥样硬化性、腔隙性和病因不明性），为减少卒中复发或其他血管事件的风险，建议使用抗血小板药物，而不能用其他任何药物替代。

缺血性卒中/TIA后，应尽早启动抗血小板治疗。如果没有禁忌证，应该长期使用抗血小板药物，氯吡格雷（75mg/d）、阿司匹林（50～325mg/d）、缓释双嘧达莫（200mg）与阿司匹林（25mg）复方制剂（2次/d）均可作为首选的抗血小板药物。依据各种抗血小板治疗药物的获益、相应风险及费用进行个体化治疗。动脉粥样硬化性缺血性卒中/TIA以及既往有脑梗死病史、冠心病、糖尿病或周围血管病者优先考虑使用氯吡格雷（75mg/d）。伴有不稳定型心绞痛、无Q波MI或冠脉支架置入术者，氯吡格雷和阿司匹林联用（氯吡格雷300mg首剂量此后75mg/d）+阿司匹林（75～150mg/d），治疗应持续9～12个月。不适于抗凝的心源性脑栓塞患者，应给予抗血小板治疗。服用抗血小板药物期间，应注意可能发生的出血事件。

(2)抗凝治疗:对于伴有持续性或阵发性房颤的缺血性卒中或 TIA 患者,推荐服用抗凝药华法林,并调整剂量(目标 INR 为 2.5,INR 范围为 2.0～3.0)。对于无法口服华法林的患者,推荐服用阿司匹林(75～100mg)/d＋氯吡格雷 75mg/d(图 2－2－20)。

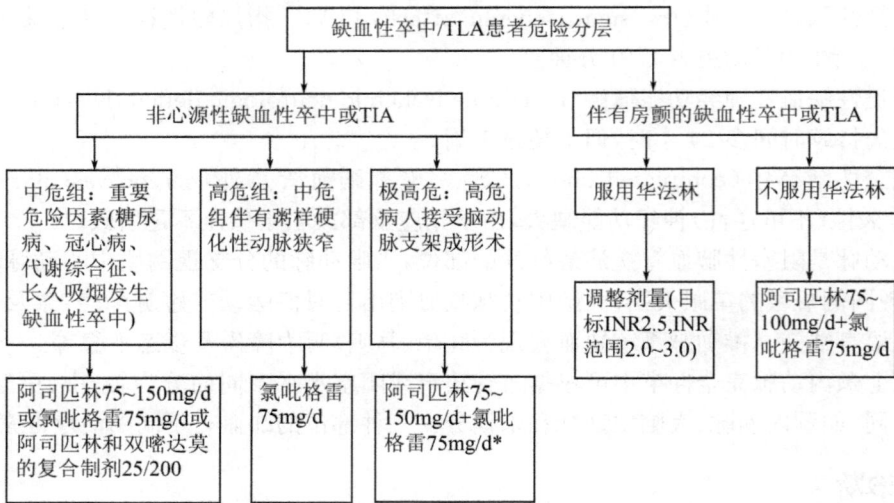

图 2－2－20　缺血性卒中/TIA 患者危险分层及用药

＊脑动脉支架置入术者,首次给予氯吡格雷 300mg;此后氯吡格雷(75mg/d)联合阿司匹林(75～150)mg/d 治疗,治疗 30 天后,改为单用氯吡格雷(75mg/d)9～12 个片。经重新评估风险后,决定下一步抗血小板药物的选择

(3)注意事项:用药前检查血小板及凝血功能。服用阿司匹林出现过敏或既往阿司匹林治疗失败的患者,使用氯吡格雷 75mg/d。有中高度出血并发症危险的患者,建议使用低剂量阿司匹林,50～100mg/d。轻度皮肤黏膜及消化道活动性出血,出血停止 1 周后根据临床情况调整用药。

(二)外科治疗

1. 颈内动脉内膜切除术(carotid endoarterotomy CEA,图 2－2－21)　此手术的主要对象是颈动脉粥样硬化性狭窄患者。临床可表现为 TIA、RIND、进展性卒中或完全卒中表现。B 超和高分辨率的磁共振成像可作为无创的筛选检查,后者还能对斑块中的不同病理成分(钙化、纤维化、脂质、出血进行初步判断,但 DSA 仍是诊断的"金标准"。手术适应证包括:①多次 TIA 相关的颈动脉狭窄;②单次 TIA,相关狭窄程度≥70％;③抗血小板治疗无效;④无症状性患者,狭窄程度≥50％;⑤显小钙化斑及溃疡斑块者,水中采用相关监测(TCD、EEG、SSEP)手段及脑保护措施。术后注意高灌注综合征、脑栓塞、脑缺血、术区血肿形成等并发症的发生。

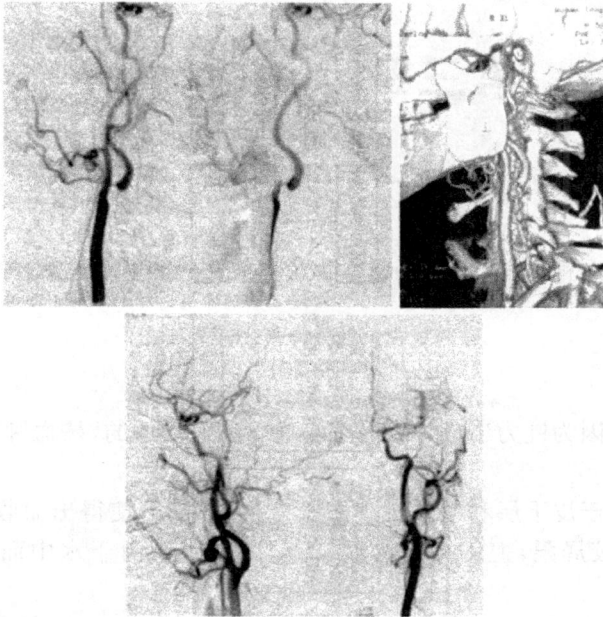

图 2—2—21 颈内动脉内膜剥脱手术前后影像

2. 血管内治疗（球囊或支架成形术）（图 2—2—22） 手术适应证包括有相关症状患者狭窄程度＞50％，无症状患者狭窄程度＞70％；内膜剥脱手术风险高，难度大及剥脱术后再狭窄的患者。术前仍需详细的造影检查了解狭窄的程度，部位，范围，侧支循环代偿等情况。术前3～5 天行抗血小板治疗，目前常用阿司匹林 300mg＋氯吡格雷（波立维）75mg/d，以防术中血栓栓塞的并发症的发生。术后需注意血栓栓塞、再灌注损伤、斑块脱落造成急性脑栓塞、支架移位、血管痉挛、穿刺部位血肿或夹层、术后再狭窄等并发症。

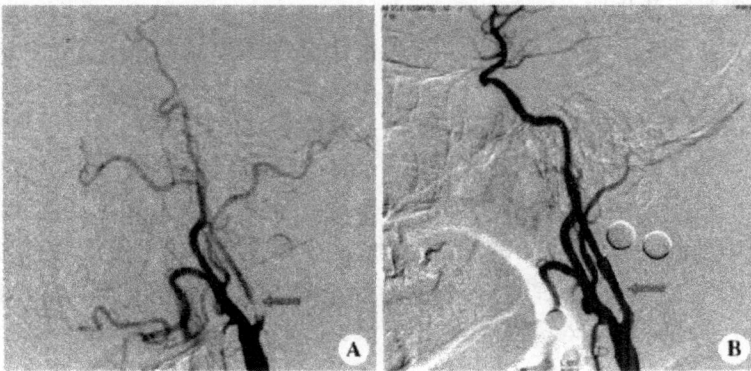

图 2—2—22 颈动脉狭窄支架成形术术前术后 DSA 影像
A. 术前；B. 术后

3. 颅外—颅内动脉吻合术。

4. 对于急性"恶性"大脑中动脉脑梗死和严重出血性脑梗死可采用去大骨瓣（直径＞15cm）减压术。

（张兴祥）

第三章　颅脑外伤

第一节　头皮损伤

头皮损伤的类型多种多样,大概可分为两大类:闭合性和开放性,开放性又可分为头皮裂伤、撕脱伤等。

一、头皮血肿

头皮血肿大多是因为钝力造成头皮内细小血管出血形成的,按血肿部位的不同可以将其分为以下 3 种:

1. 皮下血肿　由于皮下层和帽状腱膜层都连接得很紧,使得出血收到一定的限制,所以此类出血体积小,比较局限,血肿中央有波动感,四周组织由于水中而变得厚,接触时有凹陷感。

2. 帽状腱膜下血肿　由该层内小动脉或导血管破裂引起。帽状腱膜下层疏松,血肿易于扩展甚至蔓延至整个帽状腱膜下层,含血量可多达数百毫升。

3. 骨膜下血肿　多见于钝器损伤时因颅骨发生变形或骨折所致。由于骨膜在颅缝处附着牢固,故血肿范围常不超过颅缝。

有时 3 种血肿可以同时并存。

治疗:一般较小的头皮血肿,无须特殊处理,经过 1～2 周多能自行吸收。较大的血肿常需穿刺抽除同时局部压迫包扎,经一次或几次治疗可愈。穿刺治疗无效,血肿不消或继续增大时,可切开清除血肿并止血。

二、头皮裂伤

头皮裂伤多由锐器或钝器致伤。裂口大小、深度不一,创缘整齐或不整齐,有时伴有皮肤挫伤或缺损,由于头皮血管丰富,血管破裂后不易自行闭合,即使伤口小出血也较严重,甚至因此发生休克。

急救时可加压包扎止血。尽早清创,除去伤口内异物、止血,术中注意有无颅骨骨折及脑膜损伤之后缝合伤口。对有头皮组织缺损者行皮下松解术或转移皮瓣等方法修复。对伤后 2～3d 以上的伤口,也宜清创,部分缝合,并加引流。

三、头皮撕脱伤

多因头皮受到强烈的牵扯所致,如发辫卷入转动的机器中,使头皮部分或整块自帽状腱膜下层或骨膜下撕脱,损伤重,出血多,易发生休克。

急救时,用无菌敷料覆盖创面,加压包扎止血,同时将撕脱的头皮用无菌纱布包好备用,争取在 12h 内清创缝合。头皮整块撕脱者,可行小血管吻合,头皮再植,或将撕脱的头皮作成全厚或中厚皮片再植。小块撕脱可转移头皮。大面积的头皮,颅骨与脑膜缺损者可用带血管的大网膜覆盖创面,待肉芽组织生长后植皮。伤口感染或植皮失败者按一般感染创面处理。

以后可在颅骨裸露区,每隔 1cm 做深达板障的钻孔或将颅骨外板凿除,待肉芽组织生长后植皮。

（王东）

第二节　颅骨损伤

颅骨损伤根据颅骨骨折发生部位的不同可以分为颅盖骨折和颅底骨折两大类。

一、颅盖骨折

按骨折形式分为:

1.线性骨折　可单发或多发,后者可能是多处分散的几条骨折线,或为一处的多发骨折线交错形成粉碎骨折。头颅 X 线摄片可以确诊。

2.凹陷骨折　骨折全层或仅为内板向颅腔凹陷,临床表现和影响视其部位范围与深度不同,轻者仅为局部压迫,重者损伤局部的脑膜、血管和脑组织,并进而引起颅内血肿。有些凹陷骨折可以触知,但确诊常有赖于 X 线摄片检查。

治疗:原则是手术复位。手术指征:①骨折片陷入颅腔的深度在 1cm 以上;②大面积的骨折片陷入颅腔,因骨性压迫或并发出血等引起颅内压增高者;③因骨折片压迫脑组织,引起神经系统体征或癫痫者。

颅盖骨折容易发生在颅骨的突起部位,骨折处常有头皮肿胀及压痛,骨膜下血肿及进展很快的帽状骨膜下血肿常提示颅盖骨折的存在。一般经头颅 X 线片可确诊,分别如下:

1.闭合性骨折　有闭合性线状骨折而患者无神经系统症状的不需要特殊的处理。有骨折线通过硬膜血管沟或静脉窦时,应警惕颅内血肿。骨折线通过副鼻窦时应给抗炎药物。

2.凹陷骨折　骨折片陷入颅脑不超过 1cm,神经系统没有症状,或婴幼儿一般凹陷骨折,可不做手术。手术适应证为:

(1)骨折片陷入颅腔 1cm 以上者。

(2)大面积骨折片陷入颅腔,使颅腔缩小并引起颅内压增高者。

(3)因为骨折片压迫脑组织引起神经系统体征或癫痫者。

(4)整形及解除心理负担,特别是对于前额广泛凹入有明显畸形者。

(5)涉及上矢状窦、横窦、乙状窦的凹陷骨折如未引起神经体征或颅内压增高,可考虑不做手术,反之则需手术。手术时应高度重视,以免发生难以制止的大出血。

二、颅底骨折

1.颅前窝骨折　常累及额骨眶板和筛骨,引起的出血经前鼻孔流出,或流进眶内,眶周皮下及球结合膜下形成瘀血斑,称之"熊猫"眼征。骨折处脑膜破裂时,脑脊液可经额窦或筛窦由前鼻孔流出,成为脑脊液鼻漏,空气也可经此逆行进入颅腔内形成颅内积气。筛板及视神经管骨折可引起嗅神经和视神经损伤。

2.颅中窝骨折　常累及颞骨岩部,脑膜和骨膜均破裂时,脑脊液经中耳由鼓膜裂孔流出形成脑脊液耳漏;如鼓膜完好,脑脊液则经咽鼓管流往鼻咽部,常合并第Ⅶ或Ⅷ颅神经损伤。如骨折累及蝶骨和颞骨内侧可伤及脑垂体和第Ⅱ、Ⅲ、Ⅳ、Ⅴ及Ⅵ颅神经。如果伤及颈内动脉海绵窦段可形成颈内动脉海绵窦瘘而出现搏动性突眼,颈内动脉如在破裂孔或在颈内动脉管处破裂,则可发生致命性鼻出血或耳出血。

3.颅后窝骨折　骨折累及颞骨岩部后外侧时,多在伤后 2～3d 出现乳突部皮下瘀血(Battle 征)。

治疗:

(1)对脑脊液漏禁堵塞,从耳、鼻流出的血性脑脊液应该及时消毒擦除,局部经常消毒。

(2)不要打喷嚏、咳嗽,禁止腰穿,以免引起颅内感染或者积气。

(3)服用抗炎药物防止感染。

(4)脑脊液漏一般多在 1 周内自行愈合,如 1 个月以上不愈合,可考虑开颅修补硬脑膜瘘孔。

(5)对颅神经损伤可给予神经营养及血管扩张药,也可给予中药、针灸、理疗等,6 个月以上仍不恢复者可考虑手术治疗。

(王东)

第三节　脑震荡

　　脑震荡为头部着力后在临床上观察到有短暂性脑功能障碍。一些学者曾认为仅是脑的生理功能一时性紊乱,在组织学上无器质性改变。但近年来通过临床和实验研究发现,暴力直接作用于头部使脑在颅腔内运动,可以造成冲击部位、对冲部位、延髓及上部颈髓的组织学改变。动物试验观察到除意识丧失数分钟外,呼吸可暂停约 1min,以后出现呼吸减慢和不规律,心律也减慢,数分钟或十几分钟后呼吸和心率逐渐恢复正常。伤后瞬间脑血流增加,但数分钟后脑血流显著减少(约为正常的一半),半小时后脑血流可恢复正常。颅内压在着力后的瞬间也可立即升高,数分钟恢复正常。脑的大体标本看不到明显的变化,光镜仅见到轻度变化,如毛细血管充血、神经元胞体肿大及脑水肿变化。电镜可见到着力部位的脑皮质、延髓和上部颈髓神经元的线粒体明显肿胀,轴突也肿胀,白质处有细胞外水肿等改变,提示血脑屏障的通透性增加。这些改变在冲击后半小时内可出现,1h 后最明显,多在 24h 内自然消失。

一、临床表现

　　1.短暂性脑干症状　伤后意识障碍、面色苍白、四肢松软、呼吸浅且不规律、血压低、脉搏弱等。上述症状多在数分钟或十几分钟后逐渐消失或恢复正常,意识障碍大多不超过半小时。

　　2.逆行性遗忘(近事遗忘)　患者清醒后不能回忆受伤经过,对受伤前不久的事也不能记忆,但对往事仍能良好的记叙。提示近记忆中枢一海马回受损。

　　3.其他症状　有头痛、头昏、乏力、恶心、呕吐.畏光、耳鸣、失眠、心悸、烦躁、怕吵闹、思维和记忆力减退等。一股持续数日,数周后症状多可消失,有的患者症状持续数月或数年,即称为脑震荡后退症或脑外伤后综合征。

　　4.神经系统检查无阳性体征发现。

二、辅助检查

1. 颅骨 X 线无骨折发现。

2. 腰椎穿刺　颅内压正常,脑脊液无色、透明,常规和生化检查正常。

3. 脑电图检查　多数患者正常,有的患者可出现两例大脑半球弥漫性电位降低或完全消失,继后又出现慢波。

4. 头颅 CT 无异常发现。

5. SPECT　日本学者用 SPECT 对 20 例脑震荡患者进行追踪观察,发现其中 14 例显示枕叶和小脑为主的颅底动脉和大脑后动脉区供血不足。

三、诊断依据

1. 有确切头部外伤史(直接或间接损伤)。

2. 伤后立即发生一过性意识障碍,时间在 30min 内,清醒后常有"逆行性健忘"。

3. 可有头痛、头昏、头晕、恶心呕吐、耳鸣,无力等症状,生命体征正常。

4. 神经系统检查无阳性体征,腰椎穿刺检查颅内压多为正常,脑脊液成分正常。

四、治疗

1. 伤后短时间内可在急诊室观察,密切注意意识、瞳孔、肢体运动和生命体征的变化。对于回家观察的患者,要嘱其家属日夜密切注意患者头痛、恶心、呕吐和意识障碍,如症状恶化应即来院检查。

2. 急性期应卧床休息,减少脑力活动,给清淡饮食。

3. 对症治疗西药脑复康、谷维素、利眠宁等,中药三七片、脑展宁、脑伤散等,可以减轻症状,促进恢复。

4. 对于症状消失较慢及心理负担较重者应多做病情解释工作,配合心理治疗、体育及气功疗法,防止脑外伤后综合征。若症状恶化应及时检查,以免耽误病情。

(王东)

第四节　脑挫裂伤

脑挫裂伤是指头部外伤后,脑组织产生不同程度和不同范围的挫伤和(或)裂伤,并继发脑水肿、坏死和出血。挫裂伤可发生在着力点下方的大脑皮层,也可发生在着力点对侧的大脑皮层,即所谓"对冲性损伤",如枕部受力后出现额部的脑组织损伤。

一、损伤机制和病理

暴力作用于头部,冲击点处颅骨变形或骨折,脑在颅腔内直线或旋转运动,造成脑的冲击点伤、对冲伤及脑深部结构损伤,形成脑挫伤和脑裂伤。由于脑挫伤和脑裂伤常同时存在,故称为脑挫裂伤。脑挫裂伤每发生在脑表面的皮质,呈点片状出血,如脑皮质和软脑膜仍保持完整,即为脑挫伤,如脑实质破损、断裂、软脑膜撕裂,即为脑裂伤。

脑挫裂伤灶周围常伴有局限性脑水肿,包括细胞毒性水肿和血管源性水肿。此外常伴有弥漫性脑肿胀,以小儿和青年头部外伤中多见,重型颅脑损伤较中型颅脑损伤发生率高,短者在伤后 20～30min 即出现,一般多在伤后 24h 内发生。两侧大脑半球广泛肿胀,脑血管扩张、充血,脑血流量增加、脑体积增大、脑室和脑池缩小。成年患者发生率低,多为一侧大脑半球肿胀,患侧脑室系统受压变小,脑中线结构向对侧移位,其发病机制尚未明确。脑肿胀轻者经治疗后恢复良好,脑肿胀严重者治疗多难奏效,常迅速产生脑疝而死亡,一部分患者恢复缓慢,且遇有脑功能障碍。

二、临床表现

1.意识障碍　　脑挫裂伤患者一般意识障碍的时间较长,短者半小时、数小时或数日、长者数周、数月。有的为持续性昏迷或植物生存,甚至昏迷数年直到死亡。

2.生命体征变化　　常较明显,体温多在 38℃左右,脉搏和呼吸增快,血压正常或偏高。如出现休克时应注意检查胸腹脏器伤或肢体骨盆骨折等。

3.患者清醒后有头痛、头昏、恶心、呕吐、记忆力减退、定向力障碍及智力减退等。

4.神经系统体征　　局灶性体征有偏瘫、失语、偏侧感觉障碍、同向偏盲和局灶性癫痫等。昏迷患者脑干反射消失时,提示病情严重。弛缓状态见于血氧减少、高二氧化碳血症和低位脑干损伤等,预后较差。

5.脑膜刺激症状　　外伤性蛛网膜腔出血、红细胞破坏后形成脑色质,引起化学性刺激致头痛加重、颈强直、克氏征阳性等。

三、辅助检查

1.头颅 X 线片　　多数患者可发现颅骨骨折,可根据骨折的部位注意脑膜血管和其他颅内结构的损伤以及所引起的各种并发症。

2.腰椎穿刺　　脑脊液呈血性,颅内压正常或轻度增高。若颅内压明显增高时应警惕伴发颅内血肿。

3.CT 扫描　　脑挫裂伤区可见点片状高密度区或高低密度混杂区,这些改变在伤后检查即可发现。脑水肿区一般出现较晚,为一界限较轻的低密度区。弥漫性脑肿胀多见于两侧大脑半球,有时可出现于一侧半球。由于脑血管扩张充血,全脑的密度较正常高。一侧大脑半球肿胀除该侧密度增高外,还可见到患侧侧脑室缩小、中线结构向对侧移位的征象。

4.MRI　　脑挫裂伤的 MRI 表现变化较大,常随脑水肿、出血和液化程度而异,分别形成 T_1 加权和 T_2 加权图像上的低信号和高信号。

5.SPECT　　经 SPECT 发现的挫伤或缺血引起的脑损伤区,CT 或 MRI 常不能发现,脑挫裂伤的患者进行 SPECT 检查有助于诊断和判断预后。

四、鉴别诊断

脑挫裂伤往往需要与颅内血肿进行鉴别,主要有:

1.意识障碍过程　　颅内血肿患者多表现有中间清醒期或中间好转期;而脑控裂伤患者常发生持续昏迷,并在观察过程中意识情况多逐渐向稳定或好转。

2.颅内压增高症状　　颅内血肿患者多表现较重的头痛、呕吐,并有血压升高、脉搏缓慢有力和呼吸缓慢等,而脑挫裂伤患者这些症状多不显著。

3.中枢性面瘫、偏瘫及失语等局灶症状　颅内血肿患者是在伤后观察过程中逐渐出现，而脑挫裂伤患者伤后即出现这些症状。

4.CT扫描　临床征象难以鉴别时应行凹扫描，无CT设备可行血管造影或钻孔探查。

五、治疗

1.轻症脑挫裂伤患者通过急性期观察后，治疗与脑震荡相同。

2.重症脑挫裂伤患者应达到加强监护病室(ICU)进行观察和治疗，在专科医生、护士和麻醉师的密切合作及多项功能监测仪的监视下，可以及早发现病情变化，并能在发生不可逆脑损伤前进行治疗，可以降低残死率。若无ICU可以进行专科护理。

3.休克患者除积极进行抗休克治疗外应详细检查胸腹腔有无脏器损伤和内出血，避免延误合并伤的治疗。

4.对昏迷患者应注意维持呼吸道畅通，来院时呼吸困难者立即行气管插管，必要时连接人工呼吸器进行辅助呼吸，对缺氧和二氧化碳蓄积患者应行过度换气和给氧。对呼吸道分泌物增多、呼吸困难、影响气体交换者应早行气管切开。

5.脑挫裂伤伴有脑水肿的患者应适当限制液体入量，如将甘醇醇与呋塞米联合应用可使颅内压降低更为有效。激素可以增强患者对创伤的适应能力，对减轻脑水肿有帮助。

巴比妥疗法：用于经脱水和激素治疗仍不能有效地控制脑水肿的发展、病情危重的患者，硫喷妥钠开始用量为 5～10mg/(kg·h)、静脉滴注，连续用 4h，再以维持且 1.5～2mg/(kg·h)，病情稳定数日或 1 周停药。

6.弥漫性脑肿胀患者，经 CT 扫描确诊后可立即给以激素和进行巴比妥疗法，以收缩血管、减少脑血流量，可获得较好纳疗效。

7.弛缓状态患者伤情多较严重，应针对病因进行治疗，如为血氧过少或高二氧化碳血症时，行过度换气和加压给氧，以改善缺氧和二氧化碳蓄积。对于一般药物难以控制的颅内压增高，在排除颅内血肿后可行巴比妥疗法。

8.颅内压增高的患者　应针对其病因和增高水平进行处理。首先应经 CT 扫描排除颅内血肿，然后根据颅内压增高水平进行治疗。如颅内压为 2.0～2.67kPa(15～20mmHg)时，仅一般脱水治疗，当颅内压在 2.67～5.33kPa(20～40mmHg)时，需加强脱水治疗，当颅内压在 5.33～8.0kPa(40～60mmHg)时，则为严重颅内压增高，脑处于缺血状态，如不能进行有效地控制使颅内压下降，将造成脑的不可逆损害。当脱水和激素治疗无效时，采用巴比妥疗法或开颅减压。如颅内压达到 8.00kPa(60mmHg)以上时，患者已处于濒危或中枢衰竭阶段，虽可进行强力脱水和巴比妥疗法或行开颅减压，但患者预后不良。

9.外伤性蛛网膜下隙出血患者　在伤后数日内脑刺激症状明显者，可反复进行腰椎穿刺，排除血性脑脊液。对减轻头痛、改善脑脊液循环和促进脑脊液吸收有帮助，尼莫地平可以预防和治疗蛛网膜下隙出血后脑血管痉挛引起的缺血性神经损伤。

10.脑损伤灶清除术　对于经检查已排除颅内血肿而脑挫裂伤局部脑组织坏死伴有脑水肿及颅内压增高的患者，经各种药物治疗无效、症状进行性加重者，应考虑手术消除坏死的脑组织、清除小的凝血块，然后根据脑水肿情况进行颞肌下减压或去骨溶减压，术后加强综合疗法。

（王东）

第五节 脑干损伤

暴力作用于头部造成的原发性脑干损伤约占颅脑损伤的 25%,在重型颅脑损伤户占 10%,脑干内除有颅神经核、体感觉和运动传导束通过外,还有网状结构和呼吸、循环等生命中枢存在,故其残死率很高,有关资料报告其死亡率在 60%～80%。以往认为单纯的脑干损伤很少孤立存在,多为广泛性脑损的组成部分。随着 CT 与 MRI 的应用,不少学者报告单纯的脑损伤可以存在,并有一个相对良好的病程。有的学者根据脑干伤的 MRI 影像学改变,结合病理学形态将原发性脑干损伤分为 4 类:①弥漫性轴突损伤;②原发性多发斑点状出血;③桥脑延髓裂;④直接浅表撕裂或挫伤。前两类常伴有脑白质弥漫性轴突损伤或出血性损害,后两类可不伴有脑白质和脑肌体的伤。

继发性脑干损伤常因颅内血肿、脑水肿所致的天幕裂孔痛而压迫脑干,并使脑干血管受到牵拉而致脑干缺血和出血。脑干伤的临床表现较典型,但不少患者因合并大脑半球损伤,患者意识不清,难以做出精确的节段定位。如果在原发脑干损伤的基础上又增加了继发性脑干损伤,给诊断和治疗造成很大困难,若处理有迟延,将导致脑干的缺血性坏死,后果极为严重。

一、损伤机制和病理

1.暴力直接作用

(1)头部直接受冲击后,脑在颅腔内运动,脑干与小脑幕游离缘、斜坡和枕骨大孔缘相撞击而致伤。一般统计,枕部着力时原性脑于损伤的发生率较高,前额部、顶部和颞部着力时发生率低。脑干损伤的部位以中脑被盖部为多见,其次是桥脑和延髓盖部,桥脑基底部、桥臂和大脑较少见。

(2)着力时颅内压突然增高,向压力较低的椎管分散时较大压力集中在脑干而致伤,或则脑室内脑室外液瞬间移向导水管和四脑室致脑干遭受冲击。

(3)经斜坡、蝶骨或枕骨大孔处的颅底骨折直接损伤脑干。

2.间接暴力引起

(1)臀部或两足着地的坠落伤,外力借脊柱传达到枕骨大孔,围绕枕骨大孔的骨折造成的延髓损伤。

(2)暴力冲撞腰背部,头部先过伸而后又过屈的挥鞭样运动,导致延髓和脊髓交界处的损伤。

二、临床表现

1.意识障碍 原发性脑干损伤的患者。伤后立即昏迷,昏迷为持续性,时间较长,很少出现中间清醒期或中间好转期,如出现应考虑到合并颅内血肿等原因。脑干损伤意识障碍的恢复比较缓,但意识恢复后常有智力迟钝和精神症状。如网状结构受损严重时,患者可呈植物生存状态。

2.瞳孔和眼球运动变化 中脑受损伤时,初期两侧瞳孔常不等大,伤侧瞳孔放大,对光反射消失,眼球向下外倾斜。桥脑损伤时,可出现双瞳极度缩小,两侧眼球内斜、同向偏斜或两侧眼球分离等征象。

3.去脑强直　是中脑损伤的表现,损伤居于红核和前庭核之间,红核是抑制伸肌收缩的中枢,前庭核平面有伸肌收缩中枢,故去脑强直表示伸肌收缩中枢失去控制。

4.交叉性瘫痪　为脑干一侧损伤的表现,中脑一侧损伤时出现同侧动眼神经瘫和对侧上下肢瘫;桥脑一侧损伤时出现同侧外展神经、颜神经瘫和对侧上下肢瘫。

5.生命体征变化　①呼吸功能紊乱:常在伤后立即出现呼吸节律的变化,当中脑下端及桥脑上端的呼吸调节中枢受损时,出现呼吸节律紊乱,如陈一施氏呼吸,当桥脑中下部的长叹中枢受损时,可出现抽校样呼吸;当延髓的吸气和呼气中枢受损时,则呼吸停止。在继发性脑干损伤的初期,如小脑幕切迹疝形成时也出现呼吸节律紊乱,即陈一施氏呼吸。在脑瘤的晚期,脑干下移或小脑扁桃体疝使延髓受压时,呼吸即将停止。②心血管功能紊乱:当延髓损伤严重时,表现为呼吸和心跳迅速停止、患者死亡。较重的脑干损伤,呼吸不规则往往需要较长时间才逐渐好转。继发脑干损害的初期,可出现心律慢和血压升高的改变,在小脑幕切迹疝的晚期,可因扁桃体疝而呼吸停止,此时血压也迅速下降,需要用升压药维持血压,而心跳仍可维持数日,最后心力衰竭。③体温变化:脑干损伤后可出现高热,这多由于交感神经功能受损、出汗功能障碍,影响体热的放散所致,当脑干功能衰竭时体温则降至正常以下。

三、内脏症状

1.消化道出血　为脑干损伤或病变的二指肠黏膜糜烂或溃疡所致。

2.顽固性呃逆。

四、辅助检查

1.腰椎穿刺　脑脊液多呈血性,压力多正常或轻度增高,当压力明显增高时,应考虑到颅内血肿或脑的其他部位损伤。

2.X线检查　颅骨骨折发生率高,可根据骨折部位推测脑干损伤情况。

3.CT扫描　对诊断原发性脑干损伤有价值。应在伤后数小时内进行检查,可显示脑干有点片状高密度区,脑干肿大、环池受压或闭塞,而侧脑室和侧裂多属正常。继发性脑干损害可见一侧脑室受压移位和变形,脑干也受压扭曲向对侧移位。

4.MRI　是诊断脑干损伤较理想的检查方法,MRI大致能反映病理改变,尤其对脑干弥漫性的轴突损伤。用自旋回被序列,T_2加权图像优于T_1加权图像。脑干弥漫性轴突损伤在T_2加权图像上呈椭圆形或条状高信号,常见于脑干背外侧,在T_1加权图像上呈现为低信号。MRI对其他几类脑干损伤的诊断也很有价值,小灶出血的信号变化与伤后时间有关,伤后4d以上,T_1加权因像常能显示高信号的出血灶。继发性脑干损伤的MRI表现可分为直接征象和间接征象,常见的直接征象有脑干中央出血,出血可多可少,常位于中脑和桥脑上部腹侧和中线旁。间接征象有幕上血肿伴中线结构移位、严重的弥漫性脑肿胀、天幕裂孔疝、唯一基底动脉分布区脑栓塞和脑干上部受压等。

5.诱发电位　可以确定有无脑干损伤和损伤的部位。中脑损伤时听觉诱发电位完整,而皮层体感电位消失,桥脑损伤时,听觉诱发电位波峰不完整,皮层体感电位也消失。

五、诊断依据

1.头部外伤后昏迷,时间较长,程度较深。

2.瞳孔大小不等、多变、极度缩小或扩大,可有眼球位置常。

3.一侧或两侧锥体束征,交叉性麻痹或去脑强直发作。

4.带有呼吸,循环障碍自主神经功能损害症状。

5.原发性脑干伤,颅内压可正常或轻度增高,脑脊液正常。

6.常有中枢性高热。

六、治疗

1.抢救时机 原发性脑干损伤救治的关键时机在伤后 6h 之内,有关报道救治在伤后 6h 内患者存活率为 54.3%,超过 6h 为 27.9%。对一例瞳孔散大者必须在 3h 内进行有效治疗,双侧瞳孔散大者必须在 1h 时内给予有效治疗,否则脑干损伤将不可逆。

2.救治原则

(1)原发性脑于损伤危及生命,其颅内外合并伤及并发症造成继发性脑干损伤,使救治更加固难。在救治原发脑干损伤的同时要积极处治合并伤及并发症,防止继发性脑干损伤的发生。

(2)救治措施是综合性的,包括急救药物、急诊手术及其他抢救治疗,针对不同类型患者要有所侧重,既要从整体出发,又要抓住主要环节,对危及生命的损伤要优先处理,迅速阻断恶性循环,争取在脑干损伤不可逆前使患者有所好转。

3.主要措施

(1)早期遏制和减轻脑干水肿对救治原发脑干损伤至关重要。治疗脑子水肿的药物和方法很多,有的学者主张采用"一小三大"的用药原则,即小剂量的甘露醇,大剂量的激素、呋塞米及胞二磷胆碱。除药物的剂量及配伍外,决定药物治疗成功与否最重要的因素是开始投药时间。国外学者实验研究,在伤后 1h 之内给药效果较好,并指出急性中枢神经系统损伤的病理变化很快,伤后 6h 神经元轴突即发生变化,有水肿、缺血及普遍性组织结构改变。

(2)气管切开是挽救原发脑干损伤的重要措施,若患者昏迷超过 6h,出现呼吸困难、呼吸道分泌物增多,应行气管切开,其重要性已熟知,关键在于早期切开更有利,在伤后 12h 内为宜。对持续昏迷的患者在病情允许的情况下尽早下胃管,其益处有三:①胃肠减压;②预防和治疗应激性溃疡;③补充营养、维持水电解质平衡。

(3)原发脑干损伤合并颅内血肿和(或)脑挫裂伤,应在积极救治原发脑干损伤的同时,迅速清除颅内血肿和(或)行内外减压手术,争取在继发性脑干损伤前解除脑受压。紧急情况下,可在急诊室或床边钻孔引流,对脑疝患者可先行脑室引流,以缓解高颅压。对直径大于 2cm 的脑干血肿可考虑手术清除。

(4)原发性脑于损伤合并身体其他部位损伤,应在救治脑干损伤的同时,优先处理危及生命的并发症,如血气胸、肝脾破裂、胃穿孔等。若又合并颅内血肿,两种手术可同时进行。

(5)积极防治颅内外并发症,如颅内感染、肺炎、胃肠道出血、泌尿系感染、褥疮等。

(王东)

第六节 颅内血肿与脑出血

颅内出血是颅脑损伤中常见的继发性病变,可以发生在硬脑膜外、硬脑膜下、蛛网膜下隙、脑实质内及脑室内。有的聚积成为较大的血肿,形成一种局限性占位病变,大多可经手术清除,有的可自行分解而被吸收(如蛛网膜下隙出血),有的仅为散在的斑点状(如脑实质内的斑点状出血)。可不引起特殊症状,如果发生在脑干内部,虽小也可致命。

目前,国内对外伤性颅内血肿的分类方法很多,比较统一的分类方法有 2 种:接血肿症状出现的时间分类:①急性血肿:伤后 3d 出现症状者;②亚急性血肿:伤后 3d～3 周出现症状者;③慢性血肿:伤后 3 周以上出现症状者。1978 年我国第二次神经科学会中,确定受伤后 3d 内出现血肿症状者列为特急性颅内血肿。

按血肿在颅腔内部位分为:①硬脑膜外血肿:血肿位于颅骨内板与硬脑膜之间;②硬脑膜下血肿:血肿位于硬脑膜下与蛛网膜之间的硬脑膜下腔内;③脑内血肿:血肿位于脑膜下腔内;④脑室内出血:出血在脑室系统内;⑤后颅窝血肿:血肿位于后颅窝;⑥多发性血肿:不同部位多发的同一类型血肿或不同类型的血肿。

此外,伤后首次 CT 扫描未发现血肿,当病情变化时再次 CT 检查发现了血肿,称为迟发性颅内血肿。有的患者伤后病情稳定,无明显症状,经 CT 扫描发现了颅内血肿,称隐匿性颅内血肿。

一、硬脑膜外血肿

硬脑膜外血肿是出血积聚于硬脑膜外腔内,其发生率在闭合性颅脑损伤中占 20％～30％,在颅内血肿中占 25％～30％,仅次于硬脑膜下血肿。婴幼儿硬脑膜外血肿较成人少,主要由于该年龄颅骨血管沟较浅,骨折时不易损伤脑膜中动脉的原因。

(一)硬脑膜外血肿的出血来源

1.脑膜中动脉损伤引起出血者最多见　当骨折线通过翼点时,因此处常有骨管形成,一旦骨管骨折,较骨沟骨折更容易损伤脑膜中动脉主干,形成颞部大血肿。骨折损伤脑膜中动脉前支也较多见,血肿于额部或额顶部。骨折损伤脑膜中动脉后支者较少见。

2.矢状窦损伤出血　骨折线经过矢状中线损伤上矢状窦时,可形成矢状窦旁血肿或跨过矢状窦的跨性血肿。

3.板障静脉出血　颅骨凹陷骨折时板障血管出血,形成局部血肿。

4.脑膜前动脉损伤出血　偶见于前额部着力,骨折损伤筛前动脉及其分支脑膜前动脉,可产生额极或额底部硬脑膜外血肿。

5.横窦损伤出血　见于枕部着力引起的线形骨折,血肿多位于后颅硬脑膜外,也可产生枕极和后颅窝硬膜外的骑跨性血肿。

(二)临床表现

除有颅内血肿的一般表现外,硬脑膜外血肿的症状特点为:

1.在意识障碍方面,由于原发脑损伤多较轻,伤后原发性昏迷的时间较短,出现中间清醒或中间好转较多,伤后持续昏迷者少见。如为直径较大的脑膜中动脉主干或其前支出血,病情进展迅速,中间清醒期短,继发性昏迷出现较早。脑膜前动脉,脑膜中静脉、板障静脉及静脉窦损伤时,出血较为缓慢,中间清醒期较长,继发性昏迷出现较晚。

2.颅内压增高症状出现于中间清醒期,在继发性昏迷前常有躁动不安,亚急性或慢性血肿患者的眼底检查多显示视乳头水肿。

3.局灶症状　由于血肿位于运动区和其邻近部位较多,故中枢性面瘫、轻偏瘫、运动性失语比较常见,位于矢状窦旁血肿可出现下肢单瘫,后颅窝硬膜外出血可出现眼球震颤和共济失调等。

(三)检查

检查时除颅脑损伤的一般检查外,还应注意:

1. 着力部位除头皮裂伤外,常见头皮局部肿胀,出血经骨折线到骨膜下,或经破裂的骨膜到帽状腱膜下形成帽状腱膜下血肿。

2. 血肿大多位于一侧大脑半球表面,故超声波检查时中线波移位比较明显。

3. 颅骨骨折发生率较高,约 95% 显示颅骨骨折。

4. 脑血管造影 在血肿部位显示典型的双凸镜形无血管区,矢状窦旁或跨矢状窦的硬脑膜外血肿,造影的静脉和静脉窦期可见该段的矢状窦和注入的静脉段受压下移。

5. CT 扫描 在脑表面里梭形高密度影。

(四)治疗

治疗急性硬脑膜外血肿一般多采用骨瓣开颅,以便彻底清除血肿及止血,并避免遗留颅骨缺损。脑膜中动脉主干损伤时出血活跃,可采用电凝、银夹或缝扎止血,必要时填塞棘孔。防止术后再出血,可将硬脑膜缝合于骨膜或颞肌上进行悬吊。静脉窦损伤最好采用肌肉、筋膜或明胶海绵覆盖于破口处,再行悬吊,一般可有利止血。对于血肿清除后,颅内压仍很高,硬脑膜切开后局部未发现血肿,则应探查对冲部位,若仍无血肿发现,可进行去骨颞或颞肌下减压。

亚急性或慢性硬脑膜外血肿病程进展缓慢,若患者无明显症状,血肿量在 50ml 以下,可在密切观察下择期手术,也有用西药保守治疗及中药治疗的报道。

二、硬脑膜下血肿

硬脑膜下血肿为颅内出血积聚于硬脑膜下腔,是颅内血肿中最常见者,在闭合性颅脑损伤中占 5%~6%,在颅内血肿中占 50%~60%。临床根据血肿出现症状的时间分为急性、亚急性和慢性血肿 3 种。此类血肿中两个以上的多发性血肿约占 30%,双侧性血肿约占 20%,少数患者同时件有脑内血肿或硬膜外血肿。

(一)急性硬脑髓下血肿

为伤后 3d 出现血肿症状者,在硬脑膜下血肿中占 70% 左右。大多伴有脑挫裂伤和皮质的小动脉出血,伤后病情变化急剧。手术处理比较复杂,术后死亡率和致残率均很高,为颅内血肿治疗上的一个难题。

1. 出血来源和部位 急性硬脑膜下血肿多来源于皮质破裂的小动脉,由于血肿与脑挫裂伤、脑水肿并发,较小的血肿即可出现症状。这种复合性血肿多局限于脑挫裂伤处,有的也向外扩延到半球表面。一部分血肿来源于桥静脉损伤,此类血肿多不伴有脑挫裂伤,称为单纯性血肿,血肿较广泛地覆盖于半球表面。

血肿发生的部位与头部着力点与着力方式有密切关系,一段加速性损伤,而减速性损伤,血肿既发生于着力侧,也发生于对冲部位。如一例枕部着力的减速伤,硬脑膜下血肿多发生于对侧额底、额极、颈底和颈极部。脑挫裂伤区血肿较厚时,其周围脑表面为一强层血肿,在挫裂伤灶深部有时伴发脑内血肿。在枕部的着力侧可产生后颅窝硬脑膜外或硬脑膜下血肿。

2. 临床表现 急性硬脑膜下血肿大多伴有脑挫裂伤,故临床表现与脑挫裂伤相似,鉴别

较困难,其临床表现的特点有:

(1)临床症状较重,并迅速向更严重阶段发展,尤其是特急性血肿,伤后仅1~2h即可出现双瞳放大、病理性呼吸的濒死状态。

(2)意识障碍变化中,有中间清醒或好转期者少见,多数为原发昏迷和继发昏迷相重叠,或昏迷的程度逐渐加深。

(3)颅内压增高症状中,呕吐和躁动比较多见,生命体征变化明显。

(4)局灶症状较多见,偏瘫和失语可来自脑挫裂伤和血肿压迫。

(5)脑症状出现较快,尤其是特急性硬脑膜下血肿,一侧瞳孔散大不久对侧瞳孔也散大,并出现去脑强直、病理性呼吸等症状。

3. 检查方法

(1)颅骨X线拍片:骨折发生率约占50%,较硬脑膜外血肿的骨折发生率低,无颅骨骨折的颅内血肿应考虑硬脑膜下血肿的可能性较大。

(2)脑超声:由于双侧血肿和额底、额底部血肿占相当比率,因此中线波无移位或轻度移位较多见。

(3)脑血管造影:一侧脑表面的硬脑膜下血肿脑血管造影的典型表现为同侧大脑前动脉向对侧移位,侧脑表面的新月形无血管区。双侧性硬脑膜下血肿的一侧脑血管造影显示为同例脑表面的新月形无血管区,而大脑前动脉仅轻微移位或无移位。额底或颞底部的硬脑膜下血肿,脑血管造影可无明显变化。

(4)CT扫描:CT平扫上,急性硬膜下血肿表现为颅骨内板下新月形高密度区。血肿的密度直接与血红蛋白含量有关,少数病例因患有贫血或蛛网膜破裂,脑脊液进入血肿而呈等或低密度。血肿范围较广,可超越颅缝线,甚至覆盖整个大脑半球。急性硬膜下血肿常伴有脑挫裂伤,占位效应明显。额底和颞底的硬膜下血肿因邻近颅骨和部分容积效应,在横断面。扫描上难以显示,冠状面扫描有助确诊。

(5)MRI:急性硬膜下血肿,完整的红细胞内含有去氧血红蛋白,使T_2缩短,故在T_2加权图像上呈现为低信号强度区,而在T_1加权图像上血肿的信号与脑实质的信号强度相仿。

4. 治疗　治疗急性硬脑膜下血肿患者病变发展急剧,必须争分夺秒尽快减轻脑缺氧和解除脑受压。手术时,应根据头部着力点和着力方式设计探查的钻孔位置:如一侧枕部或前额着力伤,应在眼眶的前上方和前额部钻孔,防止遗漏额底、额极和颞底、颈极部血肿。头部侧方着力,应首先在着力侧钻孔,然后在对冲部位钻孔探查。

钻孔后,如发现硬脑膜张力大,呈暗紫色,表示有硬膜下积血,切开硬膜后如血肿全部或大部为凝血块,应行开颅清除血肿,如血肿为液体性,可再做一两个钻孔引流血肿,并反复以生理盐水冲洗,然后置入橡皮管引流24~48h。

如一个血肿被清除后脑部又迅速膨出,颅压很高,应考虑到有多发血肿的可能,要在相应部位钻孔探查,发现血肿予以清除。如钻孔后未再发现血肿,即为脑控裂伤和脑水肿所引起,应根据脑肿胀的程度行一侧或两侧颞肌下减压或去骨瓣减压。

手术前后应行止血、抗炎、降颅压等综合治疗。对于神志尚清楚、血肿量少、脑挫裂伤轻、生命体征平稳的患者,可在严密观察下行西药或中药保守治疗。

(二)亚急性硬膜下血肿

为伤后3日到3周内出现血肿症状者,在硬膜下血肿中约占5%。出血来源与急性血肿相似,但损伤的血管较小,且多为静脉出血。原发脑损伤较轻,伤后昏迷时间短,伤者主诉头痛,有时恶心、呕吐,经过 3~4d 后,上述症状加重,眼底检查可见视乳头水肿,局灶症状有轻偏瘫和失语。颅骨干片、脑超声和脑血管造影的所见与急性硬膜下血肿相似。普通 CT 扫描显示脑表面的月牙形等密度区,如判断困难,需注意观察有无脑室系统移位和变形,也可应用对比形增强后看到血肿内缘的弧线形高密度或等密度增强带。在 MRI 检查中,由于亚急性硬膜下血肿的去氧血红蛋白变成高铁血红蛋白,并有溶血,则造成 T_1 缩短和 T_2 延长,所以在 T_1 和 T_2 加权图像上均为高信号强度。手术与其他治疗方法与急性硬膜下血肿相似,由于脑损伤较好。手术效果比急性血肿良好,保守治疗的成功率也比较高。

(三)慢性硬膜下血肿

为伤后 3 周以上出现血肿症状者,临床并不少见,约占硬膜下血肿的 25%。以前,大多认为由于血块溶解,囊内液体渗透压较高,脑脊液通过包膜被吸收到囊肿内,这种说法已被否认。目前,大多认为在包膜的外层有新生而粗大的毛细血管,有血浆由管壁渗出或毛细血管破裂出血到囊腔内,使血肿体积不断增大,晚期出现局灶症状和颅内压增高。

1.临床表现　有轻微头部外伤史或外伤已不记忆。在伤后较长时间内无症状,或仅有头痛、头昏等症状。常于伤后 2~3 个月逐渐出现恶心、呕吐、复视、视物模糊、一侧肢体无力等表现,其临床表现可归纳为以下几种类型:

(1)颅内压增高症状,如头痛、恶心、复视、视乳头水肿等,有时误诊为颅内肿瘤。

(2)智力精神症状为主,如记忆力减退、理解力差、智力迟钝、精神失常,有时误诊为神经官能症或精神症。

(3)局部性症状为主,如轻偏瘫、失语、同向偏盲、局灶性癫痫,易误诊为癫痫或颅内肿瘤。

(4)婴幼儿前囟膨隆、头颅增大,易误诊为先天性脑积水。

2.检查方法

(1)颅骨平片:可显示脑回压迹、蝶鞍扩大和骨质吸收,局部颅板变薄,甚至外突。幼儿可有前囟扩大、颅缝分离和头颅增大等。

(2)CT 扫描:慢性硬膜下血肿的形态和密度随年龄而异,一般在早期(小于 1 个月),血肿呈过渡性的高低混合密度,高密度部分系新鲜出血,呈点状或片状。部分病例高密度部分在下方,低密度部分在上方,其间可见液面,中期(1~2 个月)血肿呈双凸形的低密度,病变发展到后期(2 个月以上),血肿呈新月形的低密度影。

(3)MRI:早期慢性硬膜下血肿的信号强度与亚急性者相仿,随着时间的推移,高铁血红蛋白继续氧化变性,变为血红素,其 T_1 时间长于顺磁性的高铁血红蛋白,故其信号强度在 T_1 加权图像上低于亚急性者,但因其蛋白含量仍高,故信号强度仍高于脑脊液的信号强度。在 T_2 加权图像上,血肿为高信号区。

(4)前囟穿刺:婴幼儿患者可行前囟外侧角穿刺,以便证实诊断。

3.鉴别和诊断

(1)外伤性硬膜下积液(外伤性便服下水肿):为外伤造成蛛网膜撕裂,脑脊液经蛛网膜的瓣状裂口进入硬脑膜下腔而不能反流。以致形成张力性水囊肿。临床表现与硬膜下血肿相似,慢性期积液多为无色透明液体,蛋白含量多稍高于正常脑脊液,但低于慢性硬膜下血肿。脑血管造影和 CT 扫描与慢性硬膜下血肿相似,很难区别,MRI 图像上其信号与脑脊液相近。

(2)脑蛛网膜囊肿:本病原因不明,可能与先天性脑颞叶发育不全有关,病变多位于中颅窝和外侧裂表面,临床表现与慢性硬膜下血肿相似,脑血管造影为脑底或脑表面无血管区,CT 扫描也为低密度区,但其形状呈方形、椭圆形或不规则形。增强后 CT 扫描无强化现象。MRI 检查,蛛网膜囊肿在 T_1 加权图像上表现为低信号,T_2 加权图像上有高信号。

(3)本病常误诊为颅内肿瘤、神经官能症和先天性脑积水,临床较难区别,可通过脑室造影、脑血管造影、CT 扫描和 MRI 等检查,获得正确诊断。

4.治疗方法

(1)手术疗法

1)前囟穿刺:适用于婴幼儿患者,在前囟两侧外侧反复穿刺多数患者可以治愈。

2)颅骨钻孔闭式引流:为近年来盛行的方法,在血肿较厚的顶骨结节处钻孔,引流并冲洗血肿,放一个引流管与脑表面平行,下方连接闭式引流瓶,引流 48~72h。

3)骨瓣开颅血肿摘除:此法损伤较大,只限于:①血肿引流不能治愈者;②血肿内容为大量血凝块;③血肿壁厚,引流后脑不能膨起者。手术时应将血肿和囊壁一起摘除。

4)颅骨切除:上述方法仍不能使脑组织膨起复位和血肿难以治愈时,可将血肿表面的颅骨切除,使头皮与脑表面贴近,残腔可以闭合,术后半年至 1 年,再行颅骨成形手术。

(2)非手术疗法:本病为缓慢进行性颅内压增高病变,有人主张应用大量甘露醇脱水治疗可获痊愈。也有用中医中药治愈的报道,活血化瘀、益气安神的中药可以改善患者的临床症状,促进血肿吸收。用西医钻孔引流配合中医药治疗的方法能取得较好效。

三、脑内血肿

出血在脑实质内形成的占位性病变称作脑内血肿,其临床表现及预后取决于血肿发生的部位和体积,非功能区的少量出血,症状可很轻微,甚至难以察觉,出血量大或位于重要功能区时,可导致病迅速死亡,即使经抢救后幸存,往往也会遗留严重的功能缺损。

(一)病因和发病机制

1.高血压性脑出血　自发性脑内血肿当中,约 90% 由高血压性脑出血造成。高血压病是一种全身性疾病,脑血管的病理改变为动脉管壁玻璃样或纤维样变性,灶状出血或缺血坏死,从而使血管壁强度减弱,局部血管可发生扩张或形成动脉瘤样改变,当脑动脉压升高或波动显著时易发生破裂。

2.非高血压性脑出血

(1)自发性脑内血肿:出血的原因常见有畸形血管破裂和凝血机制障碍两类。

(2)外伤性脑内血肿:由脑挫裂伤累及脑深部的血管结构所致,由于脑挫裂伤多发生在脑的表面,出血易聚集在硬膜下,单纯脑内血肿发生率相对低。

(二)临床表现

1.发病方式　脑出血通常为突然发病,症状发展过程取决于血肿的大小和部位,常见有以下几种类型:

(1)突然感觉头痛或头晕,有或无肢体运动障碍,随即意识丧失。

(2)突然剧烈头痛,喷射呕吐,逐渐出现偏瘫,意识水平下降、瞳孔不等大乃至昏迷。

(3)突然发生肢体瘫、失语,伴不同程度的头痛或头晕,无明显意识障碍。

(4)突然偏瘫、失语,意识水平逐渐下降或迅速昏迷。

(5)仅有不同程度的头痛或头晕,伴随或不伴随呕吐。

2.不同部位血肿的症状和体征

(1)壳核出血:常因累及内囊而发生对侧肢体瘫痪及感觉障碍、同名性偏盲,如血肿位于优势半球尚可表现失语症。

(2)丘脑出血:常因侵犯丘脑底部和中脑而突出表现眼部症状,如双眼球内聚或不在同一水平,双侧瞳孔缩小或不等大,但存在对光反射,如血肿累及内囊则可出现偏瘫,影响视放射则有同名性视野缺损。

(3)脑叶出血:邻近中央区的脑叶出血可引起偏瘫或单瘫,如在优势半球尚可发生失语,此外尚可引起癫痫大发作或局灶性发作,枕顶颞皮层下出血影响视放射时,可出现病变对侧成象限性视野缺损。

(4)桥脑出血:发作后患者很快陷入深昏迷、四肢瘫痪、眼球固定、瞳孔极度偏小以及高热,病情的进展往往十分迅速,常在数小时内导致患者死亡。少数出血量少且局限于脑桥的一侧者,可无意识障碍,表现为交叉瘫痪,即血肿侧周围性颅神经麻痹和对侧肢体硬瘫或锥体束征。

(5)小脑出血:多发生在一侧小脑半球,少数病例起病急骤,发病后立即陷入深昏迷,并于短时间内停止呼吸,多数病例出血早期可无意识障碍,主诉枕部、枕顶部剧痛、频繁呕吐、眩晕复视。并可出现双眼向出血对侧"凝视"、眼球震颤以及出血侧肢体共济运动障碍。

(三)诊断与鉴别诊断

1.诊断 突然或急性发作,头痛、呕吐,或偏瘫、失语,有或无意识障碍,都应考虑脑出血的可能性;如有高血压病史或在接受抗凝治疗期间,对诊断有帮助,但最后明确诊断还需依赖影像学检查,特别是CT。

(1)脑血管造影:血肿压迫邻近血管移位和曲度改变,如丘脑底节区血肿可见豆纹动脉向内(外囊血肿)或向外(内囊血肿)移位,大脑内静脉向对侧(正位像)及后上(侧位像)移位,大脑脑叶血肿可见大脑前动脉向对侧移位,侧裂动脉向上向内(颞叶血肿)或向外向下(额叶和顶叶血肿)移位,小脑血肿可发现小脑上动脉近段抬高,小脑后下动脉蚓枝向一侧移位。

(2)CT扫描:新鲜脑内血肿或凝块显示为边界锐利的高密度病变,CT值可达60Hu以上,静脉注射造影剂后无增强现象,血肿周围可见低密度水肿带环绕,于2~3个月后,血肿区密度逐日下降、边缘也渐模糊,周围脑血肿低密度区则逐渐扩大,且低密度区外线可出现影像增强,从而形成脑内血肿特有的"牛眼"征象,此外CT扫描尚可发现脑室移位、变形等血肿占位征象。

2.鉴别诊断

(1)脑血栓:起病可为急性,但更常见为亚急性,以偏瘫、失语及其他神经系统功能缺损为主,通常无意识障碍,头痛相对轻微,很少发生呕吐,腰穿压力通常不高,更无血性脑脊液,脑血管造影可见动脉阻塞或重要分枝缺如;CT扫描脑缺血区显示为低密度病变,静脉注射造影剂后无增强现象,急性起病者24h内CT扫描可无阳性所见。

(2)原发性脑损伤:头部受暴力后立即出现意识障碍或局灶性神经系统体征,意识障碍可能自然恢复,局灶体征无逐渐加重趋势,腰穿脑脊液压力不高,脑血管造影无阳性所见,CT扫描可发现灶状高、低或混杂密度区,但无占位征象,也可能无阳性发现。

(四)治疗

1.治疗原则 血肿体积巨大,特别是继发脑疝者,应立即手术清除脑内血肿,必要时附加外减压手术,以助脑疝还纳或有利于脑干功能恢复。小的血肿,特别是位于重要结构,如桥脑和丘脑者,可采取保守疗法,主要是应用脱水药和止血剂,以及必要时行脑室引流。

2.手术疗法 适应证:

(1)继发脑疝早期。

(2)CT 扫描显示血肿体积较大,如大脑半球>30ml,小脑半球>10ml 者;

(3)具备立体定向手术技术条件者,深部的小血肿也可以采取手术。

3.非手术疗法

(1)抗脑水肿治疗脑出血急性期或围手术期,皆应采取药物降颅内压措施。

1)应用脱水药物 20%甘露醇溶液 250ml 静脉滴注,每 6~8h 重复 1 次,同时应注意控制液体入量、补充钾盐;静脉输液量每日不超过 2000ml;氯化钾溶液静脉点滴,每日 3~6g。

2)应用肾上腺皮质激素类药物如地塞米松,每日 20~40mg 静脉滴注,或氢化可的松,每 100~300mg 静脉滴注。

3)其他如吸氧和头局部降温。

(2)病因和对症治疗

1)病因治疗:如高血压患者应用降血压药物,凝血机制障碍者应用止血药物等。

2)并发症治疗:昏迷患者易发生吸入性肺炎,肢体瘫痪者易发生褥疮,均应根据病情需要采取预防和治疗措施。

四、脑室内出血

颅脑损伤伴发脑室内出血并非少见,自 CT 扫描应用于临床诊断后,本病发现明显增多。一些作者统计,进行 CT 扫描的颅脑损伤患者中脑室内出血者占 1.5%~5.7%。

(一)出血来源和分布

外伤性脑室内出血大多伴有广泛性脑挫裂伤,并常伴有各类型的颅内血肿,很少见到单纯的脑室内出血,也很少见于轻型颅脑损伤。其出血来源多由于:①脑室邻近的脑内血肿穿破脑室壁进入脑室内;②外伤时脑室瞬间的扩张造成室管膜下静脉断裂出血。

出血大多分布于第一侧侧室或两侧侧脑室,有时也进入第三或第四脑室,血块充满全部脑室系统者很少见。

(二)临床表现

患者伤后大多意识丧失、昏迷程度深、持续时间长。少数患者意识障碍较轻,可有疼痛反应或半昏迷。局灶症状多出现轻偏瘫,有的患者呈去脑强直或弛缓状态。瞳孔变化多样,两例缩小、一侧散大或两侧放大,对光反射减弱或稍失。

(三)检查

同颅内血肿,CT 扫描是确诊的最好方法,可以了解出血的来源和其在脑室内的分布,以及判断颅内其他部位脑挫裂伤和颅内血肿的发生情况。腰穿及侧脑室穿刺可以作为辅助检查方法。

(四)治疗

侧脑室穿刺脑室持续引流是主要治疗方法,引出脑室内积存的血液,缓解脑脊液循环梗阻引起的颅内压增高。脑室内的陈旧性血液可用生理盐水反复冲洗,以清除血性脑脊液和小血凝块。待患者意识情况好转,而脑脊液循环仍不通畅,脑室引流拔除困难时,可进行分流手术,以免影响患者康复或引流时间过长继发颅内感染。

对于单侧侧脑室大血肿和并发硬膜外、硬膜下或脑内血肿时应手术清除血肿。本病的病情严重,症状变化快,易影响生命中枢,所以死残率高。

五、后颅窝血肿

后颅窝血肿主要见于枕部着力伤,它在闭合性颅脑损伤中约占 0.5%,在颅内血肿中占5%。由了后颅窝血肿多来自静脉窦损伤,故除急性血肿外,亚急性血肿也较多见,此为后颅窝血肿的特点之一。慢性血肿少见。此类血肿根据颅脑损伤的机理,可与对侧额底、额极、额底的硬膜下血肿伴发,也偶与额底和额叶前部的脑内血肿伴发。

(一)出血来源和部位

枕部着力多发生枕骨骨折,骨折线常损伤横窦,有时损伤窦汇和枕窦,以及损伤椎动脉分支的脑膜后动脉。血肿类型以硬脑膜外血肿为最多,血肿多位于一侧,少数可延伸到对侧。后颅窝硬膜下血肿较少,主要来源于小脑表面的血管或小脑表面注入横窦的桥静脉撕裂。偶可遇到小脑半球脑的挫裂伤,脑内血管损伤产生脑内血肿。外伤性原发性脑干内血肿很少见,临床诊断困难,如行 CT 扫描及 MRI 检查,可早期确诊。

(二)临床表现

主要有以下特点:①枕部着力点可见头皮挫裂伤或血肿,数小时后可发现枕下部或乳突部有皮下疝血。②急性血肿患者伤后意识障碍时间较长,昏迷程度逐渐加重,亚急性或慢性血肿患者多有中间清醒期。③颅内压增高表现为剧烈头痛、呕吐频繁、躁动不安和血压升高等,亚急性和慢性血肿多出现视乳头水肿。④部分患者出现眼球震颤、共济失调和肌张力减低等小脑体征。⑤颈项强直或强迫头位为本病特征表现之一,与脑膜刺激征不同之处是克氏征阴性。⑥眼部症状可有两则瞳孔大小不等,伴有小脑幕切迹上疝时出现两线垂直运动障碍和对光反射消失。⑦脑干症状:一侧受损可出现同侧后组颅神经瘫(吞咽困难、声音嘶哑等)及对侧偏瘫、交叉性瘫痪。脑干全部受累时表现为深昏迷、两侧锥体束征、去脑强直等。

(三)检查

颅骨 X 线片,侧位和额枕位可显示枕骨骨折和人字缝分离。枕骨骨折可为线形、粉碎性及凹陷性,骨折线可跨越人字缝,向上可延及顶骨,向下可达枕骨大孔后缘。推动脉造影可显示无血管区,小脑后下动脉受压前移和基底动脉前移靠近斜坡等征象。扫描可以早期确诊,有时需要加用冠状扫描,以免漏诊。

(四)治疗

临床疑诊本病者应及早钻孔探查,经检查确诊者及时开颅清除血肿。一般可参照骨折部位做枕下部一侧垂直切口,在枕骨鳞部钻孔,发现血肿后扩大骨窗,清除血肿。如在横窦处仍未到达血肿上线时,应将切口向上延伸,同侧枕极也应钻孔探查,发现骑跨性硬膜外血肿予以清除,并注意探查横窦,若有损伤应做相应的处理。此外,由于后颅窝血肿常伴有对冲性血肿,故对侧额极和颞叶前部也应钻孔探查。后颅窝血肿保守治疗要慎重。有报道硬膜外血肿在 10ml 以下、硬膜下或小脑内血肿在 5ml 以下,可以在严密观察下进行药物保守治疗,一旦病情恶化应及时复查 CT 或开颅清除血肿。

六、迟发性颅内血肿

外伤性迟发性颅内血肿指伤后第一次凹扫描未发现血肿,数小时、数日后复查出现血肿而言。有人对 300 例颅脑损伤病例进行回顾性分析,发现外伤性迟发性颅内血肿 29 例,占同脑颅脑损伤患者的 9.7%。认为该病有如下特点:①伤后有原发昏迷者占 82.8%;②中老年人占多数(分别占 44% 和 31%);③受伤方式绝大多数为减速性损伤(68.9%);④入院时一般临床症状轻,因此在临床上对于体征缺如或轻微头伤患者应严密观察,绝不能忽视其病史和主诉,尤其是那些受减速性损伤的中老年患者,不应依赖首次 CT 检查结果而忽视其临床动态演变。该病突出的早期征象是意识障碍进行性加重,其次是剧烈头痛伴呕吐及出现新的神经定位体征。此外,还可以出现血压升高及脉搏减慢。当临床上出现上述情况之一时,应毫不犹豫地行 CT 复查,以便及时发现迟发血肿。

在外伤性迟发性颅内血肿中,以脑内血肿较多见,其病理机制可有:①脑损伤局部二氧化碳蓄积,引起局部脑血管扩张,进一步产生血管周围出血。②血管痉挛引起脑局部缺血、脑组织坏死、血管破裂产生出血。③脑损伤区释放酶的副产物,损伤脑血管壁产生出血。也有学者认为:脑的创伤可产个凝血机制障碍,引起迟发性出血和凝血性病变,从而导致头伤迟发性脑损伤。因而,头伤患者凝血机制检查异常应引起神经外科医师的警惕和重视。

外伤性迟发性颅内血肿的治疗原则与急性、亚急性颅内血肿相同,但要注意在开颅清除血肿后,有可能再次出现颅内血肿。

七、多发性颅内血肿

多发性颅内血肿是指颅内同时存在两个以上的血肿,国内许多单位将之列为一种单独类型,据统计约占颅内血肿的 20%。

(一)多发性颅内血肿的分类

1. 不同部位同一类型血肿　以多发性硬脑膜下血肿占绝大多数,见于枕部和前额部减速伤,血肿多发生于额底、颞底、额极部位,头部侧方着力的减速伤,硬脑膜下血肿可同时发生于着力侧和对冲部位。但多发性硬脑膜外或脑内血肿均很少见。

2. 同一部位不同类型(混合性)血肿　多见于头部侧方着力,以硬脑膜外和硬脑膜下血肿较多,其次是硬脑膜下和脑内血肿。

3. 不同部位不同类型血肿　见于头一侧着力的减速伤,以同侧硬脑膜外相对冲部位硬脑膜下血肿较多,枕部着力的减速伤可产生同侧颅后窝硬脑膜外血肿和对冲部位额底、额极距脑膜下血肿。

(二)临床表现

一般较单发的颅内血肿症状为严重,伤后持续性昏迷或昏迷程度逐渐加重者很多,症状进展迅速,脑疝出现早,伤后常在短期内患者即处于濒死状态。

(三)检查

与颅内血肿检查项目同,但应注意其检查的特点:

1. 脑超声波检查　两侧性血肿时,中线波多无明显移位或轻度移向血肿较小的一侧,故中线波正常范围者不能除外多发性血肿。

2. 脑血管造影　有以下征象者应考虑多发性血肿:①大脑表面有一无血管区,但该侧大脑前动脉无明显对侧移位,提示对侧可能有血肿;②大脑前动脉移向无血管区的一例,说明对侧可能有更大的血肿;③无血管区较小而大脑前动脉向对侧移位显著,可能在同侧有脑内血肿。

3. CT 扫描 可以确定各种类型的多发件血肿。在诊断此类型血肿中有很大优越性。

4. MRI 优越性同 CT 扫描。而且能发现小血肿及较小的脑挫伤灶,但费用较高,也较费时间。

(四)治疗

在伤情紧急、检查条件受限的情况下,对疑诊颅内血肿患者进行探查手术时,必须结合着力部位和着力方式来考虑存在多发性血肿的可能性,增加颅骨钻孔,防止血肿遗漏,尤其是对侧硬脑膜下血肿的发生率较高,需要多处钻孔探查。

为了争取一次手术完成多发性颅内血肿的治疗,要求:①一侧枕部、前额部和颞部的减速伤,多发性血肿的可能性较大,应在血肿可能发生的一些部位做多处钻孔探查;②当一个血肿清除后颅内压仍很高,迅速向骨窗外膨出,应再进行钻孔,寻找其他部位的血肿;③手术时发现血肿量少,不能解释临床症状或 X 线所见时,也应探查其他部位可能存在的血肿;④血肿清除后患者一度好转,不久又出现另一侧症状,即应探查对侧,发现血肿予以清除。

总之,多发性血肿的诊断和处理比较复杂,死亡率很高,在没有 CT 检查条件时应周密分析伤情,减少多发性血肿的遗漏,提高本病的治疗水平。

(杨普)

第七节　开放性颅脑损伤

开放性颅脑损伤是指致伤物造成头皮、颅骨或者脑组织向外界开放的损伤,根据致伤物性质的不同,分火器伤与非火器伤两类。

一、火器性颅脑损伤

(一)火器性颅脑损伤的机理

飞行物造成的颅脑损伤可以分为枪弹致伤和弹片致伤两种伤情。

1. 枪弹造成的颅脑损伤与枪弹作用头部时能量或杀伤力的大小有密切关系 枪弹的能量或杀伤力与其重量和速度平方成正比。因此,就枪弹的杀伤力大小而言,速度较重量更为重要。如手枪射出的枪弹,初速多在每秒 300m 左右,属于低速,故杀伤力较小,近距离才具有杀伤力,自动步枪和机枪射出的枪弹,初速均在 800m 以上,杀伤力很大。

根据实验观察,由于枪弹前端尖且圆滑,容易穿透头皮、颅骨和硬脑膜,并且能量衰减的不多,进入颅腔内,造成脑伤道瞬间膨胀的空腔,对周围脑组织产生压力波,以致出现一时性功能丧失,又称为休克波。手枪枪弹所造成的脑伤道膨胀空腔一般为枪弹直径的 3 倍左右,对周围脑结构损伤范围较小;而自动步枪枪弹造成脑伤道膨胀空腔一般为枪弹直径的 10 倍,对周围脑组损伤的范围很大,其压力波常常作用到脑干,造成生命中枢的迅速衰竭,因此,高速枪弹击中头部,伤者多立即死亡,近来研究证明其远达效应还可使心脏瓣出血,以及影响肺、肾等脏器。枪弹能量穿透头部入口进入颅腔后被吸收的不多,除造成严重的脑损伤(常是致命性)外,其余能量仍穿透对侧颅壁而飞矢,故枪弹伤以贯通伤占大多数。高速枪弹伤存留在颅腔内的非贯通伤少见;仅当枪弹在射程的远段,速度已大为减慢时击中头部才有可能。故盲管枪伤和枪弹与头部呈切线性穿过的切线枪伤,伤员可有生存机会。

2. 弹片造成的颅脑损伤与枪弹致伤有一定的不同 巨大的弹片(长径 3cm 以上)距爆炸

点较近时其能力常很大,击中头部时多造成脑的弥散性损伤,伤员多迅速死亡。由于弹片的形状很不规则,当其穿透头皮,颅骨和硬脑膜后,能量已衰减很多,弹片的不规则表面虽可造成伤道脑组织的挫灭伤,失活的脑组织较多,但多不造成脑膨胀空腔,对周围脑组织产生的压力波很小,进入颅腔后其残余的能量仅能使其停留于脑组织内,停留于一侧大脑半球者占多数,穿过中线停留到对侧大脑者约占 1/4。

（二）火器性颅脑损伤的分类

1.非穿透伤　占火器伤总数的 70％,其包括头皮软组织损伤、开放性颅骨骨折,但硬脑膜完整,少数也可合并脑挫伤或颅内血肿。

2.穿透性　非贯通伤、贯通伤、切线伤。

（三）病理

火器性颅脑损伤的病理,可分为急性期、早期和晚期三个阶段的不同病理变化过程。

1.急性期病理变化　多由致伤物直接造成,枪弹或弹片可造成各种长短和形式不同的脑伤道。高速枪弹击中头部时其动能很大,而且枪弹前端较光而圆滑,穿过颅板后能量衰减不多,仍有很大的动能以压力波形式作用于邻近脑组织,造成脑伤部的暂时性膨胀,形成空腔,压力波作用的范围可 10 倍于枪弹的直径,脑干常被累及,致呼吸和循环衰竭,伤员立即死亡。手枪的枪弹射出后击中目标时多为低速,进入颅腔内其压力波作用的范围约为枪弹直径的 3 倍左右,脑组织损伤范围远较高速枪弹为小,但近距离被击中或自杀者仍可致命。弹片击中头部时,由于其表面粗糙和形状不规则,穿过颅板后其动能被大量消耗,造成的脑伤道也不整齐,且其压力波很小,对周围脑组织损伤轻微,放伤后立即死亡者也少。此外,飞射物造成脑损伤和脑血管调节功能障碍,常迅速发生脑肿胀和相继发生的脑水肿,也常由于脑和脑膜血管损伤,造成硬脑膜外、硬脑膜下和脑内血肿,以及脑室内出血,其中以脑伤道内的脑内血肿多见。手术迟延,往往致命,火器性颅脑伤员急性期死亡率很高。

2.早期并发症期　早期系指伤后 3d～3 个月,此期间颅内感染性并发症比较常见,死亡率也很高,但如及早发现感染的原因,采取措施,包括清除感染灶,应用抗感染药物,许多伤员可以获救。

3.晚期并发症和后遗症期　晚期指伤后 3 个月到数年。此期间,多数伤员创伤均已愈合,早期感染性并发症已得到治疗和控制,脑伤道为神经胶质细胞和纤维细胞增生、修复。此期内以外伤性癫痫的发生率较高,致癫痫区多位于脑伤道或脑膜脑瘢痕附近,但形态学并无特征所见。此期间也可见晚期脑脓肿或偶见感染性肉芽肿。由于脑和脑膜等结构损伤,伤员常遗有头痛、头昏、智力减退、偏瘫、失语、偏盲等后遗症。

（四）临床表现

1.意识障碍　火器性颅脑穿透伤,局部虽有较重的脑损伤,有时可不出现昏迷,此点不可忽略,应予连续观察神志变化过程。如伤员在伤后出现中间清醒或好转期,或受伤当时无昏迷随后转入昏迷,或意识障碍呈进行性加重,都反映伤员存在急性脑受压征象,可能合并急性颅内血肿。长期昏迷,反映广泛性脑损伤或脑干伤、颅内感染、严重合并伤以及休克、缺氧等,皆可使脑部伤情趋向恶化。一部分伤员尚可出现精神障碍。

2.生命体征　重型颅脑损伤,伤后多数立即出现呼吸、脉搏、血压的变化。伤及脑干部位重要生命中枢者,可早期发生呼吸紧迫、缓慢或间歇性呼吸。脉搏转为徐缓或细速、脉率不整与血压下降等中枢性衰竭征象。伤后呼吸慢而深、脉搏慢而有力、血压升高的进行性变化是颅内压增高、脑受压和脑疝的危象。常提示有颅内血肿。开放伤引起的外出血、大量脑脊液流失,可引起休克、衰竭。应该注意查明有无胸腹伤、大的骨折等严重合并伤。

伤后出现中度发热多系蛛网膜下隙出血和创伤反应。下丘脑损伤可引起中枢性高热。还要考虑颅内感染、肺炎、泌尿系感染等因素。体温不升,说明周身反应能力低下,是预后不良之征。

3.伤员可有运动区脑挫裂伤、血肿、骨片刺激等,常引起癫痫,并因癫痫加重而瘫痪。脑膜刺激征也常出现。

4.颅内压增高　火器性颅脑损伤并发颅内血肿的机会较多,脑水肿与颅内感染都使颅内压增高,呼吸道通气不畅,经常使颅内压急剧增高,改善呼吸可使情况改善。

（五）处理

1.急救和后送　①保持呼吸道通畅,防止窒息,为此患者宜取侧俯卧位。②迅速包扎头部和其他部位伤口,减少出血,有脑膨出时,用敷料绕其周围,保持脑组织以免污染和增加损伤。③防止休克:对休克伤员,应查明原因及时急救处理。④紧急处理危及生命的颅内血肿。⑤应用抗生素,并常规注射破伤风抗毒素。

2.颅脑清创　颅脑火器伤不论是穿透伤或非穿透伤,原则上均应早期彻底清创。其目的是将污染的开放伤口经清创后变成清洁的闭合伤,从而减少脑脊液漏、脑膨出与颅内感染的机会,并减少脑疤痕形成与日后发生癫痫的机会。

按清创处理的时限分:早期、延期和晚期。

早期处理(伤后3d内),创伤尚无明显感染,一般按彻底清创的原则进行。

延期处理(伤后4～6d),创伤尚无明显感染者,仍适于彻底清创,已有明显感染者,应清理伤道并予引流。待感染局限后再行二期手术。

晚期处理(7d以上),创伤多已有明显感染或化脓,宜于扩大骨窗,清除碎骨片,引流伤道,以后再行二期处理。

（六）检查

1.神经系统检查　应常规进行,既要抓住重点,又不遗漏主要伤情。检查目的:确定脑损伤部位、范围及严重程度,还应定时复查,以便及早发现伤情变化,及时进行治疗。

2.创伤检查　检查头部射入口的大小,伤口有无活动性出血,有无液化的脑组织碎屑或脑脊液外溢。当在伤口内见到脑组织和脑脊液时,即可确定为颅脑穿透伤。如摄入口头皮伤很小,伤员也无明显的脑症状和体征,仍需行颅骨摄片,以排除颅脑穿透伤。以往颅脑战伤总结中,时常遇到将颅脑穿透伤误诊为头皮软组织伤,因而延误了早期脑清创。当伤员的头皮摄入口创伤很小,而症状却相当严重时,应考虑合并颅内血肿的可能性很大,当看到伤员头皮伤口有活动性出血时,可做缝扎止血以减少失血。在检查头皮伤口时,也不应以探针或镊子向伤口深部探寻,防止增加颅内感染和脑组织损伤。

3.合并伤检查　颅脑伤员除行头部创伤和神经系统检查外,还应全面检查伤员的其他部位有无损伤。当颅脑伤员有严重休克时,如排除了头皮伤口的大量失血,则应注意有无胸腹脏器合并伤,必要时行胸腔和腹腔穿刺,当怀疑某部位有骨折可能时,也应行X线摄片,防止合并损伤的遗留。

（七）辅助检查

1.腰椎穿刺　对颅脑穿透伤员检查中,在脑清创术未进行以前,最好不做腰椎穿刺,以避免穿刺造成的颅腔低压或负压,促使头皮污染物进入颅腔内,应等待脑清创术后,定期进行腰椎穿刺,以测定颅内压水平,排出血性脑脊液,了解有无颅内感染等情况。当伤员有明显颅内高压时,腰穿排出脑脊液应缓慢,收集 2ml 送检即可,避免因排液过快而导致脑疝发生,当脑脊液呈现混浊时,除检查细胞、蛋白、糖和氯化物外,还应进行细菌涂片和细菌培养。创伤恢复期伤员表现为颅内高压和脑脊液蛋白增高时,应进一步检查是否并发脑脓肿。

2.颅骨 X 线检查　凡头皮有伤口的火器伤伤员,不管其伤口多么小,都应进行颅骨摄片,以防止颅脑穿透伤漏诊,因而延误治疗。一般均应摄颅骨正位和侧位片两张。借此可以确定颅骨入口的大小和颅内异物的分布情况。有时从入口的洞形骨折处又有线形骨折向远处延伸,以枪弹造成的颅骨骨折这种情况比较多见,甚至产生爆裂骨折。一般枪弹造成的颅骨折大多为贯通性,其出口骨折多较入口骨折稍大,枪弹已飞出颅腔,脑内碎骨片大多见于距入口近的脑伤道内分散,出口骨折片部分存留在头皮下。一部分坠落枪弹或枪弹在射程的最后阶段击中头部时,枪弹的动能已大减,不能再穿出颅腔,即为非贯性伤,但较贯通伤少得多。弹片进入颅腔内停留在脑伤道的最远端,有时弹片与颅骨撞击后碎裂成数小块分散在脑内,碎骨片则多停留在脑伤道的近段靠近摄入口处。专科医生可根据颅骨正、侧位片的显示,确定碎骨片相金属异物的数目、大小相位置,进行幕上脑清创术。

枕部和颅后窝火器伤,摄颅骨正位片往往因眼眶与枕骨鳞部重叠而显示不清,此时,将正位片改为前后向头倾斜 35°的额枕位片,即可得到良好显示。眼眶部穿入伤,应摄后前向头倾斜 20°的顶眶位片,以显示眶壁的入口骨折。

3.脑血管造影　在颅脑火器伤中也很少用。诊断颅内血肿和脑脓肿已为 CT 检查所代替。金属异物造成的颈内动脉。海绵窦瘘和外伤性颅内动脉瘤等诊断。

4.脓肿或窦道造影　对于深部窦道性脑脓肿和久治不愈的慢性颅脑窦道,应用碘苯酯造影,以了解窦道的行程和形态,对根治手术有帮助。

5.CT 扫描　近年来总结的资料表明,CT 扫描对于了解火器性颅脑损伤脑伤道的位置、脑肿胀和脑水肿的范围等优于其他检查,CT 扫描也能清楚地显示颅内血肿和脑脓肿的位置、大小及颅内异物的位置。但对了解脑内分散碎骨片的准确数目、大小、形状和碎骨片之间的距离关系则不如颅骨平片检查。因此,做好彻底的脑清创手术,CT 扫描仍不能代替颅骨平片。

6.脑电图检查　用于创伤晚期并发外伤性癫痫伤员的检查,并可借助脑皮质电极描记切除脑内致癫痫灶。

(八)诊断

战时因伤员数量很多,检查要求简捷扼要,迅速明确颅脑伤性质和有无其他部位的合并伤。要强调头颅 X 线检查,这对了解伤道情况,确定颅内异物的性质、数目、位置,分析是否有头部多发伤很有必要,对指导演创手术的进行也有重要作用。

在野战条件下,腰椎穿刺检查尽可能不做。疑有颅内感染者则可进行腰穿与脑脊液检查,必要时可同时通过蛛网膜下隙注射抗生素作为治疗。

火器性颅脑损伤后期存在的并发症与后遗症可按具体情况选择诊断检查方法,包括脑超声检查、脑血管道影、颅脑扫描、气脑造影及脑电图检查等。

(九)手术治疗

1.手术顺序的安排　经头部创伤和神经系统检查,以及颅骨 X 线摄片后,根据伤员伤倩的轻重缓急,妥善安排手术顺序,一般手术安排的顺序是:①脑伤或静脉窦伤有活动性出血者立即手术;②伤员意识情况恶化,有颅内血肿脑受压表现,或一侧瞳孔散大出现钩回疝征象者,也应立即手术;③创口部有大量脑脊液流失,多提示为脑室穿透伤,应尽早手术;④伤情类似的颅脑穿透伤多人,应将负伤较早的尽先手术;⑤非穿透伤手术应晚于穿进伤手术;⑥枪弹贯通伤,伴有爆裂性颅骨骨折和脑弥漫性损伤,伤员呈深昏迷和出现脑干功能衰竭表现、无脑受压征象者,不适于手术,应采取改善呼吸和循环功能的措施,待伤情稳定后,再考虑进行脑清创。

2.术前准备　术前准备工作有:①应用抗生素预防感染;②备血,一般 200～600ml,静脉窦损伤手术时用量 2000ml;③剃光头发,刷洗头皮,碘酒酒精消毒;④术前用药:局部麻醉时,术前 1h 服苯巴比妥 0.2mg,气管内麻醉时,皮下注射阿托品 0.4mg;⑤有颅内压增高或脑疝症状时,应用 20％甘露醇 250ml,静脉内推入或快速滴入。

3.麻醉

(1)针麻或局麻:用于头皮伤或非穿透伤清创术。

(2)气管内麻醉:用于颅脑穿透伤清创术,应用硫喷妥钠和肌肉松弛剂(司可林)静注作诱导,气管插管后再以冬眠药物维持。用药也应根据麻醉师的经验进行选择。

4.穿透伤清创术　投射物穿过头皮、颅骨和硬脑膜进入脑内,造成深浅和方向不同的各种类型脑伤道大多比较复杂。颅脑穿透伤清创术按非贯通伤、贯通伤和切线伤分述如下:

(1)非贯通伤清创术:飞射物穿入颅腔,并停留于颅腔内,形成非贯通伤。清创术前,术者应根据颅骨正、侧位片显示的伤道特点,脑内碎骨片数目和分布,金属异物的大小和位置。如有条件,经 CT 扫描显示的脑伤道走行和血肿的有无,综合以上情况,设计脑清创的手术方案。

1)头皮切口:常用的切口有"S"形、弧线形或梭形等,创缘仅需切除一窄条,以免缝合时过于紧张,影响创伤愈合。

2)颅骨处理:大多采用由颅骨摄入口以咬骨钳向外扩大的骨窗开颅方法。骨质切除到显露正常硬脑膜 1cm 处。咬除颅骨的范围一般在 3～5cm 直径大小,即可做好非贯通伤的清创。但如脑内碎骨片分散或深在,则颅骨切除的范围还要加大。如金属异物距摄入口远,抵达同侧半球的另一端,或穿过中线停留于对侧半球表面时,则需在靠近异物的颅骨部,另设计骨瓣开颅予以摘除。飞射物经眼眶或面部摄入,再经颅前窝底进入脑内,可以采用传统的前额部骨瓣开颅进行清创。

3)硬脑膜处理:将硬脑膜破损边缘稍加剪修即可,不过多切除。硬脑膜破损较大,还应将颅骨缘向外咬除,寻找其破损缘到正常硬脑膜 1cm 处。如硬脑膜破口小,可做延长切开、以利脑伤道显露,应用骨瓣开颅清创时,硬脑膜瓣应翻向矢状窦侧或与皮骨瓣呈相反的方向。硬脑膜出血以单极或双极电凝止血,硬脑膜外出血以海绵填塞,必要时将硬脑膜缘悬吊于骨膜或帽状腱膜上。

4)脑伤道处理,非贯通伤脑伤道的特点是伤道近侧段有颅骨的碎片密集或散在,失活的脑组织和血凝块较多,也可见头皮碎屑、头发、泥沙和帽子碎片等异物,在伤道的远段内失活的脑组织则很少,弹片或枪弹停留于伤道的远端。有时,弹片或枪弹冲撞另一侧的颅骨内板而被弹回,形成曲折的伤道。如金属异物损伤脑内或脑皮质表面血管,可引起伤道内或皮质表浅的血肿。有些弹片与颅骨的摄入部撞击后分裂出一些更小的碎片,并可与碎骨片混杂在一起。因此,在飞射物造成的主伤道以外,还可见到碎骨片和碎弹片造成的一些分散或继发性小伤道。脑清创术的要求是争取一次手术将脑内所有碎骨片全部摘除,也同时清除失活的脑组织、血凝块和其他各类异物。在不增加脑功能损伤的情况下摘除伤道内或其邻近弹片,以及另做骨瓣开颅摘除伤道远端停留的大型金属异物。

(2)贯通伤清创术:颅脑贯通伤几乎均发生于枪弹伤。高速枪弹致伤脑部,伤员大多立即死亡,仅少数贯通远离脑干的脑区,以及落弹击中头部时其动能已减弱,或低速手枪枪弹致伤者,可有生存机会。

贯通伤脑伤道的特点是,摄入口的头皮和颅骨缺损较小,近侧脑伤道内有碎骨片存留,射出口头皮和颅骨缺损的范围较大,脑皮质和硬脑膜裂伤也较入口处严重,且多有活动性出血。脑清创术一般是入口和出口清创在一次手术中完成。由于出口侧组织损伤较重、出血多,因此,可先由出口开始清创,然后再行入口清创,假如入口侧出现血肿症状或有活动性出血情况紧急时,则清创即由入口首先进行。

头皮切口、颅骨和硬脑膜处理与非贯通伤清创相似。对于入口和出口距离接近者,头皮切口可连成一个,两个洞形骨折之间的骨桥可用咬骨钳切除,将两处骨折连通并扩大,形成一个长圆形骨窗,中间硬脑膜也剪开,入口附近脑伤道内的碎骨片,应仔细寻找并全部摘除,其他异物、碎化脑组织相血凝块等也应清除。伤道内活动性出血,应使用双极电凝止血。旁过两侧半球的贯通伤合并脑深部活动性出血时,需要找到损伤血管予以电凝或夹闭,有时需要探查大脑镰的两侧,检查胼周动脉和其分支有无损伤,以达到确切止血。

(3)切线伤清创术:枪弹或弹片与头部呈切线性穿过,金属异物已远,头皮、颅骨、脑膜和脑组织呈沟槽状损伤。脑浅部有较多的碎骨片存留,但有的骨片也可抵达脑深部。清创时切除头皮创缘并适当延长切口,切除陷入性骨折片,将骨窗适当扩大,修整硬脑膜破损缘。脑浅部碎骨片摘除比较容易,进入脑深部的碎骨片应在不加重损伤的情况下予以摘除。清除失活的脑组织和血凝块,严密地修补硬脑膜,缝合头皮。

(4)反跳伤清创术:枪弹或弹片在一定角度上与头皮和颅骨冲击后,向远处飞矢。造成头皮、颅骨、脑膜和脑组织损伤。组织损伤的范围较切线伤小,颅骨碎片常穿破硬脑膜,密集或成串地存留于脑内,清创术与切线伤相似,切除头皮创缘并延长切口,扩大骨窗和硬脑膜破口,摘除脑内所有碎骨片,修补硬脑膜,缝合头皮。

二、非火器性颅脑损伤

非火器性颅脑损伤的致伤物为各种锐器或者钝器,前者造成的创伤一般称之为锐器伤,后者造成的创伤称之为钝器伤。

(一)非火器性颅脑损伤的机理

1.锐器性颅脑损伤　由于致伤物前端锋利和尖锐,切过或穿透头皮、颅骨和脑膜,较容易地进入脑组织,脑伤道整齐和光滑,损伤主要限于脑伤道的局部,对伤道周围脑组织的影响很小,损伤的严重性主要取决于脑和脑血管等结构的重要性。

2.钝器性颅脑损伤　损伤机理可因致伤物的种类而有不同,如铁棍、树枝、竹筷等穿入颅腔内,脑的损伤情况类似锐器伤,主要也是限于脑伤道的局部,周围结构很少受影响。钝器如木棒、铁器、瓷器和石块等击中头部时与头部接触面积较大,虽造成头皮、颅骨和脑的开放性创伤,但其损伤机理则类似闭合性颅脑损伤的加速性损伤。

（二）临床表现

1.濒死状态 除直接损伤脑干和丘脑下部外,多见于致伤物损伤颅内大血管,引起颅内急剧的大出血、颅内高压继发脑疝所致。伤员在伤后可有短时间的清醒,很快出现头痛、呕吐,进入昏迷状态,首先一侧瞳孔散大,不久两侧瞳孔均散大,出现病理呼吸,往往来不及救治而死亡。就地急速钻颅、扩大骨窗,排除积血,可有获救希望。

2.意识障碍进行性加重 伤员在伤后仍能说话和行动,经过数小时或1～2d,意识状态逐渐恶化,呈嗜睡或半昏迷状态,并有头痛、呕吐、躁动、血压升高等颅内高压表现,应及早做CT扫描或脑血管造影,确定是否伴发颅内血肿。

3.休克 伤员来到后,面色苍白、脉搏微弱,心率快、血压低或测不到,呈现严重休克表现,多见于头部创伤失血过多或其他部位合并伤所致,迅速查明原因,就地急救。

4.病灶症状 由于头部受伤部位多在额部和顶部,故偏瘫和轻偏瘫比较常见,左侧半球言语区受损产生运动性失语,损伤视放射纤维和枕叶视皮质时出现同向性偏盲等。

5.经眶穿透伤综合征 致伤物经眼眶穿入颅内,临床表现为眼睑和结膜淤血、肿胀,眶内出血可致眼球突出。由于眼球周围有较厚的脂肪组织包裹,致伤物可经眼球旁滑过,故一部分经眶穿透伤伤员的眼球可免于损伤,视力仍可完好。但大的或锐利的致伤物则容易损伤眼球,因而导致视力障碍。视神经和第3～5颅神经也常受到损伤,出现视力和眼球运动障碍,以及面部感觉障碍。此外,也常发生颈内动脉颅内段和海绵窦损伤,造成外伤性颈内动脉瘤或颈内动脉—海绵窦瘘。后者表现为搏动性眼球突出,眶部可听到持续性血管杂音等。

6.颅内感染症状 致伤物穿入颅腔内,往往将头皮、头发、帽子和颅骨等碎片带入脑组织内,脑伤道内有失活的脑组织和血凝块,为细菌繁殖提供良好条件。如清创时间晚或清创不够彻底,遗有上述的有机异物,容易发生化脓性脑膜炎、脑炎或脑脓肿。此外,入口经过额窦或筛窦,伤后来处理,以及木质致伤物刺入脑内,颅骨摄片也难显示,长期遗留在脑内等均易发生颅内感染。临床表现为头痛、恶心、呕吐,体温升高,心率快,伤员颈部强直,克匿格征阳性,血象白细胞总数和多核白细胞增高,脑脊液混浊,糖和氯化物减少,细菌培养阳性等。应行颅骨X线平片、CT扫描和磁共振等检查,以查清感染的原因。

7.癫痫 开放性颅脑损伤伤员在伤后早期和晚期均可出现各类型的癫痫发作,其发生率也较闭合性颅脑损伤高。早期出现的癫痫发作多由于脑创伤的局部刺激所致,应以药物控制为主,晚期发生的癫痫病因较多,应针对病因进行相应处理。

（三）检查

1.创伤检查 为了了解头部开放伤的深度,应细致轻柔地检查伤口,头皮和颅骨的创伤均较表浅,颅骨多见凹陷,如致伤物深入颅腔内,或伤口处看到脑组织碎屑或脑脊液流出时,即可确定为脑的开放伤。伤口的活动性出血应予以制止,嵌入颅腔内的致伤物,应保留于原处不动,等待专科医生处理。

2.腰椎穿刺 一般不靠此项检查做创伤性质的诊断,但手术后或创伤晚期疑有颅内感染,以及已证实为化脓性脑膜炎时,此项检查对进一步了解感染和加强治疗均有帮助。

3.颅骨X线平片检查 应常规摄颅骨正位和侧位片,必要时拍切线位,CT扫描不能取代此检查。因颅骨平片可清楚地显示嵌入颅腔内金属致伤物的深度和方向,了解颅骨骨折的类型,如锐器造成的沟形骨折、长孔骨折和穿刺骨折,钝器造成的凹陷骨折、粉碎骨折和穿孔（洞形）骨折等。经眶穿透伤,摄瓦特氏位可了解眶壁的骨折位置,但进入颅腔内的木质致伤物,如木棍、树枝、竹筷等,颅骨平片则往往难以显示,此时 CT 扫描可有帮助。伴有气窦损伤时,颅腔内可看到气体。

4.脑血管造影 对颅内血肿的诊断已为 CT 扫描所代替,但无 CT 设备者仍可进行此项检查。经眶穿透伤有损伤颈内动脉颅内段和海绵窦的征象时,脑血管造影可以证实血管损伤性质,作为治疗的依据。

5.CT 扫描 对了解脑伤道的位置和范围,诊断颅内出血、血肿的分布相位置很有帮助。也可发现颅内存留的致伤物和颅骨碎片。但对脑内分散的碎骨片数目和形态则不如颅骨平片显示的确切。对颅内存留的木质致伤物,CT 常显示为低密度,可误诊为脑水肿带或脑内气体,因而可延误手术治疗,应注意鉴别。

(四)治疗

1.头部多处创伤 各伤口同时出血,失血量多,伤员每处于严重休克状态。急救时应在控制出血的同时进产输血补液。对多处伤口同时出血者,可用大弯针和丝线将伤口按出血多少的顺序一一地行暂时性缝合,使活动性出血停止或减少,然后在休克被纠正后,剪开一个伤口缝线,进行一处彻底止血清创,直至全部伤口止血清创完毕。这样可以减少伤员因为失血过多所造成的危险。

2.特急性和急性颅内血肿 伤员急诊被送入医院时,已由伤后短暂的清醒进入深昏迷,双侧瞳孔散大和病理呼吸,多提示为特急性颅内出血脑受压和脑疝晚期,患者已处于垂危状态,救治困难,虽如此,仍可就地钻颅或由颅骨入口扩大骨窗,清除积血,以争取一线希望。对于一侧瞳孔散大的脑疝伤员,为了争取时间,尽快由颅骨入口扩大骨窗清除血肿,可获得较好的生存质量;对于仅表现为颅内高压的伤员,可以在 CT 扫描证实颅内血肿后再进行手术。

3.锐器伤 伤口边缘常很整齐,如伤员一般情况良好,无明显颅内高压和神经系阳性体征,经颅骨 X 线检查或 CT 扫描,仅见颅骨沟形骨折或穿刺骨折,未发现颅内有致伤物和颅骨碎片存留,可以不进行脑内清创,仅行头皮浅部清创,缝合帽状腱膜和皮肤两层即可。如颅骨平片发现脑内有碎骨片和致伤物存留时,应扩大骨窗,摘除脑内致伤物和全部碎骨片,清除失活胞组织和血凝块,做到彻底脑清创。

4.钝器伤 此类致伤物造成的头皮伤口创缘多不整齐,颅骨呈穿孔或洞形骨折,脑伤道内常分散许多颅骨碎片和被致伤物带入的头发、头皮和帽子碎片等有机异物,以及失活脑组织和凝血块等。早期清创应在伤后数小时内进行,头皮切口应包括创缘切除,从颅骨入口向外咬除骨质,根据脑伤道的深浅和异物分散范围,做成 3～5cm 直径骨窗,清除脑内所有碎骨片和其他有机异物,细致止血,完成早期彻底滑创。任何延迟清创日期或清创不彻底,脑内遗留碎骨片和其他有机异物等情况,均将增加颅内感染机会,使伤员遭遇不良的后果。

5.头部嵌入致伤物 如穿入颅腔内被颅骨卡住的刀片、树枝、竹筷等。急救时应严禁摇动或就地拔出,应迅速送往专科医院,由专科医生做好控制颅内大出血的准备,手术应在全麻下进行,以头皮伤口为中心,做一"S"形切口,绕颅骨穿孔周围做 4 个钻孔,再连成方形骨瓣,然后术者或助手将留置的致伤物连同骨瓣一并沿其纵轴方向缓慢拔出,当发现活动性出血时,立即剪开硬脑膜,牵开脑伤道,寻找出血处,沉着地进行止血,脑内碎骨片和其他有机异物存留时,应彻底摘除,清除失活脑组织和凝血块,反复以生理盐水冲洗伤道,然后逐层缝合。

6.经眼眶穿透伤 致伤物经眼眶进入颅腔内,由于眶内容与颅腔内容同时损伤,故应由眼科和神经外科医生共同处理。术前应分析哪些眶内和颅内重要结构可能受到损伤,如疑有颅内血管损伤时,应行脑血管造影,以确定颅内血管的损伤情况。如需从眼眶拔出刺入颅内的致伤物时,应严格沿其纵轴方向拔出,防止因晃动而加重眶内和颅内结构的损伤。如考虑到拔出致伤物后可能发生颅内出血时,应在拔出致伤物前,由神经外科医生做好前额部骨瓣开颅,一旦拔出致伤物后大出血时,即可迅速从颅内止血。对于查明并发外伤性颅内动脉瘤或颈内动脉海绵窦瘘者,应分别情况进行相应治疗。眶内与颅内所遗留的木质或金属的致伤物,如在创伤的晚期才被发现并决定行致伤物摘除时,还应注意检查其周围有无碎骨片和脑脓肿等,以便做到创伤根治。经眼眶刺入颅腔的致伤物,也有发生破伤风的报告,故此类伤员应在伤后注射破伤风抗血清以资预防。

7. 经鼻、筛窦穿透伤 曾有致伤物经鼻、筛窦刺入颅腔额叶的病例报道,此类伤如能在伤后获得正确诊断,采用前额部骨瓣开颅,摘除脑内异物后,修补筛板处硬脑膜破口,常能获得治愈。

(杨普)

第八节 外伤性颈内动脉海绵窦瘘

颈内动脉由颅底经破裂孔入颅后,向前行经海绵窦,颅底损伤使该段颈内动脉壁穿破或伤及颈内动脉海绵窦段,动脉血由动脉壁的破裂口直接注入海绵窦内,形成颈动脉海绵窦瘘。见于闭合性颅脑伤颅底骨折累及海绵窦时,也偶见于火器伤与锐器伤直接伤及动脉或因骨折片所致。受损伤的动脉或当即破裂或延迟破裂,其症状可在伤后立即出现或在伤后数小时、数日之后才出现。

一、临床表现

临床表现与颈内动脉损伤形成的海绵窦动静脉瘘口大小有关,可分为局部症状与全脑症状。

1. 局部症状 颈内动脉海绵窦瘘的局部症状是由于颈内动脉血液直接灌入海绵窦引起的。正常情况下,海绵窦接受眼静脉、蝶顶窦、鞍区小静脉的回流。当动脉血注入后,海绵窦内血压升高,必然影响到眼静脉和其他汇入海绵窦的静脉回流郁滞,其结果使该区域之静脉显著扩张、对周围组织产生压迫,眼眶内静脉同样出现扩张郁滞,挤压眼球,产生如下症状。

(1)搏动性突眼:病例眼球不仅显著突出,而且伴有与心搏节律一致的搏动。

(2)眼球、额眶、颞部听诊有收缩期吹风样血管杂音:患者自觉颅内有呼呼作响的血流回旋声,有的病例声响甚大呈轰鸣声,使患者不安、失眠。

(3)球结合膜血管怒张、水肿或有瘀斑:久之可能因暴露发生溃疡,额眶部甚至颞部也呈现相应的头皮静脉怒张与皮内毛细血管扩张。当压迫病侧颈总动脉时,眼球搏动立即停止,血管杂音也随之减弱或消失。但有时需同时压迫两侧的颈总动脉才能使杂音消失。这一现象说明对侧颈内动脉血流可能通过侧支循环参加到病变区域。

(4)常同时出现海绵窦与眶上裂综合征:表现为眼球运动神经麻痹,致眼球固定。三叉神经第一支受累出现前额部与眶上感觉和角膜感觉减退。有时进而累及视神经,出现视乳头水肿与出血,晚期发生视力下降。

2. 脑缺血引起的全脑症状 颈内动脉海绵窦瘘时,动脉与海绵窦之间形成短路血液循环,影响瘘口远侧的大脑中动脉及大脑前动脉血流灌注减少,相应的分布区发生脑供血不足,长期的脑缺血引起脑的功能损害,有时颅内压可能增高。如海绵窦动静脉瘘较大、分流量大,尚可出现代偿性心脏扩大。

此外,如果颈动脉破裂与蝶窦相通可造成大量鼻出血。通常出现于伤后早期或几天以后。

二、诊断

根据颅脑伤病史及上述特有的眼征即可确定诊断。但通常尚要进一步检查,分别做病例与对侧颈动脉血管造影,显示病变并了解两侧脑血管之间的侧支循环情况。两侧大脑半球脑血流量的测定以及压迫病例颈内动脉情况下进行脑电图检查,观察是否出现异常,有助于了解脑的供血和机能状态,可作为能否采用颈动脉结扎治疗此症的重要参考依据。

三、治疗

(一)阻断通向海绵窦的主要动脉供血

1. 结扎病侧颈总动脉或颈内动脉,此法因有侧支循环,所以仍然有动脉血流通向瘘口,效果欠佳,目前一般已少采用。

2. 颈总动脉切开同时向颈内动脉上端填入肌片,或用导管肌栓法,用一小硅胶管,管端连一小肌片,由颈动脉切口向上送至海绵窦动脉瘘口处进行填塞,然后结扎颈总动脉。

3. 孤立手术　结扎颈总动脉或颈内动脉,并于同侧开颅,结扎床突上段颈内动脉,称为孤立手术。海绵窦被隔离,颈内动脉海绵窦瘘已无动脉血来源,得以治愈。有时还需要一并结扎该侧之眼动脉,中断由眼动脉而来的血流。采取颈动脉结扎治疗时,一定要先做颈压迫试验,为避免结扎颈动脉后出现脑供血不足而加重脑损害甚至发生脑梗死以至死亡的危险,可辅做颅外—颅内动脉吻合术,如颞浅动脉—大脑中动脉吻合术,增加脑部血液供应。

(二)直接阻塞动脉通向海绵窦的动脉破裂口,并不阻塞颈内动脉

1. 应用可脱离性带囊导管堵塞瘘口　在X线电视监测下,通过股动脉插管,将这种带囊导管送至瘘口,使管端的小囊确实填入瘘口内,使之阻断动静脉分流。如果手术处理确实,眼部杂音当即消失,患者也感到杂音停止。此时将导管自小囊脱离,抽出导管,手术告终。

2. 肌片"放风筝"法　此法系切开颈总动脉,将一用细线拴住的小肌肉片置入动脉内,借生理盐水冲注与动脉血流带至瘘口处,使之堵塞,也能使颈内动脉血流继续保持通畅。但这种手术往往因遇到颈内动脉痉挛或因肌片大小难以恰当地只达到填塞瘘口而不致阻塞颈内动脉,因此不是经常能取得成功的。

新近应用弹簧栓栓塞法。该法自股动脉导管至颈内动脉海绵窦瘘口,自导管内向瘘口送入细小的弹簧栓子使发生栓塞,而保持颈内动脉通畅。

施行确定性手术治疗前,都应在短期内先试用间断压迫病侧颈动脉的方法,期望海绵窦动静脉瘘有自愈的机会。当瘘口较小时,这种自愈的机会约为10%。

上述手术后,眼球搏动与血管杂音可完全消失或显著好转。突眼与局部的静脉扩张有时很难完全恢复至正常,但出现的眼球运动神经损害与视力障碍可能治愈或部分恢复。

少数病例其搏动性突眼为两侧性,结扎一侧颈内动脉并不能根治。或因两侧脑血管之间的侧支循环不足,皆不宜立即一次进行一侧或两侧的颈动脉结扎。如无脑缺血症状出现,可

安全地将颈动脉结扎。两侧颈动脉夹闭法适用于两侧性病变,但必须左右两侧分期进行手术,手术间隔以 2～3 个月为宜。术中用脑电图监测,对了解两侧颈动脉之间侧支循环是否充分、能否承受结扎术有重要价值,但也不是绝对可靠的。1d 后仍出现脑缺血者必须引起警惕。

(杨普)

第九节　脑外伤后综合征

脑外伤后,不少患者可遗留某些神经方面或精神方面的障碍,统称为脑外伤后综合征,又称为脑外伤后遗症.脑震荡后遗症、脑外伤后神经症、脑外伤后神经衰弱或脑外伤后神经官能症。病名不同,说明对此症目前尚没有统一的认识与诊断标准。

多数的颅脑损伤后遗症是在颅脑器质性病变的病理基础上引起的,如蛛网膜下隙出血或炎症引起蛛网膜粘连、囊肿与脑积水,脑血管与神经根受累,脑皮质功能弱化与皮质下中枢调节功能失调,血脑屏障功能紊乱,脑膜脑瘢痕及脑退行性变等。此外尚有精神创伤等因素。

一、临床表现

1. 器质性脑损伤　不同程度的肢体瘫痪、失语、感觉障碍、颅神经障碍与精神症状和智能障碍,常是颅脑器质性损伤的直接后果,症状表现的程度也多与脑损伤的部位和程度相一致,其中一部分症状可能是各种并发症引起的。

2. 功能性症状表现　如头痛、头昏、无力、失眠、多梦、注意力不集中、记忆力减退以及心悸、多汗、耳鸣、怕光、性欲减退等神经衰弱与植物神经功能失调症状,或有病症性痉挛、麻木、失音、视力下降、听力下降,木僵或缄默状态等。患者的主诉往往多于阳性体征,有时虽查出一些轻微征象,也难以定位。其中一些伤员可能脑电图轻或中等度异常。上述两种情况也可以同时存在。

二、诊断

对脑外伤后综合征的患者,必须仔细了解损伤经过、症状出现时间、分析其原因,并有目的地进行腰椎穿刺脑脊液检查,脑超声波、脑电图检查、X 线平片、脑血管造影检查及 CT 脑扫描等,以明确有无上述种种颅脑伤的并发症。例如,临床上有将慢性硬脑膜下血肿患者长期当作一般的后遗症与精神病治疗的,及至颅骨平片发现病理性钙化或出现颅内压增高才引起警觉,这种有明确原因的宜按病理情况做出相应诊断,不宜统称后遗症。另一方面,还要注意患者有无周身其他慢性病,分析当前的症状究竟是由于颅脑伤还是其他疾病引起,以免延误对其他疾病的诊治。只有进行了各方面检查之后,而且颅脑伤后经系统治疗半年或一年以上仍存在上症状者,才适于诊为颅脑损伤后综合征。对那些伤后不久还处于恢复阶段的患者,宜诊为颅脑伤恢复期。

三、预防和治疗

关心体贴患者痛苦,耐心解释使其了解伤情,解除其对"后遗症"不能治愈的忧虑。各方面人员都要注意避免夸大伤情,造成患者对脑外伤的恐惧思想,也应避免其他不良刺激,增强患者康复的信心。特别重要的是针对存在的主要病情表现积极进行治疗,锻炼身体、增强体质也十分重要。理疗、新针、体疗、中西药物治疗对消除症状都有一定作用。颅脑伤急性期过后，若伤情稳定，即可让患者早期活动，过分强调长期卧床休息并不会给伤员恢复带来好处。气功、太极拳都行之有效。症状好转后，鼓励患者逐渐转入正常生活、学习与工作，这些都有利于康复。

（杨普）

第四章　颅脑肿瘤

第一节　胶质瘤

神经胶质瘤是神经外胚叶衍化而来的神经胶质发生的肿瘤,是颅内肿瘤中最常见的一种。从神经外胚叶中衍化而来的神经胶质有星形胶质、少突胶质和室管膜细胞等,它们都可以发生肿瘤。

一、诊断标准

1.临床表现

(1)病史:依病变部位及性质表现各异。一般起病缓慢,但位于脑脊液通道附近的肿瘤,因继发脑积水病史较短。

(2)颅压高:症状的发展通常呈缓慢、进行性加重的过程,少数有中间缓解期。典型表现为头痛、呕吐和眼底视盘水肿。

(3)局灶症状与体征

1)大脑半球肿瘤:位于大脑半球,如位于功能区或其附近,可早期表现有神经系统定位体征。

①精神症状:主要表现有人格改变和记忆力减退。如反应迟钝、生活懒散、近记忆力减退、判断能力差。亦可有脾气暴躁、易激动或欣快等。

②癫痫发作:包括全身性及局限性发作。发作多由一侧肢体开始,有些表现为发作性感觉异常。

③锥体束损伤:肿瘤对侧半身或单一肢体力弱或瘫痪。病初为一侧腹壁反射减弱或消失,继而病变对侧腱反射亢进、肌张力增加和病理反射阳性。

④感觉异常:主要表现为皮质觉障碍,如肿瘤对侧肢体的关节位置觉、两点辨别觉、图形觉、实体感觉等。

⑤失语和视野改变:如肿瘤位于优势半球额下回后部和颞枕叶深部,可出现相应表现。

2)第三脑室后部肿瘤:位于第三脑室后部的松果体区的肿瘤所引起的症状和体征主要表现为颅压增高所引起的症状及体征,肿瘤增大或向一侧发展时尚可有局部体征。

①四叠体症状:双眼上视障碍和瞳孔对光反应及调节反应障碍。

②小脑体征:肿瘤向下发展,压迫小脑上蚓部,引起步态、持物不稳,眼球水平震颤。

3)颅后窝肿瘤:肿瘤位于小脑半球、小脑蚓部、脑干和小脑脑桥角所引起的相应表现。

①小脑半球症状:患侧肢体共济失调,如指鼻试验和跟一膝一胫试验不准,轮替试验缓慢笨拙等。

②小脑蚓部症状:躯干性共济失调,如步行时两足分离过远,步态蹒跚等。

③脑干症状:交叉性麻痹。

④小脑桥脑角症状:病变同侧中后组脑神经症状,如耳鸣、耳聋、眩晕、面部麻木、面肌抽搐、面肌麻痹、声音嘶哑、吞咽呛咳等。

2.辅助检查

(1)头部 X 线:可表现为颅内生理钙化移位、局限性骨质改变、肿瘤钙化、鞍区或内听道骨质改变等。

(2)头部 CT 和 MRI:根据肿瘤组织形成的异常密度和信号区,以及肿瘤对脑室和脑池系统的压迫来判断。根据 CT 及 MRI 的信号可对肿瘤的性质初步判定,详见表 2-4-1。

表 2-4-1 根据 CT 及 MRI 的胶质瘤分级

Kemohan 分级	影像学特征	
Ⅰ	CT:低密度 MRI:异常信号	无占位效应,无增强
Ⅱ	CT:低信号 MRI:异常信号	占位效应,无增强
Ⅲ	复杂	增强
Ⅳ	坏死	环形增强

多数低级别胶质瘤在 CT 及 MRI 片上不增强(尽管有 40% 的出现增强,并且增强者预后更差)。CT 检查通常表现为低密度,MRI 检查 T_1 加权相为低信号,T_2 加权相为高信号且范围超过肿瘤的边界。一些恶性胶质瘤不增强。胶质母细胞瘤 CT 表现为环形增强,低密度的胶质母细胞瘤的中央区代表坏死区,环形强化带为肿瘤细胞,不过肿瘤细胞也可延伸至远离"增强环"15mm 处。

为了评价肿瘤的切除程度,有条件者可在术后 2~3 日内行头部普通 CT 检查或 MRI 增强扫描。术后早期 CT 普通扫描非常重要,可用于确定哪些由于术后残留血液而不是增强所致的密度增高。CT 或 MRI 增强扫描所见的密度增高区可能代表残余的肿瘤。大约 48 小时后,术后炎性血管改变导致的强化开始出现,且与肿瘤无法区别,这种改变到大约 30 日左右减弱,但可持续 6~8 周。

(3)脑血管造影:表现为正常血管移位和曲度改变、病变区域的新生血管形成。

3.鉴别诊断 须与脑炎,脑脓肿,脑质增生,炎性肉芽肿,脑内血肿及慢性硬脑膜下血肿,脑血栓和脑栓塞,良性脑压高等相鉴别。

二、临床分型

通常将脑胶质瘤分为星形细胞瘤、少突胶质瘤、胶质母细胞瘤等不同病理类型。具体的分型可根据标准。恶性肿瘤可以进一步被分为Ⅰ~Ⅳ级。确诊需依靠病理检查结果。

1.星形细胞瘤

(1)弥漫性侵润性星形细胞瘤(这些肿瘤有恶变倾向)

①星形细胞瘤(Ⅳ级分类中的Ⅱ级):变异类型如下:纤维型、肥胖细胞型、原浆型、混合型。

②间变(恶性)星形细胞瘤(Ⅲ级)。

③多形性胶质母细胞瘤(GBM)(Ⅳ级):恶性程度最高的星形细胞瘤。变异类型如下:巨细胞型胶质母细胞瘤、胶质肉瘤。

(2)更局限的病变:以下这些肿瘤无向间变星形细胞瘤及 GBM 发展的倾向。

①毛细胞型星形细胞瘤。

②多形性黄色星形细胞瘤。

③室管膜下巨细胞型星形细胞瘤。

2.少枝胶质细胞瘤。

3.室管膜细胞

(1)室管膜细胞瘤变异类型有以下4种:①细胞型。②乳头型。③明细胞型。④伸长细胞型。

(2)间变(恶性)室管膜瘤。

(3)黏液乳头状室管膜瘤。

(4)室管膜下瘤。

4.混合型胶质瘤

(1)少枝-星形细胞瘤:包括间变(恶性)少枝-星形细胞瘤。

(2)其他。

5.脉络丛肿瘤

(1)脉络丛乳头状瘤。

(2)脉络丛癌。

6.未确定来源的神经上皮性肿瘤性母细胞瘤

(1)星形母细胞瘤。

(2)极性成胶质母细胞瘤。

(3)大脑神经胶质瘤病。

7.神经细胞(及神经细胞-胶质细胞混合性肿瘤)

(1)神经节细胞瘤。

(2)小脑发育不良性神经节细胞瘤。

(3)婴儿促结缔组织生成性神经节细胞瘤。

(4)胚胎发育不良性神经上皮性肿瘤。

(5)神经节胶质细胞瘤包括间变(恶性)神经节胶质细胞瘤。

(6)中枢神经细胞瘤。

(7)终丝副神经节瘤。

(8)嗅母细胞瘤(成感觉神经细胞瘤,嗅神经上皮瘤)。

8.松果体细胞

(1)松果体细胞瘤(松果体瘤)。

(2)松果体母细胞瘤。

(3)混合型/过渡型松果体瘤。

9.胚胎性肿瘤

(1)髓上皮瘤。

(2)神经母细胞瘤其他类型包括神经节神经母细胞瘤。

(3)视网膜母细胞瘤。

(4)室管膜母细胞瘤。

(5)原发性神经外胚层肿瘤(PNET)

①髓母细胞瘤:变异类型如下:促结缔组织生成性髓母细胞瘤、髓肌母细胞瘤、黑色素沉

着性髓母细胞瘤。

②大脑(幕上)和脊髓 PNET。

三、治疗原则

据胶质瘤的类型和恶性程度的不同,其对于各种治疗方法的敏感性和效果有较大差异。因此,在治疗方法的选择上具有不同的原则和特点。

(一)低级别星形细胞瘤(世界卫生组织Ⅱ级)

1. 治疗选择

(1)手术切除肿瘤。

(2)放射治疗。

(3)化疗。

(4)放射治疗和化疗联合使用。

2. 外科手术治疗

(1)在下列低级别星形细胞瘤中外科手术应作为首要治疗措施。

①临床和影像学资料不能获得确切的诊断患者建议行手术活检或部分切除以确立诊断。

②毛细胞型星形细胞瘤:包括发生于儿童或青少年的小脑半球肿瘤和幕上毛细胞型星形细胞瘤。

③肿瘤巨大或囊性肿瘤有导致脑疝的可能。

④阻塞脑脊液循环通路。

⑤用于治疗难治性癫痫。

⑥为了推迟辅助性治疗及其对儿童的副作用(尤其是年龄小于 5 岁的患儿)。

⑦小型肿瘤的侵袭性不如大型肿瘤,可能更适合早期手术治疗。

(2)对于大多数侵润生长的大脑半球胶质瘤外科手术无法治愈,这些肿瘤许多不能完全切除。在可能的情况下完全切除可改善预后。

(3)对于水肿明显的大脑半球胶质瘤,建议术前 3 天开始口服激素,如泼尼松,每次 5mg,每日 3 次。术中继续静脉给予甲泼尼龙 40~80mg 或地塞米松 10mg。

(4)由于低级别胶质瘤的边界术中不易辨认,尤其是脑深部和功能区附近的病变,一些辅助性措施如立体定向及影像导航技术,对于确定深部或重要功能区肿瘤的边界有帮助。

(5)全麻术后应注意电解质改变(1 次/日)和 24 小时出入量监测,尤其是患者不能进食或进食差时,可能存在下丘脑损伤等。有异常者至少每日 2 次监测电解质变化。

(6)老年患者或短期内不能下床活动的患者应注意预防下肢血栓和肺栓塞。相关治疗包括低分子肝素和弹力袜等。

(7)癫痫药物治疗原则

①对于幕上大脑半球肿瘤,术前 1 周开始癫痫的预防性治疗,术前 1 天查血药浓度。

②常用的一线抗痫药物包括卡马西平(100mg,口服,每日 3 次),苯妥英钠(100mg,口服,每日 3 次)和丙戊酸钠缓释片(500mg,口服,每日 2 次,数天后血药浓度达到有效范围后可改为每日 1 次)。

③手术结束前 30 分钟即开始抗癫痫治疗(丙戊酸钠缓释片,800mg,静脉注射后以 1mg/(kg·h)静脉持续泵入,至改为口服治疗)。

④术前无癫痫者,术后视情况口服抗癫痫药 3~6 个月,如术后出现癫痫者服用 6~12 个月,如手术前后均有发作者则服用 1~2 年。

⑤原则上以 1 种一线抗癫痫药物为主,联合用药时不同抗癫痫药物间可出现拮抗作用。

⑥用药期间注意相关药物副作用。如皮疹、肝功能损害、血细胞下降等。长期用药时每月至少定期复查 1 次相关指标。

⑦停药时应逐渐减量。

3.放射治疗　回顾性研究显示放射治疗可以延长肿瘤未完全切除患者的缓解期和生存期。对肿瘤未完全切除、复发或进展且不能手术、恶变时可考虑放疗。具体放射治疗计划由放射科医师制定。

4.化疗　通常情况下到肿瘤发展时才采用,PCV(盐酸丙卡巴肼,洛莫司令和长春新碱)或替莫唑胺常可在一定程度上控制肿瘤的生长,详见表 2-4-2。

表 2-4-2　胶质瘤常用化疗药物和作用机制

	化疗药物	作用机制
A	亚硝基脲:卡莫司汀(BCNU),洛莫司汀(Lomustine),尼莫司汀(Nimustine)	DNA 交联,氨基团甲基化
B	烷基化(甲基化)药物:甲(基)苄肼,替莫唑胺	DNA 碱基化,干扰蛋白合成
C	卡铂,顺铂	通过链内交联产生螯合作用
D	氮芥:环磷酰胺,异环磷酰胺,癌得星	DNA 碱基化,正碳离子形成
E	长春花生物碱:长春新碱,长春碱,紫杉醇	微管功能抑制剂
F	Epidophyllotoxins(ETOP-oside,VP-16,替尼泊苷,VM-26)	拓扑异构酶 Ⅱ 抑制剂
G	拓扑替康(Topotecan),伊立替康(Irinotecan)(CPT-11)	拓扑异构酶 Ⅰ 抑制剂
H	他莫昔芬	蛋白激酶 C 抑制剂
J	博来霉素	
K	紫杉醇(Paxlitaxol)	
L	甲氨蝶呤	
M	胞嘧啶:阿拉伯糖苷	
N	皮质激素:甲泼尼龙,地塞米松	
O	氟尿嘧啶(FU)	

5.其他治疗　包括免疫治疗,基因治疗,光动力治疗等。

(二)恶性星形细胞瘤(世界卫生组织分类的Ⅲ级和Ⅳ级)

对于恶性星形细胞瘤患者,治疗方法的选择必须首先考虑到以下 3 个影响生存期的独立因素:①年龄:所有研究均发现年龄是最有意义的预后因素,年轻患者预后较好;②病理学特征;③入院时功能状态(如 Karnofsky 评分)。

1.外科手术治疗

(1)与其他治疗方法相比,手术切除肿瘤使肿瘤细胞减少加外照射治疗一直被作为一个标准方法。

(2)肿瘤切除程度和术后影像检查发现的残余肿瘤体积对肿瘤发展及平均生存期有显著影响。手术并不能治愈这些肿瘤,因此手术应该以延长患者的高质量生存时间为目标;通常情况下神经功能良好、单个脑叶内的胶质瘤切除后可以达到这一效果。

（3）多形性胶质母细胞瘤部分切除术后出血和（或）水肿导致脑疝的机会非常高。同时，次全切除对于延长生存期无多大益处。因此，只有在完全切除肿瘤可行的情况下或患者家属要求下才考虑手术治疗。

（4）外科手术治疗对老年患者收效不大，应慎重考虑。

（5）术前无癫痫者，术后视情况常规口服抗癫痫药 3～6 个月，如术后出现癫痫者服用 6～12 个月，如手术前后均有发作者则服用 1～2 年。

（6）复发肿瘤的再次手术治疗

①不到 10％的复发肿瘤远离原发部位。

②复发肿瘤再次手术可在一定程度上延长生存期。

③除 Karnofsky 评分外，对再次手术有显著意义的预后因素包括年龄和两次手术间隔的时间，间隔时间越短则预后越差。

④再次手术的并发症发生率更高。

（7）基于上述原因，建议下列患者不宜或慎重采用手术治疗。

①广泛的优势脑叶的胶质母细胞瘤。

②双侧侵犯明显的病变（如巨大蝶形胶质瘤）。

③老年或合并其他系统疾病，身体状况较差的患者。

④Karnofsky 评分低的患者（通常情况下，在使用皮质激素时神经功能状况是术后预期能够达到的最好功能，手术对神经功能的改善很少能超过这种程度）。

⑤复发性胶质母细胞瘤。

2. 放射治疗　患者一般状况允许时可进行放疗。恶性胶质瘤外放射治疗的常用剂量为 50～60Gy。可分为局部外放射治疗和全脑外放射治疗。与局部外放射治疗相比，全脑外放射治疗并不能明显延长患者的生存期，而且副作用较大。

3. 化疗

（1）在所有使用的化疗药物中有效率不超过 30％～40％，大多数只有 10％～20％。普遍认为肿瘤切除越多，化疗效果越好，传统化疗药物在放射治疗前使用更为有效。对于胶质母细胞瘤，新型化疗药物替莫唑胺推荐与放疗同时进行。

（2）烷化剂在大约 10％的患者中有显著疗效［所有烷化剂疗效相似：卡莫司丁（BCNU）、洛莫司汀、甲苄肼］。卡莫司丁（BiCNU®）和顺铂（AKA cisplatin，Platinol®）是目前用于恶性胶质瘤治疗的主要化疗药物。新型烷化剂替莫唑胺用于胶质母细胞瘤目前被广泛推荐。

4. 立体定向活检

（1）立体定向活检可能会使 25％的胶质母细胞瘤患者漏诊。

（2）在中央低密度区（坏死）和周边环形强化区采集标本时，活检检出率最高。

（3）怀疑恶性星形细胞瘤时下列情况应考虑活检。

①肿瘤位于重要功能区或手术难以到达的区域。

②大型肿瘤合并轻微神经功能障碍。

③一般情况差,难以承受全身麻醉的患者。

④当无明确诊断时,为了明确诊断以便确定进一步治疗的最佳方案时,如多形性胶质母细胞瘤和淋巴瘤在影像学检查方面表现可能相似,如果没有免疫染色,病理学上也可误诊。活检应予认真考虑,防止对首选放射治疗和化疗的淋巴瘤进行手术治疗。

5.其他治疗 包括免疫治疗、基因治疗、光动力治疗等综合治疗。

(王东)

第二节 特殊类型的胶质瘤

一、毛细胞型星形细胞瘤

毛细胞型星形细胞瘤与侵润性原纤维型或弥漫性星形细胞瘤显著不同。其主要特征包括以下4点。

1.发病平均年龄小于典型星形细胞瘤;小脑毛细胞型星形细胞瘤好发年龄为10～20岁。

2.预后较侵润性原纤维型或弥漫型星形细胞瘤好,存活期更长。

3.影像学表现 表现不一,病灶强化,常为囊性伴有瘤结节;发生于小脑时常为囊性,半数以上有瘤结节。

4.病理学 紧凑或疏松星形细胞伴有纤维和(或)嗜酸性颗粒小体。

(一)诊断标准

1.发生部位 毛细胞型星形细胞瘤可发生于脑和脊髓的任何部位,儿童及青年多见。

(1)视神经胶质瘤和下丘脑胶质瘤

①发生于视神经的毛细胞型星形细胞瘤称为视神经胶质瘤。

②当它们发生于视交叉时,无论从临床还是影像学上,通常与下丘脑或第三脑室区的胶质瘤无法区分。

③下丘脑及第三脑室区毛细胞型星形细胞瘤:影像学上可表现为脑室内肿瘤,多数可侵及视交叉,与视神经胶质瘤无法鉴别。可表现为"间脑综合征",在儿童中这是一种少见的综合征,常由下丘脑前部的侵袭性胶质瘤引起,典型表现为皮下脂肪缺失伴多动,过度敏感和欣快感。也可表现为低血糖、发育障碍、头部增大。

(2)大脑半球:发病年龄大于视神经或下丘脑胶质瘤(如青年),正是这些毛细胞型星形细胞瘤与纤维型细胞瘤(原纤维,恶性程度更高)容易混淆。毛细胞型星形细胞瘤通常由一囊腔和一瘤结节组成(纤维型星形细胞瘤通常无此改变),这一点可以与纤维型星形细胞瘤区别,并且一些毛细胞型星形细胞瘤有钙化团。

(3)脑干胶质瘤:通常为纤维、浸润型,只有少部分是毛细胞型星形细胞瘤,是那些预后良好、向脑干"背侧、外生型"肿瘤。

(4)小脑:曾被称为"囊性小脑星形细胞瘤"。

(5)脊髓:可发生于此,发病年龄较脊髓纤维型星形细胞瘤年轻。

2.辅助检查 头部 CT 及 MRI 检查表现如下。

(1)毛细胞型星形细胞瘤常表现为边界清楚,注药后增强(与低级别纤维型星形细胞瘤不同)。

(2)多数情况下有一囊,囊内有一结节,周围无水肿或水肿轻微。

(3)可发生于中枢神经系统任何部位,但最常见于脑室周围。

3.鉴别诊断 须与弥漫性或侵袭性纤维型星形细胞瘤相鉴别。

(1)病理学特征性的表现存在,但如以上特征性病理学表现不明显,或在标本组织较少如立体定向活检,则单靠病理学检查不足以鉴别。

(2)提示该诊断的其他因素,包括患者的年龄、影像学资料等。

(二)治疗原则

1.这些肿瘤的自然生长缓慢,首选治疗是在不导致功能缺失的情况下最大限度地切除肿瘤。有些肿瘤侵及脑干、脑神经或血管,可使肿瘤切除受限。

2.由一个真性囊腔和瘤结节构成的肿瘤,切除瘤结节就足够了;非肿瘤性囊壁可以不切除。有些肿瘤具有一个"假囊",囊壁厚且强化(在 CT 及 MRI 片上),这种囊壁必须切除。

3.由于此类肿瘤术后 5 年和 10 年生存率很高,且在这期间内放射治疗的并发症发生率高,同时没有完全切除的肿瘤复发生长缓慢,因此建议这些患者术后不行放射治疗。不过,应定期复查 CT 或 MRI 并进行随访,如果肿瘤复发,应再次手术。只有当复发肿瘤无法切除(只要有可能应选择再次手术)或病理学提示肿瘤恶性变时才考虑放射治疗。

4.对于年幼患者化疗优于放射治疗。

5.预后肿瘤复发较常见。尽管过去认为它们一般在术后大约 3 年内复发,关于这一点目前仍存在争论,并且远期复发也较常见。另外,一些肿瘤部分切除后不再继续生长,也代表着一种治愈形式。手术后约有 20% 的患者出现脑积水,需要进行治疗。

二、少枝胶质细胞瘤

少枝胶质细胞瘤是脑胶质瘤常见的类型之一。由于以往许多误诊为纤维型星形细胞瘤(尤其是这些肿瘤的侵袭性部分),所以其发病率统计相差较大。男女患病比例约为 3∶2。成人多见,平均年龄约 40 岁。本病可发生脑脊液转移,但少见。

(一)诊断标准

1.临床表现

(1)癫痫:最为常见的临床表现,半数以上的患者曾有癫痫病史。

(2)颅内压增高:头痛,呕吐和视乳头水肿。

(3)精神症状:淡漠。与肿瘤好发于脑叶,尤其是额、颞叶有关。

(4)局部神经功能障碍:因肿瘤的压迫和肿瘤卒中可破坏肿瘤脑组织而出现,表现为偏瘫、失语等。

(5)其他:如眩晕等。

2.好发部位(表 2—4—3)

表 2-4-3　少枝胶质细胞瘤的部位

部位	所占百分比%
幕上	＞90
额叶	45
半球(额叶以外)	40
第三脑室或侧脑室内	15
幕下＋脊髓	＜10

3.辅助检查

(1)头部 X 线:少枝胶质细胞瘤患者的 X 线片上可见肿瘤钙化。

(2)脑 CT 和 MRI:CT 诊断少枝胶质细胞瘤有一定特异性。表现为幕上脑叶内略高密度的混杂肿块,边界清楚,周围水肿和占位效应均很轻微,这与其他胶质瘤的瘤周水肿明显的特点不同。50%～90%的检查可见条索状钙化。非钙化性高密度多为肿瘤内出血,给予增强剂后瘤体可无强化反应或反应轻微,恶变后强化明显且不规则。MRI 的定性诊断作用不如脑 CT。

(二)治疗原则

1.外科手术治疗　下列情况可考虑手术。

(1)有明显占位效应的肿瘤,不论恶性度高低,均建议手术治疗解除占位效应,减轻症状,延长患者的存活期。

(2)无明显占位效应的肿瘤

①低级别:能切除的病变建议外科手术治疗。在保留神经功能的情况下尽量全切除肿瘤。

②高级别:力争全切,还是部分切除或仅行活检,目前仍有争议。原因主要在于全切除对高级别肿瘤是否有益仍未明确。

2.化疗　化疗对大多数少枝胶质细胞瘤有效,尤其在用药 3 个月之内,多数可出现肿瘤体积缩小。但疗效和持续时间不一。经验最多的为 PCV:每日盐酸丙卡巴肼 $60mg/m^2$ 静脉注射、洛莫司汀 $110mg/m^2$ 口服、长春新碱 $1.4mg/m^2$ 静脉注射,均为 29 日 1 个周期,6 周重复 1 次。

3.放射治疗　放射治疗对于少枝胶质细胞瘤的疗效仍不明确。有关术后放射治疗的效果存在争议。记忆丧失、精神异常、性格改变等放射治疗的副作用在长期存活的患者当中较为常见。

三、室管膜瘤

室管膜瘤是常见的神经上皮性肿瘤之一,约占颅内肿瘤的 2%～9%,占神经上皮性肿瘤的 18%～20%;男性略多于女性,男女患病比例约为 1.9∶1;多见于儿童和青少年。60%～70%位于幕下,靠近第四脑室,占第四脑室区肿瘤的 25%。室管膜瘤通常为边界清楚的良性肿瘤(尽管确有恶性室管膜瘤发生),但可沿脑脊髓种植。儿童颅后窝室管膜瘤常为间变性肿瘤,发病年龄越小,预后越差。尽管病理学上不如髓母细胞瘤恶性程度高,但预后更差,因为他们常侵犯闩部,导致无法全切除。

(一)诊断标准

1.临床表现 根据肿瘤发生的部位不同而有较大差异。

(1)颅内压增高:多源于肿瘤继发的梗阻性脑积水,表现为头痛、恶心、呕吐、视乳头水肿等。

(2)强迫头位。

(3)脑干功能障碍:多因肿瘤侵犯第四脑室底部,造成桥脑和延髓神经核和传导束功能障碍,如复视、面瘫、共济障碍等。

(4)小脑功能障碍:表现为走路不稳、眼球震颤、共济失调和肌张力下降等。

(5)癫痫:多见于大脑半球靠近运动区的脑内室管膜瘤(来源于胚胎异位的室管膜细胞),脑室内室管膜瘤少见。

(6)其他:发生于侧脑室的室管膜瘤可压迫和侵犯丘脑、内囊、基底节等,导致偏瘫、偏侧感觉障碍等;位于第三脑室后部者可造成双眼上视运动障碍等。

2.辅助检查

(1)头部 X 线:多数可表现为颅内压增高征象,如指压迹增多等;另外,还可显示肿瘤钙化,室管膜瘤是儿童颅后窝肿瘤中最常伴有钙化改变的肿瘤。

(2)头部 CT 和 MRI:通常表现为第四脑室或侧脑室肿瘤,密度不均,常伴梗阻性脑积水。肿瘤可有囊变和钙化,使肿瘤表现为混杂信号,注射增强剂后显示不均一强化。影像学上与髓母细胞瘤难以鉴别,以下情况有助于鉴别。

①室管膜瘤中钙化常见,髓母细胞瘤少见。

②髓母细胞瘤常起源于第四脑室顶,后者将肿瘤包裹("香蕉征"),而室管膜瘤常起源于第四脑室底。

③室管膜瘤在 T_1 加权相表现为混杂信号(与髓母细胞瘤不同)。

④室管膜瘤外生部分 MRI 检查 T_2 加权相为显著高信号(髓母细胞瘤为轻度高信号)。

(3)脊髓造影:水溶性造影剂脊髓造影检测"水滴状转移"与 MRI 强化一样敏感,可取脑脊液用于细胞学检查。

(二)治疗原则

1.外科手术切除

(1)手术目的:在避免严重神经功能障碍的同时,最大程度地切除肿瘤。当肿瘤广泛侵犯第四脑室底时,肿瘤不可能全切除。

(2)手术入路:根据肿瘤发生的部位不同而选择不同的手术入路。

①第四脑室室管膜瘤:常用枕下正中入路。

②侧脑室室管膜瘤:皮层经脑沟侧脑室入路或经胼胝体侧脑室入路。

③第三脑室室管膜瘤:经胼胝体穹窿间入路或枕下经小脑幕入路(适用于第三脑室后部肿瘤)。

④大脑内室管膜瘤:根据肿瘤发生的具体部位,选择距离肿瘤最短且避开重要功能区的部位开颅。

2.放射治疗 室管膜瘤的放射敏感性仅次于髓母细胞瘤,列第二位。手术切除后常规采用外放射治疗。

(1)瘤床 45~48Gy,复发者另加 15~20Gy。

(2)脊髓外放射。

（3）如果有水滴状转移灶或 CSF 细胞学检查发现瘤细胞，应增加脊髓外放射治疗；也有行预防性脊髓外照射；小剂量全脊髓放射治疗（平均约 30Gy），同时增加水滴状转移部位的放射剂量。

3.化疗　一般作为术后的辅助治疗，可短时间抑制复发肿瘤的生长。

（王东）

第三节　脑膜瘤

一、概述

脑膜瘤是成人常见的颅内良性肿瘤，占颅内原发肿瘤的 14.3%～19%，发病率仅次于胶质瘤。发病的年龄高峰为 45 岁左右，男女比例约为 1∶1.8。19%～24%的青少年脑膜瘤发生于神经纤维瘤病 I 型。

脑膜瘤的发生与蛛网膜有关，可发生于任何有蛛网膜细胞的部位（脑与颅骨之间、脑室内、沿脊髓），特别是与蛛网膜颗粒集中分布的区域相一致。脑膜瘤多与硬脑膜相粘连，但亦可与硬脑膜无关联，如发生在脑室内的脑膜瘤。

脑膜瘤通常为生长缓慢、边界清楚（非侵袭性）的良性病变。少数可呈恶性和（或）快速生长。8%的患者多发，在神经纤维瘤病患者中尤为多见。偶尔肿瘤呈大片匍匐状生长（斑块状脑膜瘤）。

（一）诊断标准

1.临床表现

（1）病史：脑膜瘤因属良性肿瘤，生长慢，病程长。因肿瘤呈膨胀性生长，患者往往以头疼和癫痫为首发症状。

（2）颅内压增高：症状可不明显。许多患者仅有轻微的头痛，甚至经 CT 扫描偶然发现脑膜瘤。因肿瘤生长缓慢，所以肿瘤往往长得很大，而临床症状还不严重。有时，患者眼底视乳头水肿已相当明显，甚至出现继发视神经萎缩，而头痛并不剧烈，无呕吐。值得注意的是，当"哑区"的肿瘤长得很大，无法代偿而出现颅内压增高时，病情会突然恶化，甚至会在短期内出现脑疝。

（3）局部神经功能障碍：根据肿瘤生长的部位及临近神经血管结构不同，可有不同的局部神经功能障碍。如蝶骨翼（或嵴）脑膜瘤外侧型（或翼点型）的表现与大脑凸面脑膜瘤类似；内侧型（床突型）多因包绕颈内动脉（ICA）、大脑中动脉（MCA）、眶上裂部位的脑神经和视神经而出现相应的脑缺血表现和脑神经功能障碍。嗅沟脑膜瘤多长到很大时才出现症状，包括 Foster－Kennedy 综合征（同侧视神经萎缩，对侧视乳头水肿）；精神改变，如压迫视路导致视野缺损等。

（4）颅骨变化：脑膜瘤常可造成临近颅骨骨质的变化，表现为骨板受压变薄、破坏，甚至穿破骨板侵蚀至帽状腱膜下，头皮局部可见隆起。有时，肿瘤也可使颅骨内板增厚，增厚的颅骨内可含肿瘤组织。

(5)癫痫:位于额部或顶部的脑膜瘤易产生刺激症状,引起限局性癫痫或全身发作。

2.辅助检查

(1)脑电图:因脑膜瘤发展缓慢,并呈限局性膨胀生长,脑电图检查时一般无明显慢波。但当肿瘤生长相当大时,压迫脑组织,引起脑水肿,此时脑电图可呈现慢波,多为局限性异常Q波,δ波为主,背景脑电图的改变较轻微。脑膜瘤的血管越丰富,δ波越明显。大脑半球凸面或矢状窦旁脑膜瘤的患者可有癫痫病史,脑电图可辅助诊断。

(2)头部X线片:由于脑膜瘤与颅骨关系密切,以及共同的供血途径,容易引起颅骨的改变,头部平片的定位征出现率可达30%～60%,颅内压增高症可达70%以上。主要表现如下几种。

①局限性骨质改变:可出现内板增厚,骨板弥漫增生,外板骨质呈针状放射增生。

②颅板的血管压迹增多:可见脑膜动脉沟增粗扭曲,最常见于脑膜中动脉沟。局部颅骨板障静脉异常增多。

(3)头部CT:可见病变密度均匀,增强后强化明显,基底宽附着于硬脑膜上。一般无明显脑水肿,少数也可伴有明显的瘤周水肿,有时范围可达整个大脑半球。脑室内脑膜瘤半数可出现脑室外水肿。CT检查的优点在于可明确显示肿瘤的钙化和骨质改变(增生或破坏)。

(4)头部MRI:一般表现为等或稍长 T_1、T_2 信号,T_1 相上的肿瘤与灰质等信号,30%的肿瘤为低于灰质的低信号。在 T_2 相上,50%为等信号或高信号,40%为中度高信号,也可能为混杂信号。肿瘤边界清楚,呈圆形或类圆形,多数边缘有一条低信号带,呈弧形或环形,为残存蛛网膜下隙(脑脊液)。肿瘤实质部分经静脉增强后呈均匀、明显强化。肿瘤基底硬脑膜强化可形成特征性的表现—"脑膜尾征",对于脑膜瘤的诊断有特殊意义。MRI检查的优点在于可清晰地显示肿瘤与周围软组织的关系。脑膜瘤与脑之间的蛛网膜下隙界面消失,说明肿瘤呈侵袭性生长,手术全切除较困难。

肿瘤基底硬脑膜强化可形成"脑膜尾征",是脑膜瘤较为特征性的表现,但并不是脑膜瘤所特有的影像表现。邻近硬脑膜的其他病变,如转移癌和胶质瘤等也可有类似影像特点。

同时进行 CT 和 MRI 增强扫描,对比分析,能得到较正确的定位及定性诊断。

(5)脑血管造影:可了解肿瘤供血,肿瘤与重要血管的关系,以及硬脑膜静脉窦的情况(决定手术中是否可以结扎)。同时,脑血管造影也为手术前栓塞提供了条件。约一半左右的脑膜瘤,脑血管造影可显示肿瘤阴影。通常脑膜瘤在脑血管造影像上有特征性表现。

①脑膜血管呈粗细均匀,排列整齐的小动脉网,轮廓清楚呈包绕状。

②肿瘤同时接受来自颈外、颈内动脉或椎动脉系统的双重供血。位于颅前窝底的脑膜瘤可接受眼动脉、筛动脉和大脑前动脉分支供血;位于颅中窝底的脑膜瘤可接受脑膜中动脉、咽升动脉供血;颅后窝底的脑膜瘤可由枕动脉、椎动脉脑膜前支、脑膜后动脉供血。

③血管造影还可显示硬脑膜窦的受阻情况,尤其是矢状窦/大脑镰旁脑膜瘤。根据斜位片评估上矢状窦通畅程度较可靠。

④肿瘤的循环速度比脑血流速度慢,造影剂常在肿瘤中滞留。在脑血管造影的静脉期,甚至窦期,仍可见到肿瘤染色,即迟发染色。肿瘤血管明显且均匀一致延迟充盈的特点有助

于确诊。

⑤脑膜瘤周围脑血管呈包绕状移位。

上述特点在脑膜瘤的脑血管造影中可同时出现,亦可能部分出现。

(二)治疗原则

1.手术治疗

(1)手术切除脑膜瘤是最有效的治疗手段。随着显微手术技术的发展,脑膜瘤手术效果也随之提高,大多数患者治愈,但并不能排除复发可能性。

(2)手术原则

①体位:根据肿瘤的部位选择体位。侧卧位、仰卧位、俯卧位都是常使用的体位。

②切口:影像学的进展和导航技术的出现,使肿瘤的定位十分精确,手术入路应尽量选择到达肿瘤距离最近的路径,同时应避开重要神经和血管;颅底肿瘤的入路还应考虑到对脑组织的最小牵拉。切口设计的关键是将肿瘤恰位于骨窗的中心。

③手术显微镜的应用:手术显微镜下分离肿瘤,使操作更细致,保护周围脑组织。

④对富于血运的肿瘤,术前可栓塞供应动脉或术中结扎供应肿瘤的血管。

⑤对受肿瘤侵蚀的硬脑膜、颅骨应一并切除,以防术后复发。经造影并在术中证实已闭塞的静脉窦也可以切除。以筋膜或人工硬脑膜、颅骨代用品修补硬脑膜和颅骨。

⑥术后处理控制颅内压,抗感染、抗癫痫治疗,注意预防脑脊液漏。

2.非手术治疗

(1)放射治疗:对于不能全切的脑膜瘤和少数恶性脑膜瘤,手术切除后需放射治疗。

(2)其他治疗:激素治疗对减慢肿瘤的生长是否有效尚不能肯定,对复发又不宜再手术的脑膜瘤可做姑息疗法。

3.术后处理

(1)手术后应将患者送往重症加强护理病房(ICU)监护24～48小时。

(2)手术前脑水肿严重者术后应静脉给予脱水药、甲泼尼龙或地塞米松。

(3)患者麻醉苏醒后,立即进行神经功能评估,并作好记录。如出现神经功能缺损,须进一步分析原因。疑为颅内血肿形成者,须立即行 CT 检查或直接送手术室开颅探查,清除血肿。

(4)抗癫痫治疗:肿瘤累及运动、感觉皮层时或手术前患者有癫痫发作史,手术中和手术当天,需静脉应用抗痫药物,预防癫痫发作。手术后第一日患者可于进食后恢复手术前的(口服)抗癫痫治疗方案。手术后抗癫痫治疗至少 3 个月,无癫痫发作者可逐渐减少药量,直到停止用药。手术前有癫痫病史的患者,抗癫痫治疗时间应适当延长,一般建议 1～2 年。

(5)预防下肢血栓和肺栓塞:若患者术后有肢体运动障碍或老年患者,短期内不能下床,必要时应给予药物(如注射用低分子肝素钙,0.3ml,脐旁皮下注射)和弹力袜。

(6)脑脊液漏:术后有脑脊液漏可能者,可取头高位,腰椎穿刺持续引流2～3日;出现脑脊液漏时可持续5～7日,一般可自愈。若脑脊液漏仍不缓解,应考虑二次手术修补漏口。

4.脑膜瘤切除分级　目前,国际应用较多的脑膜瘤切除分级法为 Simpson 分级法(表2—

4－4）。这一分类法对统一切除标准、评定脑膜瘤的手术效果有重要的参考价值。但有人认为此分类法对于凸面脑膜瘤较为适用，对脑室内和颅底脑膜瘤未必适用，如侧脑室三角区脑膜瘤，无硬脑膜和颅骨的附着，颅底脑膜瘤手术多难做到受累颅骨，甚至硬脑膜的切除。故有人提出了针对颅底脑膜瘤的切除分级，因目前尚未得到广泛认同，在此不作详细介绍。

表 2－4－4 脑膜瘤切除 Simpson 分级法

级别	切除程度
Ⅰ级	手术显微镜下全切除受累的硬脑膜及颅骨一并处理（包括受侵的硬脑膜窦）
Ⅱ级	手术显微镜下全切除受累的硬脑膜电凝或激光处理
Ⅲ级	手术显微镜下全切除受累的硬脑膜及硬脑膜外扩展病变（如增生颅骨）未处理
Ⅳ级	肿瘤部分切除
Ⅴ级	肿瘤单纯减压［和（或）活检］

二、脑膜瘤的复发及处理

与任何肿瘤一样，脑膜瘤首次手术后，如在原发部位有少许残留，则很可能发生肿瘤再生长并复发。恶性和非典型脑膜瘤的 5 年复发率分别为 38％和 78％。造成良性脑膜瘤复发的原因有两个，一是由于肿瘤侵犯或包裹重要神经和血管组织时未能完全切除而残留，如海绵窦脑膜瘤；二是由于肿瘤局部侵润生长，靠近原发灶周边或多或少残存一些瘤细胞。脑膜瘤术后复发多见于被肿瘤侵犯的硬脑膜。

1. 放射治疗　放射治疗可能有效，可使平均复发时间延长。考虑到放射治疗可能引起的放射性损伤和坏死等副作用，对肿瘤可能复发的患者也可先行 CT 或 MRI 随访，发现明确复发迹象时再行放射治疗。

2. 手术切除　根据患者年龄、身体状况、症状和体征，以及影像学资料等，决定是否再次手术。再手术的结果不仅仅取决患者年龄和一般状态，还取决于肿瘤的部位，如蝶骨嵴脑膜瘤，复发时若已长入海绵窦，再次手术的困难会更多；但复发的上矢状窦旁脑膜瘤，如已侵犯并阻塞上矢状窦，二次手术可将肿瘤及闭塞的上矢状窦一并切除而获得治愈。

三、矢状窦旁脑膜瘤

矢状窦旁脑膜瘤是指肿瘤基底附着在上矢状窦壁并充满上矢状窦角的脑膜瘤。有时肿瘤可侵入窦内甚至造成上矢状窦闭塞。

（一）诊断标准

1. 临床表现

（1）颅高压症状和体征：造成颅内压增高的原因，除了肿瘤本身的占位效应外，瘤体压迫上矢状窦及静脉，造成回流受阻也是原因之一。

（2）癫痫：较为常见的首发症状，尤其是在中央区的窦旁脑膜瘤。

（3）局部神经功能障碍：前 1/3 矢状窦旁脑膜瘤因侵犯额叶而常见精神方面的改变；中 1/3 型最常见的症状为癫痫和对侧肢体渐进性瘫痪；后 1/3 型最常见的症状为视野缺损。

2. 辅助检查

（1）头部 CT 和 MRI：根据脑膜瘤的典型影像特点和部位可明确诊断。CT 的骨窗像可以提供与肿瘤相邻的颅骨受侵犯破坏情况。MRI 检查可显示肿瘤与大脑前动脉的关系、引流静脉的方向，了解矢状窦的受累程度及是否闭塞。

（2）脑血管造影：脑血管造影对矢状窦旁脑膜瘤的诊断价值在于以下几点。

①了解肿瘤的供血动脉和肿瘤内的血运情况。

②脑血管造影的静脉期和窦期可见肿瘤将静脉挤压移位，有的上矢状窦会被肿瘤阻塞中断。

（二）治疗原则

1.手术前评估　根据患者的病史、年龄、影像学资料和患者对治疗结果的期盼，应评估手术的风险和手术对患者的益处，再决定是否手术。

2.头皮切口设计　通常采用马蹄形，骨瓣要足够大，必须能完全暴露需切除的肿瘤及受累的颅骨、硬脑膜。

3.手术操作

（1）在中线附近作钻孔时，应小心下方的上矢状窦。为防止导板穿过困难，可沿上矢状窦两侧多钻一孔。

（2）锯开颅骨后，用剥离子将颅骨与硬脑膜分开，上矢状窦部分要最后分离（高龄患者硬脑膜不易剥离）。

（3）翻开并取下游离骨瓣后，要立即处理颅骨板障出血，骨缘封以骨蜡。

（4）硬脑膜表面上的出血可电灼或压以明胶海绵，硬脑膜中动脉如参与供血，则可将其缝扎。上矢状窦表面的出血，压以明胶海绵和棉条，数分钟即可止血。骨窗四周悬吊硬脑膜。

（5）如果肿瘤累及颅骨内板，可用高速颅钻将受累的颅骨磨去。如颅骨侵蚀范围较大，特别是肿瘤已穿透颅骨时，可将其与肿瘤一并切除。

（6）中央静脉的保留：位于中央区的大脑上静脉（中央沟静脉）被损伤后，术后患者往往出现严重的对侧肢体瘫痪。尽量保存该静脉。肿瘤较大时，应先做被膜内切除肿瘤。

4.手术后处理　上矢状窦旁脑膜瘤手术后应严密观察，发现并发症（如手术后血肿和脑水肿）并及时处理。

5.复发及处理

（1）侵犯上矢状窦，而又未能全切的肿瘤，术后易复发。

（2）复发后可再次手术，特别是首次手术时，矢状窦尚未闭塞，再次手术前矢状窦已闭塞者，可将矢状窦连同肿瘤一并切除。

（3）对未能全切的肿瘤术后应辅以放射治疗。

四、大脑凸面脑膜瘤

大脑凸面脑膜瘤是指肿瘤基底与颅底硬脑膜或硬脑膜窦无关系的脑膜瘤，可发生在大脑凸面硬脑膜的任何部位，最常见于额顶叶交界处、冠状缝附近。大脑凸面脑膜瘤占脑膜瘤的15%。女性与男性患病比例为 1.17：1。

（一）诊断标准

1.部位分类　通常将凸面脑膜瘤分为 4 个部位。

（1）前区：指额叶。

（2）中央区：包括中央前后回感觉运动区。

(3)后区：指顶后叶和枕叶。

(4)颞区：以前区、中央区发生率最高,约占 2/3。

2.临床表现

(1)大脑凸面脑膜瘤病史一般较长。主要表现为不同程度的头痛、精神障碍,半数以上的患者发病半年后可逐渐出现颅内压增高。

(2)局部神经功能缺失：以肢体运动感觉障碍多见,肿瘤位于颞区或后区时因视路受压出现视野改变。优势半球的肿瘤还可导致语言障碍。

(3)癫痫：以局限运动性发作常见,其肿瘤多位于皮层运动区,表现为面部和手脚抽搐。

(4)有些患者因为头外伤或其他不适,经行头部 CT 扫描偶然发现。

3.辅助检查

(1)脑电图：脑电图检查曾经是凸面脑膜瘤的辅助诊断方法之一,近年来已被 CT 和 MRI 检查所代替。目前脑电图的作用在于手术前、后对患者癫痫状况的估价,以及应用抗癫痫药物的疗效评定。

(2)头部 X 线：可能发现颅骨骨质针状增生、内板增厚或颅外骨性骨板。

(3)头部 CT 和 MRI：根据脑膜瘤的典型表现,对此病多可及时作出明确诊断。MRI 检查可以准确地反映大脑凸面脑膜瘤的大小、结构、邻近脑组织的水肿程度、肿瘤与重要脑血管的关系。MRI 增强图像上,60%～70%的大脑凸面脑膜瘤,其基底部硬脑膜会出现条形增强带,即"脑膜尾征",为脑膜瘤较为特异性的影像特点。目前认为,这一结构多数为反应性增高的结缔组织或血管组织,少数为肿瘤侵润,手术时应显露并切除,以达到全切肿瘤。

(4)脑血管造影：对诊断大脑凸面脑膜瘤,脑血管造影并非必需。如手术前怀疑肿瘤与上矢状窦有关,需行脑血管造影或 MRI 加以证实。脑血管造影还可以了解肿瘤的血运情况和供血动脉的来源(颈内或颈外动脉)。

(二)治疗原则

1.手术前评估　大脑凸面脑膜瘤手术全切后,复发率很低。手术后主要并发症是肢体功能障碍、癫痫和术区血肿。针对每个患者的病史、化验结果、影像学检查特点,综合判断手术的风险代价和对患者的益处,然后决定是否手术。

2.手术操作

(1)可将皮瓣及骨瓣一起翻开,也可钻孔后取下骨瓣。如颅骨被肿瘤侵犯并穿破,可咬除或用锉刀锉平被侵蚀部分;单纯内板受侵蚀,用颅钻磨除受累的内板。

(2)由颈外动脉供血的大脑凸面脑膜瘤,开颅翻开骨瓣是整个手术出血最多的阶段,应立即采用电凝、缝扎或沿肿瘤切开硬脑膜等方法止血。

(3)用手指轻轻触摸硬脑膜可确定肿瘤的边界。环绕肿瘤外界剪开硬脑膜。应尽可能减少脑组织的外露。被肿瘤侵蚀的硬脑膜应去除,用人工硬脑膜或筋膜修补。

(4)分离和切除肿瘤。切除和暴露肿瘤可交替进行。在脑组织表面的蛛网膜与肿瘤之间逐渐分离,边分离边用棉条保护脑组织。肿瘤较小时可将肿瘤分离后完整切除。肿瘤较大时,可用超声吸引器(CUSA)将瘤内容逐渐吸除,然后再从瘤表面分离,以避免过度牵拉脑组织。有些软脑膜血管向肿瘤供血,可在分离肿瘤与瘤床之间电凝后剪断,并垫以棉条,直至肿瘤从脑内分离开。注意相邻血管(包括动脉和静脉)及功能区皮层的保护,必要时借助神经导航系统确定重要结构(如中央沟)的位置。

（5）止血后关颅：彻底止血后待血压恢复到手术前水平，手术野无活动性出血方可关颅。严密（不透水）缝合或修补硬脑膜，骨瓣复位固定，常规缝合头皮，在通常情况下可不必放置引流。

3.手术后处理

（1）患者术后应在 ICU 或麻醉康复室观察，直到麻醉清醒。

（2）如术后患者不清醒、出现癫痫发作、清醒后再度意识障碍或出现新的神经功能障碍，均应及时行脑 CT 扫描，除外术后（水肿）血肿。

（3）抗癫痫药物的应用：术后应常规给予抗癫痫药，防止癫痫发作。应保持血中抗癫痫药的有效浓度，通常给予丙戊酸钠缓释片持续泵入 1mg/（kg·h），患者完全清醒后改为口服。

（4）如患者有肢体运动障碍，术后应被动活动患者的肢体，防止关节废用性僵直和深部静脉血栓形成。为防止深部静脉血栓形成，可给患者穿着弹力袜。

五、脑室内脑膜瘤

脑室内脑膜瘤发生于脑室脉络丛的蛛网膜细胞，较少见，约占颅内脑膜瘤的 2%。

（一）诊断标准

1.临床表现

（1）颅高压症状：侧脑室脑膜瘤早期症状不明显，就诊时肿瘤多已较大，患者已出现颅内压增高的表现，如阵发性头痛、呕吐、视乳头水肿。变换体位时肿瘤压迫室间孔，可引起急性颅内压增高。第三、第四脑室内脑膜瘤早期即可引起脑脊液循环障碍导致梗阻性脑积水，因此颅内压增高症状出现较早。

（2）局部神经功能障碍：肿瘤侵及内囊时可出现对侧肢体偏瘫。肿瘤位于优势半球时，还可以出现感觉性或运动性失语。其他还包括同向性偏盲。癫痫少见。

2.辅助检查

（1）头部 CT 和 MRI：根据脑膜瘤的典型影像学表现（除外"脑膜尾征"），CT 和 MRI 是诊断脑室内脑膜瘤最可靠的方法。

（2）脑血管造影：可以显示肿瘤的供血动脉。侧脑室脑膜瘤的供血动脉为脉络膜前动脉和脉络膜后动脉。脑血管造影片上可见上述动脉增粗迂曲，远端分支呈引入肿瘤的小动脉网，随后出现典型的脑膜瘤循环。

（二）治疗原则

1.手术前评估　脑室内脑膜瘤被发现时往往较大，应及早确诊尽快手术治疗。根据 CT 和 MRI 检查了解肿瘤位于脑室的位置，与室间孔和导水管的关系，以及是否合并脑积水，同时选择适当的手术入路。不典型的脑室内脑膜瘤须与脑室内室管膜瘤、脉络丛乳头状瘤、胶质瘤及生殖细胞瘤相鉴别。

2.手术入路

（1）侧脑室脑膜瘤手术入路的选择原则

①到达肿瘤路径较近。

②可早期处理肿瘤的供血。

③尽量避免视放射的损伤。

（2）常用手术入路包括以下几种

①三角区入路：较常用于侧脑室三角区脑膜瘤，可以减少患者手术后肢体无力和视野缺损的发生。有条件时应用神经导航技术可以准确确定三角区脑膜瘤的位置，仅用 2～3cm 的脑沟切口即可深入脑室分块切除肿瘤。手术安全，手术后并发症低；但早期处理肿瘤血供稍差。

②颞中回入路：可用于肿瘤位于侧脑室颞角者，但该入路易造成视放射损伤，优势半球手术可导致语言功能障碍。

③纵裂胼胝体入路：多被用来切除位置更靠近侧脑室前部的肿瘤。皮质损伤可引发癫痫。

④枕下正中入路：适用于第四脑室脑膜瘤。

⑤Poppen 入路：适用于第三脑室脑膜瘤。

3.手术操作

（1）在距离肿瘤最近或非功能区的皮层处选择适当的脑沟（如顶间沟），避开视放射纤维，将脑沟分开 2～3cm，进入侧脑室三角区。枕下正中入路显露第四脑室脑膜瘤时，可通过分离两侧的小脑延髓裂隙，抬起两侧的小脑扁桃体显露第四脑室，而不必切开小脑下蚓部。

（2）尽早暴露阻断肿瘤的供血动脉（如脉络膜前动脉）。

（3）肿瘤小于 3.0cm 时可分离后完整切除。肿瘤较大时，应先于肿瘤内分块切除，待体积缩小后再将残存瘤壁翻出。不可勉强完整切除，以免损伤肿瘤周围的脑组织，尤其是侧脑室壁。

（4）避免出血流入对侧脑室或第三脑室。止血要彻底。

（5）严密缝合硬脑膜，脑室内可不必放置引流管。若放置引流，一般不超过 3～5 日。

六、嗅沟脑膜瘤

嗅沟脑膜瘤是指基底位于颅前窝底筛板（硬脑膜）的一类颅底脑膜瘤，约占颅内脑膜瘤的 8%～13%，女性发病多于男性，男女比例约为 1：1.2。嗅沟脑膜瘤的瘤体可向两侧或偏一侧膨胀性生长。

（一）诊断标准

1.临床表现

（1）颅内高压症状和体征：出现较晚，出现症状时肿瘤体积多已很大。

（2）神经功能障碍

①嗅觉障碍：嗅沟脑膜瘤早期即可有单侧嗅觉逐渐丧失，但不易觉察。

②视力障碍：可因颅内压增高或肿瘤压迫视神经所造成。

③精神症状：额叶底面受累的结果，表现为性格改变、记忆力减退和个性消失，也可出现兴奋、幻觉和妄想。老年患者可表现为抑郁。

④癫痫和震颤：少数患者可有癫痫发作。肿瘤晚期，压迫内囊或基底节，患者出现锥体束征或肢体震颤。

⑤其他：肿瘤向鼻腔生长，患者可因鼻出血而就诊。

2.辅助检查

（1）头部 X 线：可见颅前窝底包括筛板和眶顶骨质吸收变薄或消蚀而轮廓模糊。也可为筛板和眶顶骨质增生。

（2）头部 CT 和 MRI：MRI 可清晰地显示肿瘤与周围神经血管组织（如视神经、额叶、大脑前动脉等）的关系。CT 能比 MRI 更好地反映颅底的骨性改变。

（3）脑血管造影：侧位像示大脑前动脉垂直段弧形向后移位。大部分患侧筛动脉、眼动脉增粗，远端分支增多或呈栅栏状向颅前窝供血。

（二）治疗原则

1. 手术前评估

（1）需对患者的年龄、一般状况及心肺、肝肾功能等全身情况进行评估。

（2）根据影像学分析肿瘤的范围、瘤周脑水肿程度、肿瘤与视神经和大脑前动脉等主要结构的关系，以及肿瘤是否突入筛窦、额窦等情况，进而制定适合的手术方案，包括手术入路的选择、手术中的难点和相应的处置，以及术后可能的并发症。并将以上告知患者和家属。

（3）手术后无法恢复和避免嗅觉障碍。术前视力极差（如眼前指动）或已丧失者，手术后视力恢复的可能性不大，甚至反而加重。

2. 手术操作

（1）手术入路：单侧额部开颅和双侧额部开颅两种手术入路，经硬脑膜内切除肿瘤。

①需最大程度地暴露颅前窝底的中线部分。患者仰卧位，头部后仰 30°，有利于额叶底面从颅前窝底自然下垂，减少术中对脑组织牵拉。

②骨窗前缘应尽量靠近颅前窝底。

③如额窦开放应仔细封闭，以防术后脑脊液鼻漏。

④为保护上矢状窦，可在窦两侧分别钻孔，钻孔后用剥离子尽可能剥离骨孔周围的硬脑膜，用铣刀铣开骨瓣。骨瓣翻起时仔细剥离骨板下的上矢状窦，将骨瓣游离取下。

⑤硬脑膜和上矢状窦上的出血可压以明胶海绵。

⑥切开硬脑膜时如遇见桥静脉应尽可能游离保护，必要时可用双极电凝烧断。

（2）脑脊液漏与颅底重建

①筛板处不可过分的搔刮，以防硬脑膜和筛板被破坏，造成手术后脑脊液鼻漏。但若该处硬脑膜甚至骨质已被肿瘤侵犯，应将之切除后用适当材料修补。

②颅底骨缺损处用钛板等修补。硬脑膜缺损用自体筋膜或其他材料修复。

3. 术后并发症及处理

（1）脑脊液鼻漏和颅内感染

①严密封闭开放的额窦。

②筛窦开放后行颅底重建。

③抗炎治疗。

（2）手术后癫痫：抗癫痫治疗。

4. 脑动脉损伤

（1）若动脉周围的蛛网膜尚完整可在显微镜下仔细分离。

（2）直视下分离肿瘤周边，尽量避免盲目牵拉肿瘤，以防粘连动脉或其分支被撕断。

（3）如粘连紧密，必要时残留部分肿瘤。

5. 视力视野障碍

（1）避免牵拉等操作直接损伤视神经、视交叉。

（2）尽可能保护视交叉和视神经的供血血管，这甚至比保护视路的解剖完整更重要。

七、鞍区脑膜瘤

鞍区脑膜瘤又称鞍上脑膜瘤,包括起源于鞍结节、前床突、鞍隔和蝶骨平台的脑膜瘤。

(一)诊断标准

1.临床表现

(1)头痛:多以额部为主,也可以表现为眼眶、双颞部疼痛。

(2)视力视野障碍:鞍旁脑膜瘤患者几乎都有不同程度的视力视野障碍,其中约80%以上的患者以此为首发症状。视野障碍以双颞侧偏盲或单眼失明伴另一眼颞侧偏盲多见。眼底检查可见Foster—Kennedy综合征。原发视神经萎缩可高达80%,严重时双侧萎缩。

(3)精神障碍:可表现为嗜睡、记忆力减退、焦虑等,可能与肿瘤压迫额叶底面有关。

(4)内分泌功能障碍:如性欲减退、阳痿和闭经。

(5)其他:个别患者以嗅觉丧失、癫痫、动眼神经麻痹为主诉就诊。

2.辅助检查

(1)头部X线:可见鞍结节及其附近的蝶骨平台骨质呈结节样增生,有时还可见鞍背骨质吸收,偶尔可见垂体窝变大,类似垂体腺瘤的表现。

(2)脑CT和MRI

①鞍旁脑膜瘤在CT片上可见蝶鞍部等密度或高密度区,注射对比剂后肿瘤影像明显增强,骨窗像可见鞍结节骨质密度增高或疏松。

②对可疑鞍区病变者,多首先采用MRI检查。MRI检查可更清晰地显示肿瘤与视神经、颈内动脉及颅骨之间的关系。矢状、冠状扫描可以判断肿瘤与蝶鞍、视交叉的关系。

③对鞍上高密度病变,应注意经脑血管造影与动脉瘤相鉴别,以防术中意外。

(3)脑血管造影:典型征象:正位像显示大脑前动脉抬高,双侧前动脉起始段合成半圆形。通常眼动脉可增粗并有分支向肿瘤供血,肿瘤染色明显。

(二)治疗原则

1.手术入路

(1)经额底入路。

(2)翼点入路。

(3)经半球间(前纵裂)入路。

2.肿瘤切除

(1)先处理肿瘤基底,切断肿瘤的供应动脉。

(2)对于较大的肿瘤,不可企图完整切除,应先做瘤内分块切除,以减小肿瘤体积。

(3)边分离便切除肿瘤壁,一般先分离对侧视神经和视交叉,再分离同侧视神经和视交叉,包绕颈内动脉或其分支的脑膜瘤不必勉强切除,以免损伤而造成严重后果。

(4)肿瘤较大时,其后方常与下丘脑和前动脉(包括其分支和前交通动脉)粘连,分离时应注意小心保护。

(5)手术能全切肿瘤是最理想的,但有时因肿瘤大,与视神经和颈内动脉粘连紧密,若存在患者高龄等不利因素,全切鞍旁脑膜瘤常有困难。在这种情况下,不应勉强全切,可尽量被膜内切除肿瘤,达到视神经充分减压的目的。

3.手术后并发症

(1)视神经损伤:手术前视力越差,视神经耐受手术创伤的能力就越弱。手术中不要勉强切除紧贴在视神经上的残存肿瘤。但即使如此,难免造成原已很差的视力进一步恶化。

(2)嗅神经损伤。

(3)血管损伤:肿瘤较大时可压迫甚至包裹颈内动脉、前交通动脉、大脑前和大脑中动脉及其穿支等。手术中分离被肿瘤包裹的血管或大块切除肿瘤时,可能发生血管的损伤。一旦发生重要动脉的损伤,要尽量显微手术修复。另外,手术中的操作还可能造成脑血管痉挛,同样可以引发手术后脑梗死。

(4)下丘脑和垂体柄损伤:表现为意识障碍、高热和电解质紊乱,后果严重,患者可有生命危险。常因肿瘤较大,侵犯下丘脑和垂体柄或其供血动脉,分离肿瘤时造成直接或间接(血管损伤或痉挛)损伤。每日至少2次电解质检查,调节电解质紊乱;记录24小时尿量,若患者每小时尿量超过200ml,持续2～3小时,应给予鞣酸加压素注射液或弥凝治疗(应注意从小剂量开始,防止出现尿闭);高热患者给予冰毯降温;激素替代治疗等。

(5)脑脊液鼻漏:多见于术中额窦或筛窦蝶窦开放,可继发感染(脑膜炎)而造成严重后果。术中需严密封闭额窦,仔细修复颅底硬脑膜和颅骨的缺损。一旦出现可给予预防性抗炎治疗,同时行短期腰椎穿刺脑脊液引流,多数可自愈。不能自愈者应设法修补。

八、蝶骨嵴脑膜瘤

蝶骨嵴脑膜瘤是指起源于蝶骨大、小翼骨缘处的脑膜瘤,占全部颅内脑膜瘤的10.96％。男女患病比例约为1:1.06。蝶骨嵴脑膜瘤分为内、中、外侧3型。蝶骨嵴内1/3脑膜瘤又称作床突脑膜瘤,临床表现与鞍旁脑膜瘤相似。

(一)诊断标准

1.临床表现

(1)颅内压增高:一般不作为首发症状,肿瘤较大时无论哪一型蝶骨嵴脑膜瘤均可出现。

(2)局部症状和体征:取决于肿瘤生长的部位和方向。

①视力和视野障碍:内侧型多见。肿瘤早期可直接压迫视神经,并造成视神经孔和视神经管的硬脑膜和骨质破坏,进一步导致视神经受累,甚至失明。

②眼球突出:肿瘤向眼眶内或眶上裂侵犯,眼静脉回流受阻所致。

③脑神经功能障碍:内侧型脑膜瘤常可累及鞍旁走行的脑神经,包括第Ⅲ、Ⅳ、Ⅵ及Ⅴ第一支的脑神经损害,表现类似海绵窦综合征,如瞳孔散大、光反射消失、角膜反射减退及眼球运动障碍等。

④精神症状。

⑤癫痫发作:主要表现为颞叶癫痫。

⑥局部骨质改变:外侧型蝶骨嵴脑膜瘤可侵犯颞骨,出现颧颞部骨质隆起。

⑦对侧肢体力弱。

⑧其他:如嗅觉障碍。

2.辅助检查

(1)头部CT和MRI:以蝶骨嵴为中心的球形生长的肿瘤,边界清晰,经对比加强后肿瘤影明显增强。CT检查还可显示蝶骨骨质破坏或增生和有无钙化等情况。MRI检查可显示肿瘤与周边软组织的关系,包括脑叶、颈内动脉、大脑前、中动脉、视神经等。

（2）脑血管造影：显示肿瘤的供血动脉，肿瘤与主要血管的毗邻关系。

（二）治疗原则

1. 手术前评估

（1）需对患者的年龄、一般状况，以及心、肺、肝、肾功能等全身情况进行全麻手术耐受能力的评估。

（2）根据患者的临床症状和体征，结合影像资料评估手术难度和可能的并发症，肿瘤是否可以全切除等。

①MRI 检查可以确定肿瘤与周围组织的关系，脑膜瘤边界清楚、蛛网膜完整者，手术中较易分离。

②广泛切除受累的颅底骨质及硬脑膜，可以防止手术后肿瘤复发。但需要颅底重建，防止术后脑脊液漏。

③内侧型肿瘤可包绕视神经和颈内动脉或侵犯眶上裂和海绵窦，常常不能全切除。手术后往往还会残留一些症状，而有些神经功能障碍甚至加重。

④对于内侧型肿瘤，年轻患者出现较重的临床症状或影像学显示肿瘤处于生长状态应选择手术。老年患者手术后并发症和死亡率都较高，选择手术应慎重。肿瘤若较小可观察，伴有明显症状者可考虑行放射治疗。对外侧型肿瘤，一般均考虑手术。

2. 手术入路　无论是内侧型抑或外侧型蝶骨嵴脑膜瘤，目前多采用以翼点为中心的额颞部入路（翼点入路或改良翼点入路）。

3. 手术操作

（1）肿瘤暴露：分离外侧裂暴露肿瘤，减少对脑组织牵拉。大脑中动脉及其分支与肿瘤的关系。如肿瘤外面覆盖一薄层脑组织，难以完好保留时，可将这层脑组织切除以便于暴露肿瘤。

（2）肿瘤切除

①对于直径大于 2cm 的内侧型肿瘤，分块切除，以免损伤重要的血管和神经组织。

②先处理肿瘤基底。若瘤体阻挡基底的处理，也可先在肿瘤内分块切除，待基底显露后再切断肿瘤供血。

③沿肿瘤外周分离，注意保护颈内动脉、大脑前、大脑中动脉的主干和分支、视神经、下丘脑和垂体柄等重要结构。如分离困难，可残留与之粘连的部分瘤壁，严禁强求分离而给患者造成严重的后果。

④保护颈内动脉，一旦颈内动脉破裂，可先以海绵、肌肉压迫止血，同时在患者颈部压迫颈动脉，降低颈动脉压，在显微镜下缝合修补；或利用环绕动脉瘤夹修复破裂的颈内动脉。如均不奏效，只得结扎颈内动脉，同时行颞浅动脉与大脑中动脉分支吻合以减轻术后脑缺血损害程度。

⑤修补硬脑膜：肿瘤切除后检查硬脑膜的破损程度，可选用自体骨膜、筋膜、阔筋膜或人工硬脑膜等修补，严密缝合，防止手术后脑脊液漏。

⑥若术后不需脑脊液引流（为防止脑脊液漏），手术结束时拔除腰椎穿刺引流管。

4. 术后并发症及处理

（1）手术后颅内压增高：手术后颅内血肿、脑水肿、脑挫伤和脑梗死等都可能出现颅内压增高，情况严重者若不能及时发现和处理可引起脑疝和生命危险。应密切观察，必要时行 CT

扫描。加强脱水和激素治疗,保守治疗不能控制病情时应及时手术清除血肿和水肿坏死的脑组织,必要时行去骨瓣减压术。

(2)手术后癫痫。

(3)手术后脑梗死。

(4)深静脉血栓形成和肺栓塞。

(5)对于未能全切的内侧型蝶骨嵴脑膜瘤的患者,手术后可辅以放射治疗,以延长肿瘤复发的时间。如肿瘤复发,可考虑再次手术切除。

九、海绵窦脑膜瘤

海绵窦脑膜瘤是指发生于海绵窦壁或累及海绵窦的脑膜瘤。手术切除困难,难以彻底,术后并发症多。

(一)诊断标准

1. 临床表现

(1)头痛:原发海绵窦脑膜瘤症状出现较早,头痛可能是本病的早期症状。

(2)脑神经功能障碍:累及走行于海绵窦的脑神经可出现相应症状和体征,第Ⅲ、Ⅳ、Ⅴ和Ⅵ脑神经麻痹常见,如眼外肌麻痹、三叉神经的第一或第二支分布区疼痛。肿瘤压迫视神经可出现视力视野障碍等。

(3)眼球突出。

(4)来自颅底其他部位的脑膜瘤累及海绵窦者,患者早期先有肿瘤原发部位的症状,而后逐渐出现海绵窦受损害的症状。

2. 辅助检查

(1)头部 CT 和 MRI:根据肿瘤的部位和脑膜瘤的典型表现可以早期诊断海绵窦脑膜瘤。注意区分原发海绵窦脑膜瘤与继发海绵窦脑膜瘤,后者肿瘤较大,可能合并骨质破坏、周围脑水肿和脑组织受压等表现。

(2)脑血管造影:可了解颈内动脉与肿瘤的关系,如颈内动脉的移位或被包绕、虹吸弯增大等,同时有助于了解肿瘤的供血情况。此外,脑血管造影还有助于与海绵窦血管瘤相鉴别。

(二)治疗原则

1. 治疗方法的选择　一般有以下 3 种。

(1)临床观察。

(2)放射治疗。

(3)手术治疗(或"手术+放射治疗"的综合治疗)

①无论患者的年龄,只要症状轻微,均可暂时予以观察,定期做临床和影像学 CT、MRI 检查随访。一旦发现肿瘤有进展变化,再考虑放射治疗或手术治疗。

②症状明显的老年患者和手术后复发肿瘤建议行放射治疗。

③若患者一般状况许可且海绵窦症状逐渐加重,在患者对病情、手术治疗目的,以及手术后可能发生并发症表示理解和接受的前提下,可考虑手术治疗。

2. 手术治疗

(1)手术入路:常用入路包括以下 2 种。

①翼点入路:可通过切断颧弓来减小对脑组织的牵拉。

②颅眶颧入路。

（2）手术原则

①不可强求完全切除肿瘤。如果手术中解剖结构不清楚或肿瘤与脑神经和颈内动脉等重要结构粘连紧密,全切肿瘤会不可避免地造成损伤,可行肿瘤次全或大部切除,手术后再辅以放射治疗。

②切除海绵窦内的肿瘤时如发生出血,应注意判断出血来源,静脉窦的出血使用明胶海绵、止血纱布等止血材料或肌肉填塞,不难控制;若系颈内动脉破裂出血,则需设法修补。

十、桥脑小脑角脑膜瘤

桥脑小脑角脑膜瘤主要是指起源于岩骨后面(内听道后方)的脑膜瘤。在桥脑小脑角肿瘤中,继听神经瘤和胆脂瘤之后,居第三位。

（一）诊断标准

1.临床表现

（1）肿瘤生长缓慢,早期症状不明显。

（2）颅内压增高:多见于后期肿瘤较大时。

（3）局部神经功能障碍

①听神经损害居首位,表现为耳鸣和听力下降。

②面肌抽搐或轻、中度面瘫。

③面部麻木,角膜反射消失,颞肌萎缩,个别患者以三叉神经痛为主诉。

④小脑症状和体征,包括走路不稳、粗大水平眼震,以及患侧肢体共济失调。

⑤后组脑神经功能障碍,包括声音嘶哑、饮水呛咳、吞咽困难等。

2.辅助检查

（1）头部 CT 和 MRI

①诊断桥脑小脑角脑膜瘤首选 MRI 检查。

②桥脑小脑角脑膜瘤在 MRI 上边界清楚,呈卵圆形,基底附着宽;不增强时多呈等 T_1 和等 T_2 信号,注射对比剂后出现明显均一强化;往往与小脑幕有粘连。MRI 清晰地显示肿瘤与周围结构的关系,特别是对脑干和基底动脉的压迫情况。

③CT 可能显示肿瘤内钙化,岩骨骨质破坏或增生,内听道一般不扩大(可借以与听神经瘤相鉴别),有时可见岩骨尖骨质增生或破坏。

（2）脑血管造影:正位像可以显示大脑后动脉及小脑上动脉向内上移位,肿瘤向斜坡发展时,基底动脉向对侧移位。侧位像可见小脑后下动脉向下移位,同时可见肿瘤染色。目前一般不再采用脑血管造影来诊断桥脑小脑角脑膜瘤。

（二）治疗原则

1.治疗方法的选择

（1）对症状轻微的桥脑小脑角脑膜瘤患者,可以手术,也可随访观察。

（2）肿瘤较小(<3cm)或患者不能耐受全麻手术或患者拒绝手术时,可考虑立体放射外科治疗。

（3）肿瘤较大(>3cm),患者症状明显或患者虽尚无症状,但肿瘤增长较快,出现进展性神经功能损失时,建议手术治疗。

2.手术治疗

(1)手术入路

①枕下乙状窦后入路。

②颞底经小脑幕入路。

(2)手术操作(以乙状窦后入路为例)

①自后向前电凝分离肿瘤与小脑幕岩骨后的附着处,阻断肿瘤的供血。

②当第Ⅸ、Ⅹ对脑神经包绕肿瘤时,应仔细分离避免损伤。如肿瘤较大,与附近的神经或动脉粘连紧密,应先做肿瘤内分块切除(超声吸引器),待肿瘤体积缩小后再继续分离,最后将肿瘤壁取出。

③切除受累的硬脑膜和小脑幕,切除困难时可用双极电凝或激光处理,防止肿瘤复发。

④有条件在神经导航下切除桥脑小脑角脑膜瘤,可减少对重要神经血管的损伤,提高手术效果。

⑤应尽量靠近肿瘤侧电灼和剪断肿瘤供血动脉。在切除肿瘤时注意岩静脉、小脑上动脉、小脑前下动脉、小脑后下动脉、内听动脉、脑干和周围的脑神经的辨认和保护。如果肿瘤与脑神经和动脉粘连甚紧,不应勉强切除肿瘤,采用双极电凝或激光烧灼残存的肿瘤组织。

⑥术中神经电生理监测有助于面、听神经和三叉神经的辨认和保护。

⑦术中对脑干、三叉神经或后组脑神经的刺激可引起明显的心率、血压改变,严重时应暂停手术。

4.术后并发症

(1)脑神经功能障碍:如面神经瘫痪、听力丧失、同侧三叉神经分布区的感觉障碍等,个别患者还可出现面部疼痛。后组脑神经功能障碍时,患者咳嗽反射减弱或消失,可引起误吸,必要时行预防性的气管切开。

(2)脑脊液漏:多由于硬脑膜缝合不严密或乳突气房封闭不严引起。可行腰椎穿刺引流脑脊液缓解。必要时行二次手术修补。

(3)小脑挫伤、水肿,甚至血肿:由于术中对小脑牵拉较重所致。严重时可导致患者呼吸骤停。术中若发现小脑组织异常肿胀,应及时探明原因,必要时切除挫伤水肿的小脑组织,清除血肿。术后严密观察病情变化,必要时复查CT,如证实颅内血肿或严重脑水肿(肿胀),应及时行二次手术处置。

十一、岩骨斜坡区脑膜瘤

岩骨斜坡区(岩斜区)脑膜瘤是指基底位于三叉神经节压迹以下,内耳门以内和颈静脉结节以上区域的脑膜瘤。临床不少见,约占全部颅内脑膜瘤的 6.47%。以女性居多,男女比例约为 1∶4。

(一)诊断标准

1.临床表现

(1)颅内压增高症状和体征头痛是本病的常见症状,就诊时多有视乳头水肿。

(2)多组脑神经功能障碍。

①第Ⅳ脑神经损害常见,患者出现面部麻木、颞肌萎缩和角膜反射消失。

②眼球运动障碍。

③听力障碍。

④周围性面瘫。

⑤肿瘤向下发展可侵犯后组脑神经，出现咽反射消失、饮水呛咳和吞咽困难。

（3）共济障碍：肿瘤压迫小脑和桥臂所致，表现步态不稳、肢体共济失调等。

（4）肢体运动障碍和椎体束征：多由脑干受压所致。

2.辅助检查

（1）头部X线：可见岩斜区骨质增生或吸收，偶见瘤内钙化。

（2）头部CT和MRI：能清晰地显示肿瘤并确定诊断。

（3）脑血管造影：可见基底动脉明显向背侧和对侧弧形移位，管径变细。

（二）治疗原则

1.手术前评估

（1）需对患者的年龄、一般状况，以及心、肺、肝、肾功能等全身情况进行全麻手术耐受能力的评估。

（2）根据临床和影像学资料等，选择适当的手术入路，评估肿瘤全切除的可能性，并向家属说明术后可能的并发症。

（3）通过 T_2 相信号高低可初步判断肿瘤的软硬。脑干与肿瘤界面消失伴有脑干 T_2 相信号增高，表示两者粘连较紧，肿瘤已破坏脑干表面的软脑膜，且供应脑干的血管参与肿瘤的供血，术中分离困难，预后不好。

（4）由于术前多数患者症状较轻，但手术切除难度大，术后并发症较多，术前应反复向患者及家属交代以上情况，达成共识。

2.手术入路

（1）颞下经小脑幕入路：传统入路，操作较为简单，可通过磨除岩嵴来增加对岩尖区的显露。但对颞叶牵拉较多，Labbe静脉损伤的可能性大。

（2）枕下乙状窦后入路：传统入路，为神经外科医师所熟悉。缺点是必须通过面、听神经和后组脑神经之间的间隙切除肿瘤，路径较长，且对脑干腹侧显露较差。

（3）乙状窦前入路：是切除岩斜区脑膜瘤可选择的入路之一。通过不同程度的岩骨磨除可分为乙状窦前迷路后入路、经迷路入路和经耳蜗入路3种。此入路的优点在于对颞叶的牵拉小，Labbe静脉保护好；到达肿瘤的距离短；对脑干腹侧显露好；可早期处理肿瘤基底，切断肿瘤供血，减少出血等。若患者存在有效听力，术中应尽量避免损伤半规管和内淋巴囊。骨蜡严密封闭岩骨气房，防止脑脊液漏。

3.分离和切除肿瘤

（1）手术显微镜下先进行瘤内分块切除，得到足够的空间后即开始利用双极电凝处理肿瘤基底。

（2）主要在三叉神经前、后间隙，严格沿肿瘤与脑干之间的蛛网膜界面分离。

（3）分块切除肿瘤，严禁因力求完整切除而增加对脑神经和脑干的牵拉。

（4）术中应仔细辨认和保护基底动脉及其供应脑干的分支。

（5）如果肿瘤与脑干粘连紧密，可残存少量肿瘤组织，不要为全切肿瘤而造成术后严重的并发症。

（6）切开麦氏囊可切除侵入海绵窦的部分肿瘤。

4.手术并发症

(1)脑神经功能障碍:滑车神经、外展神经、三叉神经受损的几率较高,其次是面、听神经和后组脑神经功能障碍。

(2)肢体运动障碍。

(3)共济障碍。

(4)脑脊液漏:原因是手术中磨除岩骨时,骨蜡封闭不严。为了避免脑脊液漏,手术中还需严密缝合硬脑膜,必要时,用肌肉或脂肪填塞。手术后一旦发生脑脊液漏,可采用腰椎穿刺脑脊液持续引流。

(5)脑挫伤、脑内血肿、Labbe 静脉损伤等术中应避免颞叶的过度牵拉。

(6)下肢血栓和肺栓塞:多因长期卧床引起,肺梗死可造成猝死。术后应鼓励患者尽早下床活动,否则应给予药物(如注射用低分子肝素钙)和弹力袜等预防措施。

十二、枕骨大孔区脑膜瘤

枕骨大孔区脑膜瘤是指发生于枕骨大孔四周的脑膜瘤。此类脑膜瘤较少见,多发生于枕骨大孔前缘,向后可造成对延髓和上颈髓的压迫。女性患病多见。

(一)诊断标准

1.临床表现

(1)病程较长,发展缓慢。

(2)局部症状明显,而颅内压增高症状多不常见(伴有梗阻性脑积水时可出现)。

①颈部疼痛:最常见的早期临床表现,往往发生于一侧。

②肢体力弱和(或)麻木,伴锥体束征。单侧或双侧上肢多见,可伴有肌肉萎缩;肢体痛觉或温度觉的减退或丧失等。

③后组脑神经功能障碍:表现有声音嘶哑、饮水呛咳、吞咽困难、一侧舌肌萎缩、伸舌偏斜等。

④平衡功能障碍:如步态不稳。

2.辅助检查

(1)头部 MRI:是诊断枕大孔区脑膜瘤的首选和必要的检查。根据脑膜瘤的典型影像学特点多可明确诊断。

(2)脑血管造影:显示肿瘤与椎动脉及其分支的关系。

3.手术前评估

(1)需对患者的年龄、一般状况,以及心、肺、肝、肾功能等全身情况进行全麻手术耐受能力的评估。

(2)根据临床和影像学资料等,选择适当的手术入路,评估术中难点和术后可能的并发症,并向家属说明。如因肿瘤与脑神经、椎动脉或延髓粘连紧密而无法完全切除;术后因吞咽困难需鼻饲饮食,呼吸功能障碍需气管切开,肢体活动障碍(甚至四肢瘫)而可能长期卧床等。

MRI 检查可清晰地显示肿瘤的部位和生长方向、延髓受压程度,以及肿瘤与周边组织的关系。通过 T_2 相信号高低可初步判断肿瘤的软硬。延髓与肿瘤界面消失伴有延髓 T_2 相信号增高,表示肿瘤已破坏延髓表面的软脑膜,两者粘连较紧,分离困难,预后不好。

(二)治疗原则

1. 手术入路

(1)枕下正中入路:适合于肿瘤位于延髓背侧和背外侧者。

(2)远(极)外侧入路:目前处置枕大孔区脑膜瘤最常用的入路。可直视延髓腹侧和枕大孔前缘,适合位于延髓腹侧和腹外侧的脑膜瘤。利用该入路可早期处理肿瘤基底,切断肿瘤血供,同时对延髓牵拉小。可选择性磨除枕髁后 1/3(远外侧经髁入路)而进一步增加对延髓腹侧的显露。

(3)经口腔入路:适合延髓腹侧肿瘤。因脑脊液漏发生率高,显露有限,目前已很少使用。

2. 分离和切除肿瘤

(1)手术显微镜下先进行瘤内分块切除,得到充分的空间后利用双极电凝处理肿瘤基底。

(2)肿瘤血供切断后会变软,再严格沿肿瘤与延髓之间的蛛网膜界面将肿瘤向外方牵引分离。

(3)遵循"边处理基底,边分离,边切除"的原则分块切除肿瘤。严禁因力求完整切除而增加对延髓的牵拉和压迫。

(4)在显微镜下仔细分离和保护脑神经和重要血管。

(5)如果肿瘤与延髓或椎动脉等重要结构粘连紧密,可残存少量肿瘤组织,不要为全切肿瘤而损伤这些重要结构,造成术后严重的并发症。

3. 术后并发症及处理

(1)呼吸障碍:主要是由于延髓直接或间接(血管痉挛)损伤导致呼吸中枢功能障碍或膈肌运动障碍所致。建议早期行气管切开,保持呼吸道通畅,必要时行呼吸机辅助通气。

(2)后组脑神经损伤:表现为饮水呛咳、吞咽困难、咳嗽反射低下(可导致误吸)等,可给予鼻饲饮食,保持呼吸道通畅。

(3)肢体运动和感觉障碍:延髓损伤或椎动脉痉挛等原因所致。按摩和被动锻炼可防止关节和韧带僵硬萎缩。高压氧治疗对于肢体功能的恢复有一定帮助。因长期卧床,应使用药物(如注射用低分子肝素钙)和弹力袜防止下肢血栓形成和肺栓塞。

十三、恶性脑膜瘤

恶性脑膜瘤是指某些脑膜瘤具有恶性肿瘤的特点,表现为肿瘤在原部位反复复发,并可发生颅外转移,占所有脑膜瘤的 0.9%～10.6%。发生转移是恶性脑膜瘤的特征之一。

(一)诊断标准

1. 临床表现

(1)平均发病年龄明显低于良性脑膜瘤。

(2)病程较短,进展快。

(3)头痛等颅内压增高症状明显。

(4)癫痫。

(5)局部神经功能障碍,如偏瘫等。

(6)好发于大脑凸面和上矢状窦旁。

2. 病理学特点

(1)病理评分与分级:世界卫生组织(WHO)根据组织病理学特点,将脑膜瘤分为 4 级,其中第 3 级为恶性脑膜瘤,第 4 级为脑膜肉瘤。

（2）转移：恶性脑膜瘤可发生颅外转移，主要包括肺、骨骼肌肉系统，以及肝和淋巴系统。肿瘤侵犯静脉窦、颅骨、头皮，可能是造成转移的原因。另外，恶性脑膜瘤也可经脑脊液播散种植。

3.影像学检查　头部 CT 和 MRI 检查除脑膜瘤的一般特点外，恶性脑膜瘤多呈分叶状，可伴有明显的瘤周水肿，而无肿瘤钙化。

（二）治疗原则

1.手术切除

（1）目的是延长生存时间。

（2）复发恶性脑膜瘤，根据患者状况可考虑再次手术切除。

（3）广泛切除受累硬脑膜，并对周围的脑组织使用激光照射，可在一定程度上延缓肿瘤复发时间。

2.放射治疗　通常作为手术后的辅助治疗，包括外放射治疗和同位素肿瘤内放射治疗，在一定程度上可延缓恶性脑膜瘤的复发。

（杨立军）

第四节　垂体腺瘤

垂体腺瘤是属于内分泌系统的一种肿瘤，其发病率仅次于胶质瘤和脑膜瘤，位列颅内肿瘤的第 3 位。绝大多数的肿瘤发生在腺垂体，呈灰白色，多数肿瘤质地较软，与周围的正常组织分界明显；垂体大腺瘤常将正常垂体组织挤向一旁，使之萎缩。

一、诊断标准

1.临床表现

（1）病史：症状与肿瘤类型及生长方向有关。无分泌功能的腺瘤，多向鞍上及鞍外发展，患者多有神经损伤症状；分泌性腺瘤早期可以出现相关内分泌症状。

（2）头痛：多数无分泌功能的腺瘤可有头痛的主诉，早期系肿瘤向上发展牵拉鞍隔所致，当肿瘤穿破鞍隔后症状减轻或消失。而 GH 型腺瘤则头痛症状明显而持久、部位不固定。

（3）视神经受压：肿瘤将鞍隔顶起或穿破鞍隔向鞍上生长可压迫视神经交叉，产生视力及视野改变，如视力减退及双颞侧偏盲。

（4）内分泌功能紊乱：多数功能性垂体腺瘤分泌下列激素。

①泌乳素（PRL）：最常见的内分泌腺瘤，可导致女性患者停经－泌乳综合征（Forbes－Albright 综合征），男性患者阳痿及无生育功能，以及骨质疏松。

②促肾上腺皮质激素（ACTH）：又称促皮质激素，即 Cushing 病，ACTH 升高可导致如下病症。

内源性高皮质激素血症：由高皮质激素血症引起的一系列改变。为确定 Cushing 综合征的病因，可行地塞米松抑制实验。

Nelson's 综合征：Cushing 病行肾上腺切除的患者中有 $10\% \sim 30\%$ 出现色素沉积过多［通过促黑色素激素（MSH）与 ACTH 之间交叉反应］。

③生长激素（GH）：分泌异常可导致成人肢端肥大，表现为手、足增大，脚后跟增厚、前额

隆起、巨舌、高血压、软组织肿胀、周围神经卡压综合征、使人衰弱的头痛、出汗过多(尤其是手掌)及关节痛。25%的肢端肥大患者出现甲状腺肿,但化验检查正常。儿童(在骨骺闭合前)GH水平的升高可导致巨人症。

④极少垂体腺瘤可分泌促甲状腺素(TSH),导致甲状腺功能亢进。

2.实验室检查

(1)血生化检查注意:是否伴发糖尿病等内分泌疾病。

(2)内分泌学检查:通常采用放射免疫法测定激素水平,包括催乳素(PRL)、生长激素(GH)、促肾上腺皮质激素(ACTH)、促甲状腺激素(TSH)、促卵泡素(FSH)、黄体生成素(LH)、促黑激素(MSH)、三碘甲腺原氨酸(T_3)、四碘甲腺原氨酸(T_4)、促甲状腺激素(TSH)。垂体激素的分泌呈脉冲性释放,有昼夜节律的改变,因此单项基础值不可靠,应多次、多时间点抽血检查。对疑为ACTH腺瘤患者,常需检测血浆皮质醇、24小时尿游离皮质醇(UFC),以及行地塞米松抑制试验及ACTH刺激试验。

3.辅助检查

(1)视力及视野的检查。

(2)影像学检查

①头部X线片或蝶鞍断层检查要求:有正侧位,了解蝶鞍大小、鞍背、鞍底等骨质破坏的情况。

②头部CT:应行轴位及冠状位检查,薄层扫描更有意义。以了解额窦及蝶窦发育状态、蝶窦纵隔的位置及蝶鞍区骨质破坏的情况、肿瘤与蝶窦的关系、有无钙化等。

③头部MRI:了解肿瘤与脑池、海绵窦、颈内动脉、第三脑室的关系;对微腺瘤的诊断更有意义。动态强化扫描对寻找微腺瘤更有意义。

④脑血管造影检查:主要用于除外鞍旁动脉瘤。

⑤视觉诱发电位(VEP)检查:协助判断视路的损害情况。

4.鉴别诊断

(1)颅咽管瘤:小儿多见,首发症状常为发育矮小、多饮多尿等内分泌异常表现,CT扫描肿瘤多呈囊性,伴周边钙化,或较大的钙化斑为其特征。头部MRI检查可见垂体信号,蝶鞍扩大不明显,通常多向鞍上生长。

(2)脑膜瘤:成年人多见,内分泌学检查正常,CT及MRI检查为均匀信号强度的病变,明显强化,可见脑膜尾征,囊性变少见,可见垂体信号。

(3)床突旁动脉瘤:无明显内分泌障碍。CT及MRI检查可见正常垂体信号,鞍旁可有或无钙化,混杂信号强度。明确诊断需DSA检查。

(4)视神经胶质瘤:少儿多见,主要表现为明显视力下降,无内分泌异常表现,可合并神经纤维病变的表现。

(5)脊索瘤:好发于颅底中线部位的肿瘤,常有脑神经损害的表现,CT及MRI检查示肿瘤位于斜坡可侵及蝶窦,但较少内鞍上生长,可见骨质破坏及垂体信号。

(6)表皮样囊肿:易于鉴别,通常在CT及MRI分别表现为低密度及低信号强度病变,边界锐利,沿脑沟及脑池生长。

(7)异位生殖细胞瘤:少儿多见,首发症状为多饮多尿,垂体激素水平正常或低下。

(8)空泡蝶鞍综合征:有时在临床表现上与垂体腺瘤无法鉴别。但CT及MRI检查可见同脑脊液样信号强度相同病变限于鞍内,无鞍上发展。

(9)拉克囊肿:系颅咽管的残留组织,多表现为囊性病变,内分泌异常表现少见。

(10)垂体脓肿:甚为少见,其特征为头部 CT 或 MRI 检查可见明显的环状强化影像。可有或无手术史、全身感染史。

5.临床分类

(1)按有无内分泌功能:①功能性腺瘤:包括 GH 型垂体腺瘤、PRL 型垂体腺瘤、ACTH 型垂体腺瘤、TSH 型垂体腺瘤。②非功能性腺瘤。

(2)按常规组织染色:①嗜酸性。②嗜碱性。③嫌色性。④混合性。

(3)按照肿瘤大小

①垂体微腺瘤:指肿瘤直径<1cm 的垂体腺瘤。

②垂体大腺瘤:肿瘤直径>1cm 的称为大腺瘤。

二、治疗原则

1.手术治疗

(1)开颅手术入路及适应证

①经额入路:适于肿瘤大部位于鞍上,未侵及第三脑室前部。

②经纵裂入路:适于肿瘤大部位于第三脑室前部,充满鞍上池,未侵入第三脑室。

③经胼胝体入路:适于肿瘤侵入第三脑室及(或)侧脑室,脑积水明显。

④经侧脑室入路:适于肿瘤侵入侧脑室,室间孔明显梗阻。

⑤经翼点入路:适于肿瘤向鞍旁、颅中窝底生长,并向鞍后发展者。

(2)经蝶窦入路手术

①经口—鼻—蝶入路:适于肿瘤位于鞍内或虽向鞍上生长及向蝶鞍两侧发展者。

②经鼻—蝶窦入路:适于肿瘤位于鞍内及鞍上生长者。

③经筛—蝶窦入路:适于肿瘤位于鞍内,并向筛窦发展者。

(3)术后处理常规:经蝶窦入路术后,由于鼻咽部渗血渗液,为防止误吸,仍需保留气管内插管 2～3 小时,待患者完全清醒后,方可拔除气管内插管。术后当日应严密观察尿量,控制尿量在 250ml/h 以下。若尿量超过 8000～10000mJ/24h,尿比重低于 1.005,应肌内注射垂体后叶素,抗利尿作用可达 4～6 小时,也可口服醋酸去氨加压素片治疗。无论经额还是经蝶窦术后均应注意有无脑脊液鼻漏。出院前应复查内分泌激素水平,根据检查结果,继续激素的补充或替代治疗。出院时建议患者 3～6 个月后,门诊复查 MRI 和内分泌激素水平,长期随访。

2.非手术治疗

(1)垂体泌乳素腺瘤:首选药物治疗,疗效不佳或不能耐受者可以手术治疗。

(2)垂体无功能微腺瘤:可以门诊随访,如肿瘤增大再行手术治疗。

(3)对于未婚未育者,应向家属及本人讲明,垂体腺瘤本身可以影响生育功能。

3.药物治疗原则

(1)垂体腺瘤术后,垂体功能严重低下者,应口服激素。主要有泼尼松、甲状腺素片等以替代垂体功能的不足。服药时间的长短视垂体功能恢复情况而定。

(2)病史中或手术后有癫痫发作者,应口服抗癫痫药。如苯妥英钠、卡马西平、丙戊酸钠等,至少服药 3～6 个月以上。如无发作方可考虑药物减量,并于 1～2 年内完全停药。

(3)血内分泌检查高泌乳素者,可口服甲磺酸溴隐亭片。泌乳素腺瘤:建议采用药物治疗。常用药物为甲磺酸溴隐亭片。关于此药应注意以下几点。

①它是一种半合成麦角生物碱,与正常或肿瘤催乳激素受体结合,抑制催乳素(PRL)的合成和释放及其他过程,调节细胞生长。不论泌乳素是来源于腺瘤还是正常垂体(如因垂体柄作用),甲磺酸溴隐亭片均能降低其水平。

②约 75% 的大型腺瘤患者在服药 6～8 周内可使肿瘤缩小,但是只有在坚持服药的情况下对分泌泌乳素的肿瘤才起作用。

③甲磺酸溴隐亭片可使生育能力恢复,怀孕期间坚持服药先天畸形的发生率为 3.3%,自然流产率为 11%,与正常情况下一致。停药可使催乳素瘤迅速长大,怀孕也可使肿瘤长大。

④副作用恶心、头痛、疲乏、体位性低血压伴头晕、寒冷导致的血管扩张、精神萎靡、梦魇、鼻腔阻塞、肿瘤卒中等。在治疗的最初数周内副作用最明显。

生长激素水平增高者,可使用生长抑素类药物,如醋酸奥曲肽注射液。

(王东)

第五节　听神经瘤

听神经瘤起源于听神经的鞘膜,应称听神经鞘瘤,为良性肿瘤,大多发生于一侧。少数为双侧者,多为神经纤维瘤病的一个局部表现。绝大多数听神经鞘瘤发生于听神经的前庭支,起于耳蜗神经支者极少。该肿瘤多先在内听道区发生,然后向小脑脑桥角发展。肿瘤包裹膜完整,表面光滑,也可有结节状。肿瘤主体多在小脑脑桥角内,表面覆盖一层增厚的蛛网膜。显微镜下主要有两种细胞成分:Antoni A 和 Antoni B 型细胞,可以一种细胞类型为主或混合存在,细胞间质主要为纤细的网状纤维组成。随肿瘤向小脑桥脑角方向生长及瘤体增大,与之邻近的脑神经、脑干和小脑等结构可相继受到不同程度的影响。往往向前上方挤压面神经和三叉神经;向下可达颈静脉孔而累及舌咽、迷走和副神经;向内后发展则推挤压迫脑干、桥臂和小脑半球。

一、诊断标准

1.临床表现

(1)病史:听神经瘤的病程较长,自发病到住院治疗时间平均期限为数月至 10 余年不等。

(2)症状:首发症状几乎均为听神经本身的症状,包括头昏、眩晕、单侧耳鸣和耳聋。耳鸣为高音调,似蝉鸣样,往往呈持续性,多同时伴发听力减退。

①耳蜗及前庭神经症状:头昏、眩晕、耳鸣和耳聋。

②头痛:枕和额部疼痛。

③小脑性共济运动失调、动作不协调。

④邻近脑神经损伤症状:患侧面部疼痛、面肌抽搐、面部感觉减退、周围性面瘫。

⑤颅内压增高:双侧视盘水肿、头痛加剧、呕吐和复视等。

⑥后组脑神经和小脑损伤症状:吞咽困难、进食发呛、眼球震颤、小脑语言、小脑危象和呼吸困难。

2.辅助检查

(1)听力试验

①电测听检查:比较准确的听力检查方法(表2—4—5)。蓝色为气导曲线,红色为骨导曲线。正常值为20dB。听神经鞘瘤为高频听力丧失。

表2—4—5　听力分级

级别	描述	纯音测听(dB)	语言分辨(%)
I	好一优	0～30	70～100
II	有用	31～50	50～59
III	无用	51～90	5～49
IV	差	91～最大	1～4
V	无	测不到	0

②脑干听觉诱发电位(BAEP):检查目前最客观的检查方法。听神经鞘瘤通常为 I ～ III 和 I ～ V 波峰潜伏期延长,或除 I 波外余波消失。

(2)神经影像学检查

①头部 X 线片:可拍摄侧位片、汤氏位片或司氏位片。以了解内听道口及岩骨破坏情况,特别是内听道口扩大最具诊断意义。

②头部 CT 检查:要求有 CT 增强像,以避免遗漏小的肿瘤,并有岩骨的骨窗像,从中可了解内听道口、岩骨的破坏情况、肿瘤性状。

③头部 MRI 检查:可以清楚地显示肿瘤的性状(大小、边界、血运、侵及的范围、瘤周水肿)、与周围组织的关系,特别是了解与脑干和血管的关系,有无继发幕上脑积水。

3. 鉴别诊断　应与表皮样囊肿、脑膜瘤、三叉神经鞘瘤或其他脑神经鞘瘤,第四脑室肿瘤、小脑或脑干外侧肿瘤、转移瘤或其他恶性肿瘤,蛛网膜囊肿等相鉴别。

二、治疗原则

1. 常用的治疗方法

(1)临床观察:密切观察症状、听力(听力测定),定期影像学检查了解肿瘤生长情况(每6个月1次 CT 或 MRI 检查,持续2年,如果稳定改为每年1次)。如症状加重或肿瘤生长＞2mm/y,在一般情况良好时建议采取手术治疗,如患者一般情况差可行立体定向放射治疗。

(2)放射治疗(单独或作为外科手术的辅助性治疗):包括外放射治疗和立体定向放射治疗。

(3)外科手术治疗。

2. 选择治疗方法

(1)应考虑以下因素选择不同的治疗方法

①患者的一般情况,如年龄、主要器官功能状态,以及是否合并其他系统疾病等。

②肿瘤大小和部位。

③肿瘤发展速度。

④是否存在有用听力,是否能保留有用听力。

⑤第VII、V脑神经功能的保留。

⑥是否为神经纤维瘤病。

⑦各种干预性治疗方法的效果(包括远期副作用)。

⑧患者的要求和意见。

(2)一般选择原则

①随访观察仅限于无占位效应症状的老年患者。

②小型肿瘤(直径≤3cm)建议手术治疗。不能耐受手术者可观察或做γ刀治疗。

③大型肿瘤(直径>3cm)建议手术治疗。如果患者不能难受手术或术后复发建议放射治疗。

④选择放射治疗方式时,如果肿瘤直径≤3cm,适合立体定向放射治疗。

3.手术入路及适应证

(1)枕下乙状窦后入路,适于Ⅰ~Ⅳ型肿瘤切除。乳突后直切口适于Ⅱ型及部分Ⅲ型肿瘤的切除。

(2)经岩骨入路是以岩骨为中心,颅中窝、颅后窝的联合入路,适于向斜坡发展的肿瘤切除。

(3)经迷路入路适用于位于内听道的小肿瘤。

听神经鞘瘤显微手术全切的标准应该是肿瘤的全切除＋面听神经的解剖保留,小肿瘤还应争取听神经功能的保留。

4.术后处理

(1)给予脱水、激素治疗,注意有出现消化道出血的可能。

(2)患者术后神志未清醒,应行头部CT检查。

(3)术后面瘫、眼睑闭合不全者,应用眼罩将眼封闭,每日涂抗生素眼膏。如发现结膜炎,可缝合眼睑。

(4)术后3天内应严格禁食,3天后可试进流食。患者术后的第一次进食,应该由医生实施,从健侧口角试喂水,严密观察有无后组脑神经损伤的表现。因吞咽呛咳不能进食,术后3天起给予鼻饲,加强营养。

(5)随诊与复查听神经鞘瘤术后主要是观察面、听神经的功能,特别是对于术前有残存听力的患者,术后听力情况更为重要,了解有无纯音听力或语言听力。

(6)对未能全切除的肿瘤者,可行γ刀或X刀治疗。

(7)面瘫严重者,可于术后1年内行面神经功能重建手术,如面－舌下神经吻合术。面神经功能临床分级见表2－4－6。

表2－4－6　面神经功能临床分级(House&Brackmann)

级别	功能	表现
1	正常	面部各部位功能正常
2	轻度异常	A.大体:仔细检查可见轻瘫,可有轻微联带运动 B.静止:双侧对称 C.运动:①前额:轻~中度运动;②眼:用力可完全闭合;③嘴:轻微不对称
3	中度异常	A.大体:明显但无变形性不对称,可见但不严重的联带运动 B.运动:①前额:轻~中度运动;②眼:用力町完全闭合;③嘴:用力时轻微力弱
4	中~重度异常	A.大体:明显力弱和(或)变形性不对称 B.运动:①前额:无;②眼:不完全闭合;③嘴:尽力仍不对称
5	重度异常	A.大体:几乎感觉不到运动 B.静息时:不对称 C.运动:①前额:无;②眼:不完全闭合
6	完全瘫痪	无运动

(王东)

第六节　颅咽管瘤

肿瘤来源于原始口腔外胚层形成的颅咽管残余上皮细胞,是常见的颅内先天肿瘤,各年龄均可发病,但以青少年多见。肿瘤多发于鞍上,可向下丘脑、鞍旁、第三脑室、额底、脚间前池发展。压迫视交叉、垂体,影响脑脊液循环。肿瘤多数为囊性或部分囊性,完全实质性者较少见。肿瘤囊壁由肿瘤结缔组织基质衍化而来,表面光滑。囊壁内面可见小点状钙化灶。囊内含有黄褐色或暗褐色囊液,并含有大量胆固醇结晶。显微镜下可见典型的造釉器样结构。

一、诊断标准

1. 临床表现

(1)发病年龄:5～10岁好发,是儿童最常见的鞍区肿瘤。

(2)下丘脑及垂体损伤症状:小儿较成人多见。肥胖、尿崩症、毛发稀少、皮肤细腻、面色苍白等。儿童体格发育迟缓,性器官发育不良。成人性功能低下,妇女停经、泌乳等。晚期可有嗜睡、乏力、体温调节障碍和精神症状。

(3)视力视野障碍:肿瘤位于鞍上,可压迫视神经、视交叉,甚至视束,早期即可有视力减退,多为缓慢加重,晚期可致失明。视野缺损差异较大,可有生理盲点扩大、象限性缺损、偏盲等。成人尚可见到双颞侧偏盲、原发性视神经萎缩;儿童常有视盘水肿,造成视力下降。

(4)颅内压增高症状:造成颅内压增高的主要原因是肿瘤向上生长侵入第三脑室,梗阻室间孔。颅高压在儿童除表现为头痛、呕吐外,还可出现头围增大、颅缝分离等。

(5)局灶症状:肿瘤向鞍旁发展可产生海绵窦综合征;向颅前窝发展,可有精神症状、记忆力减退、大小便不能自理、癫痫及失嗅等;向颅中窝发展,可产生颞叶损伤症状;少数病例,肿瘤向后发展,产生脑干及小脑症状。

2. 辅助检查

(1)头部 X 线:鞍上有钙化斑(儿童 90%,成人 40%)。同时在儿童还可见颅缝分离,脑回压迹增多等。

(2)头部 CT:鞍上占位病变,可为囊性或为实性。多有钙化灶且有特征性的环状钙化(蛋壳样)表现。

(3)头部 MRI:鞍上占位病变。肿瘤影像清晰,实体肿瘤表现为长 T_1 和长 T_2;囊性表现取决于囊内成分,液化坏死和蛋白增高为稍长 T_1 和长 T_2,液化胆固醇为短 T_1 和长 T_2。

3. 实验室检查　血内分泌检查血 GH、T_3、T_4、LH、FSH、ACTH、PRL 等检测值常低下。

4. 鉴别诊断

(1)第三脑室前部胶质瘤:高颅压表现较典型,但无内分泌症状;无钙化;头部 MRI 有助诊断。

(2)生殖细胞瘤:尿崩症表现突出,但可伴有性早熟,肿瘤也无钙化。

(3)垂体腺瘤:垂体腺瘤儿童少见,一般无高颅压,无生长发育迟缓等表现,鞍区无钙化。

(4)该部位肿瘤还需与脑膜瘤、鞍旁动脉瘤等鉴别。

二、治疗原则

1. 外科手术治疗

(1)全切除(根治性切除)。

(2)选择性次全切除:限制性手术后行放射治疗。

(3)囊肿穿刺(立体定向或内镜下):以改善视力,解除肿瘤压迫为主,同时可注入囊液容积半量的同位素,行瘤内或间质照射。仅适合于囊性或以囊性成分为主的肿瘤。

(4)分期手术

①全切手术前可先行瘤囊穿刺减压。

②实性肿瘤可先切除下部肿瘤,上部肿瘤可能下移至手术易于达到的部位。

③分期手术可为儿童患者赢得时间,后期行根治手术时下丘脑的耐受力增强。

2. 放射治疗 外部分量放射治疗或立体定向放射治疗。外部分量放射治疗多作为手术的辅助治疗,如选择性次全切或囊穿刺。而立体定向反射外科由于是单次治疗,对肿瘤附近的下丘脑和视路可施加较大的不能接受的放射剂量而产生较大的副损伤。

3. 选择治疗方法时可参考以下因素

(1)患者年龄,一般状况,肿瘤大小和范围,是否合并脑积水和下丘脑症状等。

(2)根治性手术可较好地控制肿瘤复发,但可能遗留较为严重的下丘脑功能障碍;限制性手术后肿瘤复发率较高,复发肿瘤行二次手术时,原有的神经功能障碍可能进一步加重,同时可给患者造成更多的心理和经济负担。

(3)成人下丘脑对损伤的耐受性较儿童强。

(4)放射治疗虽然也有助于控制肿瘤复发,但可影响大脑的发育,尤其是小儿。所以不主张对于年龄较小的患儿采用放射治疗,建议儿童颅咽管瘤尽可能根治性切除。放射治疗则越可能拖后越好。

(5)患者和家属的意见。

4. 主要手术间隙(视交叉旁间隙)

第Ⅰ间隙:视交叉前间隙。

第Ⅱ间隙:视神经-颈内动脉间隙。

第Ⅲ间隙:颈内动脉-动眼神经间隙。

第Ⅳ间隙:终板。

第Ⅴ间隙:颈内动脉分叉后间隙。

5. 手术入路及适应证

(1)经蝶窦入路:适用于鞍内颅咽管瘤。

(2)经额底入路:适用于鞍上-视交叉前-脑室外生长的肿瘤。

(3)翼点入路:最常用的手术入路,适用于主体位于鞍上的肿瘤。该入路要点是充分显露视交叉前间隙,视交叉-颈内动脉间隙和颈内动脉-动眼神经间隙,利用这3个间隙切除肿瘤。

(4)终板入路:打开终板,可显露并切除突入第三脑室(前部)的肿瘤。

(5)经胼胝体-穹窿间入路或侧脑室入路:适合于肿瘤主体位于第三脑室内的肿瘤,由胼胝体可进入一侧侧脑室,或分开两层透明隔进入第三脑室,可直接暴露肿瘤顶部。由于儿童对于切开胼胝体反应较小,所以此入路尤为适合。成人可因切开胼胝体而出现术后缄默状态。此入路对于视交叉下,视交叉旁和鞍内显露较差。

(6)颅眶颧入路:适用范围与翼点入路基本相似,但该入路对于脑牵拉小;其显露范围与翼点入路相比较,可增加颈内动脉—动眼神经间隙和颈内动脉分叉后间隙的显露,对视交叉下方和漏斗部的观察角度增大,切除肿瘤时减小了对视神经和视束的牵拉。

6. 手术后影像学评估(表2-4-7)

表2-4-7 颅咽管瘤术后影像学评估

术后 CT 分级		术后 MRI 分级	
1 级	正常 CT	全切除	正常 MRI
2 级	残留微小钙化斑		
3 级	残留小钙化块	次全切除	小强化病变,无占位效应
4 级	小强化病变,无占位效应		
5 级	显著强化病变,有占位效应	部分切除	显著强化病变,有占位效应

注:影像学复查时间:早期建议术后3天以内,否则建议术后3个月复查,防止术后在术区因炎性反应导致的强化表现干扰手术效果的评估

7. 术后合并症及防治

(1)下丘脑损伤:主要表现为尿崩症(和电解质紊乱)、高热和意识障碍。

如出现体温失调,特别是高热,应行物理降温或低温对症治疗。

术后记录24小时出入量,注意尿色和尿比重;术后当天及以后3~5日内监测血电解质,出现异常时应每日至少复查2次,及时调整水盐摄入量。

常见的水钠平衡失调包括以下几种。

①高渗性脱水(高钠血症):细胞外液中钠/水的相对值增加,细胞内液浓缩;临床表现多数伴有渴觉功能异常、昏迷等,严重时可导致蛛网膜下腔出血(SAH)和脑内出血。治疗原则包括补液和减少水的丢失并重。

失水量估计法:<2%(150mmol/L);2%~4%(160mmol/L);4%~6%(>160mmol/L);计算法:[Na]浓度差×体重(kg)×4。

补液途径包括:胃肠道为主、输液为辅、速尿排钠、补充细胞外液。应保持血钠下降速度<0.05mmol/h。有条件应同时监测中心静脉压,结合尿量来指导补液量。

②尿崩症:若尿量超过250ml/h,持续1~2小时,尿比重低于1.005,可诊断尿崩症。

应注意补充丢失的液体,同时结合药物治疗。常用药物:醋酸去氨加压素片。

——长效制剂,30~45分钟起效,可维持4~8小时。

——药效存在个体差异。

——小剂量开始,控制尿量<150ml/h。

——给药指征连续2小时尿量>200~250ml/h。

——过量引起少尿/尿闭(用速尿对抗)、水中毒。

——尿是排钠的重要途径。单纯依靠减少尿排出纠正高钠是错误的,应补水排钠并重。

③低渗性脱水/低钠血症:血钠浓度<136mmol/L。原因包括钠的丢失和(或)水的摄入过多。临床上可导致癫痫、精神障碍、脑水肿/颅压高等。

低钠血症出现时间不明患者可能已发展为症状轻微的慢性缺钠,应通过限制液体入量缓

慢治疗。出现急性低钠血症的患者,有发生脑疝的危险,应迅速治疗。

钠的补充及估算如下。

估计法(g/kg):(130～135)/0.5;(125～129)/0.75;<125/1;补钠的速度取决于低钠血症的急缓和症状的严重程度。

低钠血症纠正过慢可增加致残率和死亡率,但治疗速度过快则会伴发脑桥中心性脱髓鞘(CPM)。此为一种常见的桥脑内质病变,也可发生于大脑其他部位的白质,表现为隐匿性四肢软瘫、意识改变、脑神经异常及假性球麻痹。早期可表现为不同程度的意识障碍,43%的患者可有尿失禁,癫痫少见。

下述治疗方法 CPM 发生率降低。

——纠正低钠血症过程中避免出现正常血钠或高血钠,经常检查血钠水平。

——如果血钠在 17±1 小时以上超过 126mEq/L,停止补钠。

——24 小时内血钠升高幅度超过 10mEq/L,停止补钠。

——纠正速度不要超过(1.3±0.2)mEq/(L·h)。

——缓慢补充 3% 或 5% 氯化钠注射液。

——同时加用速尿,防止容量过多。

——检查 K^+ 丢失量,适当补充。

(2)脑积水:如术后出现继发脑积水,可行分流术。

(3)化学性脑膜炎:术中避免囊液流入脑室和蛛网膜下隙,如发生脑膜炎,可给激素治疗,多次腰椎穿刺充分引流炎性脑脊液。

(4)癫痫:手术当日不能口服时,应静脉或肌内注射抗癫痫药,手术后早期静脉持续泵入抗癫痫药物,如丙戊酸钠缓释片 1mg/(kg·h),能进食后替换为口服抗癫痫药,注意保持抗癫痫药物的有效血药浓度,同时注意皮疹、血细胞下降和肝功能损害等药物副作用。

(5)其他局部神经功能障碍:如偏瘫、失语等。高压氧治疗具有一定疗效。偏瘫患者应注意患肢的被动活动和锻炼,防止关节僵硬和肌肉萎缩;短期内不能下地的患者应给予预防深静脉血栓和肺栓塞的治疗,如注射用低分子肝素钙和弹力袜等。

(6)内分泌功能障碍:术后应常规复查垂体和下丘脑激素水平,并与术前相比较。对于内分泌功能障碍的患者,应尽可能给予相应的内分泌药物替代治疗。

急性继发性肾上腺皮质功能减退治疗注意事项如下。

①应及时补充糖皮质激素,如氢化可的松。

②给药方法:早期静脉滴注,并逐渐过渡到口服。

③减药:达到生理剂量后改为每日 1 次口服,每周减 2.5mg,2～4 周后减至 10mg/d;然后每 2～4 周测晨 8 时血清皮质醇浓度水平;晨 8 时血清皮质醇浓度>10μg/dl 时可停药,但同时需注意减药反应、应激状态、长期应用皮质醇 2 年内仍有出现肾上腺皮质功能不全的可能等。

④应用后可出现下丘脑-垂体-肾上腺轴(HPA 轴)抑制,类固醇应用 1 个月以上,HPA 轴恢复至少需要 1 年,所以不建议长期大剂量应用激素类药物。神经外科大多数情况下用 5～7 日糖皮质激素,在停药后一般不会出现肾上腺皮质功能不全;如果连续应用 2 周或以上,减药一般至少也需 2 周以上。

(7)残存肿瘤:手术未能全切肿瘤时术后可行放射治疗,对于控制肿瘤复发具有一定效果。但鉴于放射治疗的副作用,尤其对大脑发育的影响,不主张对儿童患者行放射治疗,尤其是学龄前儿童。

(王东)

第七节　颅底肿瘤

颅底肿瘤起源于颅底和其相邻近结构,有些肿瘤由颅内向颅外或由颅外向颅内,通过颅底裂孔或破坏颅底骨质后,在颅内生长。因此部分瘤体位于颅内,而部分瘤体位于颅外。颅底肿瘤种类较多,临床上以前、中和后 3 个颅窝底范围划分。

一、诊断标准

1.临床表现

(1)颅前窝底肿瘤:起源于额骨的骨软骨瘤和成骨肉瘤、颅前窝底脑膜瘤,以及起源于鼻腔内的恶性肿瘤较为常见。早期可有嗅觉减退或丧失、颅内压增高症状(头痛、呕吐)、精神症状、癫痫发作,颅眶沟中的肿瘤可有眼球突出、复视和视力减退或失明等。

(2)颅中窝底及海绵窦区的肿瘤:颞下窝肿瘤多起源于颅中窝底脑膜瘤、三叉神经鞘瘤和血管纤维瘤,亦可有鼻咽癌侵入颅内等。常见症状是颜面部麻木或疼痛、咀嚼肌和颞肌萎缩,以及海绵窦闭塞的表现,如头晕头痛、复视、眼球运动障碍,亦可有癫痫发作等。

(3)颅后窝底及小脑桥脑角肿瘤:斜坡脑膜瘤和脊索瘤可出现一侧或双侧多发性第Ⅲ～Ⅷ对脑神经麻痹,脊索瘤往往在鼻咽部有肿物突出。颈静脉孔区肿瘤可出现第Ⅸ、Ⅹ、Ⅺ对脑神经麻痹。舌下神经瘤表现为一侧舌肌麻痹或萎缩。瘤体大者可出现头晕、共济失调等脑干症状。

(4)岩斜区肿瘤:主要以后组脑神经症状为主,常见为复视、面部麻木、眼球活动受限、饮食呛咳,其次是头痛、眩晕、半身无力或偏瘫、共济失调(醉汉步态)等。

2.辅助检查

(1)头部 CT 和 MRI 检查:明确肿瘤部位。

(2)血管显影检查:颅底肿瘤血供丰富或与颈内动脉等大动脉关联密切者,应行全脑数字减影血管造影(DSA)检查,亦可行心脏血管造影(CTA)检查,了解肿瘤主要供血动脉和引流静脉,注意肿瘤是否包裹了较大的血管。

(3)术前依据颅底肿瘤部位,行视力视野、电测听,以及脑干诱发电位检查。

二、治疗原则

1.手术适应证

(1)颅底各部位良性肿瘤。

(2)颅底部位局限性生长的恶性肿瘤,患者状况允许手术者。

(3)适用于上述(1)和(2)经 γ 刀或 X 刀治疗无效者。

(4)颅底肿瘤复发,患者一般情况允许再次手术者。

(5)颅底肿瘤有神经功能障碍并且进行性加重者。

(6)颅底肿瘤有颅内压增高者。

(7)颅底肿瘤合并脑积水者。

(8)无明显手术禁忌者。

2. 手术前准备

(1)入院后及时向患者及家属讲清病情,使其对所患肿瘤有所认识,特别是对急症患者和病情严重者更应仔细交待,对可能发生的病情突变充分理解。手术前应向患者及家属如实交待。目前该种疾病的治疗方法和适合该患者的治疗方法,应着重强调手术危险性,以及术后可能出现的并发症。

(2)患者有合并症时应及时请有关科室会诊,使患者全身情况允许手术。

(3)特殊处理入院时合并脑积水、颅压高者应剃头,随时做脑室穿刺的准备;有吞咽进食困难者必要时置胃管鼻饲以改善营养;纠正电解质紊乱;呼吸困难者应准备好急救和气切设备;生活不能自理者应做好护理工作。

(4)对血运丰富的肿瘤还可行术前血管栓塞,以减少出血。

3. 治疗方法 颅底肿瘤的手术方法因肿瘤的部位、大小、性质、与周围结构的关系及患者的具体情况而各不相同,应遵循下列基本原则。

(1)采用显微外科手术技术。

(2)选择最佳手术入路,取得良好的显露。

(3)充分保护脑组织、脑神经及颅底重要血管。

(4)在保存重要神经功能的前题下力争全切肿瘤,同时必须恢复和重建颅底的正常生理密闭性。

4. 术后处理

(1)密切注意可能出现的并发症颅前窝底肿瘤可能出现嗅觉丧失,脑脊液鼻漏;海绵窦肿瘤可能出现动眼神经、外展神经等麻痹;小脑脑桥角及颈静脉孔区肿瘤可能出现三叉神经、面神经、听神经损害与吞咽困难、呛咳等后组脑神经症状。特别是斜坡和枕大孔区肿瘤术后可能出现呼吸功能障碍。对已出现的并发症,可采取对症治疗,如加强护理,应用神经营养药物等。

(2)颅底肿瘤患者术毕,应等患者完全清醒后,有咳嗽反射时再拔除气管插管。若后组脑神经功能障碍明显,应积极行气管切开术。如呼吸不规律、潮气量不足时,应用呼吸机辅助呼吸。

(3)气管切开患者应在神志清醒、呼吸平稳、咳嗽反射明显,体温正常时方可试行堵管,试堵管 24 小时内无异常者方可拔管。无论是否气切,只要痰多较稠者应采取雾化吸入、翻身拍背/协助排痰等措施确保呼吸道通畅。

(4)术后患者常规禁食水 3 天,第一次进食、水应由主管医生试喂。3～7 天后吞咽功能仍无缓解者应置胃管给予鼻饲饮食。

(5)出院时向患者及家属交待出院注意事项,3 个月复查 MRI。

(6)对未能全切的肿瘤,术后应常规放射治疗或进行 γ 刀、X 刀治疗。

(王东)

第八节　脑干占位病变

脑干占位病变以脑干胶质瘤最为常见,其次为海绵状血管瘤、血管母细胞瘤等。本病好发于小儿及青少年。肿瘤部位以延髓和脑桥为多见,中脑次之。

一、诊断标准

1.临床表现

(1)脑神经核团损伤症状:往往在肿瘤早期出现,中脑肿瘤多见动眼神经和滑车神经核受损,出现复视和眼球偏斜等。桥脑肿瘤累及外展神经核、滑车神经核、面神经核和部分三叉神经核时,表现眼球外展运动障碍、面瘫和面部感觉减退。当病变累及前庭蜗神经时,出现听力减退、眼球震颤和眩晕。延髓肿瘤可累及后组脑神经核,出现声音嘶哑、吞咽困难和舌肌瘫痪。

(2)脑干长束损伤症状:肿瘤向脑干腹侧发展,常累及一侧锥体束,出现对侧肢体瘫痪。肿瘤向一侧发展则出现患侧脑神经核瘫和对侧锥体束损伤的交叉性瘫。当网状结构受累时,患者表现为昏迷。

2.辅助检查

(1)神经影像学检查:头部 CT 及 MRI 检查均表现为脑干本身肿大,血运丰富病变需做 DSA 检查。

(2)中脑和桥脑肿瘤:患者手术前后应做脑干诱发电位检查。

二、治疗原则

1.手术治疗

(1)手术适应证:凡病变局限、部位浅表的临床症状体征呈进行性加重者,皆为手术适应证,对于浸润性生长范围较广的肿瘤,则不宜行手术治疗。

(2)手术方法:依据肿瘤所在部位,采取适当手术入路。原则是选择距离病变最近、损伤最小、暴露最容易的入路。手法要轻柔、勿过分牵拉;操作仅限于病变区内。

(3)术后处理

①术后可能的并发症:中脑肿瘤患者可能出现昏迷,双睑下垂;桥脑肿瘤患者可能双侧外展神经和双侧面神经麻痹、偏瘫或四肢瘫;延髓肿瘤患者可能发生吞咽困难,呼吸障碍,需要做气管切开、鼻饲等。

②脑干肿瘤患者:术毕应等患者完全清醒后,有咳嗽反射时再拔除气管插管。若后组脑神经功能障碍明显,应积极行气管切开术。若呼吸不规律,潮气量不足应用呼吸机辅助呼吸。

③术后患者常规禁食水 3 天,第一次进食、水应由主管医生试喂。1 周后仍不能进食者应置胃管给予鼻饲饮食。

④出院时向患者及家属交待出院注意事项,嘱其 3 个月复查。

2.非手术治疗　适用于手术部分切除的病例,术后胶质瘤患者应及时辅助行放射治疗化疗、以延缓复发。

(王东)

第九节　儿童颅后窝常见肿瘤

儿童颅内肿瘤多发生在中线及颅后窝，由于颅后窝有脑干等重要结构，且又是脑脊液循环的必经之路，加之颅后窝空间狭小，容积代偿能力有限，因而儿童颅后窝肿瘤早期即出现脑脊液循环受阻的颅内压增高的症状。常见肿瘤有髓母细胞瘤、星形细胞瘤、室管膜瘤等。其中髓母细胞瘤是中枢神经系统恶性程度最高的神经上皮肿瘤之一，起源于胚胎残余细胞，绝大多数生长在小脑蚓部；星形细胞瘤，多长于小脑半球；室管膜瘤，位于第四脑室内。

一、诊断标准

1. 临床表现

（1）呕吐：是儿童颅内肿瘤最常见的症状。呕吐多由颅内压增高引起，亦可因肿瘤直接刺激第四脑室底部的迷走神经核等呕吐中枢所致。呕吐多为喷射性，与饮食无关，常在清晨发生，随病情发展，呕吐可发生在任何时候。

（2）头痛：多数为颅内压增高所致。少数可因肿瘤直接刺激硬脑膜而出现局限性头痛。

（3）视盘水肿：因儿童颅后窝肿瘤易造成脑脊液流出道梗阻，故易引起颅内压增高而出现视乳头水肿。

（4）头围扩大：头部扩大及破壶音阳性，系因婴幼儿期颅缝未愈合或愈合不紧，颅内压增高时可致颅缝分离而表现为头围扩大，叩诊时破壶音阳性又称 Melewen 征。

（5）颈部抵抗：颅后窝肿瘤和（或）下疝的小脑扁桃体压迫或刺激上颈段脊神经根，以及局部硬脊膜受到的牵张等因素，出现颈项部抵抗。

（6）癫痫：往往出现中央脑性癫痫及小脑危象，即强直性发作。

（7）强迫体位：患儿多采取向肿瘤侧卧位，以减轻脑脊液循环受阻的程度。

（8）小脑半球损害：表现主要表现为病变同侧肢体共济失调。肿瘤侵犯蚓部，主要表现为躯干性平衡障碍。上蚓部受累时，患者向前倾倒；侵犯下蚓部时，患者向后倾倒。约一半患儿有眼球震颤，表现为粗大的水平眼震，向肿瘤侧注视时较为明显。

2. 辅助检查

（1）神经影像检查

①颅骨 X 线：小儿颅内压增高首先表现为颅缝分离、脑回压迹增加等现象。

②头部 CT：因儿童颅后窝肿瘤多为髓母细胞瘤、小脑星形细胞瘤和第四脑室室管膜瘤，常见到小脑蚓部均匀密度无钙化的占位，增强后较均匀强化。肿瘤有坏死灶时，呈不均匀密度。小脑半球星形细胞瘤常有囊性变，可有两种类型，即"囊在瘤内"和"瘤在囊内"。

③头部 MRI：诊断颅后窝肿瘤头部 MRI 优于 CT，它不仅显示肿瘤影像清晰，更可了解肿瘤与脑干、导水管的关系。

（2）诱发电位检查

①脑干听觉诱发电位：生长缓慢的颅后窝肿瘤表现为患侧波形分化不良。

②体感诱发电位：波峰潜伏期延长。

二、治疗原则

1. 术前处理　颅内压增高显著者,可行脑室穿刺外引流或"脑室—腹腔"分流术。术前应向家属交待手术治疗意义及手术可能发生的情况,征得家属对手术的理解。

2. 手术方式　后正中开颅,尽可能地多切除肿瘤,使导水管开口及正中孔通畅,解除梗阻性脑积水,严密缝合硬脑膜,条件允许的情况下骨瓣复位。

3. 术后处理

(1)术后观察术后 1 周内测生命体征,病情如有变化及时复查头部 CT。

(2)腰椎穿刺术后发热者,腰椎穿刺放出脑脊液并做相应化验检查,确定有无脑膜炎。

(3)切口下积液可穿刺引流或分流。

(4)如发现切口对合不良、切口漏液应及时缝合。

4. 出院注意事项

(1)术后放射治疗髓母细胞瘤、室管膜母细胞瘤应行"局部＋全脑＋全脊髓"放射治疗。其他类型肿瘤可依据切除程度,考虑是否放射治疗。

(2)术后每 3～6 个月复查神经系统体格检查和头部 MRI。

(王东)

第十节　颅内转移瘤

颅内转移瘤为身体其他部位恶性肿瘤经血液或其他途径转移至颅内所致,多见于肺癌、胃癌及乳腺癌等转移。本病可发生于颅内任何部位,以大脑中动脉分布区如额叶和顶叶常见,转移灶可为单发或多发,多位于额后、顶叶及枕叶的脑皮质及皮质下,呈灰褐色或灰白色,质地不一,较脆软。切面可呈颗粒状,有时瘤内发生坏死,形成假性囊肿,含有液化坏死组织。肿瘤境界清楚,周围脑组织水肿明显。显微镜下显示:肿瘤组织呈浸润性生长,转移瘤的组织形态与原发瘤相似,但假如原发瘤细胞分化较低,则转移瘤可与颅内原发的胶质瘤不易区分。

一、诊断标准

1. 临床表现

(1)发病年龄与病史:患者多为中老年人,常有恶性肿瘤病史,但亦有病史不明者。一些患者神经系统症状可先于原发部位症状。病史较短,病情发展快。

(2)精神症状:患者常表现为精神异常,颅内压增高,运动感觉异常及癫痫。

(3)体格检查:需做全身各系统及神经系统查体。

2. 辅助检查

(1)全身系统检查

①前列腺及甲状腺等部位检查。

②女性患者应行乳腺、妇科检查。

③腹部 B 超。

④胸部 X 线检查,根据情况选择骨扫描。

⑤胸、腹部 CT 扫描。

（2）头部影像学检查：颅内可显示多个或单个病灶，多为低密度或等密度，周边水肿明显，注药后呈不规则强化。

二、治疗原则

1. 手术治疗病灶表浅、单发，患者全身状况良好者，宜手术摘除。

2. 放射治疗和（或）化疗。

3. 原发病灶明确者，根据具体情况可行手术、放射治疗和（或）化疗。

4. 放射外科治疗无上述适应证但转移灶不超过 4 个，单病灶直径不超过 3cm 者虑做 γ 刀或 X 刀。

（王东）

第十一节　中枢神经系统淋巴瘤

中枢神经系统淋巴瘤可继发于全身淋巴瘤，也可原发于中枢神经系统，称为原发中枢神经系统淋巴瘤（PCNSL），临床罕见，约占恶性淋巴瘤的 0.2%～2%，占所有颅内原发肿瘤的 0.85%～2%。少数情况下可转移到中枢神经系统以外的其他部位。原发中枢神经系统淋巴瘤的发病率正在升高，部分是因为艾滋病和移植患者的增多。男女患病比例约为 1.5∶1。就诊时平均年龄 52 岁（免疫抑制的患者中年龄更小约 34 岁）。最常见的幕上部位为额叶、深部神经核团，脑室周围也常见；幕下以小脑半球最常见。

一、诊断标准

1. 临床表现

（1）原发与继发中枢神经系统淋巴瘤的临床表现相似，症状缺乏典型性，可表现为脊髓硬脑膜外压迫或癌性脑膜炎（多发脑神经麻痹、癌性脑膜炎）。

（2）癫痫。

（3）颅内压增高。

（4）精神状态改变，智力减退。

（5）局部神经功能障碍：如偏身运动或感觉障碍、失语、视野缺损、多发脑神经麻痹（由于癌性脑膜炎）等。

（6）特征性的综合征（但不常见），包括葡萄膜炎（可与淋巴瘤伴发或早于淋巴瘤）和亚急性脑炎伴室管膜下侵润。

2. 辅助检查

（1）影像学检查：主要进行头部 CT 和 MRI 检查。

①可见发生于 1 个或多个脑叶（白质或灰质），或深部中线结构（透明隔、基底节、胼胝体），为单发或多发卵圆形病灶。与此相反，全身淋巴瘤转移至中枢神经系统常位于软脑膜，而不是脑实质。

②瘤周水肿和占位效应随肿瘤大小和部位而各异。

③注射对比剂后 90% 以上肿瘤强化（"握雪球"状）；大多与室管膜或脑膜相连。

④与中央灰质或胼胝体均匀一致增强的病灶应怀疑为 CNS 淋巴瘤。

（2）脑脊液检查

①只有当病灶无明显占位效应时才可获取。

②一般均存在异常，但无特异性。最常见的异常包括蛋白升高、细胞计数升高等。

③只有 10％的患者细胞学检查可见淋巴细胞。

（3）其他检查

①所有患者均应评价与淋巴瘤发生相关的各种因素，如病史、查体、实验室检查等。

②中枢神经系统淋巴瘤患者均应检查是否存在隐匿性全身淋巴瘤。

③所有患者可考虑行眼科学检查，包括双眼裂隙灯检查，以便发现可能存在的葡萄膜炎，协助诊断。

二、治疗原则

1. 外科手术

（1）手术部分或全切除肿瘤进行减压并不能改变患者的预后。

（2）手术的主要作用是肿瘤活检，大多采用立体定向技术。

2. 放射治疗　经活检证实病理学诊断过后，标准治疗是全脑放射治疗，使用的剂量通常低于原发脑肿瘤，每天给予 $180 \sim 300 cGy$，总剂量约 $4000 \sim 5000 cGy$。

3. 化疗　非 AIDS 患者化疗加放射的生存期比单纯放射治疗效果好。脑室内（不是经腰椎穿刺鞘内）给予甲氨蝶呤（MTX）（每次 12mg，每周 2 次，共 6 次，加静脉给予甲酰四氢叶酸）可使生存期延长。同时应注意化疗的副作用。

（王东）

第十二节　生殖细胞性肿瘤

凡是生殖细胞来源的肿瘤均可称为生殖细胞性肿瘤。其包括 6 类，分别为生殖细胞瘤、胚胎癌、内胚窦癌、绒毛膜上皮癌、畸胎瘤和混合性生殖细胞肿瘤。其中 2/3 为生殖细胞瘤。男性患者明显多于女性，男女比例约为（2～3.2）∶1。可多发。

一、诊断标准

1. 临床表现　原发颅内生殖细胞肿瘤起源部位与组织类型有关，临床表现是依肿瘤位置的不同而异。

发病部位：57％的生殖细胞瘤位于鞍上，67％的其他生殖细胞肿瘤位于松果体区，基底节和丘脑生殖细胞肿瘤多为生殖细胞瘤，脑室、大脑半球、小脑的生殖细胞肿瘤多为其他生殖细胞肿瘤。

（1）松果体区生殖细胞肿瘤

①病史：松果体区肿瘤病史稍长，可为数年。

②Parinaud 综合征：由于其压迫中脑顶盖所致，患者可出现眼球上视不能或伴瞳孔光反应消失。

③颅内压增高：源于导水管受压引起梗阻性脑积水，出现头痛、恶心、呕吐和视乳头水肿。

④脑干功能障碍：如共济失调、锥体束征等。

⑤青春期性早熟：松果体区肿瘤也较常见，且在绒毛膜上皮癌发生率较高。

⑥转移：颅内生殖细胞肿瘤除成熟畸胎瘤外，易通过脑脊液转移至脑室系统和脑膜。

（2）鞍区生殖细胞肿瘤

①病史：鞍上肿瘤患者的病史较短，多为数月。

②视力视野损害。

③尿崩和全垂体功能减退。

④脑积水和颅内压增高：较大的肿瘤可阻塞室间孔，导致梗阻性脑积水，后者可继发颅内压增高的表现。

（3）基底节区生殖细胞肿瘤：肿瘤位于基底节和丘脑，可导致运动和感觉的传导通路受损，患者出现偏瘫、偏身感觉障碍等症状。

2. 辅助检查

（1）头部 X 线：松果体区异常钙化是松果体区肿瘤特征性表现。

（2）头部 CT 和 MRI

①生殖细胞瘤：CT 检查时，生殖细胞瘤多表现为松果体肿大呈略高或混杂密度，瘤内可见钙化影（肿瘤本身钙化少见，钙化常源于松果体）。第三脑室扩大前移，侧脑室积水扩大。室管膜下转移可表现为沿脑室壁线状高密度影。注射造影剂后，病变常均匀一致明显强化。沿松果体至下丘脑轴线可发现异位瘤或多发瘤灶，此表现具有特殊诊断意义。MRI 能够很好地显示肿瘤局部和邻近的解剖关系，对松果体区、鞍上和颅内、脊髓转移病灶均显现良好。增强 MRI 对术后患者随访有特别重要的意义。基底节生殖细胞瘤形态不规则，瘤内钙化多见。基底节生殖细胞瘤常伴同侧大脑半球萎缩。

②畸胎瘤：CT 检查表现为松果体区类圆形分叶状、混杂密度肿物，低密度区为囊变和脂肪，高密度区为钙化和骨骼成分。肿瘤可压迫导水管导致梗阻性脑积水。注射造影剂后，实体部分可均一强化，而囊变区不强化。在 MRI 显示为混杂信号，在 T_1 相出现高信号，提示存在脂肪成分。钙化和骨骼在 T_1、T_2 相均为"黑影"。恶性畸胎瘤由于大量胶质组织增生取代脂肪成分，可表现为长 T_1、长 T_2 的异常信号。

③其他生殖细胞肿瘤在 CT 和 MRI 检查中表现多为混杂的病灶。绒毛膜上皮癌的影像上表现与脑内血肿相似，是其特征性表现。

（3）脑脊液脱落细胞学检查：生殖细胞肿瘤中除成熟畸胎瘤外，均易通过脑脊液转移至脑室系统和脑膜。部分生殖细胞肿瘤的脑脊液中，可以找到脱落的肿瘤细胞，对诊断有重要意义，但检出率较低。

（4）肿瘤标记物：生殖细胞肿瘤的标记物可以在血清和脑脊液中检测到。与生殖细胞瘤相关的标记物有胎盘碱性磷酸酶（PLAP）、血管紧张素Ⅰ转换酶、褪黑素等。绒毛膜上皮癌中的合胞体滋养层产生促性腺激素，内胚窦瘤产生甲胎蛋白。胚胎癌由于含有合胞体滋养层和内皮窦成分，因此具有促性腺激素和甲胎蛋白两种标记物。

任一种生殖细胞肿瘤如有其中一种成分，就可以在血清和脑脊液中检测到相应标记物，并且标记物水平与肿瘤该成分的多少呈正相关。脑脊液的检测要比血清敏感。标记物的水平可在治疗开始时迅速下降，在临床或影像显示肿瘤复发前明显升高。由于生殖细胞肿瘤存在混合型，因此标记物的检测不能代替病理学检查。

二、治疗原则

包括手术、化疗、放射治疗在内的综合治疗。

1. 外科手术治疗

(1)手术适应证:多数(除对放射治疗敏感的生殖细胞瘤外)可通过开颅手术切除。通常认为,下列患者适宜手术治疗。

①放射治疗不敏感(如恶性非生殖细胞瘤)。

②良性肿瘤(如脑膜瘤、畸胎瘤)。

③恶性肿瘤无转移征象(手术切除原发灶对转移患者无益)。

(2)术前准备:由于颅内生殖细胞肿瘤有播散转移的倾向,在治疗前要行脊髓增强 MRI 检查。对所有病情稳定的患者,可行神经眼科、神经内分泌的检查。

(3)手术目的和原则

①明确病理性质,术前不能明确定性诊断,最好是通过手术或立体定向获得组织病理诊断,为化疗和放射治疗提供依据。

②降低颅内压,解除神经压迫。对有合并脑积水颅内压增高的患者,可先行脑室引流或分流手术,同时留脑脊液查肿瘤标记物和肿瘤脱落细胞。对于放射治疗不敏感的肿瘤,应尽量手术切除肿瘤。特大鞍上或松果体区生殖细胞肿瘤较好切除,以解除对神经的压迫。鞍上生殖细胞瘤的切除可以解除对视路的压迫,有助于恢复受损的视力视野。

③大部切除肿瘤,可使术后放射治疗、化疗效果更好。

④术中应尽可能多地提供肿瘤标本,以明确混合生殖细胞肿瘤的成分。

⑤对于成熟畸胎瘤最好的治疗是手术全切。

(4)手术入路

①松果体区肿瘤:枕下经小脑幕入路(Poppen 入路):视野开阔。可能损伤视觉皮质,建议位于小脑幕缘中央(上方)或大脑大静脉上方的病变采用该入路。枕叶向外侧牵拉,离直窦 1cm 远处切开小脑幕。幕下一小脑上入路:如 MRI 显示小脑幕的夹角太深时不宜采用。可采用坐位(有空气栓塞的危险)。经脑室:适用于大型、脑室扩大的患者。通常采用经颞上回后部皮质切口。危险:视觉缺损、癫痫、优势侧语言障碍等。经胼胝体入路:侵犯胼胝体或向第三脑室生长的肿瘤,此种手术入路可起到很好的效果。其他入路,如旁正中入路。

②鞍区肿瘤翼点入路:最为常用的入路;经纵裂入路;经胼胝体一穹窿间入路。

2. 放射治疗

(1)生殖细胞瘤对放射治疗高度敏感,单独分次外放射治疗的生存和治愈率均较理想。最低放射剂量 1500cGy 可见生殖细胞瘤消退。大多放射治疗方案为肿瘤区及边界剂量 5000cGy,时间 5~6 周。最初对放射治疗敏感,不意味肿瘤可以治愈。10%~15%的颅内生殖细胞瘤有脊髓播散。

(2)对于脑脊液发现恶性肿瘤细胞、室管膜下转移、蛛网膜下转移或颅内多发病灶的生殖细胞瘤应进行全脑脊髓放射治疗。

(3)行全脑和脊髓照射对肿瘤播散有预防作用。但预防性的全脑和脊髓照射会导致脑损伤,产生智力下降,特别是对儿童应慎用。

(4)颅内多发生殖细胞瘤应在控制颅压后,行全中枢神经轴放射治疗,辅助以化疗。这对减少放射治疗总剂量,尤其对防止婴幼儿放射治疗副反应有益。

(5)对于复发生殖细胞瘤应原位局部放射治疗,再次放射治疗时间应间隔2年,其剂量同第一疗程或减少20%,按常规放射治疗强度进行。

(6)其他生殖细胞肿瘤对放射线不敏感,局部和全脑脊髓照射后辅以化疗。

(7)立体定向照射对于局部复发生殖细胞肿瘤有价值,但有待积累经验。

(8)关于实验性放射治疗:所谓实验性放射治疗是指对松果体区肿瘤,为避免手术的高风险,应用首剂量20Gy的放射治疗,如肿瘤缩小即推测为生殖细胞肿瘤而继续放射治疗;若肿瘤无明显变化,则考虑外科手术等其他治疗。对于实验性放射治疗目前仍有争议,有主张活检的学者认为,对可疑鞍上和松果体区生殖细胞肿瘤,没有经过活检明确诊断,盲目进行放射治疗,不是最好的治疗方法。因为除生殖细胞瘤外,许多鞍上和松果体区肿瘤对放射治疗不敏感。另外,放射治疗对成长中的儿童大脑损害也不可忽视。至少对于儿童,尤其是3岁以下的患儿,实验性放射治疗应谨慎。

3.化疗　由于胚胎生殖细胞对抗癌药物有较高的敏感性,化疗对所有类型生殖细胞肿瘤有效。化疗药物主要为顺铂和VP-16,还可有甲氨蝶呤、长春新碱、博莱霉素、环磷酰胺、更生霉素等。化疗后1~2个月再辅以局部放射治疗,初步治疗结果基本满意。对于生殖细胞瘤,化疗可以减少放射治疗的剂量,减轻对脑组织的损伤。由于其他生殖细胞肿瘤对放射治疗不敏感,化疗应用于其他生殖细胞肿瘤的最初治疗。对于小于3岁的儿童恶性生殖细胞肿瘤,化疗是首选的辅助治疗方法。

(杨立军)

第十三节　上皮样和皮样肿瘤

皮样与上皮样肿瘤(或称囊肿),均为胚胎性、良性肿瘤。在妊娠3~5周神经管闭合时如果混有外胚层或中胚层的成分,出生后即可引起颅内的胚层组织肿瘤。上皮样囊肿(又称胆脂瘤或表皮样囊肿)仅含外胚层组织成分,皮样囊肿含有中、外胚层组织成分。和皮肤一样,这些肿瘤以线形速度生长,生长较为缓慢。可发生在颅盖(在颅骨形成过程中外胚层嵌入所致)、颅内、头皮及椎管内。皮样与上皮样囊肿临床特征类似,两者最显著的区别是皮样囊肿内含毛发和皮脂。

一、诊断标准

1.临床表现　根据肿瘤的部位不同而异。可以和相同部位的其他病变表现一致,此外,还可出现因囊肿破裂而反复出现的无菌性脑膜炎。症状包括发热及脑膜刺激征。脑脊液穿刺检查显示细胞增多、糖含量降低、蛋白升高及细菌培养阴性。可见胆固醇结晶。无菌性脑膜炎有时可见脑脊液中大量巨嗜细胞。好发部位如下述。

(1)上皮样囊肿:桥脑小脑角、鞍上池、颅中窝(硬脑膜外)、脑室系统(第四脑室多见)、脊髓等。

(2)皮样囊肿:鞍旁区、半球间裂、颅后窝中线区、四叠体池等,幕下多见,幕上少见,可伴有中线骨缺损和皮毛窦瘘。

2.辅助检查　主要为头部CT和MRI检查。

(1)上皮样囊肿:CT 为低密度[CT 值(-14)~14H],略高于 CSF,边界清楚,形态多不规则,易沿邻近脑池生长,邻近脑室受压变形、移位。瘤体和囊壁本身不强化。强化提示可能有恶性上皮细胞成分,部分患者出现骨侵蚀。MRI 检查在 T_1 加权相上信号稍高于 CSF;T_2 加权相上,肿瘤与 CSF 信号相似。但由于肿瘤内容的成分多变,其表现出的信号特点,也多变,这是此类肿瘤的特点。如肿瘤含液态胆固醇及甘油三酯时,表现为在 T_1 加权相上呈高信号。

(2)皮样囊肿:头部 CT 检查可显示颅后窝中线区圆形或类圆形低密度肿物。CT 值:-15~10H。边界清楚,可见钙化斑。脑室受压移位,可伴幕上脑积水;一般肿瘤不强化,但当反复感染时,窦道和瘤壁可因肉芽组织增生而强化。MRI 检查表现为颅后窝中线区类圆形肿物,呈脂肪性短 T_1 信号特征,因为皮样囊肿内含有部分液态的胆固醇。

(3)鉴别诊断如表 2-4-8、表 2-4-9 所示。

表 2-4-8 上皮样囊肿与皮样囊肿的比较

特征	上皮样囊肿	皮样囊肿
占脑肿瘤	0.5%~1.5%	0.3%
排列	磷状上皮层状排列	包括皮肤附属器官(毛发和皮脂腺)
内容物	角蛋白、细胞碎片和胆固醇	同上皮样囊肿,加毛发和皮脂
部位	更靠外侧(如 CPA)	中线附近更常见
伴发的异常	倾向于单独存在	多达 50%的病例伴有其他先天异常
脑膜炎	无菌性脑膜炎可短暂反复发作	可有反复发作的细菌性脑膜炎

表 2-4-9 上皮样囊肿与胆固醇肉芽肿的特征比较

特征	上皮样囊肿	胆固醇肉芽肿
起源	CNS 内残余外皮,通常为先天偶为获得性	慢性炎性细胞围绕胆固醇结晶(来自红细胞膜降解物前体细胞),慢性中耳感染或病理性鼓室积血
症状	因部位而异	通常包括前庭或耳蜗功能异常
影像	CT:低密度、无强化,33%出现骨侵蚀 MRI:T_1 加权相:高信号稍高于脑脊液,T_2 加权相:肿瘤及脑脊液均为相似的高信号	CT:均匀等密度,环形强化,岩骨广泛破坏 MRI:T_1 及 T_2 加权相均为高信号
大体表现	珍珠白	棕黄(因含铁血黄素沉积)
显微镜下	层状排列的磷状上皮细胞	纤维母细胞增生、胆固醇、吞噬了含铁血黄素的
病理		巨嗜细胞,巨嗜细胞反应
理想治疗	积极地近全切除	次全切除加引流

二、治疗原则

1.外科手术治疗为主。

2.切除上皮样囊肿时需小心,以免内容物溢出,因为这些物质的刺激性很强,可导致严重的化学性脑膜炎。术中可使用氢化可的松冲洗(100mg/L),以减少术后交通性脑积水的发生。围手术期静脉注射皮质激素及术中用大量的生理盐水冲洗可以起到类似的作用。

3.肿瘤全切除主要注意肿瘤壁的切除,因为这才是"真正的"肿瘤组织;由于囊壁致密,与周围粘连严重,常残留部分囊壁。术后可复发。

4. 因为是良性肿瘤,放射治疗不能阻止肿瘤复发,所以术后不考虑放射治疗。

5. 部分患者手术后 1～2 周可出现瘤腔出血,可能与肿瘤长期"侵蚀"血管壁有关。

(杨立军)

第十四节　脊索瘤

脊索瘤为原始脊索(通常分化成椎间盘的髓核)残余性肿瘤,较为少见。多数好发于原始脊索的两端:如蝶枕区(斜坡)和骶尾骨区。以 20～40 岁患者多见,外科手术后复发率高,现主要说明颅内脊索瘤的情况。

一、诊断标准

1. 临床表现

(1)头痛:常见,但缺乏特异性,常为首发或惟一症状,往往为闷痛和钝性痛,无明显定位症状。

(2)脑神经麻痹:在海绵窦和岩斜部位,常为动眼神经或外展神经,出现斜视和复视;也可有三叉神经的症状,如面部感觉异常,如侵及鞍内者,可有视力障碍或视野缺损。

(3)脑干压迫症状:可因肿瘤压迫脑干的不同位置而出现不同的症状和体征,因肿瘤首先压迫脑干腹侧,所以运动障碍和长束征可出现;若肿瘤继续增大,可出现吞咽、呼吸困难和强迫头位。

(4)颅高压:如肿瘤继续增大,并向颅内生长,可压迫脑干移位和造成脑积水,出现颅高压症状,如头痛呕吐等;小脑累及可出现共济障碍、头晕和行走不稳等。

(5)其他症状:若肿瘤突入鼻腔和咽部,可出现鼻塞和咽部不适等症状;而体检也可能在咽部或鼻腔看到肿瘤。

2. 影像学检查

(1)头部 X 线:表现为斜坡区溶骨性骨质破坏,常伴钙化。

(2)头部 CT:肿瘤为等密度或略高密度影,通常表现为溶骨性骨质破坏,常伴钙化和瘤内残余骨,可强化,但常不均匀。CT 最好做骨窗像以鉴别,往往可显示斜坡的骨质破坏,从而区别于脑膜瘤。

(3)头部 MRI 检查:可显示病变的范围,尤其是肿瘤的位置和与脑干、血管和神经的关系,并可显示斜坡的破坏程度,以及肿瘤和硬脑膜的关系,是否到达咽部和鼻窦内。

3. 鉴别诊断　主要与颅底其他软骨性肿瘤鉴别。

(1)软骨肉瘤:也好发岩骨和斜坡,发病多见于 30～50 岁,CT 检查可见密度高而不均的肿瘤,分叶状,瘤内有钙化点,瘤基底部明显骨质破坏;MRI 检查的 T_1 加权相为低信号、T_2 加权相信号明显增高,但不均匀。CT 和 MRI 检查强化均不明显且欠均匀。

(2)软骨瘤:虽多发于颅底,但并不常侵犯斜坡,这是与脊索瘤的区别。女性多见。CT 和 MRI 检查与软骨肉瘤相似,但瘤基底部无骨质破坏,肿瘤边界清楚,有小的环形和螺纹形钙化。

二、治疗原则

广泛切除,辅以术后放射治疗通常是最佳方案。

1.外科手术治疗

(1)术前评价:可根据患者的全身情况、肿瘤位置和大小、侵犯脑干的范围,以及肿瘤的软硬程度来决定手术方案。对于深入脑干且含大量钙化和骨骼成分的肿瘤,手术切除几乎不可能;如果肿瘤大多为软组织,手术切除相对容易,即使肿瘤巨大,也有手术机会。

(2)手术入路选择:手术暴露和切除仍困难。入路选择的根据是针对肿瘤的部位,如何到达特定的斜坡阶段。对于基本位于正中而不偏向任何一侧的肿瘤,全切除困难,并易使一侧脑神经受损;对于偏一侧的肿瘤,全切除可能增大。

原则上以首先切除压迫脑干的肿瘤为主,然后可考虑进一步切除肿瘤,使放射治疗的负荷减少。对脑干压迫的患者,以硬脑膜下入路为主,包括以下 4 种。

①远外侧入路(中下斜坡)。

②乙状窦前入路(岩斜和上斜坡)最为常用的手术入路。

③额颞断颧弓或颅眶颧入路(海绵窦和颅中窝)。

④前方入路包括经蝶窦、经口入路、扩大颅前窝入路等,适用于肿瘤主要位于硬脑膜外,没有明显压迫脑干。

2.放射治疗　完全切除联合大剂量放射治疗可以获得最好的治疗效果;常规放射治疗联合姑息性或减压性手术治疗时可延缓复发。颈髓区剂量可达 45～55Gy。单独或与高能量 X 线联合使用比常规 X 线放射治疗更有效,但技术和仪器限制很多。

(王东)

第十五节　血管母细胞瘤

血管母细胞瘤,也称作血管网织细胞瘤,在病理学上为良性,起源于中胚叶细胞的胚胎残余组织,为颅内真性血管性肿瘤。几乎仅发生于颅后窝,尤其是小脑,幕上发病者极少见,是成人颅后窝常见的脑内肿瘤。该肿瘤约占所有脑肿瘤的 1.5%～2%,占颅后窝肿瘤的 7%～12%。青壮年发病居多,发病高峰为 30～40 岁,男性稍多于女性。部分患者与视网膜血管瘤伴发。该病可发生于脊髓。血管母细胞瘤可散发,也可作为 von Hippel－lidau's(VHL)病的一部分。

一、诊断标准

1.临床表现　血管母细胞瘤的症状和体征与常见的颅后窝肿瘤类似。

(1)头痛:是最常见的首发症状,表现为间断性的枕下疼痛,可伴有恶心、呕吐、眩晕和复视等。

(2)小脑体征:肿瘤常见的发病部位在小脑,患者可出现眼震和共济失调等体征。

(3)颅内压增高:当肿瘤阻塞第四脑室和导水管时可继发幕上脑积水,引起颅内压增高,如头痛、乳头水肿。

(4)脑干功能障碍:如椎体束征、共济失调、脑神经核受损等表现。

(5)其他：如脑神经功能障碍、实性肿瘤可发生肿瘤卒中等。

2.辅助检查

(1)头部 CT：实质性病变通常表现为等密度，注射药物后显著增强；囊性血管母细胞瘤注药后仍为低密度，但可见囊壁上的结节性强化，病变周围往往没有明显的水肿。

(2)头部 MRI：优于 CT，并可以显示流空影，典型的表现为囊性占位病变中的囊壁的明显增强的结节，实质性病变往往为可均匀增强的结节，较少有坏死，周围脑组织无明显水肿。

(3)脑血管造影：是术前确诊的依据，可以了解病变的部位和多少。椎动脉血管造影通常可显示密集的血管（其他肿瘤血管相对少），具体分布有 4 种方式。

①血管壁结节位于无血管的囊壁上。

②血管性病变位于无血管囊周围。

③实质性血管性肿瘤。

④多发分散的血管性瘤结节。

(4)实验室检查：血常规检查常可发现红细胞增多症。

二、治疗原则

1.外科治疗

(1)手术原则

①肿瘤的暴露应尽量的充分。

②切除肿瘤时应沿病变的边缘分离，并在瘤壁上找到供血动脉，离断后肿瘤逐渐变小萎缩。引流静脉最好在最后断离，可减少出血和肿瘤肿胀。原则上不能早期进入肿瘤内部分块切除，这可能造成致命性大出血。应完整切除肿瘤。

③单个囊性病变只需切除瘤结节，当应尽可能切除包括隐形结节在内的全部瘤结节，否则病变将复发。囊壁不必切除。在确认肿瘤结节的位置前尽可能不要过度地放出囊液，以防结节"漂移"而定位困难。神经内窥镜可协助此类肿瘤的手术切除。

④实性病变：对于较大的实性病变，手术切除难度较大，必须完整将肿瘤切除，严禁分块切除；必要时可于术前行血管造影时考虑先行栓塞肿瘤的主要供血血管，以减少肿瘤的供血和术中出血，使手术难度降低。但栓塞困难，可导致正常结构缺血等并发症。

⑤多发病变：如果肿瘤直径≥0.8～1cm，可作为孤立的病变治疗；小的、深部病变定位困难，可借助神经导航系统等辅助手段减少手术的创伤。

(2)术后管理：肿瘤在切除后可能出现正常灌注压突破，造成小脑、脑干的出血和水肿，术后可能出现呼吸困难、昏迷、吞咽困难和瘫痪加重等，并出现生命体征的不稳定，所以须密切观察血气分析、电解质及生命体征变化，必要时气管切开和人工呼吸管理、激素治疗、预防消化道出血。

2.放射治疗 可能会减小肿瘤体积或延缓生长，适用于存在手术禁忌的患者、多发深部小病变或手术风险较大的脑干血管母细胞瘤。

（王东）

第五章　脊柱脊髓疾病

第一节　脊髓空洞症

脊髓空洞症(syringomyelia)是一种缓慢进行性脊髓退行性病变,在致病原因的影响下使脊髓中央管扩大或形成管状空腔,其周围胶质增生,引起受累的脊髓节段神经损害症状,以痛、温觉减退与消失而深感觉保存的分离性感觉障碍及相关肌群的下运动神经元瘫痪,兼有脊髓长束损害的运动障碍及神经营养障碍。脊髓空洞最常发生于颈段及胸段,位居脊髓断面中心,但也可呈偏心发展。脊髓空洞症表现症状的严重程度与病程早晚有很大关系,早期病人症状比较局限和轻微,晚期可发展至行动困难。

一、诊断

(一)临床表现

1.感觉异常空洞位于脊髓颈段、上胸段,出现单侧上肢与上胸节之节段性感觉障碍,以节段性感觉分离障碍为特点,痛、温觉消失或减退症状,也可表现为双侧性。

2.运动障碍颈胸段脊髓空洞出现一侧或两侧上肢弛缓性部分瘫痪,表现为肌无力、肌张力下降,尤以两手鱼际肌、骨间肌萎缩最为明显,严重者呈爪形手畸形,且可有肌束震颤("肉跳"),一侧或两侧下肢发生上运动神经元性部分瘫痪、肌张力增高。

3.自主神经损害症状空洞累及脊髓侧角的交感神经脊髓中枢出现霍纳氏综合征、病变相应节段肢体与躯干皮肤少汗,温度降低,指端、指甲角化过度、萎缩,失去光泽。由于痛、温觉消失,易发生烫伤与损伤。晚期病人出现大、小便障碍。

(二)辅助检查

1.神经影像学检查　CT、MRI、X线片及脊髓造影。无论是在CT平扫或增强扫描,均在髓内呈低信号区。MRI对脊髓空洞症具有独特的诊断价值,能够显示脊髓空洞波及范围和大小以及有无分隔。

2.诱发电位及肌电图　了解神经传导功能。

(三)鉴别诊断

1.小脑肿瘤所致慢性枕大孔疝。

2.髓内肿瘤,如室管膜瘤继发脊髓空洞。

二、治疗

(一)手术方法

1.有脑积水并颅内压增高者,先行侧脑室—腹腔分流术。

2.采用枕下减压术,根据小脑扁桃体下疝程度决定骨窗范围、硬脑膜切开成型及扁桃体切除与否。目前对Chiari畸形主流术式为枕下减压,骨窗3cm×2.5cm,硬脑膜扩大成型,减压充分,极少切除扁桃体和切开脊髓空洞。

3.对无明显环枕骨畸形及小脑扁桃体下疝者,可于病变相应部位行椎管内探查及空洞一蛛网膜下腔分流术。

(二)围术期处置

1. 术前　早期病人症状比较局限和轻微，而晚期病人多有肢体功能障碍，应给予生活护理，按摩局部皮肤，活动肢体。

2. 术后　给病人翻身时要呈直线，以"轴式"翻身法。严密观察四肢活动情况，注意观察感觉平面，警惕发生颅内血肿。枕下减压术后，常规佩戴颈托 6～8 周。术后注意观察呼吸，有呼吸功能障碍者，应将病人放在 ICU，用呼吸机辅助呼吸。

(三)术后并发症及防治

必要时脱水及激素治疗。肢体活动障碍者加强被动活动，术后 1～2 日切口换药。体温升高者可行腰椎穿刺并行脑脊液化验。

(四)出院医嘱

应用神经营养性药物，带颈托 3 个月。

(杨立军)

第二节　椎管内肿瘤

椎管内肿瘤(intraspinal canal tumor)是指生长于脊髓及与脊髓相连接的组织包括神经根、硬脊膜、血管、脊髓及脂肪等组织的原发与继发性肿瘤。肿瘤可分为硬脊膜外和硬脊膜内两型，后者又分为髓内和髓外肿瘤。在组织发生学上，椎管内肿瘤可起源于脊髓外胚层的室管膜瘤和胶质细胞，如神经胶质瘤、神经鞘瘤；可起源于脊髓的中胚间叶质，如脊膜瘤；亦可由椎管周围组织直接侵入椎管内。在临床上常见的瘤肿有神经鞘瘤、脊膜瘤、胶质瘤、先天性肿瘤(上皮样囊肿、皮样囊肿、畸胎瘤)、肉瘤、转移癌、结核瘤、肉芽肿、海绵状血管畸形、脂肪瘤等。瘤可发生在任何年龄，以 20～40 岁组最多见，男性稍多于女性，但脊膜瘤好发于女性。

一、诊断

(一)临床表现

1. 刺激期(神经根痛期)　在疾病早期可出现神经根性刺激症状，性质多为电灼、针刺、刀割或牵拉感、咳嗽、喷嚏和用力大便均可使椎管内压力增加而诱发疼痛或使其加剧，夜间痛和平卧痛是椎管内肿瘤较为特殊症状，病人常被迫表现为"坐睡"。

2. 脊髓部分受压期典型体征为 Brown—Sequard 综合征。表现为受压平面同侧以下肢体运动障碍、受压对侧肢体感觉障碍。髓内肿瘤感觉障碍平面是从上向下发展，髓外肿瘤则由下向上发展。

3. 脊髓完全受压期表现为压迫平面以下运动、感觉、括约肌功能完全丧失，而且为不可逆性。

4. 查体　全身检查。注意心、肺功能，胸式呼吸是否存在；躯体感觉障碍平面；有无肌肉萎缩和褥疮。

(二)辅助检查

1. 腰椎穿刺行脑脊液压力测定、脑脊液动力学检查及实验室检查。

2. X 线平片可以了解椎骨的继发性改变，如椎体的吸收、破坏、椎弓根间距增大、椎间孔增大等。

3. CT 和 MRI　其中以 MRI 最具定位及定性诊断意义,可直接观察肿瘤的形态、部位、大小和与脊髓的关系。

4. 脊髓碘油造影对不具备条件行 MRI 检查或因病人体内有金属异物不能进行 MRI 检查者,则可行脊髓碘油造影。

(三)鉴别诊断

1. 硬脊膜外肿瘤(占 55%)　起自椎体或硬脊膜外组织,包括:

(1)转移癌:占硬脊膜外肿瘤的大多数,可导致骨质破坏,常见的有:

1)淋巴瘤。

2)肺癌。

3)乳腺癌。

4)前列腺癌。

(2)原发脊髓肿瘤(非常少):

1)脊索瘤。

2)神经纤维瘤:常穿过椎间孔而呈哑铃型。

3)类骨质骨瘤。

4)成骨性骨瘤。

5)动脉瘤样骨囊肿:好发年龄为 10~20 岁,特征性表现为富含血管的蜂窝样结构,周围包绕一皮质骨壳,可不断扩大。如果切除不彻底易复发(20%~50%)。

6)软骨肉瘤:一种软骨的恶性肿瘤,由小叶片组成的伴有钙化的肿瘤。

7)骨软骨瘤(软骨瘤):起源于成熟透明软骨的良性肿瘤,青少年最常见。内生软骨瘤与起源于髓腔内的肿瘤类似。

8)椎体血管瘤。

9)骨巨细胞瘤:又称破骨细胞瘤。通常见于青春期病人。一般为良性病变。绝大多数位于膝和腕部,也可见于脊椎(约 4% 发生于椎间盘)。溶骨伴骨质塌陷。细胞来源于破骨细胞。

10)骨肉瘤:脊椎少见。

(3)其他类型

1)浆细胞瘤。

2)多发骨髓瘤。

3)嗜酸性肉芽肿:溶骨性破坏伴进行性骨塌陷。颈椎是最常见的受累部位。

4)Ewing 肉瘤:侵袭性恶性肿瘤好发年龄 10~20 岁。转移灶多于原发灶。

5)绿色瘤:白血病细胞局部浸润。

6)血管脂肪瘤。

7)Masson 植物性血管内血管内皮细胞瘤。

2. 髓外硬脊膜内肿瘤(占 40%)

(1)脊膜瘤。

(2)神经纤维瘤。

(3)髓外脂肪瘤向髓内侵入。

(4)其他:仅约 4% 的转移癌侵入此间隙。

3. 髓内肿瘤(占 5%)：

(1)星形细胞瘤(30%)。

(2)室管膜瘤(30%)。

(3)其他(30%)，如：恶性胶质母细胞瘤、皮样囊肿、上皮样囊肿、畸胎瘤、脂肪瘤、血管母细胞瘤、神经细胞瘤(髓内极少见)、脊髓空洞症(非肿瘤性)。

4. 极少见的肿瘤，如：淋巴瘤、少突胶质细胞瘤、胆脂瘤、髓内转移癌：仅占脊髓转移癌的 2%。

二、治疗

1. 术前准备

(1)神经外科术前常规准备，向家属交代病情和术中术后可能发生的意外并打手术签字。

(2)椎管内病变定位应在术前一天进行定位标记，确定手术切口。

(3)颈段手术要准备头架和颈托。

2. 手术方法常规采用后正中入路，根据肿瘤的具体部位(硬脊膜外、硬脊膜下或髓内)，切开病变段椎板，切除肿瘤。

3. 术后处理

(1)脊髓肿瘤手术后可能呼吸功能障碍，应将病人放在 ICU。

(2)密观察四肢活动情况，术后有可能发生血肿，如病人麻醉清醒后背部及肢体剧痛难忍、烦躁，感觉障碍平面上升，肢体力弱加重，有以上情况应及时行 MRI 检查或手术探查。

(3)术后可应用激素。肢体活动障碍者加强被动活动，术后 2 日切口换药。

(4)如系胶质瘤或其他恶性肿瘤，术后应考虑行放射治疗。

4. 护理要点

(1)卧硬板床，床面要干燥、平整、柔软。

(2)防止褥疮的发生，定时翻身。术后病人翻身时要呈直线，以"轴式"翻身法，二人动作协调，以防脊柱不稳定，造成脊髓损伤。

(3)高位颈髓病人注意观察呼吸，术后保持呼吸道通畅。

(4)保留导尿，防止泌尿系统感染。

(5)因躯体神经麻痹、瘫痪对冷热、疼痛感觉消失，用热水袋或热敷时要防止烫伤。

(6)脊髓病人术后常引起胃肠功能紊乱，胃肠麻痹，腹胀严重，可用肛管排气等。

(杨立军)

第三节　脊髓损伤

脊髓损伤(injury of the spinal cord)可分为开放性和闭合性两类。前者主要包括锐器伤和火器伤，后者可因暴力直接作用于脊柱或作用于身体其他部位再传导至脊柱，造成骨折或脱位而伤及脊髓，无骨折或脱位的脊髓损伤则可能为挥鞭样损伤或脊髓血液供应障碍等。

一、诊断

(一)临床表现

1.外伤史可为屈曲性损伤、伸展性损伤、挥鞭性损伤、刀戳伤和火器伤。伤后立即出现损伤水平以下运动、感觉和括约肌功能障碍,脊柱骨折的部位可有后突畸形,伴有胸、腹脏器伤者,可有呼吸困难、休克等表现。

2.脊髓震荡表现为不完全性神经功能障碍,持续数分钟至数小时后恢复正常。

3.脊髓休克损伤水平以下感觉完全消失,肢体迟缓性瘫痪、尿潴留、大便失禁、生理反射消失、病理反射阴性,持续时间依损伤严重程度而不同。一般多需2～4周或更长。

4.脊髓完全性损伤休克期过后表现为损伤平面以下肌张力增高,腱反射亢进,出现病理反射,自主运动及感觉完全消失。

5.脊髓不完全性损伤可在休克期过后,亦可在伤后立即。表现为损伤平面以下感觉、运动和直肠膀胱括约肌功能的部分丧失。

(二)辅助检查

1.实验室检查 腰椎穿刺:测量脑脊液的压力,行脑脊液动力学检查,了解脑脊液是否含血和椎管通畅情况。

2.神经影像学检查

(1)X-线平片:脊柱 X 线正、侧位片,检查脊柱损伤的水平和脱位情况,椎体有无骨折,并根据脊椎骨受损位置估计脊髓受损的程度。

(2)CT:可显示骨折部位,有无椎管内血肿。

(3)MRI:可清楚显示脊髓受压及损伤的程度、性质、范围,有无出血,以及晚期出现的外伤性脊髓空洞及软化灶。

二、治疗

(一)闭合性脊髓损伤早期综合治疗、手术复位、固定解除压迫,防治并发症,早期康复训练。

1.非手术治疗

(1)酌情行颅骨牵引、颈胸支架、手法整复、姿势复位。

(2)药物治疗大剂量的甲泼尼龙、甘露醇,防止脊髓水肿及继发性损伤。

(3)条件允许时,及早行高压氧治疗。

2.手术治疗椎体骨折的切开复位和固定、椎板切除、脊髓及受损神经根减压术。

(二)脊髓火器伤

先处理合并伤,积极抗休克,早期应用抗生素,及早实施清创术,椎管内有异物及血肿,压迫脊髓及脑脊液通路严重者行椎板切除术。

(三)护理要点

1.脊髓外伤后,翻身时要保持脊柱呈直线,两人动作一致,防止再次脊髓损伤。

2.严密观察四肢活动情况,观察感觉平面是否有上升。

3.根据损伤的部位不同重点观察 颈髓损伤的病人注意观察病人的呼吸,胸部损伤的病人注意观察有无血气胸,骶尾部损伤的病人应预防泌尿系感染。

4.腹胀严重者可行肛管排气。

5.因躯体神经麻痹、瘫痪,病人对冷热、疼痛感觉会消失,应防止烫伤。

6.高颈髓损伤的病人,体温调节中枢失调,中枢性高热可达 39～40℃,物理降温效果较好。

7. 放置导尿管注意防治泌尿系感染。

（杨立军）

第四节 椎间盘突出症

一、腰椎间盘突出（lumbar disc herniation）

椎间盘的功能是在运动的情况下支撑和分散负载，同时保证稳定的运动。椎间盘的髓核随年龄的增长，其蛋白多糖减少，同时出现脱水（水合作用减少）。黏液蛋白变性，发生纤维组织的长入。椎间盘间隙高度减少，并且易受损伤。机械负载下，核内的压力上升，可发生纤维环撕裂和髓核疝出。

（一）诊断

1. 临床表现

（1）疼痛：首发症状可能是背痛，有时是突然产生根性疼痛。坐骨神经痛对于腰椎间盘突出诊断的敏感性极高，如果没有坐骨神经痛，病人存在有临床意义的腰椎间盘突出的可能性非常小。屈膝屈股时疼痛减轻。病人通常避免过多活动，然而，一个姿势（坐、站或卧）保持过久也可能会加重疼痛。咳嗽、打喷嚏或用力排便时疼痛加重。

（2）神经根症状：下肢放射性疼痛、肌力减弱、皮区性感觉改变、反射改变。查体的时候可以发现有明显的神经紧张表现：如直腿抬高试验（Lasegue 征）阳性。有时表现为神经根综合征，即多根神经根受累。

（3）马尾综合征：表现有括约肌功能紊乱：如尿潴留、尿和（或）便失禁、肛门括约肌张力减小。还出现"马鞍区感觉缺失"，分布于肛门区域、生殖器下部、会阴、臀部、大腿后上侧。可伴有显著的运动力弱和跟腱反射消失。性功能障碍通常发生较晚。

（4）定位体征（表 2-5-1）

表 2-5-1 定位体征

	腰椎间盘水平		
	$L_{3\sim4}$	$L_{4\sim5}$	$L_5\sim S_1$
受累神经根	L_4	L_5	S_1
比例	3%～10%（平均5%）	40%～45%	45%～50%
消失的反射	膝腱反射	股内侧腱	跟腱反射
运动无力	股四头肌（膝伸展）	踇长伸肌和胫骨前肌（足下垂）	腓肠肌（足底屈）
感觉减退	踝和足的内侧	踇趾蹼和足背侧	踝和足的外侧
疼痛分布	股前	下肢后侧	下肢后侧，常常至踝部

2. 辅助检查

（1）腰骶 X 线平片：可以诊断一些先天异常（如隐性脊柱裂），提供退行性改变的证据（包括骨赘），但观察椎间盘突出和椎管狭窄的意义不大。

（2）MRI：可见椎间盘疝出，压迫神经根或鞘囊，还可以发现明显的椎间盘退行性改变（T_2WI 上信号减弱，椎间盘高度减小），并可以提供矢状面的信息，观察马尾神经。

（3）腰骶 CT：椎间盘脱出的表现包括：硬脊膜外脂肪的缺失、鞘囊的突起缺失（有疝出的椎间盘造成的压迹），特点是骨组织清晰度非常好。

（4）椎间盘造影术、必要时可行椎间盘造影检查，可了解其脱出部位。

（二）治疗

1.非手术治疗

（1）卧床休息：通过减少神经根压力和（或）椎间盘内的压力来减少症状。同时也减少了运动引起的疼痛。

（2）锻炼：最初 2 周，采用对背部影响较小的锻炼：步行、骑自行车等，2 周后来练习躯干的肌肉（特别是背部的伸肌和可能的腹部肌肉）是有益的，逐渐增加锻炼强度效果更好。

（3）止痛药对症治疗。

（4）硬脊膜外注射类固醇。

（5）适当的物理治疗：但是不推荐急性期使用，对牵引及按摩推拿更应慎重。

2.外科手术治疗

（1）手术指征：非手术治疗失败：在神经根疾病发作后等待 5～8 周，再考虑手术（假设没有以下列举的项目出现）：

1）马尾综合征；

2）进行性运动功能缺失（例如足下垂）；

3）虽然经过适当的镇痛药物治疗，但病人仍不能忍受疼痛。

（2）手术方法

1）经椎管入路

①标准的开放性腰椎板切除术和椎间盘切除术；

②"显微椎间盘切除术"：应用更小的切口。椎板骨质切除范围更小，住院时间短，失血少。总的效果与标准的椎间盘切除术类似。

2）椎间盘内方法

①髓核化学溶解术：使用木瓜凝乳蛋白酶，长期效果需要评价，并有过敏现象。

②经皮内镜椎间盘切除术（ISPs），将椎间盘中央的内容物切除，通过减少椎间盘内的压力来解除椎间盘脱出部分对神经根的压力。当存在严重的神经损害时，不推荐使用。

（3）手术治疗的并发症

1）感染。

2）神经根损伤出现感觉、运动功能障碍。

3）硬脊膜意外开放：可能导致脑脊液漏，力求修补，以防止假性脊膜膨出。

4）椎间盘突出复发。

二、颈椎间盘突出（cervical disc herniation）

与腰椎不同颈部神经根位于相同数目椎体椎弓根的上方、颈神经根与椎弓根的下表面关系密切、椎间隙与椎弓根的下部邻近。

（一）诊断

1.临床表现

（1）神经根症状：通常侵害突出平面椎间孔发出的神经，如 $C_{6\sim7}$ 通常造成 C_7 神经根病变。

C_8 和 T_1 神经根受累可以产生部分 Horner 综合征,见表 2—5—2。

表 2—5—2　定位体征

	颈椎间盘			
	$C_{4\sim5}$	$C_{5\sim6}$	$C_{6\sim7}$	$C_7\sim T_1$
占颈椎间盘百分比	2%	19%	69%	10%
受压神经根	C_5	C_6	C_7	C_8
消失的腱反射	三角肌和胸肌	肱二头肌和肱桡肌	三头肌	指反射
运动力弱	三角肌	前臂屈肌	前臂伸肌(垂腕)	手内部肌
感觉异常和感觉减退	肩	上臂、拇指、前臂桡侧	第 2、3 手指,所有的指尖	第 4、5 手指

(2)体征:Spurling 征(病人向有症状的一侧倾斜头部,压迫其头顶,产生放射性疼痛),轴向人工牵拉(病人仰卧,应用 10~15kg 的轴向牵拉,神经根性症状减轻或消失为阳性),肩外展试验(坐位,抬起手置于头上。神经根性症状减轻或消失为阳性)。

2. 辅助检查(参考腰椎间盘突出)

(1)MRI:是颈椎间盘突出首选的检查方法。

(2)脊髓造影(X 线或 CT):当不能行 MRI 检查或者需要了解更多的骨质细节时选用。

(3)普通 CT:常在 $C_{5\sim6}$ 显示良好,在 $C_{6\sim7}$、$C\sim T_1$ 显示不好(肩关节伪迹)。

(二)治疗

1. 保守治疗　超过 90% 由颈椎间盘突出造成的急性颈神经根病,可以不通过手术得到改善。应用适当的止痛药、抗炎药(非甾体类抗炎药,或短期减量的类固醇)以及间断颈部牵引,可以缓解症状。

2. 手术治疗　手术适合于经非手术治疗不能改善症状或有进展性神经功能缺损的病人。

(1)前方颈椎间盘切除加椎体融合术(ACDF),限于 $C_{3\sim7}$ 水平,一般适用于 1 或 2 个节段的病变,如可能也可做 3 个节段。此入路在术中对椎间隙融合固定,减少半脱位的几率,并且是处理中央椎间盘突出的唯一可行的方法。

(2)后入路颈椎减压(椎管扩大成形术):通常在以下情况下使用:

1)多节段颈椎间盘突出或骨赘造成脊髓病变。

2)当椎间盘突出与椎管狭窄合并发生时,并且后者更加广泛和(或)更加重要。

3)无法接受喉返神经受损引起声音改变危险。

4)低位(如 C_7,C_8 或 T_1)或高位(如 C_3 或 C_4)颈神经根受压,使用前入路困难者。

5)单侧神经根病变。

(3)手术后监测(颈前入路)

1)提示手术后血肿的证据:呼吸痛苦、吞咽困难、气管偏斜。

2)手术节段的神经根支配肌肉力弱:如 $C_{5\sim6}$ 的二头肌,$C_{6\sim7}$ 的三头肌。

3)长束体征(Babinski 征等)可以提示脊膜外血肿压迫脊髓。

4)进行骨融合的病例:极度吞咽困难可能提示骨移植物向前突出影响到食管;查侧位脊柱 X 线可帮助诊断。

5)声音嘶哑:可能提示喉返神经损伤引起的声带麻痹;禁止经口进食,直到能够进一步评价。

(杨立军)

第五节 腰椎管狭窄

一、诊断

（一）临床表现

1. 由于小关节面和黄韧带肥厚造成，可能由于椎间盘突出或脊椎前移而加重，可能在先天狭窄的基础上发生。

2. 最常见于 $L_{4\sim5}$，其次 $L_{3\sim4}$。

3. 症状性狭窄产生逐渐进展的站立和行走时的腰腿痛，间歇性跛行，坐位和躺下时缓解（神经性跛行）。

4. 神经系统检查　踝反射减弱或消失以及膝腱反射减弱常见，少部分病例神经系统检查正常。

5. 减压手术通常有效。

（二）影像学检查

1. X 线片可以显示脊椎前移。椎管轴位直径通常狭窄。

2. CT 扫描　CT 显示了轴状位椎管的直径、韧带肥厚、小关节面关节病、纤维环膨出以及突出的椎间盘。

3. 脊髓 X 线造影位片通常显示"洗衣板型"影像（多个前方的缺陷），轴位片经常显示"细腰型"（染色柱狭窄）。

4. MRI　显示对神经结构的损害，T_2WI 上见狭窄严重节段脑脊液信号缺失。可良好地评价脊椎前移引起的神经损害。

（三）鉴别诊断

1. 血管性跛行行走诱发的症状站立时缓解，是一个关键的鉴别特点。

2. 转子滑囊炎。

3. 椎间盘突出。

4. 小关节面旁囊肿。

5. 蛛网膜炎。

6. 椎管内肿瘤。

二、治疗

（一）保守治疗

非甾体类抗炎药和物理治疗是主要的非手术治疗。

（二）手术治疗

当经药物治疗，症状加重时，采用手术减压。手术的目的是缓解疼痛，阻止症状进展，可能使已经存在的一些神经缺陷恢复。

术中对神经孔中的神经进行减压。合并退行性脊椎前移、椎管狭窄和神经根病的病人可以考虑脊柱融合。

（杨立军）

第六节　颈椎病

颈椎病(cervical spondylosis)可以是下各种疾病的一种或联合表现：①先天性椎管狭窄。②椎间盘退行性改变。③椎板、硬脊膜、小关节、韧带增厚。④半脱位由于椎间盘和小关节的退行性改变。⑤由于椎体高度的减少而造成的脊柱缩短，椎板重叠覆盖。⑥正常脊柱前屈曲度的改变：如变直、反向弯曲(脊柱后突)、脊柱前凸增大(脊柱前凸过多)。

虽然多数 50 岁以上的人在影像学上有显著的颈椎退行性疾病，但只有一小部分有神经系统症状。

一、诊断

（一）临床表现

1. 压迫神经根导致根性症状。

2. 压迫脊髓可能产生脊髓病变表现。

3. 由于压迫血管结构而造成的缺血[动脉性缺血和(或)静脉淤滞]。

4. 头部、颈部和肩部疼痛和感觉异常，但没有提示神经根病的证据，也没有异常的体检发现，治疗较为困难。

（二）辅助检查

1. X 线平片　颈部的 X 线平片表现为骨赘性骨刺，可能对线不好。测量椎管直径缩小（<10mm）。

2. MRI　MRI 提供了椎管的信息，同时也显示了髓内的异常（脱髓鞘、脊髓空洞、脊髓萎缩、水肿等）。

3. CT　平扫 CT 可能显示椎管狭窄，但不能提供椎间盘、韧带、脊髓和神经根的足够信息。

二、治疗

（一）非手术治疗

包括牵引、颈部支架，来减少颈部运动，以减少外伤对脊髓的累积效应。

（二）手术治疗

1. 手术指征

(1)病人已经出现脊髓病征，并进行性加重；

(2)疼痛严重的病人(臂痛脊髓综合征)。

2. 方法选择

(1)前入路(使用经前椎间盘切除术或椎骨切除术)：治疗前部疾病(如骨赘性骨棘，突出的椎间盘等)，通常局限于 1 或 2 个(或偶尔 3 个)节段。

(2)后入路：主要适用于后方的疾病(如黄韧带包绕)、先天椎管狭窄、疾病超过≥3 个节段。

(3)颈椎狭窄并且有 1 个或可能有 2 个骨赘性骨刺较为突出，应从前方治疗骨刺，给病人一个足够的坚固融合时间(6~8 周)，然后行椎板减压。

（4）在椎板减压后行前入路手术，也应用器械（如金属板）或支架（如 halo 背心）。

（5）椎板切除术后，如果术后 MRI 显示残余脊髓受压，需要进行前入路手术。

（杨立军）

第七节 后纵韧带骨化

后纵韧带骨化（ossification of posterior longitudinal ligament，OPLL）病人年龄 32～81 岁（平均 53 岁），男性稍多。OPLL 的病理基础不明，OPLL 开始于后纵韧带的高度血管纤维化，接着出现局部区域的钙化，骨膜软骨细胞的增生，最后出现骨化。典型病人开始于 $C_{3\sim4}$，向远端扩展，通常累及 $C_{4\sim5}$ 和 $C_{5\sim6}$，但是经常跳过 $C_{6\sim7}$，胸、腰少见。

一、诊断

（一）临床表现

当后纵韧带肥厚或骨化时，可能造成脊髓病（由于直接压迫脊髓或缺血）和（或）神经根病（由于压迫神经根或牵拉）。

（二）辅助检查

1. MRI OPLL 显示为低强度信号区域，在厚度达大于 5mm 可见。在 T_1WI 像上，它与腹部的低信号蛛网膜下腔区域相混合；在 T_2WI 上脑脊液变亮，OPLL 保持了低信号。矢状面图像可提供受累范围的总体印象，并且 T_2WI 可以显示脊髓内部的异常。

2. 脊髓 X 线摄影/CT 脊髓 X 线摄影结合造影后 CT（特别是结合 3D 重建）可能是显示和准确诊断 OPLL 的最佳手段。

二、治疗

1. 治疗原则 有放射影像学证据，但没有临床症状和体征，保守治疗。病人有脊髓受压或神经根受压。明显的功能障碍或疾病呈进展性应手术。

2. 治疗方法 单一节段的前入路椎间盘切除加融合术或 1～2 节段的椎体切除术，手术后用硬的颈围制动最少 3 个月。术中可进行躯体感觉诱发电位监测。

（杨立军）

第八节 脊柱脊髓血管性疾病

脊柱脊髓血管性疾病占原发脊柱内占位的 40%。80% 发生于 20～60 岁。主要包括：脊髓动静脉畸形、硬脊膜动静脉瘘、髓周动静脉瘘、Cobb 综合征及肾静脉狭窄、奇静脉狭窄、半奇静脉狭窄、腰静脉狭窄引起的椎管内静脉高压综合征等。

一、诊断

（一）临床表现

85% 表现为进展性脊髓神经功能缺损，如持续数月至数年的背痛和与之相关的进展性的感觉缺失以及下肢力弱。也有表现为突发脊髓病；通常继发于出血。

(二)辅助检查

选择性脊髓血管造影是诊断该病的"金标准"在动脉造影无异常发现时,应行选择性肾动脉造影,经股静脉插管行奇、半奇静脉、腰静脉造影。MRI及MRA可提示椎管内有无血管性病变。在MRI及MRA冠状位可见流空信号及迂曲的血管影,位于髓内有水肿;在矢状位流空信号呈点状或串珠样,血管迂曲影主要位于脊髓背侧,有时腹侧也有;而髓内无此表现,伴有脊髓水肿,此种表现提示为硬脑膜下髓周动静脉瘘或椎管内静脉门高压综合征。脊髓AVM在MRI和MRA上表现为血管影及畸形血管团,可见供血动脉和引流静脉。

二、治疗

脊髓AVM可行血管内栓塞加微创外科手术切除,硬脊膜下髓周动静脉瘘,供血动脉较直,插管易于到瘘口者可行瘘口栓塞治疗,不适合栓塞者可行手术治疗,行椎管探查全椎板切除。如为硬脊膜动静脉瘘,在供血动脉的椎间孔处找到瘘口行供血动脉、瘘口及近瘘口的静脉烧灼,如为髓周AVF,在相应脊髓节段髓周找到瘘口,行烧灼夹闭会取得满意疗效。

如肾静脉(尤见于左肾静脉)狭窄,可行狭窄静脉扩张、成形,切除狭窄段,行血管吻合或移植、搭桥等手段来解除狭窄,恢复肾静脉向下腔静脉的正常回流而治愈。

如奇、半奇、副奇及腰静脉狭窄,可经股静脉入路插管到上肢静脉找到病变部位,行狭窄扩张成形而恢复该静脉的正常血流,使其血不再经椎管内回流而达到治疗目的。

(杨立军)

第六章　先天性疾病

第一节　先天性脑积水

一、定义

先天性脑积水又称为婴儿脑积水，是指婴幼儿时期由于脑脊液循环受阻、吸收障碍或分泌过多使脑脊液大量积聚于脑室系统或蛛网膜下腔，导致脑室或蛛网膜下腔扩大，导致头颅增大、颅内压力过高和脑功能障碍。先天性脑积水主要由畸形引起，较大儿童和成人脑积水无头颅扩大表现。发生率为 3‰～5‰。

二、诊断依据

1. 临床表现

(1)进行性头围扩大：出生后数周～12 个月有脑积水患儿表现为前囟扩大、颅缝增宽、头围增大。正常婴儿在最早 6 个月中头围增加每月约 1.2～1.3cm。在先天性脑积水的患儿则可为正常的 2～3 倍。

(2)头发稀少、额颞部头皮静脉怒张。晚期出现眶顶受压变薄和下移，使眼球受压下旋，以致上半部巩膜外翻，呈"日落征"。双眼上、下视时出现分离现象，并有凝视麻痹、眼震等。有时出现眼球运动障碍。

(3)可反复出现呕吐、视力障碍及眼内斜，进食困难，头下垂、四肢无力，或痉挛性瘫痪、智力发育障碍，甚至出现惊厥与嗜睡。视神经乳头水肿在先天性脑积水中不明显并且少见，但眼底检查可见视网膜静脉曲张。

(4)运动异常：主要为肢体痉挛性瘫，以下肢为主。轻者双足跟紧张，足下垂。严重时呈痉挛步态，亦称剪刀步态。

2. 辅助检查

(1)头颅 X 线片：可见颅腔扩大、颅面比例失调、颅骨变薄、颅缝分离、前后囟扩大或延迟闭合，尚可见蝶鞍扩大、后床突吸收等颅内高压征。

(2)头颅 CT 检查：可直接显示各脑室扩大程度和皮质厚度，判断梗阻部位。若为中脑导水管狭窄引起者，仅见侧脑室和第三脑室扩大，而第四脑室正常。

(3)MRI 检查：除能显示脑积水外，还可准确显示各脑室和蛛网膜下腔各部位的形态、大小和存在的狭窄，有无先天畸形或肿瘤存在。

(4)放射性核素检查：脑池造影显示放射性显像剂清除缓慢，并可见其反流到扩大的脑室。目前已较少应用。

(5)透光试验：先天性脑积水的脑实质厚度小于 1cm 者，表现为全头颅透光。

三、鉴别诊断

本病需要与硬膜下积液或血肿或积脓、佝偻病、脑穿通畸形和大脑发育不良鉴别。

四、治疗原则

1. 手术治疗

(1)手术方法：种类较多。目前有脑脊液循环通路重建手术、脑脊液分流手术、减少脑脊液分泌的手术。

(2)禁忌证：①颅内感染者。②近期曾行开颅手术或分流术，颅内有积气或血性脑脊液者。

(3)术后并发症及处理：①颅内感染明确时，最好取出分流装置，给予抗生素治疗。②分流装置障碍或分流管阻塞，酌情行分流矫正术或更换分流管。③颅内血肿多继发于颅内压过低，因此需选用合适压力的分流管。

2. 非手术治疗　目的在于减少脑脊液的分泌或增加机体水分的排出。一般常用脱水药物以及减少脑脊液分泌药物。

（杨立军）

第二节　蛛网膜囊肿

蛛网膜囊肿是一种先天性囊腔，位于脑脊液池和主要脑裂中，其边界由蛛网膜构成。囊肿内充满了无色澄清的、几乎与脑脊液一致的液体。应用 CT 和 MRI 可诊断蛛网膜囊肿。治疗方案建立在解剖和临床表现的基础上。所有年龄组中的有症状患者确诊后均推荐手术治疗。

一、发病原因

胚胎学研究中，蛛网膜囊肿的产生原因可能有以下两种：

1. 蛛网膜下腔形成的早期，脑脊液流动发生改变，这可能导致正在发育的网状蛛网膜破裂，此时出现了内陷的小囊并有脑脊液流入此囊中，形成蛛网膜囊肿。

2. 在蛛网膜发育过程中，蛛网膜从硬膜上分离，此时可发生分裂从而形成蛛网膜囊肿。蛛网膜囊肿可能伴有大脑静脉和胼胝体的发育异常。

另外，创伤也可能是发病原因。婴儿期创伤可能导致未发育完全的脑池内的蛛网膜撕裂，从而使脑脊液流入并形成蛛网膜囊肿。

二、病理学

蛛网膜囊肿的囊壁与正常的蛛网膜相似，包含层状胶原束。膜上可能含有明显的静脉和毛细血管丛、室管膜或柱状上皮。极少见到炎症细胞或含铁血黄素沉着物。毗邻蛛网膜囊肿的大脑皮质基本上是正常的。大多数蛛网膜囊肿内是静态的液体，但也有一些可因以下原因增大并导致占位效应。

1. 囊肿内可能存在残余脉络膜丛、蛛网膜颗粒或硬膜下神经上皮，可活动性分泌脑脊液（CSF）从而导致囊肿增大。

2. 蛛网膜囊肿内液的蛋白浓度可高于正常 CSF，正常 CSF 可因此内流而使囊肿膨胀。MRI 上可观察到囊肿内液呈 T_2 高信号。

3.蛛网膜囊肿可与蛛网膜下腔交通并形成单向活瓣,在 Valsalva 动作或短时颅内压升高期间 CSF 可进入囊内,从而导致囊肿增大。

三、临床表现及治疗原则

蛛网膜囊肿大约占颅内占位性病变的多数囊肿是偶然发现的。蛛网膜囊肿多在 20 岁前发现,近 3/4 的患者在儿童期出现症状。男女发病比例超过了 2:1。大多数囊肿内的液体保持静止状态,但也有一些囊肿呈进行性增大,对相邻的神经结构产生占位效应。有极少数囊肿随着时间进程出现退化和消失。蛛网膜囊肿可能因创伤而发生破裂,导致硬膜下水囊瘤及颅内压升高,可合并急性或慢性创伤性硬膜下血肿。

蛛网膜囊肿可在蛛网膜下腔内的任何位置出现,与蛛网膜池密切相关。在成人和儿童中,近一半囊肿发生在大脑外侧裂,幕上囊肿的数量远远超过幕下囊肿。较少发生于大脑纵裂和斜坡区。鞍区蛛网膜囊肿儿童较成人更常见。

对于无症状或偶然发现的蛛网膜囊肿患者,应密切观察并规律随访影像学检查。若患者出现局灶神经体征或颅高压症状,应及时行外科治疗。对于儿童患者,若出现进行性头围增大及囊肿相关的癫痫发作,应考虑进行治疗。外科治疗的目标是减少蛛网膜囊肿对周围脑组织的占位效应。囊肿的外科治疗技术包括开颅囊壁切除术、立体定向抽吸术、囊肿腹腔分流术以及内镜下囊肿—蛛网膜下腔或脑室开窗术。上述每一种手术都各有明显的优势和缺陷。

囊肿—腹腔分流术(CP)的优点为操作相对简单、分流的致病率较低。常见并发症为:感染、过度引流、枕骨大孔疝、低颅压头痛综合征和分流失败。蛛网膜囊肿与脑皮质、血管结构可能紧密粘连,这可限制开颅囊肿切除术中囊壁的完全切除。随着内镜设备和外科技术的改进,蛛网膜囊肿在内镜下切除可能成为供选择的治疗。无论治疗方式,手术后囊肿总体复发率可达 25%。

四、影像学检查

1.头颅 X 线平片　　大脑外侧裂的囊肿可使中颅窝膨胀或蝶骨移位上抬,导致毗邻的颅骨呈局部增大。大脑凸面和前颅窝的巨大囊肿常导致颅骨变薄。鞍上或四叠体池囊肿可导致脑积水,间接导致骨缝分离及鞍背、颅盖骨变薄。

2.头颅 CT　　蛛网膜囊肿在 CT 上表现为边界平滑、充满囊液的占位。囊液密度与 CSF 几乎一样,增强 CT 显示囊壁不增强;骨窗像显示颅顶及颅底可出现骨性改变。蛛网膜下腔注射造影剂后行增强 CT 可显示孤立囊肿或囊肿与正常蛛网膜下腔有交通。

3.MRI　　是蛛网膜囊肿的首选检查。T_1 像能清晰显示囊肿位置及与皮质、血管的关系。囊液呈长 T_1 短 T_2 信号,与 CSF 相近。增强 MRI 扫描、FLAIR、T_1 像和质子像可用以鉴别囊性肿瘤、皮样囊肿、室管膜瘤、表皮样囊肿以及脂肪瘤。MRI 还可以轻易显示所有的相关畸形,例如胼胝体发育不全或前脑无裂畸形。

五、常见蛛网膜囊肿

1.大脑外侧裂囊肿　　近一半成人患者及约 1/3 儿童患者的蛛网膜囊肿位于大脑外侧裂。囊肿的大小不等,巨大囊肿可压迫颞极和岛叶并使中线移向对侧。大脑外侧裂囊肿可在任何年龄出现症状,常见于儿童和青少年。男女患病的比例是 3:1,左侧大脑半球受累比右侧更常见。最常见的症状是单侧头痛，以眶上或颞区的疼痛最典型。1/4 以上的患者可以出现各种类型的癫痫发作，包括局灶、复杂一局部或全面发作。造成蛛网膜囊肿患者癫痫发作的原因尚不明确，但可能与囊肿相邻的颞叶皮质受压、发育不良或软膜下胶质增生有关。蛛网膜囊肿患者很少出现发育延迟或学习困难。

幼儿巨大外侧裂囊肿可以导致巨颅症和骨缝分离。在很多患者中可见颞骨局部隆起，颅骨 X 线片显示颞骨鳞部变薄和蝶骨翼移位。CT 显示在外侧裂内颞尖处存在不被增强的 CSF 聚集。外侧裂囊肿分为 3 个亚型：

（1）Ⅰ型囊肿在颞尖处呈椭圆形，中颅窝无结构异常。这些囊肿可与蛛网膜下腔的 CSF 自由交通。

（2）Ⅱ型囊肿是巨大的四边形囊肿，对相邻的神经和骨性结构有一定的占位效应。

（3）Ⅲ型囊肿呈巨大圆形，造成岛盖和岛叶皮质严重受压，使侧脑室变形和中线偏移。这些囊肿不与蛛网膜下腔的 CSF 相交通。

MRI 影像中囊液均不强化，并与 CSF 的信号相似。MRA 和 MRV 可观察到大脑中动脉及皮质静脉的分支因囊肿的占位效应而变形、伸长。

根据患者临床症状及影像学分型决定治疗方案。典型的Ⅰ型囊肿一般无临床症状，无需外科手术治疗。建议保守治疗，每年定期行神经影像学随访检查；对于儿童患者，每 6 个月应行神经影像学随访检查，持续 18 个月。巨大且有症状的Ⅲ型囊肿的成人或儿童患者需外科手术治疗。Ⅱ型囊肿患者若出现严重的或与囊肿体积不相符的临床症状，也应行外科手术治疗。

外科治疗包括 CP 分流术、开颅囊肿切除术及神经内镜下囊肿开窗术。CP 分流术可在超声或导航辅助下置入分流管，导管侧孔有助于分流管的长期开放，并能促进囊肿不同分隔内的液体引流，推荐使用带低压瓣膜的分流管；在分流术后，移位的皮质和中线可迅速回位。在放置分流管时囊壁上的桥静脉可能损伤，导致囊肿内或蛛网膜下腔出血。其他并发症包括感染、囊肿复发和低颅压头痛。开颅手术可切除囊肿的侧壁并将囊液引流至基底池，可在导航辅助下定位开颅的范围。神经内镜下可行囊肿一脑池造瘘术，并用球囊导管扩张，在基底池放置脑室引流管。

2. 鞍上囊肿　最常见的鞍旁区囊肿发生在鞍上池内。近 50% 的病例是 5 岁以下的儿童，其中 1 岁以下的占大约 20%。最常见的症状包括脑积水、视力损害和内分泌功能障碍。鞍上巨大囊肿可压迫中脑使其抬高和后移，并可能出现局灶神经系统体征，包括步态共济失调和角弓反张。男女发病比例为 2∶1。

在婴儿期，囊肿向上迅速增大可抬高第三脑室且阻塞 Monro 孔（室间孔）及 CSF 循环，因此产生脑积水，可导致大头畸形和骨缝分离。眼科检查可发现视神经萎缩、视神经乳头水肿、单侧或双侧视力下降和视野变窄。内分泌功能障碍包括性早熟和身材矮小。内分泌检查提示生长激素和促肾上腺皮质激素缺乏，少数情况下可出现全垂体功能减退。

超声及 CT 可发现鞍上池囊性占位，伴第三脑室、蝶鞍受压 3 鞍上囊肿可伴脑积水和脑干移位。MRI 扫描可清晰显示囊肿与周围脑组织的关系，并可鉴别颅咽管瘤、皮样囊肿、表皮样囊肿和 Rathke 囊肿。

治疗方面，对没有脑积水的患者可以采用 CP 分流术。脑室一腹腔分流术（VP）可以控制脑积水，但约 40% 的患者囊肿体积可继续增大。Y 形连接管可以连接囊肿和脑室，普通低压分流系统可引流每个腔内的液体。越来越多的鞍上囊肿使用内镜下神经外科治疗。鞍上囊肿合并脑积水可行神经内镜下脑室－囊肿造瘘术。

（杨立军）

第三节　神经管肠源性囊肿

神经管肠源性囊肿，也称为肠源性囊肿、神经上皮细胞囊肿、内胚层囊肿或前肠囊肿，是发育过程中因内胚层罕见的变异畸形形成，主要发生在颅内或椎管内。颅内神经管肠源性囊肿常位于腹侧及轴线上，脊柱神经源性囊肿可伴随脊柱的发育畸形（半椎体、椎体缺如、椎体融合、蝶形椎、脊髓纵裂等）。下颈椎上胸椎的脊柱神经源性囊肿发病率较颅内高。

一、临床表现

神经管肠源性囊肿可在任何年龄段出现症状。该病无性别趋势。临床表现主要取决于病变位置及与周围组织的关系。成人患者病情发展隐匿、缓慢，儿童患者进展迅速。出现瘘管时，患者可反复出现脑膜炎症状。患者可能出现胸膜痛、肋肌痛等症状，但无明确定位体征。

二、影像学检查

MRI 是首选检查方法。神经管肠源性囊肿在 MRI 上表现为脑脊液信号，有时也表现为混杂信号。增强扫描囊肿不强化，部分囊肿壁可强化。囊肿可浸润周围组织。颅内神经管肠源性囊肿常位于后颅窝、中线四脑室腹侧或桥小脑脚。脊柱神经管肠源性囊肿可位于脊髓腹侧或背侧，极少出现在髓内。需与表皮样囊肿、皮样囊肿、蛛网膜囊肿、室管膜囊肿、胶质囊肿、Rathke 囊肿及其他囊性占位相鉴别。

三、治疗原则

主要治疗方式为手术治疗。手术目的是彻底切除肿瘤。但囊肿与周围组织明显粘连，手术常难以彻底切除。勉强切除囊肿壁可导致神经症状进一步加重。若无法完整切除囊肿壁，可行囊液吸出术、囊壁缝合造袋术、囊肿蛛网膜下腔分流术。术后可出现无菌性脑膜炎。即使肉眼完整切除囊肿，仍有复发可能。该病对放疗及化疗均不敏感。

（杨立军）

第四节　寰枕部畸形

本病也称枕骨大孔区畸形，主要是指枕骨底部及第一、第二颈椎先天发育异常。此病包括多种多样的畸形，除骨骼为主的发育异常外还合并有神经系统和软组织发育的异常。其中有：扁平颅底、颅底陷入、寰枕融合、颈椎分节不全（Klippel－Feil 综合征）、寰枢椎脱位、小脑扁桃体下疝畸形（Arnold－Chiari 畸形）。

一、扁平颅底及颅底陷入

（一）定义

1.扁平颅底　蝶骨体长轴与枕骨斜坡构成的颅骨基底角变大。基底角是蝶鞍中心点和鼻根部及枕大孔前缘边线连线所构成的角度。基底角小无临床意义，该角超过 145°即为扁平颅底。

2.颅底陷入　也称颅底凹陷，是寰枕区畸形中最常见的类型，主要是以枕大孔为中心的颅底骨组织内翻，寰椎向内陷入，枢椎齿状突向前、向上突出进入枕大孔。颅底陷入常伴有其他畸形及小脑扁桃体下疝。

（二）诊断依据

1.临床表现

（1）扁平颅底：扁平颅底畸形单独存在时一般不出现临床症状。

（2）颅底陷入：由畸形程度来决定。多数为青壮年，在 18 岁以后才出现症状，病情进展缓慢，进行性加重。表现为：①头颈偏斜，面部不对称、颈短、后发际低和脊柱侧弯；②颈神经根刺激症状：颈项部疼痛，活动受限及强迫头位。部分患者出现上肢麻木、疼痛，肌萎缩及腱反射减弱等；③第Ⅸ～Ⅻ对脑神经受累时出现：声音嘶哑、吞咽困难、喝水发呛、舌肌萎缩；④严重者累及第Ⅴ、Ⅶ、Ⅷ对脑神经出现：面部感觉减弱、眩晕、听力下降等症状；⑤小脑症状：眼球震颤，步态蹒跚，Romberg 征阳性等；⑥椎动脉供血障碍：突然发作性眩晕、视力障碍、呕吐和假性球麻痹等；⑦晚期出现颅内压增高表现：头痛、呕吐、双侧视神经乳头水肿。

2.辅助检查

（1）头颈部 X 线检查：自硬腭后缘至枕骨大孔的后上缘做一连线，如枢椎齿状突起在此线3mm 以上，即可确诊为颅底凹陷。其中有七种测量方法：钱氏线、麦氏线、Bull 角、Fishgold 线、Klous 高度指数、外耳孔高度指数。

（2）过去常用脊髓碘油造影、气脑造影及脑室造影来诊断，目前已很少施行，现基本被 CT 和 MRI 代替。

（3）CT 扫描：可见脑室的大小、导水管是否通畅、第四脑室及枕大池的改变。

（4）MRI 检查：是目前最好的检查手段，在矢状位可以清楚地看到导水管、第四脑室和脑干的改变，小脑扁桃体下疝的程度和颈髓受压的情况，便于决定手术方式。

（三）鉴别诊断

1.脊髓空洞症　此病常与颅底陷入同时存在。临床表现主要是颈胸段有明显的痛温觉分离，手部肌肉萎缩和畸形，MRI 检查及颅颈部 X 线检查多可鉴别。

2.枕大孔区或上颈段脊髓肿瘤　可有颈部疼痛、活动受限或四肢上运动神经元性瘫痪。MRI 检查可鉴别。

3.原发性侧索硬化　主要是双侧锥体束受累，表现为上运动神经元性瘫痪，但无感觉障碍，颅颈部 X 线检查正常。

（四）治疗原则

1.扁平颅底单独存在、不出现临床症状，无需特殊处理。

2.颅底陷入若无明显神经系统症状、体征，也不需特殊治疗，但需防止颈部外伤，禁做颈部按摩及强制性颈部旋转活动，以免出现突然的延髓压迫、导致呼吸中枢衰竭。

3.有神经结构受压症状和(或)颅内压增高症状时需手术治疗,目的在于消除压迫和降低后颅窝压力。

4.手术在手术麻醉及安放患者体位时,应避免头部过伸,以免出现小脑扁桃体疝加重延髓损害而致呼吸停止或死亡。

二、寰枕融合

寰枕融合即寰椎枕化,是胚胎期枕骨和寰椎发育异常,使寰椎的一部分或全部与枕骨融合在一起。单纯寰枕融合,虽然枢椎齿状突位置也上升,但一般没有临床症状,无需特殊处理3 如与颅底陷入等其他畸形同时存在,尤其是并发寰枢脱位出现延髓和脊髓症状时,需行检查及手术治疗。

三、颈椎分节不全(Klippel－Feil 综合征)

此病又称颈短畸形,临床可见颈椎数目比正常的七节少,又有颈椎不同程度的融合。表现为颈部短,活动受限,后发际低,头颈部倾斜。单纯颈椎分节不全可没有神经系统症状。如合并颈肋、脊椎裂、颅底陷入或其他枕大孔区畸形,可出现临床症状。一般无需特殊治疗。

四、寰枢椎脱位

(一)定义

枢椎齿状突发育不良和寰椎横韧带发育不全是先天性寰枢椎脱位的基础,若有轻度外伤、头颈部活动过度、反复多次损伤,即可发生脱位,使寰椎向前、枢椎向后脱位,形成该处椎管腔变窄。

(二)诊断依据

1.临床表现　脱位本身可引起颈项部疼痛,头部活动受限,枢椎棘突有压痛,可出现强迫性头位;脊髓受压时可出现上颈段脊髓压迫症状。多数患者是在较轻外伤后出现四肢麻木或疼痛,根据脊髓受压程度可出现四肢不同程度的瘫痪、在寰椎脱位时可使椎动脉迂曲,发生椎基底动脉供血不全的症状。

2.辅助检查颈部　正位张口 X 线检查:显示齿状突与寰椎两侧间距不对称;在侧位片上,寰椎前弓与枢椎齿状突间距成人超过 25mm,儿童超过 45mm,有时可见游离的齿状突。

(三)鉴别诊断

需与之鉴别的疾病:颈椎病、颈部肌肉劳损等,常可因缺乏典型表现使得临床诊断相当困难;故鉴别诊断应结合 X 线的异常表现进行全面分析。MRI 显示各个方向的断层,提供清晰的解剖图像,对颈椎病的诊断最为有利。

(四)治疗原则

1.对于无神经系统体征或轻微体征的轻度半脱位患者,可使用领枕带行颈椎牵引。

2.对于先天性齿状突分离或齿状突发育不全患者应采用颅骨牵引。

3.对于脱位久及脊髓压迫症状严重者,经牵引不能复位或中枢神经系统症状改善不明显的患者,需行手术减压治疗。

五、小脑扁桃体下疝畸形(Amold－Chiari 畸形)

(一)定义

　　小脑扁桃体下疝畸形是指小脑扁桃体下疝到椎管内或伴延髓和第四脑室延长下移,从而引起一系列症状。主要临床表现有神经损害症状和颅内压增高症状。病情发展缓慢,多在青年期才出现神经损害症状。该病主要手术减压治疗,预后大多良好,但症状出现越早(如在婴幼儿期),预后越差。

　　临床上分三型:

　　(1)轻型:仅小脑扁桃体下疝到椎管内。

　　(2)重型:小脑扁桃体下疝到椎管内,并伴脑桥、延髓和第四脑室延长下移。

　　(3)最重型:在重型基础上伴有腰脊椎裂和脊膜膨出,并发梗阻性脑积水。

　　(二)诊断依据

　　1.临床表现

　　(1)声音嘶哑、吞咽困难、颈项部疼痛及活动受限。这是由于小脑扁桃体下疝致使脑神经和颈神经根受压所引起。

　　(2)延髓和脊髓上颈段受压迫可出现肢体运动障碍、偏瘫、四肢瘫、四肢感觉障碍,腱反射亢进,病理反射、大小便障碍。

　　(3)合并有脊髓空洞时可出现感觉分离(痛温觉消失,触觉正常)或双上肢肌肉萎缩。

　　(4)小脑受累出现共济失调,表现为走路不稳、眼球震颤。

　　(5)脑脊液循环受阻可出现脑积水,表现为头痛、呕吐,视神经乳头水肿等颅内压增高症状。

　　2.辅助检查　在头颈部矢状位 MRI 上,小脑扁桃体下缘超过枕骨大孔 5mm 以上即可确诊;同时显示有无延髓及第四脑室下疝,脑干的移位,有无脊髓空洞和脑积水等。

　　(三)鉴别诊断

　　该病可与颅内肿瘤或颈椎管内占位相鉴别,行头颈部 MRI 检查即可确诊。

　　(四)治疗原则

　　手术目的是解除枕大孔及颈椎对小脑、脑干、脊髓、第四脑室及其他神经组织的压迫。并发脑积水者,应作脑脊液分流术。

　　由小脑扁桃体下疝畸形引起的空洞,在枕大孔减压术后仍未改善者,可考虑行空洞分流手术。

(杨立军)

第五节　颅裂及脑膜脑膨出

一、定义

　　颅裂系先天性颅骨发育异常,表现为颅缝闭合不全,留有缺损、缺口。凡颅缝遗有缺损处均可发生。自缺损处有组织外溢称为显性颅裂,是较常见的先天畸形,反之为隐性颅裂。隐性颅裂因症状轻很少就医。

二、诊断依据

　　1.临床表现

（1）局部症状：可见头颅某处囊性膨出包块，大小各异，包块表面软组织厚薄相差悬殊。薄者可透明甚至破溃，引起脑脊液漏，反复感染。厚者软组织丰满，触之软而有弹性，其基底部蒂状或广阔基底；有的可触及骨缺损边缘。触压包块时可有波动感，患儿哭闹时包块增大。透光试验可呈阳性（脑膜膨出）或阴性（脑膜脑膨出）。

（2）神经系统症状：轻者无明显症状。重者可出现：智力低下、抽搐、不同程度瘫痪，腱反射亢进，不恒定的病理反射。另外视发生部位不同，可出现该处脑神经受累表现。

（3）邻近器官的受压表现：膨出发生的部位不同，可有头形的不同改变。如发生在鼻根部出现颜面畸形、鼻根扁宽，眼距加大，眶腔变小，有时出现"三角眼"。

（4）隐性颅裂：仅在局部皮肤有藏毛窦，周围有色素沉着或毛细血管痣。

2. 辅助检查

（1）CT 检查：可显示颅骨缺损及由此向外膨出具有与脑脊液相同密度的囊性肿物，可见脑室大小，移位变形等。

（2）MRI 检查：可从横断面、冠状面、矢状面观察缺损的范围、大小、膨出物的性质及颅内其他结构改变和畸形表现。

三、鉴别诊断

1. 鼻咽部脑膜膨出应与该部位的肿瘤鉴别。

2. 眶内脑膜膨出应与眶内肿瘤鉴别。

3. 头皮及颅骨外生性肿物。

以上行头颅平片及 CT、MRI 检查即可鉴别。

四、治疗原则

1. 单纯隐性颅裂一般无需治疗，合并膨出者均需手术治疗。手术时间最好在出生后 6～12 个月为宜。目的是切除膨出囊，还纳膨出的组织等内容物，修补不同层次的裂孔。根据需要有的需二期手术以整形。

2. 若巨型脑膜脑膨出或脑膜脑室膨出，合并神经系统症状，智力低下，有明显脑积水者，因预后差，手术不能解决其畸形及智力低下问题，故无需手术治疗。

3. 若合并脑积水，可先治疗脑积水。

4. 预防感染、对症等治疗。

（杨立军）

第六节　狭颅症

一、定义

又称颅缝早闭，一条或多条颅缝的早期闭合，影响脑和颅骨的正常发育，出现各种头颅畸形、颅压高、大脑发育障碍和眼部症状，是先天性、常染色体隐性遗传疾病，男孩多见。

二、诊断依据

1.临床表现

(1)头颅畸形

舟状头畸形:头颅前后径增大,横径缩短,一般为矢状缝早期闭合。

短头畸形:颅腔前后径缩短,横径代偿性增大,额骨后缩,多为冠状缝早期闭合所致。

颅内压增高:因颅缝早期骨化闭合,颅腔容积变小,不能适应脑组织生长发育的需要,颅腔越小,颅压高越明显。

尖头畸形:所有颅缝均早闭合,特别是冠状缝、矢状缝都受累,形成尖塔状头。

斜头畸形:一侧冠状缝过早闭合,对侧则按正常生长,甚至代偿性扩大,产生不对称头颅形态。

眼部症状:眼球突出视力下降,视神经萎缩,常见冠状缝早闭患者。

精神症状:脑发育受阻、受压,慢性颅内压增高均可产生精神障碍。

2.辅助检查 头颅 X 线片可显示骨缝的闭合和邻近骨边缘的硬化,以及颅压增高现象:如指压痕等。颅脑 CT 和(或)MRI 有助于诊断。

三、鉴别诊断

主要与小头畸形和脑积水相鉴别。小头畸形头颅虽小,但形态正常,X 线片可显示无骨缝早期闭合。脑积水则头大,无颅缝闭合。

四、治疗原则

1.主要是外科手术治疗,目的是给脑组织正常生长、发育的空间。另外可改善头颅畸形,减少头颅形状异常给患者心理上带来的痛苦。

2.因小儿在 1 岁内大脑发育旺盛,因此手术越早越好。一般认为出生后 4～6 周可行急症手术,早期手术在 6～9 日。而 3 岁以后大脑生长旺盛已经结束,故晚期手术目的主要是整形。

3.如术后又出现颅压高症状,X 线检查显示颅骨再次融合,可在术后 6 个月行二次手术。

(杨立军)

第七节 脊柱脊髓先天性疾病

一、隐性脊柱裂与脊髓栓系综合征

(一)定义

1.胚胎早期椎弓发育障碍、椎管闭合不全称脊柱裂,若椎板裂隙不大,无椎管内容物通过缺损向椎管外膨出,称为隐性脊柱裂。

.2.由于各种先天和后天原因引起脊髓或圆锥受牵拉,产生一系列神经功能障碍和畸形的综合征,称为脊髓栓系综合征(tethered spinal cord syndrome,TSC)。由于圆锥常受到牵拉而发生异常低位,又称为低位脊髓。引起 TCS 的原因包括:脊髓脊膜膨出、脊椎裂、脊髓裂、藏毛窦、圆锥肿瘤、脊髓术后及脊髓与硬脊膜粘连等。

（二）诊断依据

1. 临床表现　隐性脊柱裂的症状因受累节段的脊髓与脊神经损害引起，与是否合并脊髓栓系、受压和神经损害的程度相关。主要有以下几大类症状：疼痛、鞍区感觉障碍、下肢运动障碍、膀胱和直肠功能障碍、腰骶部皮肤异常等。

（1）轻症：下肢力弱，轻度肌萎缩，麻木、遗尿，有时腰痛或腿痛。多为一侧下肢受累。检查时有周围神经损害表现，如：肌张力低，下肢及会阴部浅、深感觉减退。

（2）中症：上述运动与感觉障碍加重，常见马蹄内翻足，有时尿失禁。

（3）重症：上述运动与感觉障碍进一步减退，甚至出现下肢瘫痪，感觉明显减退或消失，神经营养性差，下肢发凉、发绀及营养性溃疡。骶尾部也出现营养性溃疡，久之下肢失用发生挛缩，出现截瘫、尿失禁。

2. 辅助检查

（1）X线脊柱平片：可显示椎板缺损，棘突缺如，有时尚为多处脊柱裂或同时合并椎体畸形、脊柱侧弯。

（2）CT和MRI检查：MRI检查对脊柱裂合并脊髓栓系的显示更准确、清晰。可看到脊髓末端位置很低，达到腰骶交界或骶管内，局部存在粘连。

（三）鉴别诊断

本病与腰椎间盘突出、腰肌劳损、肌痛、脊髓占位、椎管狭窄、表皮样瘤、皮样囊肿及畸胎瘤相鉴别。行MRI检查可明确诊断。

（四）治疗原则

脊柱裂合并脊髓栓系者，适于手术治疗。有症状的TCS有手术指征，无症状者是否应该手术有争议。手术应尽早进行，在不可逆神经功能丧失前手术。手术目的是松解栓系、去除引起栓系的原因、矫正畸形、保护神经功能。

二、脊膜膨出及脊膜脊髓膨出

（一）定义

先天性椎板闭合不全为脊柱裂。如果脊膜、脊髓、脊神经由脊柱裂即椎板缺损处膨出，单纯硬脊膜膨出，内含脑脊液，称为脊膜膨出；膨出的囊内有脊髓组织，称为脊膜脊髓膨出。

（二）诊断依据

1. 临床表现

（1）局部包块：婴儿出生时，背部中线、颈、胸或腰骶部可见一囊性肿物，大小不等，呈圆形或椭圆形，多数基底较宽，大多表面皮肤正常。有感染及溃破者，表面呈肉芽状，已破溃则有脑脊液流出。

婴儿哭闹时包块增大，压迫包块则前囟门膨隆。单纯脊膜膨出，透光程度高，若内含脊髓和神经根者，有时可见包块内有阴影。若合并有脂肪瘤者，其外表为脂肪包块，其深面为脊膜膨出赛。

（2）神经损害症状：单纯脊膜膨出，可无神经系统症状。脊膜脊髓膨出，有脊髓末端发育畸形，形成脊髓空洞者，症状较严重。可出现不同程度的双下肢瘫痪及大小便失禁。腰骶部病变引起的严重神经损害症状要远多于颈、胸部病变。若合并有脊髓栓系，随年龄增长，脊髓栓系综合征也更加重。

（3）其他症状：少数脊膜膨出到胸、腹、盆腔内，出现包块及压迫内脏的症状。合并脑积水和其他畸形，出现相应症状。

2.辅助检查

（1）脊柱 X 线平片：显示脊柱裂改变，膨出囊伸向胸、腹腔者，椎间孔多见扩大。突入盆腔者骶管扩大。

（2）CT 及 MRI 检查：可显示脊柱裂，脊髓、神经畸形以及局部粘连情况。

（三）鉴别诊断

本病需与颈、胸、腰骶后中线部位表皮肿物鉴别。行 X 线、CT 及 MRI 检查多可鉴别。

（四）治疗原则

手术是主要的治疗手段，切除脊膜膨出囊和修补软组织缺损。尤其是单纯脊膜膨出效果良好。若膨出囊内有脊髓或神经，应予以游离分离，使之还纳于椎管内，绝不能盲目切除。合并有脑积水并出现颅压高症状时，宜先行分流术，二期再行脊膜膨出切除修补术。

向胸、腹、盆腔突出的膨出包块，常需行椎板切开及胸、腹、盆腔内联合手术。

三、脊髓空洞症

（一）定义

脊髓空洞症是一种缓慢进展的脊髓退行性病变，其病理特点是由多种因素影响形成管状空腔以及空洞周围的神经胶质增生。脊髓空洞常发生于颈段及上胸段的中央管附近，靠近一侧后角，形成管状空洞。分两种类型：一种为交通性脊髓空洞，即空洞与第四脑室蛛网膜下腔脑脊液相通，常合并小脑扁桃体下疝。反之为另一种，即非交通性脊髓空洞症。

（二）诊断依据

1.临床表现

（1）感觉症状：因空洞多发生于颈段及上胸段，故出现单侧或双侧上肢和上胸段的节段性感觉障碍，以分离性感觉障碍为特点，即痛、温觉减退或消失，触觉正常，深感觉存在。

（2）运动症状：颈胸段脊髓空洞影响前角，出现一侧或双侧上肢弛缓性不全瘫痪，表现为肌无力、肌张力低下，双手鱼际肌、骨间肌萎缩最为明显，严重者可呈爪形手畸形。而一侧或双侧下肢发生上运动神经元性部分瘫痪，肌张力亢进，病理反射阳性。晚期病例瘫痪加重。

（3）自主神经损害症状：若空洞累及脊髓侧角之交感神经脊髓中枢，则出现霍纳综合征。由于痛、温觉消失，易发生烫伤与损伤。晚期患者出现大小便障碍。

2.MRI 扫描　显示脊髓空洞及其范围大小。

（三）鉴别诊断

需与脊髓内肿物、颈肋、麻风、寰枕畸形相鉴别。MRI 检查可明确诊断。

（四）治疗原则

可采取手术治疗。手术治疗包括原发病的治疗和空洞的治疗。病因治疗包括颅颈交界处畸形的治疗、脑积水的治疗；空洞的治疗包括枕大孔减压术、颅后窝容积扩大术。

四、脊髓分裂症

（一）定义

脊髓分裂症是少见的脊髓畸形，分为两型：Ⅰ型称为双干脊髓；Ⅱ型称为脊髓纵裂畸形。

（二）诊断依据

1. 双干脊髓指脊髓当中的几个阶段分裂为2支，每一支都被分开的硬脑膜腔所分隔，2个硬脑膜腔之间又被一个纵向骨障所隔开。

2. 脊髓纵裂畸形指分裂的2个脊髓在1个硬脑膜腔中间。

3. 辅助检查　MRI扫描显示脊髓分裂症，以及其间的骨嵴或骨刺。

（三）鉴别诊断

应与脊柱裂相鉴别，行MRI检查可明确诊断。

（四）治疗原则

双干脊髓以手术为主，手术目的是解除栓系，同时切除分裂脊髓之间的骨性或软骨中隔及其中的纤维带，重建单个硬脊膜腔。

五、颈肋

（一）定义

为先天性畸形肋骨，多由C_6、C_7发出，与第一肋相连，称为颈肋。

（二）诊断依据

1. 临床表现

（1）神经型

1）手、肩钝痛是常见的首发症状，为间歇性。当上肢、肩向下牵引或手拿重物时，疼痛加重。第Ⅷ颈神经和第一胸神经支配的肌肉肌力减弱，如握、捏及细小力弱。晚期可见骨间肌、（小）鱼际肌肌肉萎缩，尺神经分布区为主的感觉障碍。

2）因交感神经受压出现血管舒缩功能障碍，如手下垂时皮肤变色，呈灰蓝色、出汗、水肿，上举后则消失，遇冷手指变苍白。有时出现颈交感神经麻痹综合征。

3）颈肋有时可触及，压迫该处可引起局部疼痛，并向手臂放射。

（2）血管型：较少见。可表现为间歇性上肢皮肤颜色改变或静脉怒张，严重者发生溃疡或坏疽，伴随疼痛或痛觉障碍。最重要的体征是锁骨上窝常能听到杂音，有时双侧均可听到，患侧声大。牵引上肢时上述症状加重。Adson试验（＋），即前斜角肌试验：患者取坐位，臂自然下垂，头用力转向病侧并后伸，嘱其深吸气并屏气，病侧桡动脉搏动减弱或消失为阳性。

（3）神经血管型：指神经型与血管型混杂的病例。

2. 辅助检查　颈椎X线检查可显示颈肋的大小、位置，但有时因异常纤维束压迫引起症状者，X线可无异常发现。

（三）鉴别诊断

1. 肋锁综合征　肋锁试验为阳性，即当肩部受重压，使肩关节向后向下时，由于第一肋骨与锁骨间隙变小，桡动脉搏动变弱或消失，是鉴别本征的依据。

2. 胸小肌综合征　是胸小肌与胸壁挤压神经束而引起的综合征。可依据超外展试验阳性（即肩外展、后伸，牵引胸小肌而出现桡动脉搏动消失）做出诊断。

3. 椎间盘脱出症　多发生于壮年，发病较急，常有外伤史，经牵引后症状可缓解。必要时行X线或MRI检查可鉴别。

4. 颈椎关节病　颈椎X线片显示椎间孔狭窄或椎体后缘有骨质增生。

5.腕管综合征 压迫腕管时,正中神经分布区出现感觉障碍。

(四)治疗原则

1.非手术治疗 按摩、理疗、止痛,肩胛肌锻炼,避免手提重物,减少患侧上肢过度外展活动,适当休息。颈牵引无效。

2.手术治疗 非手术治疗无效,疼痛剧烈者可考虑手术治疗。

手术适应证:①持续性剧烈疼痛者;②上肢或手的神经.征或血管征进展者;③锁骨下动脉明显受压而引起手指苍白及青紫的短暂发作,甚至有栓塞现象出现者;④臂丛神经下束受压出现感觉障碍或手的小鱼际肌肉萎缩者。

3.手术方法 颈肋切除,第一肋骨切除。

(杨立军)

第七章　功能神经外科疾病

第一节　癫痫

一、定义

癫痫(epilepsy)是脑部神经元高度同步化的异常放电所引起的一组综合征,常反复发作。由于异常放电神经元的位置不同,放电扩布的范围不等,病人的发作可表现为多种形式。世界卫生组织(WHO)统计结果表明,癫痫患病率在5‰～11.2‰之间,目前世界上至少有5千万癫痫病人,我国约有癫痫病人900万,其中难治性癫痫600万,每年新增癫痫病人40万。70%～80%的病人经系统药物治疗后癫痫发作可得到控制或缓解,而大约20%～30%的病人应用药物难以控制,称为药物难治性癫痫或顽固性癫痫。癫痫外科是针对药物难治性癫痫所采取的治疗手段,通过不同的手术治疗方法使病人发作停止或减轻。

二、诊断

临床表现如下:

1. 病史详细询问病因,了解有无发作先兆以及发作诱因,发作频率以及次数,发作前、发作时和发作后的表现,治疗经过(服用何种药物,服药剂量,时间,效果)以及疗效等,对儿童应着重了解出生史、发热史。

2. 发作类型

(1)部分性发作:根据发作时意识是否受累分为单纯部分性发作、复杂部分性发作以及部分性发作继发全身性发作三种类型。无意识障碍者称为单纯部分性发作,有意识障碍者称为复杂部分性发作。

1)单纯部分性发作发作时意识始终存在,发作后能复述发作的细节。①运动性发作表现为身体的某一部位发生不自主抽动,多见于一侧眼睑、口角,或单侧肢体的抽动。②感觉性发作包括视觉性、听觉性、嗅觉性、体感性和眩晕性发作。③自主神经性发作:表现为上腹不适、恶心、呕吐、面色苍白、出汗、竖毛、瞳孔散大等。④精神运动性发作也包括可表现为各种类型的遗忘症(如似曾相识)、情感异常(恐惧、忧郁、欣快、愤怒)、错觉(视物变形、变大、变小,声音变强或变弱)、复杂幻觉等。

2)复杂部分性发作发作时病人对外界刺激没有反应,发作后不能或部分不能复述发作的细节,伴有意识障碍。可以由单纯部分性发作开始起病,继而出现意识障碍,或由意识障碍直接起病。

3)部分性发作继发全身性发作:①单纯部分性发作进展为全身性发作;②复杂部分性发作进展为全身性发作;③单纯部分性发作进展为复杂部分性发作,然后继发全身性发作。

(2)全身性发作:在发作初期就有意识丧失。

1)全身强直-阵挛性发作:早期出现意识丧失、跌倒,在意识丧失、双侧强直后出现阵挛的序列活动,可由部分性发作演变而来,或一起病即表现为全身强直-阵挛发作。分为强直期、阵挛期和发作后期。

2)强直性发作:表现为与强直—阵挛性发作中强直期相似的全身骨骼肌强直性收缩。

3)阵挛性发作:表现为类似全身强直—阵挛性发作中阵挛期的表现。

4)失神发作:脑电图为规则而对称的3Hz棘—慢复合波及多棘—慢复合波,其特征是突然发生和突然终止的意识丧失,常在谈话、行走、进食或工作中突然发生,但无跌倒和全身抽搐。

5)肌阵挛发作:表现为快速、短暂、触电样肌肉收缩,可遍及全身,也可限于某个肌群,常成簇发生。

6)失张力发作:表现为肌张力突然丧失,可致病人跌倒。

(3)不能分类的癫痫发作:迄今为止,尚无法分类的癫痫发作。

三、鉴别诊断

1.与非痫性发作性疾病鉴别应首先确定是否为癫痫　①癫痫需同时具备临床发作和脑电图上的癫痫样放电两个特征。②癫痫发作需要具备癫痫发作的共性和个性。癫痫发作的共性为发作性、重复性、刻板性和短暂性;个性为不同的癫痫类型具备不同的特征。

2.不同癫痫发作类型以及癫痫综合征的鉴别。

四、辅助检查

1.脑电图　记录到癫痫样发放是诊断癫痫的客观依据。包括头皮脑电图、长程视频脑电图等,必要时加做蝶骨电极、硬脑膜下电极或脑深部电极埋藏等检查。

2.神经影像学检查包括头部CT、MRI检查等。

3.其他检查方法包括功能磁共振(fMRI)、磁共振波谱分析(MRS)、脑磁图(MEG)、PET、SPECT等。

4.Wada试验如病灶定位在功能区,特别是运动性语言区,术前可作Wada试验(阿米妥试验)。

5.其他术前评估,如神经心理学评估、智力测试和临床记忆量表评估等。

五、治疗方法

1.药物治疗　抗癫痫药物治疗是癫痫治疗的主要方式,药物治疗可使70%～80%的病人达到缓解状态。应按照正规、系统的治疗原则选取抗癫痫药物,采取单药治疗的原则,对于单药治疗控制不理想的病人,再适当增加其他药物。

2.手术治疗

(1)切除性手术:如皮质致痫灶切除术、颞前叶切除术、大脑半球切除术、选择性杏仁核海马切除术等。

(2)阻断癫痫放电传导通路的手术:如胼胝体切开术、多处软脑膜下横行纤维切断术(MST)等。

(3)毁损性手术:脑立体定向核团毁损术,如杏仁核海马毁损术,立体定向放射外科治疗也属于毁损术的范围。

(4)刺激性手术:如迷走神经刺激术、脑深部核团刺激术、慢性小脑刺激术等。

（5）其他：如神经干细胞移植等，但尚未临床应用。

六、手术方法

（一）手术适应证

1. 颞叶内侧病变及海马硬化引起的癫痫，或有明确癫痫起源灶的继发性癫痫，优先考虑手术。

2. 顽固性癫痫，经系统药物治疗 2～3 年以上，每月发作 2 次以上，应考虑手术治疗。

3. 婴幼儿和儿童的灾难性癫痫，影响脑的发育，应提早手术。

4. 手术治疗不会引起严重的功能缺失。

（二）手术禁忌证

1. 合并精神疾病者。

2. 智力严重低下者。

3. 患有严重（心、肝、肾等）内科疾患，不能耐受手术者。

（三）术前评估

术前完成开颅手术的各项检查与准备，同时完成癫痫的术前评估。术前评估包括 I 期评估（非侵袭性）、II 期评估（侵袭性）和 III 期评估（手术中验证）。

1. I 期评估（非侵袭性）

（1）临床评估根据癫痫发作病史、抗痫药治疗史、个人生活史（围产期）、内科和神经系统检查等进行评估。

（2）头皮 EEG：EEG 对癫痫的诊断既有定性的作用，也起定位指导的作用。包括依据常规 EEG，睡眠诱发 EEG、蝶骨电极 EEG 和长程视频 EEG 等。

（3）神经生理学试验对病人的智商、临床记忆量表测定或精神状态进行评估。

（4）神经影像学检查包括头部 CT 和 MRI 检查，对颅内先天性疾病以及颅内病变如灰白质异位、肿瘤、血管性疾病的定位、定性有重要意义，有助于发现颅内结构改变如海马硬化等。

（5）功能影像检查：包括 SPECT、PET、MEG 和 MRS 等。

2. II 期评估（侵袭性）

（1）Wada 试验有助于了解该侧大脑半球语言、记忆和运动功能状态，判断大脑半球功能优势的侧别。

（2）硬脑膜下电极或深部电极监测进一步明确致痫灶位置。

3. III 期评估（手术中验证）　术中皮质脑电图检查以确定致痫灶位置及范围。

（四）癫痫疗效评定方法

1. 国际上对癫痫的手术分类多采用 Engel 分级方法：

I 级　术后癫痫发作消失（术后数周内癫痫发作除外）

a 术后癫痫发作完全消失

b 术后仅有单纯部分性发作

c 术后有癫痫发作，但癫痫发作消失至少两年

d 仅在停用抗癫痫药物时有发作

II 级　癫痫发作极少或几乎消失（每年不超过 2 次）

a 术后初期癫痫发作消失，但现在有极少数量的发作

b 术后癫痫发作极少

c 术后多于极少的癫痫发作,但极少发作至少超过两年

d 仅夜间发作

Ⅲ级 改善明显(发作减少＞90％)

a 癫痫发作减少＞90％

b 长期癫痫发作消失,间隔期超过随访期的一半,且不少于两年

Ⅳ级 改善不明显

a 癫痫发作明显减少(发作频率减少＞50％,但＜90％)

b 癫痫发作无明显改变(发作频率减少＜50％)

c 发作更重

2. 谭启富教授(1994 年)癫痫疗效评价方法:

(1)满意:癫痫发作完全消失(100％),除外术后早期几次癫痫发作,或每年偶尔有 1～2 次发作;

(2)显著改善:癫痫发作减少 75％;

(3)良好:癫痫发作减少＞50％;

(4)效差:癫痫发作减少 25％～50％;

(5)无改善:癫痫发作无效或更差。

七、出院医嘱

1. 术后继续应用口服抗癫痫药物,出院后定期复查,包括脑电图复查、神经影像学检查等。

2. 抗癫痫药物服用 2～3 年后,如果无发作,根据复查结果进行药物调整、减量或停药。

3. 服药期间应定期检查肝功能、血常规等,并监测抗癫痫药物的血药浓度。

(史占华)

第二节　帕金森病

一、疾病定义

帕金森病(Parkinson's disease,PD)是一种主要发生于中老年时期的中枢神经系统变性疾病,主要病变在脑部的黑质及纹状体,是以震颤、僵直、行动迟缓与姿势平衡障碍为临床特征的疾病。该病由伦敦内科医师 James Parkinson 于 1817 年第一次描述。

二、诊断

帕金森病的病理基础是中脑黑质神经元变性导致多巴胺减少。多巴胺的减少可以引起下列 PD 运动症状的典型表现:静止性震颤,肌僵直,行动迟缓,步态或平衡障碍。PD 还有其他如情绪低落或抑郁,皮肤油脂增加,便秘等非运动症状。

1. PD 的运动症状

(1)震颤:PD 典型的四大运动症状中,最为明显和最为常见的是震颤,通常是一侧肢体先

出现,这是一种静止性震颤,每秒大约四到六次,会波及舌头、嘴唇、下颌和头部,震颤有顽固性和不随意性的特点,精神紧张时容易出现震颤幅度加大。PD病人在病情严重时,在静止性震颤之外可以同时具有动作性震颤。

(2)肌僵直:肌僵直是对被动牵拉的持久均匀的阻力,存在于主动肌与拮抗肌两组肌肉的整个运动过程之中,是锥体外系损害的特征表现。在关节做被动运动时,如果增高的肌张力始终保持一致,感觉到的阻力是均匀的,类似弯曲铅管时的感觉,称为"铅管样"僵直。如果病人同时存在震颤,则在均匀的阻力中还会出现断续的停顿,如齿轮转动一样,称为"齿轮样"僵直。

(3)行动迟缓:广义的行动迟缓实际上包含三层意思。运动不能,指主动运动时的启动困难;运动迟缓,指主动运动的执行过程缓慢;运动减少,指自发的主动运动减少。病人表现为没有足够的动力来完成一项并不复杂的任务,即在运动启动时犹豫不决,启动起来后的执行也很缓慢并且非常容易疲劳而停顿。

(4)姿势和平衡障碍:PD病人站立的姿态有轻度前倾,有些还会出现身体偏向一侧。病人通常意识不到自己这种身体姿态上的改变。有时也会表现为控制不住地向后退,当从背后拉肩膀时,病人很容易失去平衡。

(5)其他运动功能障碍:包括说话声音细小,语调单调,脸部表情呆板,写字时逐渐变小的"小写征"。

2.PD非运动症状　PD一直被认为是特异性累及黑质-纹状体多巴胺能系统的慢性进行性疾病。实际上除此以外,它还累及其他部位的多巴胺能系统(如嗅觉和胃肠道),以及非多巴胺能系统(5-羟色胺能,肾上腺素能等)。PD症状也不仅限于震颤、僵直、行动迟缓和步态失调、姿势不稳等运动症状,还有神经精神障碍、自主神经功能紊乱等一系列复杂症状相伴随。随着人们对该疾病的更多认识和了解,越来越多的PD非运动症状(non-motor symptoms,NMS)被人们所关注。NMS表现多样,其症状包括神经精神障碍,自主神经功能障碍,胃肠功能障碍,感觉系统异常,睡眠障碍及易疲劳、体重下降等问题。其对日常生活质量的影响有时要超过运动症状和左旋多巴的副作用,成为导致功能障碍的重要原因。

三、鉴别诊断

帕金森病主要应当与帕金森综合征做鉴别。帕金森综合征是一组由各种原因引起的,病理改变与临床表现类似帕金森病的疾病。帕金森综合征分成以下三大类:继发性(症状性)帕金森综合征、帕金森叠加综合征和某些遗传性疾病。

1.继发性帕金森综合征　常见的病因有以下几类:

(1)感染:脑炎后可出现帕金森综合征,如甲型脑炎,多在痊愈后有数年潜伏期,逐渐出现严重而持久的帕金森综合征。

(2)中毒:如一氧化碳中毒,在北方煤气中毒较多见,逐渐出现弥漫性脑损害的征象,包括全身强直和轻度的震颤。其他毒物包括锰、汞、甲醇、乙醇、MPTP、氰化物等。

(3)药物:多巴胺拮抗剂和耗竭剂如氟哌啶醇,抗精神病药物如酚噻嗪类,治疗高血压药物如利舍平,均能产生类似帕金森病的症状。

(4)脑血管病:因脑动脉硬化导致脑干和基底节多发腔隙性脑梗死,影响到黑质多巴胺纹状体通路时可出现。该类病人多伴有假性球麻痹、腱反射亢进、病理症阳性,常合并痴呆。

(5)外伤:如拳击性脑病。

（6）其他：甲状旁腺功能障碍，正常压力性脑积水，脑瘤等。

2.帕金森叠加综合征　帕金森叠加综合征的症状类似帕金森病但病变的范围要比帕金森病广泛。主要包括进行性核上性麻痹（progressive supranuclear palsy，PSP）和多系统萎缩（multiple system atrophy，MSA）。其中 MSA 由三种进行性神经变性病组成，即纹状体黑质变性（striatonigral degeneration，SND）；Shy－Drager 综合征（SDS）；橄榄脑桥小脑萎缩（olivopontocerebellar atrophy，OPCA）。

PSP 病人常常以姿势平衡障碍和跌倒为首发症状，随后出现构音障碍和行动迟缓，往往是双侧同时发病。其特征性的表现为病人的双眼向上注视或向下注视困难，严重者其眼球几乎是固定的，不能上下转动。肌僵直以躯干部位为主，肢体的肌僵直不如躯干明显。

MSA 多在 50 岁后发病，早期的病人往往有性功能减退，小便失禁，很早就会出现姿势不稳、平衡功能障碍以及共济失调，震颤以姿势性常见。小脑受损的症状中以姿势平衡障碍为最主要表现，自主神经系统损害的表现可包括：性功能障碍，体位性低血压，眩晕，视物不清，小便失禁或尿潴留等。MRI 或 CT 扫描可见小脑和脑干萎缩。

3.遗传性疾病　表现类似帕金森病的遗传性疾病包括亨廷顿舞蹈病（huntington disease，HD），肝豆状核变性（wilson disease，WD），苍白球黑质红核色素变性（hallervorden－spatz disease，HSD），家族性基底节钙化（familial basal ganglia calcification，Fahr）等。

四、辅助检查

原发性 PD 病人的病变基础是锥体外系的功能障碍，在脑结构上并没有明显的异常，也缺乏特异性的理化指标，因此常规的实验室检查和 CT、MRI 等影像技术对诊断的意义不大，只能用于除外继发性病变。

五、治疗方法

目前为止临床上仍然没有根治 PD 的有效方法，现有的治疗手段都是以改善症状为目的。

1.药物治疗　①左旋多巴（L－dopa）：是一种典型的对症治疗，L－dopa 能够通过血脑屏障，补充脑内多巴胺的不足。临床上有很多组合剂型：其中卡比多巴和 L－dopa 的合剂名称叫做息宁，苄丝肼和 L－dopa 的合剂名称叫做美多巴。②多巴胺受体激动剂。③其他药物：包括 MAO－B 抑制剂，COMT 抑制剂，抗胆碱药（安坦）和金刚烷胺。

2.外科治疗

（1）神经核团毁损与脑深部刺激器植入手术。现代神经外科治疗 PD 是以立体定向技术为核心，降低核团活跃；办法有两个－毁损与电刺激。毁损需要将电极尖端插入靶点核团内并加热至 65～85℃，制造出一个小的毁损灶。电刺激是在靶点核团内植入电极，通过高频电刺激某些核团能够起到类似毁损一样的效果。

（2）细胞移植。包括多巴胺能神经细胞移植，可分泌多巴胺的非神经元细胞移植，神经元前体细胞或神经干细胞的移植。

（3）基因治疗。PD 基因治疗策略目前主要有两个：①植入促进 DA 合成的酶基因来促进纹状体内 DA 的生成。如酪氨酸羟化酶（Tyrosine hydroxylase，TH）、GTP 环氢酶 1 基因（可促进辅助因子四氢喋啶的活性）和芳香族氨基酸脱羧酶（aromatic L－amino acid decarboxylase，AADC）等。②应用神经保护性营养因子基因阻止 DA 能神经元死亡或刺激受损的黑质纹状体系统的再生和功能恢复,其中 GDNF 为首选。

六、手术方法

1. 适应证

(1)原发性帕金森病。

(2)病程在 3 年以上,严重影响病人的工作和生活能力。

(3)左旋多巴类药物疗效减退或出现严重的药物不良反应。

(4)无严重全身性疾病。

(5)年龄<70 岁;如果全身状况好,可延长 75 岁,也可手术;行 DBS 者年龄可延长。

2. 禁忌证

(1)严重脑萎缩,伴有精神症状者。

(2)出凝血功能障碍或有严重出血倾向者。

(3)高龄(75 岁以上),或有严重的全身性疾病,如心、肝、肾功能不全,高血压,糖尿病病人。

(4)头皮感染或严重头皮皮肤病者。

(5)Hoehn 和 Yahr 评分达 V 级。

3. 疗效评定方法　对病人的病情,可术前后要进行相关量表评估(如 Hoehn 和 Yahr 分级法,Webster 评分法,UPDRS 评分法……),并进行对比,了解手术效果及预后评价。

七、出院医嘱

1. 仍需要规律使用抗帕金森病类药物,三个月内尤其不能减少药量。

2. 进行核团毁损术产生偏瘫　言语障碍、感觉麻木、精神障碍、颅内出血等术后并发症,作适当解释和功能锻炼。

3. 帕金森病人行 DBS 治疗者,定期做 DBS 刺激器的调控和随访。

4. 若行 DBS 病人出现构音障碍、感觉异常、不自主运动等,可通过调节刺激参数来改变或减轻并发症。

5. 告知安装 DBS 者,家用电器一般不影响 DBS 的功能。但是热疗、放射治疗、外科电凝器、防盗装置和机场安全检查装置能够影响脉冲发生器的输出,此时病人可出示证明走安全通道。要牢记。

(史占华)

第三节　扭转痉挛

一、疾病定义

扭转痉挛(torsion spasm)是神经科临床上较常见的运动障碍性疾病,是全身性肌张力障碍的典型类型,特点是躯体主动肌与拮抗肌的不协调肌肉收缩,引起频繁重复不自主运动和姿势异常。

二、诊断

临床表现和体征：扭转痉挛临床上表现为颈部、四肢、躯干甚至是全身的剧烈、不自主的扭转，手足的过伸或过曲，通常以身体的长轴为中心。其扭转动作往往十分缓慢，间歇重复出现。病人常见的表现是：站立时头向一侧扭，肩背向后仰，一只胳膊向前伸，一只向后伸，两膝向内弯曲，两脚分得很开以保持平衡，或者伴有足内翻，足底不能完全着地。平躺时身体会呈弓形，靠肩与臀支撑，有的只能俯卧在床上。某些部位肌肉可能异常肥厚，关节也会挛缩变形。

三、鉴别诊断

1. 症状性肌张力障碍　常有脑炎、肝豆状核变性及药物过量等明确病史，仔细询问病史、用药史及进行有关检查，常可发现病因。

2. 多巴反应性肌张力障碍（DRD），是一种好发于儿童或青少年，以肌张力障碍或步态异常为首发症状的遗传性疾病。临床表现为肌张力障碍、步态异常，症状多有明显的昼夜波动，夜轻昼重。小剂量多巴制剂对其有快速、明显的疗效。

3. 癔症发作　罕见的特异的扭转运动，有明显精神诱因，易受暗示影响，病程较短，预后良好。

4. 手足徐动症　特征是肌僵硬和手足缓慢不规则扭转运动，与扭转痉挛主要侵犯颈肌、躯干肌及四肢近端肌部位不同。

5. Meige 综合征（特发性口面肌张力障碍）　中老年起病，表现口面部异常运动及特征性睑痉挛。

四、辅助检查

原发性扭转痉挛的 CT 与磁共振通常看不到明显的病变。继发性扭转痉挛病人在 CT 与磁共振检查中，可以在某些特定部位发现病理改变。从我们收治的病人情况来看，病变基本上位于苍白球或壳核，病因以钙化居多，其次是脑血管病、代谢异常引起的神经元变性等。

正电子发射扫描（PET）检查表明，表现型和非表现型 DYT1 基因携带者呈现出壳核、苍白球后部、小脑和辅助运动区葡萄糖代谢增强。但是，其特征并非为 DYT1 基因型所特有，也见于其他的原发性肌张力障碍基因型病人。

五、治疗方法

1. 药物治疗　多巴胺制剂（如美多巴），针对多巴胺反应性肌张力障碍（DRD）有效。但除极少数发作类型以外，没有可以根治性的药物。镇静类药物可在缓解病人紧张情绪的时候，部分地改善症状。可供选择的药物有盐酸苯海索、氯硝西泮、硝西泮、巴氯芬、氟哌啶醇和硫必利等，效果均不十分理想。

2. 肉毒素注射　A 型肉毒素是肉毒杆菌产生的一类蛋白质冻干制剂，其作用机制是阻断突触前乙酰胆碱释放进入神经肌肉接头，使局部肌肉无力和化学性去神经。受累肌肉局部注射肉毒素后，肌肉逐渐无力，随后肌张力障碍症状改善，并可持续 3～4 个月。肉毒素尤其适用于局限性肌张力障碍如痉挛性斜颈、眼睑痉挛和痉挛性构音障碍病人。

3.手术治疗　包括周围神经切断,鞘内巴氯芬泵植入和脑立体定向手术。

六、手术方法

1.适应证

(1)诊断明确,原发性或症状性肌张力障碍,全身性、节段性症状以单侧肢体扭转痉挛为主。

(2)年龄在 16 岁以上。

(3)病程超过 1 年半以上。

2.禁忌证

(1)药物治疗,症状已得到控制或缓解。

(2)合并有严重心、肝、肾等脏器功能损害者。

(3)年龄小于 16 岁或大于 65 岁以上者。

(4)严重四肢扭转痉挛,伴智力、发音不清者。

(5)避免双侧丘脑毁损。

3.疗效评定方法　暂无确切评估。

七、出院医嘱

1.仍需给予适量的口服药物治疗。

2.定期做 DBS 刺激器的调控及有关事项。

(史占华)

第四节　痉挛性斜颈

一、疾病定义

痉挛性斜颈(spasmodictorticollis)也称颈部肌张力障碍,是成人最常见的肌张力障碍表现形式。其特征是颈部肌肉群阵发性的不自主收缩和痉挛,使头颈向某个方面的痉挛性扭转或倾斜,其各种的异常姿势表现与颈部受累肌肉的异常收缩有关。

二、诊断

临床表现与病人颈部受累肌肉范围相关,早晨轻,中午重,活动和情绪波动加剧。临床上根据肌肉受累范围可以分为四型:①旋转型:头沿身体纵轴向一侧作痉挛性旋转;②后仰型:头向背部后仰,面朝天;③前屈型:头向前屈,下颌抵在胸前;④侧屈型:头偏离纵轴向左或向右,耳朵靠近肩部,常伴有同侧耸肩。

三、鉴别诊断

1.继发性斜颈　可以引起斜颈的因素包括,颈椎损伤或炎症,颅颈交界处病变(如严重的颅颈交界畸形),上颈椎病变(颈椎间盘突出)等。这些病人往往有颅颈交界神经受压症状,如行走不稳,吞咽困难,四肢肌力减退,反射和肌张力增高,如伴有脊髓空洞症,还可能有上肢肌肉萎缩,节段性痛触觉分离现象。

2.癔症性斜颈　不自主运动呈多变性,不如器质性斜颈刻板,于精神刺激后突然起病,经暗示后可以缓解。

四、辅助检查

原发性痉挛性斜颈通常没有任何神经影像的改变,颈 MRI 和局部肌肉肌电图起辅助作用。

五、治疗方法

1.肉毒素注射治疗　受累肌肉局部注射肉毒素后,肌肉逐渐无力,随后肌张力障碍症状改善,并可持续 3~4 个月。尤其适用于局限性肌张力障碍如痉挛性斜颈、眼睑痉挛和书写痉挛病人。

2.外周神经手术　针对痉挛性斜颈病人,传统的手术方式是由 Dandy 创立的硬脑膜下颈神经前根、副神经根切断术。此外,还有 Bertrand 颈神经后支切断术。Taira 提出硬脑膜下切除颈神经前根(C_1~C_2),硬脑膜外切除颈神经后支(C_3~C_6),即前述两种方法的融合。国内陈信康教授倡导的三联手术和选择性颈后伸肌切断术。

3.神经核团毁损与脑深部电刺激手术(主要部位是苍白球或丘脑底核)。临床上手术部位的选择要考虑病人的具体情况,如病变累及部位、累积范围、严重程度,以及引起功能障碍的主要原因、病人的期望值等。

六、手术方法

1.适应证
(1)病程在 2 年以上临床症状处于稳定期或呈缓慢发展。
(2)年龄一般在 16 周岁以上。
(3)药物治疗,主要是肉毒素注射治疗,效果不满意。
(4)排除癔症性斜颈、迷路性斜颈等疾病。
2.禁忌证
(1)前屈型斜颈多累及颈前深部肌群,手术效果不佳。
(2)有过手术史,局部存在有纤维化症或关节病,不宜选择此种手术。
3.疗效评定方法　目前无确切评定方法。陈信康疗效评定方法(全头异常运动或异常头位消失;显效头异常运动或异常头位基本消失,头残留偏,不影响生活和工作;进步头异常运动或异常头位改善,遗有一定偏斜;无效同术前)。

七、出院医嘱

进行外周神经手术后,颈围有所缩小,活动欠灵活,术后适当锻炼可恢复。

(史占华)

第五节 脑性瘫痪

一、疾病定义

脑瘫(cerebral paralysis)即指出生前到出生后一个月内各种原因所致的、非进行性脑损伤所引起的中枢性运动障碍与姿势异常。可以伴随有智力低下、癫痫、行为异常和感知障碍。

二、诊断

根据临床表现和体征(中枢性运动障碍、肌张力和姿势异常、伴随症状)分型如下:

1. 痉挛型 约占脑瘫患儿的70%,常与其他型症状混合出现,表现为患侧肌张力增高,腱反射亢进,出现病理反射,可以表现为痉挛性偏瘫、双瘫、四肢瘫及痉挛性截瘫。有特征性的尖足,剪刀步态等。

2. 手足徐动型 由于锥体外系受损而出现无目的、不自主的动作、睡眠时消失。多累及全身、头部力量差、面部表情怪,有的出现反复的舌尖伸缩,躯干、上肢不由自主的刻板动作,少数还有节律性不随意的交互活动,震颤。喂养困难,语言障碍,说话含糊不清,占脑瘫患儿的20%左右。

3. 肌张力低下型 发育迟缓,抬头无力,自主动作少,俯卧头不能主动偏向一侧,肌张力普遍低下,关节活动过度,扶起时不能维持体位,语言迟缓,有时吐字不清,占脑瘫患儿的20%左右。

4. 共济失调型 主要病变在小脑,表现为步态蹒跚,稳定、协调,平衡能力差,指鼻试验错误,肌张力低下。

5. 震颤型 小幅度持续的四肢抖动,多在脑炎后发生。

6. 混合型 同一患儿可出现上述2～3个型的症状,如手足徐动与痉挛症状并存。

三、鉴别诊断

1. 孤独症 有些孤独症小儿行走时使用脚尖着地,有时误认为是脑瘫痉挛型。但体检可发现跟腱不挛缩、足背屈无障碍,腱反射不亢进,无病理反射。

2. 先天性韧带松弛症 本病主要表现为大运动发育落后,尤其是独自行走延缓,走不稳,易摔倒,上下楼费力。有时误认为是脑瘫,但本病主要表现为关节活动范围明显增大,可过度伸展、屈曲、内旋或外旋,肌力正常,腱反射正常,无病理反射,不伴有智力低下或惊厥。

3. 进行性脊髓性肌萎缩症 进行性脊髓肌萎缩症于婴儿期起病,肌无力呈进行性加重,肌萎缩明显,腱反射减退或消失,常因呼吸肌功能不全而反复患呼吸道感染,肌肉活组织检查可助确诊。

4. 先天愚型 是最常见的常染色体疾病。根据其特殊面容及异常体征一般诊断不难。但有些病例新生儿时期症状不明显,只表现活动减少,面部无表情,对周围无兴趣,肌张力明显低下,肌力减弱,有时可误认为是脑瘫肌张力低下型,但本病膝反射减弱或难引出,这是与脑瘫明显的不同点。确诊可查染色体。

四、辅助检查

MR 检查往往病人有各种脑发育畸形伴随,主要有神经元移行障碍、巨脑回畸形、多小脑回畸形、脑裂畸形、灰质移位、胼胝体发育不良、脑白质发育不良、Arnold－Chiari Ⅱ畸形等。

五、治疗方法

1.综合康复医疗　着重以运动康复为主。如:运动(体育)疗法,物理疗法,作业疗法,由治疗师实施的能力训练等。

2.药物疗法　口服或注射有关药物:脑神经营养药、肌肉松弛药、活血药等。

3.选择性脊神经后根切断术疗法(SPR)　SPR 是治疗痉挛性脑瘫的一种非常有效的方法。是运用电生理技术,选择性切断脊神经后根传入神经纤维,阻断脊髓反射中的 γ 环路,降低过强的肌张力,达到缓解肢体痉挛,提高姿势稳定性,改善运动功能的目的。手术后要继续进行康复训练。

六、手术方法－SPR

1.适应证

(1)单纯痉挛型脑瘫,或以痉挛为主的混合型脑瘫,存在明显肌肉痉挛和肌张力增高;

(2)严重肢体僵直或痉挛影响日常生活、护理和康复者,为降低肌张力可以作为相对手术适应证;

(3)年龄 5 岁以上,肌力 3 级以上,智力正常或接近正常。

2.禁忌证

(1)肌张力低下,智力又低下;

(2)肌力 2 级以下;

(3)存在严重躯干或肢体的骨性结构畸形。

3.疗效评定方法　此方法不是根治性,它是使高亢肌张力下降,随意活动进步,提高生活质量,减轻病人疼痛。术后仍需进一步理疗或其他治疗辅助,进一步改善。目前无统一评定标准。

七、出院医嘱

1.术后卧床 3 周,常规佩戴颈托或腰围 3 个月以上,坚持长期正规康复训练。

2.三周后可以开始功能训练。

3.术后有肢体感觉减退,一般不会出现明显的感觉障碍,轻度感觉减退会在少数病人中发生,但多能逐渐恢复。

4.大小便功能障碍也很少发生,若发生要行排便功能训练。

（史占华）

第六节　面肌痉挛

一、疾病定义

面肌痉挛(facial spasm)是面神经支配区面部肌肉不随意的阵发性抽搐,从眼轮匝肌开始,逐渐向下扩散,波及口轮匝肌和面部表情肌,又称面肌抽搐。

二、诊断

(一)临床表现

为一侧面部肌肉快速频繁地抽动,多始于一侧眼轮匝肌,逐渐扩展至其他面肌。抽搐的程度轻重不等,为不自主、阵发性、快速、不规律的抽搐。初起抽搐较轻,以后逐渐延长而间歇时间逐渐缩短,抽搐逐渐频繁加重。

痉挛强度分级。0级:无痉挛;1级:外部刺激引起瞬目增多或面肌轻度颤动;2级:眼睑、面肌自发轻微颤动,无功能障碍;3级:痉挛明显,有轻微功能障碍;4级:严重痉挛和功能障碍,如病人因不能持续睁眼而无法看书等。

(二)神经系统体征

发作时见一侧面部肌肉阵发性的抽搐,间歇期正常,部分病人可伴有轻度面瘫,感觉正常。

三、鉴别诊断

1. 局灶性癫痫　抽动范围较广,常累及颈部、肢体等,阵挛幅度较大,脑电图上可见棘波。
2. 面神经炎　伴同侧面肌不同程度的瘫痪,一般在数月内逐渐恢复。
3. 继发性面肌痉挛常见于桥小脑角各种肿瘤、炎症,还伴有其他脑神经损害的症状。
4. 麦姬综合征(Meige Syndrom)　老年妇女多见,双眼睑痉挛,伴有口肌、下颌肌不自主咀嚼动作。
5. 习惯性面肌痉挛多常见于儿童和青壮年,可自控,其他体征正常。

四、辅助检查

1. 应进行 CT 和(或)MRI 检查,以明确病因,除外因小脑脑桥角肿瘤或其他疾患引起的继发性面肌痉挛。
2. 肌电图检查,可明确肌肉痉挛的范围及部位。

五、治疗方法

1. 药物治疗　各种抗癫痫、镇静类等药物,如卡马西平、苯妥英钠、苯巴比妥、地西泮等,对少数病人可减轻症状。
2. 手术治疗　显微血管减压术是目前治疗面肌痉挛最常用的手术。
3. 其他方法　面神经周围支药物封闭法或温控射频热凝治疗或肉毒素周围支选择性注射治疗等方法。

六、手术方法

行显微血管减压术是针对病因的一种治疗方法,能保留或改善面神经功能,治愈率高。并发症主要包括听力下降、面瘫,极少数产生颅内出血、感染和伤口脑脊液漏等。

（一）适应证

适用于症状较重的面肌痉挛病人。

（二）禁忌证

1.病人高龄,全身重要脏器（心、肝、肾等）严重损害,糖尿病病人。

2.凝血机制障碍或有出血倾向者。

（三）疗效评定方法

面肌痉挛术后疗效判定标准,共分四级：

（1）痊愈：面肌痉挛症状完全消失；

（2）明显缓解：面肌痉挛症状基本消失,只是在情绪紧张激动时,或特定面部动作时才偶尔诱发出现；

（3）部分缓解：面肌痉挛症状减轻,但仍比较频繁,患者主观不满意,部分缓解的病人,应重新评估手术过程和术后电生理；

（4）无效：面肌痉挛症状没有变化,甚至于加重,无效患者应早期再次手术。

七、出院医嘱

1.注意伤口有无红、肿、痛,脑脊液漏发生。

2.若产生听力障碍、面瘫等,可应用 VitB1、VitB12 等药物,面瘫也可适当按摩。

3.如为肿瘤压迫所致面肌痉挛,术后定期复查 MRI 随诊。

（史占华）

第七节　三叉神经痛

一、疾病定义

三叉神经痛（trigeminal neuralgia）是颜面部三叉神经分布区反复发作的短暂性剧烈疼痛,是神经系统常见疾病之一。原因不明者称为原发性三叉神经痛,病因明确者（如肿瘤压迫、蛛网膜粘连、多发性硬化等）称为继发性三叉神经痛。以血管压迫为常见病因。

二、诊断

（一）临床表现

原发性三叉神经痛具有典型的症状：①三叉神经分布区域出现短暂、剧烈、闪电样、刀割样疼痛,突发突止,反复发作。绝大多数疼痛持续数秒至数分钟,发作间歇期疼痛可消失；②疼痛区常有"扳机点",多因洗脸、刷牙、进餐、说话等机械因素而诱发疼痛发作；③相应区域皮肤粗糙,皮肤着色或感觉下降；④以第Ⅱ支和第Ⅲ支疼痛常见。

继发性三叉神经痛常由其所属部位和邻近部位的各种病灶引起,如各种肿瘤、炎症、蛛网膜粘连等引起。根据其病因不同,临床表现不完全相同。

(二)神经系统体征

原发性三叉神经痛,除有部分病人角膜反射减弱或消失之外,多无阳性体征发现。部分病人因采用过酒精封闭及射频热凝治疗后,患侧疼痛区域内感觉减退,以至部分麻木。

三、鉴别诊断

原发性三叉神经痛除与继发性三叉神经痛鉴别外,应注意与牙痛、蝶腭神经痛、舌咽神经痛、中间神经痛等疾病鉴别。

四、辅助检查

应进行 CT 和(或)MRI 检查以明确病因。磁共振血管成像(MRA)及磁共振血管断层成像(MRTA)可提供清晰的神经血管图像,分辨责任血管的形态来源,对三叉神经根压迫的关系。

五、治疗方法

(一)药物治疗

1.卡马西平 0.1~0.2g,每日 2~3 次;苯妥英钠 0.1g,每日 3 次。

2.其他药物如维生素 B_{12} 等药物。

(二)手术治疗

1.选择性三叉神经周围支封闭或撕脱治疗;半月神经节温控射频热凝治疗或半月神经节球囊压迫治疗等。

2.三叉神经显微血管减压术(MVD),若术中未发现责任血管,可行三叉神经感觉根切断术等。

(三)立体定向放射外科治疗

γ 刀与 X 刀治疗等。

六、手术方法

手术主要为三叉神经显微血管减压术(MVD);如无明显血管压迫,可行三叉神经感觉根切断术等。

(一)适应证

1.适用于药物治疗或其他方法治疗无效的原发性三叉神经痛病人;

2.三叉神经痛伴有面肌痉挛者;

3.继发性三叉神经痛;

4.三叉神经痛行 MVD 术后又复发者。

(二)禁忌证

1.病人高龄,全身重要脏器(心、肝、肾等)严重损害,糖尿病病人。

2.凝血机制障碍或有出血倾向者。

(三)疗效评定方法

三叉神经术后疗效判断标准:①治愈:术后疼痛完全消失;②显效:疼痛未消失,但疼痛程度、频度较术前减轻或范围缩小；③无效：疼痛与术前无差别；④复发：手术治愈的患者在原患侧区域再次出现疼痛或显效患者症状加重。

七、出院医嘱

1. 注意伤口有无红、肿、痛，脑脊液漏发生。
2. 定期复查，特别是无责任血管行感觉根切断术者，注意眼疾的治疗。
3. 如为肿瘤压迫所致三叉神经痛，术后应定期复查 MRI 随诊。

（史占华）

第八节　舌咽神经痛

一、疾病定义

舌咽神经痛（glossopharyngeal neuralgia）是舌咽神经分布区，特别是咽部的阵发性剧烈疼痛，其病因常为舌咽神经根近脑干处受血管或肿瘤压迫所致。疼痛的性质与三叉神经痛相似。

二、诊断

（一）临床表现

1. 舌咽神经痛多骤然发生在咽部，呈阵发性，表现为电击样、刀割样、针刺样、烧灼样或撕裂样剧烈疼痛。发作短暂，一般持续数秒至数分钟。
2. 本病在外耳、舌根、咽后及扁桃体窝等处可有"扳机点"。疼痛可因吞咽、讲话、咳嗽、打呵欠、喷嚏、压迫耳屏、转动头部或舌运动等刺激诱发。
3. 根据疼痛部位分为两型　①痛区始于咽壁、扁桃体窝、软腭及舌后 1/3，而后放射到耳部，此型最多见；②痛区始于外耳、耳道深部及腮腺区、或介于下颌角与乳突之间，很少放射到咽侧，此型少见。

（二）神经系统体征

神经系统检查多无异常发现。呈持续性疼痛或有阳性神经体征的病人，应当考虑为继发性舌咽神经痛，应作进一步检查，明确病因。

三、鉴别诊断

临床上应与三叉神经痛、喉上神经痛、膝状神经痛、蝶腭神经痛、颈肌炎病和颅底、鼻咽部及小脑脑桥角肿瘤等病变引起者相鉴别。或用 1% 丁卡因喷雾咽后壁、扁桃体窝等处，如疼痛消失，则确定此诊断。

四、辅助检查

应进行 CT 和（或）MRI 检查以明确病因。

五、治疗方法

（一）非手术治疗

药物治疗有卡马西平,苯妥英钠等(同三叉神经痛)。

（二）手术治疗

1.舌咽神经周围支局部注射治疗,颈静脉孔温控射频热凝术治疗等。

2.舌咽神经显微血管减压术、舌咽神经切断术等。

六、手术方法

手术主要为枕下入路舌咽神经显微血管减压术、感觉根切断术等。对有肿瘤压迫者,行肿瘤切除。

（一）适应证

1.药物治疗或其他方法治疗无效的舌咽神经痛病人。

2.继发性舌咽神经痛。

（二）禁忌证

1.病人高龄,全身重要脏器(心、肝、肾等)严重损害,糖尿病病人。

2.凝血机制障碍或有出血倾向者。

（三）疗效评定方法

无统一评定方法。

七、出院医嘱

1.注意伤口有无红、肿、痛,脑脊液漏发生。

2.如为肿瘤压迫所致舌咽神经痛,定期复查 MRI 随诊。

（史占华）

第九节　癌性疼痛

一、疾病定义

癌性疼痛(cancer pain)是因恶性肿瘤产生伤害性疼痛的总称,可以由肿瘤直接引起的疼痛,如组织毁坏、压迫、阻塞等引起,或癌症治疗过程中引起的疼痛如放射性神经炎、放射性骨坏死以及化疗药物渗漏出血管外引起组织坏死、栓塞性静脉炎等。

二、诊断

（一）临床表现

1.确定疼痛的部位、性质、疼痛的程度,与肿瘤发病的时间关系以及影响疼痛程度的因素等。

2.疼痛程度分级　0度:无疼痛。Ⅰ(轻)度:轻微可以忍受的疼痛,能正常生活。非鸦片类止痛药可完全缓解疼痛。Ⅱ(中)度:阵发或持续性不可忍受的疼痛,饮食、睡眠及日常活动受一定干扰。需用弱鸦片类药物止痛。Ⅲ（重）度：剧痛难忍，不能正常饮食、睡眠及日常活动，伴有自主神经功能紊乱。需用强鸦片类药物止痛。

（二）体征

根据原发肿瘤部位的不同，癌痛可以具有不同的体征。

三、鉴别诊断

癌痛既要与非癌性的原发性疼痛如腰腿痛或风湿、类风湿、痛风引起的疼痛进行鉴别，也要与癌症病人的心因性疼痛相鉴别。癌痛是指肿瘤引起的中枢或外周神经系统产生疼痛综合征（慢性疼痛），其主要特征为自发性疼痛，痛觉过敏和痛觉超敏。

四、辅助检查

如 CT、MRI、B 超、PET－CT、X 线检查等有助于确定肿瘤的部位及性质。

五、治疗方法

癌痛的治疗应在肿瘤治疗的同时，遵循 WHO 三阶梯镇痛原则，安全、有效和简便的原则，采用由简单到复杂、从无创到有创的治疗方法。

（一）药物治疗

三阶梯镇痛原则：非鸦片类止痛药如阿司匹林、吲哚美辛；弱鸦片类止痛药物如可待因；强鸦片类药物如吗啡、哌替啶，辅助药物如安定镇静药、抗忧郁药等。

（二）神经阻滞疗法

在脑神经节、脊神经节及脊神经周围注入药物，或用化学、物理方法阻断神经对疼痛的传导功能。也可采用蛛网膜下腔穿刺术及其神经阻滞疗法、硬脑膜外间隙穿刺术及其神经阻滞疗法等。

（三）手术治疗

癌痛的手术治疗方法按其手术原理可分为破坏性和刺激性手术两大类。根据不同的疼痛部位选择不同的手术方法。

1. 选择性脊髓后根切断术、选择性交感神经节切除术等。

2. 立体定向脑内靶点（核团）毁损术、双侧扣带回前部毁损术等。

3. 选择性脑深部刺激术或脊髓电刺激术或运动皮质刺激术等。

六、手术方法

（一）适应证

1. 理想的止痛手术应具备以下要求　①止痛效果明显且不复发；②手术创伤较小、安全，能为体质衰弱的晚期癌症病人所耐受；③手术对病人的生理功能影响小。

2. 不能切除的恶性肿瘤引起的癌痛，癌痛经过系统非手术治疗无效时，可考虑手术治疗。

3. 预计病人生存期大于 2 个月以上。

4. 根据疼痛部位选择切实有效的术式。目前尚无一种理想的手术方式能解除所有的癌痛。

（二）禁忌证

1.病人身体虚弱,不能耐受手术者。

2.麻醉药成瘾者。

3.有严重心理障碍致慢性疼痛。

4.预计生存期≤2个月。

5.凝血机制障碍或有出血倾向者。

(三)疗效评定方法

1.无效　疼痛无缓解。

2.一般缓解　疼痛减轻,但仍需镇痛药物。

3.明显缓解　疼痛明显减轻,可不用镇痛药物。

4.完全缓解　疼痛完全消失。

七、出院医嘱

1.术后继续原发肿瘤抗癌治疗。

2.做好护理和心理治疗,缓解焦虑和紧张情绪。

3.术后仍适当应用止痛剂,改善生活质量。

(史占华)

第十节　精神外科

精神疾病发病机制一天不揭开,就存在精神外科的争论。近十几年来,脑功能研究的突飞猛进,使我们对一些精神疾病有了更深的了解;不断发展的神经生物学证据也为精神疾病的手术提供了手术基础。以立体定向为特点的现代精神外科,由于该技术定位精确,毁损范围小,操作简便,并发症少等优点,为难治性精神病患者提供了一种容易接受的治疗途径。近年来,手术治疗强迫症和抑郁症的显著疗效成为精神疾病病人的最后选择,使得医学界对精神外科治疗又产生了新的兴趣。特别是脑深部电刺激(DBS)在治疗运动障碍病取得巨大成功的同时,在精神疾病的外科治疗上也取得了令人满意的结果,使精神外科治疗具有了可逆性,从而推动了精神外科进一步发展。

一、疾病定义

(一)情感性精神病

包括慢性抑郁症和反复发作的快速循环型躁狂、抑郁症。

1.抑郁症　以持久而明显的心境低落为主,与其处境不相称,可以从闷闷不乐到悲痛欲绝,甚至发生木僵。严重者可出现幻觉、妄想等精神病性症状。抑郁症有反复发作的特点,发病常与应激事件有关。

2.躁狂症　是一组以情绪高涨和思维奔逸为特点的综合征,其具有遗传倾向,发病年龄多在20岁左右,但各年龄组均可发病。

(二)神经症

又称神经官能症,是一组精神病的总称。病人有一定的人格基础,起病常受心理社会因素影响,临床症状多样化,没有相应的病理变化,病人因症状而痛苦,主动要求治疗,有自知力,病程时间较长,其主要包括强迫症、焦虑症、恐怖症。

1. 强迫症　是以强迫症状为主要表现的神经症,其特点是有意识的自我强迫和反强迫并存,常伴有追求完美、做事刻板、缺乏稳定感和安全感的人格特征。

2. 焦虑症　是一种缺乏明确对象和具体内容的持续的提心吊胆及紧张不安为主的神经症;并有显著的自主神经症状、肌肉紧张和运动性不安。

3. 恐怖症　是一种以过分和不合理地惧怕外界或处境为主的神经症。

二、诊断

(一)情感性精神病的诊断

1. 抑郁症　主要依据病史和精神检查,必要时运用精神量表进行心理测验和头部 CT 或 MRI 检查。①临床上以持久的心境低落为主,主要表现思维缓慢、意志活动减退、反复出现想死的念头或有自杀、自伤行为。②临床上也可以表现为食欲降低,体重下降,心境呈晨重暮轻的节律改变。③病程特点大部分都具有发作性病程,而间歇期精神状态基本正常。既往可有类似的发作或遗传病史。④地塞米松抑制试验、睡眠脑电图检查也有助于诊断。

2. 躁狂症　①情绪高涨可表现为心情显著愉快,精力充沛,自负。也可以表现为专横,发脾气,甚至激怒。②思维奔逸、联想丰富、语言增多、思维活跃、注意力不集中。③生物学特性改变表现为睡眠减少、食欲、性欲增强。

(二)神经症的诊断

1. 强迫症　①符合神经症的共同特点。②病人至少具有强迫思想或强迫行为症状中的一项症状,或二者同时存在。③进行人格测验、强迫量表、焦虑和抑郁量表评定有助于诊断。

2. 焦虑症的诊断　①符合神经症的共同特点。②烦躁、警觉、提心吊胆等精神症状。③出现出汗、口干、头昏等自主神经症状。④肌肉紧张、颤抖、坐立不安等运动性不安。

3. 恐惧症　①符合神经症的共同特点。②对某些环境或客体有强烈的恐惧,其程度与实际危险不符。③恐惧症状出现时常伴交感神经症状。④对某些客体或环境出现回避行为。⑤明知这种恐惧不必要,但无法控制。

三、鉴别诊断

1. 器质性精神病　有明确的器质性病变(脑外伤、癫痫、颅内感染及躯体疾病);持续性精神障碍如智能障碍、人格改变及社会功能下降,行头部 CT 及 MRI 检查可鉴别。

2. 精神活性物质所致精神障碍　有明确精神药物戒断病史,同时伴精神障碍,可行相关实验检查。

3. 中毒性精神障碍　有明确中毒病史(铅、CO、有机磷、肾上腺皮质激素),相关实验检查或头部 CT 检查。

四、辅助检查

1. 头部 CT、头部 MRI、脑电图或脑地形图等检查,以排除器质性精神障碍。

2. 各种精神量表和神经心理量表分析。

3. 神经生化、神经电生理、脑影像学及功能磁共振成像(functional magnetic resonance imaging,fMRI)有助于鉴别诊断。

五、治疗方法

情感性精神病治疗方法：

1. 抑郁症治疗

(1)抗抑郁症治疗应全程、足量、合理、规范,全程应包括急性治疗期、巩固治疗和维持治疗期。每个治疗期时间应因人而异,但治疗期内药物用量要达到血药浓度。主要药物包括：①5-羟色胺再摄取抑制剂(SSRIs)：目前临床应用有氟西汀、帕罗西丁等。②三环类抗抑郁剂(TCAs)：主要包括丙米嗪、阿米替林、氯米帕明等。

(2)电抽搐治疗：对于有严重消极自杀言行或拒食、紧张性木僵的病人,电抽搐治疗为首选。但是电抽搐治疗后仍需用药物维持治疗。

(3)心理治疗：对有明显心理社会因素的抑郁症病人,在药物治疗的同时需配合心理治疗。通过支持性心理治疗、认知治疗、行为治疗、人际心理治疗等心理治疗技术的运用,可减轻和缓解病人的抑郁症状,提高病人的药物依从性。

(4)手术治疗：立体定向毁损术、深部脑刺激术、迷走神经刺激(VNS)、经颅磁刺激(TMS)等。

2. 躁狂症治疗

(1)躁狂症治疗重点在于控制躁狂症状,心境稳定剂均适用于躁狂症及轻躁狂症状的控制,首选为碳酸锂,在治疗中应作血锂浓度监测,确定有效剂量及预防中毒。

(2)手术治疗：立体定向毁损术、深部脑刺激术、迷走神经刺激(VNS)、经颅磁刺激(TMS)等。

3. 神经症的治疗

(1)药物治疗以镇静为主药物。

(2)心理治疗：可综合运用认知治疗、支持性心理治疗、行为治疗等。

(3)手术治疗：立体定向毁损术、深部脑刺激术、迷走神经刺激(VNS)、经颅磁刺激(TMS)等。

六、手术方法

(一)适应证

手术病人必须诊断明确,符合《中国精神障碍分类与诊断标准》第3版(CCMD-3)和(或)美国精神病学会诊断标准《诊断与统计手册:精神障碍》第4版(DSM-Ⅳ),病程较长,其他常用精神病治疗方法(心理、药物、电休克治疗等)未能奏效的难治性病例和靶症状。

1. 神经症　症状持续3年以上的强迫症、焦虑症、恐惧症等,曾经各种治疗未见好转或减轻、病情严重影响生活和(或)工作病人。

2. 情感性精神障碍　病程3年以上的慢性抑郁症、躁狂症、双相情感障碍,有严重的自杀倾向或行为,至少应用两种作用机制不同的抗抑郁药物足量、足够疗程治疗无效,或伴严重冲动攻击行为、危及个人和周围安全,抗躁狂药(需包括锂盐或氯氮平)治疗无效。

3. 癫痫性精神障碍　应用抗癫痫药物及抗精神病药物未能控制病情,或者癫痫发作得到控制而精神症状未能减轻或消除,严重影响生活和(或)工作病人。

4. 精神发育迟滞所致精神障碍　仅用于有严重的冲动攻击行为,对本人及他人生活造成严重威胁且药物治疗无效病人。

5.其他　其他类型的精神障碍伴有严重冲动攻击行为、危及个人和周围安全者,药物及其他方法治疗无效,且估计手术可缓解或控制病情者。

(二)禁忌证

1.年龄小于18岁或大于70岁者。

2.对症状性精神病、器质性精神病、严重躯体疾病、严重精神衰退、严重脑萎缩病人不宜手术治疗。

(三)疗效评定方法

Ⅰ级:精神症状消失,无需辅助治疗;

Ⅱ级:精神症状减轻或转型,不影响日常生活;

Ⅲ级:症状减轻,但有明显副作用,影响日常生活;

Ⅳ级:症状无改变;

Ⅴ级:痴呆或精神症状加重。

七、出院医嘱

1.精神疾病立体定向手术一般采用多靶点组合毁损,术后给予抗癫痫药物6个月。

2.术后抗精神疾病药物继续应用,术后用药需请有丰富经验的精神科医师协助处理,建议继续应用病人术前使用的抗精神病药物,最好单一用药。院外服药种类和剂量应由精神科和神经外科医师共同制定,并随病情变化及时调整。

3.双侧扣带回毁损术后,注意有无扣带回综合征出现,要给予对症处理。

4.术后病人常出现尿失禁,要给予指导,定时排尿,保持床、裤干净,防止泌尿系感染。

5.预定方案于2周、1个月、3个月、半年、1年随访,进行量表观察对比,总结经验,提高疗效。

6.医院对病人院外继续治疗与康复负有指导义务,并对病人就业、就学、婚育及其他社会活动提出建议。

(史占华)

第八章　颅内感染

颅内感染是指致病微生物侵入颅内,并在颅内生长繁殖引起相应组织病理反应,致使中枢神经系统损伤。神经外科感染主要有两种,手术后感染和外源性脑脓肿,一般都很严重且预后差,昏迷发生率5%～10%,20%留有后遗症,其中5%脑神经麻痹。引起脑部炎症性疾病的病原菌种类很多,包括所有能致病的细菌、病毒、螺旋体、真菌和一些寄生虫。在这类疾病中,临床上最常见的为脑脓肿和脑囊虫病。

第一节　神经外科手术后感染

神经外科手术后感染率约为4.3%,脊髓手术为0.9%,复发性胶质瘤可高达11%。由于很多抗菌药物不能通过血脑屏障,达不到有效治疗浓度,因此治疗困难,死亡率高。

一、诊断

(一)神经外科手术后感染原因

1. 脑脊液鼻漏、耳漏及切口漏使感染危险性增加13倍以上。

2. 术后切口外引流。

3. 手术放置异物(如分流管,颅骨修补材料,电极板等)易发生感染。

4. 伴有其他部位感染(呼吸道、泌尿系统等感染),使术后感染危险性增加6倍。

5. 违反外科无菌操作和原则。

6. 手术持续时间长(4小时以上)以及再次手术者。

7. 头皮消毒不彻底。

8. 病人本身存在不明原因感染。

9. 伤口本身存在的感染(如:开放性颅脑损伤)。

(二)开颅手术后感染的时限

早期可发生于手术后48小时至15天内,迟者可见于术后数月,通常为急性炎症性病变。1991年Ronald认为,手术后感染时限为30天;体内植入异物者,术后一年发生感染者均属手术后感染。

(三)神经外科手术后感染种类

1. 开颅术后切口感染(wound infection)发生率0.7%～1.2%。帽状腱膜缝合不良、皮下缝线残端过长、遗留头皮缝线未拆、手术后去骨片减压、特别在经岩骨入路或儿童枕下中线开颅,如果硬脑膜缝合不严,手术后脑脊液外溢,都与伤口感染有关。切口感染分为浅表感染,即切口皮肤或皮下组织的感染;深部感染为帽状腱膜下、颅骨膜或骨组织。

致病菌来源于术者和病人皮肤,特别是术者手或脸部及病人皮肤脱屑;革兰阴性菌来源于各种冲洗液或引流系统,而葡萄球菌引起术后感染,多是在手术过程中。

早期症状多不明显,数日后头皮出现红肿。如头皮下积脓,可致病人发热、白细胞增高。通常多需穿刺抽吸放出脓(积)液并行细菌培养,一般不需切开引流。

2.细菌性脑膜炎(meningitis)与手术室环境、无菌手术技术紧密相关。病原菌可来自皮肤、手术器械、术中异体组织的植入如放置脑室分流管或手术区留置引流管。开颅时鼻窦和乳突气房开放,潜伏的细菌可能成为感染源。术后化脓性脑膜炎多发生在术后 3 天,病人表现为突然高热、颈强直、精神淡漠等。

3.硬脑膜外积脓(epidural empyema)少见。脓汁局限于硬脑膜外腔,多伴游离骨瓣骨髓炎。如硬脑膜缝合不严,感染可向硬脑膜下扩散。对开颅手术后切口长期不愈合者,须拍 X 线头部平片,除外颅骨骨髓炎。CT 检查可见硬脑膜外有积脓征象。除抗菌药物治疗外,应手术清除硬脑膜外积脓,刮除炎性肉芽组织彻底清创,必要时需去除受累骨瓣。

4.术后脑脓肿(brain abscess)罕见。多与脑室引流管和硬脑膜下引流放置时间较长有关。术后病人发热、癫痫,脑脊液有炎症改变应及时行 CT 或 MRI 检查。确诊后可先抗感染治疗,待脓肿局限后、可行脓肿穿刺吸出脓汁,腔内注入抗生素;或行手术切除脓肿。

5.无菌性脑膜炎(aseptic meningitis)或称为非细菌性脑膜炎。在各种开颅术后均可能发生,占儿童颅后窝手术后 30%。临床表现头痛、颈抵抗、恶心和呕吐或精神状态改变,与细菌性脑膜炎相似,但无菌性脑膜炎病例中,脑脊液的白细胞计数较低。与细菌性脑膜炎鉴别的参考依据是血和脑脊液是否培养出现细菌;术后 3~4 天血和脑脊液 C—反应蛋白浓度水平较高者常提示细菌感染的可能;聚合酶链反应(polymerase chain reaction,PCR)也有参考价值。

6.败血症上述各种感染均可导致败血症,静脉和动脉插管维持时间过长亦可发生败血症。对保留在病人体内的静脉通道,必须每隔 3~7 天更换导管。一旦出现不明原因发热应立即拔除通道,并对导管顶端进行细菌培养,可有助于判断感染原因。

(四)实验室检查

1.脑脊液细胞学和生化变化细菌性脑膜炎脑脊液中白细胞总数多在 1000/mm³ 以上,中性多核球可达 99%。脑脊液氯化物、糖定量降低、蛋白量增高。细菌性脑膜炎者在腰椎穿刺前使用过抗菌药物,脑脊液细胞数改变可类似病毒性脑膜炎。

2.脑脊液细菌学检查。①涂片检查细菌:平均每个油镜视野发现一个以上细菌,涂片检查 10% 假阳性,需注意的是:用过抗菌药物者 40% 查不出细菌。②细菌培养,脑脊液细菌培养 90% 可获明确诊断,血培养可能阴性,对诊断帮助不大,特别由肺炎链球菌,奈瑟菌属引起的感染。

3.抗原抗体结合试验。①免疫对流电泳测定抗原。②乳胶凝集试验。③间接荧光试验。

二、治疗

(一)抗菌药物与血脑屏障

1.抗菌药物通过血脑屏障进入脑脊液的能力,受多种因素影响,正常条件下,大多数抗菌药物不能通过血脑屏障;脑膜炎时,尤其是化脓性脑膜炎时,由于细菌酸性代谢产物,导致脑脊液 pH 下降,引起血/脑脊液的 pH 梯度升高,而有利于抗菌药物向脑脊液中移动,故脑膜炎越严重,血/脑脊液 pH 梯度越大,越有利于抗菌药物通过血脑屏障。

2.根据通过血脑屏障的能力,抗菌药物分三类:①能通过血脑屏障抗菌药物:氯霉素,磺胺嘧啶,复方磺胺甲噁唑、甲硝唑。②大剂量时部分通过血脑屏障抗菌生素:青霉素类、头孢菌素类,万古霉素,磷霉素,氟喹诺酮类。③不能通过血脑屏障抗菌药物:氨基糖苷类,多粘菌素,大环内酯类,四环素类和克林霉素。

3.经腰椎穿刺鞘内注射抗菌药物注入蛛网膜下腔不易均匀分布于脑室系统,毒性反应大,疗效欠理想,剂量过大可引起脑膜或神经根刺激症状,蛛网膜下腔粘连,甚至惊厥,昏迷,死亡,故一般不主张鞘内用药。但特殊情况下,如肠道革兰阴性杆菌、金黄色葡萄球菌和铜绿假单胞菌感染,鞘内用药仍有其适应证,脑室内用药,更应严格掌握使用药物的种类、剂量及浓度。

(二)常见病原菌

神经外科感染常见的细菌主要为 G$^+$ 菌,以金黄色葡萄球菌占首位,次之为表皮葡萄球菌、链球菌、肠球菌等,G$^-$ 菌或混合感染。

在开放性脑外伤或开颅术后引起的脑膜炎,多由葡萄球菌、链球菌引起;闭合性脑外伤或伴有颅骨骨折、脑脊液漏常见肺炎球菌;分流术后则常由表皮葡萄球菌引起。

(三)抗菌药物的选用

1.经验性应用抗菌药物 抗菌药物的选择应根据每个医院药物敏感试验分别对待。常用的经验性抗菌药物如下:①青霉素、哌拉西林、阿莫西林、磺胺类对 β—内酰胺类敏感的葡萄球菌有效。②万古霉素、氯霉素:对 β—内酰胺类耐药的葡萄球菌有效。③庆大霉素对 G$^-$ 菌有效(常和万古霉素合用)。

2.病原未明的化脓性脑膜炎

(1)引起化脓性脑膜炎常见细菌为脑膜炎双球菌,肺炎双球菌(二者占 90%)和嗜血流感杆菌。

(2)对上述三种细菌有效的抗菌药物首选氯霉素,氨苄西林,对病原菌未明常联合使用:青霉素针对肺炎双球菌、氯霉素针对嗜血流感杆菌和磺胺嘧啶针对脑膜炎双球菌。

(3)氨苄西林:成人 150～200mg/(kg·d),儿童 300mg/(kg·d)。

3.脑膜炎双球菌脑膜炎

(1)只要不过敏,青霉素为首选,成人 1000 万 U/d,儿童 20 万 U/(kg·d),分 2～4 次给药,静脉滴注,速度不能超过 50 万 U/min,因钠盐的摄入而致颅内压升高。

(2)氨苄西林,氨苄西林—舒巴坦成人 12～14g/d,儿童 300mg/(kg·d),分 4 次,静脉滴注。

(3)对青霉素过敏用氯霉素成人 2～3g/d,儿童 100mg/(kg·d),静脉滴注。

4.肺炎双球菌脑膜炎

(1)首选青霉素 G,氨苄西林至少用 10～14 天,热退后给药 3～5 天。

(2)对青霉素过敏的头皮感染可用红霉素,红霉素成人 4g/d,儿童 20～40mg/(kg·d);亦可用头孢一代。

5.G$^-$ 杆菌脑膜炎

(1)氯霉素为唯一能通过血脑屏障抗菌药物,组织弥散性好,对 G$^+$,G$^-$ 菌俱佳,用量:成人 2～3g/d,静滴。

(2)氨苄西林,脑脊液中浓度相当于血清值 20%～30%,临床上凡致病菌未明者可选用,大肠埃希菌常用氨苄西林、氯霉素、庆大霉素。

(3)美洛西林主要用于 G$^-$ 菌株。成人 5g 或更大,静注,儿童 100～300mg/(kg·d)。

(4)第三代头孢菌素:

1)头孢噻肟(cefotaxine,claforum)抗菌谱广,对 G^- ,部分 G^+ 菌、吲哚阳性变形杆菌、厌氧菌均有效。成人 2～6g/d,最高剂量不超过 12g,分 2～3 次静脉滴注,儿童 80～100mg/(kg·d),分 2～3 次。

2)拉氧头孢:(Moxalactam,MOX,Shiomarin)成人 1～2g/d,静滴,儿童 50～100mg/(kg·d),分 2～3 次静滴。

3)头孢曲松:(Ceftriaxone)0.5～2g/d,最高剂量 4g,静脉滴注,儿童 50～100g/(kg·d)。

4)头孢他啶(Ceftazidime)第三代超广谱头孢菌素,抗菌谱同上,对铜绿假单胞菌作用非常强,绝大多数病原菌对本品敏感(包括对氨基糖苷类,青霉素类及其他头孢菌素耐药)。1.5～6g/d,分 2～3 次,静注。儿童 50～100mg/(kg·d),肾功能有损害时,要适当调节剂量。

5)氨曲南(Aztreonam) G^- 菌产生的 β—内酰胺酶稳定,尤其对铜绿假单胞菌敏感,每次 1～2g,每日 2～3 次,儿童 40～80mg/(kg·d),可免皮试。

6. 葡萄球菌脑膜炎 致病菌以表皮葡萄球菌和金葡菌多见。

(1)氯霉素 2～3g/d,分 2 次静脉滴注。必要时要监测其血药浓度。

(2)复方磺胺甲噁唑:成人 1g,每日 2 次,静滴或口服,首次加倍。磺胺嘧啶 100mg/d,一日 2 次,静脉滴注。

(3)磷霉素:较易进入脑脊液,脑膜炎时脑脊液中浓度可达血清浓度 50%,对金葡菌,克雷白菌属,肠细菌,沙雷菌,天命杆菌属 80%菌株,假单胞菌属的 70%菌株有高效(MIC6～8μg/ml),可选用治疗金葡菌感染。成人 8～16g/d,分次静滴,儿童 100～300mg/(kg·d),易产生耐药性,加用 β 内酰类或氨基糖苷类起协同作用。

(4)苯唑西林类通过血脑屏障差,新型青霉素 Ⅱ、Ⅲ 吸收较好,但 75%～80%与血清蛋白结合,故疗效亦不够理想。

7. 铜绿假单胞菌脑膜炎

(1)青霉素类:替卡西林对铜绿假单胞体外 MIC 为 16μg/ml,虽比羧苄西林强 2 倍,仍需大剂量而欠理想。

MIPC(MIC 8μg/ml),阿洛西林(Azlocillin),哌拉西林(Piperacillin)以及阿帕西林(Apalcillin),对铜绿假单胞菌有强大的抗菌活力均可选用。MZPC 成人 5g,每 8 小时服用一次,儿童 100～200mg/(kg·d)。阿洛西林 5g,每 8 小时服用一次,儿童 100～200mg/(kg·d)。哌拉西林 4～6g/d,儿童 80～100mg/(kg·d)。阿帕西林 2～3g,每 8 小时服用一次。

(2)头孢菌素类:对铜绿假单胞菌有特效(MIC 0.78～1.56μg/ml),其抗菌谱太窄,如有混合感染,宜加用其他抗生素如噻乙胺磺唑头孢菌素,CTM(Cefotiam)0.5～2g/d,CFS 成人用量 2～4g/d,儿童 30～60mg/(kg·d)。第三代头孢菌素以其强大的抗铜绿假单胞菌著称,头孢哌酮(Cefopera—zone)成人 2～4g/d,儿童 100～200mg/(kg·d)。头孢噻肟(Cefotaxime)成人 2～4g/d,儿童 80～100mg/(kg·d)。头孢他啶(Ceftazidime,Fortum),成人 1g,每 8 小时服用一次,儿童 100～150mg/(kg·d),其抗菌活性相当于 CFS,且抗菌谱广。

8. 厌氧菌感染

(1)厌氧菌脑脓肿:常继发于慢性中耳炎、慢性鼻窦炎,致病菌大多为脆弱拟杆菌;其次继发于肺胸膜感染,致病菌大多为梭菌族(15%),经血行途径入颅。

(2)厌氧菌脑膜炎:常伴有脑脓肿,脑脊液培养大多阴性,多见于中耳炎、颅脑外伤和开颅术后。

（3）硬脑膜下积脓：颅内厌氧菌感染大多为混合性或为 G^+ 和 G^- 厌氧菌混合感染，或为厌氧菌和需氧菌混合感染。

G^+ 厌氧菌对下列抗生素敏感：MIC 分别为青霉素 $0.1\sim1\mu g/ml$，氨苄西林 $4\sim8\mu g/ml$，哌拉西林（Piperacillin）$8\mu g/ml$，头孢噻西 $1\sim16\mu g/ml$，头孢哌酮（CPZ）以及氯霉素 $0.1\sim16\mu g/ml$。

G^- 厌氧菌（脆弱拟杆菌，梭菌属等）对 5—硝基咪唑的衍生物如甲硝唑（甲硝唑，甲硝羟乙唑，美曲硝唑）、奥硝唑，甲硝磺酰乙唑，均极敏感，奥硝唑口服或静滴后 1 小时，血中浓度可达 $9\mu g/ml$，甲硝唑在脑脊液中的浓度可达 $6\sim22.7\mu g/ml$，相当于血清值的 88%，并易通过血脑屏障。

其他敏感抗生素还有氯霉素，Mox（$4\mu g/ml$），哌拉西林（MIC $20\mu g/ml$），头孢西丁，头孢噻肟。

厌氧菌感染可先给青霉素 G 30 万～50 万 $U/(kg\cdot d)$，静滴和甲硝唑 500mg 每 8 小时静滴，或甲硝唑片 $400\sim600mg$ 口服，一日三次，儿童 $30\sim40mg/(kg\cdot d)$，每 8 小时静滴，或奥硝唑 500mg 每 8 小时静滴或 500mg 一日三次口服，儿童 $20\sim40mg/(kg\cdot d)$，以及氯霉素 $2\sim3g$ 静滴，然后根据细菌培养药敏选用 MZPC，哌拉西林，MOX，CPZ 等抗菌药物。

（四）神经外科手术抗菌药物预防性应用

1.应用时间　要使抗菌药物在组织中达到最大浓度，应在手术即将开始时用药（麻醉后或切开皮肤前），手术时间较长，应在 $2\sim3$ 小时后重复给药一次，术后不必要继续使用预防性抗菌药物。

2.用药方案　头孢曲松 $1\sim2g$，加入葡萄糖注射液 100ml 半小时内静滴，或哌拉西林 2g 加入 5% 葡萄糖注射液静滴。

3.在神经外科清洁手术中，围术期应用预防性抗菌药物有减少术后感染的作用，但必须指出抗菌药物不能取代严格的无菌操作和轻柔对待组织，以及减少组织坏死，产生死腔等外科原则。

（史占华）

第二节　脑脓肿

化脓性细菌侵入颅内，引起局限性化脓性炎症，继而形成脓腔者称为颅内脓肿。脓肿位于脑组织内者，即为脑脓肿（brain abscess）；位于硬脑膜外者，为硬脑膜外脓肿；位于硬脑膜下者为硬脑膜下脓肿。如同时存在一种以上的脓肿，则称多发脓肿。导致颅内脓肿的细菌来源可来自邻近的感染灶、远隔部位的感染灶或通过开放性脑损伤直接进入颅内。脑脓肿的形成病理学上分几个阶段，但在临床上各阶段相互衔接，难以明确划分。一般来说，病人具有三类症状，即急性感染性症状、颅内压增高症状和脑局灶性症状。

一、诊断

（一）临床表现

1.全身感染期　为起病的初期，病人有发热、头痛、全身乏力、肌肉酸痛、脉搏频数、食欲缺乏、嗜睡倦怠等表现。由于这些症状并非脑脓肿所特有，且常和原发病灶的症状混杂在一起,难以据此做出诊断。随着炎性病变局限化,上述症状逐渐减退。

2.颅内压增高　脑脓肿形成过程中,病人多有颅内压增高的症状出现。表现为程度不同的头痛,呈持续性阵发加剧。头痛部位一般与表浅的脓肿部位常常一致,因此病变局部颅骨可有叩痛。头痛常伴有呕吐。约有半数病人有眼底水肿。

3.脑局灶症状

(1)癫痫位于大脑半球表浅的脓肿可引起癫痫。

(2)脑膜刺激征部分小脑脑脓肿的病人可有脑膜刺激征。CSF 化脓性改变。

(3)依脓肿部位不同可表现中枢性面瘫、对侧肢体瘫痪或锥体束征阳性、小脑体征等。

(二)辅助检查

1.实验室检查

(1)血常规检查急性期血常规均有白细胞增多,中性粒细胞每立方毫米可达数万。

(2)脑脊液检查

1)脑脊液压力增高。

2)白细胞轻度至中度升高,经抗生素治疗后症状体征消失,脑脊液恢复正常。

3)脑脊液中抗特异性病原体的 IgM 达诊断标准,或 IgG 呈 4 倍升高。

4)脑脊液涂片找到细菌或霉菌。

2.脑电图患侧大脑半球可出现局限性慢波。

3.神经影像学检查头部 CT 和 MRI 的特征性改变为脓肿周围高密度(高信号)环形带和中心部的低密度(信号)区。病灶外周水肿反应较重。

二、治疗

(一)非手术治疗

1.采用抗生素治疗。

2.全身的辅助治疗。

(二)手术治疗

1.脓腔穿刺脓肿形成期除上述治疗外,在脓肿明确部位,选择最接近脓肿中心和避开脑重要功能区的位置,进行立体定向下的钻颅,脓肿穿刺抽吸,本法适用于:

(1)任何种类的脑脓肿,病情较为稳定者。

(2)先天性心脏病引起的脑脓肿。

(3)位于中央区或深部的脑脓肿。

(4)婴幼儿、老年人或体质衰弱,难以耐受较大手术者。

(5)危重脑疝或行将脑疝的病人,急症穿刺抽脓。

2.脓肿切除术是最有效的手术方法,手术适应证为:

(1)脓肿包膜形成好,位置不深,且在非功能区者。

(2)反复穿刺抽脓未能好转或治愈的脑脓肿。

(3)多房或多发性脑脓肿。

(4)外伤性脑脓肿含有异物或碎骨片者。

(5)脑脓肿破入脑室或蛛网膜下腔,应急症手术。

(6)脑疝病人急症钻颅抽脓不多,应切除脓肿并去骨瓣减压。

(7)开颅探查时发现为脑脓肿者。

(8)脑脓肿切除后脓肿复发者。

（三）术后处理原则

1.术后应依据致病菌敏感程度使用抗生素。细菌培养阴性者,首选一线可透过血脑屏障的抗生素,同时应用甘露醇和(或)呋塞米以减轻术后脑水肿。当疑有感染加重时,可行腰椎穿刺检测 CSF,必要时还可放液或行持续引流。

2.应用抗癫痫药物防治癫痫。

（史占华）

第三节　脑囊虫病

脑囊虫病(cerebral cysticercosis)是链状猪带绦虫的蚴虫(囊尾蚴)寄生于脑内所致的最常见脑寄生虫病,在中枢神经系统内可寄生于脑皮质、脑膜、脑白质、脑室,并偶见于椎管内。多发于青壮年。猪绦虫的虫卵可来自寄生于病人自身的虫体,由于呕吐或胃肠逆蠕动,使绦虫妊娠节片回流至胃内,或食入附有虫卵的食物,虫卵在十二指肠内孵化出六钩蚴,钻入肠壁进入血液循环播散到脑发育成囊蚴。

一、诊断

（一）临床表现

1.癫痫型以反复发作的各种类型癫痫为特征。发作形式多样性及易转换性为其特点。

2.颅内压增高型临床上又称脑瘤型,以急性起病或进行性加重的颅内压增高为特征。头痛多为突发,常伴呕吐、复视、视神经乳头水肿、瘫痪、视力及听力减退及癫痫发作等。由于囊虫多寄生于脑室壁上或浮游于脑脊液内,致使脑脊液循环受阻,同时由于脉络丛受到囊虫毒素刺激而分泌增加,故产生重度颅内压增高和脑积水。

3.脑膜炎型以急性或亚急性脑膜刺激征为特点。体温高,同时出现精神失常、偏瘫、失语和感觉障碍。

4.髓型出现脊髓压迫症状和体征。表现为截瘫、感觉障碍和大小便潴留等。

（二）辅助检查

1.实验室检查

(1)血常规检查嗜酸性粒细胞高达 30%。

(2)便常规检查大便中可发现虫卵。

(3)脑脊液检查白细胞通常在 $100 \times 10^6/L$ 以内;蛋白质中度增高,葡萄糖中度减少。脑脊液沉淀可查出嗜酸性粒细胞。

(4)血清及脑脊液囊虫补体结合试验阳性。

2.神经影像学检查

(1)头部 X—线平片可见有 1～2mm 大小不等的散在小钙化点。

(2)头部 CT 和 MRI:可见多发性小圆形低密度区,或小圆形高密度区。

二、治疗

（一）非手术治疗

1. 病原治疗　吡喹酮对各种类型囊虫均有效。

2. 对症治疗　如抗癫痫、脱水治疗；脑膜炎型可考虑应用激素治疗。

（二）手术治疗

1. 病灶切除术囊虫摘除术，适用于：

（1）囊虫位于脑室系统内影响 CSF 循环造成颅内压增高者；

（2）病变位于脑干或椎管内出现进行性神经症状体征者。

2. 侧脑室—腹腔分流术　适用于梗阻性脑积水伴颅内压增高者。

3. 颞肌下减压术　适用于脑实质内多发性囊虫伴发颅内压增高，危及生命或严重视力下降而药物治疗不能控制者。根据病情可行一侧或双侧减压。

4. 术后处理　同脑肿瘤及分流术，并结合抗囊虫治疗。

（史占华）

第四节　脑包虫病

包虫病（echinococcosis）主要在牧区流行，是有囊的狗细粒棘球绦虫幼虫感染引起。狗是成虫第一个宿主，幼虫的中间宿主为绵羊和人。虫卵随狗粪便排出，污染羊所吃的牧草。摄入羊体内后，囊胚孵化，寄生虫穿过十二指肠壁，循血源性途径到达多个脏器（肝、肺、心、骨、脑）。这些脏器为狗所食，寄生虫进入小肠，并在此处寄生。人由进食被虫卵污染的食物，或直接与感染的狗接触致病。

一、诊断

（一）临床表现

3％的病例中枢神经系统受累。脑包虫主要位于白质。原发性包囊常为单发，继发性包囊（来自心包虫破裂的栓子或脑包虫医源性破裂）常为多发。它包含有能发育的寄生虫颗粒，称之为"棘球蚴沙"，内含 40 万个头节/ml。包囊缓慢增大（约每年长 1cm，速度也可有变化，儿童包囊生长较快），直到体积相当大、出现颅内压增高、癫痫、局灶神经功能缺失的临床症状才发病。病人常有嗜酸细胞增多，包虫血清补体结合试验 70％～90％呈阳性反应。

（二）影像学检查

CT 扫描时，包虫密度与脑脊液相近，不增强（如有炎症反应，也可有边缘增强），周边轻度水肿。

二、治疗

1. 治疗方法首选外科完整切除　切除时勿将壁弄破，否则头节将会污染邻近组织，导致多个包囊复发或严重过敏反应。

2.可用药物治疗　阿苯达唑 400mg 口服,一日两次,儿童剂量:15mg/(kg・d),共用 28 日,脂肪餐后服用,必要时重复。

(史占华)

第五节　艾滋病

获得性免疫缺陷综合征(AIDS)病人中,约 40%～60%可出现神经系统症状,1/3 的病人可以神经系统症状为主诉。死于艾滋病的病人尸检时只有 5%病人的脑组织正常。

一、临床表现

AIDS 是由人免疫缺陷病毒(HIV)引起的具有传染性的疾病。HIV 是嗜神经病毒,感染后早期即可侵犯神经系统。

1. AIDS 的原发性神经疾病。包括:HIV 无菌性脑膜(脑)炎、HIV 痴呆综合征、脑血管炎、周围神经病(炎)以及空泡性脊髓病等。

2.继发于 AIDS 中枢神经系统肿瘤。包括:原发性中枢神经系统淋巴瘤等。

3.继发于 AIDS 中枢神经系统的感染。包括:脑弓形虫病、新隐球菌脑膜炎、细菌感染等。

二、诊断

1.血清检测 HIV 抗体阳性。

2.病人必须伴有一项以上由细胞免疫缺陷造成的继发性疾病。

上述两项必须具备方可确诊。

3.神经影像学表现依受累组织不同而异,如脑萎缩、多发性环状病灶、脑水肿等。

4.脑脊液中发现 HIV 病毒。

5.对可疑病例,必要时可行脑部病变活体组织检查。

三、治疗

1.目前尚无有效药物治疗。

2.对于与 AIDS 相关的颅内肿瘤,如对放射线敏感,可行放射治疗。

3.对于继发性占位病变,必要时可行开颅切除,造成脑积水者可行 V−P 分流。

(史占华)

第六节　脑血吸虫病

脑血吸虫病(cerebral schistosomiasis)系由血吸虫的虫卵沉积在脑组织中引起,在我国是由日本血吸虫所致。脊髓病变则常由血吸虫或曼氏血吸虫所致。

一、诊断

(一)临床表现

脑部症状可在感染后数周出现急性病状或在感染后数年出现慢性症状。

1.急性症状　弥漫性脑膜炎,发热、意识障碍、抽搐。

2.慢性症状　癫痫发作,局灶性癫痫常见,可有偏瘫失语等脑局部损害症状。临床上分四型:癫痫型,脑瘤型,脑炎型,脑卒中型。

(二)辅助检查

1.血常规检查　急性期血常规升高,特别是嗜酸性粒细胞增高。

2.脑脊液检查　压力增高,细胞数可增加。脑脊液浓缩后做环卵沉淀反应或 ELISA 找抗体,如出现阳性反应,有助诊断。

3.头部 CT 检查　CT 平扫在急性期主要为脑水肿,在脑内可见大小不一、程度不等的低密度灶,脑室狭小。慢性型表现为局灶性肉芽肿,边缘不清,周边水肿,增强扫描可见病灶轻度强化。

二、治疗

1.血吸虫的治疗　大多采用吡喹酮与硝硫氰胺。

2.吡喹酮　慢性血吸虫病成人总剂量 60mg/kg,2 日疗法。儿童总剂量 70mg/kg,疗程 1 日即可。急性血吸虫病总剂量为 140mg/kg,5 日疗法。

3.硝硫氰胺　总剂量为 7mg/kg,3 日疗法。

4.脑瘤型的治疗　由虫卵沉积造成占位性嗜酸肉芽肿,可行手术切除。伴有癫痫者,可按抗癫痫治疗方法。

(史占华)

第七节　颅骨骨髓炎

一、诊断

颅骨对炎症的抵抗力很强,血源性感染很少见。大多数感染由邻近扩散而来(如:来自感染的气窦、头皮脓肿)或者穿通伤(包括手术)。如果感染迁延,致局部肿胀、水肿。影像上见此征象,称之为"Pott's puffy 肿瘤"。

二、治疗

1.单用抗生素很少能治愈,常需外科切除感染的颅骨,用咬骨钳彻底咬除感染的颅骨,直到正常颅骨的边缘。

2.对开颅骨瓣感染的病例,骨瓣必须取下。咬除骨窗边缘直到正常颅骨。

3.清除感染颅骨的手术同时不做颅骨成型。

4.术后需用较长时间的抗生素。开始 1～2 周静脉给药,然后口服给药。一旦耐甲氧西林金黄色葡萄球菌被排除,可用万古霉素加一种三代头孢菌素。大多数治疗失败的病例是由于外科处理后用抗生素少于四周所致。

5.如无感染迹象,可在术后 6 个月后再作颅骨成型。

(史占华)

第九章　神经外科疾病护理

第一节　原发性颅脑损伤的护理

一、概述

脑损伤是指脑膜、脑组织、脑血管以及脑神经的损伤。根据受伤后脑组织是否与外界相通分为开放性和闭合性脑损伤。前者多为锐器或钝器所造成的非火器颅脑开放性损伤和枪弹或弹片造成的火器性颅脑损伤两大类；后者是指头部致伤时脑膜完整，无脑脊液漏。根据脑损伤病理改变的先后分为原发性和继发性脑损伤。原发性颅脑损伤是指暴力作用于头部后立即发生的脑损伤，主要有脑震荡、脑挫裂伤，原发性脑干损伤，弥漫性轴索损伤。

二、病因

常见于意外交通事故、工伤或火器操作等。

三、病理

原发性颅脑损伤始于致伤外力作用于头部所导致的颅骨、脑膜、脑血管和脑组织的机械形变，损伤类型则取决于机械形变发生的部位和严重程度。原发性脑损伤主要为神经组织和脑血管的损伤，表现为神经纤维的断裂和传出功能障碍，不同类型的神经细胞功能障碍，甚至细胞的死亡。这些病理生理学变化是由原发性损伤所导致的，反过来又可以加重原发性脑损伤的病理改变。

四、诊断要点

1. 临床表现

（1）非火器性颅脑开放伤

1）患者意识变化差别较大，轻者可以始终清醒；重者可出现持续昏迷，患者常有去皮质强直及高热等表现；若继发颅内血肿，亦可引起脑疝征象。

2）开放性脑损伤多有失血，故常呈面色苍白，脉搏细弱，血压下降等表现，即使是伴有颅内血肿，其生命体征的变化也多不典型。

（2）火器性颅脑开放伤：组织或脑脊液可自创口溢出，容易发生伤口或颅内的继发感染；伤口可出现活跃性的严重外出血，常伴有失血性休克。

（3）脑震荡

1）伤后立即出现短暂的意识障碍，持续数秒或数分钟，一般不超过30分钟。

2）可出现皮肤苍白、出汗、血压下降、心动徐缓、呼吸微弱、肌张力减低、各生理反射迟钝或消失。

3）清醒后大多不能回忆受伤前及当时的情况，称为逆行性遗忘。

4）常有头痛、头昏、恶心、呕吐等症状。

5)神经系统检查无阳性体征,脑脊液中无红细胞,CT 检查亦无阳性发现。

(4)脑挫裂伤:临床表现因致伤因素、损伤的严重程度和损伤部位不同而有所差异。

1)意识障碍是脑挫裂伤最突出的临床表现之一,轻者伤后立即昏迷的时间可为数十分钟或数小时,重者可持续数日、数周或更长时间,有时甚至长期昏迷。

2)挫裂伤若未伤及脑功能区,可无明显的神经系统功能障碍的表现;功能区受损时,可出现相应的瘫痪、失语、视野障碍等神经系统阳性体征,同时伴有不同程度脑水肿和外伤性蛛网膜下腔出血,意识不深的患者可因头痛而躁动不安,伤后可出现呕吐。

(5)原发性脑干损伤

1)患者多出现意识障碍,昏迷程度深,持续时间长,恢复过程慢。

2)中脑损伤患者眼球固定,瞳孔大小、形态变化无常,但对光反射消失。

3)脑桥损伤时双侧瞳孔极度缩小,眼球同向凝视。

4)延髓损伤以呼吸、循环功能紊乱为特点。

5)脑干损伤患者早期即出现典型的去大脑强直或交叉性瘫痪,生命体征与自主神经功能紊乱,出现顽固性呃逆或消化道出血。

(6)弥漫性轴索损伤:病情危重,昏迷时间长、程度深,伤残率和死亡率高。GCS 评分低的患者常发生瞳孔改变,可表现为双侧瞳孔不等,单侧或双侧散大,光反射消失,同向凝视或眼球分离。

2.辅助检查　①CT;②MRI;③伤口检查;④头颅 X 线片检查;⑤脑血管造影。

五、治疗

原发性颅脑损伤的治疗

1.非火器性颅脑开放伤　手术清创,有致伤物嵌入者,不可贸然拔除,应在明确检查伤口走行后进行清创处理。

2.火器性颅脑开放伤　需行颅脑清创术。

3.脑震荡　一般无需特殊治疗,伤后密切观察。

4.脑挫裂伤　以非手术治疗为主,减轻继发性损害,维持机体内外环境的生理平衡,促进脑组织的功能恢复,预防各种并发症的发生,严密观察有无继发性血肿的发生。

5.原发性脑干损伤　合并脑挫裂伤或颅内出血不严重时治疗与脑挫裂伤相同,合并脑挫裂伤继发脑水肿出现脑疝者,可行开颅手术,切除破碎脑组织,行脑内外减压术。

6.弥漫性轴索损伤　目前尚无明确的有效药物和措施,主要采取减轻脑水肿、降低颅内压、防止继发性损害等综合处理措施。

六、主要护理问题

1.意识障碍　与脑损伤、颅内压增高有关。

2.清理呼吸道无效　与脑损伤后意识不清有关。

3.营养失调—低于机体需要量　与脑损伤后高代谢、呕吐、高热等有关。

4.有废用综合征的危险　与脑损伤后意识和肢体功能障碍及长期卧床有关。

5.潜在并发症　颅内高压、脑疝及癫痫发作。

七、护理目标

1. 患者意识逐渐恢复，生命体征平稳，意识障碍期间生理需求得到满足。
2. 患者呼吸道保持通畅，呼吸平稳，无误吸入发生。
3. 患者营养状态能够维持良好。
4. 患者未出现因不能活动所引起的并发症。
5. 患者颅内压增高、脑疝的早期迹象及癫痫发作能够被及时发现和处理。

八、护理措施

（一）非手术治疗护理措施

1. 病情观察

(1)严密观察生命体征，意识、瞳孔及时发现病情变化。

(2)有癫痫发作的患者应注意观察发作前的征兆、持续时间及发作类型。

(3)注意观察有无上消化道出血等并发症的发生。

(4)早期发现继发性颅内出血和颅内高压，及时进行手术治疗。

(5)早期发现继发颅神经损害，及时处理。

2. 保护患者安全

(1)对于癫痫和躁动不安的患者，应给予专人护理。

(2)在癫痫发作时应注意保护患者。

(3)烦躁患者床旁加床档，适当约束防止患者受伤。

3. 解除呼吸道梗阻，防止误吸

(1)患者置于侧卧位，床旁备吸引器，随时吸出患者呕吐物、口鼻腔分泌物、血块等。

(2)立即给患者吸氧。

(3)必要时置口咽通气道或行气管插管。

(4)注意观察患者的血氧饱和度。

4. 高热患者给予物理降温或亚低温治疗。

5. 心理护理　对清醒患者作适当的解释，让患者知道某些症状可随时间的延长而逐渐消失，以消除患者的恐惧心理；对于昏迷患者，应主动安慰家属，稳定家属的情绪。

6. 健康宣教

(1)轻型患者应鼓励其尽早自理生活和恢复活动，注意劳逸结合；瘫痪患者制定具体计划，指导协助肢体功能的锻炼。

(2)原发性颅脑损伤有的可留下不同程度的后遗症，某些症状可随时间的延长而逐渐消失。对有自觉症状的患者，应与患者及家属及时沟通，给予适当的解释和宽慰，鼓励患者保持乐观情绪，主动参与社交活动。

(3)有癫痫发作者不能单独外出，应按医嘱长期定时服用抗癫痫药物。

(4)如原有症状加重时应及时就诊。

(5)3～6 个月后门诊影像学复查。

（二）手术治疗护理措施

1. 原发性颅脑损伤术前护理措施

（1）心理护理：①解释手术的必要性、手术方式、注意事项；②鼓励患者表达自身感受；③教会患者自我放松的方法；④针对个体情况进行针对性心理护理；⑤鼓励患者家属和朋友给予患者关心和支持。

（2）饮食护理：①急行手术者应即刻禁饮禁食；②择期手术者术前8小时禁食禁饮；③饱胃患者应行胃肠减压，防止麻醉后食物反流引起窒息。

（3）术前检查：协助完善相关术前检查：血常规、尿常规、肝肾功检查、心肺功能、磁共振、CT等。

（4）术前准备：①交叉配血或自体采血，以备术中用血；②进行抗生素皮试，以备术中、术后用药；③剃头、备皮、剪指甲、更换清洁病员服；④遵医嘱带入术中用药；⑤测生命体征，如有异常或患者发生其他情况，及时与医生进行联系；⑤遵医嘱予术前用药；⑥准备好病历、CT片、MRI片等以便带入手术室；⑦与手术室人员进行患者、药物核对后，送入手术室。

2.神经外科术后护理常规

（1）全麻术后护理常规：①了解麻醉和手术方式、术中情况、切口和引流情况；②持续吸氧2～3L/min；③持续心电监护；④床档保护防坠床，必要时行四肢约束；⑤严密监测生命体征。

（2）伤口观察及护理：①观察伤口有无渗血渗液，若有应及时通知医生并更换敷料；②观察头部体征，有无头痛、呕吐等。

（3）饮食护理：术后6小时内禁食禁饮，6小时后普食。

（4）各管道观察及护理：①输液管保持通畅，留置针妥善固定，注意观察穿刺部位皮肤；②尿管按照尿管护理常规进行，一般清醒患者术后第2日可拔除尿管，拔管后注意关注患者自行排尿情况。

（5）疼痛护理：①评估患者疼痛情况，注意头痛的部位、性质，结合生命体征等综合判断；②遵医嘱给予镇痛药物或非药物治疗；③提供安静舒适的环境。

（6）基础护理：做好口腔护理、尿管护理、定时翻身、雾化、患者清洁等工作。

3.体位与活动（表2-9-1）

表2-9-1　患者体位与活动

时间	体位与活动
全麻清醒前	去枕平卧位,头偏向一侧
全麻清醒后手术当日	低半卧位或斜坡卧位,床头抬高15°～30°
术后第1～3日	半卧位为主,适当增加床上运动
3日后	半卧位为主,可在搀扶下适当屋内活动

注：①活动能力应根据患者个体化情况，循序渐进，对于年老或体弱的患者，应当相应推后活动进度。②意识、运动、感觉、排泄等障碍者，按相应康复训练措施进行。

九、并发症的处理及护理

1.上消化道出血

（1）临床表现：①患者胃管内抽出咖啡色胃内容物；②患者出现柏油样便、腹胀、肠鸣音亢进；③重者可有呕血或大量便血，面色苍白，脉搏快速，血压下降等休克征象。

（2）处理：①严密观察生命体征；②遵医嘱应用止血药和抑制胃酸分泌的药物；③经胃管用冰盐水反复抽吸后注入云南白药等药物止血；④必要时行胃肠减压，并做好大量失血的各项抢救准备工作。

2.肺部感染

(1)临床表现:患者常有发热、痰多,血象增高,肺部出现干、湿啰音,胸部 X 线有助于诊断。

(2)处理:①鼓励咳嗽排痰,协助患者定时翻身、叩背;②不能有效清除呼吸道分泌物的患者,应给予负压抽吸,必要时可行气管插管或气管切开,有利于保持呼吸道通畅;③痰液黏稠者可行雾化吸入;④加强口腔护理,以免口咽部细菌误吸入下呼吸道造成感染。

3.下肢深静脉血栓

(1)临床表现:下肢水肿、浅静脉怒张、患肢胀痛。

(2)处理:①严密观察肢体皮肤温度、色泽、弹性及肢端动脉搏动情况;②抬高患肢,给患者穿弹力袜促进静脉血回流;③一旦发生深静脉血栓,下肢应抬高制动,局部湿热敷,禁止按摩。

十、观察护理重点

1.颅脑损伤的急救处理。

2.观察有无复合伤。

3.观察有无颅内高压的表现。

4.观察有无继发颅内出血和颅神经损伤。

(黄婷)

第二节 继发性颅脑损伤的护理

颅脑损伤约占全身损伤的 15%～20%,仅次于四肢损伤,常与身体其他部位的损伤复合存在,其致残率及致死率均居首位。继发性颅脑损伤是指头部受伤一段时间后出现的脑受损病变,主要有脑水肿和颅内血肿等。

一、创伤性脑水肿

(一)概述

脑水肿(hydrocephalus)发生在外伤之后称为创伤性脑水肿。脑水肿可使颅内压增高,颅内压增高又可转而加重脑水肿,发展到一定程度时,就可使脑组织发生功能和结构上的损害,如不能及时诊断和处理,将对脑形成严重危害。

(二)病因

各种颅脑损伤,直接或间接造成脑挫伤、裂伤,均能引起脑水肿。

(三)病理

外伤使头颅产生加速或减速运动,从而使脑组织受到压迫、牵张、滑动或负压吸引等多种压力引起脑水肿。

(四)诊断要点

1.临床表现

(1)脑损害症状:如意识障碍、癫痫、瘫痪等。

(2)颅内压增高症状：如头痛、呕吐、视乳头水肿、躁动不安、意识加深，甚至脑疝等。

(3)其他症状：脑水肿影响到额叶、颞叶、丘脑前部等，可引起心理障碍症状、中枢性高热等。

2.辅助检查　CT检查可显示水肿的程度。

（五）治疗

1.非手术处理

(1)头位与体位：头部抬高30°，身体自然倾斜，避免颈部扭曲，以利于颅内静脉回流，从而减轻脑水肿，降低颅内压。

(2)保持气道通畅，及时清除呼吸道分泌物，维持正常呼吸功能。

(3)严密观察病情变化，有异常情况采取相应措施。

(4)对抗脑水肿。

1)脱水治疗：脱水剂主要为20％甘露醇，成人250ml 每6～8 小时快速静脉滴注，紧急时可加量，病情危急时可加呋塞米20～40mg 静脉滴注，肾功能障碍时可改用10％甘油果糖250～500ml，2～3 次/天。

2)激素：给药宜早，剂量宜大，疗程宜短，停药宜缓。

3)过度换气：借助呼吸机做控制性过度换气，使血 $PaCO_2$ 降低、PaO_2 升高，促使脑血管适度收缩，脑血流量减少，从而降低颅内压。

4)对抗高热：主要应用物理降温，如冰帽、冰袋等。体温过高，物理降温无效时，需采用冬眠疗法，保持体温32～35℃。

2.手术治疗　创伤性脑水肿达到手术指征者应及时手术，常用的手术方式为去骨瓣减压术。

二、颅内血肿

颅内血肿(intracranial hematoma)是颅脑损伤中最多见、最危险，却又是可逆的继发性病变。由于血肿直接压迫脑组织，常引起局部脑组织，引起局部功能障碍的占位性病变和体征以及颅内压增高的病理生理改变，若未及时处理，可导致脑疝危及生命，早期发现和及时处理可很大程度上改善预后。

根据血肿的来源和部位分为：硬膜外血肿、硬膜下血肿和脑内血肿。根据血肿引起颅内压增高及早期脑疝症状所需时间分为：①急性型：3 天内出现症状；②亚急性型：3 天至 3 周出现症状；③慢性型：3 周以上才出现症状。

（一）硬膜外血肿

1.概述　硬膜外血肿(epidural hematoma，EDH)是指出血积聚于颅骨与硬脑膜之间，好发于幕上半球凸面，约占外伤性颅内血肿的30％左右，绝大部分为急性血肿，次为亚急性，慢性最为少见（图 2－9－1）。

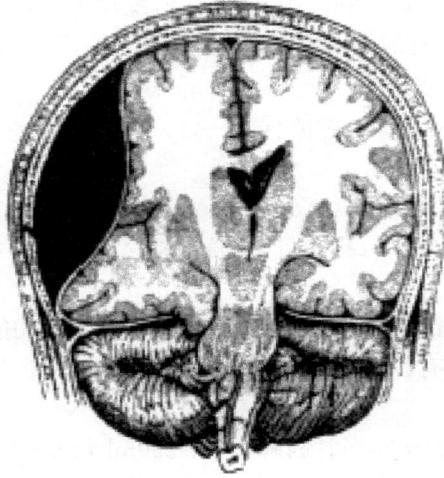

图 2—9—1　硬膜外血肿

2.病因　急性硬膜外血肿常见于青壮年颅骨线性骨折患者,慢性硬膜外血肿致伤因素与急性者相同,不同者在于患者伤后能够较长时间耐受血肿,并且临床症状表现十分缓慢。

3.病理　硬膜外血肿与颅骨损伤有着密切关系,由于颅盖部的硬脑膜与颅骨附着较松,易于分离,而颅底部硬脑膜附着紧密,故硬膜外血肿多见于穹隆部线性骨折时,尤多见于颞部。可因骨折或颅骨的短暂变形撕破部位于骨管沟内的硬脑膜中动脉或静脉窦而引起出血,或骨折的板障出血。血液积聚使硬脑膜与颅骨分离过程中也可撕破一些小血管,使血肿增大。

4.诊断要点

(1)临床表现:其症状取决于血肿的部位、扩展速度及年龄的差异。

1)意识障碍:可分为三种情况。

①损伤较轻者:伤后无原发昏迷,待颅内血肿形成后,颅内压增高导致脑疝出现意识障碍。

②损伤略重者:呈现为典型的"中间清醒期",即伤后有短暂意识障碍,随后即完全清醒,不久之后由于血肿形成,颅内压增高导致脑疝出现意识障碍。

③损伤较重者:伤后持续昏迷,随着硬膜外血肿的形成,昏迷进行性加重。

2)颅内压增高及脑疝的表现:头痛、恶心、呕吐剧烈,一般成人幕上血肿大于20ml或幕下血肿大于10ml,即可引起颅内压增高的症状。幕上血肿者大多先经历小脑幕切迹疝,然后合并枕骨大孔疝,故常在发生在意识障碍和瞳孔改变之后出现严重的呼吸循环障碍。幕下血肿者可直接发生枕骨大孔疝,较早发生呼吸骤停。

3)神经系统体征

①瘫痪:患者伤后立即出现全瘫或偏瘫。

②一侧瞳孔散大:血肿侧瞳孔逐渐散大,对光反射减弱或消失,对侧肢体完全或部分瘫痪。

③去大脑强直。

4)生命体征的变化:血压升高、体温升高、心率和呼吸减慢等代偿性反应。

(2)辅助检查:CT检查表现为颅骨内板与脑表面之间有双凸镜形或弓形密度增高影,常伴颅骨骨折和颅内积气。

5.治疗

(1)非手术治疗：较小的血肿且患者能够耐受者可任自行吸收或钙化，定期行 CT 检查。

(2)非手术治疗

1)钻孔冲洗引流术。

2)骨窗或骨瓣开颅硬膜外血肿清除术。

(二)硬膜下血肿

1.概述　硬膜下血肿(subdural harotoma,SDH)是指出血积聚在硬膜下腔，它是最常见的颅内血肿，占颅内血肿的 40％左右。其中急性硬膜下血肿发生率最高，其次为慢性型、亚急性次之(图 2—9—2)。

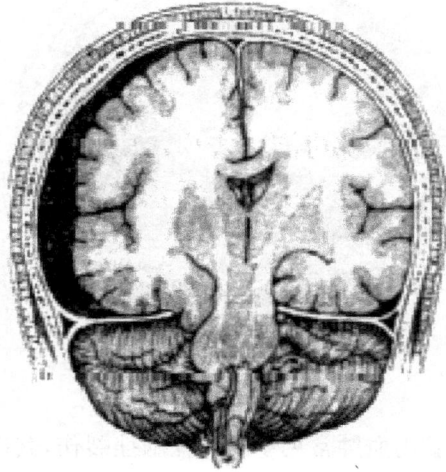

图 2—9—2　硬膜下血肿

2.病因　急性和亚急性硬膜下血肿常见于脑挫裂伤皮质血管破裂引起出血，慢性硬膜下血肿者绝大多数有轻微头部外伤史。

3.病理　急性或亚急性硬膜下血肿多见于额颞部，常继发于对冲性脑挫裂伤。出血多来自挫裂的脑实质血管。症状类似硬膜外血肿，脑实质损伤较重，原发性昏迷时间长，中间清醒期不明显，颅内压增高与脑疝的其他征象多在 1～3 日内进行性加重。

慢性硬膜下血肿的致病机制主要为：血肿占位效应引起颅内高压，局部脑受压，脑循环受阻、脑萎缩及变性，癫痫发生率较高，约为 40％。

4.诊断要点

(1)临床表现：急性硬膜下血肿其临床表现与急性硬膜外血肿相似，不同的是进行性颅内压增高更加显著，患者伤后多处于持续昏迷状态，很快出现脑疝的表现。

亚急性硬膜下血肿神经体征逐渐加重，颅内压逐渐升高，意识逐渐恶化。

慢性硬膜下血肿表现为慢性颅内压升高，出现头痛、恶心、呕吐、视乳头水肿、视力减退等症状，意识淡漠，双瞳可有轻度不等大。

(2)辅助检查：CT 检查示颅骨内板与脑组织表面之间有高密度、等密度或混合密度的新月形或半月形影。

5.治疗

（1）急性或亚急性硬膜下血肿：由于病情发展急重，一旦确诊，应尽早手术治疗。

（2）慢性硬膜下血肿：保守治疗，一旦出现颅内压增高症状，应立即手术治疗。

（3）手术治疗：①钻孔引流术；②骨窗或骨瓣开颅术；③颞肌下减压或去骨片减压术。

（三）脑内血肿

1. 概述　脑内血肿（intracerebral hematoma，ICH）分为两种类型：①浅部血肿，出血均来自脑挫裂伤灶，多伴有颅骨凹陷性骨折或严重的脑挫裂伤，好发于额叶和颞叶，常与硬脑膜下和硬膜外血肿并存；②深部血肿，多见于老年人，血肿位于白质深处，脑表面可无明显挫伤（图2－9－3）。

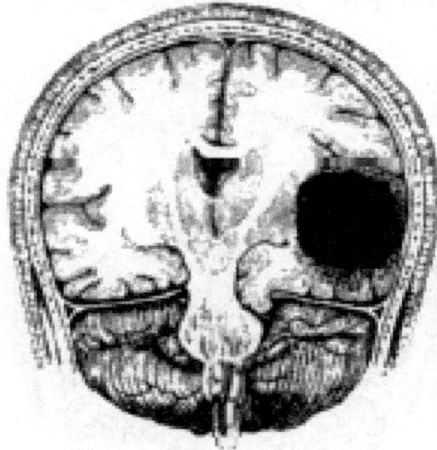

图2－9－3　脑内血肿

2. 病因　急性或亚急性脑内血肿常见于对冲性脑挫裂伤，其次为直接打击的冲击上或凹陷性骨折引起。迟发性外伤性脑内血肿多见于中、老年患者，发病高峰常在脑挫裂伤后3天内或清除其他脑内血肿突然减压后。

3. 病理　血肿初期仅为一血凝块，约4～5天后血肿开始液化，变位棕褐色陈旧血液，至2～3周后，血肿表面开始有包膜形成。

4. 诊断要点

（1）临床表现

1）颅内压增高。

2）以进行性加重的意识障碍为主。

3）若血肿累及重要脑功能区，可出现偏瘫、失语、癫痫等局部症状。

（2）辅助检查：CT检查在挫裂伤灶附近或脑深部白质内见到圆形或不规则高密度血肿影，周围有低密度水肿区。

5. 治疗　一般采用骨窗或骨瓣开颅术清除血肿。

三、继发性颅脑损伤的护理

（一）主要护理问题

1. 潜在并发症　颅内高压、脑疝及癫痫发作。

2. 意识障碍　与脑损伤、颅内压增高有关。

3.清理呼吸道无效　与脑损伤后意识不清有关。

4.营养失调一低于机体需要量　与脑损伤后高代谢、呕吐、高热等有关。

5.有废用综合征的危险　与脑损伤后意识和肢体功能障碍及长期卧床有关。

（二）护理目标

1.患者颅内压增高、脑疝的早期迹象及癫痫发作能够被及时发现和处理。

2.患者意识逐渐恢复,生命体征平稳,意识障碍期间生理需求得到满足。

3.患者呼吸道保持通畅,呼吸平稳,无误吸发生。

4.患者营养状态能够维持良好。

5.患者未出现因不能活动引起的并发症。

（三）护理措施

1.急诊手术按急诊患者术前护理　术前及术后护理按神经外科围手术期护理常规。

2.继发性颅脑损伤的护理要点

（1）严密病情观察:①严密观察意识、瞳孔、生命体征,如有异常及时通知医生;②当患者出现头痛剧烈、呕吐加剧、躁动不安等典型症状时,应立即通知医生并迅速输入 20％甘露醇 250ml,同时做好术前准备工作;③脑内血肿位于后颅凹者,因后颅窝空隙较小,少量血肿即可引起猝死,应严密观察呼吸变化及是否出现颈强直症状;④继发性颅脑损伤者不可轻易使用止痛剂、降压药、止吐药等,以免掩盖病情变化。

（2）紧急情况处理:①急诊入院诊断明确有手术指征者,应立即做好急诊术前准备;②急性颅脑损伤发生休克者,应立即开放静脉通路,输血或代血浆维持血液循环;③躁动患者及癫痫发作患者应注意安全防护,遵医嘱予抗癫痫药物,防止因癫痫发作引起血肿增大。

（3）其他特殊情况处理:①慢性硬膜下血肿行硬膜下钻孔引流术后去枕卧位或头低脚高,直到拔出引流管,有利于淤血引出;②保持呼吸道通畅,昏迷患者头偏向一侧,及时吸痰,必要时尽早行气管切开术;③昏迷及瘫痪患者保持肢体功能位,加强口腔护理、皮肤护理、翻身等,预防肺部感染及压疮的发生;④高热患者行药物及物理降温,必要时给亚低温治疗;⑤眼睑闭合不全者注意保护眼睛,如涂眼药膏等,防止角膜溃疡。

（4）康复:根据患者情况,制定语言、运动、智力等康复训练。

3.健康宣教　脑损伤遗留的语言、运动或智力障碍,在伤后 1～2 年内有部分恢复的可能,应提高患者自信心,同时制定康复计划,进行废损功能训练,如语言、记忆力等方面的训练,以改善生活自理能力以及社会适应能力。

（四）并发症的护理

1.颅内出血　严密观察患者生命体征,瞳孔意识的变化,一旦确定再次出血,应及时准备手术治疗。

2.压疮　保持皮肤清洁干燥,定时翻身,按摩骶尾部、足跟等骨隆突部位。

3.肺部感染　加强呼吸道管理,定期翻身拍背,保持呼吸道畅通,防止呕吐物误吸引起窒息和呼吸道感染。

4.泌尿系统感染　①导尿时,应严格执行无菌操作;②留置导尿管过程中,加强会阴部护理,并定时放尿以训练膀胱储尿功能;③尿管留置时间不宜超过 3～5 日,需长期导尿者,可考虑行耻骨上膀胱造瘘术,以减少泌尿系统感染。

5.暴露性角膜炎　①眼睑闭合不全者,给予眼药膏保护;②无需随时观察瞳孔时,可用纱布遮盖眼睛,必要时行眼睑缝合术。

6.关节挛缩、肌萎缩 ①保持肢体位于功能位,防止足下垂;②每日 2~3 次,做四肢关节被动活动及肌肉按摩,防止肢体挛缩和畸形。

(黄婷)

第三节 颅内动脉瘤的护理

颅内动脉瘤是由于局部血管异常改变产生的脑血管瘤样突起,是一种神经外科常见的脑血管疾病,多发生于脑底动脉环的动脉分支或分叉部,该处常有先天性肌层缺陷,主要见于成年人(30~60 岁),青年人较少。

动脉瘤破裂出血死亡率很高,初次出血死亡率为 15%,再次出血死亡率为 40%~65%,再次出血最多出现在 7 天之内。

一、病因

目前认为主要与以下因素有关:①感染因素;②先天性因素;③动脉硬化;④其他:如创伤、肿瘤、颅内合并动静脉畸形。

二、病理

组织学检查发现动脉瘤壁仅存一层内膜,缺乏中层平滑肌组织,弹性纤维断裂或消失。瘤壁内有炎性细胞浸润。动脉瘤为囊性,呈球形或浆果状,外观紫红色,瘤壁极薄,98%的动脉瘤出血位于瘤顶。破裂的动脉瘤周围被血肿包裹,瘤顶破口处与周围组织粘连(图 2—9—4)。

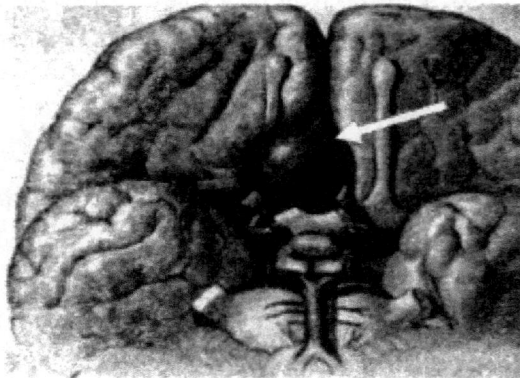

图 2—9—4 颅内动脉瘤

三、诊断要点

1.临床表现

(1)颅内出血:表现为突发头疼、呕吐、意识障碍、癫痫样发作及脑膜刺激症。

(2)局灶体征:巨大动脉瘤常产生压迫症状,可出现偏瘫、动眼神经麻痹及梗阻性脑积水。

(3)脑缺血及脑血管痉挛:脑血管痉挛是颅内动脉瘤破裂后造成脑缺血的重要原因,患者可出现不同程度的神经功能障碍、偏瘫、失语、深浅感觉减退、失明、精神症状等。

2.辅助检查

(1)CT:可明确有无蛛网膜下腔出血(subarachnvid hemorrhage,SAH),确诊 SAH 首选。

(2)腰穿:腰椎穿刺可能诱发动脉瘤破裂出血,故不再作为确诊 SAH 的首选。

(3)MRI:可初步了解动脉瘤的大小及位置(图 2—9—5)。

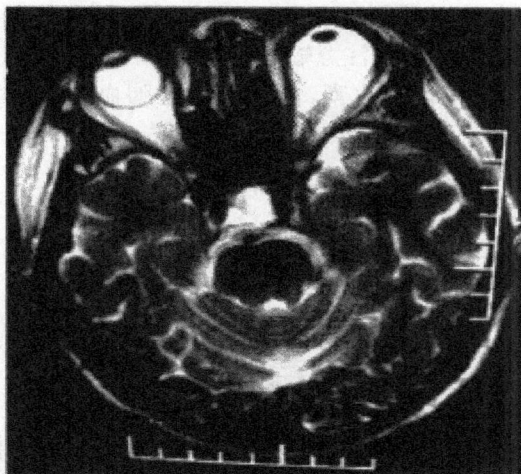

图 2—9—5　MRI 显示左侧颞叶动脉瘤

(4)脑血管造影:是确诊颅内动脉瘤的金标准,对判明动脉瘤的准确位置、形态、内径、数目、血管痉挛和确定手术方案都十分重要(图 2—9—6)。

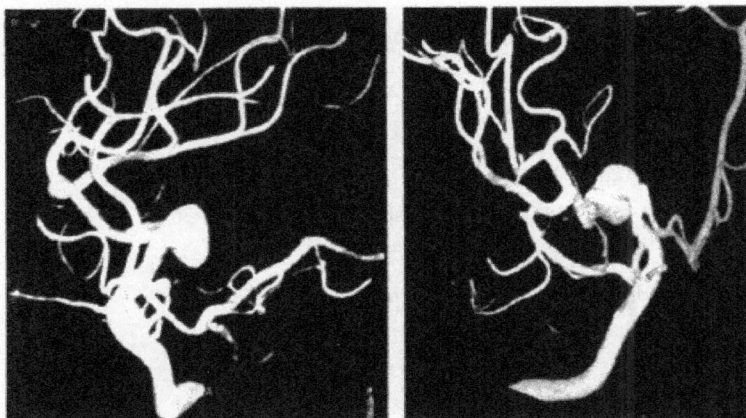

图 2—9—6　3D—DSA 显示右侧大脑中动脉 M1 段梭形动脉瘤

(5)其他:TCD、MRA、CTA 等。

四、治疗

1.非手术治疗

(1)绝对卧床休息,抬高床头 30°。

(2)止血。

(3)降低颅内压。

(4)控制血压：预防和减少动脉瘤再次出血。

(5)控制及预防癫痫的发作。

(6)镇静镇痛。

(7)保持大便通畅。

(8)脑血管痉挛的防治。

1)3H治疗：扩容、升压、血液稀释。

2)钙离子拮抗剂：使用尼莫地平，注意输入速度。

3)一氧化氮（NO）：它能拮抗内皮素，而内皮素是脑血管痉挛和延迟性脑缺血的主要原因。

4)重组组织纤维蛋白酶原激活剂。

2.手术治疗

(1)开颅夹闭术：开颅夹闭动脉瘤颈是最理想的方法，为首选。

(2)血管内栓塞术（图2—9—7）。

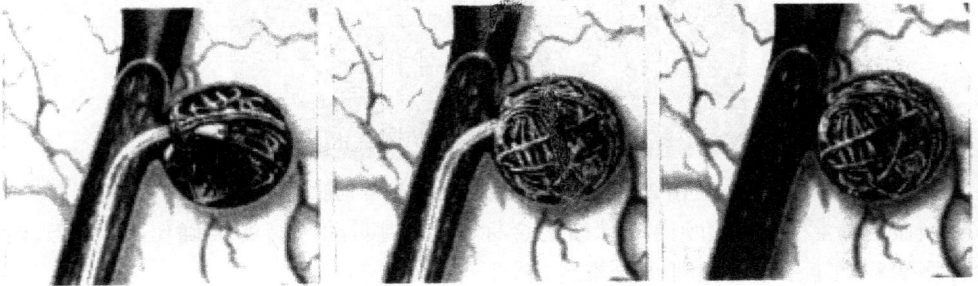

图2—9—7　动脉瘤栓塞术

(3)孤立术（侧支循环充分时采用）等。

五、主要护理问题

1.舒适的改变　与疼痛有关。

2.焦虑/恐惧　与患者对疾病的恐惧、担心预后有关。

3.知识缺乏　缺乏疾病相关知识。

4.潜在并发症　颅内再出血、感染。

六、护理目标

1.患者疼痛减轻，主诉不适感减轻或消失。

2.患者焦虑/恐惧程度减轻，配合治疗及护理。

3.患者及家属了解相关知识。

4.术后未发生相关并发症或并发症发生后能得到及时治疗与处理。

七、术前护理措施

1.心理护理

(1)向患者或家属解释手术的必要性、手术方式、注意事项。

(2)鼓励患者表达自身的感受。

(3)对个体情况进行有针对性的心理护理。

(4)鼓励患者家属和朋友给予患者关心和支持。

2.营养护理

(1)根据情况给予高蛋白、高维生素、低脂肪、清淡易消化食物。

(2)不能进食者遵医嘱静脉补充热量或行管喂。

(3)针对患者的具体情况,如合并糖尿病、心功能不全、肾功能不全等,给予相应的饮食。

3.胃肠道准备　术前8小时禁食禁饮。

4.病情观察及护理

(1)观察并记录患者血压情况。

(2)观察患者意识、瞳孔、生命体征、尿量和肢体活动情况。

(3)昏迷患者注意观察皮肤状况并加强护理。

(4)绝对卧床休息,保持病室安静,减少探视,尽量减少不良的声、光刺激。

(5)避免各种不良刺激,如用力排便、咳嗽、情绪激动、烦躁等易引起再出血的诱因。

(6)保持大便通畅;保证充分的睡眠和休息;保持情绪稳定。

(7)脑血管造影后的护理

1)严密观察股动脉伤口敷料情况。

2)拔管后按压局部伤口4～6小时,先用手压2小时,再用沙袋压4小时,压力要适度,以不影响下肢血液循环为宜。或者用动脉压迫器压迫穿刺点,2小时后逆时针松解一圈,再压迫6小时后拔除压迫器。

3)密切观察双侧足背动脉搏动,体温及末梢血运情况。

4)嘱患者穿刺侧肢体伸直,24小时制动,不可弯曲。

5.术前常规准备

(1)术前进行抗生素皮试,术晨遵医嘱带入术中用药。

(2)协助完善相关术前检查:心电图、B超、出凝血试验等。

(3)术晨更换清洁病员服。

(4)术晨备皮:术前2小时剃头。

(5)术晨建立静脉通道。

(6)术晨与手术室人员进行患者、药物核对后,送入手术室。

(7)麻醉后置尿管。

八、术后护理措施

1.神经外科术后护理常规

(1)全麻术后护理常规

1)了解麻醉和手术方式、术中情况、切口和引流情况。

2)持续低流量吸氧。

3)持续心电监护。

4)床档保护防坠床。

5)严密监测生命体征。

(2)伤口观察及护理:观察伤口有无渗血渗液,应及时通知医生并更换敷料。

（3）各管道观察及护理

1）输液管保持通畅，留置针妥善固定，观察穿刺部位皮肤有无红肿。

2）尿管按照尿管护理常规进行，一般术后第2日可拔除尿管，拔管后注意观察患者自行排尿情况。

3）创腔、硬膜外、硬膜下、皮下、脑室、腰穿持续引流等引流管参照引流管护理相关要求。

（4）疼痛护理

1）评估患者疼痛情况：伤口、颅内高压。

2）遵医嘱给予镇痛药物或降压药物。

3）提供安静舒适的环境。

（5）基础护理：做好口腔护理、尿管护理、定时翻身、雾化、患者清洁等工作。

2. 神经外科引流管护理

（1）保持通畅：勿折叠、扭曲、压迫管道。

（2）妥善固定

1）颅内引流管与外接引流瓶或引流袋接头应连接牢固，外用纱布包裹，胶布分别将纱布两端与引流管固定，避免纱布滑落。

2）躁动患者在征得家属同意后适当约束四肢。

3）告知患者及家属引流管的重要性，切勿自行拔出。

4）根据引流管的种类和安置目的调整放置高度。

5）引流管不慎脱出，应检查引流管头端是否完整拔出，并立即通知主管医生处理。

（3）观察并记录

1）严密观察引流液性状、颜色、量。

2）正常情况下手术后1~2天引流液为淡血性液，颜色逐渐变淡，若引流出大量新鲜血液或术后血性液逐渐加深，常提示有出血，应通知医生积极处理。

3）引流量过少应考虑引流管阻塞的可能，采用自近端向远端轻轻挤压、旋转引流管方向、适当降低引流管高度等方法进行处理。

4）采用以上方法处理后引流管仍未通畅时，应严密观察患者意识或瞳孔变化，警惕颅内再出血的发生。

5）观察患者伤口敷料情况。

（4）拔管：根据引流量的多少、引流液的颜色、颅内压、引流目的等考虑拔管时间。

3. 饮食护理　术后患者清醒后当天禁食，第2天可进半流质饮食，以后逐渐过渡到普食；昏迷患者则于第2天安置保留胃管，给予管喂流质饮食。饮食以高蛋白、高维生素、低糖、清淡易消化食物为宜。

4. 体位与活动　患者清醒后抬高床头30°，能改善颈静脉回流和降低颅内压。头部应处于中间位，避免转向两侧。患者术后活动应循序渐进，首先在床上坐，然后在床边坐，再在陪护搀扶下地活动，避免突然改变体位引起脑部供血不足导致头晕或昏倒。

5. 健康宣教

颅内动脉瘤患者的出院宣教

（1）饮食：清淡易消化饮食。

（2）复查：3个月后复查。

（3）功能锻炼

1）肢体瘫痪者，保持肢体功能位，由被动锻炼到主动锻炼。

2）失语者，教患者锻炼发音，由简单的字到词组，再到简单的句子。

（4）自我保健

1）保持稳定的情绪。

2）保持大便通畅。

3）保持良好的生活习惯：活动规律；睡眠充足；劳逸结合等。

（5）心理护理：根据患者不同的心理情况进行不同的心理护理。

九、并发症的处理及护理

（1）术后颅内出血

1）临床表现：①患者意识加深；②双瞳不等大；③引流液颜色逐渐加深；④伤口敷料有新鲜血液渗出；⑤神经功能废损加重。

2）处理：①保守治疗：使用脱水药、止血药；②保守治疗无效者应及时行再次手术。

（2）脑血管痉挛

1）临床表现：①意识加深；②神经废损功能加重。

2）处理：①使用钙离子拮抗剂：如尼莫同；②3H疗法：扩容、升压、血液稀释。

（3）颅内感染

1）临床表现：①术后3天体温持续性高热；②腰穿脑脊液白细胞升高；③脑膜刺激征阳性。

2）处理：①进行药敏试验；②调整抗生素使用；③行物理降温；④持续腰穿引流脑脊液。

十、观察护理重点

1. 血压观察与护理。

2. 脑血管痉挛预防及护理。

3. 颅内再出血的观察与护理。

4. 术后引流管的护理。

5. 肺部并发症的观察和护理。

（黄婷）

第四节　颅内血管畸形的护理

颅内血管畸形是指由血管发育障碍引起的脑局部血管数量和结构异常，并对正常脑血流产生影响，可分为动静脉畸形、海绵状血管瘤、毛细血管扩张及静脉畸形，其中脑动静脉畸形占90%以上。

一、脑动静脉畸形

（一）概述

脑动静脉畸形（arteriovenous malformations，AVM），也称脑血管瘤，是脑血管畸形中最为常见的一种,是先天性发育异常,其动脉与静脉之间没有毛细血管网,动脉血管与静脉血管直接沟通,形成动静脉短路(图2—9—8)。

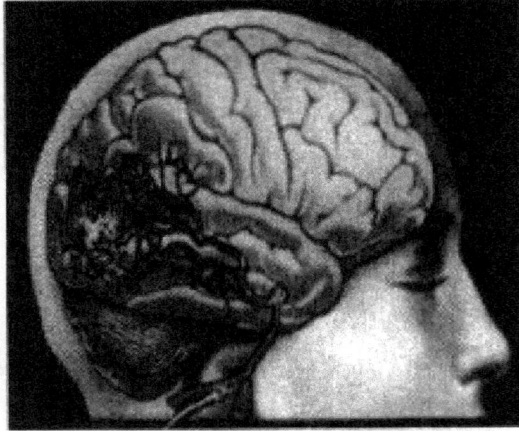

图2—9—8　脑动静脉畸形

(二)病因

脑动静脉畸形是一种先天性疾病,是胚胎发育过程中脑血管发生变异而形成的。

(三)病理

动静脉畸形大小不等,小的呈粟粒状,直径仅几毫米,大的直径可至10cm。因为动脉血没有经过毛细血管床而直接进入静脉,因而引流静脉通常较粗大,同时颜色偏红,压力较高。由于高流量、低阻力,AVM分流"盗"走周围组织的血供,病灶周围可见明显神经胶质增生。

(四)诊断要点

1.临床表现　可见于任何年龄,约72%的患者在40岁以前发病,男性多于女性。其临床表现与部位、大小、是否破裂有关。

(1)出血:一般多发生于青年人。患者剧烈头痛、呕吐,严重者出现意识障碍,脑膜刺激征阳性。深部的脑血管瘤出血可产生压迫症状,出现偏瘫、语言障碍、痴呆等。

(2)癫痫:为脑血管畸形的常见症状,约占40%～50%,多为单纯部分性发作,也可为全面性发作。患者有发作性局部肢体的抽动,发作性肢体麻木或发作性视觉障碍,额顶叶的脑血管畸形患者中86%有癫痫发作。

(3)头痛:半数以上患者有长期头痛史,类似偏头痛,多位于病变处。如果头痛伴视乳头水肿,要考虑颅内压增高,这是因为动静脉畸形有一定的扩张能力,引起脑脊液流通阻塞所致。出血时头痛较平时剧烈,多伴呕吐。

(4)进行性神经障碍:病变对侧的偏瘫多见,也可有偏身感觉障碍。痴呆多见于较大的动静脉畸形,这是由于脑发育障碍及脑部弥漫性缺血所致。

(5)颅内杂音:10%～15%的患者会出现颅内杂音。如果病变较大并且位于脑表浅部位,可在病变处,听到杂音。

2.辅助检查

(1)DSA:对诊断有重要价值,可清晰显示异常的血管团,可显示供血动脉及引流静脉,但并非所有的AVM在血管造影上都可以显影,隐匿性血管畸形DSA为阴性(图2—9—9)。

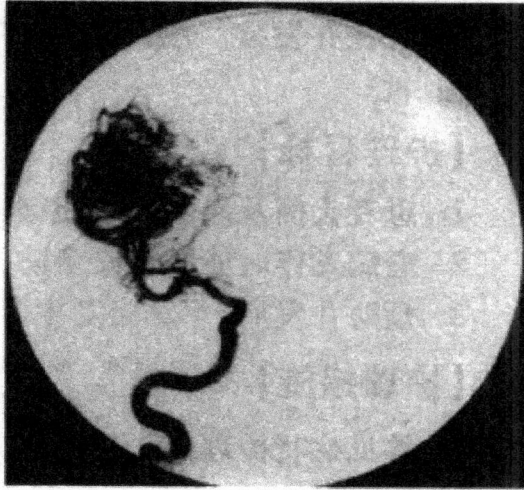

图2-9-9　脑血管造影显示动静脉畸形

(2)头颅CT扫描：显示多数有脑内及脑室内出血或蛛网膜下腔出血。

(3)头颅MRI：显示蜂窝状或葡萄状血管流空低信号影。

(4)经颅多普勒超声：供血动脉的血流速度加快。

(五)治疗

治疗的目的是防止和杜绝病灶破裂出血，减轻或纠正"脑盗血"现象，改善脑组织的血供，缓解神经功能障碍，减少癫痫的发作，提高患者的生活质量。

1.手术　是最根本的治疗方法。常见手术方式有两种：①动静脉畸形切除术；②供血动脉结扎术。目前，动静脉畸形血管切除术仍是最可靠的治疗方法。

2.介入治疗　对血流丰富且体积较大者可进行血管内栓塞术。现在通常用人工栓塞作为切除术前的辅助手段。

3.放射治疗　主要应用于直径小于3cm，位置深、风险大、不易手术者，也用于手术后残留病灶的补充治疗。

(六)主要护理问题

1.舒适的改变　头痛。

2.有受伤的危险　与癫痫发作有关。

3.潜在并发症　颅内出血、颅内压增高、脑疝、癫痫发作、术后血肿。

(七)护理目标

1.患者头痛及伴随症状能缓解或去除。

2.癫痫发作时能做好安全防护，避免受伤。

3.预防并发症，并发症发生时能及时发现和处理。

(八)护理措施

1.常见症状护理

脑动静脉畸形的常见症状护理

(1)癫痫大发作

1)保持呼吸道通畅：发作时立即松解衣领、裤带，取下义齿。取头低侧卧或平卧头侧位，必要时置口咽通气道或气管插管/切开。

2)病情观察:应注意观察发作类型,记录发作时间与频率,以及患者发作停止后意识的恢复、有无头痛乏力行为异常等。

3)做好安全防护:告知患者有前驱症状时立即平卧,发作时应注意防舌咬伤,防骨折、防关节脱臼、防坠床或跌伤。

4)健康指导:指导患者建立良好的生活习惯,注意劳逸结合,保持睡眠充足,减少精神刺激,禁止从事危险工作,如高空作业或司机,禁忌游泳、蒸汽浴等。避免各种诱因,如疲劳、饥饿、便秘、经期、饮酒等。

(2)颅内压增高

1)体位:抬高床头 15°～30°。

2)给氧:持续或间断给氧,使脑血管收缩,降低脑血流量。

3)维持正常体温:高热可使机体代谢率增高,加重脑缺氧。

4)防止颅内压骤然增高:避免情绪激动;保持呼吸道通畅;避免剧烈咳嗽和便秘;处理躁动。

(3)头痛

1)保持良好的环境:安静,光线柔和,适宜的温度和湿度。

2)头痛的观察:应观察患者头痛部位、性质、持续时间及发作频率以及有无伴随症状,并做好详细的观察书面记录。

3)健康教育:指导患者写头痛日记,包括头痛时间、部位、诱因等,教育患者配合规范治疗的重要性,指导正确给药,讲解过量和经常使用某些药物可能产生的不良作用。

2.术前准备常规

(1)心理护理

1)解释手术的必要性、手术方式、注意事项。

2)了解患者的心理状态,鼓励患者表达自身感受。

3)根据患者心理状态进行针对性心理护理。

4)鼓励患者家属和朋友给予患者关心和支持。

(2)营养及胃肠道准备

1)鼓励患者进食高蛋白、高热量、高维生素、易消化食物。

2)不能进食患者遵医嘱静脉补充热量及其他营养。

3)术前 8 小时禁饮禁食。

(3)病情观察及护理:观察并记录患者生命体征、神志、瞳孔、肌力、肌张力等情况,以及患者有无癫痫发作,发作类型等。

(4)术前常规准备

1)术前进行抗生素皮试,术晨遵医嘱带入术中用药。

2)协助完善相关术前检查:心电图、CT、MRI、DSA、出凝血试验等。

3)术晨更换清洁病员服。

4)术晨备皮:以往认为备皮应在术前 1 天进行,现有学者认为皮肤清洁时间离手术时间越近越好,有利于预防切口感染,提高备皮质量备皮时间。

5)术晨建立静脉通道

6)术晨与手术室人员进行患者、药物核对后,送入手术室。

7)麻醉后置尿管。

3. 术后护理措施

神经外科术后护理常规

(1)全麻术后护理常规

1)了解麻醉和手术方式、术中情况、切口和引流情况。

2)吸氧。

3)持续心电监护。

4)床档保护防坠床。

5)严密监测生命体征。

(2)伤口观察及护理：观察伤口有无渗血渗液，若有，应及时通知医生并更换敷料。

(3)各管道观察及护理

1)输液管保持通畅，留置针妥善固定，注意观察穿刺部位皮肤。

2)尿管按照尿管护理常规进行，一般术后第 1 日可拔除尿管，拔管后注意关注患者自行排尿情况。

3)保持引流管通畅，观察引流量及颜色性状。

(4)疼痛护理

1)评估患者疼痛情况。

2)遵医嘱给予镇痛药物。

3)提供安静舒适的环境。

(5)基础护理：做好口腔护理、尿管护理、定时翻身、雾化、患者清洁等工作。

4. 介入手术护理

介入手术前、后护理

(1)术前护理

1)术前禁饮禁食 8 小时。

2)术区备皮(腹股沟及会阴部)。

3)术前 1～2 天要让患者练习在床上大小便，防止患者因为术后不习惯在床上大小便而导致充盈性尿失禁。

4)建立静脉通道时最好能选择左侧上肢，以免影响医生术中操作。

5)术前应记录患者肌力和足背动脉搏动情况，作为术后观察对照，便于及早判断是否有并发症发生。

(2)术后护理

1)术后观察：神志、瞳孔、生命体征、四肢活动度，以及穿刺点出血征象。

2)术后患者需平卧 24 小时，穿刺肢体伸直，禁止蜷曲。

3)穿刺部位护理：术中全身肝素化会导致穿刺点和全身出血风险的增加，局部加压是防止穿刺部位出血最为简便有效的方法。可选择用手按压穿刺点或动脉压迫止血器进行压迫，注意用力适度。注意观察局部穿刺处有无渗血、瘀斑、血肿。

4)注意观察穿刺肢体动脉搏动及色泽，询问患者有无下肢疼痛、麻木现象。若术侧足背动脉搏动较对侧明显减弱和(或)下肢疼痛明显，皮肤色泽发绀，提示有下肢栓塞可能。穿刺点加压包扎过度也可致动脉血运不良，应迅速松解加压包扎绷带。

5)加强凝血机制及血生化的检测。

5.手术并发症的护理

(1)脑血管痉挛

1)尼莫地平的应用:术后通常会应用尼莫地平以防止脑血管痉挛。尼莫地平为酒精溶媒,使用前首先询问患者有无过敏史;输入时应注意速度并随时观察血压,防止出现低血压,甚至休克,并应避光输入。

2)密切警惕有无肢体瘫痪程度加重和出现新的瘫痪,注意患者有无头痛呕吐、失语以及癫痫等神经系统症状。

3)血压调控:血压变化可引起脑灌注流量改变,从而诱发脑血管痉挛,术后应根据患者情况调控血压于稳定、适中水平。

(2)再出血

1)术后动态观察患者的意识、瞳孔、生命体征,观察有无新增神经功能缺损表现或原有神经症状的恶化。

2)应注意保护头部,防止外力作用引起出血。

3)头部引流管一般于术后 24～48 小时拔除,在此期间,应密切观察并记录引流液的颜色、性质及量。如引流液颜色由浅变深,提示有再出血的可能,需及时报告医生。

4)遵医嘱应用镇静剂和抗癫痫药物,防止患者躁动和癫痫发作。

5)采用护理干预手段,避免引起血压和颅内压增高的因素,如用力咳嗽、排便、情绪激动等。

二、硬脑膜动静脉畸形

(一)概述

硬脑膜动静脉畸形(dural arteriovenous malformations,DAVM)是硬脑膜内的动静脉沟通或动静脉瘘,由硬脑膜动脉或颅内动脉的硬脑膜支供血,并回流至静脉窦或动脉化的脑膜静脉,约占颅内血管畸形的 5%～20%。以横窦乙状窦区最为常见。

(二)病因

确切病因尚不清楚。

1.获得性 常见诱因有头外伤、颅脑手术和临床可致高凝状态的疾病,如怀孕、感染和口服避孕药等。

2.先天性 少数患者年幼起病,同时伴有其他复杂的先天畸形。

3.原发性 部分患者病因不明,多为 45 岁以上的中老年妇女。

(三)病理

本病的自然病程变化较大,难以预测。硬脑膜动静脉畸形可导致局部静脉压增高,皮质静脉反流而引起静脉迂曲或囊性扩张。另外,由于颅内动静脉交通开放可引起盗血症状及静脉阻塞症状。

(四)诊断要点

1.临床表现 主要取决于引流静脉的部位、大小,而与供血动脉的来源无关。绝大部分 DAVM 没有症状或仅有颅内杂音。头痛常是患者的主诉。

(1)搏动性耳鸣及颅内血管杂音:约 70% 患者有搏动性颅内血管杂音,杂音可在病变部位,也可遍及整个头部,杂音高低取决于动静脉短路情况,若血流量大,瘘口小,则可闻及高调杂音,反之,杂音较小或无杂音。

(2)头痛:约50%出现头痛,可在病变局部,也可遍及整个头部,呈持续性、搏动性剧烈头痛,活动、体位变化或血压高时加重。

(3)颅内压增高:各种因素引起静脉窦阻塞,静脉回流受阻,甚至逆流至软脑膜静脉,影响脑脊液吸收,引起颅内压增高。患者会出现头痛、呕吐和视乳头水肿的等高颅压症。

(4)颅内出血:约有20%的患者在病程中出现颅内出血。

(5)脑盗血症状:大量动脉血直接回流静脉窦,脑组织血供减少,造成脑缺血。主要有癫痫和局灶性神经功能障碍症状,与AVM引起的"盗血"症状相似。

(6)其他症状:不同部位的DAVM,静脉回流不同,出现相应定位症状。如海绵窦内DAVM由于静脉高压,眼静脉回流减少,出现突眼、结膜充血水肿等症状。

2.辅助检查

(1)脑血管造影:它是DAVM诊断和分型的最重要手段,可以清楚地显示畸形血管自动脉期至静脉期各阶段表现,对治疗方案的设计具有决定作用。

(2)磁共振动脉造影/静脉造影(MRA/MRV):能无创显示硬膜动静脉的解剖结构。分辨率较差,目前仅作为筛选和随访DAVM的手段之一。

(3)CT扫描:有助于发现病变和颅内出血。

(4)磁共振成像(MRI):可作为DAVM筛选和鉴别诊断的手段,但对治疗方法的选择和预后判断帮助不大。

(五)治疗

应根据患者过去的临床表现、目前的临床状况和血管造影表现,选择和制定治疗方案。

1.内科治疗。

2.外科手术治疗 仍是目前治疗DAVM的最有效的方法,适用于有皮质引流静脉或近期内出现进行性神经功能障碍的病变。由于手术操作难度较大,术中止血较困难,据统计,横窦乙状窦区DAVM的手术死亡率和严重病残率约为15%。因此,术前要进行详尽的血管造影检查和周到的术前准备工作。

3.血管内介入治疗

(1)经动脉血管内栓塞治疗。

(2)经静脉血管内栓塞治疗。

4.放射治疗。

(六)主要护理问题

1.舒适的改变 头痛。

2.有受伤的危险 与癫痫发作有关。

3.潜在并发症 颅内出血、颅内压增高、脑疝、癫痫发作、球结膜溃疡。

(七)护理目标

1.患者头痛及伴随症状能缓解或去除。

2.癫痫发作时能做好安全防护,避免受伤。

3.预防并发症,并发症发生时能及时发现和处理。

(八)护理措施

1. 头痛的护理　多数患者存在头痛，且头痛与劳累、紧张、睡眠、血压等有关，嘱患者注意劳逸结合、生活规律，避免情绪激动，有高血压的患者应注意控制血压。头痛发作时应保持环境安静，观察头痛性质、部位、时间，必要时遵医嘱服用止痛药。

2. 眼部护理　部分患者因海绵窦内 DAVM 向眼静脉回流，会出现突眼、结膜充血等症状，易导致眼球干燥，继发感染，而出现球结膜溃疡。可涂上抗生素眼膏或滴入甲基纤维素滴眼液，可用手协助患者眼睑闭合后以胶带封眼睑，或以 0.9％氯化钠溶液纱布覆盖眼睑。

三、海绵状血管瘤

（一）概述

海绵状血管瘤（cavernous angioma）是指由众多薄壁血管组成的海绵状异常血管团，这些畸形血管紧密相贴，血管间没有或极少有脑实质组织。它们并非真性肿瘤，按组织学分类属于脑血管畸形。

（二）病因

迄今尚不清楚，有下列学说：

1. 先天性学说　婴儿患者和家族史支持先天性来源的假说。

2. 后天性学说　认为常规放疗病毒感染外伤手术、出血后血管性反应均可诱发海绵状血管瘤。

（三）病理

病灶外观呈紫红色，表面呈桑球状，剖面呈海绵状或蜂窝状。可发生在中枢神经系统的任何部位。国内报道，病变灶常位于硬脑膜外中颅窝底，占 70％～80％，少部分位于脑内。国外报道，脑内病灶最常见脑内病变常有自发性反复小量出血的倾向，瘤内有含铁血黄素沉积和钙化点，脑外病变常以占位效应为主。

（四）诊断要点

1. 临床表现

（1）无症状：占总数的 11％～44％。轻微头痛可能是唯一主诉，常因此或体检做影像学检查而发现本病。

（2）癫痫：占 40％～100％。见于大多数幕上脑内海绵状血管瘤，表现为各种形式的癫痫。其中约 40％为难治性癫痫。

（3）出血：一般发生在病灶周围脑组织内，较少进入蛛网膜下腔或脑室。女性患者，尤其是怀孕的女性海绵状血管瘤患者的出血率较高。反复出血可引起病灶增大并加重局部神经功能障碍。

（4）局部神经功能缺失：占 15.4％～46.6％。急性及进行性局部神经功能缺失常继发于病灶出血。症状取决于病灶部位与体积。可表现为静止性、进行性或混合性。

2. 辅助检查

（1）CT 扫描：诊断海绵状血管瘤的敏感性为 70％～100％，但特异性小于 50％。

（2）MRI 扫描：是诊断海绵状血管瘤最敏感的方法（图 2－9－10）。其与病理符合率达80％～100％。

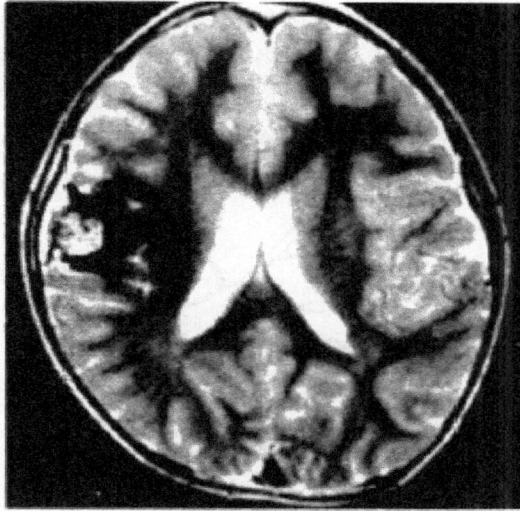

图 2—9—10 T_2 加权显示典型的海绵状血压瘤的 MRI 特征

（3）颅骨 X 线平片。

（4）正电子放射扫描（PET）。

（五）治疗

1.保守治疗 对无症状的或仅有轻微头痛的海绵状血管瘤可保守治疗，并定期随访。

2.手术治疗 有明显症状如神经功能缺失、显性出血（即使仅有 1 次）、难治性癫痫、病灶增大或有高颅内压者均应手术治疗。

3.放射治疗。

（六）主要护理问题

1.舒适的改变 头痛。

2.有受伤的危险 与癫痫发作有关。

3.潜在并发症 颅内出血、脑积水、颅内压增高、脑疝、癫痫发作。

（七）护理目标

1.患者头痛及伴随症状能缓解或去除。

2.癫痫发作时能做好安全防护，避免受伤。

3.预防并发症.并发症发生时能及时发现和处理。

（八）护理措施

护理措施见本节"脑动静脉畸形"相关内容。

（黄婷）

第五节 缺血性脑卒中的护理

一、概述

脑梗死（cerebral infarction）是最常见的缺血性脑卒中（cerebral ischemic stroke）类型，占全部脑卒中的 60%～80%，是指各种原因引起的脑部血液供应障碍，使局部脑组织发生不可逆性损伤,导致脑组织缺血、缺氧性坏死。脑梗死包括脑血栓形成和脑栓塞。脑血栓形成指脑动脉的主干或其皮层支因动脉粥样硬化及各类动脉炎等血管病变导致血管的管腔狭窄或闭塞,并进而发生血栓形成,造成脑局部供血区血流中断,发生脑组织缺血、缺氧,软化坏死,出现相应的神经系统症状和体征。脑栓塞是指各种栓子随血流进入颅内动脉系统使血管腔急性闭塞引起相应供血区脑组织缺血坏死及脑功能障碍(图2—9—11)。

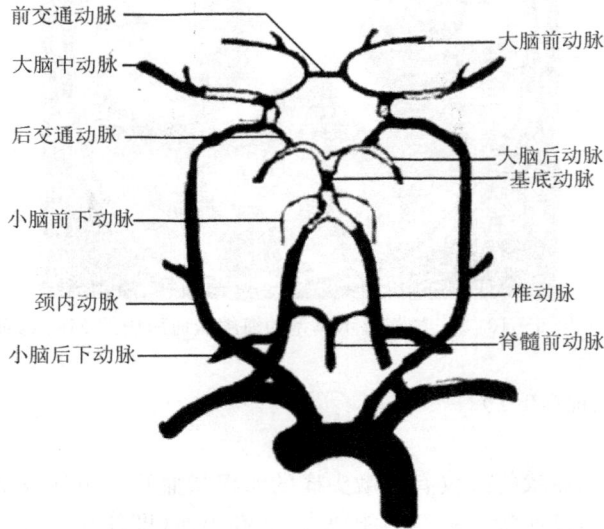

图 2—9—11 脑部各动脉分支示意图

二、病因

最常见的病因为动脉粥样硬化、高血压、高血脂症和糖尿病等可加速脑动脉粥样硬化的发展。其他病因有非特异性脑动脉炎、高同型半胱氨酸血症、动脉瘤、脑淀粉样血管病、Moy-amoya病等。血液学异常引起者较少见。

三、病理

脑组织对缺血、缺氧损害非常敏感,脑动脉闭塞致供血区缺血超过5分钟后即可出现脑梗死。急性脑梗死病灶是由中心坏死区及其周围的缺血半暗带组成。中心坏死区由于严重的完全性缺血致脑细胞死亡,而缺血半暗带内仍有侧支循环存在。

四、诊断要点

(一)临床表现

多见于50~60岁以上有动脉粥样硬化的老年人。根据受累部位的不同、侧支循环形成情况的差异等,会出现相应的神经系统的局灶性症状与体征。

1.颈内动脉系统(前循环)脑梗死　对侧肢体瘫痪、感觉障碍及双眼对侧同向偏盲,优势半球受累尚可出现不同程度的失语、失用和失认。非优势半球受损可有体象障碍。当眼动脉受累时,可出现单眼一过性黑矇。

2.椎—基底动脉系统(后循环)脑梗死　表现为眩晕、恶心、呕吐、眼球震颤、吞咽困难。

优势半球受累可见失语、失读、失认、失写等症状;非主侧半球受累可出现体象障碍。

(二)辅助检查

1.血液化验 血常规、血糖、血沉、血脂、凝血功能检查等。

2.心电图。

3.头颅CT(图2—9—12)。

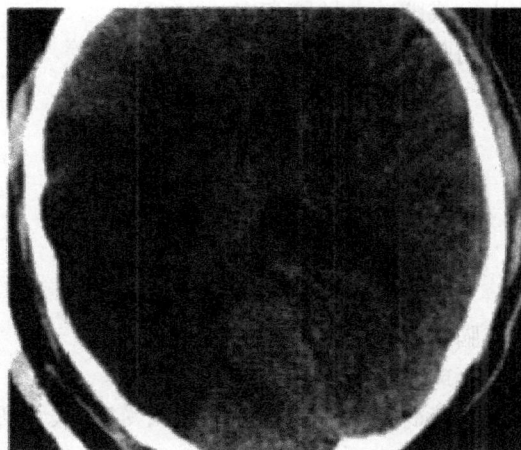

图2—9—12 CT显示:左侧颞叶脑梗死

4.头颅MRI。

5.血管影像DSA、CTA和MRA。

6.经颅多普勒超声(TCD)。

7.单光子发射计算机断层扫描(SPECT)和正电子发射断层扫描(PET)。

五、治疗

治疗包括内科治疗、外科治疗和介入治疗。

(一)内科治疗

1.原则 超早期治疗、个体化治疗、防治并发症、整体化治疗。

2.治疗方法

(1)卒中单元(stroke unit):是指组织住院卒中患者的医疗管理模式。该模式明显降低了脑卒中患者的病死率和病残率。

(2)调控血压:急性期当收缩压持续高于200mmHg或舒张压高于120mmHg时,可用降压药,将血压维持在(170~180)/(95~100)mmHg。

(3)调控血糖:血糖超过11.1mmol/L时,给予胰岛素治疗。

(4)控制脑水肿。

(5)超早期溶栓治疗:溶栓应在4.5小时内的治疗时间窗内进行才可能挽救缺血半暗带。

(6)抗凝治疗:治疗期间应监测凝血功能。

(7)降纤治疗:通过降解血中纤维蛋白原,增强纤溶系统活性,抑制血栓形成。

(8)抗血小板聚集治疗:可降低死亡率和复发率。

(9)神经保护:使用神经保护剂、亚低温治疗、高压氧治疗可能减少细胞损伤、加强溶栓效果,或者改善脑代谢。

(二)外科治疗

大面积脑梗死和小脑梗死有脑疝征象者,可行去骨瓣减压加部分梗死脑组织切除术,以挽救患者生命。

手术后常见并发症:

1.脑卒中　可发生脑出血或脑缺血性脑卒中。

2.血管损伤　包括血管内膜剥离、管壁破裂、假性动脉瘤等。

3.再狭窄。

4.颅神经损伤。

(三)介入治疗

动脉溶栓术、血管内支架成形术、经皮血管扩张成形术。

六、主要护理问题

1.脑组织灌注异常　与脑水肿有关。

2.躯体移动障碍　与偏瘫或平衡能力降低有关。

3.语言沟通障碍　与意识障碍或大脑语言中枢功能受损、气管切开有关。

4.有窒息的危险　与意识障碍或延髓麻痹有关。

5.有皮肤完整性受损的危险　与意识障碍、偏瘫、感知改变、大小便失禁有关。

6.生活自理缺陷　与偏瘫、认知障碍、体力不支有关。

7.吞咽困难　与意识障碍或延髓麻痹有关。

8.有受伤的危险　与偏瘫或躁动有关。

9.排便模式的改变　与意识障碍、感知改变、大小便失禁有关。

10.清理呼吸道低效/无效　与痰液黏稠、排痰无力有关。

11.焦虑/抑郁　与偏瘫、失语或缺乏社会支持等有关。

12.有失用综合征的危险　与意识障碍、偏瘫所致长期卧床有关。

13.知识缺乏　缺乏疾病、药物及护理等相关知识。

14.潜在并发症　泌尿系感染、肺部感染、深静脉血栓形成、肢体挛缩、颅内压增高等。

七、护理目标

1.合理用药,改善脑组织灌注。

2.患者掌握移动躯体的正确方法,在帮助下可进行活动。

3.患者语言功能恢复或能采取各种沟通方式表达自己的需要。

4.患者或家属能采取有效地防止误吸的方法、未发生窒息。

5.患者卧床期间感到清洁舒适,生活需要得到满足。

6.患者能进行自理活动,如梳头、洗脸、如厕、穿衣等。

7.患者恢复到原来的日常生活自理水平。

8.患者能够进食或能够依赖胃管/造瘘管提供所需营养。

9.患者排便恢复正常或未发生相关并发症。

10.患者痰液能够排除,呼吸道通畅。

11. 患者有适当的社会交流,有应对焦虑的有效措施,情绪稳定。

12. 患者或家属了解疾病、药物及护理等相关知识。

13. 患者未发生并发症或早发现、早处理,及早控制病情进展和变化。

八、护理措施

1. 常规护理

(1)病情观察

1)严密监测生命体征。

2)观察神志瞳孔变化情况。

3)观察患者肌力、肌张力恢复情况。

4)观察患者皮肤情况。

(2)更换衣物

1)指导患者穿衣时先穿患侧,后穿健侧;脱衣时先脱健侧,后脱患侧。

2)鼓励患者选择穿脱方便的较宽松柔软的棉质衣服,避免穿套头衫。

3)穿不用系带大小合适的鞋,最好穿防滑鞋。

(3)舒适卧位

1)根据患者瘫痪情况,选取适宜的良肢卧位。

2)头部适当抬高,应避免头颈部过度歪曲、用力。

(4)呼吸道护理

1)低氧血症患者给予吸氧。

2)定时翻身拍背,促进痰液排出,可使用排痰机协助排痰。

3)痰液黏稠者,可以雾化吸入,帮助稀释痰液不能自行咳出痰液者,及时给予吸痰,保持呼吸道通畅。

4)气道功能严重受损者,及时给予气管插管/气管切开,必要时给予机械辅助通气。

(5)大便失禁护理

1)尽量掌握患者排便规律,适时给予便盆排便。

2)饮食调节,增加食物中膳食纤维的含量,有助于恢复肠道功能,形成排便的规律性,能改善大便失禁状况。

3)患者臀下垫清洁、柔软的尿布,保持尿布平整,一旦有粪便浸渍,需立即更换,并且要随时更换污染的衣物和被单。

4)腹泻严重时可使用一次性气囊导管插入直肠15～20厘米,气囊充气,使导管固定,粪便引流出来,减轻粪便对皮肤的刺激;也有报道称,可使用造口袋粘贴于肛周以保护肛周皮肤。

5)保持肛周皮肤的清洁干燥,每次大便结束后用温水清洗肛周皮肤,皮肤未破损时,可以外擦紫草油或使用透明薄膜保护肛周皮肤;已经破损的皮肤在清洗干净后,可以用溃疡贴保护或局部喷洒溃疡粉促进皮肤的愈合。

(6)小便失禁护理

1)女患者可使用柔软、干净的尿布,有尿液后及时更换并且用温水清洗会阴,保持局部清洁干燥。

2)男患者可使用假性尿袋,减少尿液对皮肤的浸渍。

3)必要时安置保留尿管。

(7)防止受伤

1)感觉减退或障碍的患者防止烫伤或冻伤,忌用热水袋。

2)行走不稳的患者,取用适宜的辅助用具,教会患者正确移动躯体的方法。

3)躁动的患者专人守护,床档保护,防止受伤、坠床,必要时给予保护性约束。

(8)防止误吸

1)床旁备吸引装置。

2)昏迷患者取下义齿。

3)及时清除口腔中的分泌物及食物残渣。

4)进食时采取端坐位或半坐卧位、健侧卧位。

5)根据吞咽功能的评定选取适宜的食物及进食方法。

6)必要时安置保留胃管。

7)保持气道通畅。

(9)维持水电解质平衡

1)准确记录出入量,注意液体出入平衡。

2)监测电解质并纠正其紊乱,使其维持在正常水平。

3)通过血气分析纠正酸碱平衡的失调。

(10)有效沟通

1)在患者面前讲话时要尊重患者,语气自然,用词慎重。

2)用多种形式与患者沟通交流,如打手势、实物图片、书写或绘画等。

3)在康复及语言治疗师的帮助下,逐渐恢复语言功能。

(11)心理护理

1)建立优良的环境,使患者心情舒畅,取得患者的信任。

2)向患者及家属介绍疾病的相关知识,了解疾病病程及预后。

3)重视患者的主诉,鼓励其表达自身感受、耐心解答患者的疑问。

4)与患者建立各种形式的有效沟通方式。

5)鼓励患者参与康复及掌握自我护理,增强自信心。

6)指导家属对患者照顾,使患者感到来自家庭的支持关心。

7)根据患者的各类型心理特点,进行针对性心理护理。

8)重视对患者精神情绪变化的监控,及时干预。

2.下肢深静脉血栓的预防及护理

(1)预防:①积极控制高血压、糖尿病、高血脂、血液高凝状态等危险因素;②注意患肢早期的被动及主动功能训练;③定时翻身拍背、防止瘫痪肢体受压过久,适当抬高患肢;避免在膝下垫硬枕、过度屈髋;④避免在患肢穿刺,减少血管刺激性药物的输入;⑤保持大便通畅,以免增加腹内压,影响下肢静脉回流;⑥患肢可穿弹力袜、使用间歇性充气压力装置;⑦观察患肢有无肿胀、疼痛、皮温改变等体征。

(2)护理:①一旦发生下肢静脉血栓,患肢抬高制动,高出心脏平面20~30cm;②患肢禁止挤压、按摩、热敷,严格制动,避免发生血栓脱落,形成肺栓塞;③严密观察患肢皮温、色泽、水肿、弹性及肢端动脉搏动情况,每天在同一部位测量两次肢体周径并记录;④严禁在患侧股静脉穿刺,注意保护患侧足背浅静脉及下肢浅静脉,禁忌输注溶栓、抗凝药以外的药物;⑤抗凝及溶栓的护理:严格按医嘱用药,准确计算输入药量及时间控制;密切监测患者凝血功能的变化,观察有无其他部位的出血,防止发生脑出血。

3.介入手术护理

(1)术前护理

1)术前禁饮禁食 12 小时。

2)术区备皮(腹股沟及会阴部)。

3)术前 1～2 天要让患者练习在床上大小便,防止患者因为术后不习惯在床上解小便而导致充盈性尿失禁。

4)建立静脉通道时选择左侧上肢,以免影响医生术中操作。

5)术前应记录患者肌力和足背动脉搏动情况,作为术后观察对照,便于及早判断是否有并发症发生。

(2)术后护理

1)术后观察:神志、瞳孔、生命体征、四肢活动度,以及穿刺点出血征象。

2)术后患者需平卧 24 小时。穿刺肢体伸直,禁止蜷曲。

3)如为动脉溶栓术,则动脉鞘需保留 4～6 小时方可拔除。

4)穿刺部位护理:术中全身肝素化会导致穿刺点和全身出血风险的增加,局部加压是防止穿刺部位出血最为简便有效地方法。可选择用手按压穿刺点或动脉压迫止血器进行压迫,注意用力适度。注意观察局部穿刺处有无渗血、瘀斑、血肿。

5)注意观察穿刺肢体动脉搏动及色泽,询问患者有无下肢疼痛、麻木现象,若术侧足背动脉搏动较对侧明显减弱和(或)下肢疼痛明显,皮肤色泽发绀,提示有下肢栓塞可能。穿刺点加压包扎过度也可致动脉血运不良,应迅速松解加压包扎绷带。

6)加强凝血机制及血生化的检测。

九、观察护理重点

1.早期评估,把握溶栓治疗的时间窗。

2.血压管理。

3.溶栓治疗后出血的预防、观察和护理。

4.早期康复护理干预。

5.脑卒中患者家庭照护能力的培养。

(黄婷)

参考文献

[1]崔丽英.神经内科诊疗常规[M].北京:中国医药科技出版社,2013.

[2](美)赫斯特,(美)罗森瓦塞尔.介入神经放射学[M].北京:科学出版社,2011.

[3]唐朝芳,毛素芳.神经外科颅脑术后并发手术部位感染患者抗菌药物的应用分析[J]. 中国实用神经疾病杂志,2014(02):16—18.

[4]增进胜.神经内科疾病临床诊断与治疗方案[M].北京:科学技术文献出版社,2009.

[5]苏海涛,柳爱军,王志军.早期综合治疗颅脑损伤致颈性眩晕、头痛的临床研究[J].中国实用神经疾病杂志,2014(06):29—30.

[6]刘玉光.简明神经外科学[M].济南:山东科学技术出版社,2010.

[7]雷霆.神经外科疾病诊疗指南 第3版[M].北京:科学出版社,2013.

[8]杨春伍,刘爱举,顾汉印,丁玉.20例大面积脑梗死临床分析[J].中国实用神经疾病杂志,2013(22):35—36.

[9]赵世光.神经外科危重症诊断与治疗精要[M].北京:人民卫生出版社,2011.

[10]张宏兵,苏宝艳,王晓峰,李加龙,王军,张坤虎.急性小脑出血伴脑疝53例临床分析[J].中国实用神经疾病杂志,2014(04):75—76.

[11]蒋宇钢.神经外科手术及有创操作常见问题与对策[M].北京:军事医学科学出版社,2009.

[12]王国芳,朱青峰.后颅窝手术后颅内感染12例分析[J].中国实用神经疾病杂志,2012(23):20—21.

[13]陈礼刚,李定君.神经外科手册[M].北京:人民卫生出版社,2011.

[14]朱金生,彭国光.神经内科疾病诊疗精要[M].北京:中国科学技术出版社,2009.

[15]杨春伍,刘爱举,顾汉印,丁玉.20例大面积脑梗死临床分析[J].中国实用神经疾病杂志,2013(22):35—36.

[16]黄焕森,高崇荣.神经外科麻醉与脑保护[M].郑州:河南科学技术出版社,2012.

[17]徐圣君;赵晓平.老年脑卒中患者并发肺部感染60例临床分析[J].中国实用神经疾病杂志,2013(24):22—24.

[18]赵继宗.神经外科学 第二版[M].北京:人民卫生出版社,2012.

[19]冯毅,蔡冰,白西民,党俊涛,杜春亮.高血压脑出血术后再出血的影响因素分析[J].中国实用神经疾病杂志,2014(19):7—9.

[20]张其利,张守庆,王泉相.实用神经外科诊疗指南[M].北京:中医古籍出版社,2009.

[21]李义游.血管栓塞术在脑动脉瘤患者中的综合应用价值研究[J].中国实用神经疾病杂志,2014(13):33—35.

[22]北京协和医院.神经外科诊疗常规 第二版[M].北京:人民卫生出版社,2012.

[23]李春晖,邱辉,王佳良.神经外科手术治疗学[M].上海:第二军医大学出版社,2010.